U0267455

急诊危重病学

Critical Care Emergency Medicine

（第 2 版）

注　意

　　医学和临床实践在不断进步。随着新的研究成果的展现、临床经验的积累，临床实践、治疗和药物也应有相应的变化。建议读者仔细确认本书所描述的操作方法、治疗、药物剂型或法律相关事宜的最新信息。医师有责任根据自己的经验和患者的资料做出诊断，确定每一位患者的最佳治疗方案，并采取各种安全预防措施。在法律允许的最大范围内，出版社和编著者均不承担由于应用本书对个人及其财产造成的损伤或损害的责任。

急诊危重病学

Critical Care Emergency Medicine

（第 2 版）

原　著　David A. Farcy
　　　　William C. Chiu
　　　　John P. Marshall
　　　　Tiffany M. Osborn

主　译　郑亚安　马青变
副主译　葛洪霞　郭治国　李　硕
译　者（按姓氏汉语拼音排序）
　　　　陈玉娇　崔立刚　杜兰芳
　　　　方莹莹　冯　璐　付　鹏
　　　　付源伟　傅　瑜　葛洪霞
　　　　郭治国　胡煦晨　怀　伟
　　　　李　辉　李　姝　李　硕
　　　　廉宏伟　梁　杨　刘　畅
　　　　刘韶瑜　刘　维　马青变
　　　　乜　丽　尚　文　沈林霞
　　　　盛　凯　苏文亭　田　慈
　　　　田兆兴　汪　炀　王　斌
　　　　王黛黛　王军红　王　蒙
　　　　王　润　邢　燕　徐定华
　　　　杨　易　虞岱斌　翟樯榕
　　　　张　帆　张莉萍　张玉梅
　　　　张　喆　赵　鸿　赵静静
　　　　郑慧萍　郑　康　郑亚安

北京大学医学出版社

JIZHEN WEIZHONGBING XUE (DI 2 BAN)

图书在版编目（CIP）数据

急诊危重病学：第2版 /（美）大卫·A·法西
(David A. Farcy) 等原著；郑亚安，马青变主译. --
北京：北京大学医学出版社，2019.1
书名原文：Critical Care Emergency Medicine, 2e
ISBN 978-7-5659-1781-3

Ⅰ.①急… Ⅱ.①大… ②郑… ③马… Ⅲ.①急性病
—诊疗②险症—诊疗 Ⅳ.①R459.7

中国版本图书馆CIP 数据核字(2018) 第 069953 号

David A. Farcy, William C. Chiu, John P. Marshall, Tiffany M. Osborn
Critical Care Emergency Medicine, 2e
978007183876
Copyright © 2017 by McGraw-Hill Education.

All Rights reserved. No part of this publication may be reproduced or transmitted in any form or by any means, electronic or mechanical, including without limitation photocopying, recording, taping, or any database, information or retrieval system, without the prior written permission of the publisher.

This authorized Chinese translation edition is jointly published by McGraw-Hill Education and Peking University Medical Press. This edition is authorized for sale in the People's Republic of China only, excluding Hong Kong, Macao SAR and Taiwan.

Copyright © 2019 by McGraw-Hill Education and Peking University Medical Press.

版权所有。未经出版人事先书面许可，对本出版物的任何部分不得以任何方式或途径复制或传播，包括但不限于复印、录制、录音，或通过任何数据库、信息或可检索的系统。

本授权中文简体字翻译版由麦格劳-希尔（亚洲）教育出版公司和北京大学医学出版社合作出版。此版本经授权仅限在中华人民共和国境内（不包括香港特别行政区、澳门特别行政区和台湾）销售。

版权©2019由麦格劳-希尔（亚洲）教育出版公司与北京大学医学出版社所有。

本书封面贴有McGraw-Hill Education公司防伪标签，无标签者不得销售。

北京市版权局著作权合同登记号：01-2017-3591

急诊危重病学（第2版）

主　　译：郑亚安　马青变
出版发行：北京大学医学出版社
地　　址：（100191）北京市海淀区学院路 38 号　北京大学医学部院内
电　　话：发行部 010-82802230；图书邮购 010-82802495
网　　址：http://www.pumpress.com.cn
E – mail：booksale@bjmu.edu.cn
印　　刷：北京信彩瑞禾印刷厂
经　　销：新华书店
责任编辑：张凌凌　阳耀林　　责任校对：靳新强　　责任印制：李　啸
开　　本：889 mm×1194 mm　1/16　　印张：44.5　字数：1354 千字
版　　次：2019 年 1 月第 1 版　2019 年 1 月第 1 次印刷
书　　号：ISBN 978-7-5659-1781-3
定　　价：450.00 元

版权所有，违者必究
（凡属质量问题请与本社发行部联系退换）

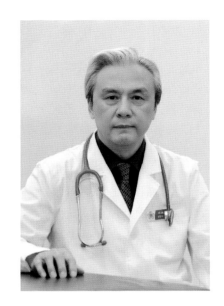

郑亚安，主任医师，硕士生导师，北京大学第三医院崇礼院区副院长。

从事急诊医学临床工作 30 年，在急危重症领域有着广泛的实践和深入的研究，特别是在心肺复苏、心肌梗死、心力衰竭、肺动脉栓塞、主动脉夹层、重症感染、呼吸衰竭、休克、中毒等急危重症的抢救治疗和器官功能支持诸方面积累了大量的临床经验，在心肺复苏后目标温度管理和体外生命支持等前沿领域进行了积极的探索。

以第一作者和通讯作者在国家核心期刊发表论著 20 篇，SCI 收录文章 5 篇。副主编急诊专业论著 4 部，参编急诊专业论著 10 部，主译《牛津临床急诊手册》和《牛津突发事件与急症手册》。

主要学术兼职：

中华医学会急诊医学分会委员

北京医学会急诊医学分会副主任委员

中国研究型医院急救医学专业委员会副主任委员

海峡两岸医药卫生交流协会急诊医学专家委员会副主任委员

中华急诊医学杂志 编委

实用休克杂志（中英文）编委

中华医药教育协会急诊医学专业委员会主任委员

中华医学会急诊医学分会危重病质量管理学组副组长

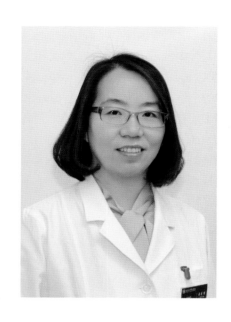

马青变，医学博士，主任医师，副教授，博士生导师，北京大学第三医院急诊科主任。

一直工作在急诊急救第一线，在急诊重症医学领域不仅有宽厚的理论基础，也积累了丰富的临床经验，擅长各种危重急症、重症感染、多器官功能衰竭、心脏停搏及骤停后综合征等诊断及治疗。主要研究方向为急诊危重病的死亡风险预测模型建立、心肺复苏、心肺复苏后综合征、急性心力衰竭、脓毒症等。在心肺复苏领域里不断探索创新，率先在国内开展复苏后低温治疗及低温治疗相关临床研究，开发并制订心肺复苏后完整的低温治疗的标准流程，并推广应用，率先在国内开展体外心肺复苏技术并进行相关临床研究，对复苏后心功能、脑功能的评估做了深入的临床研究，编制行业内 2 个专家共识。主持并参与完成多项国家级和省部级科研项目，主持国际合作项目 2 项、院重点科研项目 2 项，自治区支疆项目 1 项，以第一作者或通讯作者身份发表学术论文共 67 篇，其中 SCI 杂志收录 7 篇，核心期刊论文 41 篇，多次在全国急诊学术会议上进行学术发言。主译《急诊医学精要》，参与翻译了《Braunwald 心脏病学》《胸痛的快速诊治》《牛津临床急诊手册》。

现兼任中华医学会急诊医学分会青年委员会副主任委员；北京医学会急诊分会青年委员会副主任委员；北京医师协会院前急救专业委员会副会长；中华医学会急诊医学分会复苏学组委员；中国医师协会胸痛专业委员会委员；中国医药教育协会急诊医学专业委员会副主任委员兼秘书长；美国 AHA 心血管生命支持培训主任导师；美国心脏病协会 / 美国卒中专业委员会委员；北京大学医学部全科医学系委员；北京医学会灾难医学与心肺复苏分会常务委员；《中国医学前沿杂志（电子版）》《中国医药导报》《海南医学》等杂志编委，《中华医学杂志英文版》《浙江大学学报》《重庆医学》审稿人等。

Enyo A. Ablordeppey, MD, MPH
Assistant Professor
Division of Emergency Medicine and Department of Anesthesiology
    Washington University
Division of Emergency Medicine and Department of Anesthesiology
    Barnes Jewish Hospital
St. Louis, Missouri
Point-of-Care Echocardiography in the Emergency Department

Imoigele P. Aisiku, MD, MSCR, MBA
Assistant Professor
Department of Emergency Medicine
Brigham and Women's Hospital/Harvard Medical School
Boston, Massachusetts
Acute Respiratory Failure
Management of Acute Intracranial Hypertension

Penny Andrews, RN, BSN
Research Assistant
R Adams Cowley Shock Trauma Center
Baltimore, Maryland
Airway Pressure Release Ventilation

Ani Aydin, MD
Assistant Professor
Department of Emergency Medicine
Yale University School of Medicine
Yale-New Haven Hospital
New Haven, Connecticut
Weaning and Extubation

Keith Azevedo, MD
Critical Care Fellow
Department of Anesthesia/Critical Care
Washington University
St. Louis, Missouri
Percutaneous Tracheostomy for the Intensivist

Kimberly A. Boswell, MD
Assistant Professor
Department of Emergency Medicine
University of Maryland School of Medicine
Baltimore, Maryland
Weaning and Extubation
Acute Kidney Injury

Christopher Bryczkowski, MD
Assistant Professor of Emergency Medicine
Chief, Division of Emergency and Critical Care Ultrasound
Director, Emergency Ultrasound Fellowship
Rutgers Robert Wood Johnson Medical School
Robert Wood Johnson University Hospital
New Brunswick, New Jersey
Ultrasound of the Lung

Sara A. Buckman, MD, PharmD
Assistant Professor of Surgery
Section of Acute and Critical Care Surgery
Department of Surgery
Washington University School of Medicine
St. Louis, Missouri
The Multisystem Trauma Patient

Patrick J. Cahill, MD
Infectious Disease Attending
Cape Cod Healthcare
Hyannis, Massachusetts
Principles of Antimicrobial Use in Critical Care

Matthew J. Campbell, PharmD, BCPS, BCCCP
Lead Pharmacist—Emergency Medicine
Department of Pharmacy
Cleveland Clinic
Cleveland, Ohio
Acetaminophen Overdose

Diego Casali, MD
Assistant Professor of Anesthesiology and Cardiothoracic Surgery
Washington University School of Medicine
Department of Anesthesiology and Department of Surgery
Division of Cardiothoracic Surgery
Barnes Jewish Hospital
St. Louis, Missouri
Ultrasound of the Lung

Colleen Casey, RD, CNSC, CDN
Senior Clinical Dietitian
Department of Food and Nutrition Services
Albany Medical Center
Albany, New York
Nutrition Support in Critical Care

Wan-Tsu W. Chang, MD
Assistant Professor
Department of Emergency Medicine
University of Maryland School of Medicine
Baltimore, Maryland
Alterations in Mental Status

William C. Chiu, MD, FACS, FCCM
Associate Professor
Department of Surgery
University of Maryland School of Medicine
Director, Surgical Critical Care Fellowship Program
R Adams Cowley Shock Trauma Center
University of Maryland Medical Center
Baltimore, Maryland
Vasopressors and Inotropes
Acid–Base Disorders
Electrolyte Disorders
Adrenal Insufficiency

Ari Ciment, MD, FCCP
Clinical Assistant Professor
Herbert Wertheim College of Medicine
Florida International University
Clinical Assistant Professor
Nova Southeastern University
Pulmonary/Critical Care Attending
Mount Sinai Medical Center
Miami Beach, Florida
Severe Asthma and COPD
Pulmonary Embolism
Glucose Management in Critical Care

Lawrence M. Ciment, MD
Pulmonary/Critical Care Attending
Mount Sinai Medical Center
Miami Beach, Florida
Pulmonary Embolism

Michael T. Dalley, DO, FAAEM
Program Director Emergency Medicine Residency
Emergency Department
Mount Sinai Medical Center
Miami Beach, Florida
Clinical Assistant Professor
Herbert Wertheim College of Medicine
Florida International University
University Park, Florida
Clinical Assistant Professor
Nova Southeastern University
Miami, Florida
Severe Asthma and COPD

Kimberly A. Davis, MD, MBA
Professor of Surgery
Vice Chairman of Clinical Affairs
Yale School of Medicine
Trauma Medical Director
Surgical Director Quality and Performance Improvement
Yale-New Haven Hospital
New Haven, Connecticut
Weaning and Extubation

Peter M.C. DeBlieux, MD, FAAEM
Professor of Clinical Medicine
Department of Medicine, Sections of Emergency Medicine :
    Pulmonary and Critical Care Medicine
Louisiana State University Health Sciences Center
New Orleans, Louisiana
Mechanical Ventilation
Acute Respiratory Failure

Jeffrey D. DellaVolpe, MD, MPH
Assistant Professor
Department of Medicine
Uniformed Services University of Health Sciences
Critical Care Physician
Department of Medicine
San Antonio Military Medical Center
San Antonio, Texas
Chronic Liver Failure

R. Phillip Dellinger, MD, FCCM, FCCP
Professor and Chair
Department of Medicine
Cooper Medical School of Rowan University
Chief of Medicine and Senior Critical Care Attending
Cooper University Health
Camden, New Jersey
Acute Respiratory Distress Syndrome (ARDS)

Jose J. Diaz, MD, CNS, FACS, FCCM
Professor of Surgery
Chief, Division of Acute Care Surgery
Program in Trauma
University of Maryland School of Medicine
Baltimore, Maryland
Acute Pancreatitis

Eitan Dickman, MD, RDMS, FACEP
Vice Chairman and Medical Director
Director, Division of Emergency Ultrasonography
Department of Emergency Medicine
Maimonides Medical Center
Brooklyn, New York
Ultrasound-Guided Critical Care Procedures

Vi Am Dinh, MD, RDMS, RDCS
Assistant Professor
Department of Emergency Medicine
Department of Internal Medicine, Critical Care Medicine
Loma Linda University Medical Center
Loma Linda, California
Hemodynamic and Perfusion Monitoring

Therese M. Duane, MD, MBA, FACS, FCCM
Professor of Surgery
University of North Texas
Denton, Texas
Vice-Chair, Department of Surgery for Quality and Safety
Medical Director of Acute Care Surgery Research
John Peter Smith Hospital
Fort Worth, Texas
Transfusion in Critical Care

Stephen R. Eaton, MD
Assistant Professor of Surgery
Section of Acute and Critical Care Surgery
Department of Surgery
Washington University School of Medicine
St. Louis, Missouri
Clostridium Difficile Infection

Marie-Carmelle Elie-Turenne, MD, FACEP, FCCM
Associate Professor
Emergency Medicine, Critical Care, Hospice and Palliative Medicine
Emergency Medicine
University of Florida
Gainesville, Florida
Gastrointestinal Bleeding

Timothy J. Ellender, MD
Department of Emergency Medicine
Indiana University School of Medicine
Indianapolis, Indiana
Intracerebral Hemorrhage
Brain Death

Lillian L. Emlet, MD, MS, FACEP, FCCM
Assistant Professor
Departments of Critical Care Medicine and Emergency Medicine
Program Director, EM-CCM Fellowship of the MCCTP
University of Pittsburgh Medical Center
Pittsburgh, Pennsylvania
Fiberoptic Bronchoscopy

David A. Farcy, MD, FAAEM, FACEP, FCCM
Chairman, Department of Emergency Medicine
Director, Emergency Medicine Critical Care
Mount Sinai Medical Center
Miami Beach, Florida
Clinical Associate Professor
Department of Emergency Medicine and Critical Care
Herbert Wertheim College of Medicine
Florida International University
University Park, Florida
Clinical Assistant Professor
Department of Family Medicine
Nova Southeastern University
College of Osteopathic Medicine
Forth Lauderdale, Florida
Medical Director
Reva Air Ambulance
Fort Lauderdale, Florida
Emergency Surgical Airway
Mechanical Ventilation
Extracorporeal Cardiopulmonary Membrane Oxygenation
Sepsis and Septic Shock
Classification of Shock

Alexandra Franco, MD
Internal medicine Chief Resident
Mount Sinai Medical Center
Miami Beach, Florida
Hospital-Acquired, Health Care-Associated and Ventilator-Associated Pneumonia
Clostridium Difficile Infection

Bradley D. Freeman, MD
Professor
Department of Surgery
Washington University School of Medicine
Attending Surgeon
Barnes-Jewish Hospital
St. Louis, Missouri
Percutaneous Tracheostomy for the Intensivist

David F. Gaieski, MD, FACEP, FCCM
Associate Professor
Sidney Kimmel Medical College at Thomas Jefferson University
Department of Emergency Medicine
Vice Chair for Resuscitation Services
Director of Emergency Critical Care
Thomas Jefferson University Hospital
Philadelphia, Pennsylvania
Therapeutic Hypothermia and Targeted Temperature Management: History, Data, Translation, and Emergency Department Application

David R. Gens, MD, FACS
Professor of Surgery
Program in Trauma
University of Maryland School of Medicine
Attending Surgeon
R Adams Cowley Shock Trauma Center
University of Maryland Medical Center
Baltimore, Maryland
Emergency Surgical Airway
Deep Vein Thrombosis

Zachary Ginsberg, MD, MPP
Emergency Medicine and Critical Care Medicine Physician
Department of Emergency Medicine and Department of Critical Care
Kettering Medical Center
Kettering, Ohio
Physiology of the Peri-Intubation

Priyanka Gosain, DO
Cardiology Fellow
Mount Sinai Medical Center
Miami Beach, Florida
Treatment of Mechanical Circulatory Support Devices in the Emergency Department

Munish Goyal, MD, FACEP
Associate Professor of Emergency Medicine
Georgetown University School of Medicine
Associate Program Director, Critical Care Medicine Fellowship
Department of Medicine, Division of Pulmonary and Critical Care
Research Director, Department of Emergency Medicine
MedStar Washington Hospital Center
Washington, District of Columbia
Therapeutic Hypothermia and Targeted Temperature Management: History, Data, Translation, and Emergency Department Application

Kyle J. Gunnerson, MD
Associate Professor
Emergency Medicine, Internal Medicine, Anesthesiology
University of Michigan Health System
Emergency Critical Care Division Chief; Medical Director,
    Massey Family Foundation Emergency Critical Care Center
Emergency Medicine
Ann Arbor, Michigan
History and Update in Critical Care Certification

Daniel J. Haase, MD, RDMS
Assistant Professor
Department of Emergency Medicine
Program in Trauma/Surgical Critical Care
R Adams Cowley Shock Trauma Center
University of Maryland School of Medicine
Baltimore, Maryland
Traumatic Brain Injury

Nader Habashi, MD, FACP, FCCP
Professor of Medicine
University of Maryland Department of Medicine
Medical Director
Multi-trauma Critical Care Unit
R Adams Cowley Shock Trauma Center
Baltimore, Maryland
Airway Pressure Release Ventilation

Lawrence E. Haines, MD
MPH Director, Emergency Ultrasound Fellowship
Department of Emergency Medicine
Maimonides Medical Center
Brooklyn, New York
Ultrasound-Guided Critical Care Procedures

Alan C. Heffner, MD
Associate Clinical Professor
University of North Carolinas School of Medicine
Charlotte Campus
Director of Critical Care
Director of ECMO Services
Pulmonary and Critical Care Consultants
Department of Internal Medicine
Department of Emergency Medicine
Carolinas Medical Center
Charlotte, North Carolina
Extracorporeal Cardiopulmonary Membrane Oxygenation
Post-Cardiac Arrest Management
Fluid Management

Todd B. Heimowitz, DO
Interventional Cardiology and Cardiology Attending
Mount Sinai Medical Center
Miami Beach, Florida
Assistant Professor of Medicine
Columbia University, New York
Treatment of Mechanical Circulatory Support Devices in the
    Emergency Department

Robert J. Hoffman, MD, MS, FACEP, FACMT, FAAP
Section Head, Clinical Toxicology
Division of Emergency Medicine
Sidra Medical and Research Center
Doha, Qatar
Approach to Poisoning
The Critically Ill Poisoned Patient

Christopher V. Holthaus, MD
Assistant Professor
Division of Emergency Medicine
Washington University School of Medicine
St. Louis, Missouri
Classification of Shock

Shyoko Honiden, MSc, MD
Assistant Professor
Department of Medicine
Section of Pulmonary, Critical Care and Sleep
Yale University, School of Medicine
New Haven, Connecticut
Hyperglycemic Emergency

Cindy H. Hsu, MD, PhD
Assistant Professor
Department of Emergency Medicine
University of Michigan Medical Center
Ann Arbor, Michigan
Acute Liver Failure

David T. Huang, MD, MPH
Associate Professor
Critical Care Medicine, Emergency Medicine, Clinical and
    Translational Science Director, MACRO (Multidisciplinary Acute
    Care Research Organization)
Director, CRISMA Administrative and Long Term Follow-Up Cores
University of Pittsburgh Medical Center
Pittsburgh, Pennsylvania
Chronic Liver Failure

Kareem D. Husain, MD
Assistant Professor of Surgery
Section of Acute and Critical Care Surgery
Associate Program Director, Surgical Critical Care
Washington University School of Medicine
St. Louis, Missouri
Clostridium Difficile Infection
Classification of Shock

Charles W. Hwang, MD
Chief Resident
Department of Emergency Medicine
University of Florida
Gainesville, Florida
Gastrointestinal Bleeding

Ashika Jain, MD, RDMS
Assistant Professor
Trauma Critical Care
Emergency Ultrasound
Director of Critical Care Ultrasound
Department of Emergency Medicine
Kings County Hospital Center
SUNY Downstate Medical Center
Brooklyn, New York
Ultrasound-Guided Critical Care Procedures
Ultrasound Assessment for Volume Status
Ultrasound of the Lung

Daniel W. Johnson, MD
Assistant Professor, Division Chief of Critical Care
Department of Anesthesiology
University of Nebraska Medical Center
Omaha, Nebraska
Point-of-Care Echocardiography in the Emergency Department

Kevin M. Jones, MD, MPH
Assistant Professor
Department of Emergency Medicine
University of Maryland School of Medicine
Attending Physician
Critical Care Resuscitation Unit
R Adams Cowley Shock Trauma Center
University of Maryland Medical Center
Baltimore, Maryland
Acid–Base Disorders
Electrolyte Disorders

Manjari Joshi, MBBS
Associate Professor of Medicine
Division of Infectious Diseases
University of Maryland School of Medicine
University of Maryland Medical Center
Section of Infectious Diseases
R Adams Cowley Shock Trauma Center
Baltimore, Maryland
Principles of Antimicrobial Use in Critical Care

Michaela Kollisch-Singule, MD
General Surgery Resident
Upstate Medical University
Syracuse, New York
Airway Pressure Release Ventilation

Julio R. Lairet, DO, FACEP
Assistant Professor of Emergency Medicine
Emory University School of Medicine
Medical Director, Metro Atlanta Ambulance Service
Atlanta, Georgia
Transportation of the Critical Care Patient

Sangeeta Lamba, MD, MS HPEd
Associate Professor of Emergency Medicine and Surgery
Associate Dean of Medical Education
Rutgers New Jersey Medical School
Newark, New Jersey
End-of-Life Issues in Emergency Critical Care

Grace S. Lee, MD
Assistant Professor
Department of Internal Medicine, Section of Endocrinology
Yale University School of Medicine
New Haven, Connecticut
Hyperglycemic Emergency

Zachary D. Levy, MD
Assistant Professor of Emergency Medicine and Neurosurgery
Hofstra Northwell School of Medicine
Hempstead, New York
Hypertensive Crises

Constantinos J. Lovoulos, MD
Assistant Professor
Department of Surgery
New Jersey Medical School—Rutgers University
Cardiothoracic Surgeon
Director of Aortic Surgery
Chief of Thoracic Surgery
Department of Surgery
Rutgers-University Hospital
East Orange VA Hospital
Newark, New Jersey
Management after Cardiac Surgery

Maria Madden, BS, RRT-ACCS
Trauma Clinical Coordinator
R Adams Cowley Shock Trauma Center
Baltimore, Maryland
Clinical Coordinator
University of Maryland Medical Center
Baltimore, Maryland
Airway Pressure Release Ventilation

Evie G. Marcolini, MD
Assistant Professor
Departments of Emergency Medicine and Neurology
Division of Neurocritical Care and Emergency Neurology
Medical Director, SkyHealth Critical Care
Yale University School of Medicine
New Haven, Connecticut
Stroke
Adrenal Insufficiency

Jonathan L. Marinaro, MD, FCCM
Chief of Surgical Critical Care
Associate Professor
Department of Emergency Medicine
University of New Mexico
Albuquerque, New Mexico
Percutaneous Tracheostomy for the Intensivist

John P. Marshall, MD, FAAEM, FACEP
Chairman
Department of Emergency Medicine
Maimonides Medical Center
Brooklyn, New York
Acute Coronary Syndrome
Vasopressors and Inotropes

Julie A. Mayglothling, MD, FACEP, FCCM
Associate Professor
Department of Emergency Medicine
Associate Director, Center for Adult Critical Care
Virginia Commonwealth University
Richmond, Virginia
Transfusion in Critical Care

John E. Mazuski, MD, PhD
Professor
Department of Surgery
Washington University in Saint Louis
Co-Director
Surgical Intensive Care Unit
Barnes-Jewish Hospital
St. Louis, Missouri
Clostridium Difficile Infection

Paul McCarthy
Assistant Professor
Department of Medicine
University of Maryland Medical Center
Baltimore, Maryland
Alterations in Mental Status

Jay A. Menaker, MD
Associate Professor
Department of Surgery (primary)
Department of Emergency Medicine (secondary)
University of Maryland School of Medicine
R Adams Cowley Shock Trauma Center
Baltimore, Maryland
Acute Kidney Injury
Spinal Cord Injury

Ashley R. Menne, MD
Assistant Professor
Department of Emergency Medicine
Program in Trauma
R Adams Cowley Shock Trauma Center
University of Maryland School of Medicine
Baltimore, Maryland
Acute Liver Failure

Richard J. Miskimins, MD
Department of Surgery
University of New Mexico School of Medicine
Albuquerque, New Mexico
Acute Respiratory Distress Syndrome (ARDS)

Carlos H. Moreno, MD
Internal Medicine Resident
Mount Sinai Medical Center
Miami Beach, Florida
Hospital-Acquired, Health Care-Associated and Ventilator-Associated Pneumonia

Lena M. Napolitano, MD, FACS, FCCP, FCCM
Massey Foundation Professor of Surgery
Division Chief, Acute Care Surgery
(Trauma, Burn, Critical Care, Emergency Surgery)
Associate Chair of Surgery
Department of Surgery
Director, Trauma and Surgical Critical Care
University of Michigan Health System
Ann Arbor, Michigan
Extracorporeal Cardiopulmonary Membrane Oxygenation

Ira Nemeth, MD, FACEP, FAEMS
Assistant Professor of Emergency Medicine
Associate Medical Director EMS and LifeFlight
UMass Memorial Medical Center
Worcester, Massachusetts
Transportation of the Critical Care Patient

H. Bryant Nguyen, MD, MS
John E. Peterson Professor
Head, Division of Pulmonary and Critical Care Medicine
Director, Medical Intensive Care Unit
Vice-Chair, Department of Medicine Research
Department of Medicine, Emergency Medicine, and Basic Sciences
Loma Linda University
Loma Linda, California
Hemodynamic and Perfusion Monitoring

Gary Nieman, BA
Associate Professor
Department of Surgery
Senior Research Scientist
Director of Cardiopulmonary and Critical Care Laboratory
Upstate Medical University
Syracuse, New York
Airway Pressure Release Ventilation

Tiffany M. Osborn, MD, MPH, FACEP, FCCM
Associate Professor
Joint Appointment: Department of Surgery and Division of Emergency Medicine
Section of Acute and Critical Care Surgery
Surgical/Trauma Critical Care
Physician Champion: Sepsis Quality Initiative
Barnes Jewish Hospital
Washington University
St. Louis, Missouri
Sepsis and Septic Shock
Classification of Shock

Tara A. Paterson, MD
Faculty of Emergency Medicine and Critical Care
Ventura County Medical Center
Ventura, California
Faculty of Emergency Medicine
Olive View-UCLA Medical Center
Sylmar, California
Renal Replacement Therapy

David A. Pearson, MD, FACEP, FAAEM
Associate Professor
Associate Residency Director
Director of Cardiac Arrest Resuscitation
Department of Emergency Medicine
Carolinas Medical Center
Carolinas HealthCare System
Charlote, North Carolina
Post-Cardiac Arrest Management

Debra Perina, MD
Professor, Emergency Medicine
Division Director, Prehospital Care
University of Virginia
Charlottesville, Virginia
History and Update in Critical Care Certification

Paul L. Petersen, MD, FAAEM
Attending Physician
Department of Emergency Medicine
Mount Sinai Miami Beach
Miami, Florida
Mechanical Ventilation

Seth R. Podolsky, MD, MS
Assistant Professor
Department of Medicine
Cleveland Clinic Lerner College of Medicine of Case Western
    Reserve University
Vice Chairman and Director of Operations
Emergency Services Institute
Cleveland Clinic Health System
Cleveland, Ohio
Acetaminophen Overdose

Katherine A. Pollard, MD
Department of Emergency Medicine
Indiana University School of Medicine
Indianapolis, Indiana
Intracerebral Hemorrhage

Mohan Punja, MD, FACEP
Attending Physician, WellStar Kennestone Hospital
Clinical Assistant Professor, Augusta University/Medical College
    of Georgia
Department of Emergency Medicine
WellStar Kennestone
Department of Emergency Medicine
Marietta, Georgia
Approach to Poisoning

Emanuel P. Rivers, MD, MPH
Vice Chairman and Research Director
Department of Emergency Medicine
Attending Staff, Emergency Medicine and Surgical Critical Care
Henry Ford Hospital
Clinical Professor
Wayne State University
National Academy of Medicine (Institute of Medicine)
The National Academies of Sciences, Engineering, and Medicine
Detroit, Michigan
History and Update in Critical Care Certification

Matthew T. Robinson, MD, FACEP
Associate Professor of Clinical Emergency Medicine
Vice Chair Emergency Medicine
Medical Director, Emergency Department
University of Missouri-Columbia
Columbia, Missouri
Fluid Management

Amber Rollstin, MD
Associate Professor
Department of Emergency Medicine
Center for Surgical Critical Care
University of New Mexico School of Medicine
Albuquerque, New Mexico
Vasopressors and Inotropes

Joseph Romero, DO
Pulmonary/Critical Care Attending
Morton Plant Hospital
Clearwater, Florida
Glucose Management in Critical Care

Jonathan Rose, MD, MBA
Chairman and Residency Program Director
Department of Emergency Medicine
Brookdale University Hospital and Medical Center
Brooklyn, New York
Acute Coronary Syndrome

Marnie E. Rosenthal, DO, MPH, FACP
Clinical Assistant Professor of Medicine
Infectious Disease
Rutgers, Robert Wood Johnson Medical School
New Brunswick, New Jersey
Approach to Fever in Critical Care

Erin E. Sabolick, DO
Attending Physician
Emergency Medicine and Neuro-critical Care
Albert Einstein Medical Center
Philadelphia, Pennsylvania
Spinal Cord Injury

Debjit Saha, MD
Medical Resident
Mount Sinai Medical Center
Miami Beach, Florida
Glucose Management in Critical Care

Justin T. Sambol, MD, FACS
Chief, Division of Cardiothoracic Surgery
Surgery
Rutgers, New Jersey Medical School
Chief, Division of Cardiothoracic Surgery
Surgery
University Hospital
Newark, New Jersey
Management after Cardiac Surgery

Thomas M. Scalea, MD, FACS, MCCM
Physician-in-Chief R Adams Cowley
Shock Trauma Center
System Chief for Critical Care Services
University of Maryland Medical System
The Honorable Francis X. Kelly
Distinguished Professor in Trauma
Director, Program in Trauma
University of Maryland School of Medicine
Baltimore, Maryland

Douglas Schuerer, MD
Associate Professor of Surgery
Division of General Surgery
Acute and Critical Care Surgery Section
Washington University
St. Louis, Missouri
The Multisystem Trauma Patient

Nirav G. Shah, MD, FCCP
Assistant Professor of Medicine
Division of Pulmonary and Critical Care Medicine
Director, Pulmonary and Critical Care Fellowship Program
University of Maryland Medical Center
Baltimore, Maryland
Mechanical Ventilation

Jacob Shani, MD, FACP, FACC, FSCAI
Chairman, Heart and Vascular Center
Chairman, Department of Cardiology
Program Director, Adult Cardiovascular Disease
Program Director, Interventional Cardiology
Maimonides Medical Center
Brooklyn, New York
Clinical Professor of Medicine
New York University School of Medicine
New York
Acute Coronary Syndrome

Joseph R. Shiber, MD, FAAEM, FACP, FACEP, FCCM
Associate Professor
Medicine, Emergency Medicine, Surgical Critical Care
University of Florida College of Medicine
Co-Director
Surgical/Trauma ICU and Neuroscience ICU
UF Health
Jacksonville, Florida
Pericardial Diseases
Infectious Endocarditis

Sasha K. Shillcutt, MD, FASE
Associate Professor
Department of Anesthesiology
University of Nebraska Medical Center
Omaha, Nebraska
Point-of-Care Echocardiography in the Emergency Department

Zack Shinar, MD
Emergency Physician Attending
Sharp Memorial Hospital
San Diego, California
*Treatment of Mechanical Circulatory Support Devices in the
  Emergency Department*

Deborah Shipley Kane, MD
Assistant Professor
Division of Emergency Medicine
Washington University in St. Louis
EM Ultrasound Fellowship Director
Division of Emergency Medicine
Barnes Jewish Hospital
St. Louis, Missouri
Ultrasound Assessment for Volume Status

Todd L. Slesinger, MD, FACEP, FCCM, FCCP, FAAEM
Associate Professor
Department of Emergency Medicine and Critical Care
Herbert Wertheim College of Medicine
Florida International University
Miami, Florida
Program Director, Residency in Emergency Medicine
Aventura Hospital and Medical Center
Aventura, Florida
Noninvasive Positive Pressure Ventilation
Hypertensive Crises

Kimberly J. Song, MD
Resident
Department of Surgery
Rutgers New Jersey Medical School
Resident
Department of Surgery
University Hospital
Newark, New Jersey
Management after Cardiac Surgery

Fernando L. Soto, MD, FACEP
EM Clerkship Director
Pediatric Emergency Medicine Section
Assistant Professor
Department of Emergency Medicine
University of Puerto Rico-School of Medicine
San Juan, Puerto Rico
Pediatric Considerations

Deborah M. Stein, MD, MPH, FACS, FCCM
R Adams Cowley Professor in Shock and Trauma
University of Maryland School of Medicine
Chief of Trauma
Director of Neurotrauma Critical Care
R Adams Cowley Shock Trauma Center
University of Maryland Medical Center
Baltimore, Maryland
Renal Replacement Therapy
Traumatic Brain Injury

Andrew Stolbach, MD, MPH
Assistant Professor
Emergency Medicine
Johns Hopkins University
Attending Physician
Emergency Medicine
Johns Hopkins Hospital
Baltimore, Maryland
Salicylate Overdose

Isaac Tawil, MD, FCCM
Associate Professor, Critical Care and Emergency Medicine
Director, Neurosciences ICU
University of New Mexico School of Medicine
Albuquerque, New Mexico
Acute Respiratory Distress Syndrome (ARDS)

Samuel A. Tisherman, MD, FACS, FCCM
Professor of Surgery
Director, Center for Critical Care and Trauma Education
Director, Surgical Intensive Care Unit
R Adams Cowley Shock Trauma Center
University of Maryland Medical Center
Baltimore, Maryland
Acute Liver Failure

Amy Tortorich, DO
Attending
Department of Emergency Medicine
Cheyenne Regional Medical Center
Cheyenne, Wyoming
Deep Vein Thrombosis

Jacob S. Towns, MD
Department of Emergency Medicine
Indiana University School of Medicine
Indianapolis, Indiana
Brain Death

Claudio Tuda, MD, FACP
Associate Professor of Medicine
Department of Medicine, Infectious Disease Division
Program Director, Internal Medicine
Mount Sinai Medical Center
Miami Beach, Florida
*Hospital-Acquired, Health Care-Associated and
  Ventilator-Associated Pneumonia*
Clostridium Difficile Infection

Maria A. Uzcategui, MD
Emergency Medicine Physician
HIMA•San Pablo Caguas Hospital
Caguas, Puerto Rico
Acute Pancreatitis

Ariel E. Vera, MD
EM Chief Resident
Department of Emergency Medicine
University of Puerto Rico-School of Medicine
Toa Alta, Puerto Rico
Pediatric Considerations

Jason C. Wagner, MD
Assistant Professor
Division of Emergency Medicine
Washington University in St. Louis
Residency Program Director
Emergency Medicine Residency
Barnes-Jewish Hospital
St. Louis, Missouri
Approach to the Difficult Airway

Elizabeth Lea Walters, MD, FACEP
Associate Professor
Department of Emergency Medicine
Loma Linda University Medical Center
Loma Linda, California
Hemodynamic and Perfusion Monitoring

Scott D. Weingart, MD, FCCM
Chief
Division of Emergency Critical Care
Stony Brook Medicine
Stony Brook, New York
Physiology of the Peri-Intubation

Brian T. Wessman, MD, FACEP
Associate Professor of Emergency Medicine and Anesthesiology
Co-Director, Critical Care Medicine Fellowship
Washington University in St. Louis, School of Medicine
St. Louis, Missouri
History and Update in Critical Care Certification

Nash Whitaker, MD
Department of Emergency Medicine
Indiana University School of Medicine
Indianapolis, Indiana
Brain Death

Samantha L. Wood, MD, FACEP, FAAEM
Assistant Professor of Emergency Medicine
Department of Emergency Medicine
Maine Medical Center
Portland, Maine
Electrolyte Disorders

Brian J. Wright, MD, MPH, FACEP, FAAEM
Clinical Assistant Professor
Departments of Emergency Medicine and Neurosurgery
Director, Advanced Resuscitation Training Program
Associate Director, Resuscitation and Critical Care Unit
Stony Brook Medicine
Stony Brook, New York
Noninvasive Positive Pressure Ventilation

Dale J. Yeatts, MD
Assistant Professor of Emergency Medicine
Program in Trauma
University of Maryland School of Medicine
Attending Physician
R Adams Cowley Shock Trauma Center
University of Maryland Medical Center
Baltimore, Maryland
Emergency Surgical Airway

Asma Zakaria, MD
Medical Director, Neurosciences Intensive Care Unit
Neurosurgery
MetroHealth Medical Center
Cleveland, Ohio
Management of Acute Intracranial Hypertension

Taylor M. Zeglam, MD
Resident Physician
Emergency Medicine
University of Florida
Gainesville, Florida
Gastrointestinal Bleeding

(Shawn) Xun Zhong, MD
Chief of Emergency Critical Care, Assistant Professor
　Department of Emergency Medicine
Staten Island University Hospital
Staten Island, New York
Salicylate Overdose

Qiuping Zhou, DO, FACEP
Chief
Division of Emergency Medicine Critical Care
Department of Emergency Medicine
North Shore University Hospital
Long Island Jewish Medical Center
Assistant Professor of Emergency Medicine and Surgery
Hofstra Northwell School of Medicine
Manhasset, New York
Hypertensive Crises

现代急诊医学是一门多专业的综合临床学科，包括复苏学、创伤学、危重病学、灾难医学、院前急救等各个领域，其发展是世界医学史上一个重要的转变和突破，急诊救治能力尤其是急诊危重病的救治在一定程度上综合反映一家医院甚至一个国家临床医学中心的总体水平。

随着急诊医学理论的深入研究和现代科技的有机结合，急诊医学理论研究和医疗技术有了很大的突破，急危重症的整体救治能力得到很大提高，尤其是重症医学与急诊医学深入融合，将急诊危重病的监护和强化治疗时机大幅前移，使危重患者在很早期就可以得到重症综合治疗，从而大幅度改善了急危重症患者的预后。因此，急诊医师全面了解和掌握当前最新的急诊危重病学理论和技能，努力提高理论知识和技能具有重要意义。然而，目前我国还缺乏系统完善而实用的急诊危重病学专著可供参考。

《急诊危重病学》是由 David A. Farcy 教授担任主编，其编著者均为相关领域的世界知名专家。这本书理念新颖、独特，引用了大量的临床资料，对常见的急诊危重病的病理生理、诊断、治疗及最新进展进行了系统而详尽阐述，该书内容新颖实用、结构严密、条理清晰，为临床医师对急危重病患者进行迅速的诊断和救治提供参考，有利于提高临床急救能力和学术水平，是一本高质量的急诊医学专业书籍。

当前，我国正进入人口老龄化阶段，各种急危重症患者呈显著上升趋势，急诊医师任务艰巨，工作压力和强度都非常大，而急诊专业人才严重不足，培养优质高效的急诊专业人才刻不容缓，尤其是培养掌握先进急诊理论和技能，敢于创新的杰出人才显得极为重要。为促进我国急诊专科人才的培养，北京大学第三医院急诊科郑亚安和马青变两位教授积极组织具有良好英文水平和丰富临床经验的医师团队翻译了此书，这些译者和审校专家一起，逐字逐句反复阅读推敲，字斟句酌完成了校对和修改，译文准确流畅，翻译内容准确可靠。相信本书能够凭借其在急诊危重病领域的重要地位及其重要的临床实用价值，成为从事急诊临床工作和相关领域工作人员的重要的案头参考书，有助于健全和完善我国急诊危重病学的规范化诊疗方案，推动我国急诊医学的发展。

中国工程院院士
2018 年 11 月 15 日

本人非常荣幸地接收到北京大学第三医院郑亚安教授和马青变教授的诚挚邀请，为他们二位牵头主译的《急诊危重病学》一书作序。

在拜读译稿的过程中，第一个也是强烈的感受是我非常认同本书作者和译者们的一系列观点，"急诊医师需要急诊医学和重症医学""尤其是急诊医师，面对急诊危重症时，需要将急诊医学理念和重症医学理念充分融合""急诊危重病学应运而生，将来会持续发展"。这些观点让我兴奋不已，基于此，我选择尝试着去完成序言。在我近30年的急诊临床实践中，始终倡导院前、院内、ICU一体化救治的理念，我坚持认为，一个经历过急诊和ICU系统培训的医师，无论是担当急诊工作还是院前工作，都是能充分胜任的且会十分出色。无论是到哪一家医院工作，我都致力把院前急救、院内急诊和ICU救治整合成一体化的急危重症医学部，以求院前急救、急诊医学和危重症医学的高度融合，拜读这本著作使我的以上信念更加坚定了。

感谢David A. Farcy教授团队愿意将此书介绍给中国同行。正如Thomas M. Scalea教授在原著序中所说的，在急诊医师成为可靠的重症医学专家的道路上，本书可以提供有效帮助。

我们更应该感恩主译郑亚安教授、马青变教授以及他们的翻译团队，我敢肯定这次翻译绝对是一次再创作的过程。他们长期居于全国急诊和危重症的学术高地、引领急诊和危重症的学术前沿，在忠于原著的前提下，他们根据多年在急诊危重症方面大量卓越的实践，让"急诊医学理念和危重症医学理念"在这本书里水乳交融，使之成为开创性的"独一无二"。

我无比赞成作者和译者们贯穿全书的观点，急诊危重病医学是临床实践之需，是众多的急诊危重症患者之需，是"希望成为领导者的急诊医师们在通往临床工作卓越、学术成就丰硕以及成为优秀教育工作者"的成才之路上的必备之需。我也有理由预见急诊危重病学在我国将迅速成为举足轻重且不可或缺的。

再一次祝贺并感恩我的老朋友郑亚安教授和马青变教授联袂给全国乃至全球华人同行奉献了如此卓越的译著。期待本书早日面世，期待更多的同仁和医学生把本书作为日常急诊危重病临床实践和学习的"案头标准和经典的参考书籍"。

海南医学院党委书记
中华医学会急诊医学分会候任主任委员

《急诊危重病学》是由著名的西奈山医学中心急诊科的 David A. Farcy 教授主编，他在急诊医学和重症医学方面都有很高的造诣。正如 Thomas M. Scalea 教授在原著序言介绍中所述：急诊医学和重症医学两者之间存在着天然的联系，都需要充分理解疾病复杂的生理变化，从业者都必须深入认识诸多疾病，并且具备快速采用综合措施处理各种复杂问题的能力。尤其急诊医师，面对瞬息万变的急诊危重患者，需将急诊医学理念和重症医学理念充分融合，因此，急诊危重病学应运而生，而且将来会得到持续发展。

《急诊危重病学》是急诊医学观念与重症医学观念的真正融合，这本书是开创性的，是独一无二的，我们预测此书将成为急诊危重病学医师案头标准或经典的参考书籍。

全书共分为 11 个部分，包括气道管理和机械通气、各个器官系统的急危重症、感染性疾病、中毒、超声在危重症中的应用及临床特殊问题，系统地对常见的急诊危重病的病理生理、诊断、治疗及最新进展进行了详细阐述，辅以大量的提纲挈领式的图表和精美的图片，增加了本书的信息量与可读性，突出了本书的适用性和实用性。本书内容详细，条理清晰，具有很高的科学性、逻辑性和权威性，非常适合作为教材，供急诊医学专业医师、重症医学专业医师的学习和教学使用，也可作为全科医师、内科医师获得救治急危重症的相关知识的重要参考资料。

我们非常高兴有机会把这本书翻译成中文，为国内业界和同行提供一部具有很高学术性和实战价值的案头必备参考书。参加此书翻译的译者都是长期工作在临床第一线的专家和教师，大部分译者都是急诊医师，尽管急诊工作强度极大，真正休息的时间很少，他们还是花费了几乎所有的休息时间进行翻译，逐字逐句阅读推敲，反复斟酌译文，力求使读者能够容易理解。尽管力求准确，但瑕疵在所难免，恳请各位读者不吝赐教，以便译者不断进步与提高。诚挚感谢各位译者以及北京大学医学出版社为本书的出版所做出的贡献。

付梓之际，特别感谢乔杰院士和吕传柱教授为本书作序。乔院士和吕教授深厚的学养、渊博的学识和严谨的治学精神是我们学习的榜样，激励我们继续努力，不断前行。

郑亚安　马青变

就其本质而言，危重症是一种包含多学科的疾病。每一个危重症患者的治疗几乎都需要投入多学科的医学专科医师。ICU 医师不但对患者提供直接处置，并且精心安排、整合参与其中的其他专科医师所提供的医疗处理。鉴于这种复杂性，近代危重医疗的发展令人关注。首个真正的多学科 ICU 在 1958 年的巴尔的摩城市医院开业，现在叫做约翰霍普金斯湾医学中心。它也是首个拥有 24 小时医师的 ICU。

危重医疗很快成为一门学科，但是缺乏有效的组织。1970 年，28 名医师在洛杉矶聚会，建立了危重病医学学会。学会领导者，即前三届主席分别是 Peter Safar（麻醉医师），William Shoemaker（外科医师），Max Harry Weil（内科医师）。贯穿 20 世纪 70 年代、80 年代、90 年代，上述三个学科代表了美国重症医疗的中坚力量。

随着重症医疗的发展，急诊医学也开始发展成为一门学科。1961 年，James Mills 博士在弗吉尼亚州亚历山大市开始了全职的急诊医学实践活动。在那之后短时间内，即 1968 年，美国急诊医师学会成立了。住院医师的培训从辛辛那提大学开始，此后依次是宾夕法尼亚大学医学院、洛杉矶郡医院。1979 年，美国急诊医学委员会获得批准成立。此后其他机构进一步发展了急诊医学住院医师培训。如今，已有超过 150 个认证项目。专科培训跟随在诸如毒理学、儿科学、现代危重医学这些附属专业后开始。

急诊医学和重症医学两者之间存在着天然的联系，都需要充分理解疾病复杂的生理学变化，从业者都必须深入认识诸多疾病，并且具备快速采用综合措施处理各种复杂问题的能力。1991 年，当我创立纽约州立大学州南部和国王郡医院的急诊医学部时，我们建立了一个 4 年制的侧重于危重病的住院医师培训项目。然而，不久后我意识到，那些想真正实践危重病的急诊医师需要更多训练。当成为 R Adams Cowley 休克创伤中心主任时，我为急诊医师的培训建立了一个危重病专业团队。匹兹堡大学的危重病团队也已经训练急诊医师有一段时间了。现在已有 100 多个经过训练的急诊危重病专家。其中 2/3 曾受训于休克中心或匹兹堡大学。许多毕业生在重要的学术中心工作，而现在成为这些机构的领导人。

急诊医师危重病专家在 ICU 已经变得很普遍。这种情况将持续下去。希望成为领导者的急诊医师应该是临床工作卓越、学术多产和优秀的教育工作者。在急诊医师成为可靠的重症医学专家的道路上，本书可以提供有效帮助。虽然不是每一章都由急诊医师撰写，但许多章都是。急诊医师作者中，绝大多数都期望成为重症医疗的领导者。本书是独一无二的，因为它是急诊医学观念与真正的重症医学专家观点的融合。这本书是同种类型书籍的首次出版，我预测它将成为知名的标准参考书，适用于急诊医师和希望了解急诊医学与危重医疗交叉内容的其他医师。

尽管缺乏学会认证考试和许多其他地方存在政策限制，一些医师以前是在临床上、科研上接受重症医学的培训，现在可以通过本书进行。急诊医师在危重医疗中的角色仍有争议，但是已经不像当初那样激烈了。而我们中的一些人从一开始就在这里，我们期待着不再存在争议的那天到来。

Thomas M. Scalea, MD, FACS, MCCM
Physician-in-Chief, R Adams
Cowley Shock Trauma Center
System Chief for Critical Care Services
University of Maryland Medical System
The Honorable Francis X. Kelly
Distinguished Professor in Trauma
Director, Program in Trauma
University of Maryland School of Medicin
Baltimore, Maryland
（李　硕　郭治国 译）

我们怀着极大的喜悦和感激，推出了《急诊危重病学》(第2版)。这本书是专为在世界各地的急诊科和ICU中工作的，给予危重患者提供辛勤医疗服务的你准备的。急诊医师需要急诊医学和重症医学的知识。能为你的医疗实践提供值得信赖的知识资源，我们感到非常高兴和自豪。

这版提供了更新后的建议，以应对每日在危重医疗实践一线工作的急诊医师所面临的挑战。就像我们的临床实践一样，本书也是由急诊医师和来自创伤、危重医疗、传染疾病和呼吸科的同仁共同写作完成的。有这些国内和国际专家为这部著作作出贡献我们感到很幸运，也很感激，而这个资源现在你随时可以获得。

对于Mary Bennett用心地审读与编辑，执行医学编辑Brian Belval、项目开发高级编辑Regina Brown、项目副经理Dinesh Pokhriyal以及McGraw-Hill的全体员工为我们提供的无尽指导，甚至有时在编辑方面起到了"起死回生"的作用，我们想表达最深切的谢意。特别感谢前执行医学编辑Ann Sydor，因为她的远见和奉献使第1版成为现实。

David A. Farcy, MD, FAAEM, FACEP, FCCM

William C. Chiu, MD, FACS, FCCM

John P. Marshall, MD, FACEP

Tiffany M. Osborn, MD, MPH, FACEP, FCCM

（李　硕译）

"有时去治愈，常常去帮助，总是去安慰"

—Ambroise Paré

我谨以此书献给我的父亲 Jean Pierre Farcy 博士，因为他对于医学和生命的热爱和热情。Thomas M. Scalea 博士是一位伟大的导师、老师，而最为重要的是：他是一位当需要指导的时候，总能出现在我身边的朋友。致谢我的母亲，Poeia, Eve, Frederic 和 Sarah, 因为她们的耐心、支持，还有无条件的爱。

—David A. Farcy

致谢所有给予我帮助的人：Terri, Anthony, Katherine, Victoria 以及所有休克创伤中心的成员。

—William C. Chiu

致谢我深爱的妻子 Seriti 和孩子们 Sahm, Siahvash 和 Kianoosh，她们的耐心和支持让一切成为可能。深深感激我的老师、患者，我从他们那里学到了我所知道的所有医学知识。

—John P. Marshall

致谢我了不起的丈夫 Jeff 和孩子 Ashley 和 David Osborn，因为他们坚定的爱与支持。致谢我的母亲 Edna L. Medlin，专注于对我的教育和培养，深深的铭记在我的记忆中。致谢我的父亲和兄弟们 W. Lee, Christopher 和 Mitchell Medlin，因为你们的爱和鼓励。感谢我的导师和老师们，带来了教育的光芒和道德的典范。最重要的是：这本书将奉献给我的患者和他们的家庭。在他们最脆弱的时候，充分信任我们的关心并邀请我们进入他们最隐私生活，而这是任何人或职业能被赋予的最大荣誉和责任。

—Tiffany M. Osborn

第一部分　概　述

重症医学认证的历史和进展

Brian T. Wessman • Kyle J. Gunnerson • Emanuel P. Rivers • Debra Perina

> 重症医学……将何去何从？
>
> —— Peter Safar, MD

当前政策阻碍急诊医学获得重症医学的亚专业认证，这是错误的。

—— 麻醉学 Peter J. Safar 医师的自传回忆录

重症监护治疗是起于院前急救，继以急诊医学（emergery medicine, EM）提供复苏支持且稳定病情，最终在危急医学科（intensive cure unit, ICU）进行治疗的一个连续救治过程[1, 3]。自 1970 年重症医学学会成立，该学会就倡导通过包括急诊医学在内的多学科途径来开展重症医学（critical care medicine, CCM）的临床实践[4]。如今，急诊科医师（emergengy medicine physicians, EMP）正积极寻求正规的重症医学培训和认证，来加入到通过职业认证的重症医学专家的行列。

急诊医学住院医师培训

急诊医学和重症医学都要求医师快速熟练地处理危及生命的急症。急诊医学关注于疾病治疗的最初数小时，而重症医学更着重于患者在 ICU 的持续治疗[4]。已经完成急诊医学住院医师培训项目的毕业生，因这一独特背景，使得他们成为接受重症医学培训的理想人选。急诊住院医师培训有 3 年（70%）或 4 年（30%）的培训周期。医学毕业生教育鉴定委员会（Accreditation Council on Graduate Medical Education, ACGME）属下的住院医师评审委员会（Residency Revew Commite, RRC）要求住院医师接触多样化的重症患者。这是急诊医学培训的独特优势（见图 1）[6]。据估计，急诊科危重患者比例上升了 60%，约 140 万的患者由急诊科收入重症监护病房。对于危重症患者来说，急诊科是他们入院的门户，EMP 为他们提供最及时、有效的治疗[21]。在美国，EMP 每年为数以百计的患者提供重症治疗[5]。急诊科住院医师培训项目也包括在 ICU 轮转（RRC 要求为 4 个月）和住院病房轮转（包括内科和外科）。急诊科住院医师擅长多任务处理，并且可以为有急性心脏事件（急性 ST 段抬高型心肌梗死、心力衰竭、心律失常、心肺衰竭等）、急性神经病学事件（卒中、癫痫持续状态、颅内出血等）、呼吸衰竭（低氧血症、慢性阻塞性肺疾病、哮喘、肺炎等）、脓毒性休克、中毒、钝挫伤 / 穿刺伤、消化道出血、创伤、烧伤、代谢紊乱等的患者提供重症监护治疗[6]。

培训还要求急诊医学毕业生熟练掌握操作技能，包括紧急气道开放、动静脉通路开放、胸腔引流术、腹腔 / 胸腔 / 心包穿刺术、床旁超声等（见图 2）[6]。

急诊医学和重症医学的历史

急诊医学和危重症医学有着许多共同的历史发展进程，它们始于同一时间，并且有重叠发展的过程。这两个专业都关注病情急性恶化的患者。除此之外，在 20 世纪 60 年代，复苏问题研究的扩展，对这两个专业都产生了很大的影响[7]。急诊医学和

急诊科危重患者人群	
突发心脏停搏：ST 段抬高型心肌梗死、心力衰竭、心律失常、心肺衰竭等	**神经系统急症**：卒中、癫痫持续状态、颅内出血等
呼吸骤停：低氧血症、慢性阻塞性肺疾病、哮喘、肺炎等	**创伤患者**：钝挫伤、穿刺伤、环境伤、烧伤、创伤性脑损伤等
严重的脓毒败血病 / 脓毒性休克	中毒
消化道出血	骨外伤和伤品清创
妇产科急症	代谢性急症：酮症酸中毒、甲状腺危象
临终期姑息治疗	肿瘤
急诊科医师隔一天 24 小时，一周工作 7 天进行轮班工作	
2012年ACGME对于急诊医学毕业生的项目要求	

图 1　急诊科医师收治的危重症患者人群

危重症医学是多学科协作的产物，危重症医学其知识的广度和深度涉及传统学科和专业学科，综合运用这些知识来治疗失代偿期器官功能紊乱的患者。下列的时间轴可以帮助我们明确这两门学科在美国发展史上的历史交汇点：

- 1968 年：美国急诊医师协会成立，致力于发展急诊医学和重症医学。
- 1970 年：美国重症医学学会成立，以多学科协作的方式建立重症医学，其中包括急诊医学。
- 1979 年：美国急诊医学委员会（American Board of Emergency Medicine，ABEM）成立，急诊医学成为第 23 个医学专业。
- 1979 年：CCM 成为美国内科医学委员会（American Board of Internal Medicine，ABIM）、

急诊医学住院医师要求熟练掌握的技能	
紧急气道管理	动静脉通路开放
胸腔穿刺术	床旁超声
腹腔 / 胸腔 / 心包穿刺术	腰椎穿刺术
关节松动术 / 夹板固定	切开引流
镇静	进一步伤口处理
心脏电复律	基础生命支持 / 高级生命支持 / 高级创伤生命支持
2012年ACGME对急诊医学毕业生的项目要求	

图 2　急诊科住院医师所需掌握的技能操作

美国外科医学委员会（American Board of Surgery，ABS）、美国儿科医学委员会（American Board of Pediatrics，ABP）附属的亚专业。

- 1986 年：ABEM 申请共同纳入 CCM 为亚专业（未获 ABMS 批准）。
- 1989 年：ABEM 批准 CCM 为独立的主要委员会（之前为联合委员会）。
- 1989 年：ABEM 和 ABIM 开始发起同时获得急诊医学、内科学、危重症医学三重认证的 6 年住院医师培训之路（1999 年 9 月宣布）。
- 2004 年：全美重症医学医师缺乏及其启示的白皮书发布。
- 2004 年：关于美国的重症医学框架设计的 FOCCUS 研究发布。
- 2006 年：ABEM 和 ABIM 之间就重症医学的培训认证的对话重新启动。
- 2011 年（9 月）：美国医学研究所发表了一篇关于急诊科危机的文章。
- 2011 年（9 月）：ABMS 批准了 ABEM 和 ABIM 认证的危重症医学的专科医师培训（fellowship training），为急诊住院医师毕业生（residency graduates）提供了第一个经过 ABMS 认证的培训。
- 2012 年（2 月）：ABS 单方面资助急诊住院医师的毕业生来参加以外科为基础的重症专科培训。
- 2013 年（7 月）：ABMS 批准 ABEM 和美国麻醉学委员会对 ACCM 的专科培训提供联合赞助。

加拿大和欧洲部分国家已将急诊医学和内科、外科、麻醉学、儿科学一起作为有资格参加 CCM 专科培训的基础培训项目[7]。

从 20 世纪 70 年代以来，急诊医学实习医师一直通过各种途径来完成重症医学的专科培训，但这种培训一直是非正式的，直到 2011 年的声明公布才得到承认[4]。由于在美国缺乏该认证途径，很多 EM/CCM 的受培训者不得不寻求欧洲危重症医学会的正式认证。近年来，有超过 220 名在 EM/CCM 获得专科培训的医师在美国各处执业。这些开拓者大多数在重要的学术中心执业，在地方和国家 / 国际层面具有突出的临床和学术地位[8]。

急诊医学 / 重症医学医师的认证途径

内科

从 1999 年 9 月起，ABIM 和 ABEM 共同发起了一个扩展的住院医师项目，该项目使获得 CCM 认

证具有可能性[9]。这个联合的培训项目，是从该学员从医学院毕业后并且成功面试到接受其参加住院医师培训的医院开始，时长为 6 年。该项目可让受培训者获得 EM、内科学（internal medicine. IM）、CCM 的三重认证。CCM 的理论教学和临床培训在这 6 年中穿插进行，而在最后 2 年将更侧重 CCM 临床的培训。通过有资质的 EM 和 IM 住院医师培训医院的密切交流和合作来提供足够的理论和临床经验。但由于对于核心住院医师的潜在影响，可以获得该培训的医师人数有限[9]。

现在有 4 个项目提供复合的 EM/IM/CCM 培训：
- 马里兰大学医学中心
- 亨利福特医院培训项目
- 艾伯特爱因斯坦医学院，长岛犹太医学中心
- Vidant 医疗中心 / 东卡罗来纳大学医学院

在 2011 年 9 月，ABMS 批准了 ABEM 和 ABIM 共同发起的 CCM 的专科医师培训认证，可以让完成 EM 住院医师培训的医师继续完成 CCM 的专科培训[10]。该培训包括 24 个月的学习，但在开始该培训之前，参加者必须有 6 个月在内科轮转学习的基础，并且需在开始 CCM 专科培训之前完成内科重症监护病房（medical intensive care unit，MICU）3 个月的培训[10]。该培训要求参加者增加额外 6 个月在 MICU 的临床实践并达到专科医师水平，但是允许参加者在剩余 2 年的轮转中更多参与多学科协作的重症治疗并且安排更多时间在 ICU 进行学习。规定上说明在一个 EM/CCM 专科培训项目中只有 25% 的受培训者可以成为 EM/CCM 专科医师，因而可培训名额或许有限[10]。内科住院医师审查委员会规定：通过 ABIM-CCM 认证考试的 EM/CCM 专科毕业生，可以免除他们在 MICU 的轮转培训[11]。

ACIM-CCM 的第一次认证考试（通过"实习培训条款"）始于 2012 年。25 个专科医师参加并全部通过了此项新举办的认证考试[12]。截至 2014 年，共有 44 个专科医师进行了 ABIM-CCM 认证考试，并达到 100% 的通过率（传统内科的通过率为 92%）[13]。目前有 34 个不同的 IM-CCM 培训项目愿意招收 EM 住院医师毕业生进行专科培训。

外科

在 2012 年 2 月，ABS 宣布其计划针对 EM 住院医师的毕业生开设外科危重症（surgical critical care，

SCC）的培训项目[14]。该计划得到了 ABMS 的批准，并得到了 ABEM 的认同，但这两个机构并没有直接合作。ABS 的专科培训包括 24 个月，分为两部分，每部分为期 12 个月，并要求必须在同一个医院完成该培训。第一年（12 个月）在外科作为高年资住院医师轮转（由当地外科住院医师项目主管和 SCC 专科培训项目主管决定）[15]。今年的要求中又包括了一些中等时长的手术（比如胸部、腹部手术），来确保培训覆盖有一定难度的外科手术[16]。在第一年培训中，还要求有不超过 3 个月的外科重症监护病房（surgical intensive care unite，SICU）的轮转。第二年（12 个月）需完成标准的 SCC 培训课程。想要参加 EM/CCM 专科培训的 SCC 项目学员必须向 ABS 提供他们第一年培训的证明来通过申请。该危重症认证中没有保留条款。该认证考试始于 2015 年。

麻醉学

2013 年 7 月，ABMS 批准了 ABA 和 ABEM 联合发起的危重症医学认证[17]。ABA/ABEM 联合培训的独特之处在于其全面性，可以为 EM/CCM 专科培训学员搭建一个全面的基于临床的多学科培训课程的灵活框架[17]。急诊专业的申请者需要在之前的住院医师培训期间完成 4 个月（16 周）的 ICU 轮转（RRC 对所有急诊毕业住院医的标准要求），并且最终完成 ACGME 的急诊住院医师培训。该培训要求所有参加 EM/CCM 专科培训的学员完成 ACCM 批准的 24 个月的培训课程。这是对于经过了 3~4 年急诊住院医师培训课程的申请者的要求。同时这两年的课程需要在同一个 ACCM 机构完成。在专科培训的前 6 个月之中，EM/CCM 专科医师应至少轮转外科 3 次，并且在完成 24 个月的培训之前有 12 个月的时间接触到外科（surgical exposure）[18]。但是很难界定接触到外科的范围，比如在内科 / 外科 ICU，或者肾病、感染均能接触外科疾病的患者，但这不能表明接触到了外科的培训。该培训要求也鼓励学员接触到多学科的危重症患者，比如呼吸内科、支气管镜、心脏病、神经系统疾病和麻醉科（术前或围术期）的轮转。该认证途径是以临床为基础的，因而，要求中强调了在科研方面的时间不能超过 2 个月[18]。

想要参加 ACCM 项目，就必须申请通过 ABA 批准的 EM/CCM 为期 2 年的正规课程[18]。到 2018 年该培训仍然有效。第一个包括 EM/CCM 学员的 ACCM 认证考试始于 2014 年。14 名 EM/CCM 的专

	内科学 （CCM）	外科学 （SCC）	麻醉学 （ACCM）
资助单位	ABIM and ABEM	ABS	ABA 和 ABEM
培训时间	24 个月	12 个月 +12 个月	24 个月
关注点	内科学	外科学	多学科
必需要求	6 个月内科学培训（3 个月 MICU） 急诊住院医师培训	无	4 个月的重症监护病房 急诊住院医师
特殊培训要求	6 个月 MICU 有 25% 为 EM/CCM	第一年轮转外科	外科和多样化培训 临床
认证考试	ABIM 考试	ABS 考试	ABA 考试

图 3   三种被批准的急诊住院医师获得危重症医学专科培训并获取认证的途径（内科学、外科学、麻醉学）

科医师被批准参加该考试。12 名学员通过该考试，通过率为 86%（传统的全国 ACCM 第一次通过率为 85%）[19]。目前已有 17 个 EM/CCM 培训课程项目获得了 ABA 的批准。可在此网址找到更新列表。

http://www.theaba.org/TRAINING-PROGRAMS/ Resident-Options/ACCM-Fellowships.

这三种得到 EM/CCM 专业学会正式认证的方法促进了这两个学科的发展（见图 3）。已确定可能的第 4 种途径：对于已完成急诊科住院医师培训的医师来说，可以通过在神经重症医学进行 2 年的专科培训来获得认证，但目前该途径还没得到 ABMS 的认证。

统一的课程和 EM/CCM 的未来

从 CCM 专科医师的需求缺口增大可以看出，对于 CCM 的需求正逐渐上升 [3-4]。但 CCM 专科医师培训仍停滞不前，美国只有 12 000 名 CCM 认证医师 [20]。这种供需矛盾可能会使患者预后不良，威胁患者健康，提高医疗成本 [3]。EM/CCM 是在危重症医学这一领域被认可的新成员之一，也为解决危重症专科医师供需失衡的这一问题提供可能性。

对于 EM/CCM 正式认证的联合协议将促进多学科培训课程的发展，并且促进 CCM 专业的发展。EM 医师已经很好地将床旁超声技术应用于 ICU 之中就是很好的证明。不幸的是，这三种认证途径让那些想要获得重症医学专科培训的 EM 住院医师们感到迷惑。EM/CCM 培训今后的发展，应侧重于使培训课程更有全面性、连贯性，培养出全面的危重症专科医师。这可以帮助统一 EM/CCM 专业，而不

是将其分为三个独立的部分。在美国，协调各个跨专业的重症医学培训的类似建议已经发表 [20]。

在美国医学史上，急诊科曾一度被分列入内科、外科、产科 / 妇科、儿科之中。然而，建立急诊医学专业有助于打破这一障碍，并且整合了以医院为基础的医学专业。作为同样以医院为基础的医学专业，重症医学或许可以从急诊医学使 EM/CCM 专业获得认证的这一历史中获得启示。

（马青变   翟樯榕   译）

参考文献

1. Safar P. Critical care medicine—quo vadis?. *Crit Care Med*. 1974: 2:1–5.
2. Washington University in St. Louis, EM/CCM Section, DivisioNOf Emergency Medicine online resources. Available at: http://emed.wustl.edu/aboutus/Sections/CriticalCare.aspx. Accessed November 2014.
3. Ewart GW, Marcus L, Gaba MM, Bradner RH, Medina JL, Chandler EB. The critical care medicine crisis: A call for federal action: A white paper from the critical care professional societies. *Chest*. 2004: 125(4):1518–1521.
4. Huang DT, Osborn TM, Gunnerson KJ, et al. Critical care medicine training and certification for emergency physicians. *Ann Emerg Med*. 2005:46(3):217–223. Dual published: *Crit Care Med*. 2005: 33(9):2104–2109.
5. Herring A, Ginde A, Fahimi J, et al. Increasing critical care admissions from U.S. emergency departments, 2001–2009. *Crit Care Med*. 2013: 41(5):1197–1204.
6. Accreditation Council for Graduate Medical Education(ACGME). ACGME program requirements for graduate medical education in emergency medicine. ACGME approved. September 30, 2012:1–33.
7. Melanson, P. Critical care medicine as a subspecialty of emergency medicine. *CJEM*. 2000: 2(4):258–261.
8. Mayglothling JA, Gunnerson KJ, Huang DT. Current practice, demographics, and trends of critical care trained emergency physicians in the United States. *Acad Emerg Med*. 2010: 17(3):325–329.
9. American Board of Internal Medicine Policies & Procedures for Certification. Available at: http://www.abim.org/certification/policies/combinedim/comccm.aspx. The American Board of Internal Medicine

webpage. 2016.

10. American Board of Internal Medicine. ABIM and ABEM approve the development of a proposal for the co-sponsorship of the ABIM subspecialty of critical care medicine. American Board of Internal Medicine webpage. Available at: http://www.abim.org/news/critical-care-medicine.aspx. 2014. Accessed November 2014.

11. The Critical Care Societies Collaborative Task Force. Training internists to meet critical care needs in the United States: A consensus statement from the Critical Care Societies Collaborative(CCSC). *Crit Care Med.* 2014: 42(5):1272–9.

12. Wessman, B. Emergency medicine section news. *SCCM Critical Connections.* April 2013:12(2).

13. ABIM certification in internal medicine: First-time taker pass rates: initial certification. Available at: http://www.abim.org/pdf/pass-rates/cert.pdf. Accessed October 2014.

14. The American Board of Surgery. Training & Certification: SCC Certification for AEBM Diplomates. http://www.absurgery.org/default.jsp?certsccce_abem. Accessed November 2014.

15. Chiu WC, Marcolini EG, Simmons DE, Yeatts DJ, Scalea TM. Training dedicated emergency physicians in surgical critical care: Knowledge acquisition and workforce collaboration for the care of critically ill, trauma/surgery patients. *J Trauma* 2011: 71(1):43–48.

16. Tisherman SA, Alam HB, Chiu WC. Surgical critical care training for emergency physicians: Curriculum recommendations. *J Am Coll Surg.* 2013: 217(5):954–959.e3.

17. Wessman, B. Emergency medicine ACCM training. *SOCCA Interchange.* 2013:24(5):11–12.

18. The American Board of Anesthesiology. Anesthesiology Critical Care Medicine(ACCM)Eligibility Criteria for ABEM Diplomates Frequently Asked Questions(FAQs). Available at: http://www.abem.org/public/docs/default-source/faqs/accm-faqs-final.pdf?Status=Temp&sfvrsn=2. September 2014. Accessed November 2014.

19. Wessman, B. Emergency medicine section news. *SCCM Critical Connections.* Published February, 2015:14(1).

20. Halpern NA, Pastores SM, Oropello JM, Kvetan V. Critical care medicine in the United States: Addressing the intensivist shortage and image of the specialty. *Crit Care Med.* 2013: 41(12):2754–2761.

21. McCaig L, Nawar E. National hospital ambulatory medical care survey: 2004 emergency department summary. Advance data from vital and health statistics. *CDC.* June 23, 2006. (372).

第二部分　气道和通气支持

第 1 章　困难气道的解决方案

Jason C. Wagner

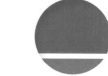

情景案例

一名 40 岁女性于上午 8:00 出现嘴唇肿胀就医，无皮疹，能说完整的句子。医师立即静脉给予苯海拉明、甲泼尼龙和法莫替丁。在上午 10:30，发展为颈部肿胀、吞咽困难和呼吸困难，医师给予她皮下注射肾上腺素和沙丁胺醇雾化，并呼叫麻醉师准备为可能的困难气道进行气管插管，同时呼叫了耳鼻喉科医师准备紧急的气管切开。患者很快出现失代偿，而麻醉师气管插管失败。由于局部软组织肿胀，气管组织结构不清，耳鼻喉科医师花了 45 分钟才完成气管切开，在此期间患者出现窒息、心搏骤停，发展为缺氧性脑损伤。两个月后，患者死亡，患者家属起诉急诊医师、麻醉师和耳鼻喉科医师。

背景

根据国家紧急气道注册处（NEAR）最新的数据显示，急诊医师的插管成功率超过 99%[1]。因此，真正困难的气管插管很少遇到，建立气道失败更加罕见。当常规的面罩通气有问题或气管插管困难时，就需要具有技术的专家来处理困难气道。诸如小颌畸形、短颈、巨舌、颅面畸形、肥胖等慢性因素虽与困难气道相关，但不需要进行紧急气道管理。然而当遇到以下情况如血管性水肿、会厌炎、Ludwig 咽峡炎、咽后壁脓肿、气管创伤、创伤性 / 进行性扩大的颈部血肿和颈椎损伤等疾病则需要紧急的气道管理。当这些患者出现呼吸困难或呼吸窘迫时，需要立即采取准确的措施来避免发生危及生命的呼吸困难或导致病程的延长。与其他专科不同，当这些患者出现在急诊科时，我们无法延时处理或拒绝诊治。因此，急诊医师必须反应迅速，加强监护，随时准备进行有创的操作。

虽然出现面罩通气困难和气管插管困难的发生率均大约 5%[1-4]，二者同时发生的情况则更少[5]。事实上，由于各种新研发的气道管理工具的出现，仅有少于 1% 的患者需要外科手术建立气道[6]。

预测困难气道

当患者出现了紧急情况，详细询问病史是不可能的。然而，一些既往因素可能预示困难气道的存在，能帮助你迅速做出判断：

1. 口腔、颈部、颈椎外科手术或放疗史。
2. 口腔或颈部肿瘤、蜂窝织炎或脓肿的病史。
3. 颈部或下颌关节炎或其他关节固定病史。
4. 口腔、面部、颈部或颈椎外伤的继发表现。
5. 应用抗凝药物或凝血功能障碍性疾病。

同样，应该重点对头颈部进行体格检查，建议

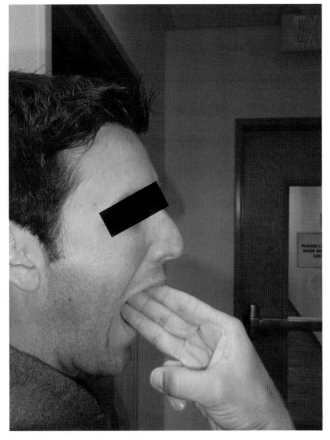

图 1-1 牙间隙或牙龈间隙（缺牙患者）

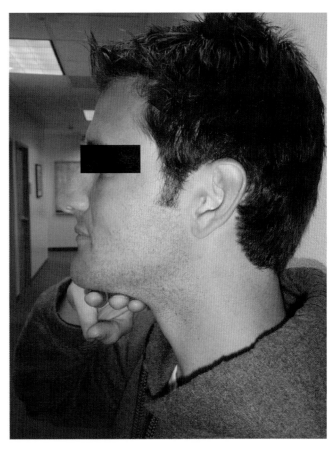

图 1-2 舌颏间距

用 LEMON 记忆法帮助指导体格检查以确定患者是否为困难气道[7]。

1. 看（Look）。从外表观察和评估困难气道的相关因素：肥胖、小颌畸形、舌体巨大、长门牙、上切牙明显突出的覆咬合或下切牙过大并突出的反颌畸形、公牛颈（短脖）、牙齿松动（有可能误入气道）、外伤。

2. 评价（Evaluate）。应用 3-3-2 标准：当张嘴时，在上下牙之间应能插入 3 个手指（图 1-1），舌骨到下颌角之间有 3 个手指宽度（"舌颏距"，参见图 1-2），舌骨与甲状软骨之间有 2 个手指宽度（"甲状软骨舌骨距"，参见图 1-3）。符合上述三条的患者（即满足所有这些标准）通常能成功插管而没有并发症。

3. Mallampati（M）分级评分。患者坐位，嘴巴张大，舌头伸出，颈部后伸，医师检查口腔，观察舌、扁桃体、腭垂（悬雍垂）及后咽（图 1-4）。Ⅰ 级气道可看到整个后咽和扁桃体，Ⅱ 级气道可看到悬雍垂的尖部、扁桃体、软腭。Ⅰ 级和 Ⅱ 级气道多能成功插管。Ⅲ 级气道仅显示软腭，

在插管过程中较有难度。而 Ⅳ 型气道则完全看不见后咽结构，在插管过程中会非常困难。

4. 梗阻（Obstruction）的评估。确定是否存在上气道异物、肿瘤或其他梗阻性因素如会厌炎或 Ludwig 咽峡炎。三个关键的标志是分泌物难以清理、喘鸣（当能清楚看到的范围小于 10% 气道周径时出现）和声音低沉。

5. 颈部（Neck）活动度评估。颈部活动度直接影响临床医师在插管过程中能否看到声门。正常的患者颈部伸展范围很广，在颈前屈时下巴可触及胸部。颈椎创伤或固定，以及强直性脊柱炎和严重类风湿关节炎都会限制这种活动性从而影响观察。

MOANS 记忆法可用来预测困难面罩通气[7]：

1. 面罩（Mask）。密封应该是好的，不要被大胡子之类的东西所阻碍，或者受到诸如大颌骨等因素的阻碍。

2. 肥胖（Obesity）。伴有小下颌或面部中间肥胖会影响面罩的密封。

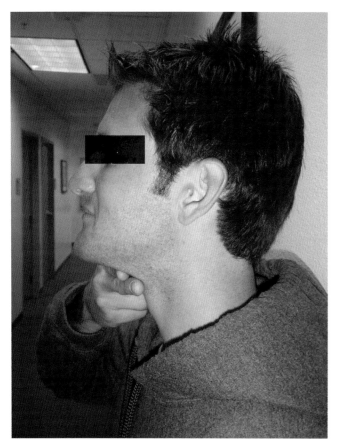

图 1-3　甲状舌骨的距离

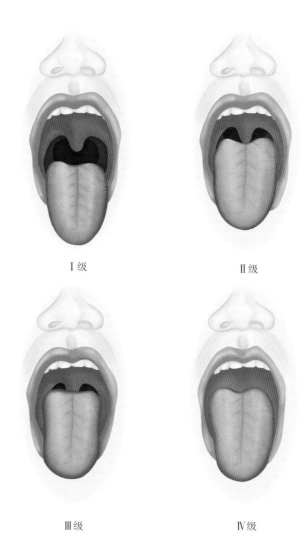

图 1-4　Mallampati 气道分级评分。Ⅰ级：腭弓、软腭、悬雍垂可见。Ⅱ级：腭弓、软腭可见，但悬雍垂被舌根遮挡。Ⅲ级：只有悬雍垂根部可见。Ⅳ级：三处结构均不可见。（转载自 Tintinalli JE, Stapcyzynski JS, Cline DM, et al: Emergency Medicine: A Comprehensive Study Guide, 7th ed. New York: McGraw-Hill Inc；2011.）

3. 年龄（Age）。>55 岁与困难面罩通气相关。

4. 没有牙齿和牙齿张力缺乏（No）。

5. 颈部僵硬（Stiff）难以摆正合适的通气体位。

气道管理的准备

一旦确定患者需要紧急气道管理，做好患者的准备、物品的准备以及操作者的准备是很重要的。首先，患者方面的准备，你必须再次确认并尽快地解释清楚会发生什么。要尽可能冷静地去做这些事情，因为患者的焦虑会使问题进一步复杂化。如果可能的话，先让患者保持直立体位预氧合至少 3 分钟（可减少依赖性肺容积）。如果不可行，让患者进行 8 次深呼吸以增加插管前血氧饱和度 [8]。插管期间给予患者高流量鼻导管吸氧积极改善氧合 [9]。这会通过肺泡被动摄取氧气来显著改善氧饱和度下降的时间 [8]。然后，调整患者体位使之处于这三个轴位上：即喉轴、咽轴和口腔轴（图 1-5）。这个位置被称为"嗅闻位"或"耳 - 胸骨切迹位"，这将使成功

的可能性最大。在调整患者体位时，一定要检查所有设备：

1. 是否有合适尺寸的面罩？

2. 呼吸袋与氧气相连吗？

3. 吸痰装置准备好了吗？

4. 喉镜是否在合适备用状态？

5. 有额外的手柄和叶片（包括各种尺寸和类型）备用吗？

6. 是否准备好了呼气末 CO_2 监测仪或 CO_2 描记仪？

7. 气管导管（ETT）是否正确塑型，导丝和 10ml

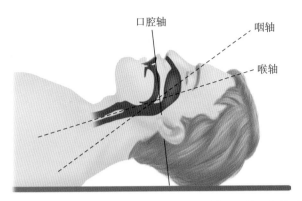

图1-5　适合气管插管的体位，显示口腔轴、咽轴、喉轴。（转载自 Tintinalli JE, Stapcyzynski JS, Cline DM, et al: Emergency Medicine: A Comprehensive Study Guide, 7th ed. New York: McGraw-Hill Inc; 2011.）

的注射器是否准备好？

8. 不同口径的气管导管准备好了吗？

然后，在进行气管插管之前，一定要仔细确认插管的每个步骤，清楚地告诉团队人员你将采取哪些医疗措施，所有人员（如呼吸治疗师）互相检查，清楚知道他们的角色。在开始尝试喉镜检查之前或之后需要机械通气，利用袋瓣阀面罩给予 PEEP 来维持肺泡的扩张。同时给予低潮气量（6~7ml/kg）和低频率（6~8 次 / 分钟），最大限度地提高球囊的通气效率。

经口气管插管的方法

一旦最初的插管尝试失败了，你应该立即考虑以下几个方案，提高经口气管插管的成功的可能性：

1. 重新摆好患者体位以正确调整好气道三个轴线的位置。

2. 考虑压喉手法，右手以轻柔的手法按压甲状软骨，给一个向后、向上、向右的压力。如果看到声带，助手可以把甲状腺软骨保持在那个位置让你进行插管。这可以帮助你看到声门以及插管成功 [7]。

3. 尝试不同的喉镜叶片。有时，简单地换用不同大小的喉镜叶片就能插管成功。有些时候，你可能需要从 Macintosh 叶片转变为 Miller 叶片。虽然 Macintosh 叶片为大多数临床医师的首选，但在有会厌炎或巨大会厌患者身上会比较困难，在这种情况下，使用 Miller 叶片会更容易看到声带。

4. 尝试使用一个小号的气管导管。有时，由于患者的个体差异或身高体型差异，大一号的插管失败，换为小一号的就会成功。

5. 最后，如果可能，换一个临床医师尝试插管。

虽然尝试了这些方案，你可能还需要换用其他气道工具，以促进气道控制和确保适当的通气。除非这些方法在近似实际插管条件下练习，否则面对失代偿患者的精神压力会使你很难在患者最需要的时候完成插管。我建议临床医师掌握两种或三种"挽救"工具，以便在紧急情况下使用。

视频喉镜

处理困难气道最简单的工具之一是视频喉镜（图 1-6）。它已被证明可以提高声门的可视度，提高插管成功率 [10]。总而言之，视频喉镜是目前的标准治疗。使用视频喉镜，当患者摆好体位和嘴张开，把喉镜放入后咽正中。使用视频喉镜时，不必像传统喉镜一样把舌头移位。临床医师推进喉镜时不需要直视咽部，而是通过视频监视器确认会厌和声带的位置，然后把气管导管插入声门。

这种方法很容易学，因为它与传统喉镜直视下经口气管插管的手法类似而且直接可见。此外，因为其可以提高声门的可视度 [10]，可能是最容易学习的困难气道管理工具。

考虑到罕见的情况下，间接视频喉镜插管也会

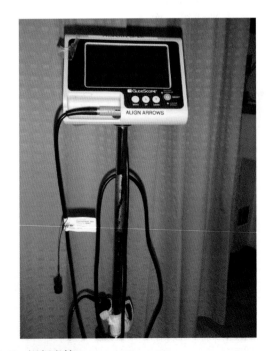

图1-6　视频喉镜

失败，比如机器设备的故障、气道内大量的分泌物或出血。所以，尽管视频喉镜成功率高，能够熟练地掌握直接喉镜插管技能在你的职业生涯依然是很重要的。

发光导丝

发光导丝（图 1-7）是困难气道患者插管的另一种选择，特别适用于患者牙关紧闭、大量分泌物或出血导致视野被遮挡的情况。它包括令很多临床医师困扰的插管时直视下不能暴露会厌和声带，与传统的直接喉镜插管法相比，发光导丝能提高插管成功率，用于初始插管失败的患者[12-13]。

发光导丝是一种半硬质导芯，末端能够发光（图 1-8）。患者摆好插管体位，打开光源置入患者后咽部，医师一边缓慢推进，一边从外部观察颈部前面的皮肤看到光斑（值得注意的是借助该导芯并不能直接暴露咽部和声门的结构）。当导芯进入气管，透过皮肤能够看到明显的光斑，因为气管壁比较薄可以令光透过。看到光斑位于颈前正中后，放置气管导管，之后再用标准方法确认插管位置。如果导丝进入了食管，则不会看到光斑或仅能看到弥散的光晕，而不是直接的光点，这时需要临床医师重新调整导丝位置直到患者的颈前正中出现直接的光点。

发光导丝作为一种补救性建立气道的技术，它需要气管和颈前部透光性，这取决于患者的体质、肤色以及周围环境光线。使用该技术时需要考虑由于患者体质等因素所产生的局限，采取一定措施比如调暗周围光线等。而且，临床医师在紧急应用前

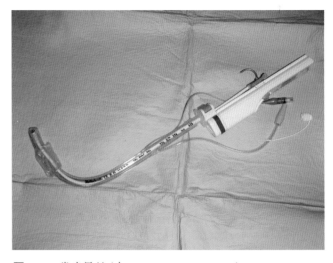

图 1-7　发光导丝（如 Trachlight, Surch-lite）

必须练习使用发光导丝，该操作需要一定熟练度，对新手来说使用直接喉镜更有效[14]。

气管插管引导器

气管插管引导器（例如 Eschmann 引导器、SunMed Flex Guide 和 Frova；图 1-9）是一种半硬质、长的（一般＞60 cm）导丝，尖端软可弯曲，应用于前气道或无法直视声门结构时（如由于创伤而导致大量出血）。过去，由于第一个引导器是应用探针扩张器，所以这样的引导器被称之为"探针"。Frova 是一种特殊的插管引导器，尖端有孔，通过连接器与储氧袋上的孔相连可以供氧。

引导器最好用于声门不能完全显露的患者。目

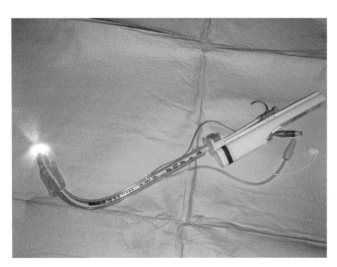

图 1-8　发光导丝：半硬质导丝，末端可发光

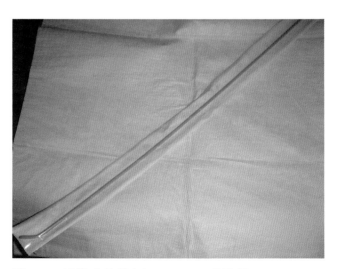

图 1-9　插管引导器（如 Eschmann 引导器、SunMed Flex Guide 和 Frova）

的是获得最佳的视野（通常是杓状软骨的根部可见），随后插管引导器尖端保持在中线最前的位置，置入后咽，然后缓慢进入气管。引导器继续向前直到两个触觉感受器感知，确认插入气管。第一个感受器为气管环，临床医师感受到"振动"或"咔嗒"。第二个感受器是向前推进的阻力感，提示已经到达更小的气道（如果误入食管，引导器会一直到达胃而毫无阻力感）。一旦确认导管插入气管内，采用 Seldinger 技术置入气管导管，并使用标准方法确认导管在适当的位置。

这个技术的优点包括在前气道使用和直视视野模糊情况下使用，可以使用或不使用喉镜，易于被初学者掌握[14]。另一方面，在气管损伤的情况下可能难以使用，并且在缓激肽 / 补体级联反应引起的血管性水肿的情况下可能为相对禁忌证。

光纤导芯

光纤导芯（FOS ；如 Shikani 光导芯、Bonfils Retromolar 纤维气管镜、Levitan FPS 镜；图 1-10 ）由金属导芯和安装在远端的光纤镜或摄像组件组成，这种设计可以使医师的视野从嘴和后咽部转移到声门处的 FOS 末端。可以是硬质的或半硬质的。

FOS 的好处在于能用喉镜将舌头从后咽部挑起。沿着牙齿或牙龈线将 FOS 置入口咽部。将牙齿作为标志，插入导芯，直至通过最后一颗白齿。在此处把 FOS 向内转，通常可以看到声带或会厌。然后通过目镜或屏幕看清咽部的解剖结构将 FOS 插入气管。一旦能看到声带，导芯插入气管，预装好的气管导管即可沿导芯置入，然后用标准方法确认导管位置。

这个技术的优点包括在前气道使用，可以使用

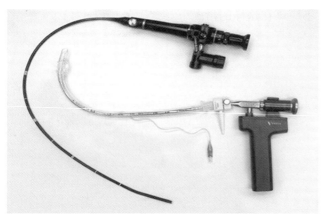

图 1-10 光纤喉镜和 Shikani 内镜（Clarus Medical LLC, Minneapolis, MN 授权使用）

或不使用喉镜，成本通常比视频喉镜低几千美元。局限性是当存在大量分泌物或出血时无法使用，以及需要适当练习后才能掌握。虽然比全视频喉镜便宜，但 FOS 比标准喉镜仍然要昂贵很多。

纤维支气管镜

纤维支气管镜是可弯曲的，可调整方向的光纤工具，它比光纤导丝有更大的可操控性从而直视气道解剖结构。但是，由于开机需要一定的时间，患者可能会咬坏或错误操作都限制了纤维支气管镜在快速紧急经口气管插管中的应用。然而，当有时间准备给一个半清醒的患者经鼻或经口气管插管时，纤维支气管镜的作用则是无可替代的。对于疑似会厌炎、血管性水肿、重度阻塞性睡眠呼吸暂停的患者，传统插管会很困难，手术建立气道也有挑战，而纤维支气管镜则非常有效。耐受性较好，并且可以保持坐位。经鼻插管可以用小儿支气管镜，其小口径管腔会使患者有更好的耐受性。

事先给予患者鼻内利多卡因、去氧肾上腺素或羟甲唑啉（或联合应用）。可以通过雾化器或喷雾器给药。使用喷雾器可以使药物送达口咽深处，但要用 5L/min 的流量，而不是标准的 15L/min 流量。高流量使大部分的药物到达肺部而不是口咽部。一旦患者被麻醉好，你就可以将纤维支气管镜放至声门上处，借助鼻咽通气道或表面用利多卡因凝胶润滑过的 6.5 号 ETT 管。鼻咽通气道需要纵向切开，一旦放置到位，就可以把它从支气管镜上取下。在极少数情况下，患者的鼻孔可能太小，ETT 管不能通过。为了避免这种情况，可以把 ETT 管当作鼻咽通气道使用。

需要注意的是，ETT 管比鼻咽通气道要硬，所以鼻出血的风险要高。患者坐直时，纤支镜可通过气管管腔推进到后咽部。从那里，通过目镜或屏幕可以看见会厌和声带。如果有明显的水肿或接近声带时，只有在患者吸气时才能继续进镜。吸气使得声带和周围的口咽腔开放，这也是清醒患者能够进行插管的重要原因。如果在插管的过程中失去了方位或只能看到组织，慢慢地退镜，直到看到你能够识别的标志。一旦镜子的末端通过了声带，即可放入 ETT 管，撤镜，然后用标准方法确认导管位置。如果插入导管有困难（可能被杓状软骨阻挡），逆时针旋转纤维支气管镜有可能帮助你越过阻塞点。一旦 ETT 确认放入气管，立即给予患者镇静，但要确认在镇静期间以及镇静前后对患者有约束。

这种技术的主要优点是使用前气道，改善可视化，可以在患者直立体位自主呼吸时使用。主要的缺点是成本高，时间长（通常 15～20 分钟），需要操作者 / 临床医师具有一定的技能，需要视野清晰，会被分泌物、出血、阻塞异物遮挡视野。

逆向导丝插管

在少数其他插管方法都失败了的情况下，医师可能会选择逆向导丝插管。在准备手术建立气道的过程中，可快速尝试这种方法。前颈部迅速用碘附或氯己定消毒，之后快速确定环甲膜的位置（图 1-11）。然后用一个 18 号针刺入环甲膜（图 1-12），吸入空气可确认位置，针的方向朝向头部。然后将导丝通过针送入口咽，再使用 Magill 钳或短吻钳从嘴里取出导丝的末端。一旦紧紧抓住导丝末端，采用类似 Seldinger 技术的方法将气管导管沿导丝送入气管，然后用标准方法确认导管位置。

这项技术通常需要两个操作者，一个站在颈部，一个站在口部，为侵入性操作，但并发症比外科手术建立气道少。但这项技术掌握起来很难，尤其是对于上气道梗阻或由于血液或分泌物影响视野的患者。

超声

虽然没有建立紧急困难气道的研究，但超声可以帮助定位气管环和环甲膜。可以帮助逆向导丝插管过程中确认针的位置以及导管的位置。此外，如果可能的话，另一个操作者在插管前可以利用超声

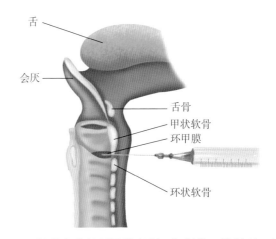

图 1-12 经喉麻醉经环甲膜穿刺。解剖学，横断面。经喉通气的解剖学标志。侧面观。（转载自 Tintinalli JE, Kelen GD, Stapcyzynski JS: Emergency Medicine: A Comprehensive Study Guide, 6th ed. New York: McGraw-Hill Inc; 2004.）

来确认发光导芯、插管引导器和 FOS 的位置。

插管失败

当医师无法为需要建立紧急气道的患者进行气管插管时，下面几个方法可以在准备外科手术切开时供氧（如环甲膜切开或紧急气管造口；见第 3 章"紧急外科气道"）。然而，由于这些都无法提供确切的气道管理，它们只适用于建立确切气道前的临时应用。

喉罩气道

在特定情况下麻醉医师经常在手术室使用喉罩气道（LMA）（图 1-13），但它不是理想的紧急气道，因为它不能保护气道，如分泌物、吸入、出血或如血肿等病变。此外，喉罩在气道阻塞的情况（例如会厌炎、血管性水肿、气管损伤）是无效的，甚至不应该在这样的情况下尝试。LMA 通过柔软的罩封闭喉部，允许氧气进入肺，在某种意义上相当于把面罩装置从口移到了喉部。

喉罩"向后"插入到后咽部再向前旋转，送入到下咽部。然后就能对罩囊充气进行球囊通气了。尽管喉罩可以提供充足的氧供和通气，临床医师必须认识到，这不是一个确定的气道，因为它不能保护气道，如分泌物、吸入、出血或如血肿等病变。LMA 只应该用于准备建立确定气道前的紧急供氧。

插入型喉罩（I-LMA）是一种特殊类型的喉罩，它在罩上有一个孔可让一个 ETT 通过开口插入气管。这样的设计使喉罩放置在下咽处时，开口在大

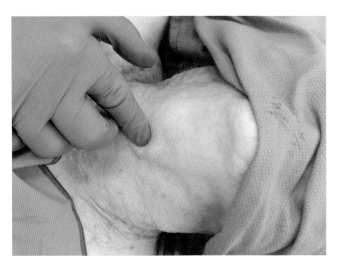

图 1-11 确定环甲膜位置（Jennifer McBride, PhD and Michael Phelan, MD, Cleveland Clinic and Michael Smith, MD, MetroHealth. 授权使用）

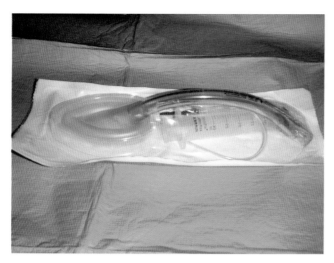

图 1–13 喉罩气道（LMA）

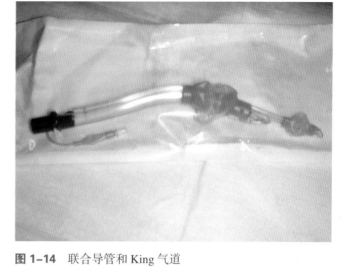

图 1–14 联合导管和 King 气道

多数患者的声门上。一旦 I-LMA 放置到位，ETT 就可以通过喉罩上的孔盲插入气管，再确认插管位置。I-LMA 放置后可以用纤维支气管镜确认插管位置。如果存在解剖变异或声门梗阻，I-LMA 可能会插管失败。

联合导管或 King 气道

虽然不常用在急诊室或 ICU，联合导管和 King 气道经常用在急救反应系统中。联合导管和 King 气道（图 1-14）是双头，双套囊，专为困难气道设计。它们被盲插入后咽部，也可能进入食管。一旦放置在食管，远端套囊位于食管，而近端套囊位于声门上。远端套囊充气防止空气进入胃，并阻止胃内容物反流入气道。近端套囊充气，防止空气从口中漏出，并有助于阻止分泌物进入气管。然后氧气通过声门上开口于两个套囊之间的喉窗进行通气。

临床医师必须记住，与喉罩一样，即使能够提供充足的氧供和通气，联合导管和 King 气道也不是一个确定的气道，因为不能完全隔绝分泌物、吸入、血液或肿块。与喉罩不同，不能经联合导管和 King 气道进行插管，因此，只用于准备建立确定气道前的紧急供氧。唯一的例外是在少数情况下，当管被盲插入气管时，导管的远端实际起到了气管内导管的作用，可用作气管通气。

环甲膜穿刺术

如果临床医师无法进行气管插管也不能通过喉罩或联合导管、King 气道提供氧气，可以通过紧急环甲膜穿刺来补充供氧。然而，一旦进行这种尝试，临床医师只有几分钟时间来外科手术建立气道。

当颈前部皮肤用碘伏或氯己定消毒后，要快速确定环甲膜的位置（图 1-11）。然后，将 18 号针头刺入环甲膜（图 1-12），用 30ml 注射器吸出空气确认位置。拿掉推杆，将 ETT 连接器与注射器的开口端固定，再连接一个呼吸袋。这样，利用正压，氧气就可以通过针（喷射通气）进入到肺部，同时准备外科手术建立气道（见第 3 章 "紧急外科气道"）。注意，喷射通气可供氧，但无 CO_2 交换。

总结

临床医师可能会在 1%～5% 的患者中遇到困难气道，需要医师能够根据病史和体格检查快速评估困难气道的可能性。如果遇到了一个困难气道的患者需要紧急气道管理，一些方法可以帮助你使用传统喉镜经口成功气管插管。当失败时，临床医师应熟悉可用的 "抢救" 措施和技术，以提供氧合和通气，而避免外科建立气道。临床医师熟悉这些急救方法是非常重要的。

（赵静静 译）

参考文献

1. Brown CA III, Bair AE, Pallin DJ, Walls RM: NEAR III Investigators. Techniques, success, and adverse events of emergency department adult intubations. *Ann Emerg Med.* 2015: 65(4):363–370.e1.
2. LangeroNO, Masso E, Huraux C, et al. PredictioNOf difficult mask ventilation. *Anesthesiology.* 2000: 92(5):1229–1236.
3. Kheterpal S, Han R, Tremper KK, et al. Incidence and predictors of difficult and impossible mask ventilation. *Anesthesiology.* 2006: 105(5):885–891.
4. Burkle CM, Walsh MT, Harrison BA, Curry TB, Rose SH. Airway

management after failure to intubate by direct laryngoscopy: outcomes in a large teaching hospital. *Can J Anaesth*. 2005:52(6):634–640.

5. Rose DK, Cohen MM. The airway: problems and predictions in 18,500 patients. *Can J Anaesth*. 1994: 41(5 Pt 1):372–383.

6. Sagarin MJ, Barton ED, Chang YM, Walls RM: National Emergency Airway Registry Investigators. Airway management by US and Canadian emergency medicine residents: a multicenter analysis of more than 6,000 endotracheal intubation attempts. *Ann Emerg Med*. 2005: 46(4):328–336.

7. Walls RM, Murphy MF. The difficult airway in adults. Available at: http://www.uptodate.com/patients/content/topic. do?topicKey= ~ b3bb4xsxXjunTf. Accessed July 6, 2010.

8. Weingart SD, Levitan RM. Preoxygenation and preventioNOf desaturation during emergency airway management. *Ann Emerg Med*. 2012: 59(3):165–175.e1.

9. Badiger S, John M, Fearnley RA, Ahmad I. Optimizing oxygenation and intubation conditions during awake fibre-optic intubation using a high-flow nasal oxygen-delivery system. *Br J Anaesth*. 2015: 115(4):629–632.

10. Sakles JC, Mosier J, Chiu S, Cosentino M, Kalin L. A comparisoNOf the C-MAC video laryngoscope to the Macintosh direct laryngoscope for intubation in the emergency department. *Ann Emerg Med*. 2012: 60(6):739–748.

11. Lafferty KA, Kulkarni R. Tracheal intubation, rapid sequence intubation: treatment and medication. Available at: http://emedicine. medscape.com/article/80222-treatment. Accessed July 6, 2010.

12. Hung OR, Pytka S, Morris I, et al. Clinical trial of a new lightwand device(Trachlight)to intubate the trachea. *Anesthesiology*. 1995: 83(3):509–514.

13. AgrÒ F, Hung OR, Cataldo R, Carassiti M, Gherardi S. Lightwand intubation using the Trachlight: a brief review of current knowledge. *Can J Anaesth*. 2001: 48(6):592–599.

14. Soh CR, Kong CF, Kong CS, Ip-Yam PC, Chin E, Goh MH. Tracheal intubation by novice staff: the direct vision laryngoscope or the lighted stylet(Trachlight)? *Emerg Med J*. 2002: 19(4):292–294.

15. Bair AE, Laurin EG, Schmitt BJ. An assessment of a tracheal tube introducer as an endotracheal tube placement confirmation device. *Am J Emerg Med*. 2005: 23(6):754–758.

第 2 章　围插管期生理学

Zachary Ginsberg • Scott D. Weingart

　　气道管理是重症监护中对时间要求最严格的治疗措施之一。任何困难延迟或阻碍理想气道管理都会使患者暴露于严重的风险中。大多数教科书着重于预测解剖困难。此外，相当大的注意力放在了放置气管插管的物理步骤。

　　然而，危重气道管理中患者潜在生理功能带来的困难正是许多陷阱所在。紧急插管的决策意味着患者处于濒死状态，因此插管过程中应特别关注患者的生理储备和对诱导选择的潜在反应，这与技术和工具一样重要。

　　一旦决定插管，关键在于评估患者生理储备，采取措施以尽可能使患者在无失代偿情况下完成插管过程。本章概述了危重患者围插管期生理学方面几个重点考虑因素。

　　导致困难插管的生理因素大致分为三类：血流动力学（hemodynamics）、氧合（oxygenation）以及酸碱度（pH）（酸中毒）。忽视任何一项都会带来灾难性后果。气道教材倾向使用首字母缩略词，这些因素可以归纳成"HOp 杀手"。

血流动力学问题

　　插管前低血压的患者在围插管期发生进一步血流动力学失代偿或心脏停搏的风险大[1-2]。识别该风险及谨慎选择诱导药物可以显著影响患者插管期间存活的可能性。首要问题是保证患者的存活，其他所有考虑都次于该目标。遗忘、镇痛、无意识是必要的，但不应优先于保持血流动力学稳定，直到气道确定就绪。

　　由于失去儿茶酚胺激增，每种诱导药物都会进一步降低已经发生低血压患者的血压。危重症期间，"战斗或逃跑"模式使内源性的儿茶酚胺急剧升高。诱导药物会抑制中枢应激反应从而弱化这种激增。吸气负压产生的大潮气量会进一步增加前负荷以及心输出量。切换到正压通气可降低前负荷并加重低血压。

诱导药物

　　丙泊酚：减少丙泊酚 90% 的剂量可以促进诱导而不会导致剧烈的血流动力学影响。如果给予休克患者这些减量的丙泊酚，仍可能保持全量的中枢镇静效应[3-4]。

　　依托咪酯：依托咪酯本质上不会产生血流动力学效应，但确实会产生相同的儿茶酚胺驱动力清除[5-6]。与丙泊酚相反，依托咪酯不应减量，患者处于休克状态时甚至可能需要更大的剂量。此外，依托咪酯不能镇痛，并且会在休克时产生一系列代谢反应，不能作为诱导药物的一线选择。

咪达唑仑：血流动力学不稳定时咪达唑仑不是好的选择，无论是否联用芬太尼。在心输出量差的患者，约 5 分钟即起效，意味着仅在诱导后出现镇静和镇痛，任何可能的遗忘特性将依赖于逆行性遗忘。诱导前数分钟给予咪达唑仑可能提供遗忘特性，但也可能在插管准备期导致不需要的血流动力学效应[7]。

氯胺酮：对于血流动力学不稳定的气道，氯胺酮带来的药物方案可能是最好的[4, 8-10]。氯胺酮从小剂量（0.1 ~ 0.2 mg/kg）的镇痛剂量到全量（1 ~ 2 mg/kg）的分离剂量都可用于气道诱导。低血压情况下的问题在于全量的分离剂量可能导致内源性交感紧张缺失。虽然氯胺酮本身导致交感增强，但是这绝不比休克患者全身的内源性应激因子有效。因此中间剂量对血流动力学不稳定患者可能是理想的[11-12]。特别是这种方法带给患者镇痛和部分分离效果以更好地耐受放置喉镜，同时可维持或增强交感紧张。氯胺酮起效也最快，这对心输出量差的患者至关重要。

关于氯胺酮升高颅内压（intracranial pressure，ICP）的担忧已被证伪。事实上最近的研究已除外氯胺酮作为 ICP 升高的原因[13]。当然不同的患者群体，比如颅内出血合并血压升高的患者，由于缺乏自身调节，氯胺酮升血压作用可能导致 ICP 升高。这对于低血压患者不是问题。这些药物的剂量和相关考虑总结在表 2-1 中。

肌松药

由于循环时间增加，肌松药在低血压患者起效减慢；加大剂量则可以解决这个问题[14]。2mg/kg 剂量的琥珀酰胆碱或 1.6 ~ 1.8 mg/kg 剂量的罗库溴铵可达到相当于血流动力学稳定插管的 45 ~ 60 秒的起效时间[15]。

对低血压患者笔者采取的诱导方法

笔者采用以下方案对低血压患者进行插管。东莨菪碱 0.4mg 静脉推注用于插管前 5 分钟的预处理，具有强力的遗忘效应而无负面血流动力学影响。选择氯胺酮 0.5mg/kg 用于诱导。琥珀酰胆碱 2mg/kg 或罗库溴铵 1.6mg/kg 的较高剂量用于低血压状态需要的肌肉松弛[15]。

其他干预

预计诱导时的一定程度血压降低，晶体液对脓毒症患者和血液制品对创伤患者的复苏措施可以增加前负荷并可提供一定的储备。分布性休克患者，如可能，插管前初始使用血管升压药，可在诱导期间提供安全缓冲。

准备推注一定剂量的血管升压药，可考虑用于预先阻止插管期间或插管后心血管崩溃[16]。肾上腺素在这种情况下可能优于苯肾上腺素，因为它提供 β-1 增强，通过增加心输出量使诱导药物更快起效[5]。

应仔细预防插管后即刻患者血压对正压通气反应的不稳定性。前负荷面对正压会减低。呼吸机压力和呼气末正压（positive-end-expiratory-pressure，PEEP）初始应给予较低设置并根据需要逐渐调整。提升容量或血管升压药支持可减轻这些影响，但是起效需要一些时间。

氧合问题

插管前患者缺氧时，机敏的临床医师识别患者不能耐受插管期间窒息并采取措施在诱导前改善氧

🔵 表 2-1　常用诱导药物			
药物	诱导剂量	调整剂量	考虑
丙泊酚	1 ~ 2 mg/kg	0.1 ~ 0.2 mg/kg	降低血压
氯胺酮	1 ~ 2 mg/kg	0.5 ~ 1 mg/kg	升高每搏输出量和心率 稳定新陈代谢
依托咪酯	0.3 mg/kg	较高剂量	无镇痛效应
咪达唑仑	2 ~ 4 mg	较低剂量	提供逆行性遗忘但在低血压时延迟起效

合。这些措施包括增加氧输送和复张未使用的肺泡以改善气体交换。懂得如何采取这些措施可以帮助实现诱导前最优化。

预给氧

快速顺序诱导的典型方法是使用100%非重复呼吸式面罩进行预给氧。不幸的是这种装置不再有售，而且我们用100%非重复呼吸式面罩混合的实际是仅能提供60%FiO$_2$的储氧面罩。在这种伪非重复呼吸面罩下放置鼻导管在15lpm时可提供大于90%FiO$_2$。使用这种联合，3分钟的潮气量呼吸或8次肺活量呼吸（最大吸气和呼气）足够实现氮清除。最佳体位是半坐卧位，头部轻抬20~30度的轻微的角度以改善氧合及舌暴露。在血流动力学正常和非生理性分流的患者，血红蛋白去饱和到90%可达8分钟[17]。然而在危重症中我们很少看到去饱和前时间延长达到这种程度，因为许多这样的患者有潜在的血流动力学和肺部病理变化。

对标准预给氧无效

如果这些技术没有使患者的饱和度大于或等于95%，生理性分流无疑是其原因。设法逆转潜在的生理驱动因子可能增加患者窒息期间去饱和前的时间。

生理性分流源于肺不张、血液、脓液、体液等原因导致的氧气不能流入肺泡。当血液流过阻塞的肺泡，它没有携带额外的氧分子返回体循环。无论给予多少氧，如果有分流存在都不会改善氧饱和度，因为氧本身无法到达生理性相关的肺泡——毛细血管接口。

短期解决方案需要增加平均气道压和动用额外的肺泡。不增加呼气末压力的袋-阀门-面罩（bag-valve-mask，BVM）通气或容量控制通气不改善分流，因为它们仅提供间歇的通过气道的高压。任何正压呼吸时复张的肺泡在呼吸间期立即萎陷。相反，患者需要增加在呼气末压力0以上的负压或正压呼吸间的空间。PEEP为分流生理的氧合问题提供了最佳的快速便捷可行的解决办法。

给予PEEP或持续正压通气（continuous positive airway pressure，CPAP）复张这些分流的气道，扩大通过肺泡-毛细血管接口进行氧气弥散的可用表面区域。这种复张方法在插管前预给氧期间可能改善患者的储备并延长插管过程中达到去饱和的间

隔。值得注意的是PEEP设置超过18~22 cmH$_2$O可能导致胃胀气，所以预给氧的PEEP通常应保持在15 cmH$_2$O以下。

给予PEEP需要插管前在急诊迅速用CPAP处置患者以改善预给氧，同时准备插管工具。如果不具备上述条件，在口鼻周围密封良好下连接BVM的PEEP阀门可提供廉价易行的PEEP来源。应该注意到除非积极挤压，许多BVM装置仅仅输送室内空气。患者吸气时对气流的阻力最低的是无阀门排气孔而不是储气囊。这导致患者呼吸室内空气而非氧气，除非BVM装置有一对不常见的单向阀门或PEEP阀门。PEEP阀门阻断了BVM的排气孔，因此阻力最小的吸气通道成了储氧囊，自主呼吸时给予的FiO$_2$增加到100%。没有PEEP阀门的BVM不应用于自主呼吸患者的预给氧。独立的CPAP面罩也可以买到。

无呼吸性氧合：预防肌松期间脱氧

氧合主要通过肺泡-毛细血管膜间的被动弥散完成。肌松并发的没有氧气吸入的窒息的一段时间内，肺泡氧分压（alveolar partial pressure of oxygen，pAO$_2$）降低。补充给氧而不给予呼吸可以长时间维持氧气水平。这是因为氧合不依赖于呼吸或潮气量；反而随着pAO$_2$降低，通过小量的负压使氧气到气管-支气管树。额外的鼻导管15 lpm可以在口咽内补充氧气，为无呼吸性氧合提供持续的储存器，延长去饱和前的时间。

pH问题：严重酸中毒和通气失败

严重代谢性酸中毒的患者常由呼吸代偿来维持pH值。随着这些患者变迟钝，他们的代偿下降。我们通常在这个生理脆弱点决定插管。插管过程中任何时间的窒息都可能导致CO$_2$增加、恶化pH，相应导致心跳骤停。

用碳酸氢钠缓和这种情况的尝试忽略了该药是通过产生额外的CO$_2$来缓冲的。这些额外的CO$_2$加重需要紧急插管患者典型的生理状态，这些患者不能通过适当的通气排出CO$_2$是首先要插管的原因。

更好的方法是直接处理CO$_2$。首先，如果患者仍有自主呼吸，增强每次呼吸可能在插管准备期有帮助。有吸气压的无创正压通气可能帮助患者在准备诱导时重获呼吸代偿。一般使用10~15 cmH$_2$O的

IPAP。放置 ETCO$_2$ 监测能确定诱导前基线并成为插管后目标。

虽然正压呼吸通常避免在快速顺序插管时使用，在这种情况下却是必要的。在窒息期间提供 6～8 次低容量、低压力的呼吸可在 CO$_2$ 升高和避免胃胀气间取得平衡。首次成功是必要的，因为患者的生理储备极低，气管插管时保证窒息时间最短很关键。

考虑给已插管患者合适的速率和容量通气时，有以下注意事项：分钟通气量在 60 ml/（kg·min）可维持非插管患者的碳酸值。插管后额外的管路无效腔需要 100～120 ml/（kg·min）以维持正常 PaCO$_2$。严重酸中毒患者，减少 CO$_2$ 是关键，所以目标是 200～240 ml/（kg·min）。8 ml/kg 潮气量、30 次/分是这些患者好的起始设定值。下一步是确定 ETCO$_2$ 至少和插管前水平一样低。评估插管后 pH 和 PaCO$_2$ 的静脉或动脉血气可进一步调整通气。

总结

这篇综述为临床医师回顾了帮助鉴别和管理插管期间原发生理危险。HOp 杀手——血流动力学不稳定、缺氧和 pH（酸中毒）是一个有用的记忆法，提示许多调整和技术以实现不稳定患者诱导前最优化。为不稳定患者做出的插管决定应结合识别不稳定患者异于常规术前患者的生理困难。常规插管措施提供的镇静、肌松、预给氧可能不充分，或最终是致命的。应以患者的生理指导药物、工具和技术的调整，最优化成功插管的机会。

（汪　炀　译　马青变　校）

参考文献

1. Schwartz DE, Matthay MA, Cohen NH. Death and other complications of emergency airway management in critically ill adults. A prospective investigatioNOf 297 tracheal intubations. *Anesthesiology.* 1995: 82(2):367–376.
2. Heffner AC, Swords D, Kline JA, Jones AE. The frequency and significance of postintubation hypotension during emergency airway management. *J Crit Care.* 2012:27(4):417.e9–13.
3. Shafer SL. Shock Values. *Anesthesiology.* 2004: 101(3):567–568.
4. Gelissen HP, Epema AH, Henning RH, Krijnen HJ, Hennis PJ, den Hertog A. Inotropic effects of propofol, thiopental, midazolam, etomidate, and ketamine on isolated human atrial muscle. *Anesthesiology.* 1996: 84(2):397–403.
5. Zed PJ, Abu-Laban RB, Harrison DW. Intubating conditions and hemodynamic effects of etomidate for rapid sequence intubation in the emergency department: aNObservational cohort study. *Acad Emerg Med.* 2006:13(4):378–383.
6. Jung B, Clavieras N, Nougaret S, et al. Effects of etomidate on complications related to intubation and on mortality in septic shock patients treated with hydrocortisone: a propensity score analysis. *Crit Care.* 2012:16(6): R224. http://ccforum.com/content/16/6/R224. Accessed August 8, 2016.
7. Thangathurai D, Elder S, Rodriguez J, Allen HW, Chai M, Viljoen JF. Induction and maintenance of general anesthesia using ketamine-midazolam continuous infusion in cardiac surgical patients with low ejection fractions. [Abstract A79] *Anesthesiology.* 1988: 69:A79. Available at: http://anesthesiology. pubs.asahq.org/article. aspx?articleid=1969186. Accessed August 6, 2016.
8. Lippmann M, Appel PL, Mok MS, Shoemaker WC. Sequential cardio-respiratory patterns of anesthetic induction with ketamine in critically ill patients. *Crit Care Med.* 1983:11(9):730–734.
9. Singbartl G, Langrehr D, Neuhaus, R. [Cardiodepressive effects due to ketamine, etomidate, methohexitone and propanidid. A clinical study by means of the systolic-time-intervals (author's transl)]. *Prakt Anaesth.* 1976:11(6):397–404.
10. Savege TM, Colvin MP, Weaver EJ, Bond C, Drake J, Inniss R. A comparisoNOf some cardiorespiratory effects of althesin and ketamine when used for inductioNOf anaesthesia in patients with cardiac disease. *Br J Anaesth.* 1976:48(11):1071–1081.
11. Price B, Arthur AO, Brunko M, et al. Hemodynamic consequences of ketamine vs etomidate for endotracheal intubation in the air medical setting. *Am J Emerg Med.* 2013:31(7):1124–1132.
12. Jabre P, Combes X, Lapostolle F, et al. Etomidate versus ketamine for rapid sequence intubation in acutely ill patients: a multicentre randomised controlled trial. *Lancet.* 2009:374(9686):293–300.
13. Sehdev RS, Symmons DA, Kindl K. Ketamine for rapid sequence induction in patients with head injury in the emergency department. *Emerg Med Australas.* 2006:18(1):37–44.
14. Ezri T, Szmuk P, Warters RD, Gebhard RE, Pivalizza EG, Katz J. Changes iNOnset time of rocuronium in patients pretreated with ephedrine and esmolol—the role of cardiac output. *Acta Anaesthesiol Scand.* 2003: 47(9):1067–1072.
15. Heier T, Caldwell JE. Rapid tracheal intubation with large-dose rocuronium: a probability-based approach. *Anesth Analg.* 2000: 90(1):175–179.
16. Weingart S. Laryngoscope as a Murder Weapon(LAMW)Series - Hemodynamic Kills. Available at: http://emcrit.org/podcasts/intubation-patient-shock/. Published August 5, 2013. Accessed June 6, 2016
17. Benumof JL. Preoxygenation: best method for both efficacy and efficiency. *Anesthesiology.* 1999:91(3):603–605.

第3章 紧急外科气道

Dale J. Yeatts • David A. Farcy • David R. Gens

不稳定和危重症患者的气道管理一直是急诊科医师的一项基本技能。早期插入人工气道可以保护迟钝患者的肺免于误吸，或防止不能自主呼吸患者缺氧和 CO_2 潴留。已经证明可以在复苏开始阶段早期进行改善神经系统预后，急诊科医师往往是最早进行插管和开始机械通气的临床医师[1]。

虽然由个人技能熟练者操作时直接喉镜成功率高且不良事件少，但也有许多临床情形下直接或间接喉镜下插管困难或不可行。体型、内外科疾病或面部和口腔创伤所致的正常解剖结构破坏可导致软组织和骨性结构变形。长时间或反复尝试插管、过敏反应、血管性水肿和烧伤所致的大量血液或呕吐物、面部水肿、声带肿胀可导致梗阻或不能实现喉部可视化。

当急诊科医师被要求进行紧急气道管理时，气道管理的方法应该标准化且在所有情况下应采取相似方法。无论是急救医疗服务（emergency medical services，EMS）机构的现场还是在医院，临床医师应该识别何时中止直视下插管的进一步尝试和着手替代技术以建立人工气道。在前述章节中讨论到无法识别声带应鼓励使用"困难气道"法则，包括使用插管助手如气管导管引导器和替代插管装置如视频喉镜、柔性光导纤维喉镜、发光探条、逆行插管或喉罩气道（LMA）。

当插管不成，特别是在给予神经肌肉阻滞后，以及不能用 BVM 技术实现适当的氧合或通气时，"失败气道"形成。这时环甲膜切开术是紧急外科气道选择[2-3]。应注意环甲膜切开术和环甲软骨切开术是同义的，可互相替换。

幸运的是"失败气道"在急诊发生率低。取决于患者人群和临床医师技术水平，气道管理数据库报道外科气道在需要明确气道管理的患者中使用占 $0.03\% \sim 1.8\%$[4-8]。"失败气道"有时称为"无法插管-无法通气"状况，当发生时需要立即放置外科气道。不幸的是，当需要时，紧急外科气道的建立和并发症的高发生率相关，在一些综述中高达 14%[9]。

虽然有较新的设备和改良的方法，仍存在两种传统的紧急外科气道手术：环甲膜切开术和环甲膜穿刺术。两种方法都需要透彻理解成功操作所涉及的解剖结构，以及熟悉二者各自的潜在局限和并发症。

环甲膜切开术的禁忌证

该项操作禁忌证有限。如果没有尝试过经口或鼻插管，或者该区域不存在如喉部骨折或气管横断这样的严重创伤，则不应进行环甲膜切开术。

由于喉部未发育完全，该外科方法禁用于未满

10～14岁的儿童；然而医学文献中精准的年龄界值并未很好确立。儿童的环状软骨环是气道最窄的部分，很像一个漏斗，声带是其最宽的部分。这大致和成人相反。因此幼儿气道首选环甲膜穿刺术。

解剖

环甲膜位于甲状腺和环状软骨之间（图3-1A）。二者在正常解剖结构的患者通常都容易触及。然而在某些人群中通过手触方法确定关键解剖标志可能更困难。特别是在肥胖者，以及女性，有证据显示环甲膜的错误辨识很普遍[10]。同样在重症监护室水肿的患者，解剖结构极难触及。但是通过按压喉部区域数秒，水肿液体被驱散，可能鉴别出解剖标志。盲目情况下环甲膜可以在正常体型患者正中线上胸骨柄到颏大约1/3的距离找到（图3-1B）。值得注意的是超声作为定位环甲膜工具的潜在应用未被证实，该成像方法可能不适合快速识别外科气道应关注的位置[10]。这是因为软骨和邻近的颈部解剖结构相比，使用这种技术在声学界面中不提供可以使实体器官和骨性结构易于显现特征的对照。

甲状软骨是颈前最大的软骨。甲状软骨下方是环甲膜的起始端。甲状软骨突起常常很明显，通常被称为"喉结"，是环甲膜切开术最重要的标志。环甲动脉和静脉是甲状腺上动脉和静脉的分支，在甲状软骨下段靠近膜的上缘走行。这些血管在膜的中部相吻合（图3-1C）。膜靠下接近环状软骨上段的部分一般没有血管；但是有少部分患者可能有"甲状腺最下"动脉经过膜的下部分。

外科环甲膜切开术

环甲膜切开术是成人患者优先选择的方法。使用有套囊的插管建立明确的气道，为人工氧合和通气提供一种方法，使复苏继续进行。由于导管易于移位和弯曲，穿刺法只能作为在可以实施开放式环

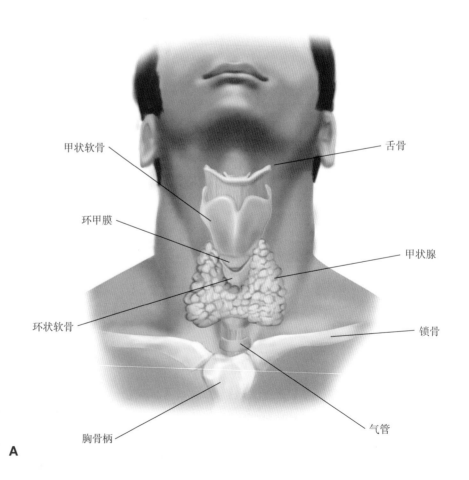

甲状软骨

舌骨

环甲膜

甲状腺

环状软骨

锁骨

胸骨柄

气管

图3-1（A）颈部解剖。（经许可转载自Cline D，Ma，OJ，Tintinalli JE，et al: *Emergency Medicine: A Comprehensive Study Guide*，5th ed. New York: McGraw-Hill Inc; 2000.）

A

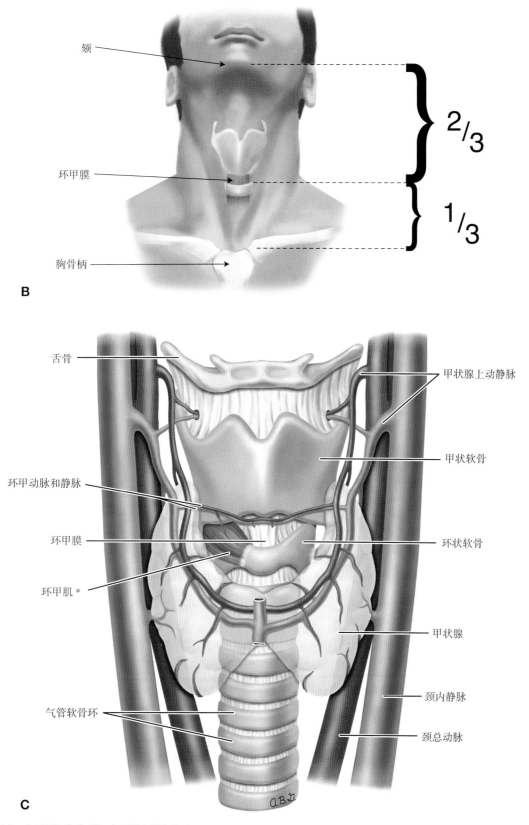

颏

²/₃

环甲膜

¹/₃

胸骨柄

B

舌骨

甲状腺上动静脉

甲状软骨

环甲动脉和静脉

环甲膜

环状软骨

环甲肌 *

甲状腺

颈内静脉

气管软骨环

颈总动脉

C

图 3-1（续）（B）环甲膜位置。（经许可转载自 Cline D，Ma，OJ，Tintinalli JE，et al: *Emergency Medicine: A Comprehensive Study Guide*，5th ed. NewYork:McGraw-Hill Inc；2000.）（C）环甲膜的解剖。* 环甲肌为双侧，为说明目的描绘单侧。注意环甲动脉和静脉。（经许可转载自 Bair AE. *Emergency surgical cricothyrotomy（cricothyroidotomy）*. In: UpToDate, Post TW（Ed），UpToDate，Waltham，MA.（查看日期 2016 年 8 月 3 日）Copyright © 2016 UpToDate，Inc. 更多信息请访问 www.uptodate.com.）

甲膜切开术或气管切开术前暂时采取的办法。环甲膜穿刺术通气不理想也可能导致高碳酸血症，这有可能加重酸中毒。

环甲膜切开术而非气管切开术是失败气道患者初始外科气道的优先选择。紧急气管切开术并发症更严重，例如气管后壁撕裂、食管穿孔和气胸；而且它在技术上更具挑战性，即使是用经皮的方法。但是气管切开术是确定的气道，应该在控制良好状态下保留放置。

虽然环甲膜切开术是一项紧急操作，仍应尽可能使用无菌技术。所有情况下操作者应戴手套和有口罩的面罩。应具备吸引装置。此外花时间将患者摆置为仰卧位并使颈部伸展（如无可疑颈部外伤）。只要不影响或改变解剖标志，患者应持续补充氧气。

ICU 床一般不适合任何手术：它比手术室（operating room，OR）手术台或 ED 担架宽，术者离患者更远，因此需要很大程度弯腰。如果必须在ICU 床施行，应将患者尽量移到术者一边。如时间允许，使用聚维酮碘或氯己定溶液进行颈部准备。计划施行手术的适当设备应准备就位（表 3-1）。

外科技术

实施环甲膜切开术或穿刺术的一个主要问题是大多数执业医师缺乏经验。此外即使是在实验室情况下反复练习过的有经验者，仍难以使技术维持在最佳状态。临床上鲜有机会定期使用该技术。Hennepin 县 ED 一项 5 年的综述发现仅有 1% 的插管实施了环甲膜切开术[11]。

考虑到该技术的复杂性和重要性，开发出了其他方法和设备。经皮环甲膜切开的 Seldinger 技术相较于开放式环甲膜切开术有许多优势。首先是舒适。虽然开放式环甲膜切开术传统上被认为是气道管理手法最后的手段，大量其他使用 Seldinger 技术经皮的操作（如中心静脉导管、一些动脉管路和胸管）使该方法成为许多医师合理的选择。商业的 Seldinger 环甲膜切开包可购得，如 Cook® Melker 套装（图 3-2）。

也有好的数据显示 Seldinger 技术比开放式环甲膜切开术产生更好的结果。Schaumann 等表示 Seldinger 技术不仅更快实现成功通气，而且导致的损伤更少[12]。该操作一种独特的设备也值得讨论，即市售的带套囊的紧急环甲膜切开导管（图 3-3），看起来和气管切开管相似，但是直径是 5mm。很像气管切开管，它也有一个扩张器。Melker 套装的一个优势是 Seldinger 技术和开放技术都可使用，在混乱的 ED 环境中都能容易获得所有必需物品。

如果商业套装不可获得，推荐提前准备一个包括所有必需设备的套装包以免延误。记住管的内径不应超过 6 mm。如果带套囊的紧急环甲膜切开导管不可获得，应使用 6.0 mm 或 5.0 mm 内径的带套囊气管插管（ETT）。应该认识到难以确保 ETT 安全并且有移位或插入到右主支气管的风险。熟悉可用设备的类型以及位置对于该操作至关重要。

环甲膜切开术方法
开放式技术

1. 右利手医师站立于患者右侧，左利手者站于左侧。

表 3-1 外科环甲膜切开术设备

1. 聚维酮碘或葡萄糖酸氯己定溶液
2. 个人防护装置
3. 手术刀
4. 一个 6mm 内径气管内导管：大于 6mm 的导管极难通过环甲膜置入（或者气管切开导管：4 号或 6 号带气囊）
5. 固定气管内导管（或气管切开导管）的胶带
6. BVM 装置或呼吸机以及一个氧源

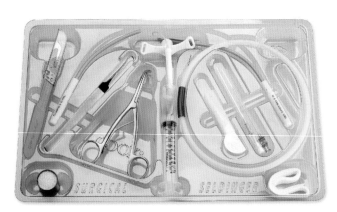

图 3-2 Cook® Melker 紧急环甲膜切开导管盘（经许可使用自 Cook Medical Incorporated，Bloomington，Indiana.）

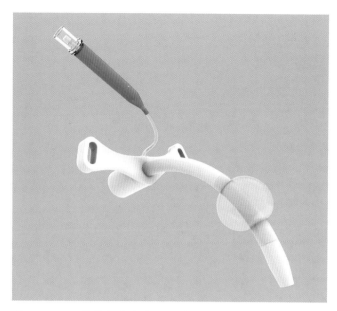

图 3-3　Cook® 带气囊紧急环甲膜切开导管（经许可使用自 Cook Medical Incorporated，Bloomington，Indiana.）

6. 手术刀柄后端插入环甲膜切口并转动 90° 以扩大切口。刀柄比刀刃略宽。

7. 用外科组织扩张器进一步扩大切口，留在原处以利于下步操作。

8. 最后，可以像传统气管插管那样，放置 ETT 并将气囊充气。医师固定 ETT 于原位，管可以和 BVM 连接，导管的放置应和传统插管一样进行确认（听诊、彩色二氧化碳监测仪和食管探测仪等）。

9. 插管应用带子或胶带固定。

10. 像以前一样，取得床旁胸透视以保证导管距隆突合适的位置以及检查有无气胸。

Holmes 等报道了该开放式外科方法的快速四步改良版，发现和前述方法比较更加简单快速（1/3 的时间内实施）[13]。该操作放弃了传统技术中初始垂直切开后的钝性分离，建议去除插入气管导管过程中扩张固定切口的额外步骤。

开放式探针技术

开放式技术的另一个方法中，Hill 等发现通过切口直接插入气管导管具有挑战性，他们通过从水平切口放置一个弹性树胶探针改良了该技术[14]。

1. 床旁准备一把 10 号或 20 号手术刀，一个气管钩，一个弹性树胶探针 ETT 插入器和一个 6-0 气管插管。

2. 通过触诊辨认环甲膜，在用手术刀横断穿刺切开进入覆盖环甲膜的皮肤前用拇指和中指固定喉部。

3. 用气管钩在皮肤切口上部头向牵引以缩回软骨并显露气道腔。

4. 通过切口处导入探针并进入气管腔内。

5. 探针仍在原处，放置 ETT 在探针末端上方并向下穿过它进入气管。

6. 移除探针，如开放式技术中所述固定导管，影像学确认合适位置。

最近探针技术的一个类似的改良版本被提出，仅涉及三个步骤：切开、探针放置和通过探针的 ETT 放置[15]。该三步法被证明模拟情景下在操作时间方面优于传统外科办法，即使是对传统办法已有经验者。该方法也被建议为严峻环境中最佳环甲膜

2. 环状软骨环的定位是通过放置示指在胸骨上切迹，朝头的方向向上触摸到的第一个硬的结构。这就是环状软骨环。往上滚动示指一指可定位环状软骨和甲状软骨间的"凹陷"。这就是环甲膜。也可以选择定位甲状软骨中线上的明显的突起，辅助手固定软骨，往下滚动示指 1~2 cm，直到触及小凹陷。这个就是环甲膜。该方法可用于水肿患者或颈部较大者。应注意膜上缘走行的血管。严重出血或不能定位体表标志时，可切开皮肤，使用手指寻找重要标志。

3. 辅助手的拇指和中指用于固定两软骨。

4. 在两软骨中间区域垂直切开皮肤。必须用 #10 手术刀切开及突破环甲膜，它的宽度大于 #6ETT 的尖端。垂直皮肤切口很关键，因为该切口在太高或太低时可以延长，而此时水平切口可能需要再次切开。而且垂直皮肤切口切到血管可能性低。初始切口应该到达皮肤及皮下组织，但不能更深，因为有损伤环状软骨、甲状软骨或血管组织的风险。

5. 手术刀的刀刃现在处于水平位，在膜的中下部分用水平穿刺动作切破环甲膜。水平切开的原因在于能有一个好的水平孔并且不会切到环状软骨。如果垂直插入，手术刀的刀刃将会切下环状软骨。刀刃应该仅进入膜 1 cm 以避免并发症。

切开方法，因为可以使用普通医疗设备简易操作，熟练者和新手操作都有更高的成功率和最少的并发症[16]。

Seldinger 技术

这里的该操作基于 Cook Melker 套装包。

1. 打开套装包，带导丝的扩张器插入气道导管（包中有两个扩张器：一个带导丝孔，一个钝性的用于开放式技术）。

2. 环甲膜的定位方法和开放式外科技术一致。

3. 用鞘连接针和注射器，注射器注入少量水或生理盐水。针尖以 45°～50° 指向足部，轻轻穿刺膜直到注射器可见气泡。这证实已经进入气管。使用缓慢、柔和的压力以免损伤气管后壁。

4. 一旦注射器中出现空气"泡"（示意进入喉腔；图 3-4），鞘通针仍以 45° 角进入喉部。如同用外科环甲膜切开术放置 ETT 一样，过度往后放置鞘可能导致鞘卡在环状软骨后。这种情况下

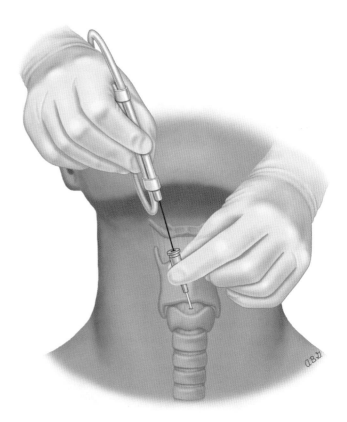

图 3-5 通过导管放置导丝入气管。（经许可转载自 Bair AE. *Emergency surgical）cricothyrotomy（cricothyroidotomy）*. In: UpToDate，Post TW（Ed），UpToDate，Waltham，MA.（查看日期 2016 年 8 月 3 日）Copyright © 2016 UpToDate，Inc. 更多信息请访问 www.uptodate.com.）

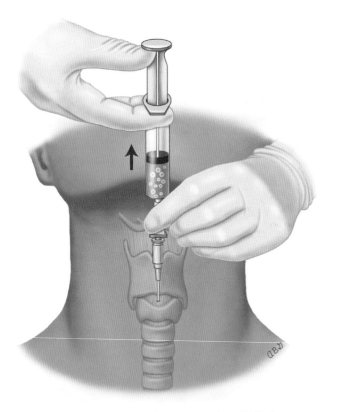

图 3-4 有"气泡"的注射器。（经许可转载自 Bair AE. *Emergency surgical cricothyrotomy（cricothyroidotomy）*. In: UpToDate，Post TW（Ed），UpToDate，Waltham，MA.（查看日期 2016 年 8 月 3 日）Copyright © 2016 UpToDate，Inc. 更多信息请访问 www.uptodate.com.）

带鞘注射器应该轻度后撤并重进，注意不要错误往后放置。

5. 一旦置入可以移除针，鞘留在喉或气管内。通过鞘继续进导丝（图 3-5）。然后移除塑料鞘，仅留下导丝在原处。

6. 使用提供的 15 号手术刀，在导丝两侧做 0.5cm 垂直皮肤切口（注意不要切到导丝）。记住导管的尺寸是 0.5cm，所以略大的切口是必要的。

7. 导丝外端插入到已经置入环甲膜切开导管的扩张器里。将它们作为整体，沿着扩张器的弯曲，通过皮下组织进入气管。可能需要一个扭曲动作以免弯曲导丝。继续进入直到环甲膜切开导管紧贴皮肤（图 3-6）。一旦置入则移除扩张器并将套囊充气。

8. 用套装包内提供的固定器固定环甲膜切开导管。确认方法同前面的"环甲膜切开术方法"中的方法。

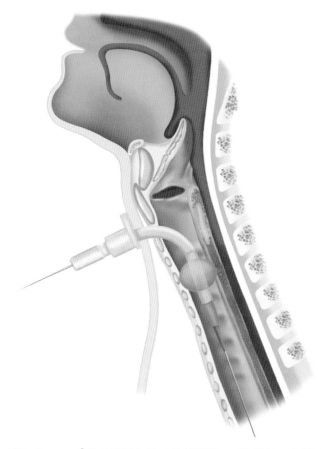

图 3-6 Cook® 带扩张器和导丝的环甲膜切开导管的一个断面图（经许可使用自 Cook Medical Incorporated, Bloomington, Indiana.）

"杂交"技术

认识到开放式和基于 Seldinger 的经皮穿刺方法不需互相排斥，Kanji 等建议结合各技术的部分用来创造一种"先切开"的方法，开始用开放式外科方法中使用的深度垂直切开，接下来导入 Seldinger 技术中所述的经皮针和导丝[17]。根据作者观点，开始的开放式切口易于鉴别相关解剖结构和入针的最佳位置。它也可以通过暴露更多的柔软皮下组织避免导管和导丝在坚硬的表皮表面变形。使用猪气管模型，该研究发现杂交的"先切开"技术比传统经皮方法成功率更高且更快完成。

环甲膜穿刺术

环甲膜穿刺术是不满 10 ~ 14 岁患者优先选用的紧急外科气道技术。如前述，这是因为通过环甲膜放置的更大的气管内或气管切开导管在该年龄组并发症发生率更高[18]。对于肺部正常患者仅能保证 20 ~ 30 分钟的不足通气，因此 ICU 患者选择这种方法通气很不适宜。此外环甲膜穿刺术建立的气道仅是暂时的措施。然而该措施可提供额外大约 30 分钟的通气直到更确定的气道建立。注意即使正确放置，由于其 12 G 或 14 G 导管的小管腔，也将会对通气气流产生巨大阻力。

环甲膜穿刺术设备见表 3-2。

环甲膜穿刺技术

1. 环甲膜定位方法同外科环甲膜切开一样，辅助手的拇指和中指固定两软骨。

2. 注射器连接的带鞘的 14 G 或 12 G 针与皮肤成 90° 放置于环甲膜处。加入水或生理盐水会在空气从气管吸入时制造一个"气泡"。如不加水，空气"涌入"注射器将确定置入气管。

3. 一旦针进入气管，针应向尾侧成 45° 角。进鞘并移除针。如同外科环甲膜切开术一样放入 ETT，过度后置鞘可能导致鞘卡在环状软骨后。

4. 3.0 mm 内径的 ETT 末端的接头可以连接导管末端，Ambu 袋或呼吸机连接到接头。也可用一个 3ml 注射器（无活塞）连接导管以"建立"连接。之后可使用 7.0 mm 内径 ETT 末端的接头连接注射器管，Ambu 袋或呼吸机可以连接接头。

5. 导管必须由操作者手动固定于原位，直到完成合适的气管切开（应立即进行）。由于通过小管腔传递的压力，鞘不能用胶带或任何其他装置固定，只能手法固定住。

6. 准备紧急气管切开术的同时应获取胸部透视。大量皮下气体可能提示导管错误插入颈部皮下组织。

⬤ 表 3-2　环甲膜穿刺术设备

1. 聚维酮碘或葡萄糖酸氯己定溶液

2. 个人防护装置

3. 一个 14 G 或 12 G 带鞘针导管：12 G 最佳

4. 一个 3 ml 注射器

5. 7 mm 内径气管内导管接头

6. 墙壁氧源

环甲膜切开术转换

经常有环甲膜导管留置多长时间和什么时候转变为正式气管切开的问题提出。留置在两软骨间狭窄空间的导管可能侵蚀任一或两块软骨，发生细菌性软骨炎。这可能导致瘢痕和继发的喉或气管狭窄及喉功能丧失。按照经验，如果需要气道超过 2 天，环甲膜切开应转换为气管切开；否则环甲膜切开导管可保留。比如因为过敏或血管水肿相关的气道肿胀需要外科气道的患者，数小时情况可解决，允许简单去除导管。如果环甲膜切要转换为气管切开，应该在拥有正确装置且控制好的情况下由合适的医师完成，可以是 OR 的外科医师或是 ICU 的重症医师。

并发症

环甲膜穿刺术和外科环甲膜切开术（无论是开放式还是使用 Seldinger 技术）有同样的常见并发症。

可能发生**出血**，特别是甲状腺最下动脉受损时。该动脉出现在 4%～10% 的个体，起源于主动脉或头臂动脉，留在正中线，可能向头侧高至甲状软骨[19]。一旦认识到损伤了该动脉，应带患者至手术室结扎血管。然而大部分出血源于颈前静脉的小分支。由于许多通气的 ICU 患者气道压力高，或者这些患者试图抵抗阻塞气道呼吸（Valsalva），通常静脉压很高。一旦气道开放，血管内压力降低，出血通常能够止住。

外科气道放置造成的气胸通常是由于用力通气和操作末的高气道压力产生的气压伤所致的。一旦气道开放，应该像治疗其他状况出现的气胸一样使用胸管引流术。

颈部肥胖、水肿或者因肿瘤或既往手术解剖结构改变的患者，可能出现错误放置环甲膜切开导管、ETT 或针进入喉或气管前和进入纵隔。这种情况下通气显然不可能。导管位置不正确的表现是高气道压力、呼吸音消失和广泛皮下气肿。识别到导管位置错误时，应移除导管并尝试二次放置。

颈部结构如气管、食管或者喉返神经撕裂或**穿孔**非常少见，通常是由于颈部解剖知识不足造成。因为切开过程不可见，可能无法避免出现甲状腺最下动脉撕裂。

气道迟发并发症可能在高达 52% 的病例中发生。这些并发症包括嗓音改变以及喉和（或）气管狭窄[20-23]。这些通常在危重阶段后出现，虽然会使患者衰弱，需要评估和治疗，但并非紧急情况。

（汪　炀　译　马青变　校）

参考文献

1. Chesnut RM, Marshall LF, Klauber MR, et al. The role of secondary brain injury in determining outcome from severe head injury. *J Trauma*. 1993; 34(2):216–222.
2. Walls RM. The emergency airway algorithms. In: Walls RM, Murphy M, Luten RC, eds. *Manual of Emergency Airway Management*. Philadelphia, PA: Lippincott Williams & Wilkins; 2008:14.
3. Bair AE, Filbin MR, Kulkarni RG, Walls RM. The failed intubation attempt in the emergency department: analysis of prevalence, rescue techniques, and personnel. *J Emerg Med*. 2002; 23(2):131–140.
4. Sise MJ, Shackford SR, Sise CB, et al. Early intubation in the management of trauma patients: indications and outcomes in 1,000 consecutive patients. *J Trauma*. 2009; 66(1):32–39; discussion 39–40.
5. Walls RM, Brown CA III, Bair AE, Pallin DJ; NEAR II Investigators. Emergency airway management: a multi-center report of 8937 emergency department intubations. *J Emerg Med*. 2011; 41(4):347–354.
6. Sakles JC, Laurin EG, Rantapaa AA, Panacek EA. Airway management in the emergency department: a one-year study of 610 tracheal intubations. *Ann Emerg Med*. 1998; 31(3):325–332.
7. Sagarin MJ, Barton ED, Chng YM, Walls RM; National Emergency Airway Registry Investigators. Airway management by US and Canadian emergency medicine residents: a multicenter analysis of more than 6,000 endotracheal intubation attempts. *Ann Emerg Med*. 2005; 46(4):328–336.
8. Stephens CT, Kahntroff S, Dutton RP. The success of emergency endotracheal intubation in trauma patients: a 10-year experience at a major adult trauma referral center. *Anesth Analg*. 2009; 109(3):866–872.
9. Bair AE, Panacek EA, Wisner DH, Bales R, Sakles JC. Cricothyrotomy: a 5-year experience at one institution. *J Emerg Med*. 2003; 24(2):151–156.
10. Aslani A, Ng SC, Hurley M, McCarthy KF, McNicholas M, McCaul CL. Accuracy of identification of the cricothyroid membrane in female subjects using palpation: an observational study. *Anesth Analg*. 2012; 114(5):987–992.
11. Erlandson MJ, Clinton JE, Ruiz E, Cohen J. Cricothyrotomy in the emergency department revisited. *J Emerg Med*. 1989; 7(2):115–118.
12. Schaumann N, Lorenz V, Schellongowski P, et al. Evaluation of Seldinger technique emergency cricothyroidotomy versus standard surgical cricothyroidotomy in 200 cadavers. *Anesthesiology*. 2005; 102(1):7–11.
13. Holmes JF, Panacek EA, Sakles JC, Brofeldt BT. Comparison of 2 cricothyrotomy techniques: standard method versus rapid 4-step technique. *Ann Emerg Med*. 1998; 32:(4)442–446.
14. Hill C, Reardon R, Joing S, Falvey D, Miner J. Cricothyrotomy technique using gun elastic bougie is faster than standard technique: a study of emergency medicine residents and medical students in an animal lab. *Acad Emerg Med*. 2010; 17(6):666–669.
15. Quick JA, MacIntyre AD. Barnes SL. Emergent surgical airway: comparison of the three-step method and conventional cricothyroidotomy utilizing high-fidelity simulation. *J Emerg Med*. 2014; 46(2):304–307.
16. Hessert MJ, Bennet BL. Optimizing emergent surgical cricothyrotomy for use in austere environments. *Wilderness Environ Med*. 2013; 24(1):53–66.

17. Kanji H, Thirsk W, Dong S, et al. Emergency cricothyroidotomy: a randomized crossover trial comparing percutaneous techniques: classic needle first versus "incision first." *Acad Emerg Med*. 2012; 19(9):E1061–E1067.

18. Sise MJ, Shackford SR, Cruickshank JC, Murphy G, Fridlund PH. Cricothyroidotomy for long-term tracheal access. A prospective analysis of morbidity and mortality in 76 patients. *Ann Surg*. 1984; 200(1):13–17.

19. Bergman RA, Afifi AK, Miyauchi R. *Thymic artery. Illustrated Encyclopedia of Human Anatomic Variation: Opus II: Cardiovascular System: Arteries: Head, Neck, and Thorax*. Available at: www.anatomyatlases.org/AnatomicVariants/. Accessed January 24, 2015.

20. Isaacs JH Jr, Pedersen AD. Emergency cricothyroidotomy. *Am Surg*. 1997;63(4):346–349.

21. Gleeson MJ, Pearson RC, Armistead S, Yates AK. Voice changes following cricothyroidotomy. *J Laryngol Otol*. 1984; 98(10):1015–1019.

22. Kuriloff DB, Setzen M, Portnoy W, Gadaleta D. Laryngotracheal injury following cricothyroidotomy. *Laryngoscope*. 1989; 99(2):125–130.

23. Holst M, Hertegård S, Persson A. Vocal dysfunction following cricothyroidotomy: a prospective study. *Laryngoscope*. 1990; 100(7):749–755.

第4章 机械通气

David A. Farcy • Nirav G. Shah • Paul L. Petersen • Peter M.C. DeBlieux

　　机械通气是治疗危重患者的一项基本技术。众所周知急诊科医师在紧急的气道管理方面经验丰富，但是人工气道的建立仅仅是其工作内容的一小部分。机械通气是急诊医学中的一个重要问题，如果其没有被正确使用，将导致患者病情恶化、发病率和死亡率增加[1]。在过去的二十年中，对于呼吸机相关肺损伤（ventilator-induced lung injury，VILI）的认识，使我们采取小潮气量通气策略以最大限度避免气压伤，通过合理使用呼气末正压（PEEP）减少肺不张的发生。除此之外，我们还认识到通过改善人机配合不协调以避免生物伤的重要性。迫于 ICU 的爆满以及需要加强监护的患者数量增加的危机，危重患者在收入 ICU 病房前，滞留急诊科的时间明显延长，达到数小时甚至数天[2-3]。急诊科医师必须懂得根据不同患者的不同病理变化选择适当的机械通气策略：因为并不存在所谓的"万能通气策略"。只有考虑到每一个患者的特殊需求，才能够在提高医疗护理质量的同时改善患者预后。

机械通气的适应证

　　气管插管和机械通气的适应证主要包括三类情况：呼吸衰竭、需要气道保护和预知的临床情况恶化。机械通气最主要的适应证是低氧血症和高碳酸血症型呼吸衰竭。此类患者通常存在通气 / 血流比例失调（通气不足或通气功能正常者出现与之不匹配的血液灌注增加）、通气功能障碍、分流或自主呼吸能力的下降。上述情况将导致低氧血症、高碳酸血症或两种情况同时存在。低氧血症通常定义为动脉血氧分压低于 60 mmHg，高碳酸血症定义为动脉血二氧化碳分压高于 50 mmHg。

　　由于高碳酸血症的直接原因是通气功能障碍，动脉血二氧化碳水平的升高是继发的改变，因此临床的具体情况比动脉血二氧化碳的数值更为重要。例如一些特定的患者（如慢性阻塞性肺病患者存在慢性的二氧化碳潴留）能够耐受的动脉血二氧化碳基线水平更高（45 ~ 55 mmHg）。但是二氧化碳从基线水平的急性升高可能导致嗜睡、昏睡、昏迷和精神异常。对于此类高碳酸血症的患者，机械通气的主要目标是达到足够的肺泡通气量以促进二氧化碳的排出。

　　急性中毒、精神异常和上消化道大出血在急诊科也很常见。通过建立气道保护，防止由于误吸导致的严重并发症和死亡，是机械通气的另一类适应证。

　　最后，对于预知的临床情况恶化往往需要建立人工气道以便进行检查、给予特殊的治疗或稳定患者情况，防止病情进一步恶化。例如对于血流动力学不稳定的患者，需要进行内镜检查（支气管镜或胃／肠镜）或存在病情迅速恶化的潜在风险时，则应该在转出急诊科前给予气管插管。

通常机械通气没有绝对的禁忌证，但是气管插管和机械通气都存在潜在风险。例如气管插管时使用的药物和（或）内源性 PEEP 导致的低血压，是已知的、会增加发病率和死亡率的围插管期并发症（见第 2 章）。此外，气管插管本身引发的损伤和 VILI 导致的气压伤和容积伤，也会使并发症的发病率增加。而且插入气管内导管（ETT）会使上呼吸道的保护功能丧失，包括对吸入气体的加温、加湿、过滤和防止误吸的保护性放射。ETT 的插入还会降低患者通过咳嗽动作排出呼吸道分泌物的效率、丧失语言能力和增加气道阻力。气管插管和机械通气的这些负面影响很常见，因此在实施前应该充分权衡利弊。

基础生理学

掌握呼吸生理学的基本概念是管理机械通气患者的基础。其中需要理解和掌握的最重要的参数是分钟通气量，它是潮气量和呼吸频率的乘积（见表 4-1）。正常的分钟通气量是 5 ~ 7 L/min。但是由于无效腔的存在，不是所有的潮气量均会达到肺泡。无效腔的形成可能是由于解剖原因或病理原因。解剖无效腔的形成是由于气管、支气管和肺泡管无法进行气体交换。无效腔量的估计值通常为 150 ml 或 2.2 ml/kg 理想体重[4]。病理无效腔的形成则是由于通气／血流比例失调、分流和异常的肺泡 - 毛细血管界面使弥散功能障碍所致。分钟通气量下降导致通气不足，从而使动脉血二氧化碳分压升高。这将直接破坏酸碱平衡，引发酸中毒，同时还可能导致低氧血症。相反过高的分钟通气量会导致动脉血二氧化碳分压降低，引发碱中毒，出现麻木感、针刺感和眩晕的症状。之所以强调分钟通气量的重要性，是因为在初始的呼吸机参数设置时，应该根据患者的临床情况去确定目标值而不是一成不变的选择一个固定的数值。

顺应性是用于反映呼吸系统可扩张性的指标。它等于单位容积的变化（ΔV）乘以单位压力变化（ΔP）的倒数（见表 4-1）。总顺应性等于胸壁顺应性与肺顺应性之和。顺应性降低见于肺／胸壁的水肿、肺纤维化、肺炎、肺结节病或腹腔内压升高。顺应性升高见于肺气肿。在呼吸机参数的设置时要充分

表 4-1 呼吸生理学的常用公式

分钟通气量 = 潮气量 × 呼吸频率

顺应性 = ΔV/ΔP 或潮气量 /P_{plat}-PEEP

预期体重（predicted body weight，PBW）

男性 =50+2.3×（身高 [英尺]-60）

女性 =45.5+2.3×（身高 [英尺] - 60）

考虑到患者顺应性的异常变化，努力在改善氧合的同时将 VILI 的风险降到最低。

气道阻力是输送气体达到特定的流速所需要的压力。其主要受大气道的影响，因为在这一区域流速与其呈反比关系，而小气道往往是以并联的形式存在，而非串联。这些因素影响两个重要的机械通气参数：吸气峰压（peak inspiratory pressure，PIP）和平台压（plateau pressure，P_{plat}）。两者很容易通过呼吸机来监测，而且当患者接受容量控制模式通气时呼吸机会自动显示。

PIP 是在吸气末期最高的动态压力测量值。它同时受到气道阻力和肺顺应性的影响。这个压力只反映上呼吸道的压力，而不反映跨肺泡压。在达到最大吸气量后应用吸气暂停功能时，气道压力会下降然后达到一个稳定的平台水平，这个稳定的压力水平就是 P_{plat}。呼吸系统的弹性或者扩展肺和胸壁所需的压力通常与 P_{plat} 有关，但是这个测量值受总顺应性的影响，而且是反映整个呼吸道的平均气道压力。P_{plat}（注意不是 PIP）是作用在肺泡的压力，而且是被用来评价跨肺泡压的指标（图 4-2）。一个有用的公式便于更好理解这一概念：气道压力 = 流速 × 阻力 + 肺泡压。当吸气末屏气时流速为 0，此时测得的气道压力和肺

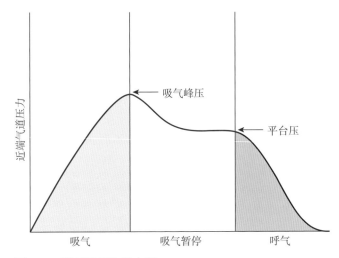

图 4-1 吸气峰压和平台压

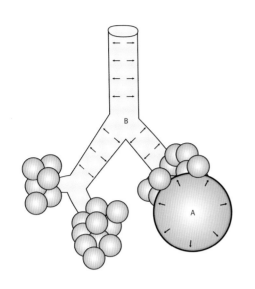

图 4-2 A. P_{plat}（平台压）：可代替跨肺泡的压力。B. PIP（吸气峰压）：可代替跨细支气管的压力

泡压相当。

根据急性呼吸窘迫综合征（acute respiratory distress syndrome，ARDS）协作网的一项研究，当平台压超过 30 cmH$_2$O 时，患者的死亡率将明显增加（后面将进一步讨论）[1]。因此在临床决策时需要考虑到 P_{plat} 可能出现的显著变化。

在 PIP 之后，P_{plat} 成为机械通气中的一个重要工具。密切的观察和合适的报警设置，有利于提醒临床医师防范一些潜在的问题。异常压力值间接的或直接的作用，有助于鉴别问题可能的原因。第一步，先看 PIP。突然发生的 PIP 意外下降，提示呼吸回路漏气、呼吸机参数设置的错误或患者自行拔出气管插管。PIP 的正常上限是 35 cmH$_2$O。当 PIP 升高时，临床医师应该同时检查 P_{plat}。正常的 P_{plat} 提示支气管痉挛或气管插管不完全梗阻导致的气道阻力升高。患者咬管导致气管插管的扭曲、打折可能引发人工气道的不完全梗阻。当然这也可能是由血液、异物（如黏液栓）和误吸所致。升高的 P_{plat} 提示潮气量过高或肺 / 胸壁的顺应性降低，后者常见于气胸、气体陷闭（如内源性 PEEP）、肺不张或其他前面提到的可能降低顺应性的临床情况（见机械通气的故障排除章节和表 4-2）

呼吸机波形也能够帮助临床医师做出诊断。我们应该在呼吸机的显示屏上常规观察压力波形、流速波形和容量波形。压力波形能够帮助识别气道梗阻、人机配合不协调、呼吸机回路阀门关闭时的主动呼气动作、吸气努力、梗阻和对支气管舒张药的反应。流速波形能够帮助临床医师识别呼吸机送气的方式、内源性 PEEP、人机配合不协调、吸气努力和气道梗阻。

在流速波形中出现下列三种情况提示存在内源性 PEEP：①在下一次吸气开始前，呼气流速无法恢复到基线水平；②吸气相流速波形的曲线下面积和呼气相流速波形的曲线下面积不匹配；③双重触发导致呼吸机出现两次紧密相连的送气。虽然容量波形常常被忽视，但是它也能够提供有用的信息，包括呼吸回路漏气、人机配合不协调和实际输送的潮气量。通过对呼吸机显示屏几秒钟的简单观察，就能够帮助临床医师迅速判定呼吸机目前的工作状态。

机械通气的风险

机械通气的主要目标是改善氧合和通气，而同样重要的还有避免对已经出现失代偿的肺组织造成 VILI。剪切力和牵拉力是造成肺泡损伤的关键因素。

过高的压力或潮气量导致肺过度充气，对肺泡的过度牵拉导致气压伤和容量伤。而这是导致急性肺损伤患者出现肺泡破裂的主要因素。肺泡破裂的附加效应是导致吸入的气体进入到与肺相邻的其他间隙：胸膜腔（形成气胸）、纵隔（形成纵隔气肿）或肺间质（形成肺间质气肿）。肺泡破裂还常见于微气压伤，这通常是相对于那些在临近肺的间隙内有可见气体的气压伤而言。

不张伤通常发生在那些呼吸频率过快，为了维持分钟通气量而使肺通气量降低的情况。由于肺泡反复的陷闭和快速充气，产生的剪切力会使薄而脆的肺泡 - 毛细血管间质发生撕裂。这种肺泡的重复快速开闭会导致表面透明膜的形成和上皮细胞的脱落。除此之外还会出现肺泡表面活性物质的功能障碍和区域性的缺氧[5]。

生物伤是由于机体对损伤因素的免疫反应引发的多器官受损。容量伤和不张伤通过细胞信号转导途径直接或间接激活上皮细胞和内皮细胞，引发炎症介质的过度释放和级联反应（包括细胞因子、中性粒细胞、内皮细胞和花生四烯酸途径的代谢产物），通过存在功能障碍的肺泡 - 毛细血管间质释放入血流。这些物质造成了原发的肺损伤和继发的远隔器官的损伤[5-7]。

机械通气前原发病的严重程度可能影响 VILI 的发生、发展及其对气体交换的影响[8]。一项研究显示在健康的肺，反复陷闭和开放的肺单位虽然会降低顺应性并影响气体交换，但是并不会导致肺损伤[9]。而其他的一些研究则显示病变的肺对于机械通气负面影响的易感性会增加。

肺保护性通气策略

根据动物的研究数据，$P_{plat}>35 \ cmH_2O$ 与肺泡的损伤相关。这引出了"肺保护性通气"的概念和策略[10]。此外，ARDS 协作网一项划时代的多中心、随机对照临床研究的结果显示，在接受机械通气的 ARDS 患者中，与传统通气策略组（潮气量 12～15 ml/kg 理想体重，且未限制 P_{plat}，见表 4-1）相比，保护性肺通气策略组（潮气量 6 ml/kg 理想体重，且限制 $P_{plat}<30 \ cmH_2O$）患者的机械通气时间明显缩短、死亡率明显降低[1]。潮气量 12～15 ml/kg 理想体重被证明对于一般人群有害。最近发表的一篇纳入了 2012 年以来相关研究的 meta 分析结果显示，采用小潮气量的肺保护性通气能够改善非 ARDS 患者的预后，并使其从中获益。我们推荐对于非 ARDS 患者潮气量应选择 6～8ml/kg 理想体重，对于 ARDS 患者的潮气量应选择 4～6 ml/kg 理想体重（见图 4-3）。

使用小潮气量通气可能导致分钟通气量的降低，这可以通过设置更高的呼吸频率或采取允许性高碳酸血症策略来代偿。允许性高碳酸血症是在通过降低潮气量达到预防肺泡损伤目的的同时，允许出现一定程度的通气不足和二氧化碳潴留。二氧化碳潴留将导致酸中毒，动脉血 pH 不低于 7.2 的酸中毒能够被较好耐受，此时不应该为了获得"完美"的动脉血气分析结果，而迫使患者承担 VILI 的风险[11]。

机械通气的模式

在人工气道建立之后，临床医师必须在医嘱中确定机械通气的模式、通气目标和各个参数的设置。本章节的内容从绝大部分呼吸机都能够提供的四种基础通气模式开始：辅助 / 控制通气（assist/control，A/C）、间歇或同步指令通气（intermittent or synchronized mandatory ventilation，IMV）、压力支持通气（pressure support ventilation，PSV）和持续气道正压通气（continuous positive airway pressure，CPAP）。图 4-4 用图示展示了在不同的通气模式中患者和呼吸机是如何相互配合的。掌握下列呼吸机的

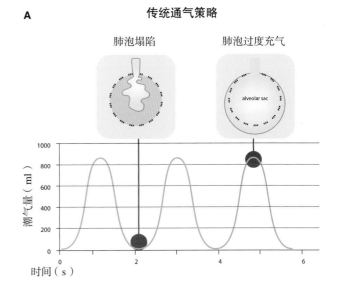

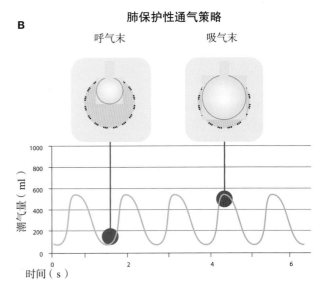

图 4-3   传统通气策略和肺保护性通气策略的比较。A. 传统通气策略，潮气量 10～12 ml/kg，出现肺泡过度充气，在未给予 PEEP 时肺泡在呼气末塌陷。B. 肺保护性通气策略，潮气量 4～6 ml/kg，未出现肺泡过度充气，在给予 PEEP 时肺泡在呼气末未塌陷

基本术语是非常重要的。控制通气或目标通气指呼吸机如何确定输送的气体量；周期是指一次完整的呼吸，从吸气开始至呼气结束；触发指呼吸机如何确定从呼气切换至吸气开始一个新的周期。此外在解读呼吸机的图示时，波形是以压力、流速、容积按照时间的变化绘制的，环则是以压力、流速按照容积的变化绘制的。在将呼吸机与患者连接后，通过对于波形或环的简单观察，就能够获得关于人机配合的大量信息。

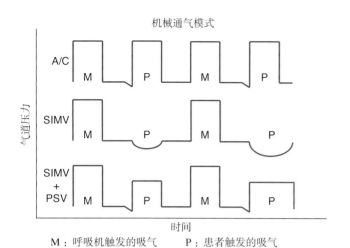

图 4-4 机械通气模式

M：呼吸机触发的吸气　　P：患者触发的吸气

A/C 模式是两种机械通气模式的组合。辅助通气模式（A 模式）允许患者自主开始吸气，然后由呼吸机输送固定的潮气量，而控制通气模式（C 模式）在输送潮气量时则无视患者的吸气努力。单纯的 C 模式只适用于接受深度镇静或肌肉松弛剂治疗的患者（主要用于手术室内）。

在 A/C 模式中，呼吸机通过监测整个呼吸回路中流速或压力的变化来识别患者的自主吸气动作，以触发呼吸机送气。当未监测到吸气动作时，呼吸机根据预设的呼吸频率，按照呼吸周期和设置的潮气量或 PIP 自动送气（见图 4-5）。A/C 模式中的每一次呼吸均是根据预设的潮气量或气道峰压、根据

呼吸频率预设的吸气时间来输送的。患者的实际呼吸频率可变，但是输送的潮气量始终是固定的设置值，或者是根据预设的 PIP 和吸气时间计算出的一个固定的潮气量。A/C 模式适用于所有建立人工气道和出现呼吸疲劳的患者。这些患者包括但不限于急性呼吸衰竭、呼吸暂停、使用肌肉松弛剂或深度镇静的患者。

参数设置：在 A/C 模式中，主要的参数包括呼吸频率、潮气量或压力、PEEP、吸入氧浓度（fraction of inspired oxygen，FiO_2）。

同步间歇指令通气（Synchronized intermittent mandatory ventilation，SIMV）：和设置潮气量的 A/C 模式中一样，SIMV 模式的指令通气是由患者触发、流速限制、容量循环的。然而如果操作者未设置压力支持参数，那么在两次指令通气之间出现的呼吸将不获得任何的呼吸机辅助（见图 4-6）。

参数设置：与 A/C 模式类似，临床医师根据所需最低分钟通气量的需要，设置 IMV 的频率、潮气量、PEEP 和 FiO_2，同时针对两次指令通气之间出现的呼吸选择性地设置压力支持参数。

PSV 模式通过设置的吸气压力增强自主呼吸，然后由患者决定潮气量和呼吸频率。患者的吸气动作使呼吸回路内产生一个负压，触发呼吸机的阀门开放，呼吸机根据预设的压力送气。为了保证气道内的压力持续不变，呼吸机会自动调整送气的流速。根据预先设置的峰流速的百分比来确定吸气和呼气

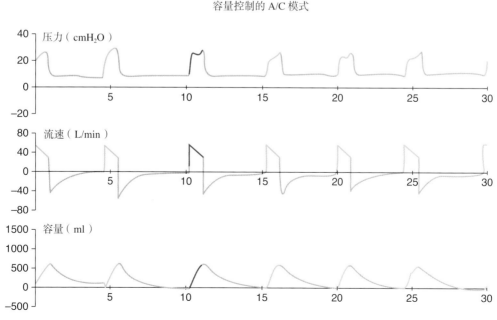

图 4-5 A/C 模式

容量控制的 SIMV 模式

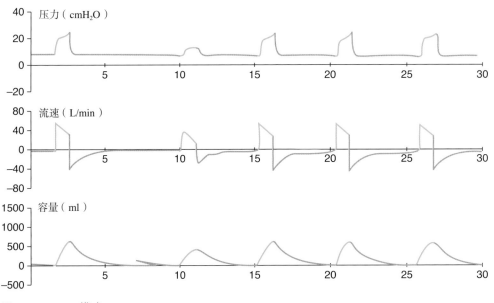

图 4-6　SIMV 模式

的切换点。例如设置切换点为峰流速的 25%，一旦流速下降至峰流速的 25%，呼吸机就从吸气切换到呼气。PSV 模式既能够增强自主呼吸，又能够帮助对抗呼吸回路管道的阻力。因此笔者建议在使用 SIMV 模式的同时要联合 PSV 模式。

参数设置：临床医师设置的压力支持的水平在 0 ~ 35 cmH$_2$O，通常从 5 ~ 10 cmH$_2$O 开始逐步上调，其他参数还包括 FiO$_2$，有或无 PEEP。对于那些单纯使用 PSV 模式的患者来说，设置呼吸频率报警是非常重要的，因为该模式下没有分钟通气量的保障。此外按照之前讲到的，需要设置一个峰流速切换点使吸气切换到呼气。

CPAP 模式是另一种用于自主呼吸患者的机械通气模式。如果患者的自主呼吸能够保证足够的分钟通气量，就可以尝试使用 CPAP 模式。该模式经常被用于自主呼吸试验。使用 CPAP 模式应该同时加

CPAP/PSV 模式

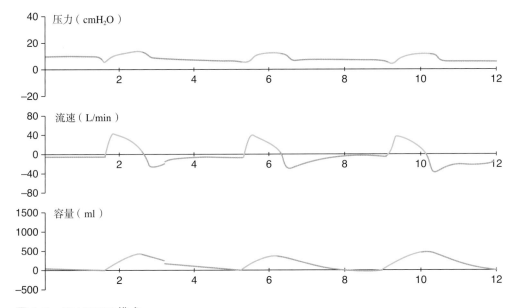

图 4-7　CPAP/PSV 模式

用 2～5 cmH₂O 的 PEEP，以防止复张的肺泡陷闭、肺不张和低氧血症。CPAP 模式也被用于减轻呼吸做功（见图 4-7）。推荐的 CPAP 水平为 5～10 cmH₂O。

机械通气的目标

在选择了机械通气的模式之后，需要确定呼吸机送气的过程：按照预设的参数（容量和压力）使肺充气。近年来有很多术语被用来描述呼吸机送气的过程，包括目标、控制和周期。而这些可以相互替代。为了讨论的方便，后文将统一使用"目标"这个术语。

容量目标机械通气输送一个固定的潮气量，而不考虑气道压力的变化。相比于肺泡，在肺充气的过程中，输送的气体在气道的近端产生不同的压力变化。气道近端的压力主要用于对抗气道阻力，气道阻力越高，输送固定容量的气体到肺内所需的压力就越高。气道远端的压力主要作用于顺应性，在疾病状态下肺组织的顺应性下降，为了保证达到预期的潮气量就需要更高的压力。

在压力目标通气中，呼吸机通过变化的或间断的气流维持预设的不超过 P_plat 的气道压力以输送气体。这样设置的目的在于使肺内的压力分散，同时通过精确的调节也减少肺泡的过度充气[12]。压力持续不变的结果是潮气量不固定，患者可能由于分钟通气量的变化出现通气不足或容量伤。因此，呼吸回路中的任何变化（气管插管/气道阻力、肺顺应性）都可能导致通气不足或 VILI。这种易变性就需要更加严密的监测，包括设置潮气量和分钟通气量报警、呼吸回路的密闭性评估和临床医师的关键性决策。

压力目标通气主要用于 P_plat 升高的患者，而且被推荐用于避免 VILI 和治疗 ALI/ARDS 患者。总的来说，压力目标通气可以作为一个在特殊临床情况时的应用选择。目前还没有任何一个临床研究证实某一个机械通气模式优于其他模式，但是为了保证患者的安全，临床医师对某一个通气模式的掌握程度比其本身的特性更为重要。

氧合与通气

在呼吸机的基本模式和参数中，FiO₂ 和 PEEP 是影响氧合的主要因素。较高水平的 PEEP 可以减少肺内的分流、增加肺泡的复张。较高水平的 FiO₂ 则为实现以上两个优点提供基础。将 FiO₂ 设置为 100%，

然后每 10～15 分钟将 PEEP 上调 2～3 cmH₂O 直至达到预期的氧合目标，然后逐步下调 FiO₂ 至 60% 以下以预防在肺损伤动物模型中常见的氧中毒。此外还应该关注氧输送（oxygen delivery，DO₂）及影响它的各个变量：DO₂= 心输出量 ×（1.34 × 血红蛋白 × 动脉血氧饱和度）+（0.0031 × 动脉血氧分压）。

通气的意义在于维持合适的动脉血二氧化碳分压水平和 pH 值。通气量可以通过改变呼吸频率和潮气量来调节。通气的目标是在不采取允许性高碳酸血症策略时，使动脉血 pH 维持在 7.3～7.4。呼吸频率对于动脉血二氧化碳分压的影响比潮气量更明显，但是任何一个因素使动脉血二氧化碳水平升高都将导致 pH 值的下降。此外在使动脉血二氧化碳分压水平和 pH 值维持在可接受的范围内时，应该保证 P_plat<30 cmH₂O 且将内源性 PEEP 降到最低。

呼吸机初始参数的设置

最后临床医师还需要确定其他参数如何设置。通常在呼吸机上需要设置的主要参数包括 PEEP、FiO₂、呼吸频率、潮气量、吸气流速和吸气时间。其他设置还包括压力或流量触发灵敏度、在某些通气模式中的压力上升时间。虽然下文中会提出一些关于初始参数设置的推荐意见，但是随着患者病情的变化，这些参数也需要做出相应的调整。

PEEP 是在呼气末给予的正压。其主要功能是对抗肺泡陷闭的趋势，通常设置为 5～10 cmH₂O。PEEP 也可能产生不利的影响。通过使胸腔内的压力升高，阻碍静脉回流并降低心脏的前负荷，导致低血压。因此在 PEEP 超过 10 cmH₂O 的时候，需要特别注意。10 cmH₂O 以上的 PEEP 有时被用来维持足够的氧合。

FiO₂ 在最初通常设置为 100%，但是通常推荐此后逐步下调至能够维持动脉血氧分压超过 60 mmHg 或脉搏血氧饱和度超过 92%，从而预防潜在的氧中毒风险。最近的一项多中心队列研究纳入了 6336 例收入重症监护病房的院外心搏骤停患者，结果显示与血氧水平正常或低氧血症组相比，动脉血氧分压超过 300mmHg 是死亡的独立危险因素[12]。

在 ARDS 协作网的研究中，小潮气量能够降低 VILI 和气压伤的发生率。在这项研究中，肺保护性通气策略的目标潮气量是 4～6 ml/kg 理想体重。而另一项研究的结果显示潮气量 >9 ml/kg 理想体重是

发生 VILI 的危险因素 [14]。笔者推荐对于非 ARDS 患者，潮气量的初始值选择 6~8 ml/kg 理想体重以保证 P~plat~ 不超过 30 cmH$_2$O。

正常情况下的吸呼比大约为 1:3，机械通气的患者通常设置为 1:2。吸呼比的改变还可以通过调整呼吸频率、潮气量、吸气时间或吸气流速来实现。

呼吸机输送的辅助呼吸能够被计时器（根据设置的呼吸频率）或患者的吸气努力触发。通常选择下列两种方法之一去感知患者的吸气努力以触发呼吸机送气：由患者的吸气动作引发的呼吸回路内压力的下降（压力触发）或流速的变化（流速触发）。如果选择压力触发，触发阈值通常设置为 -1~ -2 cmH$_2$O。而 PEEP 的使用会增加触发呼吸时所需的力量。例如如果压力触发设置为 -2 cmH$_2$O，同时 PEEP 设置为 5 cmH$_2$O，那么患者用力吸气使呼吸回路内的压力下降 7 cmH$_2$O 才能够触发呼吸，这对于呼吸衰竭的患者来说需要相当大的力量。如果选择流速触发，触发阈值通常设置为 2 L/min，这个量不会产生显著的气道压力变化，并且只需要患者较少的努力 [15]。操作者应该注意如果触发灵敏度设置过高，可能导致错误的触发或自动触发。

特殊临床情况

阻塞性肺疾病（如支气管哮喘和慢性阻塞性肺病）的患者在急诊科很常见。这类患者机械通气的要点主要围绕预防内源性 PEEP（也称为动态肺过度充气）。根据定义，阻塞性肺疾病的主要问题是以第一秒用力呼气容积（forced expiratory volume in one second，FEV$_1$）下降为主要表现的呼气相延长。如果呼吸机在患者呼气动作完全结束之前送气，会出现呼吸的叠加，导致肺容量和压力的增加。这会引起静脉回流量的减少，导致低血压并增加并发症的发生率和死亡率。

为了避免出现呼吸叠加，可以通过减慢呼吸频率（6~10 次 /min）、增加吸气峰流速（80~100 L/min）和降低潮气量（5~7 ml/kg 理想体重）来提高吸呼比。但是这些改变并非没有不利的影响。降低呼吸频率和减少潮气量会使分钟通气量下降，导致高碳酸血症，引发呼吸性酸中毒。高碳酸血症的其他后果还包括增加脑血流量（伴随颅内压的升高）、心肌顿抑、心律失常和细胞代谢障碍。总的来说，动脉血 pH 的降低通常能够被良好耐受，而且其危害也远小于内源性 PEEP 的并发症。但是如果 pH<7.2 或出现其他

的临床指征时，则需要给予干预。虽然高碳酸血症能够刺激呼吸中枢以提高呼吸频率，而且这一反应通常能够被阿片类或其他镇静药物所抑制，但是有时可能反应过于强烈而需要使用肌肉松弛剂。由于存在类固醇诱导的神经肌肉病的风险，肌肉松弛剂与糖皮质激素合用时需谨慎 [16]。虽然最近的研究证据表明短期使用肌肉松弛剂并不会增加 ARDS 患者并发症的发生率，但是这依然是一个值得商榷的问题 [17]。

颅脑损伤、脑病和颅内压升高患者的治疗目标是维持足够的脑灌注压。虽然高碳酸血症和酸中毒会使颅内压升高，但是预防性的过度通气已经被证明对于颅脑损伤的患者是有害的，且不再推荐使用 [20]。呼吸机参数设置的重点应该放在维持足够的氧合、正常的 pH 值和血流动力学的稳定。如果患者的病情恶化是继发于神经系统病变的加重，可以短期采取过度通气策略，为其他的治疗手段起效争取时间。这种情况下过度通气的应用时间不应超过 1~2 小时。

机械通气的故障排除

当呼吸机报警音响起且患者血流动力学不稳定时，对于病情不稳定的机械通气患者必须建立一套快速而合理的处理流程。VILI、机械通气引发的循环衰竭和人机配合不协调是主要关注的问题。

当出现呼吸机报警和循环衰竭时，首要的措施是断开呼吸机管路和患者的连接。将呼吸机从连接中断开能够限制需要评价的可能威胁生命的变量的数量，并且能够立即排除主要的问题。使用球囊面罩进行通气，可以通过呼气末二氧化碳装置确认气管插管的位置、评价呼吸道阻力的水平、观察每次通气时胸腹部的起伏。这些步骤能够立即排除致命性的气管插管脱出、气管插管梗阻和气道阻力升高。

如果呼气末二氧化碳装置和听诊法都无法确认气管插管的位置，使用直接喉镜直视下观察是金标准。如果存在气管插管脱出的征象，应该将气管插管拔出并准备重新插管。

通过观察呼吸机波形和使用气管插管管芯（弹性树脂探条），能够快速识别由于黏液栓、血凝块和误吸导致的气管插管梗阻。这种情况需要立刻拔出气道导管并重新插管。球囊面罩通气困难往往和气道阻力的升高和肺顺应性的下降有关。需要鉴别诊断的情况包括：内源性 PEEP、气胸、气管插管误入

表 4-2　机械通气故障排除

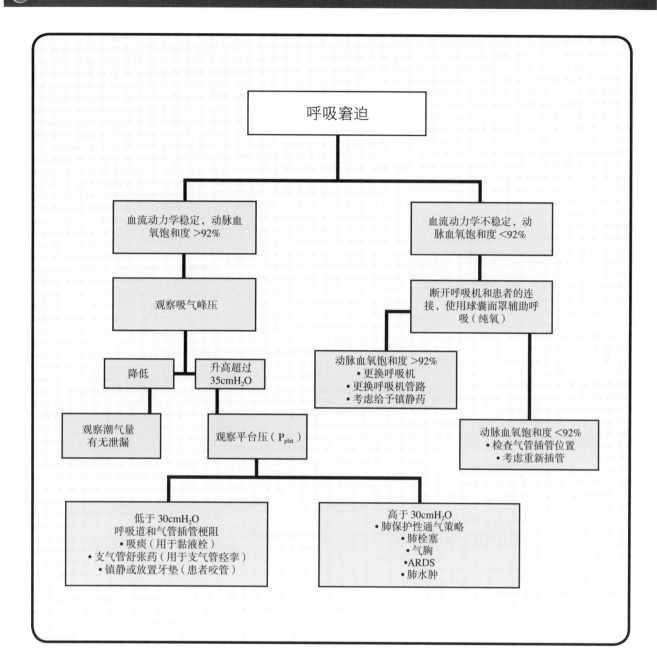

一侧主支气管和恶化的气道反应性疾病。对于大多数患者，使用床旁超声或便携式 X 线机能够快速明确肺顺应性下降的病因。张力性气胸的快速诊断并立即实施胸腔穿刺术，往往能够挽救患者的生命。

对于气道反应性疾病、存在动态肺过度充气或内源性 PEEP 的患者应该特别注意。如果通气频率过快（超过 10 次 / 分）或潮气量过高（超过 500 ml），可能会使患者的病情加重。对于存在内源性 PEEP 的

患者，需要限制呼吸频率和潮气量以延长呼气时间，同时允许用力呼气以排出陷闭的气体。如前所述，还可以在适当镇静的同时，5 ~ 15 分钟内快速输注 500 ~ 1000 ml 晶体液。

对于操作者来说，在怀疑人机配合不协调的患者中识别躁动是排除诊断的关键。对于病情不稳定且躁动不安的机械通气患者，在使用快速而合理的流程排除呼吸机的原因或其他可能威胁生命的原因

前，就给予肌肉松弛剂或强效镇静药是错误的。当呼吸机不能满足患者的呼吸需求时，就会出现人机配合不协调，这是机械通气中更常见的难题之一[21]。生理问题（如神经系统功能紊乱）、低氧血症、高碳酸血症和不合理的呼吸机参数设置是首先需要考虑的。人机配合不协调也可能是由于镇痛或镇静不充分，这也是需要排除的诊断。一项研究表明急诊科医师常常会忽视拔管后的抗焦虑和镇痛治疗[22]（见表 4-2）。

（郑　康　译）

参考文献

1. Ventilation with lower tidal volumes as compared with traditional tidal volumes for acute lung injury and the acute respiratory distress syndrome. The Acute Respiratory Distress Syndrome Network. *N Engl J Med*. 2000; 342(18):1301–1308.

2. Lambe S, Washington DL, Fink A, et al. Trends in the use and capacity of California's emergency departments, 1990–1999. *Ann Emerg Med*. 2002; 39(4):389–396.

3. McCaig LF, Burt CW. National Hospital Ambulatory Medical Care Survey: 2002 emergency department summary. *Adv Data*. 2004; (340):1–34.

4. Roberts J, Hedges J. *Clinical Procedures in Emergency Medicine*. Philadelphia, PA: Elsevier; 2010.

5. Ricard JD, Dreyfuss D, Saumon G. Ventilator-induced lung injury. *Eur Respir J Suppl*. 2003; 42:2s–9s.

6. Dos Santos CC, Slutsky AS. Mechanotransduction, ventilator-induced lung injury and multiple organ dysfunction syndrome. *Intensive Care Med*. 2000; 26:638–642.

7. Held HD, Boettcher S, Hamann L, Uhlig S. Ventilation-induced chemokine and cytokine release is associated with activation of nuclear factor-kappaB and is blocked by steroids. *Am J Respir Crit Care Med*. 2001;163(3 pt 1):711–716.

8. Dreyfuss D, Soler P, Saumon G. Mechanical ventilation-induced pulmonary edema. Interaction with previous lung alterations. *Am J Respir Crit Care Med*. 1995; 151(5):1568–1575.

9. Taskar V, John J, Evander E, Wollmer P, Robertson B, Jonson B. Healthy lungs tolerate repetitive collapse and reopening during short periods of mechanical ventilation. *Acta Anaethesiol Scand*. 1995; 39:370–376.

10. Slutsky AS. Mechanical ventilation. American College of Chest Physicians' Consensus Conference. *Chest*. 1993; 104(6):1833–1859.

11. Peltekova V, Engelberts D, Otulakowski G, Uematsu S, Post M, Kavanagh BP. Hypercapnic acidosis in ventilator-induced lung injury. *Intensive Care Med*. 2010; 36(5):869–878. Epub March 6, 2010.

12. Stub D, Bernard S, Duffy S, Kaye DM. Post cardiac arrest syndrome: A review of therapeutic strategies. *Circulation*. 2011; 123:1428–1435.

13. Rappaport SH, Shpiner R, Yoshihara G, Wright J, Chang P, Abraham E. Randomized, prospective trial of pressure-limited versus volume-controlled ventilation in severe respiratory failure. *Crit Care Med*. 1994; 22(1):22–32.

14. Gajic O, Dara SI, Mendez L, et al. Ventilator-associated lung injury in patients without acute lung injury at the onset of mechanical ventilation. *Crit Care Med*. 2004; 32:1817–1824.

15. Leung P, Jurban A, Tobin MJ. Comparison of assisted ventilator modes on triggering, patient's efforts, and dyspnea. *Am J Respir Crit Care Med*. 1997; 155:1940–1948.

16. Santanilla J, Daniel B, Yeow M.

17. Papazian L, Forel M, Gacouin, et al. Neuromuscular blockers in early acute respiratory distress syndrome. *N Engl J Med*. 2010; 363:1107–1116.

18. Behbehani NA, Al-Mane F, D'yachkova Y, Paré P, FitzGerald JM. Myopathy following mechanical ventilation for acute severe asthma: the role of muscle relaxants and corticosteroids. *Chest*. 1999; 115(6):1627–1631.

19. Pinsky MR. The hemodynamic consequences of mechanical ventilation: an evolving story. *Intensive Care Med*. 1997; 23(5):493–503.

20. Muizelaar JP, Marmarou A, Ward JD, et al. Adverse effects of prolonged hyperventilation in patients with severe head injury: a randomized clinical trial. *J Neurosurg*. 1991; 75(5):731–739.

21. Thille AW, Rodriguez P, Cabello B, Lellouche F, Brochard L. Patient-ventilator asynchrony during assisted mechanical ventilation. *Intensive Care Med*. 2006; 32:1515.

22. Bonomo JB, Butler AS, Lindsell CJ, Venkat A. Inadequate provision of post-intubation anxiolysis and analgesia in the ED. *Am J Emerg Med*. 2008; 26:469–472.

第 5 章　气道压力释放通气

Penny Andrews • Gary Nieman • Michaela Kollisch-Singule • Maria Madden • Nader Habashi

笔者说明

对于那些对气道压力释放通气（airway pressure release ventilation，APRV）接触较少的临床医师，下面两个形象的例子有助于理解其原理。第一个，可以将高压压力（high pressure，P_{High}）看作是一种周期性中断的较高水平的 CPAP。当 P_{High} 持续存在的时候，压力可以在整个肺内分布和传递。在压力传递和肺泡开始扩张的同时，与其相连的、未复张的肺泡壁的张力也会发生变化，使其更容易复张。而这个高水平 CPAP（P_{High}）的持续时间被称为"高压压力持续时间"（time high，T_{High}）。第二个，可以想象一下吹起一个气球后将气球开口处捏住。P_{High} 可以看成是作用在充气的气球内部的压力。而低压压力（low pressure，P_{Low}）则是气球外部较低的压力。T_{High} 可以看作是捏住气球开口的持续时间，而低压压力持续时间（Time low，T_{Low}）则是松开气球开口的持续时间。在这个充气气球的例子中，气球排出多少气体（和气球内剩余多少气体）取决于气球内部和外部的压力差、气球开口松开的时间和作用在气球外部的外力。因此如果松开气球开口 30s，随着气球内外的压力达到平衡，气球内的大部分气体会排出，患者会出现肺泡的排空。但是如果松开气球开口的时间只有 0.5 s，在排出少量气体后，绝大部分气体仍然留在气球内。这就是在没有肺泡排空的情况下仍然能够保证二氧化碳的排出和将 P_{Low} 常规设置为 0 的原因，而这将在后文具体解释。此外在特定的 T_{Low} 内，外部因素也会影响气体排出的量。例如在腹腔压力升高导致腹腔间室综合征的患者，腹腔内容物会推挤膈肌，导致在特定的 T_{Low} 内有更多的气体被排出。就如同在松开气球开口的同时用力挤压气球一样。

在 APRV 模式中需要了解的另一个概念是，在 T_{High} 给予 P_{High} 的时候患者能够在 P_{High} 的压力水平进行呼吸，这一点和 CPAP 相似。患者最初的自主呼吸对于二氧化碳的排出是无效的，而且大部分的通气是发生在设置的 T_{Low} 时相内，这将在后文详细说明。但是随着患者自主呼吸的增强，排出的二氧化碳会逐渐增多。随着 P_{High} 逐渐下调和 T_{High} 的逐渐延长，当患者能够切换至传统的 CPAP 模式时，可以考虑脱机和拔管。特别需要注意的是除非有特殊的临床情况（后文会详细说明），T_{Low} 在脱机流程中是不需要调整的。此外还要注意当患者的自主呼吸发生在 T_{High} 的终末阶段时，某些品牌或型号的呼吸机软件会自动延长 T_{Low}。在笔者看来，这种自动调整并未考虑患者肺的呼吸力学特点，可能导致大量复张的肺泡再次陷闭，这种自动调整不会伴随任何的报警或提示，而且临床医师可能无法关闭此功能。从理论上来说，在 T_{High} 阶段允许自主呼吸（无呼吸机辅助）的优点主要是预防膈肌无力和改善下垂部位肺泡的复张。我们希望这有助于该领域世界知名专家针对这一问题进行后续讨论。

简介

APRV 是一种压力限制、时间切换的通气模式。

按照工作原理在该模式下呼吸机给予一个较高的压力（P_{High}）水平维持较长的时间（T_{High}），类似于一个 CPAP 的时相（大约占整个时间周期的 90%），然后中断 P_{High}（CPAP 时相）以一个较低的压力（P_{Low}，通常设置为 0）维持很短的时间（T_{Low}）构成压力释放时相（大约占整个时间周期的 10%）。根据肺泡的呼吸力学特点，持续的 CPAP 时相促进肺泡的复张和稳定，而压力释放时限相通过形成一个接近持续静态充气的状态，限制了肺泡的陷闭和不稳定性。另外压力释放时相在无自主呼吸的患者，会限制二氧化碳的排出，而在有自主呼吸的患者则会促进二氧化碳的排出。

从原理上来说，APRV 可以看成是一个按照时间周期的机械通气策略。呼吸机通过控制肺的时间常数，来提供能够适应潜在的肺生理学特点的人工通气。例如在急性肺损伤（acute lung injury，ALI）的患者，肺复张时肺的时间常数延长[1-2]。通过比较传统通气模式和 APRV 模式中人工通气的输送方式可以看出：在呼吸频率设置为 10 次 /min 的传统通气模式中，整个呼吸周期为 6 s，通常吸气相（保证肺复张所必需的）不足 1 s 而呼气相在 5s 以上，同时依靠 PEEP 来预防肺泡的陷闭；而在呼吸频率同样设置为 10 次 /min 的 APRV 模式中，整个呼吸周期也为 6s，但是 CPAP 时相（相当于吸气相）超过 5 s 以保证最大程度的肺复张，同时压力释放时相小于 1 s 以保证最低程度的肺泡陷闭（见图 5-1）。传统通气模式中不足 1 s 的吸气时相并不能使肺泡充分复张并达到稳定状态，反而造成肺泡反复的充气和陷闭、张力增加而导致进一步的肺损伤[3]。但是在 APRV 模式中更长的 CPAP 时相能够使陷闭的肺泡充分复张

并达到稳定状态，以降低肺泡和肺泡管的张力，从而减轻肺损伤和炎症反应。

从数学的角度，可以用压力 - 时间的积分来解释。其中 P 为气道压力（单位 cmH_2O），t 为时间（单位 s），T_{insp} 为吸气开始时间，T_{exp} 为呼气结束时间。随着时间周期的延长，压力 - 时间积分越大，稳定的肺泡所占的比例也就越高。

$$P/T_P = \int_{T_{insp}}^{T_{exp}} Pdt$$

因为操作者能够任意调整 APRV 模式中人工通气的输送方式，因此以首字母缩写命名的方式并不能充分说明 APRV 中的参数及其对肺组织产生的影响。基于二十多年的临床经验、临床研究和实验室数据，下文将介绍 APRV 参数的设置方法[4-9]。

APRV 的参数设置
CPAP 时相的压力（P_{High}）

CPAP 时相控制着吸气末的肺容积，通过 P_{High}（单位 cmH_2O）和 T_{High}（单位 s）两个参数来设置。大多数机械通气模式中通气是通过使气道压力从设置的基线 PEEP 水平上升，达到平台压力来实现的。相比之下，在 APRV 模式中 CPAP 时相是基线压力，通气是通过将气道压力从 P_{High} 水平释放至 P_{Low} 的过程中，达到压力释放末正压（positive end release pressure，PERP）来实现的。PERP 是 P_{High} 的一部分，和 PEEP 相似（见图 5-2）。

APRV 模式下患者胸腹部的回弹有利于气体的排出，而且在肥胖或水肿 / 腹水的患者，压力从 P_{High}

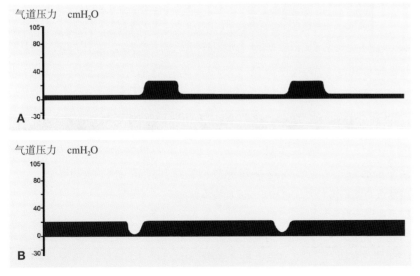

图 5-1 传统通气模式和 APRV 模式的人工通气输送方式的比较。A. 显示传统通气模式以 10 次 /min 的频率输送的人工通气；B. 显示 APRV 模式以 10 次 /min 的频率输送的人工通气（图片已获得 Intensive Care On-Line Network 的使用授权）

释放时会增加胸腹回弹的幅度。这些因素的影响在确定压力释放阶段的最佳时间（T_{Low}）时非常重要。由于压力从 P_{High} 释放而增加的潮气量，不但不会像传统通气模式那样使肺总容积增加，反而会使其减少，因此能够限制肺的过度充气。采用 APRV 时基础的肺容积通常更高，使更多的肺泡充气，因此提高了肺泡间的同质性[8]，这可能是其预防肺损伤的重要机制之一。

前文中已经说明肺泡复张是压力和时间共同作用的结果[1]，而且 APRV 中的 CPAP 时相使肺泡复张能够改善氧合和二氧化碳的弥散。在理想状态下 P_{High} 的设置一方面能够维持肺充气（即沿着压力 - 容积曲线的陡峭部分，在功能残气量和肺总量之间），另一方面能够将呼吸做功降到最低。当 P_{High} 设置值合适时能够维持适当的肺容积，由于避免了肺的过度充气，因此在无辅助的自主呼吸时不会出现额外的呼吸做功。

P_{High} 在成人通常选择 20 ~ 35 cmH_2O，儿童为 20 ~ 30 cmH_2O，新生儿为 10 ~ 25 cmH_2O，但是有时需要 >35 cmH_2O 的 P_{High} 来对抗增加的胸腹部回弹阻力[10-11]，同时使用食管测压法来测量跨肺压[12]。由于维持肺容积所需的压力要低于对抗外部力量（如腹部膨隆和水肿）使陷闭的肺泡复张所需的压力[13-14]，尽早使用 APRV 可能是获得尽可能低的气道压力的

关键[15]。通常建议早期使用 APRV 以预防肺泡陷闭、保留表面活性物质的功能，减轻肺水肿、肺部的炎症和病理变化，而不是将其作为补救手段[4-8,16]。

虽然 APRV 常被作为初始的机械通气模式，但是也会出现由其他通气模式，包括压力控制模式、双重控制模式（如 PRVC）、容量控制模式、高频震荡通气（high frequency oscillatory ventilation，HFOV）转换至 APRV 的情况（见表 5-1）。

CPAP 时相的时间（T_{High}）

T_{High}（单位 s）控制着肺泡的通气（弥散）、吸气时间常数和吸气末肺容积，理想的 T_{High} 设置是在 CPAP 时相能够实现最大程度的肺复张[1,3,17]。肺复张的时间依赖性要求在适当的压力水平维持足够的时间以使肺泡复张。而肺泡的复张能够增加肺泡的表面积并改善弥散功能，这能够使张力集中[3] 在更多同质性的肺组织上[1,8,18-23]。

APRV 通过联合弥散和对流的机制实现了更高效的气体交换形式，与传统机械通气模式相比能够通过更低的分钟通气量达到相同的二氧化碳清除率[18-23]，从而使作用在肺组织的动态张力更低[24-26]。由于人工气道的影响，压力在从近端气道向肺泡的传递过程中逐步衰减，因此延长 T_{High} 能够使气道和肺泡的压力达到平衡，从而有利于肺复张、改善肺泡的稳定性

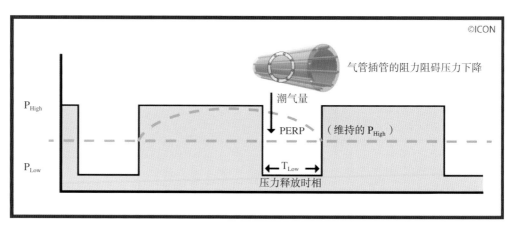

图 5-2 PERP 和 P_{High}。人工气道的阻力是阻碍压力从 P_{High} 降至 P_{Low} 的主要原因。在 T_{Low} 阶段保持了 P_{High} 的一部分，从而维持足够的呼气末肺容积。（图片已获得 Intensive Cave On-Line Network 的使用授权）

表 5-1 已发表的临床指南对 P_{High} 设置的推荐意见[9]

	成人	儿童	新生儿
APRV 作为初始模式（P_{High} 的设置）	20 ~ 35 cmH_2O	20 ~ 30 cmH_2O	10 ~ 25 cmH_2O
由压力控制 / 双重控制切换而来	根据气道峰压（吸气压力 +PEEP）设置初始 P_{High}		
由容量控制模式切换而来	根据平台压设置初始 P_{High}		
由 HFOV 切换而来	初始 P_{High} 设置为 HFOV 时平均气道压以上 2 ~ 4cmH_2O		

APRV 可能为初始的模式或者由其他模式切换而来。注意切换时可能需要根据肺容积调整 P_{High}。

表 5-2　已发表的临床指南对 T_{High} 设置的推荐意见

	成人	儿童	新生儿
APRV 作为初始模式	4~6 s	3~5 s	1.5~2 s
CPAP 时相≥90%		肺可复张性高	
CPAP 时相 70%~80%		肺可复张性低	

T_{High} 根据患者的年龄段和预期的CPAP时相所占比例来设置

和近乎持续的二氧化碳交换[27]。即使在无呼吸的情况下，设置了较长 T_{High} 的 CPAP 时相能够使肺泡内的二氧化碳从远端的气腔扩散至大气道和气管，这就使得在每一个短暂的压力释放时相都能够排出高浓度的二氧化碳。虽然通常情况下 APRV 的分钟通气量低于传统的通气模式，但是由于增加了肺泡（弥散）通气使二氧化碳的清除更有效[18-23]。在 CPAP 时相期间心脏的搏动通过搅动二氧化碳分子促进气体的混合，促进二氧化碳达到远端的气道和气管[28-32]。在接下来的压力释放时相中气体的运动由弥散转换为对流，通过这两种机制的共同作用可以使二氧化碳的清除效率提高 30%，从而减轻与通气相关的大部分代谢负荷。因此呼吸做功代谢进一步增加的潜力通过分配呼吸机和患者之间的工作比例来有效地降低代谢负担[18-23]。

APRV 中的呼吸频率按照下列公式计算：60/（T_{High}+T_{Low}），例如 60/（5.5+0.5）=10 次/min，同时还要根据肺的可复张性和患者的年龄段进行调整（见表 5-2）。CPAP 时相的时间可以根据下列公式计算：T_{High}/（T_{High}+T_{Low}）×100%，例如 5.5/（5.5+0.5）×100%=91.6%，这对于减轻张力、预防肺水肿、保证表面活性物质的功能和上皮细胞的完整性至关重要[4-5]。在大多数患者理想的 CPAP 时相应该至少占整个呼吸周期的 90%，但是对于纤维化或者发育不良的患者（如早产儿）由于通常需要更大的通气量，因此需要缩短 T_{High} 使 CPAP 时相所占比例达到 70%~80%。

压力释放时相的压力（P_{Low}）和时间（T_{Low}）

压力释放时相是通过设置 P_{Low}（单位 cmH_2O）和 T_{Low}（单位 s）来控制呼气末肺容积，与 PEEP 和气体对流类似。

一部分临床医师认为与传统通气模式中将 PEEP 设置为 0 cmH_2O 类似，APRV 模式中将 P_{Low} 设置为 0 cmH_2O 也会导致肺泡的不稳定和陷闭。但是与传统通气模式不同的是，APRV 模式中压力释放时相

很短暂，但是却可以通过以下两种机制保持肺泡的稳定和预防陷闭：①即使 P_{Low} 设置为 0 cmH_2O，短暂的压力释放时相也能维持 PERP；②压力释放时间（T_{Low}）短于肺泡陷闭的时间常数，因此能够防止肺泡的陷闭。

在压力释放时相的同时，人工气道使气流发生衰减（通常可以使呼气时间常数延长 30%）从而使肺在该时相维持一定的压力，并和 T_{Low} 共同控制呼气末的肺容积[33-34]。由于这部分的压力能够保持一定的呼气末肺容积以防止肺泡陷闭，因此无须将 P_{Low} 设置 >0cmH_2O（见图 5-2）。T_{Low} 通常不超过 1s 而且人工气道的固有阻力会使呼气流速减慢、压力从 P_{High} 降至 P_{Low} 变慢（见图 5-2）。将 P_{Low} 设置为 0 cmH_2O 能够在压力释放时相的初期快速呼出气体，以便在短暂的时间（整个呼吸周期的 10%）内优化二氧化碳的排出。

为了预防呼气相肺泡的陷闭，最佳的 PEEP 值或根据常规呼气时间设置的最佳 P_{Low} 值并不明确。但是在 APRV 模式中将 P_{Low} 设置为 0 cmH_2O 时，可以根据 PERP 来设置 T_{Low}。通过监测肺生理学指标来判断终止压力释放时相的精确时间，这样既可以预防肺泡的陷闭，还能够在避免二氧化碳过度清除的同时保证足够的功能残气量。在 ARDS 的动物模型中将 P_{Low} 设置为 0 cmH_2O，同时设置合适的 T_{Low} 以保证压力达到 PERP 的 75% 时终止压力释放时相，通过显微镜我们能够直观地观察到在预防肺泡陷闭的同时还能够稳定呼气末肺容积，使 CPAP 时相和压力释放时相肺泡的容积改变不超过 10%，从而保证肺泡的稳定性，而这在给予 16 cmH_2O 的 PEEP 的传统通气模式中是无法实现的[2, 13, 35-36]。相反如果设置 T_{Low} 在压力达到 PERP 的 75% 之前终止压力释放时相，那么在 CPAP 时相和压力释放时相之间较大的肺泡容积改变会导致肺泡反复的陷闭和开放（见图 5-3）[8, 36]。

T_{Low} 也就是的 P_{Low} 的持续时间，通常将这个压力释放的时间过程增益控制在 1/100s。因此 T_{Low} 决定了气道压力（P_{High}）和肺容积释放的量，以及呼气末肺容积的量。APRV 也被称为反比的压力控制通气（inverse ratio pressure control ventilation，IR-PCV）。但是两者最主要的区别在于能否在不影响 CPAP 时相的情况下单独调整 T_{Low}。而且压力控制通气在呼气相时呼吸回路关闭，在回路内压力未升高超过压力限制时是不允许呼气的，相比之下 APRV 的呼吸回路是开放的，允许在呼吸周期的任何时间呼气，而无须使压力升高超过 P_{High}。

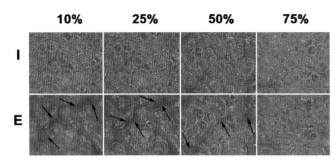

图 5-3　T_{Low} 设置终止压力释放时相的切换点为压力达到 PERP 的 10% ~ 75%。在 4 个不同的 PERP 的百分比时以显微镜观察肺泡。随着百分比的增加，肺泡的稳定性增加。I，吸气相；E，呼气相；黑色箭头标出了由于呼气相肺泡陷闭，充气的肺泡对肺间质的牵拉。图片由左向右百分比由 10% 增加至 75%，间质的牵拉明显减少而复张的肺泡数量明显增加。（图片已获得 Intensive Care On-Line Network 的使用授权）

以 T_{Low} 控制的压力释放能够促进在 CPAP 时相由于弹性变形而在胸腹腔产生的能量（潜在的动能）的转换。在压力释放时相分析得到的流速 - 时间曲线（呼气气流的形态），呼出的气流经过人工气道时产生一个减速角或流速的衰减角（见图 5-4）。根据呼出气流的波形，可以利用生理反馈设置 T_{Low}。肺的生理状态能够通过呼气流速曲线的角度来评价。例如呼气流速曲线的角度越小，肺泡陷闭的速度越快，发生 ALI 的风险越高。在限制性肺疾病中减速角的角度（通常小于 45°）要小于阻塞性肺疾病（通常大于 45°）（见图 5-4）。

由于 T_{Low} 受到很多因素的影响（包括胸腹部弹性的改变，人工气道的尺寸和位置，气道分泌物，包括人工气道、呼吸机管路、呼吸机呼气阀在内的呼气回路任何形式的梗阻），因此需要经常的分析和调整，以保证最优化的肺容积的释放。虽然在达到最佳值后继续上调 T_{Low} 能够增加释放的肺容积并短暂增加二氧化碳的清除，但是 T_{Low} 只能根据呼气流速的图形去调整以维持在 PERF 的 75%，而不是根据目标的潮气量或二氧化碳水平去逐步调节。T_{Low} 设置不合理，如 T_{Low} 太短（>75% T-PERF）可能导致高碳酸血症，如 T_{Low} 太长（<75% T-PERF）可能导致肺泡陷闭、肺泡不稳定和肺损伤，使气体交换面积减小从而降低二氧化碳的弥散清除效率。

初始的 T_{Low} 可以根据患者的年龄段来设置，然后根据呼气流速的图形来评价和调整以使其维持在 PERF 的 75%（见图 5-4）。

潮气量

APRV 时的潮气量要高于当前传统通气模式中

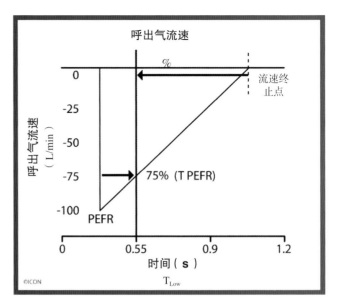

图 5-4　呼出气流速。APRV 模式下的呼出气流速图形显示通过调整 T_{Low} 使呼出气流速达到 PERF 的 75% 时终止压力释放时相。（图片已获得 Intensive Care On-Line Network 的使用授权）

保护性通气的潮气量 [4-5, 37]。我们发现将 APRV 用于具有 ARDS 高危因素的正常动物肺时，ALI 的发生率显著降低 [4-5]。APRV 的潮气量为 12 ml/kg，要高于传统通气模式中肺保护性通气策略的 6 ml/kg 的小潮气量 [4]。APRV 中较长的 P_{High} 持续时间和很短的 P_{Low} 持续时间使更多的同质性的肺泡复张，从而使更多的肺泡分担潮气量负荷。因此肺容积（不是潮气量）的增加使肺泡通过通气旁路相互影响，从而增加稳定性 [4-5, 8, 16, 38]。近期的研究数据显示在所有的机械通气模式的相关研究中，尽管 APRV 模式下全肺的潮气量达到 12ml/kg，但是肺泡的潮气量非常低，在产生最低的微牵拉的同时保证最大程度的肺复张 [8]。

APRV 和自主呼吸

APRV 期间的自主呼吸被证明能够提高患者的舒适度，减少镇静剂和肌肉松弛剂的剂量，增加心输出量，改善肾、肠道、脑和脊髓的灌注 [39-46]。在 APRV 时鼓励患者自主呼吸，但是在无自主呼吸的患者（如脑死亡患者）仍然能够获得 30% 以上的二氧化碳清除效率。事实上尽管 APRV 的分钟通气量低于传统的通气模式，但是只要能够维持有效的二氧化碳清除，APRV 的使用能够使肺和其他器官的恢复速度加快 [47-48]。

由于 APRV 中 CPAP 时相采用开放式的呼吸系统，允许患者主动呼气，自主呼吸动作只会引起不足 0.2 cmH_2O 的压力变化（变化幅度取决于呼吸机的

⬤ 表 5-3　已发表的临床指南对 T_{Low} 设置的推荐意见

	成人	儿童	新生儿
APRV 作为初始模式	0.35 ~ 0.6 s	0.2 ~ 0.5 s	0.2 ~ 0.3 s
正常肺或限制性肺疾病	T_{Low} 设置使呼气流速下降至 PERF 的 75% 时终止		
阻塞性肺疾病	T_{Low} 设置使呼气流速下降至 PERF 的 25% ~ 50% 时终止		

研究数据证实 T_{Low} 设置使呼气流速下降至 PERF 的 75% 时终止压力释放时相能够在对二氧化碳清除不产生负面影响的同时保证足够的呼气末肺容积。

制造商）。而闭合回路的压力控制通气（如 IR-PCV）并不允许患者自主呼气，除非其呼气动作使胸膜腔内压升高并超过报警阈值。但是这通常会引发人机配合不协调，导致需要增加镇静剂的剂量或者加用肌肉松弛剂以抑制患者和呼吸机的对抗。与传统通气模式不同，APRV 在占据整个呼吸周期大于 90% 的 CPAP 时相内提供一个稳定的压力水平，呼吸力学的改变由主动吸气转换为主动呼气[49-51]。因此患者的绝大部分自主呼吸发生在理想的肺容积水平，这时的压力 - 容积曲线一致性最好，而且由于肺容积维持在功能残气量水平以上，使呼吸做功引发的弹性变化减少[52]。

APRV 的早期应用和自主呼吸的参与优化了心肺的相互影响，改善了患者的舒适度和静脉回流[39-46]。接受小潮气量通气策略的 ARDS 患者，其自主呼吸与人机配合不协调和预后不良相关[53]。至今所有的研究都显示使用肌肉松弛剂和在无自主呼吸的患者使用小潮气量和固定流速的机械通气策略能够改善预后。相反，另一些研究显示在使用 APRV 配合自主呼吸能够减轻肺损伤和炎症反应，并改善预后[7,54]。而且在动物研究中也发现使用 APRV 配合自主呼吸能够减轻炎症反应和肺损伤[55-56]。研究的两种不同结果可能与自主呼吸时是接受 APRV 还是小潮气量通气这一关键差异有关。

人类的自主呼吸非常复杂，并不能简单通过有无吸气努力来表示[57]，而且由多个机制共同调节（将信息反馈至脑干以调节肺容积、吸气和呼气努力）。APRV 时的自主呼吸会在呼吸开始时，出现与传统通气时明显不同的肺容积分布、膈肌位置和呼吸肌的运动。APRV 时患者的呼吸会增强呼气肌运动、抑制吸气肌运动，从而将肺过度膨胀的可能性降到最低，这一现象通常被称为"保护性吸气肺容积"[51, 58-62]。在 APRV 期间，患者维持肺容积在功能残气量以上并通过增加呼气肌的张力保持肺容积在正常生理范围之内。在腹部肌肉的短暂松弛之后保持吸气肺容积，从而使在膈肌收缩开始吸气动作前，能够被动吸入 30% ~ 50% 的吸气潮气量，从而有效将呼气转化为主动，而吸气转化为被动。

部分呼吸机提供在 P_{High} 的水平之上选择性地给予压力支持（pressure support，PS）。但是在 APRV 中增加 PS 意味着引入了一个由患者触发的辅助呼吸，这可能在一定程度上抵消 CPAP 呼吸带来的益处[43, 63]。当在较高的肺容积水平时给予一次 PS 呼吸，气体被强制进入肺内，超过了随着肺容积增加膈肌张力长度比的降低所带来的天然保护作用。这导致肺容积在 P_{High} 的水平之上并升高了潜在的跨肺压。与在 P_{High} 的基础上压力辅助的主动吸气不同，APRV 中无 PS 的自主呼吸在收缩的呼吸肌放松时，主动的呼气努力会产生被动的吸气辅助。

APRV 在预防 ARDS 的早期应用

早期应用 APRV 已经被证明能够同时降低 ARDS 的发病率和死亡率[64]。这些临床观察的结果得到了近期实验室数据的进一步支持[4-5]。利用粪便性腹膜炎和肠缺血 / 再灌注损伤建立的猪的 ARDS 模型中，与接受包括 ARDS 协作网的小潮气量通气策略在内的传统机械通气组相比，在双重打击后立即应用 APRV 能够预防 ARDS、远端气腔的水肿、限制表面活性物质的降解，减轻肺部炎症反应并保留肺的正常结构[4-5]。非保护性的机械通气不但会引起肺的炎症反应或生物伤，还会导致级联的炎症反应和其他器官的损伤[65]。

肺泡的不稳定虽然在临床上无法直接观察，但是已经被证明是肺损伤和炎症反应发生发展的关键机制之一。而肺损伤和炎症反应会导致各种形式的呼吸衰竭，如 ALI 和 ARDS[66-68]。ARDS 被确诊后其治疗非常困难，自从 1994 年首次使死亡率下降以来，近几十年的研究未能使死亡率进一步降低[69-70]。虽然 ARDS 协作网的研究首次使死亡率降低，但是其研究结果无法再现[37, 71-72]。而且确诊 ARDS 的患者即使存活也往往存在残疾，包括肺功能和认知功能的障碍，使得预防这一临床综合征就显得更为迫切[72-75]。

总结

APRV 通过其独特的工作原理（较长的 CPAP 时相和短暂的压力释放时相）在促进肺泡复张和保持

稳定性的同时，还能够增加二氧化碳的清除。APRV的早期应用能够提高患者的舒适度并在恢复功能残气量的同时促进自主呼吸，而这是其与"肺开放策略"的主要区别。由于APRV的早期应用能够中断导致ARDS的级联事件和具有减少VALI发病率的潜在能力，因此其可能成为预防ARDS的一个新思路。

在气管插管成功后选择初始的机械通气策略时，就需要考虑到降低机械通气期间ALI的发生，尤其是那些有高危因素的患者（如创伤和外科手术）[70, 76-77]。由于急诊科是许多需要机械通气患者的起点，这恰恰是实施保护性机械通气策略、预防后续可能出现的ARDS的理想时间点[78]。

（郑　康　译）

参考文献

1. Albert SP, DiRocco J, Allen GB, et al. The role of time and pressure on alveolar recruitment. *J Appl Physiol* (1985). 2009; 106(3):757–765.

2. Neumann P, Berglund JE, Mondéjar EF, Magnusson A, Hedenstierna G. Effect of different pressure levels on the dynamics of lung collapse and recruitment in oleic-acid-induced lung injury. *Am J Respir Crit Care Med.* 1998; 158(5 Pt 1):1636–1643.

3. Retamal J, Bergamini BC, Carvalho AR, et al. Non-lobar atelectasis generates inflammation and structural alveolar injury in the surrounding healthy tissue during mechanical ventilation. *Crit Care.* 2014; 18(5):505.

4. Roy S, Habashi N, Sadowitz B, et al. Early airway pressure release ventilation prevents ARDS-a novel preventive approach to lung injury. *Shock.* 2013; 39(1):28–38.

5. Roy S, Sadowitz B, Andrews P, et al. Early stabilizing alveolar ventilation prevents acute respiratory distress syndrome: a novel timing-based ventilatory intervention to avert lung injury. *J Trauma Acute Care Surg.* 2012; 73(2):391–400.

6. Roy SK, Emr B, Sadowitz B, et al. Preemptive application of airway pressure release ventilation prevents development of acute respiratory distress syndrome in a rat traumatic hemorrhagic shock model. *Shock.* 2013; 40(3):210–216.

7. Andrews PL, Shiber JR, Jaruga-Killeen E, et al. Early application of airway pressure release ventilation may reduce mortality in high-risk trauma patients: a systematic review of observational trauma ARDS literature. *J Trauma Acute Care Surg.* 2013; 75(4):635–641.

8. Kollisch-Singule M, Emr B, Smith B, et al. Mechanical breath profile of airway pressure release ventilation: the effect on alveolar recruitment and microstrain in acute lung injury. *JAMA Surg.* 2014; 149(11):1138–1145.

9. Habashi NM. Other approaches to open-lung ventilation: airway pressure release ventilation. *Crit Care Med.* 2005; 33(3 Suppl):S228–S240.

10. Kirkpatrick AW, Keaney M, Hemmelgarn B, et al. Intra-abdominal pressure effects on porcine thoracic compliance in weightlessness: implications for physiologic tolerance of laparoscopic surgery in space. *Crit Care Med.* 2009; 37(2):591–597.

11. Magnusson L, Spahn DR. New concepts of atelectasis during general anaesthesia. *Br J Anaesth.* 2003; 91(1):61–72.

12. Talmor D, Sarge T, Malhotra A, et al. Mechanical ventilation guided by esophageal pressure in acute lung injury. *N Engl J Med.* 2008; 359(20):2095–2104.

13. Markstaller K, Eberle B, Kauczor HU, et al. Temporal dynamics of lung aeration determined by dynamic CT in a porcine model of ARDS. *Br J Anaesth.* 2001; 87(3):459–468.

14. Cakmakkaya OS, Kaya G, Altintas F, Hayirlioglu M, Ekici B. Restoration of pulmonary compliance after laparoscopic surgery using a simple alveolar recruitment maneuver. *J Clin Anesth.* 2009; 21(6):422–426.

15. Lachmann B. Open up the lung and keep the lung open. *Intensive Care Med.* 1992; 18(6):319–321.

16. Emr B, Gatto LA, Roy S, et al. Airway pressure release ventilation prevents ventilator-induced lung injury in normal lungs. *JAMA Surg.* 2013; 148(11):1005–1012.

17. Hedenstierna G. Atelectasis during anesthesia: Can it be prevented? *J Anesth.* 1997; 11(3):219–224.

18. Mercat A, Diehl JL, Michard F, et al. Extending inspiratory time in acute respiratory distress syndrome. *Crit Care Med.* 2001; 29(1):40–44.

19. Knelson JH, Howatt WF, DeMuth GR. Effect of respiratory pattern on alveolar gas exchange. *J Appl Physiol.* 1970; 29(3):328–331.

20. Fuleihan SF, Wilson RS, Pontoppidan H. Effect of mechanical ventilation with end-inspiratory pause on blood-gas exchange. *Anesth Analg.* 1976; 55(1):122–130.

21. Aboab J, Niklason L, Uttman L, Brochard L, Jonson B. Dead space and CO2 elimination related to pattern of inspiratory gas delivery in ARDS patients. *Crit Care.* 2012; 16(2):R39.

22. Valentine DD, Hammond MD, Downs JB, Sears NJ, Sims WR. Distribution of ventilation and perfusion with different modes of mechanical ventilation. *Am Rev Respir Dis.* 1991; 143(6):1262–1266.

23. Smith RA, Smith DB. Does airway pressure release ventilation alter lung function after acute lung injury? *Chest.* 1995; 107(3):805–808.

24. Gattinoni L, Carlesso E, Caironi P. Stress and strain within the lung. *Curr Opin Crit Care.* 2012; 18(1):42–47.

25. Vaporidi K, Voloudakis G, Priniannakis G, et al. Effects of respiratory rate on ventilator-induced lung injury at a constant $PaCO_2$ in a mouse model of normal lung. *Crit Care Med.* 2008; 36(4):1277–1283.

26. Hotchkiss JR, Jr, Blanch L, Murias G, et al. Effects of decreased respiratory frequency on ventilator-induced lung injury. *Am J Respir Crit Care Med.* 2000; 161(2 Pt 1):463–468.

27. Stenqvist O. Practical assessment of respiratory mechanics. *Br J Anaesth.* 2003; 91(1):92–105.

28. Engel LA, Menkes H, Wood LD, Utz G, Joubert J, Macklem PT. Gas mixing during breath holding studied by intrapulmonary gas sampling. *J Appl Physiol* 1973; 35(1):9–17.

29. Fukuchi Y, Roussos CS, Macklem PT, Engel LA. Convection, diffusion and cardiogenic mixing of inspired gas in the lung; an experimental approach. *Respir Physiol.* 1976; 26(1):77–90.

30. Tsuda A, Laine-Pearson FE, Hydon PE. Why chaotic mixing of particles is inevitable in the deep lung. *J Theor Biol.* 2011; 286(1):57–66.

31. Haycraft JB, Edie R. The Cardiopneumatic Movements. *J Physiol.* 1891; 12(5-6):426–437.

32. Fredberg JJ. Augmented diffusion in the airways can support pulmonary gas exchange. *J Appl Physiol Respir Environ Exerc Physiol.* 1980; 49(2):232–238.

33. Marini JJ, Culver BH, Kirk W. Flow resistance of exhalation valves and positive end-expiratory pressure devices used in mechanical ventilation. *Am Rev Respir Dis.* 1985; 131(6):850–854.

34. Guttmann J, Eberhard L, Fabry B, et al. Time constant/volume relationship of passive expiration in mechanically ventilated ARDS patients. *Eur Respir J.* 1995; 8(1):114–120.

35. Smith D, Leon M, Diaz T, Rachman N. Airway pressure release ventilation: importance of expiratory (release) time. *Anesthesiology.* 1990; 73(suppl 3a):A1233.

36. Habashi N, Roy S, Nieman G, et al. Airway pressure release ventilation maintains alveolar stability by limiting loss of lung volume during release phase. [abstract P222] *Shock.* 2012; 37(suppl):102.

37. Ventilation with lower tidal volumes as compared with traditional tidal volumes for acute lung injury and the acute respiratory distress syndrome. The Acute Respiratory Distress Syndrome Network. *N Engl J Med.* 2000; 342(18):1301–1308.

38. Kollisch-Singule M, Emr B, Smith B, et al. Airway pressure release ventilation reduces conducting airway micro-strain in lung injury. *J*

Am Coll Surg. 2014; 219(5):968–976.

39. Kreyer S, Putensen C, Berg A, et al. Effects of spontaneous breathing during airway pressure release ventilation on cerebral and spinal cord perfusion in experimental acute lung injury. *J Neurosurg Anesthesiol.* 2010; 22(4):323–329.

40. Hering R, Peters D, Zinserling J, Wrigge H, von Spiegel T, Putensen C. Effects of spontaneous breathing during airway pressure release ventilation on renal perfusion and function in patients with acute lung injury. *Intensive Care Med.* 2002; 28(10):1426–1433.

41. Hering R, Viehöfer A, Zinserling J, et al. Effects of spontaneous breathing during airway pressure release ventilation on intestinal blood flow in experimental lung injury. *Anesthesiology.* 2003; 99(5):1137–1144.

42. Putensen C, Zech S, Wrigge H, et al. Long-term effects of spontaneous breathing during ventilatory support in patients with acute lung injury. *Am J Respir Crit Care Med.* 2001; 164(1):43–49.

43. Putensen C, Mutz NJ, Putensen-Himmer G, Zinserling J. Spontaneous breathing during ventilatory support improves ventilation-perfusion distributions in patients with acute respiratory distress syndrome. *Am J Respir Crit Care Med.* 1999; 159(4 Pt 1):1241–1248.

44. Putensen C, Räsänen J, López FA, Downs JB. Effect of interfacing between spontaneous breathing and mechanical cycles on the ventilation-perfusion distribution in canine lung injury. *Anesthesiology.* 1994; 81(4):921–930.

45. Sydow M, Burchardi H, Ephraim E, Zielmann S, Crozier TA. Long-term effects of two different ventilatory modes on oxygenation in acute lung injury. Comparison of airway pressure release ventilation and volume-controlled inverse ratio ventilation. *Am J Respir Crit Care Med.* 1994; 149(6):1550–1556.

46. Kaplan LJ, Bailey H, Formosa V. Airway pressure release ventilation increases cardiac performance in patients with acute lung injury/adult respiratory distress syndrome. *Crit Care.* 2001; 5(4):221–226.

47. Hanna K, Seder CW, Weinberger JB, Sills PA, Hagan M, Janczyk RJ, et al. Airway pressure release ventilation and successful lung donation. *Arch Surg.* 2011; 146(3):325–328.

48. Koch R, Papadakos P, Lachmann B. The use of airway pressure release ventilation and open lung management for improving the outcome of lung procurement for transplantation. *Crit Care and Shock.* 2009; 12:130–134.

49. O'Donoghue FJ, Catcheside PG, Jordan AS, Bersten AD, McEvoy RD. Effect of CPAP on intrinsic PEEP, inspiratory effort, and lung volume in severe stable COPD. *Thorax.* 2002; 57(6):533–539.

50. De Troyer A, Wilson TA. Effect of acute inflation on the mechanics of the inspiratory muscles. *J Appl Physiol* (1985). 2009; 107(1):315–323.

51. Petrof BJ, Calderini E, Gottfried SB. Effect of CPAP on respiratory effort and dyspnea during exercise in severe COPD. *J Appl Physiol* (1985). 1990; 69(1):179–188.

52. Katz JA, Marks JD. Inspiratory work with and without continuous positive airway pressure in patients with acute respiratory failure. *Anesthesiology.* 1985; 63(6):598–607.

53. Papazian L, Forel JM, Gacouin A, et al. Neuromuscular blockers in early acute respiratory distress syndrome. *N Engl J Med.* 2010; 363(12):1107–1116.

54. Putensen C, Muders T, Varelmann D, Wrigge H. The impact of spontaneous breathing during mechanical ventilation. *Curr Opin Crit Care.* 2006; 12(1):13–18.

55. Carvalho NC, Güldner A, Beda A, et al. Higher levels of spontaneous breathing reduce lung injury in experimental moderate acute respiratory distress syndrome. *Crit Care Med.* 2014; 42(11):e702–e715.

56. Xia J, Zhang H, Sun B, Yang R, He H, Zhan Q. Spontaneous breathing with biphasic positive airway pressure attenuates lung injury in hydrochloric acid-induced acute respiratory distress syndrome. *Anesthesiology.* 2014; 120(6):1441–1449.

57. Dempsey J. *Regulation of Breathing.* 2nd ed. Boca Raton, FL: CRC Press; 1994.

58. Bishop B. Abdominal muscle and diaphragm activities and cavity pressures in pressure breathing. *J Appl Physiol.* 1963; 18:37–42.

59. Road JD, Leevers AM. Inspiratory and expiratory muscle function during continuous positive airway pressure in dogs. *J Appl Physiol* (1985). 1990; 68(3):1092–1100.

60. Petrof BJ, Legaré M, Goldberg P, Milic-Emili J, Gottfried SB. Continuous positive airway pressure reduces work of breathing and dyspnea during weaning from mechanical ventilation in severe chronic obstructive pulmonary disease. *Am Rev Respir Dis.* 1990; 141(2):281–289.

61. Farkas GA, Baer RE, Estenne M, De Troyer A. Mechanical role of expiratory muscles during breathing in upright dogs. *J Appl Physiol* (1985). 1988; 64(3):1060–1067.

62. Torres A, Kacmarek RM, Kimball WR, et al. Regional diaphragmatic length and EMG activity during inspiratory pressure support and CPAP in awake sheep. *J Appl Physiol* (1985). 1993; 74(2):695–703.

63. Yoshida T, Hiroshi R, Arito K, et al. The impact of spontaneous ventilation on distribution of lung aeration in patients with acute respiratory distress syndrome: airway pressure release ventilation versus pressure support ventilation. *Anesth Analg.* 2009; 109(6):1892–1900.

64. Navarrete-Navarro P, Rodriguez A, Reynolds N, et al. Acute respiratory distress syndrome among trauma patients: trends in ICU mortality, risk factors, complications and resource utilization. *Intensive Care Med.* 2001; 27(7):1133–1140.

65. Tremblay L, Valenza F, Ribeiro SP, Li J, Slutsky AS. Injurious ventilatory strategies increase cytokines and c-fos m-RNA expression in an isolated rat lung model. *J Clin Invest.* 1997; 99(5):944–952.

66. Andrews PL, Sadowitz B, Kollisch-Singule M, et al. Alveolar instability (atelectrauma) is not identified by arterial oxygenation predisposing the development of an occult ventilator-induced lung injury. *Intensive Care Med Exp.* 2015; 3(1):54.

67. Seah AS, Grant KA, Aliyeva M, Allen GB, Bates JH. Quantifying the roles of tidal volume and PEEP in the pathogenesis of ventilator-induced lung injury. *Ann Biomed Eng.* 2011; 39(5):1505–1516.

68. Steinberg JM, Schiller HJ, Halter JM, et al. Alveolar instability causes early ventilator-induced lung injury independent of neutrophils. *Am J Respir Crit Care Med.* 2004; 169(1):57–63.

69. Phua J, Badia JR, Adhikari NK, et al. Has mortality from acute respiratory distress syndrome decreased over time?: A systematic review. *Am J Respir Crit Care Med.* 2009; 179(3):220–227.

70. Levitt JE, Matthay MA. Clinical review: Early treatment of acute lung injury–paradigm shift toward prevention and treatment prior to respiratory failure. *Crit Care.* 2012; 16(3):223.

71. Villar J, Blanco J, Añón JM, et al. The ALIEN study: incidence and outcome of acute respiratory distress syndrome in the era of lung protective ventilation. *Intensive Care Med.* 2011; 37(12):1932–1941.

72. Rubenfeld GD, Herridge MS. Epidemiology and outcomes of acute lung injury. *Chest.* 2007; 131(2):554–562.

73. Herridge MS, Tansey CM, Matté A, et al. Functional disability 5 years after acute respiratory distress syndrome. *N Engl J Med.* 2011; 364(14):1293–1304.

74. Eisner MD, Thompson T, Hudson LD, et al. Efficacy of low tidal volume ventilation in patients with different clinical risk factors for acute lung injury and the acute respiratory distress syndrome. *Am J Respir Crit Care Med.* 2001; 164(2):231–236.

75. Mikkelsen ME, Christie JD, Lanken PN, et al. The adult respiratory distress syndrome cognitive outcomes study: long-term neuropsychological function in survivors of acute lung injury. *Am J Respir Crit Care Med.* 2012; 185(12):1307–1315.

76. Villar J, Slutsky AS. Is acute respiratory distress syndrome an iatrogenic disease? *Crit Care.* 2010; 14(1):120.

77. Squadrone V, Massaia M, Bruno B, et al. Early CPAP prevents evolution of acute lung injury in patients with hematologic malignancy. *Intensive Care Med.* 2010; 36(10):1666–1674.

78. Fuller BM, Mohr NM, Drewry AM, Carpenter CR. Lower tidal volume at initiation of mechanical ventilation may reduce progression to acute respiratory distress syndrome: a systematic review. *Crit Care.* 2013; 17(1):R11.

第6章 撤机和拔管

Ani Aydin • Kimberly A. Davis

摘要

当需要气道保护或疾病进展损害呼吸功能时，患者需要气管插管。尽管大多数急诊医务工作者能轻松地识别需要气管插管的患者，但是他们通常对撤机拔管过程不熟悉。

撤机是降低氧气及通气支持，让患者逐渐掌控自己的呼吸的过程。拔管是脱离机械通气，包括不再给予呼吸支持及拔除气管插管。意外拔管是指由患者或医务人员意外拔除气管插管。研究显示高达48%的意外拔管患者不再需要重新插管[1-2]。拔管失败是指拔管后48~72小时需要重新插管，有30%以上患者会发生这种情况。拔管失败的常见原因是气道病理状态、肺外原因引起呼吸衰竭不能纠正或存在其他病因影响呼吸功能[3-9]。拔管后早期需重新插管的患者死亡率上升，住院日及住ICU时间会延长，呼吸道并发症发病率提高[4, 6-7]。

不必要推迟撤机和拔管会增加呼吸机相关并发症，包括肺炎、气压伤和容量伤[10-13]。相反，过早撤机拔管也有相应的并发症[13-14]。因此，临床医师需要权衡撤机拔管的利弊及评估需要重新插管的风险。

急诊患者撤机拔管

一些研究发现近些年急诊利用率在不断提高[14-16]，从急诊收入ICU的患者数量也在增加[17-18]。除了急诊患者的数量、危重程度，患者在急诊的住院时间也在增加[19]。

机械通气的撤机

停止氧疗及通气支持

撤机是降低氧气及通气支持，让患者逐渐掌控自己的呼吸的过程。有几种好的撤机模式及其必要的参数可以提高拔管成功率。

在低氧的患者中，可以通过提高PEEP和FiO_2来改善氧合。简单讲，外源性PEEP提供高于大气压的额外压力以防止呼气末肺泡塌陷[25-31]，提高功能残气量（FRC）。PEEP在很多疾病中都很有用。然而，过高的PEEP能导致一些并发症，包括气压伤、肺实质损伤、不良的心血管反应[31-32]。因此目标是应用最小的PEEP，避免这些已知的并发症，改善氧合。

氧合还能通过提高FiO_2来改善。避免长时间给予高浓度氧流量，因为会发生氮流失，加重肺不张[33]。PEEP的作用是调节FiO_2充分为动脉血供氧，但是避免并发症，如氧中毒。在低氧型呼吸衰竭中最常用的技术是给予100%纯氧，当患者的临床状况改善或稳定的时候撤机。临床医师可以应用脉氧饱和度（SpO_2）、血红蛋白的氧饱和度（SaO_2）、动脉氧分压（PaO_2）去指导调节PEEP和FiO_2。

SpO_2是一种无创的用双波长分光光度测定法来

检测氧浓度的方法。在毛细管床上，这些探测器发射 660 ηm 红光，可以很好被脱氧血红蛋白吸收。另外一个 940 ηm 近红外光束能被氧化血红蛋白更好吸收。光电二极管检测器测发射出的红光和红外光的量，应用合适的软件计算 SpO_2，它是动脉氧分压的替代方法。这些方法有一些局限性。例如需要一个好的吻合血管的区域作为接口，如甲床。深色指甲油或皮肤色素沉着可能影响光波吸收引起干扰[34-35]。休克或者血管活性药物引起外周血管收缩可以限制这些设备的应用[34-35]。最后血红蛋白病也影响这些探测器的准确性[33-34]。与 SpO_2 不同，SaO_2 是通过动脉血样本计算出来的。一些研究发现 SpO_2 和 SaO_2 没有很好的关联性，尤其在危重患者当中[36-38]。

SaO_2 和 PaO_2 都能通过分析动脉血标本计算出来。依据指南，基于健康成人的氧解离曲线，SaO_2 应该保持在 90% 以上，相应的 PaO_2 应该 $\geqslant$ 60 mmHg[38]。当然，在危重患者或者创伤患者中，需要再仔细评估这些参数，因为氧解离曲线可能会向左、向右偏，从而影响到 SaO_2 和 PaO_2 值[38]。

SaO_2 和 PaO_2 对动脉氧浓度（CaO_2）的影响如下：

$$CaO_2（ml\ O_2/dl）=[（1.34 \times [Hgb] \times SaO_2）+（0.0031 \times PaO_2）]$$

1.34 是血红蛋白的氧结合容量，[Hgb] 是血红蛋白浓度。简化一下，在健康人中 CaO_2 水平大概是 20 ml O_2/dl，包含与血红蛋白结合的氧气和溶解在动脉血液中的氧气。一旦动脉血液供氧，输送到组织的氧气可以用以下公式计算：

$$DO_2（ml/min）=Q \times CaO_2.$$

Q 代表心输出量。因此除了动脉氧合的测定方法，必须考虑患者的氧携带能力，或血红蛋白浓度以及心输出量，以满足患者氧气需求，进行有效地脱机。

与单纯的氧合异常相反，一些患者因为通气功能异常需要插管。通气是空气进出肺部的运动。分钟通气量（V_A）是每分钟进入肺部的气体量。呼出气分钟通气量（V_E）是每分钟从肺中呼出的气体量，可以用以下公式计算：

$$V_E = f \times V_T,$$

f 是呼吸频率，V_T 是潮气量。V_A 和 V_E 的总量是不同的，因为存在解剖和生理无效腔。例如，我们假设设置 500 ml 的潮气量，大概有 150 ml 是在管路中，不参与气体交换。换句话说只有 350 ml 或者说

2/3 吸入气体量进入肺泡，无效腔容积与总潮气量的比值是 0.25 ~ 0.35。然而在危重患者当中这个比值会显著改变，随着生理无效腔和未参与通气的肺组织的百分比的增长，死亡率也在上升[39-40]。肺泡是参与气体交换的场所，肺泡通气量可

$$V_A = f \times（V_T - V_D）.$$

换句话说，真正的肺泡分钟通气量与无效腔通气量相关。

为了进行有效地通气，身体必须清除储存的 CO_2。动脉血中 CO_2 的量或者 $PaCO_2$ 可以通过以下公式计算：

$$PaCO_2 = \frac{k \times VCO_2}{V_A} = \frac{k \times VCO_2}{V_E \times（1 - V_D/V_T）},$$

k 是一个常数，VCO_2 是二氧化碳产生量。根据这个公式，$PaCO_2$ 和 VCO_2 成正比，与二氧化碳清除量（V_E）成反比。在发热、新陈代谢率提高或呼吸做功增加时二氧化碳产生量增加。二氧化碳清除量受药物、过度镇静、疲劳、肺实质疾病、生理无效腔容积的影响。为了进行有效地通气，患者产生的二氧化碳量必须和他/她清除二氧化碳的能力相匹配。

$PaCO_2$ 的正常值是 35 ~ 45 mmHg，机械通气的目标是通过调节呼吸频率和潮气量以改变呼气分钟通气量来纠正急性呼吸性酸中毒[37]。在 ARDS 患者中小潮气量（6 ~ 8 ml/kg）可以带来更好的临床疗效[42-43]。在没有 ARDS 的患者中小潮气量也是有益的[43]。Fuller 等人研究发现在机械通气初期应用小潮气量可以降低患者进展至 ARDS 的风险[44]。

成功撤机必要的生理参数

一旦起始诱发疾病稳定或者可逆因素解除就应该开始撤机。目标是当 PEEP 在 5 ~ 8 mmHg 水平，$FiO_2 \leqslant 40\% ~ 50\%$ 条件下，能够维持 $SaO_2 \geqslant 90\%$ 和 $PaO_2 \geqslant 60$ mmHg[10-11,38]。另外氧合指数需 >150 ~ 200，保证肺损伤得以解决[36]。随着引起通气障碍的可逆因素得以解决，调节潮气量和呼吸频率可以保证患者的分钟通气量（正常人为 5 ~ 6 L/min）。通气支持的目的是纠正呼吸酸碱异常，尤其是二氧化碳产生过多引起的 $pH \geqslant 7.25$ 的呼吸性酸中毒[10-11,38]。

一旦这些问题得以解决，镇静药需减至最小剂量以保证患者的自主呼吸[10-11]。要想成功拔管患者必须血流动力学稳定，没有心肌损伤的迹象或者不需要血管活性药物支持[10-11]。指南指出撤机试验时患者呼吸频率要小于 35 次/min，心率要小于 140 次/min，才

能成功拔管[10-11]。电解质异常和激素水平能够影响呼吸，如磷酸盐、镁、碳酸氢盐、糖皮质激素、胰岛素/胰高血糖素水平[10-11]。Hg <70 g/L 的贫血需要纠正[46-47]，因为血红蛋白浓度影响动脉氧浓度以及氧气的传输。另外患者需要体温正常，发热会延迟拔管[48]。

一旦患者的病情稳定或者逆转，这些生理参数就会得到满足，患者能够保护气道，呼吸机参数调至最低支持水平，患者可以安全地进行自主呼吸试验（SBT）来评估是否能够撤机。多个研究表明停止镇静，进行 30 分钟 SBT 是成功拔管的有效策略[49-55]。

自主呼吸试验和脱机的不同模式

通过 SBT 来撤机可以应用不同的模式，目前已进行这些方式的有效性的研究。一种可以应用的撤机模式是间歇指令通气（IMV），在这种模式中，医生师设定 T_v、呼吸频率、潮气量。按照设定的呼吸频率给予指令通气时，给予设定的潮气量，自主呼吸时呼吸机不给予支持，导致因为患者的呼吸力量不同而潮气量不同。一些研究发现 IMV 不是好的撤机模式，因为撤机时间比其他模式长[53]。这种模式患者不能耐受，尤其是那些有 COPD 病史的患者，因为患者经常不得不更费劲地呼吸以打开呼吸机的需求阀[53-56]。因此，指南指出避免应用 IMV 模式脱机[11]。

T 管或者 T 型接头是进行 SBT 的另外一种方法。患者与呼吸机断开，通过 T 型管与气管插管末端连接来给氧。持续正压通气（CPAP）模式是呼吸机支持模式，但是 T 管模式没有呼吸机支持。研究发现 T 管模式优于 IMV 模式[53-54]，但是考虑到气管内插管和呼吸机断开，有人担心在 T 管模式下不能很好地监测。

为了对抗气管内插管的呼吸功，压力支持通气（PSV）也被用于脱机模式。在 PSV 模式下，医师设置压力支持水平，给或者不给 PEEP，能够监测 T_v、呼吸频率、呼吸流量。支持水平逐渐下调，直至足够补偿气管内插管阻力及呼吸机阀门阻力[54]。这种模式可以减少呼吸肌做功[54]。Bouchard 等人证实 PSV 模式具有较低的拔管失败率，降低了拔管时间以及需要住 ICU 的时间[54]。

有些人表示 PSV 给的持续不变的吸气正压是不符合生理情况的，应该变为压力可变。自动导管补偿（ATC）是一种更新的模式，可以更有效地帮助克服来自呼吸机以及气管插管的阻力[58]。但是 Cohen 等人发现 ATC 模式可以帮助患者成功通过 SBT，但是与其他模式相比在拔管失败率方面没有显著差异[58]。

气道压力释放通气（ARPV）是另外一种可以用于 SBT 的呼吸机模式。与 CPAP 模式一样，医师需设置 P_{high}，持续预设时间（T_{high}）[59]。为了增加通气，在短时间内（P_{low}）压力释放至设定的 P_{low}[59]。在 P_{high} 和 P_{low} 之间患者可以脱离镇静自主呼吸，呼吸机有助于肺泡复张和增加分钟通气量[59]。应用 ARPV 模式脱机，P_{high} 逐渐减低，T_{high} 逐渐延长，应用（"降低和延长"）技术直到患者原本的 CPAP 水平[59]。

医师根据患者特点以及自身熟悉度选择不同的撤机模式。尽管有那么多模式可供选择，但研究发现医师在决定拔管时过于谨慎，不必要地拖延了拔管[60-61]。在 ICU 中日常撤机规程和非医师主观掌控的试验可以帮助识别具有撤机能力的患者[60-61]。现在有一些呼吸机可以根据患者的呼吸频率、潮气量、$PaCO_2$ 来调节压力支持，做到撤机自动化[62]。

脱机参数和拔管准备

为了评估 SBT，临床医师通常可以在试验终止时获取一些参数。快速浅呼吸指数（RSBI）如下定义：

$$RSBI = \frac{f}{T_v}$$

f 是呼吸频率，Tv 是潮气量。没有通过 SBT 的人通常具有较高的呼吸频率，呼吸浅，导致 RSBI 升高。Yang 和 Tobin 研究发现 RSBI <105 次/（min·L）具有 97% 敏感性，64% 特异性预测成功拔管[63]。Krirger 等人发现 RSBI 在老年人中预测成功拔管的准确率可以提高[64]。

负吸气（NIF）或者最大吸气压力（MIF）是患者深呼吸时所能产生的压力，在拔管前可以测量。我们通常使用 cutoff 值 NIF≥-25 mmHg，这个试验通常不能很好预测拔管成功率[11, 50]。如果患者能够产生潮气量 >5 ml/kg，拔管前通气的充分性能够被评估[11]。最终患者肺活量应该 >10 ml/kg。

拔管前最后的考虑

一旦患者成功通过 SBT，医师必须决策患者是否准备好拔管。需要考虑一些因素，例如是否需要进一步的图像研究或试验。Frutos-Vivar 和他的同事发现在 ICU 患者中拔管前 24 小时液体正平衡以及插管时存在肺炎，与拔管失败有关[65]。气囊漏气试验能够保证拔管成功。进行气囊漏气试验时，患者仍然和呼吸机连接，然后将气囊放气，检测吸气潮气量和呼气潮气量的差别[66]。Miller 和 Cole 发现气囊漏气值 <110 ml 与拔管后喘鸣有关[67]。用力咳嗽和清除气道分泌物的能力对成功拔管特别重要，尤其在存在脑损伤或那些不能执行简单指令动作的患者[45, 67-70]。

现在无创正压通气（noninvasive positive pressure ventilation，NIPPV）使用越来越频繁，拔管后立即使用 NIPPV 可以减少有创呼吸机的使用时间，防止拔管失败，作为重新插管之前的治疗措施，尤其适用于那些 COPD 患者和神经肌肉病患者[70-72]。Ornico 研究发现应用 NIPPV 在那些因为至少三天的急性呼吸疾病插管的患者中可以防止拔管失败[71]。

最后，拔管前医师和患者应该要讨论因有呼吸衰竭需要重新插管的可能。如果患者可能需要重新插管，临床医师应检查脱机参数和其他可能的不利影响因素，最大限度地增加脱机的可能性。

拔管

通过 SBT 的患者应该早期拔管，排除之前讨论的问题。为了成功拔管，临床医师应该做好可能拔管失败的准备，需要在床旁准备好插管的器具，以备需要重新插管。

拔管前临床医师必须准备好拔管后的氧疗设备；常见的是拔管后立即给患者应用面罩、鼻导管或湿化氧气。当氧源准备好，患者应该处于直立位，患者的口腔气道应该打开至后咽部，移除固定气管插管的物品，然后气囊放气，会引起患者咳嗽；告知患者拔管过程中可能发生的情况有助于缓解患者的焦虑。在拔管的同时应该将吸痰管放置在气管插管中清除气道分泌物，刺激咳嗽反射。一旦拔除气管插管，立即给予吸氧，听诊下气道是否有异常呼吸音以及颈部是否有喘鸣声。最后应鼓励患者说出自己的名字以评估保持气道开放的能力。临床情况允许可以逐渐脱离氧疗设备，直到患者可以耐受空气氧或者恢复到患者基础的氧疗需求。

拔管后 72 小时内是患者因为呼吸衰竭需要重新插管的危险时期[3-9]。持续密切地监测这些患者是很必要的，因为拔管后呼吸困难可以危及生命。拔管后呼吸衰竭继发于上气道疾病、下气道疾病或肺外疾病[73-75]。拔管后需要重新插管的危险因素包括长时间插管、拔管相关的创伤、气囊过度充气[73]。因此临床医师应该警惕拔管后 72 小时内的呼吸困难，

如果需要立即重新插管。

总结

- 撤机是降低氧气及通气支持，让患者逐渐掌控自己的呼吸的过程。
- 拔管是脱离机械通气，包括不再给予呼吸支持及拔除气管插管。
- 意外拔管是指由患者或医务人员意外拔除气管插管。
- 拔管失败是指拔管后 48~72 小时需要重新插管。
- 不必要的拖延撤机和拔管能够增加呼吸机相关的并发症[10-13]。相反，不恰当的撤机和拔管也有相应的并发症[13-14]。
- 一旦起始诱发因素稳定或者可逆因素解除就应该开始撤机。
- 拔管前需要满足的条件[10-11, 36, 38, 45, 67-70]
- 生命体征：RR <35 次/min，HR <140 次/min，血压正常和用最小剂量升压药血流动力学稳定。
- 氧　合：PEEP<8 mmHg，$FiO_2 \leqslant 40\% \sim 50\%$，$SaO_2 \geqslant 90\%$，$PaO_2 \geqslant 60$ mmHg，PaO_2/FiO_2 比值 >150~200。
- 通气和肺功能：V_T>5 ml/kg，VC>10 ml/kg，pH≥7.25，NIF≥-25 mmHg。
- RSBI<105 次/(min·L)。
- 血红蛋白 >7 mg/dl。
- 有能力保持气道通畅。
- 气囊漏气试验 >110 ml。
- 咳痰有力，有能力清除气道分泌物。

（李　硕　徐定华　译）

参考文献

1. Listello D, Sessler CN. Unplanned extubation. Clinical predictors for re-intubation. *Chest*. 1994; 105:1496–1503.
2. Krinsley JS, Barone JE. The drive to survive: unplanned extubation in the ICU. *Chest*. 2005; 128:560–566.
3. Demling RH, Read T, Lind LJ, Flanagan HL. Incidence and morbidity of extubation failure in surgical intensive care patients. *Crti Care Med*. 1988; 16(6):573–577.
4. Smailes ST, Martin RV, McVicar AJ. The incidence and outcome of extubation failure in the burn intensive care patients. *J Burn Care Res*. 2009; 30(3):386–392.
5. Brown CV, Daigle JB, Foulkrod KH, et al. Risk factors associated with early re-intubation in trauma patients: a prospective observational study. *J Trauma*. 2011; 71(1):37–41; discussion 41–42.
6. Jubran A, Tobin MJ. Pathophysiological basis of acute respiratory distress in patients who fail a trial of weakening from mechanical ventilation. *Am J Respir Crit Care Med*. 1997; 155(3):906–915.

7. Epstein SK, Ciubotaru RL, Wong JB. Effect of failed extubation on the outcome of mechanical ventilation. *Chest*. 1997; 112(1):186–192.

8. Jubran A, Parthasarathy S. Hypercapneic respiratory failure during weaning: neuromuscular capacity versus muscle loads. *Respir Care Clin N Am*. 2000; 6(3):385–406;v.

9. Vassilakopoulos T, Zakynthinos S, Roussos C. The tension-time index and the frequency/tidal volume ratio are the major determinants of weaning failure and success. *Am J Respir Crit Care Med*. 1998; 158(2):378–385.

10. McIntyre NR, Cook DJ, Ely EW Jr, et al. Evidence-based guidelines for weaning and discontinuing ventilatory support: a collective task force facilitated by the American College of Chest Physicians; the American Association for Respiratory Care; and the American College of Critical Care Medicine. *Chest*. 2001; 120(6 Suppl):375S–395S.

11. Boles JM, Bion J, Connors A, et al. Weaning from mechanical ventilation. *Eur Respir J*. 2007; 29(5):1033–1056.

12. Estaban A, Alia I, Ibañez J, Benito S, Tobin MJ. Modes of mechanical ventilation and weaning. A national survey of Spanish hospitals. The Spanish Lung Failure Collaborative Group. *Chest*. 1994; 106(4):1188–1193.

13. MacIntyre NR. Evidence-based assessment in the ventilation discontinuation process. *Respir Care*. 2012; 57(10):1611–1618.

14. Frutos-Vitar F, Ferguson ND, Esteban A, et al. Risk factors for extubation failure in patients following a successful spontaneous breathing trial. *Chest*. 2006; 130(6):1664–1671.

15. Pitts SR, Niska RW, Xu J, Burt CW. National Hospital Ambulatory Medical Care Survey: 2006 emergency department summary. *Natl Health Stat Report*. 2008; (7):1–38.

16. Tang N, Stein J, Hsia RY, Maselli JH, Gonzales R. Trends and characteristics of US emergency department visits, 1997-2007. *JAMA*. 2010; 304(6):664–670.

17. Herring AA, Ginde AA, Fahimi J, et al. Increasing critical care admission from U.S. emergency departments, 2001-2009. *Crit Care Med*. 2013; 41(5):1197–1204.

18. Mullins PM, Goyal M, Pines JM. National growth in intensive care unit admission from emergency departments in the United States from 2002 to 2009. *Acad Emerg Med*. 2013; 20(5):479–486.

19. Herring A, Wilper A, Himmelstein DU, et al. Increasing length of stay among adult visits to U.S. Emergency departments, 2001-2005. *Acad Emerg Med*. 2009; 16(7):609–616.

20. Chung TN, Yoon I, You JS, et al. Mechanical ventilation in the emergency department for 24 hours or longer is associated with delayed weaning. *J Crit Care*. 2012; 27(6):740.e9–740.e15.

21. Cline SD, Schertz RA, Faucet EC. Expedited admission of patients decreases duration of mechanical ventilation and shortness ICU stay. *Am J Emerg Med*. 2009; 27(7):843–846.

22. Rose L, Gray S, Burns K, et al. Emergency department length of stay for patients requiring mechanical ventilation: A prospective observational study. *Scand J Trauma Resusc Emerg Med*. 2012; 20:30.

23. Easter BD, Fischer C, Fisher J. The use of mechanical ventilation in the ED. *Am J Emerg Med*. 2012; 30(7):1183–1188.

24. Weingart SD, Menaker J, Troung H, Bochicchio K, Scalea TM. Trauma patients can be safely extubated in the emergency department. *J Emerg Med*. 2011; 40(2):235–239.

25. Gattinoni L, Pelosi P, Crotti S, Valenza F. Effects of positive end-expiratory pressure on regional distribution of tidal volume and recruitment in adult respiratory distress syndrome. *Am J Respir Crit Care Med*. 1995; 151:1807–1814.

26. Puybasset L, Gusman P, Muller JC, Cluzel P, Coriat P, Rouby JJ. Regional distribution of gas and tissue in acute respiratory distress syndrome. III. Consequences for the effects of positive end-expiratory pressure. CT Scan ARDS study group. Adult respiratory distress syndrome. *Intensive Care Med*. 2000; 26(9):1215–1227.

27. Santa Cruz R, Rojas JI, Nervi R, Heredia R, Ciapponi A. High versus low positive end-expiratory pressure (PEEP) levels for mechanically ventilated adult patients with acute lung injury and acute reparatory distress syndrome. *Cochrane Database Syst Rev*. 2013; (6):CD009098.

28. Brower RG, Kanken PN, MacIntyre N, et al. Higher versus lower positive end-expiratory pressure in patients with acute respiratory distress syndrome. *N Engl J Med*. 2004; 351(4):327–336.

29. Meade MO, Cook DJ, Guyatt GH, et al. Ventilation strategy using low tidal volumes, recruitment maneuvers, and high positive end-expiratory pressure for acute lung injury and acute respiratory distress syndrome: a randomized controlled trial. *JAMA*. 2008; 299(6):637–645.

30. Rimensberger PC, Pristine G, Mullen BM, Cox PN, Slutsky AS. Lung recruitment during small tidal volume ventilation allows minimal positive end-expiratory pressure without augmenting lung injury. *Crit Care Med*. 1999; 27(9):1940–1945.

31. Dreyfuss D, Saumon G. Ventilator-induced lung injury: lessons from experimental studies. *Am J Respir Crit Care Med*. 1998; 157(1):294–323.

32. Bernsten AD, Bryan DL. Ventilator-injured lung injury: do dynamic factors play a role? *Crit Care Med*. 2005; 33(4):907–909.

33. Rothen HU, Sporre B, Engberg G, Wegenius G, Högman M, Hedenstierna G. Influence of gas composition on recurrence of atelectasis after a reexpansion maneuver during general anesthesia. *Anesthesiology*. 1995; 82(4):832–842.

34. Jurban A. Pulse oximetry. *Crit Care*. 1999; 3(2):R11–R17.

35. McMarrow RC, Mythen MG. Pulse oximetry. *Curr Opin Crit Care*. 2006; 12(3):269–271.

36. Perkins, GD, McAuley DF, Giles S, Routledge H, Gao F. Do changes in pulse oximeter oxygen saturation predict eequivalent changes in arterial oxygen saturation? *Crit Care*. 2003; 7(4):R67.

37. Wilson, BJ, Cowan HJ, Lord JA, Zuege DJ, Zygun DA. The accuracy of pulse oximetry in emergency department patients with severe sepsis and septic shock: a retrospective cohort study. *BMC Emerg Med*. 2010; 10:9.

38. Slutsky AS. Consensus conference on mechanical ventilation–January 28–30, 1983 at Northbrook Illinois, USA. Part I. European Society of Intensive Care Medicine, the ACCP, and the SCCM. *Intensive Care Med*. 1994; 20(1):64–79.

39. Vender RL, Betancourt MF, Lehman EB, Harrell C, Galvan D, Frankenfield DC. Prediction equation to estimate dead space to tidal volume fraction correlates with mortality in critically ill patients. *J Crit Care*. 2014; 29(2):317.e1–e3.

40. Kallet RH, Zhuo H, Liu KD, et al. The association between physiologic dead-space fraction and mortality is subjects with ARDS enrolled in a prospective multi-center clinical trial. *Respir Care*. 2014; 59(11):1611–1618.

41. Ventilation with lower tidal volumes as compared with traditional tidal volumes for acute lung injury and the acute respiratory distress syndrome. The Acute Respiratory Distress Syndrome Network. *N Engl J Med*. 2000; 342(18):1301–1308.

42. Kallet RH, Jasmer RM, Pittet JF, et al. Clinical implementation of the ARDS network protocol is associated with reduced hospital mortality compared with historical controls. *Crit Care Med*. 2005; 33(5):925–929.

43. Serpa Neto A, Cardoso SO, Manetta JA, et al. Association between use of lung-protective ventilation with lower tidal volumes and clinical outcomes among patient without acute respiratory distress syndrome: a meta-analysis. *JAMA*. 2012; 308(16):1651–1659.

44. Fuller BM, Mohr NM, Drewry AM, Carpenter CR. Lower tidal volume at initiation of mechanical ventilation may reduce progression to acute respiratory distress syndrome: a systematic review. *Crit Care*. 2013; 17(1):R11.

45. Coplin WM, Pierson DJ, Cooley KD, Newell DW, Rubenfeld GD. Implications of extubation delay in brain-injured patients meeting stated weaning criteria. *Am J Respir Crit Care Med*. 2000; 161(5):1530–1536.

46. Hébert PC, Wells G, Blajchman MA, et al. A multicenter, randomized, controlled clinical trial of transfusion requirements in critical care. Transfusion requirements in critical care investigators, Canadian

Critical Care Trials Group. *N Engl J Med.* 1999; 340(6):409–417.

47. Hébert PC, Blajchman MA, Cook DJ, et al. Do blood transfusions improve outcomes related to mechanical ventilation? *Chest.* 2001; 119(6):1850–1857.

48. Netzer G, Dowdy DW, Harrington T, et al. Fever is associated with delayed ventilator liberation in acute lung injury. *Ann Am Thorac Soc.* 2013; 10(6):608–615.

49. Ely EW, Baker AM, Evan GW, Haponik EF. The prognostic significance of passing a daily screen of weaning parameters. *Intensive Care Med.* 1999; 25(6):581–587.

50. Meade M, Guyatt G, Cook D, et al. Predicting success in weaning from mechanical ventilation. *Chest.* 2001; 120(6 Suppl):400S–424S.

51. Girard TD, Kress JP, Fuchs BD, et al. Efficacy and safety of a paired sedation and ventilator weaning protocol for mechanical ventilated patients in intensive care (Awakening and Breathing Controlled Trial): a randomized controlled trial. *Lancet.* 2008; 371(9607):126–134.

52. Ely EW, Baker AM, Dunagan DP, et al. Effect on the duration of mechanical ventilation of identifying patients capable of breathing spontaneously. *N Engl J Med.* 1996; 335(25):1864–1869.

53. Esteban A, Frutos F, Tobin MJ, et al. A comparison of four methods of weaning patients from mechanical ventilation. Spanish Lung Failure Collaborative Group. *N Engl J Med.* 1995; 332(6):345–350.

54. Brochard L, Rauss A, Benito S, et al. Comparison of three methods of gradual withdrawal from ventilatory support during weaning from mechanical ventilation. *Am J Respir Crit Care Med.* 1994; 150(4):896–903.

55. Meade M, Guyatt G, Sinuff T, et al. Trials comparing alternative weaning modes and discontinuation assessments. *Chest.* 2001; 120(6 Suppl):425S–437S.

56. Frutos-Vivar F, Esteban A. Our paper 20 years later: how has withdrawal of mechanical ventilation changed? *Intensive Care Med.* 2014; 40(10):1449–1459.

57. Mehta S, Heffer MJ, Maham N, et al. Impact of endotracheal tube size on preextubation respiratory variables. *J Crit Care.* 2010; 25(3):483–488.

58. Cohen JD, Shapiro M, Grozovski E, Lev S, Fisher H, Singer P. Extubation outcome following a spontaneous breathing trial with automatic tube compensation versus continuous positive airway pressure. *Crit Care Med.* 2006; 34(3):682–686.

59. Hibashi NM. Other approaches to open-lung ventilation: airway pressure release ventilation. *Crit Care Med.* 2005; 33(3 Suppl):S228–S240.

60. Ely EW, Meade MO, Haponik EF, et al. Mechanical ventilator weaning protocols driven by nonphysician health-care professionals: evidence-based clinical practice guidelines. *Chest.* 2001; 120(6 Suppl):454S–463S.

61. Kollef MH, Shapiro SD, Silver P, et al. A randomized, controlled trial of protocol-directed versus physician-directed weaning from mechanical ventilation. *Crit Care Med.* 1997; 25(4):567–574.

62. Burns KE, Lellouche F, Lessard MR, Friedrich JO. Automated weaning and spontaneous breathing trial systems versus non-automated weaning strategies for discontinuing time in invasively ventilated postoperative adults. *Cochrane Database Syst Rev.* 2014; 13(2):CD008639.

63. Yang KL, Tobin MJ. A prospective study of indexes predicting the outcome of trials of weaning from mechanical ventilation. *N Engl J Med.* 1991; 324(21):1445–1450.

64. Krieger BP, Isber J, Breitenbucher A, Throop G, Ershowsky P. Serial measurements of the rapid-shallow-breathing-index as a predictor of weaning outcomes in elderly medical patients. *Chest.* 1997; 112(4):1029–1034.

65. Frutos-Vivar F, Ferguson ND, Esteban A, et al. Risk factors of extubation failure in patients following a successful spontaneous breathing trial. *Chest.* 2006; 130(6):1664–1671.

66. Miller RL, Cole RP. Association between cuff leak volume and post-extubation stridor. *Chest.* 1996; 110(4):1035–1040.

67. Smailes ST, McVicar AJ, Martin R. Cough strength, secretions and extubations outcome in burn patients who have passed a spontaneous breathing trial. *Burns.* 2013; 39(2):236–242.

68. Beuret P, Roux C, Auclair A, Nourdine K, Kaaki M, Carton MJ. Interest of an objective evaluation of cough during weaning from mechanical ventilation. *Intensive Care Med.* 2009; 35(6):1090–1093.

69. Khamiees M, Raju P, DeGirolamo A, Amoateng-Adjepong Y, Manthous CA. Predictors of extubation outcome in patients who have successfully completed a spontaneous breathing trial. *Chest.* 2001; 120(4):1262–1270.

70. Hess DR. The role of noninvasive ventilation in the ventilator discontinuation process. *Respir Care.* 2012; 57(10):1619–1925.

71. Ornico SR, Lobo SM, Sanches HS, et al. Noninvasive ventilation immediately after extubation improves weaning outcome after acute respiratory failure: a randomized controlled trial. *Crit Care.* 2013; 17(2):R39.

72. Nava S, Ambrosino N, Clini E, et al. Noninvasive ventilation in the weaning of patients with respiratory failure due to chronic obstructive pulmonary disease. A randomized, controlled trial. *Ann Intern Med.* 1998; 128(9):721–728.

73. Jaber S, Chanques G, Matecki S, et al. Post-extubation stridor in intensive care unit patients. *Intensive Care Med.* 2003; 29(1):69–74.

74. Cavallone LF, Vannucci A. Extubation of the difficult airway and extubation failure. *Anesth Analg.* 2013; 116(2):368–383.

75. Furuichi M, Takeda S, Akada S, et al. Noninvasive positive pressure ventilation in patients with preoperative negative pressure pulmonary edema. *J Anesth.* 2010; 24(3):464–468.

第7章　无创正压通气

Brian J. Wright • Todd L. Slesinger

简介

急性呼吸困难是急诊和重症医师经常遇到的情况，通常，在明确诊断之前，临床医师必须首先保证充足的氧供和通气，急性呼吸困难需要积极治疗，治疗手段通常包括药物、吸氧和机械通气。历史上，需要正压通气的患者需要进行气管插管并连接到呼吸机上。在过去的二十年里，无创正压通气（NIPPV，简称无创通气）应用逐渐增多[1-2]。和气管插管不同，无创通气采用外部的面罩接口对患者实行正压通气。

无创正压通气的生理学

命名

在院前和急诊有两种无创通气方式：持续气道正压（CAPA）和双水平气道正压（BiPAP）。

CPAP 是在呼吸的整个周期中提供正压（图 7-1），根据患者吸气努力的不同，气道压轻度变化，设定压力非常接近平均气道压（P_{ma}），主要的气流或潮气量依赖于患者的吸气努力、肺顺应性和面罩合适度。

BiPAP 提供两种压力：吸气压（IPAP）和呼气压（EPAP）（图 7-2），EPAP 相当于有创呼吸机的呼气末正压（PEEP），在整个呼气周期中保持正压，IPAP 在吸气时提供更高的压力帮助呼吸并提高通气。

CPAP 和 PEEP：维持肺开放

CPAP 和 EPAP 类似，在机械通气患者呼气过程中提供高于大气压的压力。呼气过程中的正压有多重生理影响，根据不同患者的病理生理过程，这个压力有利或者有害。

增加 CPAP 和 EPAP 有助于血氧过低的呼吸衰竭的治疗，可以提供充分的氧合。对于血氧过低的呼吸衰竭，增加 PEEP 的益处在于打开萎陷的肺泡和膨胀不全的肺组织，以及肺水肿的肺泡，改善通气血流比。在这些肺泡，没有足够的通气或者存在右向左分流从而影响二氧化碳及氧合血红蛋白的交换。部分萎陷或水肿的肺泡是可复张并参与气体交换的，取决于疾病的进程和严重程度。可复张的肺泡在整个呼吸周期中可能开放或闭合，也可能整个周期中

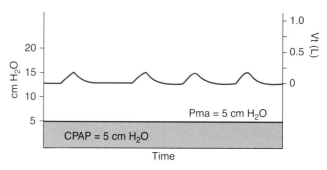

图 7-1 持续气道正压（CPAP）、CPAP 设置为 5。患者自主呼吸潮气量大约 200 ml，平均气道压（Pma）大约 5 cmH$_2$O。压力容量曲线理想

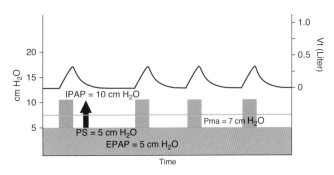

图 7-2　双水平气道正压（BiPAP）、吸气压（IPAP）设置为 10 cmH₂O、呼气压（EPAP）设置为 5 cmH₂O，压力支持（PS），用 IPAP-EPAP 为 5cmH₂O，平均气道压（Pma）大约 7cmH₂O。患者自主呼吸，潮气量大约 300cc，压力容量曲线理想

都处于闭合状态。增加 PEEP 可以在呼气末提供正压维持肺泡开放，打开萎陷的肺泡。打开萎陷的肺泡有助于减少分流改善氧合[3-5]。

过高的 PEEP 可能带来不利的影响，首先一些疾病状态下的肺泡不能复张，增加 PEEP 不能改善分流[4]。其次，过高的 PEEP 导致正常的肺泡过度充气，导致气压伤以及炎症因子释放，导致肺及肺外器官损伤[4]。再次，高 PEEP 会减少静脉回流，从而降低前负荷依赖情况下的心输出量（例如脓毒症和低血容量性休克），导致氧供减少，组织缺氧[4]。最后，过高的 PEEP 可能导致健康的肺泡过度充气，减少健康肺泡的血流，增加肺内分流，从而加重通气血流比失调[3-5]。

NIPPV 中提供的 PEEP 通常有利于改善氧合，增加 PEEP 的副作用通常出现在压力过高时，患者因为不适或者面罩漏气而不能耐受。压力过高时，胃扩张也成为一个问题。研究证实，避免胃扩张的压力应低于 25 cmH₂O[6]。

如果一个患者需要高水平的 CPAP 或 EPAP（大于 10 ~ 12 cmH₂O）来维持氧合，提示患者临床情况在恶化，不适于应用 NIPPV。此时推荐传统的气管插管机械通气。

气流和潮气量：让空气进出肺

气流和通气直接依赖于压力梯度和气道阻力，可以用 Ohms 公式来表示：V=IR，从而得出以下公式：Flow=Δ Pressure/Resistance 或者 Flow=（Patm - Palv）/R。

气道阻力在很多疾病状态下是很重要的（例如 COPD 和哮喘），临床医师需要给予个体化治疗（比如激素和 β 受体激动剂）以尽可能缓解疾病状态。在

自主呼吸的患者，肺泡和大气的压力梯度是通过胸腔内负压实现的。在吸气开始时，膈肌和肋间肌收缩，增加胸腔容积，降低胸腔内压力，相对于大气，肺泡内是负压，空气顺压力梯度进入肺泡。吸气结束时，胸壁的弹性回缩增加肺泡内压力，产生一个相对于大气压的正压，空气顺着压力梯度呼出[3,5]。

压力梯度产生气流的通气原理也适用于 NIPPV 和其他的正压通气。在这些情况下，呼吸机提供正压，产生压力梯度，驱动气流从大气进入肺泡。大气压变得更高（相对的肺泡负压增加）从而产生吸气需要的压力梯度。呼气过程类似于自主呼吸的患者是一个被动的过程，胸壁弹性回缩产生压力梯度使气流呼出。

保证足够的潮气量和分钟通气量是呼出二氧化碳必需的。假设气道阻力是一个常数，潮气量取决于肺泡和大气的压力梯度。理解这个概念对于应用无创呼吸机是很有用的，重新整理上面的方程得出以下公式：TV ≈（IPAP - EPAP）/R。

潮气量依赖于 BiPAP 提供的压力支持，压力支持相当于 IPAP 和 EPAP 的差值。在患者有足够的呼吸频率的情况下，增加压力支持，可以增加潮气量和分钟通气量，从而增加通气。

如果患者情况没有改善或者需要提供更高的压力支持才能维持适当的精神状态、pH 值、PaCO₂、潮气量和分钟通气量以及舒适度，NIPPV 则不再适合于这个患者，而应该采取有创机械通气。

设置和实际应用

患者的选择

对于呼吸困难的患者，选择合适的 NIPPV 或者传统的气管插管、机械通气方式对于减少死亡率有着重要的意义[7]。首先，患者存在呼吸生理紊乱需要进行压力支持通气。临床上，患者存在中重度的呼吸窘迫，存在呼吸急促、呼吸辅助肌参与运动或者存在胸腹矛盾呼吸的证据。这些现象意味着呼吸功增加，如果没有及时处理将进展为呼吸衰竭。辅助检查或实验室检查提示中重度呼吸窘迫的证据包括呼吸性酸中毒（pH<7.35，PaCO₂>45 mmHg）、严重低氧血症（吸氧情况下氧饱和度 <92% 或氧合指数 PaO₂/FiO₂<200），也可以用来指导 NIPPV 患者的选择。同时，临床医师需要根据实际情况解读实验室检查数据，在哮喘患者和 COPD 患者以及慢性心衰急性加重患者，同样的血气结果，如 PaCO₂

40 mmHg 和氧饱和度 92% 意义大不相同。其次，患者的疾病过程可以通过 NIPPV 治疗并且得到快速逆转，例如，COPD 和慢性心衰急性加重。在这些患者中，NIPPV 应该尽早应用以免出现呼吸肌疲劳、进一步的器官功能损害和逐渐加重的呼吸窘迫。最近的证据表明，NIPPV 更适合早期应用而不是晚期应用[8]。最后，禁忌证和预测 NIPPV 失败的情况应被排除：例如窒息或呼吸停止、临床情况不稳定、无气道保护能力和清理分泌物能力、过度焦虑、面罩不合适以及近期上气道或者胃肠道手术[7,9]。

一个例外的情况是对于不同意气管插管（Do-Not-Intubate，DNI）的患者，急性呼吸窘迫和呼吸衰竭往往是多因素造成的，急诊医师通常需要在临床资料不完整的情况下处理和稳定患者情况。如果临床医师认为患者适合应用 NIPPV，那么 1~2 小时的 NIPPV 是合适的，前提是不存在上述禁忌证[7,9]。如果患者的临床情况和血气参数改善，NIPPV 可以继续应用或者在合适的时候停用。相反，如果患者情况没有改善，持续恶化，或者患者病情不能通过 NIPPV 得到缓解，那就应该重新评估患者的情况并调整治疗方案。对于选择拒绝有创抢救的患者，可采取姑息治疗。NIPPV 的一个风险在于延迟气管插管机械通气的时间，有潜在增加持续使用 NIPPV 患者发病率和死亡率的风险[7-11]。如果无创通气期间患者情况没有改善或者恶化，应该尽早实行气管插管以免情况进展。

患者和无创通气接口

临床上有三种接口或面罩来实现 NIPPV：头盔、鼻面罩和口鼻面罩。三种面罩各有优缺点。

头盔式面罩包绕患者整个头部，有些观点担心头盔式面罩会导致患者重复呼吸二氧化碳，尤其是当呼吸机和面罩断开时[7,12]。头盔式面罩也有优于口鼻面罩的优点[7,12]。头盔式面罩减少了皮肤损伤的风险，更适合于长时间应用 NIPPV[7,12]。大多数临床研究并不使用头盔式面罩，这种面罩在美国的使用是有限的[7]。

鼻面罩只包绕患者的鼻子，患者嘴部并没有被覆盖，这类面罩通常用于慢性阻塞性疾病如睡眠呼吸暂停。鼻面罩比口鼻面罩更舒适，减少引发幽闭恐惧的风险。然而，鼻面罩并不适合急性患者，因为潜在漏气量大，并且当患者张口或者用嘴呼吸时，压力下降[7,9,12]。

在急诊和监护病房最常用的是口鼻面罩，口鼻面罩包绕从鼻梁到鼻子，在下巴和嘴周围形成密闭的空间[7,9,12]。使用口鼻面罩时，要尽量减少漏气，漏气会造成压力下降和供气减少，但是过度使用或者面罩过紧会导致面部压疮。一些患者在使用口鼻面罩和正压通气时会产生不适感和幽闭恐惧的感觉[7,9,12]。这就需要临床医师在床旁调整面罩和呼吸机保证通气。临床医师可以根据实际情况给予镇痛和抗焦虑治疗，但是也必须考虑到上述药物对呼吸和精神状态的负面影响。

初始设置和患者监护

在选择初始 NIPPV 设置的时候，重点需要考虑患者疾病的潜在进程、压力支持的水平、患者的舒适度和依从性。尽量在较低的压力水平下提高患者的依从性、通气和氧合。对于急诊医师，BiPAP 初始的参数通常设置为 IPAP 10 cmH_2O，EPAP 5 cmH_2O，即 10/5 法则。这是一个可接受的初始压力水平，有利于提高患者依从性。但是 10/5 法则提供了 5cmH_2O 的压力支持水平，等于或略低于脱机试验所需要的压力水平。在描述 BiPAP 和传统机械通气的压力方面，有着微妙但重要的不同。在 BiPAP 中，10/5 意味着 IPAP 10 cmH_2O，EPAP 5 cmH_2O；而在传统机械通气方面，10/5 意味着 10+5，也就是吸气压为 15 cmH_2O 而呼气压为 5 cmH_2O，因此临床医师监控患者的参数调节合适的压力水平保证气体交换，减少呼吸做功非常重要。不合适的压力支持或 PEEP（EPAP）增加呼吸功[7,9]。

NIPPV 患者的监测包括主观和客观的参数，见表 7-1。

首先，检查患者和呼吸机接口的漏气情况，漏气是可以听见的，也可以用手放在面罩周围感觉漏气情况。漏气会导致给患者的压力支持减少，导致 NIPPV 失败。弥补漏气的一个方法是提高压力水平从而提高患者实际得到的压力支持。但是提高压力也会导致漏气增加，解决漏气问题最好的办法是调整面罩或更换更合适的接口。其次，临床医师需要关注临床参数比如患者的精神状态、呼吸辅助肌参与情况、舒适度以及主观的呼吸困难和胸痛症状。精神状态的恶化意味着呼吸状态的恶化，加重二氧化碳潴留，意味着需要终止 NIPPV。患者应该汇报呼吸困难的改善，医师应该尽量减少呼吸辅助肌的参与，改善人机同步性。再次，应该持续监测客观指标比如潮气量、呼吸频率、心率、氧饱和度、血压，应该上机前查基线的血气分析，上机后 1~2 小

表 7-1　　NIPPV 患者的监测
主观症状
• 呼吸困难
• 精神状态
• 气道保护
• 患者舒适度
• 人机同步
• 辅助肌参与
• 漏气量
客观指标
• 心率
• 氧饱和度
• 血压
• 呼吸频率
• 潮气量（6~8 ml/kg）
• 血气：pH、$PaCO_2$、PaO_2（基线血气和1~2小时复查）

时复查血气分析。

临床实例：通气和呼吸做功

举一个临床应用实例：一个患者 COPD 急性加重，2 型呼吸衰竭，接受 NIPPV。这个患者存在通气不足，呼吸性酸中毒，呼吸功增加，医师设置的呼吸机参数为 IPAP 10 cmH_2O，EPAP 5 cmH_2O，调整给氧浓度保证患者的氧饱和度在 88%~92%。过高的氧饱和度没有必要，而且会增加呼吸抑制的风险。5 cmH_2O 的 EPAP 是合适的，可以克服内源性 PEEP，降低吸气阈值，减少呼吸功。IPAP 10 cmH_2O 提供了 5 cmH_2O 的压力支持。这是最小的压力支持，临床医师需要关注患者的依从性，从低水平的压力开始。

上机一段时间之后，医师发现患者没有足够的潮气量，$PaCO_2$ 没有下降到合适水平，医师决定继续 BiPAP，增加压力支持水平，不是同时增加 IPAP 和 EPAP，医师选择只增加 IPAP，如图 7-3。同时增加 IPAP 和 EPAP 将使肺泡压力梯度不变，潮气量和通气也保持不变，选择性增加 IPAP，可以增加压力梯度，从而增加通气和潮气量。

临床实例：低氧

第二个病例，一个慢性心衰急性加重的患者应用 BiPAP 通气，同样的参数设置 IPAP 10 cmH_2O，EPAP 5 cmH_2O，充足的 FiO_2，最初医师逐渐提高 FiO_2，不幸的是，100% 的氧浓度仍不足以改善低氧。如果患者情况没有充分改善，医师必须改善平均气道压和肺泡分流情况（见如下公式），从而改善通气

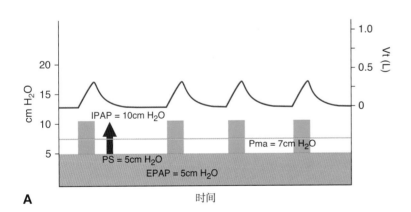

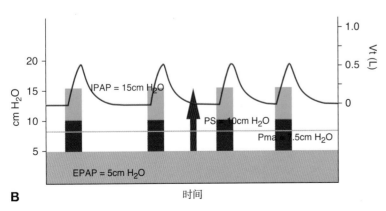

图 7-3　理想状态下潮气量和压力支持曲线。A. 患者使用 BiPAP，设置 IPAP 10 cmH_2O，EPAP 5 cmH_2O，患者潮气量小因为压力支持只有 5 cmH_2O。B. 为了增加压力支持，将 IPAP 调至 15 cmH_2O，EPAP 保持不变，压力支持变为 10 cmH_2O，潮气量改善，平均气道压轻度增加

血流比例失调，减少分流，以利于更有效改善低氧。这时候增加 EPAP（PEEP）水平比增加压力支持对平均气道压的影响更大。IPAP 和 EPAP 同时增加见图 7-4，这样可以在增加平均气道压和改善氧合的同时增加吸气压力。

接受无创通气失败并及时终止无创通气

NIPPV 是在重症监护病房被深入研究的一种干预手段和治疗措施，可以减少死亡率。Landoni 等人[15]检查了所有发表的重症监护的论文得出减少死亡率的结论，8 个多中心随机对照研究证实急性呼吸衰竭患者接受 NIPPV 治疗显著改善生存率[15]。这种影响在多种临床情况都适用，但是在 COPD 患者中依赖于患者的情况。不成功的 NIPPV 已经证实与急性呼吸衰竭死亡率有关[10]。不能及时识别 NIPPV 失败和不恰当的患者选择都会导致有创机械通气的延迟和不好的结果。因此对于医师来说及时识别 NIPPV 失败的临床征象非常重要，可以避免紧急情况下的气管插管和死亡率增加。NIPPV 失败按照时间定义为三种情况：即刻失败（不超过 1 小时）、早期失败（1~48 小时）和晚期失败（超过 48 小时）[11]。

不包括患者选择不当，约 15%NIPPV 即刻失败[11]。导致即刻失败的原因有：咳嗽反射过弱和（或）气道分泌物过多、肺性脑病、昏迷、不耐受、精神过度焦虑以及人机不同步[11]。建议的干预措施：积极的胸部物理治疗，早期适当的纤支镜检查，最小化 FiO_2，设置最小频率防止通气不足，酌情使用镇静（尽量选择无呼吸抑制的药物如氯胺酮、右旋美托咪啶），减少漏气，调整无创参数减少呼吸做功。

早期失败约占无创通气失败的 65%。除了针对即刻失败的建议，针对导致急性呼吸衰竭的病因的处理对于减少早期失败十分重要。早期失败的预测因素包括：气体交换能力不足（1 小时氧合指数小于 146 或 pH<7.25），代谢性酸中毒，卒中，多器官功能衰竭，诊断中度 ARDS（氧合指数 <200），肺炎和脓毒症休克，呼吸频率增加（1 型呼吸衰竭 >25 次 / 分，2 型呼吸衰竭 >30 次 /min）[11]。改善气体交换、改善呼吸频率和纠正器官功能衰竭所需要的时间越长，预后越差[11]。

晚期失败约占 15%，睡眠干扰，严重的急慢性疾病，营养不良和高血糖与晚期失败有关[11]。需要再次强调，选择合适的 NIPPV 患者，早期识别 NIPPV 失败的征象，升级护理级别，避免紧急情况下实行气管插管以免增加死亡率对临床医师至关重要。

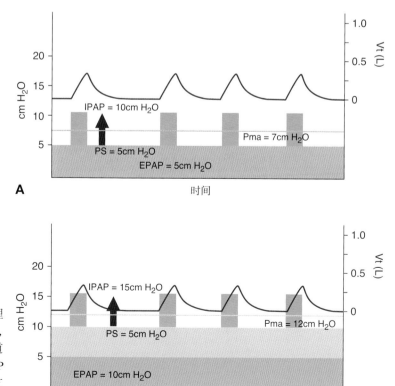

图 7-4　氧合和平均气道压。潮气量和压力水平为理想状态下。A. 患者使用 BiPAP，设置 IPAP 10 cmH_2O，EPAP 5 cmH_2O，$FiO_2$100%。B. 为了增加平均气道压，IPAP 和 EPAP 同时上调，IPAP 15 cmH_2O，EPAP 10 cmH_2O，平均气道压从 7 升至 12 cmH_2O，压力支持仍为 5 cmH_2O，潮气量保持不变

无创通气的临床应用和证据

在检查 NIPPV 应用的研究之前，讨论它的有效性是很重要的。不仅是具有广泛经验的多中心的研究，其他各自针对 NIPPV 的研究都有严格的入选和排除标准。大多数研究排除了血流动力学不稳定、多器官功能衰竭、意识状态改变、难以管理气道以及气道分泌物过多的患者。另外，病情最严重的患者在随机分组之前就已经进行了气管插管，没有被纳入，无创通气仅适用于急性呼吸困难中的部分患者。

COPD 和高碳酸血症性呼吸衰竭

在 COPD 急性加重和高碳酸血症性呼吸衰竭患者中应用 NIPPV 得到了很多临床研究的支持[16-19]。NIPPV 能够通过多种机制改善 COPD 急性加重患者的呼吸力学和症状。首先，通过提供压力支持，BiPAP 能够减少膈肌和其他呼吸肌的做功。其次，提供 PEEP 可以减少气体潴留，减轻动态肺膨胀，克服内源性 PEEP 从而改善呼吸功能。最后，无创通气能够降低呼吸成本。正常呼吸需要利用 2% 的心输出量，而在急性呼吸困难的患者中这个比例增加到 20%。通过改善 $PaCO_2$ 和 pH 值，NIPPV 能改善精神状态和呼吸肌功能，提高呼吸效率[4]。

在 COPD 患者中使用 NIPPV 和其他疾病一样，目的是为帮助患者度过病情加重期直到药物治疗起作用，逆转疾病进程。在没有禁忌的情况下，NIPPV 应作为 COPD 急性加重患者的一线治疗措施。NIPPV 成功率可达 80% ~ 85%[16]。NIPPV 的益处在于可以减少气管插管、常规机械通气的相关并发症［比如过度镇静、ICU 相关衰弱、呼吸机相关性肺炎（ventilator associated peumonia，VAP）和气胸][7, 9, 16-19]。另外 NIPPV 的脱机比传统机械通气更快[7, 9, 16-19]。

1995 年 Brochard 等人[17]发表了一个针对 COPD 急性加重患者 NIPPV 的随机多中心研究，研究者纳入 85 例 COPD 急性加重患者，对比了仅使用标准药物治疗以及药物治疗联合 NIPPV 的效果。NIPPV 组气管插管率低（26% vs. 74%，P<0.001），并发症发生率低（16% vs. 48%，P<0.001），住院时间短（23 ± 17 天 vs. 35 ± 33 天，P=0.005），住院死亡率低（9% vs. 29%，P=0.02）。重要的是，危重患者（约占 30%）需要立即进行气管插管或者血流动力学不稳定被排除在外。这个试验在 ICU 进行。

2000 年，Plant 等人[18]进行了类似的但样本量更大的多中心研究，应用 NIPPV 治疗 COPD 急性加重。作者纳入伴有呼吸急促、高碳酸血症和轻到中度酸中毒（pH7.25 ~ 7.35）的 COPD 急性加重患者。这个研究不同于 Brochard 的研究[17]，这次是在普通呼吸病房进行的而不是在 ICU，这里不是繁忙的急诊科，但是功能和人员配置理论上更接近急诊科而不是 ICU。Plant[18]得出了和 Brochard[17]的早期工作类似的结论。在 236 例随机分组的患者中，NIPPV 组气管插管率低（15% vs. 27%，P=0.02），住院死亡率低（10 vs. 20%，P=0.05），气短症状和呼吸频率的改善更快[18]。

总之，Brochard 和 Plant 提出的 COPD 急性加重患者 NIPPV 的有利结果被很多试验证实。在 2001 和 2004 年，Ram 等人[19]对 Cochrane 数据库中关于 COPD 急性加重患者使用 NIPPV 的文献进行了系统回顾，通过分析，发现使用 NIPPV 降低死亡率（RR 0.52；95% CI 0.35 ~ 0.76），降低气管插管的概率（RR 0.41；95% CI 0.33 ~ 0.53），降低治疗失败率（RR 0.48；95% CI 0.37 ~ 0.63），治疗相关并发症减少（RR 0.38；95% CI 0.24 ~ 0.60），缩短住院时间（length of stay，LOS）加权均方差（weighted mean difference，WMD）-3.24 天；95% CI -4.42 ~ -2.06）。另外，NIPPV 可改善呼吸生理参数，例如 pH、$PaCO_2$ 和呼吸频率。高质量的随机对照研究证实了 NIPPV 的益处，推荐 NIPPV 作为一线治疗，联合药物治疗，用于稳定的急性呼吸衰竭 COPD 急性加重患者。

另外，还推荐 NIPPV 应该在呼吸衰竭的早期、出现严重酸中毒之前应用，可以降低气管插管风险、治疗失败风险和死亡率[15]。这个结论被 Cabrini 等人[18]的研究证实。这个研究回顾了所有在急诊重症病房进行非侵入性机械通气的随机对照研究，COPD 患者应用 NIPPV 可以降低死亡率（RR 0.56，95% CI 0.42 ~ 0.74），具体人数为 11 人。

在高碳酸血症昏迷患者中应用 NIPPV 存在争议，意识状态改变曾被认为是 NIPPV 的排除标准或禁忌证。但是，两个研究表明 NIPPV 可能对高碳酸血症继发的肺性脑病是有效的。Diaz 等人[20]进行了一项前瞻性观察性研究，NIPPV 被用于急性高碳酸血症性呼吸衰竭，格拉斯哥评分（Glasgow Coma Scale，GCS）≤8（n=76）和 GCS>8（n = 605）的患者。两组患者住院死亡率（无昏迷组 33.2% vs. 昏迷组 26.3%，P = 0.17）和避免气管插管比例（无昏迷组

70.1% vs. 昏迷组 80%，*P* = 0.04）接近。在 COPD 亚组结果更激励人心，无昏迷组 89% 患者避免了气管插管，而昏迷组为 86.3%。

NIPPV 1 小时后 GCS 评分的好转可以预测 NIPPV 成功率（OR 2.32，95% CI 1.53～3.53），再次强调临床医师需要重新评估患者对 NIPPV 的反应，寻找成功或失败的标准，在适当的时候提高支持力度。Diaz 的研究的主要不足在于缺少对照组，但是结果表明对于高碳酸血症性昏迷尤其是 COPD 患者，是可以使用 NIPPV 的。在 76 例患者中只有一例发生了吸入性肺炎。Scala 等人[21] 做了一个病例对照研究，纳入 80 例患者，匹配昏迷和未昏迷的 COPD 患者，与 Diaz 团队的研究结果相似。但是，精神状态恶化的患者比精神状态正常者具有更高的死亡率。患者通常都在一个小时之内得到改善，NIPPV 失败的大多数患者都是出现血流动力学不稳定且需要使用血管活性药物的。作者建议对高碳酸血症昏迷的患者使用 NIPPV 进行更多的研究。

最新的慢性阻塞性肺疾病全球倡议（GOLD）2015 年推荐 NIPPV 用于中 - 重度 COPD 急性加重患者，中 - 重度定义为呼吸困难的临床证据，呼吸肌疲劳、呼吸性酸中毒（pH≤7.3）以及二氧化碳潴留（PCO$_2$>45）[16]。多个临床研究证实 NIPPV 可以改善呼吸性酸中毒，降低呼吸频率，缓解气短症状，缩短住院时间，减少并发症发生率，降低气管插管风险，降低死亡率。NIPPV 用于 COPD 急性加重患者中 - 重度呼吸困难但不需要立即进行气管插管的情况。在疾病早期尽早使用 NIPPV 是明智的[8]。意识水平的改变通常是 NIPPV 的禁忌证，但是如果意识状态的下降是由于二氧化碳潴留引起的，临床医师可以试用 NIPPV。NIPPV 患者必须严密监测有无血流动力学不稳定、意识状态恶化、呼吸衰竭加重、窒息和吸入性肺炎。如果患者 1～2 小时内没有得到改善，治疗就应该升级。

急性心源性肺水肿

对于急性心源性肺水肿（ACPE）引起呼吸困难的患者应用 NIPPV 和 CPAP 得到了文献的支持。BiPAP 和 CPAP 可以降低前后负荷，缓解呼吸困难症状，减少二氧化碳潴留，从而使 ACPE 患者获益，而且应用 BiPAP 时可以降低呼吸功[4]。应用外源性 PEEP 增加了胸腔内压力，减少静脉回流到右心，降低心脏前负荷，使心脏处于 Starling 曲线的更有利的位置。在任何时间内，静脉回流和心输出量都是

相等的。在容量不足的情况下，静脉回流的减少可能导致心输出量的减少，血压下降，组织灌注不足。而在心脏有足够的血流量的情况下（如 ACPE），这种心输出量的下降可以忽略不计[4]。

BiPAP 和 CPAP 提供的 PEEP 也可以降低后负荷，从而使 ACPE 患者获益。后负荷是对抗心室收缩的力量，由两个因素决定：全身动脉阻力和左室跨壁压。左室跨壁压等于收缩压和胸膜腔内压的差[4]。在 ACPE 患者，医师使用硝酸酯类和血管扩张剂，通过降低血管阻力降低后负荷，但是也同时降低收缩压导致左室跨壁压下降。通过 BiPAP 和 CPAP 提供的 PEEP 增加胸腔内压力，使左室跨壁压和左室后负荷降低，从而减轻肺水肿，减少心肌做功[4]。大量研究对比了 BiPAP 和 CPAP 在 ACPE 中的应用，得出了不同的结论。

2013 年 Vital 等人[22] 发表了一篇系统回顾 Cochrane 数据库中 BiPAP 和 CPAP 在 ACPE 患者应用情况，他们在 2916 例病例中纳入了 32 例，发现应用 BiPAP 和 CPAP 显著降低了住院死亡率（RR 0.66，95% CI 0.48～0.89）和气管插管率（RR 0.52，95% CI 0.36～0.75），挽救了 13 个人的生命，防止了 8 例气管插管。住 ICU 时间减少 1 天。应用 BiPAP 期间（RR 1.24，95% CI 0.79～1.95）和之后（RR 0.70，95% CI 0.11～4.26）急性心肌梗死的发生率没有显著增加。他们得出结论，NIPPV 是有效和安全的，但是需要大规模临床试验去证实。

最近，在重症监护领域，系统回顾的有效性遭到质疑[23]，多中心的研究可以增加样本量，增加证据的可信度，降低误差的概率，但是不幸的是，纳入的人群往往是不均衡的。把不同的人群纳入分析可能增加系统错误，威胁到临床证据的准确性和有效性[23]。而且，meta 分析的结果有 35% 的可能与此后大型多中心随机对照研究的结果不符[24]。

2008 年，Gray 等人[25] 发表了心源性肺水肿 3 种干预措施（3CPO）的试验，研究了 NIPPV 在心源性肺水肿的应用。这是一个大型的多中心随机研究，纳入了 1069 例急诊 ACPE 患者。患者被随机分组为标准治疗（吸氧）和 NIPPV 组（CAPA 或 BiPAP）。这个研究发现，应用 CAPA 和 BiPAP 1 小时后，在缓解呼吸困难、改善心率、呼吸频率、过度通气和酸中毒方面优于标准治疗方法。不幸的是，这种获益没有体现在降低住院死亡率（9.8% vs. 9.5%，*P*=0.87）和气管插管概率（2.8% vs. 2.9%，*P*=0.90）上。CAPA 和 BiPAP 同样有效，急性心肌梗死的增加与

应用 BiPAP 无关（27.2% vs. 26.8%，P= 0.90）。作者推荐 NIPPV 作为伴有严重呼吸困难的 ACPE 患者的辅助治疗措施，以及用于标准药物治疗（硝酸酯、利尿剂及降低后负荷的药物）无效的患者。

关于 3CPO 试验有一些关键因素的争议。首先，那些最重的、需要立即进行生命支持（比如气管插管）的患者被排除在外，导致入组的患者倾向于轻症患者。在 3CPO 试验中，插管率约 3%[25]，而在其他所有试验中，插管率在 27% 左右 [19, 26]。如果这些结果（如插管率和死亡率）很少出现，就很难发现结果之间的差异。

其次，上述试验是公开的，以治疗意向进行分析，简单说，治疗意向意味着不管实际治疗是什么，一个特定的患者只在他原本的随机分组中被分析。在这个试验中，如果一个患者被随机分到了标准治疗组，但在随机分组之后很快发现这个患者需要额外的支持手段，使用了无创呼吸机，但是这个患者仍按照标准治疗组进行分析。

从研究的角度看，治疗研究设计中保持随机化是至关重要的，但是从实际角度看，可能会使试验结果难以解读和应用于临床。研究者们尽量减少治疗中的混杂结果，这在实际上和伦理上并不总是可行。在 3CPO 试验中，15%～24% 的患者没有在他们被随机分入的组别完成试验 [25]。这种高比例的交叉导致变量混乱，因为部分标准治疗组的患者接受了 NIPPV 并从中获益，但是被作为标准治疗组的成功案例而进行分析。标准治疗组中大约 15.5% 的患者因为呼吸困难加重或血气指标恶化而接受了 NIPPV 治疗 [25]。同样，5.2%～8.4% 接受 NIPPV 的患者因为不能耐受面罩和机械通气而没有完成试验 [25]。无创通气成功或失败的决定性因素是患者依从性和耐受性。

整合 ACPE 患者应用 NIPPV 的数据表明 NIPPV 对生理学和临床指标改善具有确切的益处，这些数据支持 NIPPV 用于 ACPE 患者。但是这些数据并没有在降低死亡率和插管概率方面交出满意的答卷。Weng 等人 [26] 进行了另一个系统回顾，包括 3CPO 的调查，他们得出结论，尽管 3CPO 的结果模棱两可，先前的评估证实 CPAP 降低 ACPE 患者的死亡率和插管率，BiPAP 降低插管率。

或许这个有争议的数据最有用的信息在于 ACPE 患者使用 NIPPV 是无害的。Mehta 等人 [27] 1997 年的研究发现 BiPAP 组心肌梗死发生率（71%）比 CPAP 组（31%）更高，导致这个试验提前终止。但是 BiPAP 组患者存在胸痛和下颌痛的百分比高，可能

与心肌梗死发生率高有关，而不是 BiPAP 导致了心肌梗死。另外这个试验样本量小。3CPO 试验 [25] 是一个多中心系统回顾 [22, 26]，并没有发现使用 NIPPV 尤其是 BiPAP 导致心肌梗死发生率增加的情况。

在 ACPE 患者中使用 CPAP 还是 BiPAP 存在争议。从纯粹统计学角度看，CPAP 具有微弱的优势。在 Vital[22] 和 Weng[26] 的研究中，CPAP 明显降低住院死亡率和气管插管率。BiPAP 则不如 CPAP 减少的明显 [19.26]。从生理学角度看，BiPAP 更符合逻辑。BiPAP 提供了所有 CPAP 的益处，并且 EPAP 相当于 CPAP。而且，BiPAP 更好减轻呼吸肌负担，减少呼吸功，提供更好的通气，改善二氧化碳潴留和呼吸性酸中毒，更好缓解呼吸困难症状，改善心率、低氧血症和呼吸频率 [19, 25]。把二者直接对比，BiPAP 和 CPAP 在死亡率和气管插管率方面没有区别 [25, 28]。差异是统计学上的而不是实际的。对于 ACPE，使用 BiPAP 和 CPAP 同等有效。而同时合并 COPD 或任何程度的高碳酸血症及呼吸性酸中毒患者，使用 BiPAP 比 CPAP 更会获益。

NIPPV 和积极的医疗管理被认为是 ACPE 患者的一线治疗手段。对于低血压、休克和其他血流动力学不稳定状态的患者不应该使用 NIPPV，除非患者 DNI。另外，急性缺血事件，需要紧急处理的 STEMI 或不稳定的心律失常不适合应用 NIPPV，这类患者更适合气管插管、机械通气。使用 BiPAP 时应该设置较高的 EPAP 和较高的给氧浓度，以增加平均气道压，改善肺水肿和缺氧。CPAP 也可以单独应用。如果使用压力支持，应该根据需要，通过提高 IPAP 来减少呼吸功，改善通气，改善呼吸性酸中毒。所有使用 NIPPV 的患者都需要严密监测无创失败的征象，临床医师需要做好随时增加支持力度以及必要时气管插管的准备。客观指标如动脉血气及其他临床参数比如心率、呼吸频率、氧饱和度、呼吸困难情况都需要随时重新评估。上机 1～2 小时候临床情况应该得到明显改善。如果病情没有改善或者出现任何恶化急性，强烈推荐进行气管插管。

免疫抑制患者

气管插管和传统的机械通气与 VAP 和院内感染有关，VAP 有 20%～50% 的死亡率 [29]。NIPPV 对于免疫抑制患者可能有益，可降低死亡率，主要因为可以降低 VAP 和院内感染的发生以及减少并发症（如气胸）。

在一个病例对照研究中，Confalonieri 等人 [30]

纳入 48 例获得性免疫缺陷综合征（AIDS）患者，因为卡氏肺孢子虫（PCP）感染导致急性呼吸衰竭进入 ICU，研究表明，接受 NIPPV 患者组与出现呼吸衰竭后即可进行气管插管的对照组相比，ICU 死亡率降低（75% vs. 38%），需要气管插管的比例降低（NIPPV 组 67% 避免了气管插管），ICU 住院时间缩短（7±4 天 vs. 10±4 天）。这是一项回顾性研究，所以很难得出完整的结论。很有可能即刻进行了气管插管的患者更重，必然预后更差。但是大约 2/3 的应用 NIPPV 的患者避免了气管插管，表明在 AIDS 患者出现继发于 PCP 肺炎的急性呼吸衰竭时，可以考虑应用 NIPPV。

Hilbert 等人[31] 对比了 52 例伴有缺氧性呼吸衰竭、肺浸润和发热的免疫抑制患者，使用 NIPPV 和标准治疗（吸氧），发现 NIPPV 降低气管插管风险（12 vs. 20，$P=0.03$），减少严重并发症（13 vs. 21，$P=0.02$），降低 ICU 死亡率（10 vs. 18，$P=0.03$）和住院死亡率（13 vs. 21，$P=0.02$）。这个研究的不足在于没有对比 NIPPV 和气管插管，只对比了 NIPPV 和标准氧疗。在疾病早期应用 NIPPV 更能获益。不管初始治疗为何，所有接受气管插管的患者均死亡，凸显了在免疫抑制人群中出现呼吸衰竭患者疾病的严重程度和不良预后。Antonelli 等人[32] 针对实体器官移植后免疫抑制患者出现急性呼吸衰竭的研究得出了相似的结论，纳入了 51 例实体器官移植后出现急性呼衰的患者，使用 NIPPV 使气管插管的风险明显降低（20% vs. 70%，$P=0.002$），发生致命性并发症的风险降低（20% vs. 50%，$P=0.05$），存活患者 ICU 住院时间缩短（平均住院日 5.5[3] vs. 9[4]，$P=0.03$），ICU 死亡率下降（20% vs. 50%，$P=0.05$）。对于患有急性呼吸衰竭的免疫抑制患者可以使用 NIPPV，可以预防气管插管以及传统机械通气带来的并发症以及伴随的高死亡率。

哮喘

临床医师可以考虑应用无创呼吸机治疗哮喘急性发作，但是哮喘急性发作患者应用 NIPPV 的证据不如其他疾病（如 COPD 和 ACPE）充分。哮喘引起的呼吸衰竭是继发于气流阻塞的，动态的肺膨胀导致内源性 PEEP 增加，增加呼吸功。Meduri 等人[33] 的早期研究，纳入了 17 例住 ICU 的哮喘持续状态的患者，应用 NIPPV 后临床和生理参数如 pH 值、PCO_2、呼吸频率等得到了改善，只有 2 例患者需要气管插管。这是一个病例报道，并不能证实 NIPPV

可以预防气管插管。但是这个研究也证实了哮喘持续状态的患者应用非侵入性机械通气是安全的。在一项由急诊科的研究中，Soroksky 等人[34] 对比了 30 例哮喘重度发作的患者，使用 BiPAP 和单独药物治疗，发现使用 NIPPV 患者降低了住院率，FEV_1 更快得到了改善，更多的患者 FEV_1 改善超过 50%。这个研究的局限在于样本量小，仅纳入了中重度患者。很难将这些数据应用于哮喘持续状态合并急性呼吸衰竭的患者，因为这些患者中没有发生插管和死亡。除了 FEV_1 和 PEFR，其他重要的临床变量如入住 ICU 率和住 ICU 时间没有纳入。但是，对于哮喘持续状态患者早期应用 NIPPV 而不是等到进入 ICU 再使用具有积极的意义。

最近，Gupta 等人[35] 对重度哮喘急性发作患者使用 NIPPV 和标准药物治疗进行了对比，纳入 53 例患者，发现两组之间死亡率没有差异，需要气管插管的比例同样没有差异。在 28 例 NIPPV 患者中，仅有 2 例进行了气管插管，而 25 例对照组中没有发生气管插管（RR 4.48，95% CI 0.23～89.13）。但是 NIPPV 显著缩短了住 ICU 和住院时间。而在对照组中，有 4 例患者需要使用无创呼吸机。

Ram 等人[36] 的一个 meta 分析，以及 Lim 等人在 2012 年[37] 的研究表明 NIPPV 在哮喘急性发作中的应用是有前景的但是因为缺乏证据而存在一定争议。需要更多的证据来完善有证据支持的推荐意见，但是大家普遍同意的观点是，在重症哮喘急性发作且无禁忌证的患者中可以使用 NIPPV[38-39]。临床医师应该优化药物治疗，积极使用 β 激动剂、激素和硫酸镁。对哮喘持续状态患者进行气管插管和传统机械通气有时候是必要的。如果想要试用 NIPPV，则应该尽早使用，并且严密监测患者，如果出现呼吸肌疲劳和呼吸衰竭，支持力度应该增加，如果 NIPPV 失败，强烈建议气管插管[38-39]。

肺炎

NIPPV 在肺炎中的应用存在争议，但在严格选择患者的情况下，NIPPV 可以尝试应用。即使给予最理想的抗生素治疗和最积极的医疗管理，肺炎的病因并不是短期之内可以纠正的。所以，标准的机械通气可能比 NIPPV 更适合。许多针对急性呼吸衰竭和肺炎的研究得出了不同的结论。

一个由 Confalonieri 和 Potena 等人[40] 的专注于肺炎的大型研究，对比了 56 例继发于社区获得性肺炎（CAP）的急性呼衰患者使用 NIPPV 和传统治疗方法，发现 NIPPV 降低了气管插管的比例（21% vs. 50%；P=0.03）及滞留 ICU 的时间（1.8 ± 0.7 天 vs. 6 ± 1.8 天，P=0.04）。但是并没有降低 ICU 死亡率和 60 天死亡率。此外，这些获益仅限于 COPD 患者。事后分析表明，存在 COPD 的 CAP 患者更能从 NIPPV 中获益。在这个研究中，合并 COPD 的患者应用 NIPPV 比传统治疗明显降低了插管概率（0 vs. 55.5%），减少住 ICU 时间（0.25 ± 2.1 天 vs. 7.6 ± 2.2 天，P=0.02），降低 60 天死亡率（11.1% vs. 62.5%，P=0.05）。而没有 COPD 的患者中并没有减少插管概率、减少住 ICU 时间和降低死亡率。

在 Jolliet 等人[41]的一个观察性研究中，24 例重症 CAP 患者应用 NIPPV 后可以中等程度改善氧合指数，降低呼吸频率。大部分（66%）患者最终需要气管插管。同样的，不需要气管插管的患者住 ICU 时间短（6 天 vs. 16 天），住院时间短（9.5 天 vs. 23 天）。

对于所有低氧性呼吸衰竭的肺炎患者应用 NIPPV 的研究结论是矛盾的。Honrubia 等人[42]纳入 64 例各种原因导致急性呼吸衰竭的研究表明，8 例肺炎患者全部 NIPPV 失败接受有创通气。在 Antonelli 和 Conti 等人[43]的研究中，纳入 354 例急性低氧性呼吸衰竭患者，CAP 是无创通气失败的独立预测因素，50% 的患者需要气管插管。Ferrer 等人[44]研究了 105 例急性低氧性呼吸衰竭患者，观察 NIPPV 和传统治疗方法，得出其中 34 例肺炎患者应用 NIPPV 后降低了气管插管概率（26% vs. 73%，P=0.017）和 ICU 死亡率（15.7% vs. 53%，P= 0.030）。

针对继发于肺炎的急性低氧性呼吸衰竭患者应用 NIPPV 的研究并没有为临床医师提供明确的建议，尽管可以避免插管，但是这种获益未必是 NIPPV 所提供的，而是重度患者预后更差的表现。更复杂的是，除了最严重的肺炎患者，可能很难在最初就鉴别出哪些患者可能从 NIPPV 中获益，哪些患者需要直接气管插管。在 2007 年 CAP 指南中，美国胸科协会（ATS）和美国传染病协会（IDSA）推荐有呼吸困难和（或）低氧血症征象的肺炎患者中谨慎应用 NIPPV，除非存在立即气管插管的指征，包括严重基础病、双肺浸润或氧合指数≤150[45]。指南指出，可能很难在疾病早期区分出重症 CAP 和急性呼吸窘迫综合征（acute respiratory distress syndrome，ARDS）患者，而 NIPPV 对 ARDS 效果有限，更进一步降低了这类患者 NIPPV 获益的可能[46]。

在部分肺炎患者中，可以短期（1~2 小时）应用 NIPPV 并观察客观指标改善与否（呼吸肌疲劳、

辅助呼吸肌运动、PaO_2 和 $PaCO_2$ 的变化）。类似于 COPD 和充血性心力衰竭，NIPPV 可能更适用于疾病早期的肺炎患者[8]。医师应该意识到，CAP 患者可能 NIPPV 失败，需要及时调整治疗进行气管插管以免呼吸困难和呼吸衰竭进展。然而，如果能够避免插管，意味着更好的预后和死亡率的降低以及费用的降低。再次强调，患者存在严重基础病或任何血流动力学不稳定状态、脓毒症休克或者任何肺外器官衰竭，都不适用 NIPPV[11]。

ARDS

NIPPV 用于 ARDS 患者和之前讨论的应用于肺炎患者有许多相似之处。和肺炎类似，NIPPV 用于治疗 ARDS 的证据并不是直接的。针对 ARDS 患者 NIPPV 的研究表明气管插管和 NIPPV 失败的比例分别是 46% 和 85%[42-45]，NIPPV 对于 ARDS 患者减少插管的作用不如 COPD 和心力衰竭等其他疾病。关于以下研究，所有患者都处于相对稳定状态，没有休克。另外，危重患者都即刻进行了气管插管，而没有纳入该研究。在 ARDS 患者的多个研究中，NIPPV 仅适用于约 30% 的患者，仅有一半取得成功，在所有 ARDS 患者中占 16%。因此，应该清楚，NIPPV 仅适用于一小部分 ARDS 患者。

在 354 例急性低氧性呼吸衰竭患者中，其中 86 例为 ARDS 患者，Antonelli[43]发现出现 ARDS 和氧合指数≤146 是 NIPPV 失败的预测因素。肺源性因素和非肺源性因素导致的 ARDS 患者需要气管插管的比例大约是 46% 和 54%。换句话说，NIPPV 可以减少一半的 ARDS 患者气管插管概率。一半避免了气管插管的 ARDS 患者存活，而气管插管的患者为 9.5%。根据这项研究很难得出关于死亡率获益的结论。死亡率的差异或许只能证明重的患者预后更差。

在 Ferrer 的研究中[44]，105 例急性低氧性呼吸衰竭的患者，15 例符合 ARDS 标准，几乎所有患者都需要气管插管，不管 NIPPV 还是辅助供氧组。从临床观点来看，两组的结果都不满意而且没有统计学差异。从如此小样本量的研究中很难得出有用的结论，但是这些结果表明 NIPPV 对于治疗 ARDS 患者并不像其他疾病那样有效。

Rana 等人在 2006 年[46]对急性肺损伤患者（2012 柏林定义中的轻度 ARDS）应用 NIPPV 进行了观察性队列研究[47]，在 54 例患者中，70.3% 的患者 NIPPV 失败接受了气管插管和标准的机械通气。19 例休克患者 NIPPV 全部失败，另外，严重低氧患者，

平均氧合指数 <112（70～157）以及代谢性酸中毒（BE-4，范围 -7～0.2）患者具有更高的无创失败率。这个研究没有对照组，因此绕过了直接气管插管及机械通气患者合并休克和代谢性酸中毒的情况[48]。

Antonelli 和 Conti 等人[49]2007 年研究了 147 例 ARDS 患者以 NIPPV 作为一线治疗而没有气管插管。NIPPV 在 79 例患者中避免了气管插管（54%），多变量分析表明，接受 NIPPV1 小时后的简化急性生理评分（SAPS Ⅱ）>34（ OR 3.6，95% CI 1.66～7.7），氧 合 指 数 ≤175（ OR 2.34，95% CI 1.1～5.15）是 NIPPV 失败和需要气管插管的独立预测因素。ICU 死亡率是 28%，但是需要气管插管的患者 ICU 死 亡 率 明 显 提 高，5%vs.36%（ OR，21；95% CI，6.4～76.5，P<0.001）。需要气管插管的患者更多发生严重脓毒症和脓毒症休克以及 VAP。NIPPV 失败需要气管插管的患者死亡率更高（54% vs. 19%，P<0.01）。作者推荐，具有更少的严重疾病（SAPS Ⅱ <34）和 NIPPV 1 小时氧合指数 >175 的患者更能从继续 NIPPV 中获益，而那些 NIPPV 1 小时后氧合没有明显改善的患者应该严密监测，适当放宽气管插管的指征。

总之，在 ARDS 患者实行 NIPPV 之前，医师需要考虑两点重要的因素。第一，有严重疾病的患者和严重低氧的患者（氧合指数 ≤150），合并肺外气管衰竭，血流动力学不稳定需要应用血管活性药或者积极液体复苏的患者不适合应用 NIPPV，因为这类患者 NIPPV 失败率高甚至 NIPPV 可能有害[11,48]。第二，如果患者应用 NIPPV1～2 小时，情况没有改善，医师必须及时终止 NIPPV，而不是调高参数[11,48]。在部分并发症少、不存在上述无创失败的高危因素的 ARDS 患者中，可以谨慎试用 NIPPV。

不同意气管插管

在不同意气管插管（DNI）患者中使用 NIPPV 时，临床医师需要了解患者的护理目标以及潜在的疾病进程导致的呼吸窘迫。一部分患者和家属可能愿意接受 NIPPV 的尝试，而另一部分可能认为 NIPPV 是没有必要的生命支持手段，仅能延长痛苦。医师应该充分解释 NIPPV 的获益和风险，确定患者和家属的意愿。NIPPV 可能改善呼吸困难和缺氧，也可能加重患者的不适。在所有实施 NIPPV 的患者中，医师应该经常评估患者 NIPPV 成功或失败的证据。在 DNI 患者中 NIPPV 失败增加患者和家属采用姑息治疗的意愿。和其他使用 NIPPV 的患者一样，

疾病可逆的 DNI 患者（比如 COPD 急性加重和慢性心力衰竭急性加重）比其他如肺炎和 ARDS 患者具有更高的 NIPPV 成功率。

Levy 等人[50]2004 年观察了 114 例 DNI 患者使用 NIPPV 的情况。43% 患者存活出院。具有较强的咳嗽能力（OR 0.16，95% CI 0.05～0.51），神志清楚（OR 0.18，95% CI 0.05～0.62），基线 PCO_2 水平较 高（OR 0.01，95% CI 0.01～0.93），COPD（ OR 0.31，95% CI 0.10～0.90）以及慢性心力衰竭（OR 0.14，95% CI 0.02～0.75）所导致的呼吸衰竭的患者在住院死亡率方面具有好的结果。慢性心力衰竭和 COPD 患者存活出院的比例为 75% 和 50%。而肺炎、肿瘤和其他诊断的患者存活出院的比例不足 30%。

Schettino 等人[51]2005 年在一项纳入 131 例 DNI 患者的观察性研究中得出相似的结论。COPD 急性加重患者接受 NIPPV 的住院死亡率是 37.5%，而 ACPE 患者的住院死亡率是 39%。但是，其他患者接受 NIPPV 的住院死亡率明显增高：非 COPD 的 2 型呼吸衰竭（68%），拔管后呼吸衰竭（77%），晚期癌症（85%），1 型呼衰（86%）。另外，Schettino 等人[51] 还发现，白蛋白 ≤2.5 g/dl 和 SAPS Ⅱ评分 >35 也是预测死亡率的因素。

2007 年，危重症协会无创正压通气工作小组[52]提出在 DNI 和姑息治疗患者中分级使用 NIPPV。他们提出三大类急慢性呼吸衰竭患者可以使用 NIPPV：患者没有预设限制生命支持手段、预设限制生命支持手段（即 DNI 患者）以及只采用关怀护理的患者。每个类别在使用 NIPPV 时应有不同的护理目标，不同的成功定义，以及适当的临床设置。

第一类患者没有预设限制生命支持手段，是危重患者呼吸衰竭的标准治疗组，治疗不受限制，可以采取任何适当的生命支持手段。在这一组中，治疗的目的是恢复健康，NIPPV 可以用于这类患者以改善通气和氧合，防止插管。如果 NIPPV 失败，这类患者应该实行气管插管，根据工作小组的建议，这类患者应该收入 ICU[52]。

第二类患者，接受有限制的生命支持（拒绝心肺复苏或气管插管），这类呼吸衰竭患者是最能够从 NIPPV 中获益的。这类患者的治疗目的是尽可能恢复健康，次要目标是减少不适。如果 NIPPV 失败，这类患者应该停止 NIPPV 接受姑息治疗。这类患者也应该进入 ICU，如果地方医院也能提供相应资源也可考虑[52]。

第三类包括患者渴望舒适护理和减轻症状，

NIPPV 的应用存在争议，只有少数证据推荐在这种情况下应用 NIPPV[52]。但是 NIPPV 可能有助于改善呼吸困难和缺氧，这种情况下，可以和患者及家属讨论是否应用 NIPPV。如果 NIPPV 不能改善呼吸困难，或患者已昏迷，NIPPV 就应该终止，继续其他姑息治疗措施。这类患者可以在 ICU，但更合适的地方是具有专业人员的临终关怀医院。这类患者的识别非常重要，医师可以和患者及家属讨论治疗选择和护理目标以便治疗建议符合他们的意愿。

总之，NIPPV 可以选择性用于 DNI 患者，医师和患者及家属之间应该坦诚沟通以保证治疗手段是可接受的。COPD 急性加重和慢性心力衰竭急性加重患者是最能够从 NIPPV 中获益的。所有实行 NIPPV 的患者必须严密监测 NIPPV 失败的征象。如果 NIPPV 失败，则应终止无创呼吸机，采取使患者舒适的治疗方法。

延迟气管插管

在气管插管前期可能出现多种并发症，最近在紧急气道管理的实践方面特别强调应该避免气管插管前的低氧状态[6]。多种不同的技术已经用来预防气管插管前低氧，包括高流量给氧，CPAP 支持下的延迟气管插管（delayed sequence intubation，DSI）[6, 53]。

传统的快速气管插管（rapid sequence intubation，RSI）程序使用非呼吸器的面罩进行预氧合，经过足够时间的预氧合且进行诱导麻醉之后进行气管插管，缺氧的时间取决于患者窒息时的生理状态和气管插管的时间，这种技术的改进包括经鼻高流量给氧和在窒息期间维持高流量吸氧。

但是患者方面因为存在潜在的分流，即使给予充足的氧气也可能无法改善氧合，或者无法达到在窒息期间气管插管成功之前维持安全氧合的水平[6]。在这些情况下，气管插管之前可以使用 CPAP 改善氧合，减少缺氧[6, 53]。

在充足的高流量给氧仍不能改善氧合的患者，CPAP 可以增加平均气道压，复张肺泡，减少分流，这种方法用于麻醉诱导之前的清醒患者。在躁动或不稳定的患者，应用 DSI 的方法时，可以使用没有呼吸抑制的镇静药物（如氯胺酮或右旋美托咪定）去帮助患者耐受 CPAP[53]。CPAP 的水平设置为 5～10 cmH₂O 使肺泡复张，改善氧合[53]。当达到满意的氧合之后，给予患者肌松剂并实行气管插管。需要强调的是这类患者需要严密监测，并且临床医师需要做好当患者情况恶化时，从 DSI 改为 RSI 的准备。

Weingart 等人研究了 62 例需要进行气管插管的急诊患者，他们因为精神状态的改变不能达到充分的预氧合[53]，其中 39 例患者需要使用 NIPPV CPAP 来达到满意的氧合，这种技术的应用使 DSI 后的氧饱和度从 89.9% 提升至 98.8%。所有患者 DSI 后的氧合都得到了改善，而没有观察到并发症[53]。

总结

NIPPV 为急诊急性呼吸衰竭患者的管理带来了革命性的变化，NIPPV 应该选择合适的患者：血流动力学不稳定或无气道保护能力的患者不推荐使用 NIPPV。NIPPV 用于可逆性疾病的患者效果更好。对于 COPD 急性加重、ACPE 和免疫低下患者的急性呼吸衰竭中，NIPPV 效果具有更好的临床证据，但是在哮喘患者中的应用属于弱证据推荐。NIPPV 应用于继发于肺炎和 ARDS 患者的 1 型呼吸衰竭患者应该具有更高的选择性，但是有着更高的失败率。

无论呼吸困难的病因是什么，NIPPV 应该早期应用，配合更积极的医疗管理。应用 NIPPV 的患者应该严密监测有无 NIPPV 失败的征象，NIPPV 的参数应该适当调节以协助患者呼吸，改善氧合和通气。如果 1～2 小时患者的情况改善不明显，或出现任何恶化迹象，患者应该随时终止 NIPPV，此时应该实行气管插管术，采用传统机械通气方式。应用 NIPPV 的患者应该收入 ICU、呼吸专科进行适当的监测。NIPPV 的处置取决于疾病的病因和严重程度，以及当地的医疗资源和经验。

（刘韶瑜　译）

参考文献

1. Mehta S, Hill NS. Noninvasive ventilation: State of the art. *Am J Respir Crit Care Med*. 2001; 163(2):540–577.
2. Liesching T, Kwok H, Hill NS. Acute applications of noninvasive positive pressure ventilation. *Chest*. 2003; 124(2):699–713.
3. West JB. Pulmonary pathophysiology. In: *The Essentials*. 8th ed. New York: Wolters Kluwer Lippincott Williams & Wilkens; 2008:19.
4. Navalesi P, Maggiore SM. Positive end-expiratory pressure. In: Tobin M. *Principles and Practices of Mechanical Ventilation*. 3rd ed. New York, McGraw-Hill; 2012: 253–304.
5. West JB. Respiratory physiology. In: *The Essentials*. 8th ed. New York: Wolters Kluwer Lippincott Williams & Wilkens; 2008: 176–177.
6. Weingart SD, Levitan RM: Preoxygenation and prevention of desaturation during emergency airway management. *Ann Emerg Med*. 2012; 59(3):165–175.e1
7. Garpestad E, Brennan J, Hill NS: Noninvasive ventilation for critical

care. *Chest.* 2007; 132(2):711–720.

8. Cabrini L, Landoni G, Oriani A, et al. Noninvasive ventilation and survival in acute care settings: a comprehensive systematic review and meta-analysis of randomized controlled trials. *Crit Care Med.* 2015; 43(4):880–888.

9. Hill NS, Brennan J, Garpestad E, Nava S. Noninvasive ventilation in acute respiratory failure. *Crit Care Med.* 2007; 35(10):2402–2407.

10. Demoule A, Girou E, Richard JC, Taille S, Brochard L. Benefits and risks of success or failure of noninvasive ventilation. *Intensive Care Med.* 2006; 32(11):1756–1765.

11. Ozyilmaz E, Ugurlu AO, Nava S. Timing of noninvasive ventilation failure: Causes, risk factors, and potential remedies. *BMC Pulm Med.* 2014; 14:19.

12. Esteban A, Frutos-Vivar F, Ferguson ND, et al. Noninvasive positive-pressure ventilation for respiratory failure after extubation. *N Engl J Med.* 2004; 350(24):2452–2460.

13. Hill NS. Noninvasive positive pressure ventilation. In: Tobin MJ, ed. *Principles and Practice of Mechanical Ventilation.* 2nd ed. New York, McGraw-Hill, 2006; 433–471.

14. Marini JJ, Ravenscraft SA. Mean airway pressure: physiologic determinants and clinical importance—Part 1: Physiologic determinants and measurements. *Crit Care Med.* 1992; 20(10):1461–1472.

15. Landoni G, Comis M, Conte M, et al. Mortality in multicenter critical care trials: An analysis of interventions with a significant effect. *Crit Care Med.* 2015; 43(8):1559–1568.

16. Global Strategy for the Diagnosis, Management and Prevention of COPD, Global Initiative for Chronic Obstructive Lung Disease (GOLD) 2015. Available at http://www.goldcopd.org/.

17. Brochard L, Mancebo J, Wysocki M, et al: Noninvasive ventilation for acute exacerbations of chronic obstructive pulmonary disease. *N Engl J Med.* 1995;333(13):817–822.

18. Plant PK, Owen JL, Elliott MW. Early use of non-invasive ventilation for acute exacerbations of chronic obstructive pulmonary disease on general respiratory wards: A multicentre randomised controlled trial. *Lancet.* 2000; 355:1931–1935.

19. Ram FS, Picot J, Lightowler J, Wedzicha JA. Non-invasive positive pressure ventilation for treatment of respiratory failure due to exacerbations of chronic obstructive pulmonary disease (review). *Cochrane Database Syst Rev.* 2004; (3):CD004104.

20. Díaz GG, Alcaraz AC, Talavera JC, et al. Noninvasive positive-pressure ventilation to treat hypercapnic coma secondary to respiratory failure. *Chest.* 2005; 127(3):952–960.

21. Scala R, Naldi M, Archinucci I, Coniglio G, Nava S. Noninvasive positive pressure ventilation in patients with acute exacerbations of COPD and varying levels of consciousness. *Chest.* 2005; 128(3):1657–1666.

22. Vital FM, Ladeira MT, Atallah AN. Non-invasive positive pressure ventilation (CPAP or bilevel NPPV) for cardiogenic pulmonary oedema (review). *Cochrane Database Syst Rev.* 2013; (5):CD005351.

23. Tobin MJ, Jubran A. Meta-analysis under the spotlight: focused on a meta-analysis of ventilator weaning. *Crit Care Med.* 2008; 36(1):1–7.

24. LeLorier J, Gregoire G, Benhaddad A, et al. Discrepancies between meta-analyses and subsequent large randomized, controlled trials. *N Engl J Med.* 1997; 337(8):536–542.

25. Gray A, Goodacre S, Newby DE, et al. Non-invasive ventilation in acute cardiogenic pulmonary edema. *N Engl J Med.* 2008; 359:142–151.

26. Weng CL, Zhao YT, Liu QH, et al. Meta-analysis: Non-invasive ventilation in acute cardiogenic pulmonary edema. *Ann Intern Med.* 2010; 152(9):590–600.

27. Mehta S, Jay GD, Woolard RH, et al. Randomized, prospective trial of bilevel versus continuous positive airway pressure in acute pulmonary edema. *Crit Care Med.* 1997; 25(4):620–628.

28. Mortiz F, Brousse B, Gellée B, et al. Continuous positive airway pressure versus bilevel noninvasive ventilation in acute cardiogenic

pulmonary edema: a randomized multicenter trial. *Ann Emerg Med.* 2007; 50(6):666–675.

29. Davis KA. Ventilator-associated pneumonia: a review. *J Intensive Care Med.* 2006; 21(4):211–226.

30. Confalonieri M, Calderini E, Terraciano S, et al. Noninvasive ventilation for treating acute respiratory failure in AIDS patients with Pneumocystis carinii pneumonia. *Intensive Care Med.* 2002; 28(9):1233–1238.

31. Hilbert G, Gruson D, Vargas F, et al. Noninvasive ventilation in immunosuppressed patients with pulmonary infiltrates, fever, and acute respiratory failure. *N Engl J Med.* 2001; 344(7):481–487.

32. Antonelli M, Conti G, Bufi M, et al. Noninvasive ventilation for treatment of acute respiratory failure in patients undergoing solid organ transplantation: A randomized trial. *JAMA.* 2000; 283(2):235–241.

33. Meduri GU, Cook TR, Turner RE, Cohen M, Leeper KV. Noninvasive positive pressure ventilation in status asthmaticus. *Chest.* 1996; 110(3):767–774.

34. Soroksky A, Stav D, Shpirer I. A pilot prospective, randomized, placebo-controlled trial of bilevel positive airway pressure in acute asthmatic attack. *Chest.* 2003; 123(4):1018–1025.

35. Gupta D, Nath A, Agarwal R, Behera D. A prospective randomized controlled trial on the efficacy of noninvasive ventilation in severe acute asthma. *Respir Care.* 2010; 55(5):536–543.

36. Ram FS, Wellington SR, Rowe BH, Wedzicha JA. Non-invasive positive pressure ventilation for treatment of respiratory failure due to severe acute exacerbations of asthma. *Cochrane Database Syst Rev.* 2005; (3):CD004360.

37. Lim WJ, Mohammed Akram R, Carson KV, et al. Non-invasive positive pressure ventilation for treatment of respiratory failure due to severe acute exacerbations of asthma. *Cochrane Database Syst Rev.* 2012; 12:CD004360.

38. Nowak R, Corbridge T, Brenner B. Noninvasive ventilation. *J Emerg Med.* 2009; 37(2 Suppl):S18–S22.

39. Camargo CA, Rachelefsky G, Schatz M. Managing asthma exacerbations in the emergency department: summary of the National Asthma Education and Prevention Program Expert Panel Report; 3 guidelines for the management of asthma exacerbations. *Proc Am Thorac Soc.* 2009; 6(4):357–366.

40. Confalonieri M, Potena A, Carbone G, Porta RD, Tolley EA, Umberto Meduri G. Acute respiratory failure in patients with severe community-acquired pneumonia. A prospective randomized evaluation of noninvasive ventilation. *Am J Respir Crit Care Med.* 1999;160(5 Pt 1):1585–1591.

41. Jolliet P, Abajo B, Pasquina P, Chevrolet JC. Non-invasive pressure support ventilation in severe community-acquired pneumonia. *Intensive Care Med.* 2001; 27(5):812–821.

42. Honrubia T, García López FJ, Franco N, et al. Noninvasive vs conventional mechanical ventilation in acute respiratory failure: a multicenter, randomized controlled trial. *Chest.* 2005; 128(6):3916–3924.

43. Antonelli M, Conti G, Moro ML, et al. Predictors of failure of noninvasive positive pressure ventilation in patients with acute hypoxemic respiratory failure: a multi-center study. *Intensive Care Med.* 2001; 27(11):1718–1728.

44. Ferrer M, Esquinas A, Leon M, Gonzalez G, Alarcon A, Torres A. Noninvasive ventilation in severe hypoxemic respiratory failure: a randomized clinical trial. *Am J Respir Crit Care Med.* 2003; 168(12):1438–1444.

45. Mandell LA, Wunderink RG, Anzueto A, et al. Infectious Diseases Society of America/American Thoracic Society Consensus Guidelines on the Management of Community-Acquired Pneumonia in Adults. *Clin Infect Dis.* 2007; 44 Suppl 2:S27–S72

46. Rana S, Jenad H, Gay PC, Buck CF, Hubmayr RD, Gajic O. Failure of non-invasive ventilation in patients with acute lung injury: observational cohort study. *Crit Care.* 2006; 10(3):R79.

47. ARDS Definition Task Force, Ranieri VM, Rubenfeld GD, et al. Acute respiratory distress syndrome: the Berlin Definition. *JAMA.* 2012;

307(23):2526–2533.

48. Garpestad E, Hill N. Noninvasive ventilation for acute lung injury: how often should we try, how often should we fail? *Crit Care*. 2006; 10(4):147.

49. Antonelli M, Conti G, Esquinas A, et al. A multiple-center survey on the use in clinical practice of noninvasive ventilation as a first-line intervention for acute respiratory distress syndrome. *Crit Care Med*. 2007; 35(1):18–25.

50. Levy M, Tanios MA, Nelson D, et al. Outcomes of patients with do-not-intubate orders treated with noninvasive ventilation. *Crit Care*

Med. 2004; 32(10):2002–2007.

51. Schettino G, Altobelli N, Kacmarek RM. Noninvasive positive pressure ventilation reverses acute respiratory failure in select "do-not-intubate" patients. *Crit Care Med*. 2005; 33(9):1976–1982.

52. Curtis JR, Cook DJ, Sinuff T, et al. Noninvasive positive pressure ventilation in critical and palliative care settings: Understanding the goals of therapy. *Crit Care Med*. 2007; 35(3):932–939.

53. Weingart SD, Trueger NS, Wong N, Scofi J, Singh N, Rudolph SS. Delayed sequence intubation: a prospective observational study. *Ann Emerg Med*. 2015; 65(4):349–355.

第 8 章　危重患者经皮气管切开术

Jonathan L. Marinaro • Keith Azevedo • Bradley D. Freeman

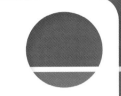

前言

经皮扩张气管切开术（percutaneous dilatational tracheostomy，PDT）是 ICU 常用的操作步骤。对于临床医师执行 PDT 时，相关解剖学知识、适应证和禁忌证、技术、潜在并发症和气管切开术后护理对于预后至关重要。由于本书主要指急诊危重症，本章将重点介绍非外科手术 PDT。

2015 年，大量研究数据清晰证明 PDT 患者是安全的，并且与外科手术（surgical tracheostomy，ST）相比存在潜在优势。为此，2014 年 12 月进行了 1966 — 2013 年的 ST 与 PDT meta 分析研究，以确定 PDT 技术是否优于 ST。对 973 例危重病患者随机对照试验进行了综述表明，PDT 操作更快，减少伤口炎症和感染，但 PDT 比 ST 在操作技术上更加困难[1]。

在重症监护和整个医学领域的专业中，有越来越多的文献支持或反对治疗方式、操作和管理决策。在评估任何文献时，在将这些研究结果纳入临床实践之前，必须考虑其限制性，评估其方法和了解其前瞻性研究的难度。

患者选择时所面对的解剖学问题

呼吸道分为上下呼吸道，上呼吸道包括鼻咽、口咽和喉咽，下呼吸道从声带开始并包括喉部［包括环状软骨（气管中唯一完整的软骨环）和环状膜］和气管支气管的元件树。成人气管长 12 cm，冠状面气管的直径为 2.3 cm，气管有一系列 20 "U" 形软骨环；每气管环宽 4 mm，由 2 mm 膜段隔开[3]，女性气管直径和长度偏小。气管的一般形状为卵形伴向后平展；随着年龄增长，气管变得更窄和更深（横向更窄和由前向后更深）。在非肥胖患者中，气管距皮肤深度为 18～32 mm，后气管壁距皮肤深 40～56 mm[4]。

在气管支气管镜评估上，前面可看见软骨环，弹性纤维组成的纵向褶皱密集呈现在后面。在远端，可以看到左右主支气管的分泌物。

执行 PDT 最重要的是评估外部相关的解剖结构（图 8-1 和图 8-2）。决定 PDT 之前一定要检查患者是否短颈，评估患者是否肥胖，评估是否有潜在血管禁忌证。此外，应该重点评估患者既往是否存在

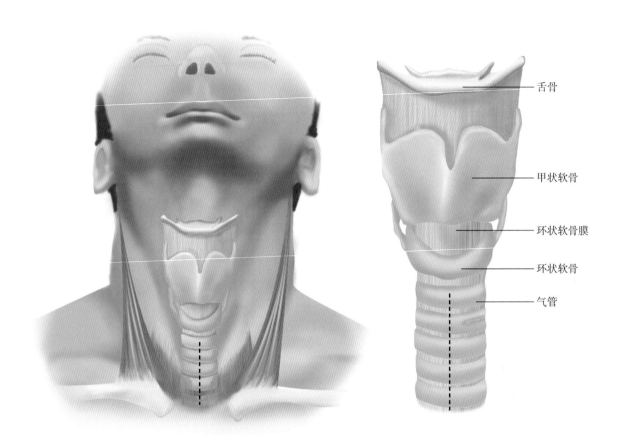

图中标注（右图，从上到下）：舌骨、甲状软骨、环状软骨膜、环状软骨、气管

图 8-1 皮肤切口从中线开始，从环状软骨下方向上延伸至上胸骨切迹。用这些标记划分的切口将位于第二至第四软骨环。（转载自 Reichman EF, Simon RR: *Emergency Medicine Procedures*. New York: McGraw-Hill Inc; 2004.）

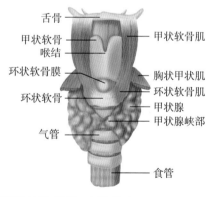

图中标注（左侧，从上到下）：舌骨、甲状软骨、喉结、环状软骨膜、环状软骨、气管；（右侧，从上到下）：甲状软骨肌、胸状甲状肌、环状软骨肌、甲状腺、甲状腺峡部、食管

图 8-2 颈部气道框架。（转载自 Reichman EF, Simon *RR: Emergency Medicine Procedures*. New York: McGraw-Hill Inc; 2004.）

气管手术和颈椎损伤。

短颈是指胸骨切迹至甲状腺隆起距离≤3 cm（声带位于甲状腺囊膜软骨后面）[5]。其他作者将短颈描述为环状软骨距胸骨切迹≤3 cm，极短的短颈是从环状软骨到胸骨切迹≤1 cm[6]。声带和胸骨切迹之间

区域越短使 PDT 越难执行，并成为该方法的相对禁忌证。

身高体重指数（body mass index，BMI）和由此产生的厚颈已被评估为 PDT 的可能禁忌证。Byhahn 等人评估了 73 例 BMI≥27.5 kg/m² 的肥胖患者，并发症发生率高达 9.6%[7]。他们发现肥胖患者围术期并发症风险增加 2.7 倍，严重并发症风险增加 4.9 倍。对比 Byhahn 等人的数据，Heyrosa 等人对 143 例 BMI＞35（89 例 PDT 和 53 例开放式气管切开术）进行气管切开术，并得出结论，在肥胖患者中，PDT 与开放性气管切开术一样安全。开放性气管切开术和 PDT 的并发症概率均为 6.5%[8]。Mansharamani 等人也挑战了 BMI 数据并评估了肥胖患者的 PDT[9]。

平均体重 132±40.8 kg（范围 76.8～206 kg），平均体重指数为 45.9±12.4 kg/m²（范围 28.1～61.8 kg/m²）。数据如此谨慎是有理由的，因为这个数据中只有 13 个患者，其中 3 人需要一个额外长 8 mm 的内径气管造口管，另外需要一个 9 mm 管，两名患者出现并发症：第二天需要气管切开术替换气管造

口，检查并调整气管插管。最近，McCague 等进行的 426 例患者回顾性研究数据，分为两组（BMI）< 30 或 ≥30 kg/m²，分析进行 PDT 手术过程失血、气管切开术扩张和（或）气管造口、气管环损坏、出血需要进一步手术或输血、术前和术后肺炎以及伤口感染需要抗生素。结果显示，在肥胖和非肥胖组中研究的变量之间没有统计学意义上的差异，且 BMI 为 40 的组间没有差异。

他们得出结论，PDT 可能在肥胖患者中操作比较安全[10]。需要切记的是，病例回顾分析中说明临床并发症是具有挑战性的，而 PDT 与开放手术相比较具有相同或更少并发症概率；因此，如果对患者的解剖学知识不明确，则开放气管切开术可能是明智之举。

因为出血是经皮气管切开术中最常见的并发症，必须对经皮途径上的血管异常进行评估[11]，评估基于对该区域潜在脉管系统的解剖学知识、气管前较大静脉视觉评估和超声评估。

常见的出血来源包括甲状腺、异常的颈静脉和未知静脉血管。应该发现覆盖在插入部位的较大血管，早已有文献支持并提出用超声评估。72 例 PDT 患者手术前使用超声评估，24% 患者实际穿刺部位根据超声结果发生改变，且无一例出现出血或气管损伤[12-13]，最近的随机对照试验支持早期文献发现，并证实超声在 PDT 中的应用。

使用超声波作为 PDT 可视化脉管系统的辅助手段是众所周知的。然而，除了更大的血管可视化外，最近的文献报道，与仅支气管镜引导的 PDT 相比，在没有支气管镜检查的情况下，超声波主要用于整个手术，具有相似的并发症发生率和临床结果[14]。作者认为，超声可能解决支气管镜局部阻塞患者气管插管所致通气障碍，这可能是使用 Ciaglia 技术操作支气管镜引导 PDT 的主要障碍。

Yavuz 等人证明在 PDT 术前和手术时使用超声引导与无超声使用相比，可以使操作更简单、安全且并减少并发症；然而，它需要更长操作时间（n = 341）[13]。Rudas 等人随机选择 50 例患者接受使用传统解剖标志或实时超声引导的气管穿刺手术，证实首次穿刺和穿刺准确率明显提高，进一步支持超声引导应用作为 PDT 的辅助工具[15]。

在过去 15 年中，已经提出了许多技术来解决受损的通气问题，包括：增加气管内管（ETT）的大小[16]，双腔 ETT[17]，直接喉镜检查用于 ETT 定位然后在 PDT 期间间歇性支气管镜检查[16]，PDT 无支

气管镜检查[18]，管交换器[17]或声门上气道装置[19]。然而，所有这些修改因未能达到理想的效果无法超过标准 PDT 程序。

在 2015 年 的 Critical Care 杂 志[20] 社 论 中 Sangwan 确定了改善 PDT 操作的三个目标：在 PDT 期间尽量缩短通气时间，尽量减少意外拔管，并提供针和扩张器使其在进入气管时可视化。超声引导 PDT 似乎可以解决这三个目标中的每一个，两个小试验[15] 支持这个观点。但最近社论[14, 21] 指出，为 PDT 中实时超声应用提供明确证据，进一步随机对照试验是必要的。

如先前有气管切开和颈椎损伤，解剖学应重新分析。几个小病例得出结论，以前的气管切开术不是 PDT 的禁忌证[22-24]，如果患者良好治愈并且没有导致明显的解剖畸形，则作者可以通过先前的气管切开术瘢痕进行 PDT。颈椎损伤是手术的另一个潜在解剖学禁忌证。颈椎骨折患者有两个独立的风险。由于施加的压力和 PDT 的定位，第一个风险在于断裂位移。Mayberry 等人对颈椎清理和未被清理的患者进行了 PDT 治疗[25]，13 名患者有颈椎骨折，5 名患有晕厥或手术稳定，仅 7 名在手术前应用 PDT，并没有使用该操作延伸颈部。在这个人群中没有与 PDT 相关的脊髓损伤发生。其中 7 名不稳定性颈部损伤的患者成功率为 100%。Ben Nun 等人评估了 38 例颈椎骨折患者，并采用改良的 Griggs 手术，无 PDT 相关的神经系统退化[26]。第二个风险是术后患者进行颈椎前路手术。

Bernie 等报道说子宫颈手术 4 天后内行气管切开术没有增加感染率，开放式气管切开术与 PDT 没有区别[27]。O'Keeffe 等人在一项较小的研究中发现手术固定和气管切开术间隔 6～10 天没有交叉感染[28]。这些小型研究表明在颈椎骨折患者和脊柱前固定术前 7 天进行气管切开术的安全性。作者希望对读者强调，尽管这些数据的存在，临床医师应该考虑使用哪种 PDT 手术应用于脊柱损伤患者以确定不稳定程度。

创伤性脑损伤

创伤性脑损伤（traumatic brain injury，TBI）患者是经常需要气管切开术的重症患者。这些患者在支气管镜检查和 PDT 期间对缺氧和高碳酸血症的耐受性较差[29-31]。由于缺氧和高碳酸血症可能会增加颅内压（ICP），从而降低脑灌注压（cerebral perfusion pressure，CPP），这是 TBI 患者行 PDT 术所需要注意的。Milanchi 等人使用麻痹和 Ciaglia 方法，发现 PDT 期间 CPP 和 ICP 没有显著的统计学意义。1/4 的患者在 48 小时的研究期间的 ICP 数值大于 20，表明至少有一部分患者可能已经出现可加剧的脑部病变。

Milanchi 等人的研究（n=52，具有 ICP 监测）与 Borm 和 Gleixner（n=14，具有 ICP 监测）一致，还有 Escarment 等人（n=35，不清楚 ICP 监测数值）和 Imperiale 等人（n=65，具有 ICP 监测；"Percu Twist"方法），但与 Stocchetti 等人不同（ICP 监测 30 例，10 例 PDT，10 例外科手术，10 例 Fantoni 法），所有三种技术 ICP 存在统计学显著意义，在 PDT 患者中 ICP 增长率最高[30, 32-35]。

从这些论文可以得出的结论是，在没有颅内高压的 TBI 患者中，气管切开术和 PDT 都是可行的。如果患者 ICP 已经升高，共识认为大脑依从性是差的，应该等待相对稳定后手术。除气道损伤外，没有气管切开术的痕迹，脑内压力稳定且颅脑其他并发症较低。

抗凝治疗

如前所述，出血是 PDT 最常见的并发症；因此，凝血研究和预防抗凝治疗的评估是必要的低风险的操作，但这也受到挑战。Beiderlinden 等 2007 年评估了 415 例患者[36]，其中 137 例凝血异常，58 例血小板计数小于 50000/mm³，75 例 PTT>50 秒，其中 19 例患者 PT> 50% 正常值，27 例患者有两个异常值。当作者将这些患者分为急性和慢性出血时，他们发现急性出血组（定义为手术期间和手术后短时间内）发生凝血变量与非急性出血组无显著差异。

在评估慢性出血（定义为套管持续放置 24 小时后），Beiderlinden 等人发现 PTT 大于 50 秒的患者出血风险增加 4 倍，血小板数 <50000/mm³ 的患者出血风险增加 5 倍。在两个及以上凝血指标异常的患者中，出血风险显著增加（OR=9.5）。此外，189 例患者使用预防性低剂量肝素且凝血功能指标正常，与没有肝素化和正常凝血组相比，出血没有显著统计学性增加（P=0.55）。在 Beiderlinden 等人的研究中，血小板减少症是慢性出血最强的单一危险因素。相反，Kluge 等发现血小板计数小于 50000/mm³ 是安全的[37]，Kluge 等人的研究在手术之前通过输注血小板混淆；因此，这些患者是否真的血小板减低

是未知的。在 Beiderlinden 等人研究中，血小板减少患者未接受治疗，血小板数明显小于 50000/mm³。

与医学的许多方面一样，操作的训练和既往并发症将使其在某些情况下趁机而入，在凝血异常或肝素化患者中直接进行手术是其中一种情况。虽然 Beiderlinden 等人的研究做得很好并且提供有趣的数据，仍存在一些疑问，是否缺少肝素或输注血浆或血小板以纠正轻度凝血异常，这意味着并发症的风险增加，如静脉血栓栓塞、输血反应或免疫功能异常。在更多的前瞻性数据证实前，这些决定将取决于决策者。

机械通气

进行气管切开术的决定取决于改善肺功能。由于这些患者存在肺功能不全，可能需要持续高水平氧合和通气支持，以前建议是气管切口术后设置低 FiO₂ 和低呼气末正压（PEEP）。PDT 会延长疏导和阻塞气道的时间，虽然对于经验丰富的人来说是短暂的，但是在不稳定的患者身上也会有危险，如不能耐受高碳酸血症、缺氧或因心血管疾病气道受影响的患者，应该进行气管切开术或者使病情稳定一段时间。

气管切开术对肺功能是有好处的，气管切口套管能够改善患者舒适度和降低镇静需求，其可以减少无效腔高达 50%（150ml），减少套管长度，减少呼吸做功。

气管切开的适应证和时机

本节将重点介绍气管切开术的好处，避免喉部长时间的喉部损伤，减少机械通气前的时间。

众所周知，长时间插管是气管切开术的指征之一，美国耳鼻喉科学会引用为气管切开术的指征[39]，这项建议是由于患者喉部损伤率高达 94%[40]，慢性损伤发生率高达 19%[41]，气管插管的长期后遗症包括狭窄、肉芽肿形成和溃疡引起慢性嘶哑，狭窄导致上呼吸道阻塞较少见。1/3 病例报道气管插管后在 ETT 袖带的部位易发生狭窄，由于气管壁上的压力较高使局部血液缺乏导致形成缺血，这种缺血性损伤开始发生在插管的最初几小时内，二次造成受损可能在 3 周以上至 6 个月，主要是由于纤维密集致周围狭窄。容量大和袖口压力低显著减少袖带损伤的发生。气管毛细管压力介于 20～30 mmHg，

灌注损伤发生在 22 mmHg，完全受损压力的为 37 mmHg，推荐的袖带压力介于 10～18 mmHg（15～25 cmH$_2$O），建议每天两次评估袖带压力以避免发生可怕的后遗症[42]。

气管切开后气管狭窄也比较容易发生，与插管继发的狭窄不同，这可能原因是伤口异常愈合生长过度导致周围肉芽组织形成，也可能在气管切开导管尖端部位形成，或气管前壁上方气管切口处发生折叠。过多的肉芽组织形成可能是手术过程中软骨组织受伤或由于呼吸机管路负荷超重造成机械顺变和软骨环缺血。另外，伤口感染是气管切开术后狭窄的另一个原因。

气管切开术最有争议的指征是时间安排：早期和晚期，以及早期气管切开术是否会缩短呼吸机时间和 ICU 住院时间，是否降低肺炎率。在 1989 年，指南模糊地指出，预计超过气管插管 21 天的患者应行气管切开术；小于 10 天应该使用螺旋插管[44]；10～21 天，没有具体的建议。此后，多个研究尝试评估早期气管切开术是否可以预防并发症（见表 8-1）。在数据评估时，重要的是要认识到早期和晚期气管切开术是否差别很大，虽然研究之间存在一定差异，统计学似乎认为早期气管切开可以缩短机械通气时间[45]，早期气管切开术减少手术操作时间[46]，多项研究也证明早期气管切开也明显缩短 ICU 和（或）医院住院时间（LOS）。在 Rumbak 等人的研究中肺炎发生率下降了 80%，在 Moller 的研究中下降了 36%。

然而，近期文献报道肺炎发生率无差异[46-47, 63-65]。另外，2015 年 Cochrane 回顾评估 8 项随机对照试验（ n=1977 次），来自 7 个随机对照试验（ n=1903 ）的中等质量证据表明肺炎发生率无差异[67]。

虽然这些研究都有其内容、早期和晚期组别的时间长短不同、人口的异质性，专家建议在一定人群中应该早期行气管切开术。东方创伤外科协会（EAST）指南指出，严重头部损伤患者通过早期气管切开术可以缩短呼吸机时间和 ICU 医院住院时间，这是 II 级建议[48]。指南还指出创伤患者但无头颅损伤时早期行气管切开后可能会减少机械通气总天数和 ICU 医院住院时间，并可能降低创伤中肺炎的发生率，所有创伤患者预期需要机械通气 >7 天时应考虑早期气管切开术[48]。

指南还指出，使用标准 ETT 和保持气囊压力 <25 mm Hg，患者可安全插管至少 14 天[48]。最近的一篇综述评估了 3 项随机试验并证实 2009 年的

EAST 指南中提出的气管插管时间延长至 14 天。作者发现在 14 天之前进行气管切开术，ICU 或医院住院时间以及肺炎等方面没有任何益处在。该作者认为，除非有明确指示应该气管切开术，临床医师应延迟气管切开术至 2 周[63]。

操作程序

支气管镜检查是因各种原因执行 PDT 的有用辅助手段，最重要的是可以确定在手术中是否发生任何医源性损伤，比如可以避免无意中穿刺膜（后）气管。另外，真正的中线位置和方向可以通过可视化来直接确认。最后，可以直接确认并放置气管切开装置。支气管镜的一个缺陷是要求 ETT 提示声门下水平，这可以使一个主要气囊漏气（因为气囊不再经过气管中的绳索），偶尔也需要重新插管。出于患者安全和风险管理的考虑，大多数认为支气管镜引导下插管是标准疗法。

PDT 操作技术

几乎所有经皮手术都是利用经皮肾造影管沿用修改后的 Seldinger 技术操作。一般是使用针头进入管腔，然后通过该针将导丝放置在管腔中，PDT 的技术没有什么不同。

Ciaglia 连续性扩张

第一步是评估解剖学标志[49]。需要识别胸骨切迹、环状和甲状软骨等标志，待皮肤用氯己定溶液冲洗且无菌巾覆盖后，用适当尺寸的气管切口器具检查和测试气囊完整性。从环状软骨开始，渗透局部麻醉后，用 15 号手术刀做一个 1～2 cm 垂直或水平切口并使用止血钳通过皮肤肌肉直到气管，这是作者的技术，但是许多重症医务者不要使用钝性剥离术，应该单纯经皮 PDT。此时，应该辅助使用支气管镜。在直接可视化之前，经过缩短 ETT 袖口，管子应该撤出，使灯光从支气管镜可见切口部位在第二和第三或第一和第二气管环的水平。重点要记住，在操作困难的患者中要注意氧疗，否则可能会导致缺氧，并且需要相应调整呼吸机。

使用一个 18 号注射器，将针头充满生理盐水然后在环状软骨切口的部位穿刺气管。在直接支气管镜引导下，导管针头应该通过第二和第三或第一和第二气管环直接可视。回抽注射器可以通过气管内

表 8-1　早期和晚期气管切开术的比较

研究者	研究类型	样本大小，早/晚	时间（日），早/晚	机械通气持续时间（天），早/晚	ICU 时间（天）	住院时间（天）	肺炎发病率（%）	ICU 死亡率，早/晚（%）	住院死亡率，早/晚（%）
Flaaten	回顾性研究	230/231	<6/>6	4.7/14.7（中位数）	6.8/12.7（中位数）	ND	ND	7/14.7	22.2/32.5
Barquist	前瞻性随机研究	29/31	<8/>28	21.5/21.2（NS）	25.0/24.7（NS）	ND	96.5/90.3（NS）	6.9/16.1（NS）	ND
Moller	回顾性研究	81/104	<7/>7	12.2±0.9/21.9±1.3	16.7±1.0/26.0±1.3	23.8±1.2/33.4±1.7	27.2/42.3	ND	ND
Rumbak	前瞻性随机研究	60/60	<2/14-16	7.6±2.0/17.4±5.3	4.8±1.4/16.2±3.8	ND	5.0/25.0	ND	31.7/61.7
Hsu	回顾性研究	163	<21/>21	19.0/44.3	10.8/14.2	ND	43.6/60.4（NS）	14.5/28.3	44.5/54.7（NS）
Arabi	前瞻性数据研究	29/107	<7/>6	9.6±1.2/18.7±1.3	10.9±1.2/21±1.3	101±19/105±7（NS）	ND	3/1NS	17/14（NS）
Sugerman	前瞻性随机研究	127/28	3-5/10-14	ND	20±2/24±2（NS）	ND	49/57（NS）	ND	24/18（NS）
Bouderk	随机对照研究	ND	ND	14.5（SD=7.3）vs.17.5（10.6）	ND	ND	ND	ND	ND
Rodriguez	随机对照研究	ND	≤7vs.≥8	12（SD=1）vs.32（3）	16（1）vs.37（4）	ND	78vs.96	ND	ND

ND，无数据；SD，标准偏差；NS，不重要。经许可转自 Groves DS，Durbin CG Jr，Tracheostomy in the critically ill: indications，timing and techniques，Curr Opin Crit Care. 2007 Feb; 13（1）:90-97

存在气泡进行确认。支气管镜检查将确保针头不刺穿气管的后壁且位于前中线位置。

在导管的尾端取出注射器和 18 号针头，利用支气管镜可以将柔软的导丝可视化通过，并撤掉导管，并且用扩张器将线送入气管，整个过程从最小到最大都是直接可视化。扩张器直径最大要比内部气管切口直径小，实际上用气管切口套管代替插管。一旦气管切口被完全插入，可以移除扩张器和导丝，使气囊充气，并连接呼吸机，缝合到位，并固定气管切开部位。此刻，当证实新的气道通畅后，气管内套管和支气管镜可以撤掉。

Blue Rhino ™

在美国，Blue Rhino ™，或一步法 PDT 已迅速成为最普遍应用的技术。所有步骤与连续扩张技术相同直至将柔软导丝置入。Blue Rhino ™ 扩张器因具有亲水性变得非常湿滑，沿着导丝，放置 14 号法国牌导管，结合套管，放置 Blue Rhino ™ 扩张器，这个扩张器有定位标记，是曲线型的，曲线压力适用于纵隔，在气管处可以制造一个适当大小的气管切口。之后，在气管切口的导管上放置一个曲线扩张器上，然后用钢丝将扩张器取出。建议支气管镜引导下操作，然后将气管切口套管固定。Cook Medical 公司在其网站提供 Blue Rhino PDT 视频（ http://www.cookmedical.com/cc/educationresource, do?iD=educational_video ）。

Griggs 技术

在 1990 年，Griggs 技术被开发，作为顺序扩张器技术的替代[5]，技术不同的地方在于其先将导丝润滑后，再插入扩张器扩张气管。这些气管扩张器作用于皮肤和气管的开口处，使其能够插入气管套管，然后，一根带有鞘的气管套管穿过导丝，导丝及套管被拆除，固定。

PercuTwist ™

2002 年，Frova 和 Quintel 发明了另一新技术，即经皮旋转气管切开术。关于该技术效果和安全性的研究文章较少，其中一篇文章将 Griggs，Ciaglia 和 PercuTwist 比较后，认为 PercuTwist 不仅安全、且节约时间，优于其他两者。与之前提到的所有技术一样，支气管镜引导下，在环状软骨和第一气管环之间用针头将气管刺穿，然后将柔软导丝穿过，形成一个较小的（ 8 ~ 10 mm ）皮肤切口，

PercuTwist ™ 亲水涂层的扩张器螺丝在用水润滑后插入导丝上，可视化下在气管腔内调至最大直径，顺时针将螺钉旋转，之后，通过导管穿过其管腔的气管切口套管穿过导丝，并固定到位，此时，可以将导丝和套管移除。

Fantoni 经喉气管切口术

另外可以选择从外部进入气管，Fantoni 和 Ripamonti 开发了一种逆行经皮螺旋气管切开术（ translaryngeal tracheostomy，TLT ），俗称 Fantoni 手术，这是文献中最不常见的技术之一。气管在通常的位置被刺穿；然而，导丝通过口部移除，然后连接到扩张器 / 气管切口套管，这种特定的扩张器具有尖锐的金属尖端；通过用一只手拉动导丝并与另一只手反向，从内部打开气管时，金属尖端容易刺穿皮肤，该装置被拉动直到其垂直于皮肤并旋转 180°，直至引导下放入气管内，取出套管，仅保留气管切口管，然后将其固定。如文献所述，该技术的主要优点是其已经安全地用于儿童和婴儿[53]，这种方法在口咽恶性肿瘤患者中可能存在缺点，有报道造成切口部位转移，因为此装置必须通过口咽和声带[54]。在最近的 Blue Rhino™ 和 TLT 的比较中，并发症与技术选择无相关性，但 Blue Rhino™ 更快，更具成本效益。

PDT 并发症

经皮气管切开术的并发症必须与手术气管切开术进行比较。在 Delaney 等人进行一大型 meta 分析中发现 PDT 感染发生率降低，亚组分析表明，与开放性气管切开术相比围术期和长期并发症较少[53]。ICU 医师需要注意两项手术均有并发症，然而，如前述，PDT 中的支气管镜检查降低了风险，已成为标准疗法的一部分。

在手术过程中，有多种风险，包括气道损伤、出血、气管结构的损伤以及心脏停搏。气管损伤可以预料到，只要设备和人员齐备，气管损伤也较易处理。利用列出的数据进行凝血方面的研究，通过解剖知识临床检查和超声了解潜在的血管问题，可以尽量减少围术期出血。通过了解解剖结构和利用适当的技术与支气管镜引导或实时超声可以避免喉和气管损伤，特别注意要从中间进入气管，充分做好皮肤准备，在正确的平面上使用适当的扩张技术。

在手术过程中发生的心脏停搏可能原因是手术期间气道损伤或患者进行手术时病情不稳定。如前所述，如果患者病情不稳定或不合适做手术，指南没有提出这类患者不能延迟行 PDT。

手术后可能立即发生皮下肺气肿（SE）、气管上皮瘤（PM）、气胸（PTX）、管路梗阻、感染和出血。SE 可能是由于气管切口管周围太紧，气管穿孔距放置管之前手术时间较长或气胸导致的。这突出了为什么要采取"时间暂停"，以确保所有重要的管路和设备在切口之前是准备好的。PTX 或 PM 可能会在胸膜损伤时发生，这种罕见的并发症可能导致张力性 PTX，因此术后检查胸部 X 片是有必要的。管路梗阻可能有许多原因，包括气管内的黏液堵塞和磨损，或气管切口管的错位。笔者有一个 PDT 的例子，其中气管的脆性组织变成瓣阻塞气管，该瓣引起高压力，并且在术后支气管镜检查中容易识别和缓解，这个问题的解决方法与操作技术和患者选择相关。

感染性并发症（如伤口感染）可能通过 PDT 技术（与开放性手术气管造口术相反）其他技术（包括氯己定洗涤）以及佩戴口罩、帽子和无菌手套加以限制。PDT 后若发生蜂窝组织炎可以用抗生素治疗，并增加气管切开管周围切口的大小。应保持每天对术后所有管路管道和线路进行检查评估，这是重症护理中比较关键的部分。

延迟性出血的发生可能与已经受损的主要胸部脉管系统相关，特别是无名动脉（头臂动脉）麻醉时注射的血管收缩剂（所有血管收缩剂的 0.4%）相关。简言之，必须快速鉴定和评估气管切口瘘，尽可能防止由于并发症导致的死亡。

气管切口瘘经常在前 3 周内出现（70% 的时间），但有时可能 30 小时以内发生，也可能是气管切开术后几年出现[56-58]。大约有 50% 的患者可能出现大出血，而另一半可能会小血管出血[59]或脉管出血[58]。在气管套管水平，最常形成瘘，但 1/3 由插管角度或尖端的压力坏死导致。其他诱发因素包括存在异常无名动脉、感染和应用类固醇。当大面积出血时应该首先使气管气囊充气，这种技术可以在 85% 的病例中能够成功[59]，否则，应将直接喉镜下插入气管插管，进入声门并超过气管切口瘘。

当动脉在气管前面时，取出气管切口管后用手指压住无名动脉。对于前面出血的患者，应积极准备以便进一步评估手术修复的可能。可以首先尝试用柔性的支气管镜检查，但是建议最好使用刚性支气管镜检查以获得更好的可视化，其吸取血块能力

也更强。操作者还可以使用刚性支气管镜将套管牢固套在无名动脉上来止血。术后死亡率相对较高，因为只有 25% 手术成功的人最终才能存活。

迟发性并发症可能没有气管切口瘘更糟糕，但由于其高发病率和死亡率，一定要引起重视。如前所述，长时间气管插管或气管切口术可能导致气管狭窄、肉芽组织形成和喉部损伤，或多或少不可避免。虽然食管气管瘘是一种并发症，在手术过程中避免损伤气管后壁以及避免长时间大口径管进食，或许可以减少此并发症发生。重症患者可以通过 ETT 初步处理这种罕见的并发症，或者是通过换个新的气管套管，使其远端不要太深，一旦气道方面已经稳定，应该考虑是否行胸部手术或者保守治疗[60]。

最近 Maxwell 等人的研究主要是 70 名患者通过使用 Blue Rhino™ 进行 PDT 术，尽可能减少并发症，从而完成 PDT 整个过程[61]。最大限度地减少并发症并尽可能取得成功需要注意以下 4 个方面：①外界因素，加强培训，保证患者安全和避免危机产生；②注意防止气道损伤的策略；③避免出血及出血后积极处理；④术后常见问题的管理。

第一个主要建议是确保有适当人员，其中包括两名操作者：一名负责气管切口术，另一名负责气道管理。该操作需要充分合理安排时间资源（通常大多数在医院的白天工作时间）。Maxwell 等人认为药物预防是保证患者安全的其中一项措施，包括给予 1% 的氯己定漱口剂，以减少细菌定植和呼吸机获得性肺炎发生率，同时给予足够的局部和全身镇痛。最终建议应该加强培训，保证患者安全和避免危机产生等措施，术前可以做预防性概要，其中应包括角色、手术期望和潜在并发症发生。

第二个主要建议是防止气道损伤，包括首先通过图表来评估气道，以进一步预测可能并发症。如果患者被确定为困难气道，操作者可以考虑使用与 ETT 一起放置交换导管，以增加气道安全度。与任何高风险操作一样，气道设备应方便获取，包括：喉镜检查设备［DL 和（或）视频］、喉罩式呼吸道、喉管式 ETT 和其他呼吸道辅助器等，以及操作所需的仪器仪表。

第三个建议围绕着避免出血和出血后处理。本章的抗凝部分所述，目前共识指南没有提出 PDT 手术操作凝血阈值的限制。因此，操作者应考虑标准数值以及如前概述的凝血问题，应该避免穿刺动脉和静脉血管从而减少出血发生，可以使用彩色超声多普勒检查血管解剖。此外，有经验者建议使用垂

直中线切口，而不是横切口。

最后，笔者建议使用"出血套件"，包括止血所需的材料：镊子、纱布、局部止血剂等。最后建议是常见的管理问题；如常见的气管切开管的阻塞和漏气。错位可能导致气管切开管的远端部分漏气或阻塞，也可能由于气管切开管被气管的后壁压迫或者深度不足，需要更换管或者延伸管的近端或远端。尽管这些并不是全面或详尽的处理潜在并发症的建议，但它们是建立组织框架以促进操作安全有效执行的方法。

新型气管切开管道的管理

手术后头几天内可能会出现意外脱管的紧急情况，由于气管切口部位在术后5~7天内尚未稳定，因此这些患者应先进行咽管插管，然后送至手术室重新插入气管切口管。若试图将新的气管切口管替换为其他部位，可能存在气管插管、气道损伤和甚至死亡的风险。如果患者的上呼吸道和下呼吸道之间发生破裂（即肿瘤后切除），则不能进行面罩通气和咽喉插管，因此通过气管切口通气可能是唯一的选择。这增加了用皮下气体改变解剖结构的机会，并使置换手术显得更加困难。为了防止意外气管拔管，气管切开管应妥善固定，并且应尽量减少氧气或呼吸机管道对管道的操纵和牵引，应该引导患者谨慎行事，直到治愈。

气管切开管的护理

知道如何妥善护理气管切开的患者是至关重要的，因为不适当的护理可能导致并发症甚至死亡。虽然根据具体气管切口管的类型而有所不同，气管切开护理包括清洁或更换内套管，更换敷料和气管切口管固定，必要时吸痰。大多数气管切口管都是一次性使用无菌技术包装固定的。评估气管切开周围的皮肤，这与气管切口管固定装置或黏液和分泌物导致皮肤破损相关。气管切开管周围区域皮肤应该应用非细胞毒性清洁剂清洗。如果看到皮肤破损，请咨询伤口团队以获得护理方面指导。吸痰有助于防止浸渍和皮肤破损。

在管壁下面放置预先准备的无菌气管切口术的敷料，记住要使用单层裂缝海绵，而不是切割纱布垫。不要在切口或气管切口管周围放置任何松散的纤维性物质，因为纤维性物质被吸入后具有刺激性[62]。

避免潜在风险的另一个关键因素是保持气道湿润，通常，鼻咽会吸入空气，由于气管切口管绕过上呼吸道，所以需要提供足够的湿度以保持气道湿润。在住院患者中，可以通过呼吸机或T片或气管切口面罩上的热交换器（heat and moisture exchanger，HME）来实现。

气管切开患者断开机械通气是拔管前的第一步。当患者不再需要通气支持时，应启动气雾剂套管环试验（tracheostomy collar trial，TCT），且套管袖口必须放气。在TCT期间，若没有呼吸机报警器，表示分钟通气量损失；因此，重要的是将气管切口套管袖口放气。套管的黏液阻塞阻止空气流动导致袖口膨胀。如果袖带放气且发生套管阻塞，患者将在气管切口管周围呼吸以防止窒息。患者应该有一定的耐受缺氧能力。

如果患者有一个袖口管，那么管道应该改为无气管切口管。当患者能够将无袖管充分通气和充氧时，可以进行夹闭试验。如果夹闭试验在24小时内没有任何问题，则可进行拔管处理。切口应该使用绷带直到关闭。患者在拔管后24小时后应该严密随诊。

致谢

Natahnee Winder 在本文的数据搜集和校对中提供了很大帮助，特此致谢。

（李 硕 廉宏伟 译）

参考文献

1. Putensen C, Theuerkauf N, Guenther U, Vargas M, Pelosi P. Percutaneous and surgical tracheostomy in critically ill adult patients: a meta-analysis. *Crit Care*. 2014; 18(6):544.

2. Grillo HC, Dignan EF, Miura T. Extensive resection and reconstruction of mediastinal trachea without prosthesis or graft: an anatomical study in man. *J Thorac Cardiovasc Surg*. 1964; 48:741–749.

3. Randestad A, Lindhomlm CE, Fabian P. Dimensions of the cricoid cartilage and the trachea. *Laryngoscope*. 2000;110(11):1957–1961.

4. Vicent J-L. *Intensive Care Medicine: Annual Update 2008*. Belgium, Germany: Springer Science and Business Media Inc; 2008.

5. Mateu A, Ricart A, Diaz-Prieto A, et al. Tracheostomy in intubated patients. *Clin Pulm Med*. 2008; 15(5):267–273.

6. Sangwan YS. Defining an ideal technique for percutaneous dilatational tracheostomy – is real-time ultrasound guidance the final piece of the puzzle? *J Crit Care*. 2015; 30(2):426.

7. Byhahn C, Lischke V, Meininger D, Halbig S, Westphal K. Perioperative complications during percutaneous tracheostomy in obese patients. *Anaesthesia*. 2005; 60(1):12–15.

8. Heyrosa MG, Melniczek DM, Rovito P, Nicholas GG. Percutaneous tracheostomy: a safe procedure in the morbidly obese. *J Am Coll Surg*. 2006; 202(4):618–622.

9. Mansharamani NG, Koziel H, Garland R, LoCicero J III, Critchlow J, Ernst A. Safety of bedside percutaneous dilatational tracheostomy in obese patients in the ICU. *Chest*. 2000; 117(5):1426–1429.

10. McCague A, Aljanabi H, Wong DT. Safety analysis of percutaneous dilational tracheostomies with bronchoscopy in the obese patient. *Laryngoscope*. 2012; 122(5):1031–1034.

11. Díaz-Regañón G, Miñambres E, Ruiz A, et al. Safety and complications of percutaneous tracheostomy in a cohort of 800 mixed ICU patients. *Anaesthesia*. 2008; 63(11):1198–1203.

12. Hatfield A, Bodenham A. Portable ultrasonic scanning of the anterior neck before percutaneous dilatational tracheostomy. *Anaesthesia*. 1999; 54(7):660–663.

13. Muhammad JK, Patton DW, Evans RM, Major E. Percutaneous dilatational tracheostomy under ultrasound guidance. *Br J Oral Maxillofac Surg*. 1999; 37(4):309–311.

14. Gobatto AL, Besen BA, Tierno PF, et al. Comparison between ultrasound-and bronchoscopy-guided percutaneous dilational tracheostomy in critically ill patients: a retrospective cohort study. *J Crit Care*. 2015; 30(1):220.e13–e17.

15. Yavuz A, Yilmaz M, Göya C, Alimoglu E, Kabaalioglu A. Advantages of US in percutaneous dilatational tracheostomy: randomized controlled trial and review of the literature. *Radiology*. 2014; 273(3):927–936.

16. Gobatto AL, Besen BA, Tierno PF, et al. Ultrasound-guided percutaneous dilatational tracheostomy: going deep into the sea. *J Crit Care*. 2015; 30(2):427–428.

17. Rudas M, Seppelt I, Herkes R, Hislop R, Rajbhandari D, Weisbrodt L. Traditional landmark versus ultrasound guided tracheal puncture during percutaneous dilatational tracheostomy in adult intensive care patients: a randomised controlled trial. *Crit Care*. 2014; 18(5):514.

18. Kornblith LZ, Burlew CC, Moore EE, et al. One thousand bedside percutaneous tracheostomies in the surgical intensive care unit: time to change the gold standard. *J Am Coll Surg*. 2011; 212(2):163–170.

19. Sangwan YS, Koveleskie J, Palomino J, Simeone F. A new endotracheal tube designed to enable a single operator to perform percutaneous dilatational tracheostomy while maintaining the airway, providing continuous bronchoscopic guidance, and minimizing procedural complications: demonstration of feasibility on a mannequin and a cadaver. *J Bronchology Interv Pulmonol*. 2011; 18(4):368–373.

20. Dennis BM, Eckert MJ, Gunter OL, Morris JA Jr, May AK. Safety of bedside percutaneous tracheostomy in the critically ill: evaluation of more than 3,000 procedures. *J Am Coll Surg*. 2013; 216:858–865; discussion 865–867.

21. Ambesh SP, Sinha PK, Tripathi M, Matreja P. Laryngeal mask airway vs endotracheal tube to facilitate bedside percutaneous tracheostomy in critically ill patients: a prospective comparative study. *J Postgrad Med*. 2002; 48(1):11–15.

22. Sangwan YS. Defining an ideal technique for percutaneous dilational tracheostomy – is real-time ultrasound guidance the final piece of the puzzle? *J Crit Care*. 2015; 30(2):429.

23. Yavuz A. Ultrasound-guided percutaneous dilatational tracheostomy: stated advantages are just the tip of the iceberg. *J Crit Care*. 2015; 30(2):425–426.

24. Bass SP, Field LM. Repeat percutaneous tracheostomy. *Anaesthesia*. 1994; 49(7):649.

25. Mazzon D, Zanardo G, Dei Tos AP. Repeat percutaneous tracheostomy with the Ciaglia technique after translaryngeal tracheostomy. *Intensive Care Med*. 1999; 25(6):639.

26. Meyer M, Critchlow J, Mansharamani N, Angel LF, Garland R, Ernst A. Repeat bedside percutaneous dilational tracheostomy is a safe procedure. *Crit Care Med*. 2002; 30(5):986–988.

27. Mayberry JC, Wu IC, Goldman RK, Chesnut RM. Cervical spine clearance and neck extension during percutaneous tracheostomy in trauma patients. *Crit Care Med*. 2000; 28(10):3436–3440.

28. Ben Nun A, Orlovsky M, Best LA. Percutaneous tracheostomy in patients with cervical spine fractures—feasible and safe. *Interact*

Cardiovasc Thorac Surg. 2006; 5(4):427–429.

29. Berney S, Opdam H, Bellomo R, et al. An assessment of early tracheostomy after anterior cervical stabilization in patients with acute cervical spine trauma. *J Trauma*. 2008; 64(3):749–753.

30. O'Keeffe T, Goldman RK, Mayberry JC, Rehm CG, Hart RA. Tracheostomy after anterior cervical spine fixation. *J Trauma*. 2004; 57(4):855–860.

31. Friedman Y, Mayer AD. Bedside percutaneous tracheostomy in critically ill patients. *Chest*. 1993; 104(2):532–535.

32. Stocchetti N, Parma A, Lamperti M, Songa V, Tognini L. Neurophysiological consequences of three tracheostomy techniques: a randomized study in neurosurgical patients. *J Neurosurg Anesthesiol*. 2000; 12(4):307–313.

33. Dosemeci L, Yilmaz M, Gürpinar F, Ramazanoglu A. The use of the laryngeal mask airway as an alternative to the endotracheal tube during percutaneous dilatational tracheostomy. *Intensive Care Med*. 2002; 28(1):63–67.

34. Imperiale C, Magni G, Favaro R, Rosa G. Intracranial pressure monitoring during percutaneous tracheostomy "percutwist" in critically ill neurosurgery patients. *Anesth Analg*. 2009; 108(2):588–592.

35. Börm W, Gleixner M. Experience with two different techniques of percutaneous dilational tracheostomy in 54 neurosurgical patients. *Neurosurg Rev*. 2003; 26(3):188–191.

36. Escarment J, Suppini A, Sallaberry M, et al. Percutaneous tracheostomy by forceps dilation: report of 162 cases. *Anaesthesia*. 2000; 55(2):125–130.

37. Milanchi S, Magner D, Wilson MT, Mirocha J, Margulies DR. Percutaneous tracheostomy in neurosurgical patients with intracranial pressure monitoring is safe. *J Trauma*. 2008; 65(1):73–79.

38. Beiderlinden M, Eikermann M, Lehmann N, Adamzik M, Peters J. Risk factors associated with bleeding during and after percutaneous dilational tracheostomy. *Anaesthesia*. 2007; 62(4):342–346.

39. Kluge S, Meyer A, Kühnelt P, Baumann HJ, Kreymann G. Percutaneous tracheostomy is safe in patients with severe thrombocytopenia. *Chest*. 2004; 126(2):547–551.

40. Jaeger JM, Littlewood KA, Durbin CG Jr. The role of tracheostomy in weaning from mechanical ventilation. *Respir Care*. 2002; 47(4):469–480. Discussion 481–482.

41. Archer SM, Baugh RF, Nelms CR, et al. Tracheostomy. In: *2000 Clinical Indicators Compendium*. Alexandria: American Academy of Otolaryngology-Head and Neck Surgery; Alexandria, VA. 2000:45.

42. Colice GL, Stukel TA, Dain B. Laryngeal complications of prolonged intubation. *Chest*. 1989; 96(4):877–884.

43. Heffner J. Tracheotomy: Indication and timing. *Respir Care*. 1999; 44(7):807–815.

44. Russell C, Matta B. *Tracheostomy: A Multiprofessional Handbook*. Cambridge, London: Greenwich Medical Media Limited, 2006.

45. Zias N, Chroneou A, Tabba MK, et al. Post tracheostomy and post intubation tracheal stenosis: report of 31 cases and review of the literature. *BMC Pulm Med*. 2008; 8:18.

46. Plummer AL, Gracey DR. Consensus conference on artificial airways in patients receiving mechanical ventilation. *Chest*. 1989; 96(1):178–180.

47. Groves DS, Durbin CG Jr. Tracheostomy in the critically ill: indications, timing and techniques. *Curr Opin Crit Care*. 2007; 13(1):90–97.

48. Hsu CL, Chen KY, Chang CH, Jerng JS, Yu CJ, Yang PC. Timing of tracheostomy as a determinant of weaning success in critically ill patients: a retrospective study. *Crit Care*. 2005; 9(1):R46–R52.

49. Sugerman HJ, Wolfe L, Pasquale MD, et al. Multicenter, randomized, prospective trial of early tracheostomy. *J Trauma*. 1997; 43(5):741–747.

50. Holevar M, Dunham JC, Brautigan R, et al. Practice management guidelines for the timing of tracheostomy: the EAST practice management guidelines work group. *J Trauma*. 2009; 67(4):870–874.

51. Ciaglia P, Firsching R, Syniec C. Elective percutaneous dilatational tracheostomy. A new simple bedside procedure; preliminary report. *Chest.* 1985; 87(6):715–719.

52. Griggs WM, Worthley LI, Gilligan JE, Thomas PD, Myburg JA. A simple percutaneous tracheostomy technique. *Surg Gynecol Obstet.* 1990; 170(6):543–545.

53. Frova G, Quintel M. A new simple method for percutaneous tracheostomy: controlled rotating dilation. A preliminary report. *Intensive Care Med.* 2002; 28(3):299–303.

54. Yurtseven N, Aydemir B, Karaca P, et al. PercuTwist: a new alternative to Griggs and Ciaglia's techniques. *Eur J Anaesthesiol.* 2007; 24(6):492–497.

55. Fantoni A, Ripamonti D. A non-derivative, non-surgical tracheostomy: the translaryngeal method. *Intensive Care Med.* 1997; 23(4):386–392.

56. Aust W, Sandner A, Neumann K, Löwe S, Knipping S, Bloching M. Stomal metastases after translaryngeal tracheotomy (TLT) according to Fantoni: a rare complication. *HNO.* 2007; 55(2):114–117.

57. Delaney A, Bagshaw SM, Nalos M. Percutaneous dilatational tracheostomy versus surgical tracheostomy in critically ill patients: a systematic review and meta-analysis. *Crit Care.* 2006; 10(2):R55.

58. Gelman JJ, Aro M, Weiss SM. Tracheo-innominate artery fistula. *J Am Coll Surg.* 1994; 179(5):626–634.

59. Cokis C, Towler S. Tracheo-innominate fistula after initial percutaneous tracheostomy. *Anaesth Intensive Care.* 2000; 28(5):566–569.

60. Ridley RW, Zwischenberger JB. Tracheoinnominate fistula: surgical management of an iatrogenic disaster. *J Laryngol Otol.* 2006; 120(8):676–680.

61. Jones JW, Reynolds M, Hewitt RL, Drapanas T. Tracheo-innominate artery erosion: Successful surgical management of a devastating complication. *Ann Surg.* 1976; 184(2):194–204.

62. Chua AP, Dalal B, Mehta AC. Tracheostomy tube-induced tracheoesophageal fistula. *J Bronchology Interv Pulmonol.* 2009; 16(3):191–192.

63. Maxwell BG, Ganaway T, Lighthall GK. Percutaneous tracheostomy at the bedside: 13 tips for improving safety and success. *J Intensive Care Med.* 2014; 29(2):110–115.

64. Dennis-Rouse MD, Davidson JE. An evidence-based evaluation of tracheostomy care practices. *Crit Care Nurs Q.* 2008; 31(2):150–160.

65. Freeman BD, Morris PE. Tracheostomy practice in adults with acute respiratory failure. *Crit Care Med.* 2012; 40:2890–2896.

66. Terragni PP, Antonelli M, Fumagalli R, et al. Early vs late tracheotomy for prevention of pneumonia in mechanically ventilated adult ICU patients: a randomized controlled trial. *JAMA.* 2010; 303:1483–1489.

67. Trouillet JL, Luyt CE, Guiguet M, et al. Early percutaneous tracheotomy versus prolonged intubation of mechanically ventilated patients after cardiac surgery: a randomized trial. *Ann Intern Med.* 2011; 154:373–383.

68. Young D, Harrison DA, Cuthbertson BH, Rowan K; TracMan Collaborators. Effect of early vs late tracheostomy placement on survival in patients receiving mechanical ventilation: The TracMan randomized trial. *JAMA.* 2013; 309(20):2121–2129.

69. Andriolo BN, Andriolo RB, Saconato H, Atallah AN, Valente O. Early versus late tracheostomy for critically ill patients. *Cochrane Database Syst Rev.* January 12, 2015; 1:CD007271. doi: 10.1002/14651858. CD007271.pub3.

第 9 章 体外膜肺氧合

David A. Farcy • Alan C. Heffner • Lena M. Napolitano

介绍

尽管重症监护领域取得了长足的进展，严重心肺功能衰竭的死亡率仍很高。院外心脏停搏和急性呼吸窘迫综合征（ARDS）的死亡率高达 30%～40%，50% 的患者伴有心源性休克[1]。对于接受传统治疗、高级治疗以及支持治疗失败的患者可选择的挽救治疗很少。在 20 世纪 60 年代末期，应用延长的心肺旁路支持来提供循环支持和气体交换。在此基础上，产生了体外膜肺氧合（extracorporeal cardiopulmonary membrane oxygenation，ECMO），广泛应用于患有肺动脉高压和吸入综合征的新生儿，成功率很高。然而，直到最近，这项技术在成人中的成功率才和新生儿一样高。

作为科技进步的结果，ECMO 在临床中的应用逐步增长。2009 年 H1N1 感染的流行和近来对于成人严重呼吸衰竭应用传统机械通气和体外膜肺氧合的有效性和经济评价的比较研究（CESAR 试验）[2]使 ECMO 在世界范围内应用。ARDS 的新柏林定义对于"严重 ARDS"做了一个新的分类，即氧合指数 $PaO_2/FiO_2 < 100$，（详细内容见 ARDS 章节），这类患者死亡率高。这些患者应该考虑应用 ECMO（图9-1）。本章将要回顾 ECMO 的临床适应证，并发症和禁忌证。

ECMO 的背景和原则

体外循环用来在心脏手术期间提供短期的心肺支持。科技的发展使体外循环技术在 20 世纪 60 年代开始有了很大的提高。ECMO 和体外生命保障系统（extracorporeal life support，ECLS）是指能够提供数天到数周的体外循环系统。

在大多数情况下，ECMO 是对于经传统方法治疗无效的致死性疾病的一种挽救生命的技术。临床预期会发生急性器官功能衰竭的患者，可早期实施。ECMO 首选急性、严重但可逆性呼吸或心脏衰竭的患者。在这方面，ECMO 提供生理维持以得到预期的器官恢复。ECMO 也可用于不可逆的心脏或肺疾病患者接受更持久的支持，如心室辅助装置（ventricular assist device，VAD）或心脏移植和肺移植之前。对于器官恢复概率低的患者启动 ECMO 之前，最重要的一步是明确适应证。

ECMO 系统由体外循环通路、泵和氧合器组成。ECMO 的结构和插管的类型决定了支持的方式，即静脉 - 静脉（VV-ECMO）或静脉 - 动脉（VA-ECMO）。

急性呼吸窘迫综合征

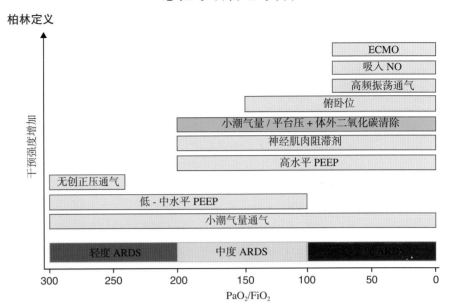

图 9-1　在 ARDS 的新柏林定义中，ECMO 是一种治疗严重 ARDS（PaO_2/FiO_2<100）的策略。（数据来源于 ARDS Definition Task Force, Ranieri VM, Rubenfeld GD, et al: Acute respiratory distress syndrome: the Berlin Definition, *JAMA*. 2012 Jun 20; 307(23):2526–2533.）

VV-ECMO

VV-ECMO 主要用于治疗肺部衰竭，其功能是通过提供膜肺氧合短暂地替代肺的功能来进行生理性气体交换，即从血液中输送氧气和去除二氧化碳。当患者开始 ECMO 治疗时，机械通气的设置要调整：降低高通肺泡压以最小化呼吸机相关肺损伤（VILI），最大化功能残气量。由于不依赖机械通气提供支持来进行气体交换，患者的肺有时间愈合并可能恢复。另外，有人认为受损的肺激活了炎症介质的释放，这可能导致肾衰竭、肝衰竭、心脏衰竭和其他系统性后果。与高压机械通气相比，应用 ECMO 可显著降低这些炎症介质的释放 [3]。

有确切证据表明 ECMO 对新生儿的呼吸治疗是有效的。1996 年，一项对 185 名新生儿呼吸衰竭的随机对照研究表明应用 ECMO 将死亡率从 59% 降到了 32%[4]。随后，ECMO 已经成为全球新生儿 ICU 中常见的治疗方法，包括胎粪吸入综合征、新生儿原发性肺动脉高压、心肌炎、先天性膈疝和其他可逆性肺损伤。在上述疾病中使用 ECMO 将生存率高达 80%[5-6]。类似的数据显示在呼吸衰竭的儿科患者中应用 ECMO 将生存率提高到 73%[6]。相比肺部疾病，在新生儿和儿科心衰患者中使用 ECMO 生存率则低很多，38%～43%。然而，近来一项对 255 名婴儿、儿童和年轻人的大型回顾性综述显示 ECMO 治疗心肌炎出院时生存率为 61%[8]。

不幸的是，ECMO 对于成人的疗效和安全性并不很清楚且存在争议。自 20 世纪 70 年代以来，出现了大量关于 ECMO 的医学文献，其中大部分观点认为在成人 ARDS 患者中应用 ECMO 有创伤性、费用昂贵，与机械通气相比发病率没有任何改善 [9]。更多最近的研究则改变了这一看法。2004 年，一项对 255 名接受 ECMO 治疗的严重 ARDS 成人的大型研究显示存活率为 52%[10]。一项来自体外生命保障组织（extracorporeal life support organization, ELSO；https://www.elso.org）的多中心报告包括了 1473 名接受了 ECMO 治疗的严重呼吸衰竭成人患者。平均年龄为 34 岁，平均 ECMO 持续时间为 144 小时（约 6 天），全因死亡率为 50%[11]。

CESAR 试验（对于成人严重呼吸衰竭应用传统机械通气和 ECMO 的有效性和经济评价）是一项多中心随机对照研究，对 ARDS 患者应用 ECMO 和传统机械通气进行比较。一共纳入了 180 名 ARDS 患者，他们随机分配至三级保健中心或转诊至 ECMO 中心。90 名转诊至 ECMO 中心的患者，只有 68 名实际上接受了 ECMO 治疗；6 个月整体生存率 ECMO 组为 63%，传统治疗组为 47%。由于对照组缺乏标准化的治疗方案而所在 ECMO 中心又恰巧是世界上最有经验的 ECMO 中心之一，这项试验受到了适当的审查。可以得出结论，尽早转运到专业的 ECMO 中心可能提高患者的生存率，但还需进一步进行随机对照试验。

一项包含了三个随机对照研究（超过 30 年）的 meta 分析显示成人呼吸衰竭应用 ECMO 治疗死亡率的总风险比为 0.93（95% CI 0.71～1.22），有显著的异质性。作者认为临床医师在抢救急性呼吸衰竭时应该考虑 ECMO 治疗，需要进一步研究来更有效界定这一潜在的挽救生命的治疗措施[12]。

有趣的是，由于 2009 年 A 型流感（H1N1）的流行，再次出现在成人中使用 ECMO 的报道，包括一项在澳大利亚和新西兰 68 名 HINI 相关 ARDS 患者接受 ECMO 治疗的大型观察报告[13]。ECMO 组有严重的低氧血症，平均氧合指数 PaO$_2$/FiO$_2$<60。ECMO 组存活率为 79%，但作者后来更新数据出院时存活率为 75%[14]。

另一个来自英国的 H1N1 相关 ARDS 患者的研究显示，与未接受 ECMO 治疗的患者相比，转诊到 ECMO 中心患者的住院死亡率更低[15]。最近法国的

欧洲人工通气研究网（REVA）在线发表了一项研究，显示接受 ECMO 治疗的 H1N1 相关 ARDS 患者与没有接受 ECMO 治疗的对照组相比，ICU 的死亡率没有差别（OR1.48；95% CI 0.68～3.23，P=0.32），在匹配过程中没有重复[16]。值得注意的是，51 名没有配对成功的 ECMO 患者与配对成功的 ECMO 患者相比，年龄更小，低氧血症更重，平台压更高，但死亡率更低（22% vs. 50%，P<0.01）。根据这些结果，对于患有 H1N1 病毒感染以及严重的难治性低氧血症的患者，ECMO 显然是一项有效的治疗措施[17-18]。

目前正在进行进一步研究。EOLIA（ECMO 挽救严重 ARDS 患者肺损伤，https://clinicaltrials.gov/ct2/show/NCT01470703），是一项正在进行中的 ECMO 治疗严重成人 ARDS 的全球多中心随机对照研究（图 9-2）。在 ECMO 组中，对每一个患者尽

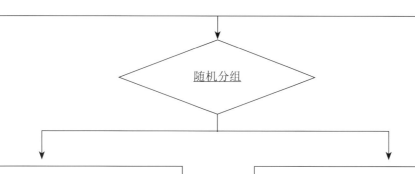

纳入标准
1. 严重 ARDS，根据常规标准定义
2. 满足以下三个严重程度标准之一：
a. FiO$_2$≥80%，PaO$_2$/FiO$_2$<50 mmHg 3 小时以上，尽管采用了最佳的机械通气和常用的辅助治疗方法（吸入 NO，手法肺复张，俯卧位通气，高频振荡通气，输注阿米三嗪）
b. FiO$_2$≥80%，PaO$_2$/FiO$_2$<80 mmHg 6 小时以上，尽管采用了最佳的机械通气和常用的辅助治疗方法（吸入 NO，手法肺复张，俯卧位通气，高频振荡通气，输注阿米三嗪）
c. 调整机械通气参数致 Pplat≥32 cmH$_2$O（首先 V$_T$ 从 1 ml/kg 到 4 ml/kg 逐渐降低，接着 PEEP 降低最小到 8 cmH$_2$O 后，pH<7.25 6 小时以上（呼吸频率在 35 次/min 以上）
3. 获得患者的同意或紧急授权

随机分组

试验组
- 尽早启动静脉静脉 ECMO
- 机械通气设置：容量辅助控制通气模式，FiO$_2$30%～60%，PEEP≥10 cmH$_2$O，降低 V$_T$ 保持 Pplat≥20 cmH$_2$O，RR10～30 次/min 或 APRV 模式高压≥20 cm H$_2$O，低压≥10 cmH$_2$O
- ECMO 撤机根据方案进行

对照组
- ARDS 的常规处理
- 通气设置：容量辅助控制通气模式，V$_T$ 6 ml/kg（理想体重），调整 PEEP 使 Pplat 不超过 28～30 cmH$_2$O
- 对于难治性低氧血症患者，可采用常用的辅助治疗方法：吸入 NO，输注阿米三嗪
- 尽管应用了手法肺复张，吸入 NO/前列环素和俯卧位通气测试后，出现难治性低氧血症 SaO$_2$<80% 6 小时以上，也可转为 ECMO 治疗

图 9-2 EOLIA（ECMO 挽救严重 ARDS 患者肺损伤）ECMO 治疗成人严重 ARDS 患者的多中心试验（Alain Combes 医学博士，项目负责人）。纳入标准和随机化。主要终点：60 天全因死亡率。（转载自 Clinical Trials.gov. A service of the U.S. National Institutes of Health.）

早启动 ECMO 治疗，随机使用更先进的 ECMO 技术（CardioHelp-Maquet 心血管有限责任公司，韦恩，纽约，美国）。只有在非常有经验的中心才使用 ECMO，并且采用保护性机械通气，即平台压≤24 cmH$_2$O。对照组采用容量控制通气模式，潮气量 6 ml/kg（理想体重），使用 PEEP 使平台压不超过 28 ～ 30 cmH$_2$O。对于尽管使用了补救措施如吸入一氧化氮和采取俯卧位通气的难治性低氧血症患者，也可转为 ECMO 组。该研究预期在 2017 年初完成。（译者注：该研究已于 2017 年 9 月完成。）

VA-ECMO
心源性休克

针对难治性心源性休克患者使用 VA-ECMO 目前认为是一个成功的抢救治疗方法。一个单中心研究机构经验表明 179 名患者出院存活率为 38.6%，30 天存活率为 44.7%。在存活者中，心肌恢复率达到了 79.7%，39.1% 的患者转用了更持久的装置[19]。同样，另一个单中心回顾性研究了 35 例因急性心肌梗死导致心肺衰竭而接受 ECMO 治疗的患者，ECMO 脱机率为 63%，出院率为 40%。出院后第一年无心血管不良事件的发生率为 77%。这一报告证实了应用 ECMO 进行早期血运重建可以保留患者的心肌细胞并使患者得到康复[20]。最近的一项观察性研究证实，对于心源性休克和心脏停搏患者同时应用主动脉球囊反搏和 ECMO 与单用 ECMO 相比，生存率并没有显示出获益（35.5% vs. 37.5%）[21]。

心脏停搏

在心脏停搏时，患者心脏停搏的时间越长，预后就越差。由于近来关注点在胸外按压以提高灌注，而不是尽早全面启动心肺复苏（CPR），死亡率没有受到影响且仍然很高。随着更新更小便携式 ECMO 机器的出现，体外心肺复苏术（extra-corporeal cardiopulmonary resuscitation，E-CPR）近来又重新出现在复苏领域的医学文献中。

但是由于患者群体受限，难以对心脏停搏患者进行随机双盲试验。最近出版的文献大多数为个案报告、病例系列报道和观察研究。Shin 等对 406 例韩国院内心脏停搏（in-hospital cardiac arrest，IHCA）的患者进行了回顾性研究，比较了 E-CPR 和传统 CPR。院内目击心脏停搏患者经过了传统 CPR 10 分钟以上可以纳入研究。85 例患者接受了 E-CPR，321 例患者接受了传统 CPR。主要终点是良好神经功能

预后的生存率。他们发现与传统 CPR 相比，E-CPR 出院时神经功能障碍发生率低：明显神经功能缺损风险比为 0.17（95%CI 0.04 ～ 0.68，P=0.012），6 个月最小神经功能缺损风险比为 0.48（95%CI 0.29 ～ 0.77；P=0.03）[22]。

中国台湾的另一个小组对相同的患者群体也做了类似的研究，共有 122 个患者，其中 E-CPR 组 59 人，并没有显示出获益[23]。这两项研究都是针对 IHCA。相比较于院外心脏停搏（out-of -hospital cardiac arrest，OHCA），众所周知 IHCA 是由多因素引起的，而 OHCA 70% ～ 85% 是由心律失常引起的[24]。

在圣迭戈（San Diego）的一个病例系列报道中，从急诊室开始启动 E-CPR，一年中共有 42 名心脏停搏患者，其中 18 人符合入选标准。8 人收入院，其中 5 人出院时神经功能完好无损[25]。尽管这个病例报告样本量很小，但是，是美国第一个针对 OHCA 启动 ECMO 的案例。

最近发表的 CHEER 试验，即评价 E-CPR 联合治疗性低温的安全性和疗效评价的单中心前瞻性观察研究，显示出了较好的结果。IHCA 和 OHCA 共 26 名患者，25 名恢复了自主循环（return of spontaneous circulation，ROSC），14 名（54%）出院时神经功能恢复良好，脑灌注评分为 1 分。因此作者得出结论，E-CPR 是可行的且存活率相对较高[26]。

目前，没有明确的证据证实 E-CPR 在心脏停搏中的作用，尽管在有经验的中心应用 E-CPR 有效，但还需进一步研究。一般来说，ECMO 可能在某些疾病过程中起作用，但不是对于成人的标准治疗。近来的研究表明对于机械通气失败的患者早期应用 ECMO 死亡率下降。ECMO 最好由专业的且有合适资源的中心来操作[26]。

适应证
新生儿

如前所述，ECMO 是新生儿的常规治疗方法，用于新生儿严重呼吸衰竭，通常伴有原发性肺动脉高压、胎粪吸入综合征、先天性膈疝、呼吸窘迫综合征、B 组链球菌败血症和窒息。

小儿

ECMO 在儿科用于治疗呼吸窘迫综合征和心输出量降低的疾病，如先天性心脏病修复术后的左心

衰、右心衰或全心衰，或手术后可能出现的肺血管危象。有时 ECMO 用于心脏移植的辅助和继发于肾衰竭、心肌炎和烧伤后的临时心肌病的辅助治疗。

成人

导致需要 ECMO 支持治疗的成人心肺衰竭常见病因包括：

1. 呼吸衰竭，严重低氧血症或通气受损，包括但不限于：
   a. 成人呼吸窘迫综合征
   b. 大块肺栓塞
   c. 肺炎（病毒、细菌、真菌）
   d. 脓毒症
   e. 多发伤
   f. 肺挫伤
2. 心脏衰竭，难治性循环衰竭，包括但不限于：
   a. 急性心肌病
   b. 先天性心脏病
   c. 右室功能衰竭
   d. 心肺骤停
   e. 全心衰
   f. 心脏移植辅助

患者的选择

ECMO 患者的选择标准随各中心的不同而各异。通常的标准包括病情危重，用传统治疗方法病死率高但病因潜在可逆的患者。适应证见表 9-1，禁忌证见表 9-2。

不幸的是，病情严重到需要 ECMO 治疗的患者如果没有条件治疗的话，尽管接受了其他所有的治

● 表 9-1　ECMO 的适应证

- 难治性心源性休克
- 严重的低氧血症或 ARDS（$PaO_2/FiO_2 < 100$，当 FiO_2 为 1.0 时）
- 心脏停搏
  - 在手术室心脏旁路手术时不能撤机
- 心脏移植或左室辅助装置桥接
- 间质性肺病患者肺移植桥接

数据来源于 Van Meurs K，Lally KP，Peek G，Zwischenberger JB（2005）ECMO: Extra-corporeal Cardiopulmonary Support in Critical Care（The "Red Book"），Third Edition. Michigan，Extracorporeal Life Support Organization[3].

● 表 9-2　ECMO 的禁忌证

出现以下情况意味着 ARDS 的预期死亡率超过 80%：

- 机械通气在 7 天以上
- 难以逆转的心脏衰竭或呼吸衰竭
  - 活动性出血或抗凝存在禁忌
- 严重的基础病
- 难以逆转的神经系统疾病
- 心脏病患者左室辅助装置禁忌
- 年龄大于 60 岁（相对禁忌证）

数据来源于 Van Meurs K，Lally KP，Peek G，Zwischenberger JB（2005）ECMO: Extra-corporeal Cardiopulmonary Support in Critical Care（The "Red Book"），Third Edition.Michigan，Extracorporeal Life Support Organization[3].

疗方法，死亡率通常接近 100%。早期转诊到专门的 ECMO 中心至关重要，且应尽早启动 ECMO 治疗。但通常疾病进入最严重的阶段后，医师才把 ECMO 视为救命的"最后稻草"。越早启动 ECMO 治疗，获益越多。

技术和方法

ECMO 使用改良的心肺旁路机来进行气体交换和全身灌注。采用基于导管的放置，采用 VV-ECMO 或者 VA-ECMO（图 9-3 A～C）。放置 ECMO 导管通常采用血管直接切开法或与中心静脉置管相似的利用顺序扩张器和导丝引导的经皮导管放置法。ELSO 指南目前推荐插管时使用肝素，负荷量为 50～100u/kg，随后给予维持量用于全身抗凝。

VA-ECMO

在 VA-ECMO 中，ECMO 氧合器起到肺的功能，"泵"同时提供呼吸和心脏支持。目前使用两种技术。外周方法是用 23～30 F 的导管通过经皮穿刺或外科切开插入到颈内静脉或股静脉中将血液引出，经过膜肺氧合，再通过另一根导管返回到股动脉或锁骨下动脉。如果用的是股动脉，应该考虑使用远端腿部动脉灌注导管以保证下肢的血液灌注。另一种替代方法是通过内踝后面的小切口以逆行的方式放置同侧胫后动脉灌注导管，利用这种方法 ECMO 管路可留置 6 小时[27]。

中心方法需要外科手术放入导管，将血液直接从右心房引出，通过导管回到主动脉。VA-ECMO 需要高流速，通常为 100 ml/（kg·min）以保证支持。

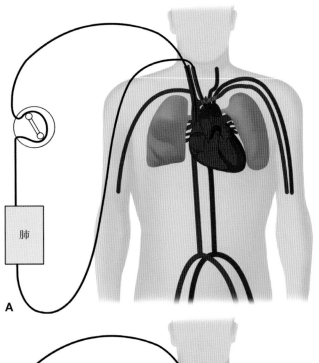

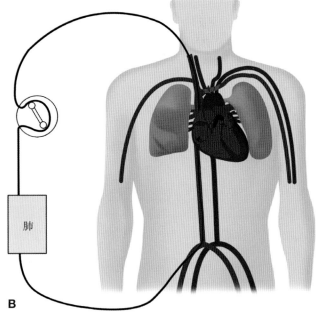

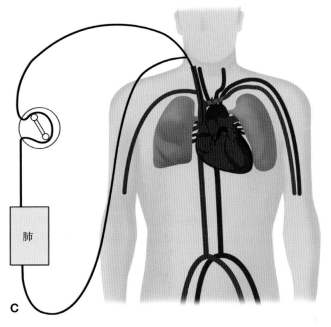

图9-3 A.VA-ECMO通过右颈内静脉将血引流出体外，动脉血通过颈总动脉回流至主动脉弓或股动脉。B. VV-ECMO可以通过传统方法放置（两个静脉插管，通常是右颈内静脉和右股静脉，可在ICU或急诊床边放置）。C. 在右颈内静脉放置一个单个的双腔套管（通常需要X线辅助）。（C图片由Maquet Cardiopulmonary GmbH公司授权使用）。D.VA-ECMO Maquet系统。E.VV-ECMOMaquet系统。（D～E图片由Maquet-Cardiopulmonary GmbH公司授权使用）

VA-ECOM

VV-ECOM

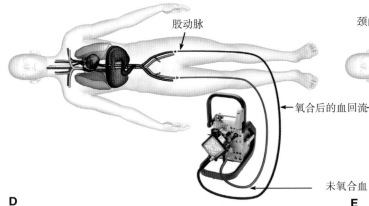

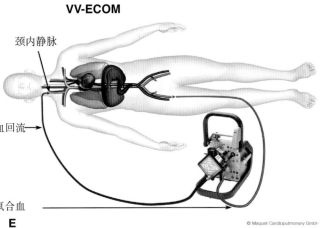

从股静脉插管引流未氧合的静脉血（最理想肝外下腔静脉）；氧合后的血从股动脉回流至右心房

从股静脉插管引流未氧合的静脉血（最理想肝外下腔静脉）；氧合后的血通过右颈内静脉回流至右心房

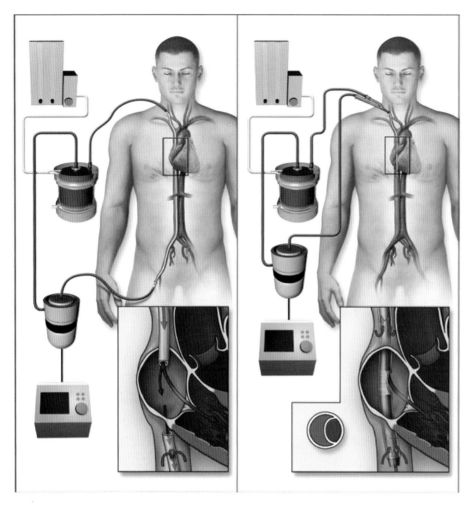

图 9-4 传统的 VV-ECMO 插管（右颈内静脉和右股静脉分别插管）以及双腔导管（31F）。双腔导管的优势包括：混合血减少，再循环减少和患者可以行走。双腔 ECMO 导管需要 X 线透视辅助下放置。（图片经 Brodie D, Bacchetta M:Extracorporeal membrane oxygenation for ARDS in adults, N Engl J Med. 2011; 365:1905–1914.许可转载）

由于患者自身心脏和肺部的血液转流到 ECMO 管路中，患者的心输出量是由管路中的血流量决定的。在 VA-ECMO 中，ECMO 流量决定了心输出量和氧供。因此，VA-ECMO 能提供心脏和肺的双重支持。

VV-ECMO

在 VV-ECMO 中，ECMO 氧合器与患者自身的肺相连，只提供肺部支持而没有心脏支持。VV-ECMO 将患者的血液从静脉引出并回流到静脉中。VV-ECMO 插管可通过两种途径完成：用两个单独的静脉插管，血液通过右侧颈内静脉或股静脉流入右心房，通过股静脉和下腔静脉或颈内静脉单个双腔 ECMO 套管引出（图 9-4）。在成人呼吸衰竭 VV-ECMO 中应用单个双腔 ECMO 套管的显著优点是减少了血液再循环，还能尽早下地行走。

Avalon ELITE 双腔导管®（图 9-5 和图 9-6）是一个 31F 的多孔导管，插入到颈内静脉中，与身体自身的血流相适应，通过上腔静脉和下腔静脉同时将血液引出，返回到右心房。需要 X 线透视辅助

放置 VV-ECMO 导管，导管尖端放入到肝外下腔静脉中将血液引出，内侧边在横膈上来进行定位（图 9-7），还能避免右心室破裂的严重并发症[28]。相比

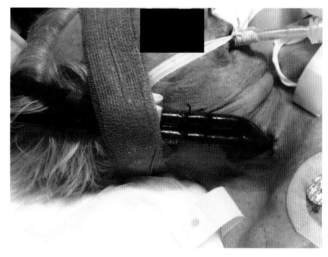

图 9-5 通过右颈内静脉置入 Avalon ELITE 双腔导管®。注意两个腔的血液颜色的不同，未氧合的静脉血引出，氧合后的静脉血流入。（图片由 Lena Napolitano 医生授权使用）

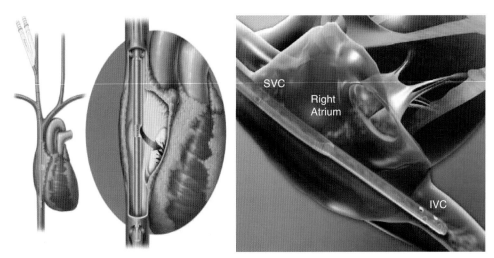

图 9-6　通过经皮右颈静脉通路置入 Avalon ELITE 双腔导管® 置入双腔 ECMO 导管。注意未氧合的静脉血从上腔静脉和肝外下腔静脉流到套管腔中。氧合后的静脉血从中间管腔直接回流到右心房。(图片由 Maquet Cardiopulmonary GmbH 公司授权使用)

之下，股颈静脉通路是通过颈静脉和股静脉将导管分别置入上腔静脉和下腔静脉中，通过股静脉将氧合后的血液回流到右心房。

管路

当血管通路建立后，患者与 ECMO 相连接。通常，管路用血液预冲以避免用晶体液预冲造成的血红蛋白急性变化所致低血压。通过引流导管将患者的静脉血引出，通过叫"膜氧合器"的人工肺进行泵送。在氧合器中，氧的扩散是通过泵入 ECMO 管路中的患者静脉血中的氧分压与灌注到膜氧合器的氧分压的压力梯度实现的。

使用静脉血氧饱和度（SvO_2 或 $ScvO_2$）来评估 ECMO 所输送的氧气是否适当。应保持在正常范围（$65\% \sim 75\%$），通过调整 ECMO 的泵流量来实现。增加流量能提高氧气输送并直接影响静脉血氧饱和度。

跨膜的二氧化碳的扩散同样是由患者的血液和 ECMO 管路中气体的压力梯度来实现的，即气体使膜氧合器通气。$PaCO_2$ 通过调整给氧合器输送的氧气的量来调节，称之为"扫气"。增加扫气量使 CO_2 排出增多降低 $PaCO_2$，而减少扫气量则升高 $PaCO_2$。

当血液被泵送通过氧合器后，氧合后的血液在压力下泵送通过热交换器，使患者的体温维持在设定的温度，通常为 37℃。在 VA-ECMO，血液通过主动脉回流到动脉循环中，在 VV-ECMO，血液通过右心房回流到静脉循环中。

目前，ECMO 管路需要肝素进行系统性抗凝

以维持管路的通畅。ECMO 管路和装置的表面是塑料的，因此容易形成血栓。有必要通过持续输注肝素对患者的血液进行预防性抗凝。通过检测全血活化凝血时间（activated clotting times，ACT，维持

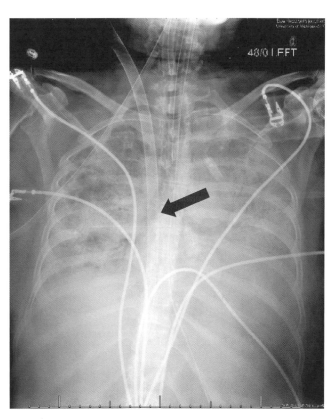

图 9-7　VV-ECMO 中 31F Avalon 双腔导管的理想放置位置：导管尖端放入到肝外下腔静脉中将血液引出，内侧边在横膈上来进行定位（红色箭头）。(图片由 Lena Napolitano 医生授权使用)

180 ~ 240 秒）或 aPTT 或抗 X_a 因子水平来维持全身有效抗凝。

ECMO 开始运行后，呼吸机设置调整到保护性肺通气策略，包括低潮气量（6 ml/kg）、低平台压（25 cmH2O）和自主呼吸模式（以预防膈肌麻痹）。这些参数的设置有助于避免呼吸机相关肺损伤（VILI）。VV-ECMO 中较高的 PEEP 通常伴随着生存获益[29]。VV-ECMO 中理想的机械通气参数设置仍然存在争议。也会给患者利尿以维持干体重。

血红蛋白水平维持在 10 g/dl 以上，血小板计数在 100000/ml 以上；然而 ECMO 中心为了避免输血相关并发症的出现，正在采取更严格的输血标准。在 EOLIA 试验中，血红蛋白的目标值是 7 g/dl，血小板的目标值是 50000/ml 以上。VA-ECMO 和 VV-ECMO 区别的总结见表 9-3。

ECMO 疗程和撤机

成人 ECMO 的平均疗程从几天到几周不等。在最初的 24 ~ 48 小时，患者肺部病情可能会加重，影像学表现肺部透过度降低，这可能是由于 ECMO 造成的肺血流分流导致的气道压突然降低所引起。另外，也有人认为 ECMO 管路表面促使患者血液释放并激活多种血管活性物质。肺功能和顺应性的改善通常在 1 ~ 3 天内开始出现，但也可能显著延迟。

随着肺功能的改善，通过降低"扫气"和（或）减少流量，患者脱离 ECMO。当有证据表明不通过过多的机械通气支持，肺的顺应性改善而能进行足够的气体交换时，就会进行 ECMO 的撤机试验（断开"扫气"但仍维持 ECMO 转机）。肺部情况转好的指标包括胸片的改善，肺顺应性增加，不带呼吸机时 PaO_2 升高，$PaCO_2$ 降低。在 ECMO 撤机阶段通常采用俯卧位通气使肺的背部、依赖性的萎陷的肺

泡复张，使患者自身的肺加速恢复（图 9-8）。

最后，患者脱离了 ECMO 的支持并去除导管。在 VV-ECMO 中，如果采用的是股静脉插管，则需考虑放置下腔静脉滤器，因为在拔除股静脉导管时，插管部位相关的静脉血栓形成很普遍，下腔静脉血凝块也很常见。可以通过现有的股静脉 ECMO 导管使用血管内超声来完成[30]。为了预防和治疗 ECMO 插管部位的深静脉血栓形成还应考虑 6 个月的全身抗凝治疗。

并发症

与任何侵入性操作一样，ECMO 会发生很多潜在威胁生命的并发症。可分为机械相关并发症和患

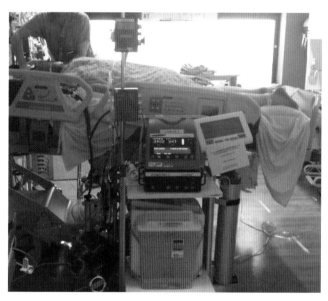

图 9-8 在 VV-ECMO 撤机阶段进行俯卧位通气使肺的背部固化的肺泡复张以促进患者自身肺的恢复。（图片由 Lena Napolitano 医生授权使用）

表 9-3 VA-ECMO 和 VV-ECMO 区别的总结

参数	VA-ECMO	VV-ECMO
PaO_2	获得高水平 PaO_2	获得低水平 PaO_2
灌注率	需要低灌注率	需要高灌注率
肺循环	肺循环旁路 降低肺动脉压	维持肺血流 升高混合静脉 PO_2
心脏支持的影响	提供心脏支持来辅助全身循环	不提供心脏支持来辅助全身循环
管路系统	需要动脉插管	仅需要静脉插管

数据来源于 *the University of Michigan, Department of Surgery. Ann Arbor, Michigan.*

者相关并发症（表 9-4 和表 9-5）。机械相关并发症与放置套管和 ECMO 自身管路相关。患者相关并发症可归因于 ECMO 治疗引起的生理并发症。

机械相关并发症

大口径 ECMO 导管的放置能够导致多种并发症。与放置中心静脉一样，可能会发生气胸、导管感染和出血。此外，由于 ECMO 套管的尺寸较大，颈内静脉的直接损伤可引起纵隔大量出血。颈动脉插管可引起颈动脉内膜夹层，导致主动脉夹层。此外，由于 ECMO 导管留置期间需要全身肝素化，放置套管会增加全身任何部位的出血风险。套管也可成为血栓形成和栓塞的发源地。

ECMO 管路可能导致多种并发症。由于 ECMO 管路和装置的表面是塑料的，有必要通过持续输注肝素对患者的血液进行预防性抗凝。最常见的机械并发症是管路中出现血凝块。其原因是黏附在管路塑料表面的血小板被激活后，更多的血小板聚集，发展成为血小板聚集物。最终，这些血小板聚集物

脱落。这些血凝块会导致 ECMO 氧合器失效。较大的血凝块会引起肺栓塞和全身栓塞。由于管路中的大量血凝块会引起血小板减少症和消耗性凝血功能异常。

空气能从 ECMO 管路的排气口进入，膜氧合器的小撕裂口，破坏了管路任何一处连接处的完整性或动脉血的高氧分压。管路中的小气泡可以轻松去除，不会造成太大的伤害。但大量的空气是致命的。

热交换器的功能异常可引起患者体温的明显降低，从而引起或加剧已经存在的凝血功能障碍。

患者相关并发症

接受 ECMO 治疗的患者可发生任何器官的并发症[31]。其中很多并发症是由于全身抗凝引起的。

神经系统方面，由于抗凝治疗，患者可能会发生自发性颅内出血。在新生儿中更常见。也可发生脑栓塞脑梗死，出血、梗死或低氧血症引起的癫痫发作也会威胁生命。

VA-ECMO 由于股动脉插管也可发生肌肉骨骼肌并发症。放置股动脉导管可引起明显的血管缺血，导致肢体缺血，骨筋膜室综合征甚至截肢。应该用手或多普勒超声来检查动脉搏动。如果下肢存在肿胀或肌肉张力增加，应当怀疑骨筋膜室综合征，尽早请会诊以明确是否应该行筋膜切开术。

由于血凝块形成而导致的溶血的典型表现是肾功能衰竭和血清珠蛋白水平升高。由于 ECMO 管路的塑料表面激活而引起的血小板消耗会发生凝血功能异常和血小板减少症。此外，还可能发生稀释性凝血功能障碍。由于全身肝素化而引起任何外科手

表 9-4　ECMO 的机械相关并发症

并发症的来源	并发症的性质
插管	血管损伤、肢体缺血、出血、骨筋膜室综合征、截肢、气胸、感染、栓塞
ECMO 管路	空气栓塞、血小板减少症、低体温、血凝块形成（氧合器失效、消耗性凝血功能障碍、肺栓塞或全身栓塞）

数据来源于 Van Meurs K，Lally KP，Peek G，Zwischenberger JB（2005）ECMO: Extra-corporeal Cardiopulmonary Support in Critical Care（The "Red Book"），Third Edition.Michigan，Extracorporeal Life Support Organization[3].

表 9-5　ECMO 的患者相关并发症

并发症的来源	并发症的性质
神经系统	抽搐、颅内出血、梗死、瘫痪
血液系统	溶血、出血、凝血功能障碍、血小板减少症
肺部	气胸、肺出血
代谢	酸中毒 / 碱中毒、低钠血症 / 高钠血症、低钾血症 / 高钾血症、低血糖 / 高血糖、低血钙 / 高血钙
肌肉骨骼系统	肢体缺血、骨筋膜室综合征
肾	急性肾小管坏死、无尿
心脏	心肌顿抑、心包填塞
消化系统	出血、胆结石、直接胆红素升高

数据来源于 Van Meurs K，Lally KP，Peek G，Zwischenberger JB（2005）ECMO: Extra-corporeal Cardiopulmonary Support in Critical Care（The "Red Book"），Third Edition. Michigan，Extracorporeal Life Support Organization[3].

术部位或插管部位的出血，或先前侵入性操作部位出血，是常见的并发症。也可发生胸腔内、腹部或腹膜后出血。由于管路脱落而引起的失血，尽管不常见，但却是致命的。

全身抗凝状态下放置套管可能会发生心包填塞。ECMO 启动初期可能发生心肌顿抑，即左室射血分数降低超过 25%，需要 VA-ECMO 进一步支持或血管活性药和正性肌力药。幸运的是，心肌顿抑是暂时的，心脏射血功能通常在 ECMO 上机后 48 小时内即可恢复正常。

也可能出现肺出血、自发性气胸和医源性气胸。ECMO 治疗早期经常会出现少尿，由于溶血、血容量不足或灌注不足也可发生急性肾小管坏死和肾功能衰竭。

由于生理性应激反应、缺血、栓塞或全身抗凝，可能会发生消化道出血。由于持续禁食，应用肠外营养，溶血以及使用利尿剂，会出现直接胆红素升高和胆结石。最后，由于 ECMO 管路是一个比较大的血管内异物，可能会出现许多代谢并发症。酸中毒、碱中毒和几乎任何电解质紊乱都可能发生。

由于 ECMO 是高度侵入性操作且可能发生多种并发症，需要训练有素的 ECMO 技术人员每天 24 小时在床边监测管路和患者可能出现的并发症。除了患者的常规护理人员之外，需要专门的技术人员来负责管理。

ECMO 延时和无效

我们现在认识到，与急性肾损伤和肾自身修复相似，在长时间机械通气支持下，肺具有意想不到的再生能力[32-33]。较新的数据证实长时间的 ECMO 仍然会有好的结果。来自德国雷根斯堡 ECMO 中心的一项对 127 名患者的回顾性单中心研究表明，对于接受 VV-ECMO 治疗的成年患者，疗程在 10 天或 10 天以下和疗程在 21 天以上，生存率没有差别（59% vs. 52%）[34]。一项对 3200 名儿童呼吸衰竭接受 ECMO 治疗的回顾性研究表明，有 12% 的患者疗程在 21 天以上，其生存率为 38%[35]。

最近，ELSO 的一项回顾性分析报告显示：1989 年至 2013 年间因为严重呼吸衰竭而接受 ECMO 治疗在 14 天以上的成人患者（年龄在 18 岁以上）共 974 名，其中长时间接受 ECMO 有增加的趋势，2008 年至今占 72%[36]。出院时的总体生存率为 45.4%，不随 ECMO 的上机时间而变化。多变量分析证实从

2007 年至 2013 年间接受长时间 ECMO 治疗的患者与 1989 年至 2006 年间相比死亡风险较低（OR 0.65，95% CI 0.45 ~ 0.92）。与生存相关的独立危险因素为年龄小和 $PaCO_2$ 低。

很多研究已经建立了评分系统来评估因为严重 ARDS 而接受 ECMO 治疗的患者的生存率，包括 ECMOnet 评分[37]、PRESERVE 评分[38] 和 RESP 评分[39]。所有这些评分系统还需通过前瞻性随机临床试验来进行验证。

总结

ECMO 是一项有效的尖端技术，能够为严重呼吸衰竭患者提供肺和心脏等生命支持。通常，尽管患者接受了最佳的传统医学治疗，其死亡率仍很高。尽管 ECMO 治疗有其风险和并发症，它仍然是一项合理的治疗方式，能够使受损的肺得到恢复，改善以往预后很差患者的生存率。

（李 硕 译）

参考文献

1. Schuerer DJ, Kolvos NS, Boyd KV, Coopersmith CM. Extracorporeal membrane oxygenation: current clinical practice, coding, and reimbursement. *Chest*. 2008; 134(1):179–184.
2. Peek GJ, Mugford M, Tiruvoipati R, et al. Efficacy and economic assessment of conventional ventilatory support versus extracorporeal membrane oxygenation for severe adult respiratory failure (CESAR): a multicentre randomised controlled trial. *Lancet*. 2009; 374(9698):1351–1363.
3. Annich G, Lynch W, MacLaren G, Wilson J, Bartlett R. *ECMO: Extracorporeal Cardiopulmonary Support in Critical Care (The "Red Book")*. 4th ed. Michigan: Extracorporeal Life Support Organization; 2012.
4. UK Collaborative ECMO Trial Group. UK collaborative randomized trial of neonate extracorporeal membrane oxygenation. *Lancet*. 1996; 348:75–82.
5. Bartlett RH, Gazzaniga AB, Toomasian J, Coran AG, Roloff D, Rucker R. Extracorporeal membrane oxygenation (ECMO) in neonatal respiratory failure. 100 cases. *Ann Surg*. 1986; 204(3):236–245.
6. Shanley CJ, Hirschl RB, Schumacher RE, et al. Extracorporeal life support for neonates respiratory failures. a 20 years experience. *Ann Surg*. 1994; 220(3):269–280; discussion 281–282.
7. Swaniker F, Kolla S, Moler F, et al. Extracorporeal life support outcome for 128 pediatric patients with respiratory failure. *J Pediatric Surg*. 2000; 35(2):197–202.
8. Rajagopal SK, Almond CS, Laussemn PC, et al. Extracorporeal membrane oxygenation for the support of infants, children, and young adults with acute myocarditis: a review of the Extracorporeal Life Support Organization registry. *Crit Care Med*. 2010; 38(2):382–387.
9. Morris AH, Wallace CJ, Menlove RL, et al. Randomized clinical trial of pressure-controlled inversed ratio ventilation and extracorporeal CO_2 removal for adult respiratory distress syndrome. *Am J Respir Crit Care Med*. 1994; 149(2 pt 1):295–305.
10. Hemmila MR, Rowe SA, Boules TN, et al. Extracorporeal life support

for severe acute respiratory distress syndrome in the adults. *Ann Surg.* 2004; 240(4):595–605; discussion 605–607.

11. Brogan TV, Thiagarajan RR, Rycus PT, Bartlett RH, Bratton SL. Extracorporeal membrane oxygenation in adults with severe respiratory failure: a multi-center database. *Intensive Care Med.* 2009; 35(12):2105–2114.

12. Mitchell MD, Mikkelsen ME, Umscheid CA, Lee I, Fuchs BD, Halpern SD. A systematic review to inform institutional decisions about the use of extracorporeal membrane oxygenation during the H1N1 influenza pandemic. *Crit Care Med.* 2010; 38(6):1398–1404.

13. Australia and New Zealand Extracorporeal Membrane Oxygenation (ANZ ECMO) Influenza Investigators, Davies A, Jones D, et al. Extracorporeal membrane oxygenation for 2009 influenza A (H1N1) acute respiratory distress syndrome. *JAMA.* 2009; 302(17):1888–1895.

14. Davies D, Jones J, Gattas D. Extracorporeal membrane oxygenation for ARDS due to 2009 influenza A (H1N1)—author reply. *JAMA.* 2010; 303:942.

15. Noah MA, Peek GJ, Finney SJ, et al. Referral to an extracorporeal membrane oxygenation center and mortality among patients with severe 2009 influenza A (H1N1). *JAMA.* 2011; 306(15):1659–1668.

16. Pham T, Combes A, Rozé H, et al. Extracorporeal membrane oxygenation for pandemic influenza A (H1N1)-induced acute respiratory distress syndrome: a cohort study and propensity-matched analysis. *Am J Respir Crit Care Med.* 2013; 187(3):276–285.

17. Napolitano LM, Angus DC, Uyeki TM. Critically ill patients with influenza A (H1N1)pdm09 virus infection in 2014. *JAMA.* 2014; 311(13):1289–1290.

18. Napolitano LM, Park PK, Sihler KC, et al. Intensive-care patients with severe novel influenza A (H1N1) virus infection–Michigan, June 2009. *MMWR Morb Mortal Wkly Rep.* 2009; 58(27):749–752.

19. Truby L, Mundy L, Kalesan B, et al. Contemporary outcomes of venoarterial extracorporeal membrane oxygenation for refractory cardiogenic shock at a large tertiary care center. *ASAIO J.* 2015; 61(4):403–409.

20. Wu MY, Tseng YH, Chang YS, Tsai FC, Lin PJ. Using extracorporeal membrane oxygenation to rescue acute myocardial infarction with cardiopulmonary collapse: the impact of early coronary revascularization. *Resuscitation.* 2013; 84(7):940–945.

21. Cheng R, Hachamovitch R, Makkar R, e al. Lack of survival benefit found with use of intraaortic balloon pump in extracorporeal membrane oxygenation: A pooled experience of 1517 patients. *J Invasive Cardiol.* 2015; 27(10):453–458.

22. Shin TG, Choi JH, Jo IJ, et al. Extracorporeal cardiopulmonary resuscitation in patients with in hospital cardiac arrest: A comparison with conventional cardiopulmonary resuscitation. *Crit Care Med.* 2011; 39(1):1–7

23. Lin JW, Wang MJ, Yu HY, et al. Comparing the survival between extracorporeal rescue and conventional resuscitation in adult in-hospital cardiac arrest: propensity analysis of three-year data. *Resuscitation.* 2010; 81(7):796–803.

24. McNally B1, Robb R, Mehta M, et al. Morbidity and Mortality Weekly Report Surveill Summ. 2011 Out-of-hospital cardiac arrest surveillance—Cardiac Arrest Registry to Enhance Survival (CARES), United States, October 1, 2005–December 31, 2010. *Centers for Disease Control and Prevention.* July 29; 60(8):1–19.

25. Shinar Z, Bellezzo J, Paradis N, et al. Emergency department initiation of cardiopulmonary bypass: a case report and review of the literature. *J Emerg Med.* 2012; 43(1):83–86.

26. Stub D, Bernard S, Pellegrino V, et al. Refractory cardiac arrest treated with mechanical CPR, hypothermia, ECMO and early reperfusion (the CHEER trial). *Resuscitation.* 2015; 86:88–94.

27. Spurlock DJ, Toomasian JM, Romano MA, Cooley E, Bartlett RH, Haft JW. A simple technique to prevent limb ischemia during veno-arterial ECMO using the femoral artery: the posterior tibial approach. *Perfusion.* 2012; 27(2):141–145.

28. Teman NR, Haft JW, Napolitano LM. Optimal endovascular methods for placement of bicaval dual-lumen cannulae for venovenous extracorporeal membrane oxygenation. *ASAIO J.* 2013; 59(4):442–447.

29. Schmidt M, Stewart C, Bailey M, et al. Mechanical ventilation management during extracorporeal membrane oxygenation for acute respiratory distress syndrome: a retrospective international multicenter study. *Crit Care Med.* 2015; 43(3):654–664.

30. Obi A, Park PK, Rectenwald J, et al. Inferior vena cava filter placement before ECMO decannulation. *ASAIO J.* 2012; 58(6):622–625.

31. Zangrillo A, Landoni G, Biondi-Zoccai G, et al. A meta-analysis of complications and mortality of extracorporeal membrane oxygenation. *Crit Care Resusc.* 2013; 15(3):172–178.

32. Rosenberg AA, Haft JW, Bartlett R, et al. Prolonged duration ECMO for ARDS: futility, native lung recovery, or transplantation? *ASAIO J.* 2013; 59(6):642–650.

33. Wiktor AJ, Haft JW, Bartlett RH, et al. Prolonged VV ECMO (265 Days) for ARDS without technical complications. *ASAIO J.* 2015; 61(2):205–206.

34. Camboni D, Philipp A, Lubnow M, et al. Support time-dependent outcome analysis for veno-venous extracorporeal membrane oxygenation. *Eur J Cardiothorac Surg.* 2011; 40(6):1341–1346; discussion 1346–1347.

35. Brogan TV, Zabrocki L, Thiagarajan RR, Rycus PT, Bratton SL. Prolonged extracorporeal membrane oxygenation for children with respiratory failure. *Pediatric Crit Care Med.* 2012; 13(4):e249–e254.

36. Posluszny J, Rycus PT, Bartlett RH, et al. Outcome of adult respiratory failure in patients receiving prolonged (≥14 Days) ECMO. *Ann Surg.* 2016; 263(3):573–581.

37. Pappalardo F, Pieri M, Greco T, et al. Predicting mortality risk in patients undergoing venovenous ECMO for ARDS due to influenza A (H1N1) pneumonia: the ECMOnet score. *Intensive Care Med.* 2013; 39(2):275–281.

38. Schmidt M, Zogheib E, Rozé H, et al. The PRESERVE mortality risk score and analysis of long-term outcomes after extracorporeal membrane oxygenation for severe acute respiratory distress syndrome. *Intensive Care Med.* 2013; 39(10):1704–1713.

39. Schmidt M, Bailey M, Sheldrake J, et al. Predicting survival after extracorporeal membrane oxygenation for severe acute respiratory failure. The Respiratory Extracorporeal Membrane Oxygenation Survival Prediction (RESP) score. *Am J Respir Crit Care Med.* 2014; 189(11):1374–1382.

第三部分 肺部疾病

第 10 章　急性呼吸衰竭

Imoigele P. Aisiku • Peter M.C. DeBlieux

概论

呼吸系统主要用于提供足够的氧和清除二氧化碳，以维持有氧代谢和 pH 平衡。急性呼吸衰竭（acute respiratory failure，ARF）被广泛界定为由于呼吸系统受损而无法有效进行气体交换。虽然呼吸衰竭的病因很多，但是病理生理学机制是相似的，导致最终的共同结果。ARF 统一定义尚未确定。有几项大型研究中把 PaO_2/FiO_2 比值 <200；或 PaO_2<60 同时 FiO_2>0.6（低氧）或 $PaCO_2$>50（高碳酸血症）作为严重的 ARF 或急性呼吸窘迫综合征（ARDS）的定义。最近，ARDS 被重新定义。1994 年，欧美共识会议（AECC）发表了有关急性肺损伤（ALT）/ARDS 的定义，并广泛运用至今，但在 2012 年被柏林定义[1-2]（表 10-1）所取代。无论 ARF 的标准如何被定义，一般来说，所有呼吸系统障碍患者均有通气障碍或氧合障碍（图 10-1）。

ARF 是导致患者入住 ICU 主要原因之一。ARF、ALI 和 ARDS 发生率分别为 77.6 ~ 88.6、17.9 ~ 34.0 和 12.6 ~ 28.0 例 /（100 000 人 · 年）[3-4]。据报道 ARF 患者的死亡率约 40%，ALI 和 ARDS 患者的死亡率相似或略低[5-6]。一项基于人群的院前研究评估了 19 858 例呼吸窘迫病例，发现有 1/3 的患者需要重症监护。住院患者最常见的出院诊断为充血性心力衰竭（CHF，16%）、肺炎（15%）、慢性阻塞性肺病（COPD，13%）和急性呼吸衰竭（13%）[7]。

生理上，呼吸系统由肺和呼吸泵组成。呼吸泵包括胸壁、呼吸肌和中枢神经系统的神经支配。呼吸衰竭通常有以下四种类型：Ⅰ 型（低氧），Ⅱ 型（高碳酸血症），Ⅲ 型（围术期）和 Ⅳ 型（休克）呼吸衰竭。

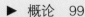

表 10-1　ARDS 定义：欧美共识会议（AECC）和柏林定义

欧美共识（AECC）会议	柏林定义
1. 急性发作	1. 1 周以内起病、或新发、或恶化的呼吸症状
2. 双肺弥漫性浸润	2. 双肺弥漫性浸润
3. 低氧血症 PaO_2/FiO_2 <300 mmHg → ALI PaO_2/FiO_2 <200 mmHg → ARDS	3. 低氧血症 轻度，200 mmHg <PaO_2/FiO_2≤300 mmHg 中度，100 mmHg <PaO_2/FiO_2≤200 mmHg 重度，PaO_2/FiO_2≤100 mmHg
4. PAWP≤18 mmHg，无左心房高压	4. 呼吸衰竭不能用心力衰竭或液体过度负荷来完全解释

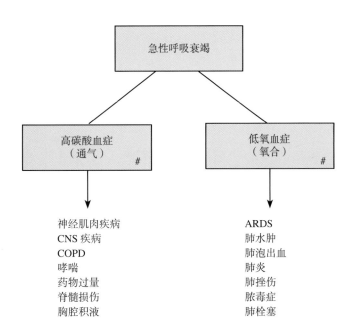

急性呼吸衰竭

| 高碳酸血症（通气） # | 低氧血症（氧合） # |

神经肌肉疾病　　　ARDS
CNS 疾病　　　　　肺水肿
COPD　　　　　　肺泡出血
哮喘　　　　　　　肺炎
药物过量　　　　　肺挫伤
脊髓损伤　　　　　脓毒症
胸腔积液　　　　　肺栓塞

低氧血症和高碳酸血症同时存在于某些疾病中

图 10-1　ICU 的急性呼吸衰竭的常见病因

Ⅰ 型和 Ⅱ 型是主要的，将会在下面章节中更详细地讨论。Ⅲ 型代表术后临床症状，包括来自麻醉的残留影响，术后疼痛和腹部异常体位、疼痛、肥胖或腹水导致进行性肺不张。Ⅳ 型衰竭指呼吸衰竭继发于肺外因素如心源性、低血容量性和败血性休克。在这些情况下，主要目标是减少影响呼吸系统因素并尽量减少氧耗量。

本章将讨论低氧学血症和高碳酸呼吸衰竭的基本病理生理学机制和这些患者的管理方法。呼吸衰竭最常见的疾病在其他章节中讨论过，在这里不会详细讨论。颈脊髓损伤（cervical spinal cord injury，SCI）和神经肌肉疾病代表了两个疾病过程，将在这里更详细地介绍，因为它们具有独特的挑战。

呼吸衰竭的机制
通气不足

通气不足是每单位时间输送到肺泡的气体量（肺泡通气）减少。临床上通过每分通气量来描述肺泡通气。每分通气量是指每分钟进或出肺的气体总量，等于呼吸频率乘潮气量。CO_2 的清除是肺泡通气的直接反射。通气不足通常导致肺泡和动脉 PCO_2 升高。可以使用肺泡气方程式 [$PaO_2 = PIO_2 - (PaCO_2/R) + F$；$R$ = 呼吸商，F 是校正因子] 来估计伴随通气不足的 PO_2 下降程度。

虽然这个方程在临床中不实用，但在概念上它表明在正常呼吸商的设定中，PO_2 减少大于 PCO_2 增加。非肺源性病因所致肺泡通气不足典型的特征是具有正常肺泡动脉氧梯度（A-a 梯度）的高碳酸血症，因此与其他三种低氧机制不同[8]。通气不足或呼吸暂停导致肺泡氧分压下降比二氧化碳分压的上升更快。其他三种机制通常的特征在于扩大的 A-a 梯度，通常小于 20 mmHg[8]。低通气继发的低氧血症通常可通过增加氧流量来改善。

扩散

扩散通常是指肺泡毛细血管膜上的氧转运。在非病变状态下，氧转运是受扩散和灌注限制的。肺泡膜的扩散特性取决于其厚度和面积。急性疾病如肺水肿或慢性疾病包括弥漫性肺间质纤维化、石棉肺、结节病（图 10-2A）使肺泡膜增厚进而影响扩散能力。例如肺气肿或肺切除后，肺泡膜面积减少，扩散能力减弱。理论上，扩散障碍妨碍肺毛细血管内血流和肺泡气完全平衡。这一点的临床相关性往往受到质疑，因为大多数氧气转运更多地受限于灌注而不是扩散。

分流

分流是指静脉血没有经过肺泡气体交换转移到全身动脉系统的百分比（图 10-2B）。分流可以是心脏内的，如发绀型先天性心脏病右至左分流，由于右心室超负荷而使卵圆孔开放导致，也可以由肺动静脉畸形引起。最常见的分流原因是肺部疾病。

在一些肺部疾病中可能存在完全不通气的气体交换单元，原因可能是气道阻塞、肺不张或肺泡内充满液体或细胞。分流增加引起低氧血症，即使很小的分流，也可能引起吸氧难以纠正的低氧血症。这种低氧血症在机制上不同于其他对氧疗反应性较好的低氧血症。

通气 - 灌注

即使在正常受试者中，肺不同区域的通气和灌注是不均匀的，导致无效的气体交换（图 10-2B）。这造成 V/Q 不匹配。灌注的区域的通气不足所致的低氧血症是肺部疾病中最常见的低氧血症原因，也是 ICU 患者的低氧血症的重要原因。

即使在正常人中，通气分布根据通气方式和部位而变化。在非病理性状态下，通气是不均匀的。

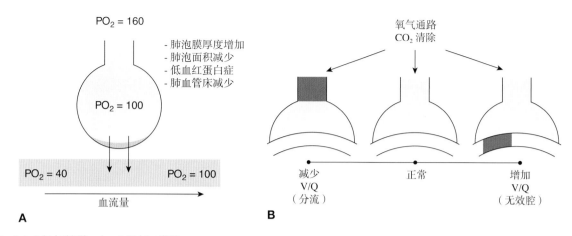

图 10-2 （A）氧气扩散；（B）通气/灌注

右肺发育更大，通气量更大。人的体位也影响通气，直立位时肺尖部通气多于下肺；当在任何水平位置时，无论是仰卧、俯卧或侧卧，下肺优先通气；这是由于膈肌位于胸腔较高水平，肌肉纤维长度增加，在吸气时收缩更有效。在镇静和瘫痪患者中，上肺接受更多的气体。

肺底比肺尖获得更多的血流。由于肺循环相对较低的压力，肺血流的分布是不均匀的，重力对肺循环的影响比在全身循环中的影响更大。在仰卧或俯卧，重力在整个肺中影响不大；而侧卧位，处于下方的肺比上方的肺灌注多。

尽管在水平位置时，灌注和通气都是从顶端到基部逐渐增加，但是通气量的增加小于灌注量。两者之间的关系被描述为 V/Q 比值。休息时间通气量为大约 4 L/min，肺血流量为 5 L/min。假设所有肺泡的通气和灌注相等，整个肺的整体比例为 0.8。

V/Q 不匹配是造成肺水肿、COPD、肺栓塞和间质性肺病的低氧血症原因。由于下面两个原因，低氧血症伴随着 V/Q 不匹配的增加而恶化。第一，随着 V/Q 不匹配增加，更多的血流通过具有较低 V/Q 比值（灌注 > 通气）的肺单位，不饱和的血液使进入肺血流增多[9]。第二，正如前面提到的与分流有关的，由于氧离解曲线的形状，来自低 V/Q 比的肺单位的血液的氧含量对流过循环左侧的血液的饱和度产生更大的影响[9]。低氧性肺血管收缩（hypoxic pulmonary vasoconstriction，HPV）是血液分布的有力调节，以匹配通气区域。它通常通过减少具有低V/Q 比率的肺部区域的血流来改善气体交换。在产生炎症介质如败血症和创伤的疾病中，HPV 受损，导致血液流向通气不良的肺，导致缺氧[9]。硝普钠

和硝酸甘油等药物可通过不加选择地引起血管舒张来损害 HPV。在肺动脉压力升高的情况下，HPV 也可以被消除，导致 V/Q 不匹配和缺氧。

低氧性呼吸衰竭

低氧呼吸衰竭的特征是存在低氧血症而血碳酸正常，代表肺基本功能衰竭。低氧呼吸衰竭通常是此前所诉四种机制之一或联合的结果，包括通气不足、肺泡氧扩散异常、全身静脉血液分流入动脉或 V/Q 不匹配。这些准确地描述低氧呼吸衰竭的生理机制，并且有助于了解特定疾病如何引起低氧血症[10]。

在一项对需要机械通气（MV）的患者的大型多中心国际前瞻性队列研究发现，ARF 最常见的原因是术后呼吸衰竭、肺炎、CHF、败血症和创伤[11]。在一项对 41 例低氧呼吸衰竭患者的小型前瞻性队列研究中，COPD 和肺炎是最常见的原因[12]。来自小型随机对照试验的其他数据表明 CHF、肺炎、创伤、ARDS 和黏液堵塞是呼吸衰竭的最常见原因[13-14]。

高二氧化碳性呼吸衰竭

高碳酸血症呼吸衰竭的特点是缺氧和高碳酸血症，代表呼吸泵失效。当通气需求超过患者的能力（泵衰竭）或患者的通气量不足（驱动力衰竭）时，肺泡通气不足导致二氧化碳增加[15-17]。这两种机制在其临床表现方面是不同的。因泵衰竭导致急性衰竭的患者表现为呼吸困难、呼吸急促，伴有焦虑、交感神经系统兴奋的表现；而驱动力衰竭的患者表现为呼吸不畅，通常会出现呼吸过慢或呼吸暂停。

虽然急性通气功能衰竭主要是肺泡通气不足，增加 PCO_2 和降低 pH 值，通常也存在低氧血症。在特定的时间内，一个以上的机制可以在特定的患者中共存，甚至当个体进程的严重程度仅为中度时也会危及生命 [18]。例如，代偿失调的肥胖低通气综合征的患者呼吸驱动减少并且肥胖对通气造成的弹性阻力增加，可能由于心脏扩大和胸腔积液的额外限制性影响，呼吸功（WOB）相对增加，可能会出现慢性通气功能衰竭急性加重。

在 ICU 中，最常见的疾病是：

1. 镇静药引起的通气障碍；
2. 获得性神经肌肉疾病，如颈椎病、格林 - 巴利综合征（Guillain–Barré syndrome，GBS）、急性脑血管病、肌萎缩侧索硬化症（amyotrophic lateral sclerosis，ALS）
3. 限制性和阻塞性疾病，如肺纤维化、胸壁烧伤、COPD 和哮喘。

颈椎脊髓损伤

颈椎 SCI 完全破坏了从呼吸中枢到呼吸肌的神经支配。膈肌由膈神经支配，其根部分来源于 C3 ~ C5。因此，高位 SCI 可能需要长期机械通气。虽然低位 SCI 患者最初可能需要机械通气，但成功康复可以脱离呼吸机。

颈椎脊椎损伤的亚急性期的管理可能类似于大多数神经肌肉疾病患者，不同的是急性期管理和对康复潜力的影响。颈椎 SCI 在损伤的最初几天或几周内的不良生理反应包括肺容量的减少和无法深吸气（易于肺不张），无法正常咳嗽（易发生肺炎并使其管理复杂化）和 HPV 受损（当由肺不张或肺炎合并时，易于发生严重且经常难治的低氧血症）。回顾性研究显示，颈椎 SCI 患者的死亡率 [20] 和 ICU 住院时间 [21] 受肺炎和其他呼吸系统并发症的影响比特定的颈髓损伤水平影响更大 [22]。

在未插管的患者中，初始管理应包括频繁评估强制肺活量（forced vital capacity，FVC）和负吸力（negative inspiratory force，NIF）。尽管血气和氧合正常，但是肺活量（VC）小于 1L 或 NIF> -20（例如 -10）仍需要尽早气管插管。

这些患者的呼吸机管理原则是不同的。回顾性研究表明，高潮气量通气或肺膨胀通气可能会影响 MV 的持续时间，并减少肺不张和肺炎的发生 [23]。患者的潮气量为 15 ~ 20 cm^3/kg，同时保持峰值吸气压力不小于 40 cmH_2O，这与 ARDS/ALI 的肺保护策略相矛盾。这种通气方式的例外包括严重创伤性脑损伤、胸部创伤、双侧肺挫伤、连枷胸、气胸 / 胸腔积液或大疱性肺气肿。在最近的一项回顾性研究中，NIF 和 FVC 被证明是这种患者人群呼吸机脱机的最佳预测因子 [24]。

神经肌肉疾病

神经系统疾病的患者可能会由于神经肌肉无力、呼吸中枢抑制或相关性肺并发症发生呼吸衰竭。在患有神经肌肉疾病的患者中，由于慢性疾病如 ALS 的自然进展，病情呈波动性的疾病如重症肌无力（myasthenia gravis，MG）加重或急性疾病例如 GBS[25] 的突然发作，则可能出现呼吸衰竭。在这些疾病中，呼吸衰竭可能由呼吸肌的日益恶化或是通常由吸入性的肺部并发症所致。

GBS 是工业化国家中非创伤性急性麻痹的主要原因 [26]。约 30% 的患者有呼吸衰竭需要入住 ICU 及有创机械通气 [27]。基本的机制是吸气和呼气中枢进一步损害。如果入住医院时或住院期间存在以下因素，则需要进行有创机械通气。这些因素包括四肢和躯干肌肉快速进行性运动障碍、无力咳嗽、延髓肌无力（发音障碍、吞咽困难、咽反射受损）或者 VC 或呼吸压力迅速下降 [28]。

上呼吸道肌肉功能障碍与脑神经受累有关，值得特别注意，因为咳嗽受损是常见的，并增加吸入和吸入相关并发症如肺不张和肺炎的风险。最常见的是第 7、第 9 和第 10 对脑神经，分别表现为面部麻痹和吞咽障碍 [29-30]。如果存在，舌肌无力可能因为上呼吸道阻塞导致呼吸衰竭，也会导致吞咽初期的吸入 [31]。结果是神经肌肉无力导致肺泡通气不足、低潮气量呼吸和弥漫性肺不张。

当 VC 低于 4 ~ 5 ml/kg 理想体重，并且延髓功能逐渐恶化时 [32-33] 则通常需要 MV。因此，应该密切监测患有神经肌肉疾病所致呼吸衰竭的患者的 VC、NIF、动脉血气、吞咽能力、处理分泌物的能力以及咳嗽能力肌强度。

急性呼吸衰竭的处理

就急性处理的而言，应首先解决气道、呼吸和循环问题。必要时评估和保证气道通畅，下一步是管理和诊断呼吸衰竭的病因。如果不需紧急要插管，评估将继续，对随时可能发生的呼吸衰竭要具有很高警惕。早期识别以便有更多的治疗选择。

WOB 约占耗氧量的 5%，疾病状态下显著增加。简单地说，呼吸功通常包括气道阻力以及胸壁和肺顺应性。气道阻力受气道口径和流量影响。顺应性是每单位压力改变所产生的容积改变，包括肺和胸壁的顺应性。因此，WOB 指呼吸肌为克服气道阻力（图 10-3）和肺和胸壁的弹性阻力所需的功。

呼吸功增加的表现包括呼吸困难、辅助呼吸肌收缩和呼吸急促。这些是代偿现象，并且经常在低血氧饱和度之前存在。随着呼吸功的增加，系统性体征和症状出现，包括不安、焦虑、出汗、精神错乱、癫痫发作、嗜睡、心动过速、心动过缓和心律失常。在出现系统性体征和症状之前想到并治疗增加的呼吸功是关键的。

管理呼吸衰竭的目的是减少肺的工作量，同时解决潜在的病因。医师必须及早考虑呼吸衰竭的可能性。一个常见的缺陷是治疗体征和症状，而错过潜在的病因，直到完全发生呼吸衰竭，只能使用无创呼吸机治疗。

一旦呼吸窘迫 / 失败得到解决，下一步是通过辅助检查来评估呼吸衰竭的潜在病因。动脉血气（ABG）和胸部 X 线片应该是诊断第一步。ABG（图 10-4）和胸部 X 线片将为呼吸衰竭的潜在病因提供重要数据。它将区分主要氧合问题（扩大的 A-a 梯度）还是通气问题（升高的 PCO_2 和酸血症），或两者都存在。随着呼吸衰竭的发生和进展，情况会变得更加复杂，特别是在危重患者身上。

治疗方法

低氧状态可以用 MV 治疗，尽管这种技术可能不是必需的。通常用 NIPPV 或常规 MV 来治疗 ARF。气管插管并启动 MV 具有重大的风险和并发症，长期的 MV 可增加呼吸机相关性肺炎的发病率、多发性神经病和 ICU 发病率和死亡率。

如果患者的病情允许，应在进行插管前尽量最大化所有医疗方案。补充氧疗应最大化，氧浓度可以超过 70%，可以使用鼻插管、文丘里面罩、部分非再吸入面罩、非再吸入面罩和复杂的空气夹带高流量系统，以提供高 FiO_2。像 COPD 及或哮喘或拔管后上呼吸道阻塞这些气道阻力增加的情况下，氦氧混合物（70∶30 或 80∶20）可能有助于提供补充氧气[31]。氦氧混合气是资源密集型的产品，需要大量的时间来安排，此外需要持续监测呼吸改善情况。应在评估的早期做出使用氦气的决定，万一失败，应准备下一个治疗方式。在急性呼吸窘迫时成功应用氦气的证据是有限的。

进行性氧疗失败将导致继发于疲劳的通气故障。一些通气紊乱造成 ARF 可以在 ICU 中应用 NIPPV 进行密切观察。NIPPV 具有在提供高 FiO_2 时改善潮气量和分钟通气的优点，但在某些神经肌肉疾病中的使用受限。NIPPV 的相对禁忌证包括精神状态差、血流动力学不稳定、面部创伤或烧伤、腹部情况、无法保护气道以及无力清除分泌物。有证据支持在某些疾病状态下包括 COPD[34]、哮喘[35]、肺水肿[36]和术后呼吸衰竭[37-38]使用 NIPPV。

当担心患者保持气道的能力，为保护和维持气道，应采用传统的气管内插管和常规 MV。气道保

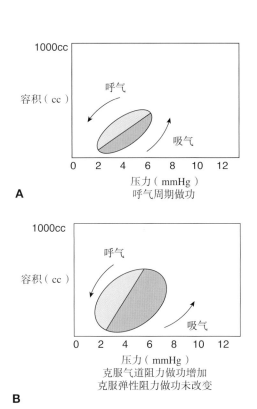

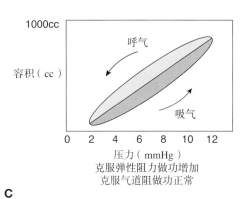

图 10-3 呼吸做功（一个呼吸周期中压力－容积图）。A. 正常；B. 阻塞性肺疾病；C. 限制性肺疾病

病因	pH	PaCO₂	PaO₂	PPAO₂-PaO₂
中枢神经系统疾病	↓	↑	正常或↓	正常或↑
外周神经系统疾病	↓	↑	正常或↓	正常或↑
哮喘 *	↑	↓	正常	↑
COPD#	↓	⇑	⇓	↑
肺炎 *#	↑	↓	⇓	⇓

*早期pH和PaCO₂可以正常，随着疾病的严重而恶化
#慢性疾病急性加重
*#呼吸衰竭早期

图 10-4 急性呼吸衰竭时动脉血气分析

护的插管时机可能具有挑战性。插管和 MV 的决定不应该是第一个治疗方案，但也绝对不应该被推迟。应始终将 MV 视为临时措施，同时解决呼吸衰竭的根本原因。ARF 治疗成功的关键：

1. 确保气道通畅；
2. 减少呼吸功；
3. 纠正低氧血症 / 高碳酸血症；
4. 识别和治疗潜在的疾病。

（虞岱斌　译）

参考文献

1. Bernard GR, Artigas A, Brigham KL, et al. The American-European Consensus Conference on ARDS. Definitions, mechanisms, relevant outcomes, and clinical trial coordination. *Am J Respir Crit Care Med.* 1994; 149(3 Pt 1):818–824.
2. ARDS Definition Task Force, Ranieri VM, Rubenfeld GD, et al. Acute respiratory distress syndrome: the Berlin Definition. *JAMA.* 2012; 307(23):2526–2533.
3. Lewandowski K. Contributions to the epidemiology of acute respiratory failure. *Crit Care.* 2003; 7(4):288–290.
4. Luhr OR, Antonsen K, Karlsson M, et al. Incidence and mortality after acute respiratory failure and acute respiratory distress syndrome in Sweden, Denmark, and Iceland. The ARF Study Group. *Am J Respir Crit Care Med.* 1999; 159(6):1849–1861.
5. Flaatten H, Gjerde S, Guttormsen AB, et al. Outcome after acute respiratory failure is more dependent on dysfunction in other vital organs than on the severity of the respiratory failure. *Crit Care.* 2003; 7(4):R72.
6. Bersten AD, Edibam C, Hunt T, Moran J, Australian and New Zealand Intensive Care Society Clinical Trials Group. Incidence and mortality of acute lung injury and the acute respiratory distress syndrome in three Australian States. *Am J Respir Crit Care Med.* 2002; 165(4):443–448.
7. Prekker ME, Feemster LC, Hough CL, et al. The epidemiology and outcome of prehospital respiratory distress. *Acad Emerg Med.* 2014; 21(5):543–550.
8. Wagner PD, Powell F, West JB. Ventilation, blood flow and gas exchange. In: Mason RJ, Broaddus VC, Martin TR, et al, eds. *Textbook of Respiratory Medicine,* 5th ed. vol. 1. Philadelphia, PA: Saunders, 2010:53–88.
9. Hall JB, Schmidt GA, Wood LDH. Acute Hypoxemic Respiratory Failure. In: Murray JF, Nadel JA, Mason R, Boushey H, eds. *Textbook of Respiratory Medicine.* 3rd ed. Philadelphia, PA: W.B. Saunders; 2000:2413–2442.
10. Matthay MA. Acute Hypercapnic Respiratory Failure: Neuromuscular and Obstructive diseases. In: George RB, Light RW, Matthay MA, Matthay RA, eds. *Chest Medicine: Essentials of Pulmonary and Critical Care Medicine.* 3rd ed. Baltimore, MD: Williams and Wilkins; 1995:578–608.
11. Esteban A, Anzueto A, Frutos F, et al. Characteristics and outcomes in adult patients receiving mechanical ventilation: a 28-day international study. *JAMA.* 2002; 287(3):345–355.
12. Meduri GU, Turner RE, Abou-Shala N, Wunderink R, Tolley E. Noninvasive positive pressure ventilation via face mask. First-line intervention in patients with acute hypercapnic and hypoxemic respiratory failure. *Chest.* 1996; 109(1):179–193.
13. Antonelli M, Conti G, Rocco M, et al. A comparison of noninvasive positive-pressure ventilation and conventional mechanical ventilation in patients with acute respiratory failure. *N Engl J Med.* 1998; 339(7):429–435.
14. Delclaux C, L'Her E, Alberti C, et al. Treatment of acute hypoxemic nonhypercapnic respiratory insufficiency with continuous positive airway pressure delivered by a face mask: A randomized controlled trial. *JAMA.* 2000; 284(18):2352–2360.
15. Pierson DJ. Respiratory failure: Introduction and overview. In: Pierson DJ, Kacmarek RM, 1st ed. *Foundations of respiratory care.* New York: Churchill Livingstone; 1992:295--302.
16. Roussos C, Koutsoukou A. Respiratory failure. *Eur Respir J Suppl.* 2003; 47:3s–14s.
17. Roussos C, Macklem PT. The respiratory muscles. *N Engl J Med.* 1982; 307(13):786–797.
18. Grippi M. Respiratory failure: An overview. In: *Fishman's Pulmonary Diseases and Disorders.* 4th ed. New York, NY: McGraw-Hill; 2008:2509–2521.
19. Schmidt GA, Hall JB, Wood LDH. Ventilatory Failure. In: Murray JF, Nadel JA, Mason R, Boushey H, eds. *Textbook of Respiratory Medicine.* 3rd ed. Philadelphia, PA: W.B. Saunders; 2000:2443–2470.
20. Claxton AR, Wong DT, Chung F, Fehlings MG. Predictors of hospital mortality and mechanical ventilation in patients with cervical spinal cord injury. *Can J Anaesth.* 1998; 45(2):144–149.
21. Winslow C, Bode RK, Felton D, Chen D, Meyer PR, Jr. Impact of respiratory complications on length of stay and hospital costs in acute cervical spine injury. *Chest.* 2002; 121(5):1548–1554.
22. Berly M, Shem K. Respiratory management during the first five days

after spinal cord injury. *J Spinal Cord Med.* 2007; 30(4):309–318.

23. Peterson WP, Barbalata L, Brooks CA, Gerhart KA, Mellick DC, Whiteneck GG. The effect of tidal volumes on the time to wean persons with high tetraplegia from ventilators. *Spinal Cord.* 1999; 37(4):284–288.

24. Chiodo AE, Scelza W, Forchheimer M. Predictors of ventilator weaning in individuals with high cervical spinal cord injury. *J Spinal Cord Med.* 2008; 31(1):72–77.

25. Rabinstein AA, Wijdicks EF. Warning signs of imminent respiratory failure in neurological patients. *Semin Neurol.* 2003; 23(1):97–104.

26. Hughes RA, Cornblath DR. Guillain-Barré syndrome. *Lancet.* 2005; 366(9497):1653–1666.

27. Ropper AH, Kehne SM. Guillain-Barré syndrome: Management of respiratory failure. *Neurology.* 1985; 35(11):1662–1665.

28. Chevrolet JC, Deléamont P. Repeated vital capacity measurements as predictive parameters for mechanical ventilation need and weaning success in the Guillain-Barré syndrome. *Am Rev Respir Dis.* 1991; 144(4):814–818.

29. Raphael JC, Masson C, Morice V, et al. The Landry-Guillain-Barré syndrome. Study of prognostic factors in 223 cases. *Rev Neurol (Paris).* 1986; 142(6-7):613–624.

30. Ropper AH, Wijdicks EFM, Truax BT. *Clinical features of the typical syndrome, Guillain-Barré Syndrome, Contemporary Neurology Series.* Davis FA, editor. Vol. 34. Philadelphia, PA, 1991:73–105.

31. Orlikowski D, Terzi N, Blumen M, et al. Tongue weakness is associated with respiratory failure in patients with severe Guillain-Barré syndrome. *Acta Neurol Scand.* 2009; 119(6):364–370.

32. Moore P, James O. Guillain-Barré Syndrome: incidence, management and outcome of major complications. *Crit Care Med.* 1981; 9(7):549–555.

33. Eisendrath SJ, Matthay MA, Dunkel JA, Zimmerman JK, Layzer RB. Guillain-Barré syndrome: Psychosocial aspects of management. *Psychosomatics.* 1983; 24(5):465–475.

34. Köhnlein T, Windisch W, Köhler D, et al. Non-invasive positive pressure ventilation for the treatment of severe stable chronic obstructive pulmonary disease: a prospective, multicentre, randomised, controlled clinical trial. *Lancet Respir Med.* 2014; 2(9):698–705.

35. Lim WJ, Mohammed Akram R, Carson KV, et al. Non-invasive positive pressure ventilation for treatment of respiratory failure due to severe acute exacerbations of asthma. *Cochrane Database Syst Rev.* 2012; 12:CD004360.

36. Vital FM, Ladeira MT, Atallah AN. Non-invasive positive pressure ventilation (CPAP or bilevel NPPV) for cardiogenic pulmonary oedema. *Cochrane Database Syst Rev.* 2013; (5):CD005351.

37. Furuichi M, Takeda S, Akada S, et al. Noninvasive positive pressure ventilation in patients with perioperative negative pressure pulmonary edema. *J Anesth.* 2010; 24(3):464–468.

38. Pelosi P, Jaber S. Noninvasive respiratory support in the perioperative period. *Curr Opin Anaesthesiol.* 2010; 23(2):233–238.

第 11 章　急性呼吸窘迫综合征

Isaac Tawil • Richard J. Miskimins • R. Phillip Dellinger

诊断

急性呼吸窘迫综合征（ARDS），由 Ashbaugh 等在 1967 年首次提出，用于描述他们对 12 例患者的一系列观察所见：急性发作的呼吸急促、低氧血症、肺顺应性降低、难治性发绀以及胸片显示弥漫性肺泡浸润。其中 7 例患者的病理检查发现肺不张、血管充血伴出血、透明膜形成以及肺水肿[1]。

Ashbaugh 等人的发现为 ARDS 提出了模糊的诊断标准，但不足以排除其他情况。1988 年 Murray 等人提出了 4 项肺损伤评分系统，使用具体和可衡量的标准来定义这一综合征。此评分系统包括肺实变（胸片）、低氧血症（氧合指数，PaO_2/FiO_2）、呼气末正压（PEEP）及肺顺应性。

1994 年，欧美共识会议（AECC）提出了 ARDS 的新诊断标准。新标准将不太严重的低氧血症定义为急性肺损伤（ALI），严重的低氧血症定义为 ARDS。AECC 定义 ALI 为急性发作的呼吸窘迫，伴有 $PaO_2/FiO_2 < 300$ mmHg，胸片显示双肺斑片状浸润影，肺动脉嵌顿压（pulmonary artery occlusion pressure，PAOP）<18 mm 或无左心房高压的证据（推测为非心源性肺水肿）。ARDS 的诊断标准类似，但是 $PaO_2/FiO_2 < 200$ mm Hg[3]。AECC 对 ARDS 的定义促进了 ALI/ARDS 临床研究及流行病学发展研究，从而改进了 ARDS 的治疗。然而，经过近二十年的使用，AECC 的诊断标准存在很多问题。为了解决这些问题，国际专家小组在 2011 年召开会议并发表了 ARDS 的柏林定义[4]。

ARDS 的柏林定义确定了急性，取消了 ALI，并根据 PaO_2/FiO_2 将 ARDS 分为轻度、中度、重度。新定义要求 PEEP≥5 cmH_2O，明确了影像学标准，删除了肺动脉楔压（pulmonary arterial wedge pressure，PAWP）的要求，并明确了危险因素（表 11-1）。通过对来自 4 个多中心随机对照试验的 3670 例和来自 3 个单中心试验的 269 例患者的分析，对新定义进行了回顾性分析。回顾性分析指出死亡率的增加与严重程度相关，随着严重程度的增加，机械通气平均持续时间也相应增加[4]。

病理检查是诊断 ARDS 的金标准，主要的组织学发现是弥漫性肺泡损伤（diffuse alveolar damage，

⬤ 表 11-1　ARDS 的柏林定义	
急性呼吸窘迫综合征	
发病时机	在已知诱因后，或新出现或原有呼吸系统症状加重后一周内发病
胸部影像学 [a]	双肺透光度减低，且不能完全用胸腔积液、肺叶不张或结节解释
	无法用心功能衰竭或液体负荷过多解释的呼吸衰竭
肺水肿来源	如果没有危险因素，则需要客观评估（如心脏超声检查）排除静水压升高的肺水肿
低氧血症 [b]	轻度：PEEP/CPAP≥5 cmH₂O 时 200 mmHg<PaO₂/FiO₂≤300 mmHg [c]
	中度：PEEP/CPAP≥5 cmH₂O 时 100 mmHg<PaO₂/FiO₂≤200 mmHg
	重度：PEEP/CPAP≥5 cmH₂O 时 PaO₂/FiO₂≤100 mmHg

CPAP，持续气道正压通气；FiO₂，吸入氧浓度；PaO₂，动脉氧分压；PEEP，呼气末正压
[a] 胸片或CT扫描
[b] 如果海拔高于1000m，按以下方式计算：[PaO₂/FiO₂ ×（大气压/760）]
[c] 在轻度急性呼吸窘迫综合征人群中可以进行无创监测

DAD）[5]。一项回顾性研究指出在没有典型的表现做出 ARDS 诊断时，可以进行开胸肺活检，在许多情况下（60%）会出现其他诊断如肺炎、肺出血、肺间质纤维化 [6]。另一项回顾性研究对符合柏林定义标准的 ARDS 病例进行尸检，结果发现仅 45% 的病例存在 DAD。在轻、中、重度 ARDS 病例中 DAD 的比例分别为 12%、40% 和 58%。与之前使用 AECC 定义的尸检研究相比（敏感性 83% 和特异性 51%），使用 DAD 作为诊断标准，柏林定义的敏感性为 89%，特异性达到 63%[7-8]。

目前正在研究从血清或者支气管肺泡灌洗液中确定 ARDS 的生物标志物。生物标志物有助于确定具有类似的病理生理过程的患者群。已经检测出大量的蛋白质、细胞因子、炎症标志物。然而，仍然没有鉴定出对 ARDS 特异的生物标志物 [9]。

实现临床标准用于诊断的准确性势在必行，从而避免做出低于或者高于病理学的诊断，确保临床试验和治疗方式应用于正确的疾病过程。

病理生理学

ARDS 是肺泡或毛细血管内皮损伤造成肺水肿，从而导致低氧状态。其病理生理变化复杂，由多种细胞和细胞因子介导，最终导致肺泡毛细血管膜（alveolar capillary membrane，ACM）损伤、通透性增加。ACM 由毛细管内皮和肺泡上皮细胞组成。肺泡上皮细胞分为 1 型肺泡上皮细胞和 2 型肺泡上皮细胞。其中 1 型细胞大约占肺泡上皮细胞的 90%，

是与血管内皮细胞进行气体交换的部位。2 型细胞具有合成和分泌表面活性物质、分化为 1 型细胞和肺水转运的功能 [10]。

ARDS 时 ACM 受到细胞因子（肿瘤坏死因子 -α、IL-1、IL-6 等）的活化，其通透性增加，促使富含蛋白质的液体在肺泡内聚集，造成 DAD、透明膜形成。1 型肺泡上皮细胞损伤使气体交换受损，损伤的 2 型肺泡上皮细胞影响液体吸收，加重肺水肿，而表面活性物质产生减少，则导致肺顺应性下降和肺泡萎陷。

ARDS 分为两个时期：急性期或渗出期，典型的临床表现为急性发作的呼吸衰竭和难治性低氧血症。这一时期胸片典型的改变为双侧斑片状浸润影（图 11-1A），CT 进一步提示在受累肺区域出现密度增高影（图 11-1B）[10]。DAD 病理特征为肺泡上皮破裂、毛细血管损伤、微血栓形成和肺泡内炎症细胞浸润。

ARDS 可在急性期或渗出期后完全缓解。然而，有一部分患者的病情持续恶化，出现持续性低氧血症，持续性通气 / 血流不匹配造成肺泡无效腔增加，最终进展为纤维化肺泡炎。纤维增生期出现在 ARDS 发病后 5~7 天，开始于急性渗出期缓解之后 [11]。进展为纤维性肺泡炎也与高死亡率相关 [6]。这一阶段的 CT 表现为网格状、磨玻璃样改变和肺大泡 [10]。最终，2 型肺泡上皮细胞使肺水肿逐渐被吸收并机化透明膜。它们还修复肺泡上皮，分化为 1 型肺泡上皮细胞。这种修复造成肺间质纤维化，并永久性地破坏了正常的肺泡结构。

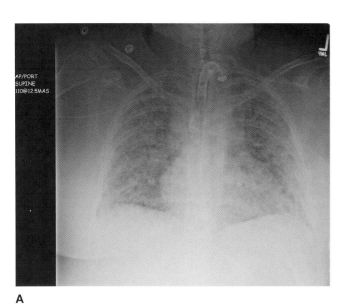

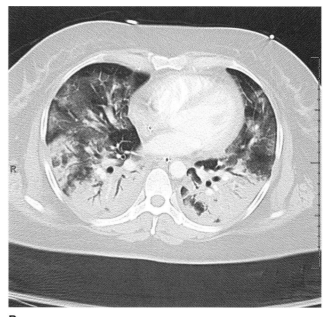

图 11-1　A. 胸片显示弥漫性肺泡浸润。B. CT 显示弥漫性肺泡浸润

机械通气（MV）造成的医源性损伤是引起 ARDS 肺部炎症的重要因素之一。呼吸机相关性肺损伤（VILI）指 MV 引起的肺在微观上和宏观上的病理改变[12]。VILI 可以用应力和应变来解释。应变是肺在形状或大小方面的改变（潮气量 / 呼气末肺容积），应力是引起肺应变的受力的总和（跨肺压）。在健康的肺，引起肺扩张的应力是均匀分布的。而在萎陷或毁损的肺，引起肺扩张的应力依据萎陷或毁损区域的情况有不同程度的增加，造成毁损部位的牵拉、肺泡过度扩张以及炎症因子的释放，从而加重毛细血管渗漏和肺泡水肿。VILI 促进了肺保护通气策略的研究，以控制压力。

发病率 / 危险因素

1972 年美国国家心肺研究所初步估计的 ARDS 发病率为每年 75/100000[3]。自 1972 年后，流行病学研究估计发病率在每年 13.5/100000 ~ 58.7/100000[5]。过去十年 ARDS 发病率基本保持不变，在美国每年新增病例接近 200000，占所有入 ICU 患者的 10% ~ 15%[13]。

诱发 ARDS 的危险因素很多，根据其造成肺损伤的形式分为直接因素和间接因素（肺外），直接因素包括误吸、肺炎、溺水、毒物吸入、肺挫伤和脂肪或羊水栓塞；间接因素包括脓毒症、严重创伤、血液制品输入、药物过量、急性胰腺炎、体外循环和弥散性血管内凝血。最常见的危险因素为直接肺损伤、脓毒症和多次输血[4]。

其他诱因包括肾移植与酒精中毒。推测肾移植导致 ARDS 的风险增加可能是由于免疫抑制会增加患肺炎与脓毒症的风险。然而，类似的情况并没有在肝移植或胰腺移植的患者中发现[13]。同样，酒精中毒与 ARDS 易感性增加有关；然而，这可能与这一人群易于出现创伤、吸入性肺炎、脓毒症和胃肠道出血引起的输血等情况的增加有关。

最后，研究表明 ARDS 的遗传易感性与其他人口学因素（年龄、性别和种族）相关，这将进一步影响疾病的风险和由此产生的死亡率[10]。

死亡率 / 预后

仅 9% ~ 16% ARDS 死亡是由于呼吸衰竭、低氧血症，最常见的原因是多器官功能衰竭与脓毒症[15]。

ARDS 首次提出后的十年里，其死亡率约为 70%，并稳步下降；1994 年以后，死亡率一直稳定在 36% 和 44%[16]。死亡常见的预测因素是高龄、存在肺外器官功能障碍、持续的脓毒症、休克、肝衰竭、肺损伤程度与输血。诱发 ARDS 的直接因素和间接因素没有死亡率的差异[10]。

ARDS 存活下来的患者通常有认知、精神和身体上的损害。30%～55% 存在认知功能障碍，这一比率与报道的危重病存活者的认知功能障碍发生率相似。抑郁症、焦虑症和创伤后应激障碍是常见的精神疾病，患病率为 36%、62% 和 39%。ARDS 存活者从 ICU 出院 12 个月内恢复肺功能，但是存在功能障碍。

在一年内对 109 例 ARDS 幸存者进行评估发现，他们的肺功能存在轻微的限制性肺疾病。这些患者在 12 个月内不需要氧疗，只有 6% 的患者运动时动脉血氧饱和度低于 88%[17]。然而，从 ICU 出院一年内，只有 49% 的患者返回工作，生活质量低于平均水平。有趣的是，功能限制在很大程度上是持续性肌无力和肌萎缩的结果，持续性肺功能障碍仅占小部分原因。

ARDS 治疗

由于 ARDS 的病因和影响因素多种多样，因此肺损伤患者的支持和定向治疗的方法也不同。以下回顾了不同级别证据支持的治疗策略，一些策略如保护性通气策略，为 I 类证据支持，而其他如类固醇治疗，有待讨论。由于危重患者以及肺损伤的异质性，以死亡为研究终点的研究结果具有局限性。即使是最成功的研究——通气及药物治疗，也受到多种因素的影响，如患者选择的影响、肺损伤的病因、治疗的时间以及相应的治疗方法。因此要认识到，考虑到肺损伤患者的个体化治疗，虽然有些策略不受 I 类证据支持，但在 ARDS 的治疗中却发挥着关键作用。

支持治疗

在 ARDS 治疗中支持治疗的重要性不能被过分夸大。例如，液体限制策略（稍后讨论）已被证明可以改善 ARDS 预后，但对于休克患者的复苏可能是不利的。如果没有给予适当的抗感染治疗，即使是成熟的通气策略也不能从中获益；没有给予有效的镇静剂、血液制品和营养支持，MV 实践策略再好也不能缩短通气时间。

支持治疗在疾病的初始阶段就要开始进行。多年来，针对肺和肺外因素的治疗降低了 ARDS 的死亡率[18]。只要能够改善 ARDS 的预后，就要遵守针对脓毒症、创伤和其他诱因制定的治疗方案。ARDS 很少是单一器官衰竭，其死亡率往往与多器官功能障碍相关[19]。因此，没有针对心血管、肾和中枢神经系统的治疗，仅针对肺本身进行治疗是不可能改善预后的。

液体和血流动力学管理

ARDS 血流动力学和血容量的管理是一项具有挑战性的任务。由于患者的生存与肺外器官功能直接相关，首要的目标是逆转休克和改善器官灌注，同时最大限度地减少容量负荷。未复苏时，持续的低灌注加重炎症的级联反应和肺损伤的恶化。一旦复苏成功，限制性液体管理策略被证明有助于改善患者的肺功能[20]。

ARDS Clinical Trials Network 进行了一项前瞻性临床随机试验，该试验对机械通气的 ARDS 患者分别实施限制性液体管理策略与非限制性液体管理策略。结果发现，与对照组相比，试验组有目的地降低灌注压（中心静脉压和 PAOP）和允许性低尿量可以明显减少液体用量，改善氧合指数，降低肺损伤评分，并减少机械通气时间和 ICU 住院天数。在这项研究中，限制性液体管理组的心血管或肾功能不全的发生率没有增加，但死亡率无明显差异。一项对手术患者进行的队列研究得到了类似的结论。因此，治疗策略是，在保证患者达到最佳的器官灌注状态和逆转休克的前提下，进一步限制液体和降低总体静水压，实现液体负平衡和改善肺功能。

另一个 ALI 的治疗策略是补充白蛋白，提高胶体渗透压，同时联合呋塞米利尿，以减少静水压[21-22]。Martin 等进行了一项随机对照试验后发现，与单独使用呋塞米治疗相比，利尿联合白蛋白的治疗方案策略可以改善氧合、降低低血压和休克的发生[22]。虽然确切的机制需要进一步明确，作者认为，白蛋白加利尿有利于稳定血流动力学（可能是由于保证了有效循环血量），减轻肺水肿。

当然，即使确定了液体治疗所要达到的血管内液体的充盈程度（干湿比例），实现这一目标也是不容易的。常用的一般参数，如尿量、心率、血压，不能准确预测血容量，临床医师需要其他血流动力学监测工具来更好指导液体治疗。肺动脉导管（pulmonary artery catheter，PAC）的使用一直被热议，最近，对其指导 ALI 治疗的效果进行了评估。一项 1000 人的 ARDS 试验证实，与中心静脉导管（central venous catheter，CVC）相比，PAC 指导治疗不能提高生存率或者改善器官功能，而且并发症更多[20]。其他人还认为，PAOP 和 CVP 受多种影响静态充盈压的因素干扰，不能有效指导治疗，而功能性血流动力学参数更准确和实用。

越来越多的文献认为，动态动脉波形参数——每搏变异量（stroke volume variation，SVV）或脉冲压力变化（pulse pressure variation，PPV）——能更准确测定危重患者的容量变化[23]。然而，这些技术仅限于接受控制通气和无自主呼吸的患者。另一受限的原因是需要潮气量达到 8～10ml/kg 才能监测每搏量的周期变化，预测液体变化，这对于需要低通气量通气的 ARDS 患者来说可能会出现问题。然而，最近发现 PPV 可以准确预测低 Vt 和高 PEEP 患者的液体变化，但只是一个小型研究[24]。需要对这些功能性血流动力学参数进行进一步评估。这些工具有助于临床医师合理增加心输出量而不加重肺功能的恶化。

营养

ARDS 患者存在促炎症反应和蛋白质分解状态，这可能导致显著的营养不良。满足肺损伤患者能量需求，以减少蛋白分解代谢和维持肌张力。营养支持的目的是保证患者的热量和各种营养素，避免过度喂养或喂养不足，最大限度地减少并发症[25]。肠内营养有益于胃肠道免疫功能、减少感染性并发症，优于肠外营养[26]。

但是许多用于治疗 ARDS 的药物可能会影响营养。糖皮质激素影响血糖，导致高血糖，需要胰岛素治疗。含有脂质成分的丙泊酚可能会产生额外的热量。

除了满足患者的代谢需要，某些营养素可调节炎症反应，减少肺泡毛细血管通透性，从而改善肺和其他器官的功能。研究表明，最有益的膳食添加剂为富含 ω-3 多不饱和脂肪酸（PUFA）的鱼油。三项研究的 meta 分析显示，此膳食添加剂可降低死亡率、减少呼吸机使用天数以及发生器官功能障碍的危险[27]。其他使用肠内或肠外 ω-3 PUFA 的研究证实此结果[28]。

药物治疗

关于 ARDS 有效、安全的药物的证据是有限的。已经研究了多种药物，包括表面活性物质、神经肌肉阻断剂、酮康唑、一氧化氮、利索茶碱、N-乙酰半胱氨酸、糖皮质激素和 β 受体激动剂，这些药物作用不大，没有一种被认为可用于治疗。

神经肌肉阻断剂有助于 ARDS 患者的人机同步，减少气压伤、VILI 和氧耗。三个随机对照试验和最近的一项 meta 分析证实，确诊为 ARDS 后连续输注阿曲库铵 48 小时可降低死亡率。阿曲库铵不能减少呼吸机使用天数，也不增加 ICU 获得性肌无力的风险[28]。阿曲库铵降低死亡率的机制尚不完全清楚，可能是由于较好的人机同步性可以提高肺顺应性，改善气体交换，同时减少肺气压伤和容量伤，从而降低全身炎症反应。另一原因可能是，在疾病早期，患者的吸气努力可能会增加呼吸机正压通气产生的跨肺压，造成肺泡的过度膨胀和肺损伤，阿曲库铵可避免这种情况的发生。需要更多的研究来证实死亡率改善的确切机制。

研究最多的药物是糖皮质激素，对于它的使用存在很大的争议。糖皮质激素具有广泛的药理学特性，低剂量抑制炎症基因转录，高剂量抑制中性粒细胞脱颗粒[29]。支持者认为类固醇缩短 ARDS 的纤维增生期。许多小型研究使用不同的类固醇治疗方案，在治疗的时机、剂量、剂型、治疗持续时间和减量方案均有差异。一项 ARDSNet 研究不支持使用甲基强的松龙，并警告类固醇治疗超过 2 周可能增加死亡率[30]。相反，一项 meta 分析得出结论，小剂量糖皮质激素降低 ARDS 的死亡率和发病率[29]。这可能是由于糖皮质激素在 ARDS 中的作用可能取决于时间、剂量和疾病过程，需要高质量的随机对照试验进一步明确。

一氧化氮是一种肺血管扩张剂，可以改善气体交换和纠正低氧血症。吸入一氧化氮（inhaled nitric oxide，INO）能够改善氧合，然而，研究并没有显示出改善 ARDS 患者的生存。一个随机对照试验的 meta 分析证实，不论低氧血症严重程度如何，INO 不能降低死亡率。另外，INO 增加肾功能不全的发生[31]。鉴于以上的研究结果，目前还不清楚 INO 在 ARDS 治疗中的作用。当其他干预措施（最低 PEEP、俯卧位、神经肌肉阻滞等）不能提供足够的氧，大多数人支持吸入选择性血管扩张剂（INO 或吸入前列环素）。

机械通气

机械通气对 ARDS 患者的治疗至关重要，首要目标是维持足够的氧合，减少患者的呼吸功，进一步减轻 VILI。这一目标对于理解为什么肺保护 / 低潮气量通气策略改善死亡率至关重要，此通气策略是具有里程碑意义的 ARDSNet 研究中的 ALI/ARDS 呼吸管理试验（RMAT）证实并提出的[32]。此外，通气模式的个体化要求达到最佳的气道扩张压，以及实现允许性高碳酸血症的肺保护性通气策略。

RMAT 试验为了证明限制肺泡扩张和气压伤的重要性，将 861 例患者随机分为常规潮气量组（Vt 12 ml/kg）或低潮气量组（Vt 4~6 ml/kg）。低潮气量组通过调节潮气量维持气道平台压≤30 cmH$_2$O，使死亡率的绝对值下降 9%（从 39.8% 降到 31.0%），并减少呼吸机使用天数[32]。低潮气量组血浆 IL-6 水平下降，这意味着肺部炎症反应降低，可能有助于减少肺外器官功能障碍的发生。

本次试验使用辅助控制（assist control，AC）通气模式，根据患者的 FiO$_2$ 预设 PEEP。低潮气量组需要较高 PEEP 水平维持氧合，有些人认为这有助于防止周期性肺泡开放和闭合，减少 VILI。ARDSNet 研究者在 RMAT 中使用的 PEEP 和 FiO$_2$ 策略是未经证实的，是否造成肺损伤一直被争论。支持高与低 PEEP 策略的研究是相互矛盾的[33-34]。同样，虽然许多临床医师已经完全采用了这个来自具有里程碑意义的 ARDSNet 研究中的通气策略，但是 AC 模式没有被证实是最佳的通气模式。

了解跨肺压与跨胸腔压的作用是重要的，这涉及 VILI。吸气末肺泡压由吸气末暂停压估算，反应扩张肺以及吸气末肺容积状态下扩张胸壁和腹腔所需要的压力。因此，在相同的肺弹性程度情况下，与无水肿、腹内压正常者相比，胸壁水肿、腹内压增高或肥胖的患者需要较高的平台压。从临床的观点来看，这意味着在这种情况下允许较高的平台压。但是，在不能直接测量胸膜腔压力的情况下，确定压力值是困难的。在食管远端测量压力来估测胸膜腔压力已被用于估算跨肺压，并与跨壁压相区别。

一定水平的 PEEP 可以防止呼气时低容积性肺损伤和肺泡萎陷。过高的 PEEP 可能导致肺过度充气、气压伤和血流动力学改变。面临的挑战是实现目标 PEEP 值，维持患者的潮气量在压力容积（P-V）曲线的上下两个拐点之间（图 11-2）。由于 ARDS 患者的通气和肺泡萎陷不均匀，不同的肺单位有不同的 P-V 曲线，很难实现这一 PEEP 值。寻找"最佳 PEEP"的技术或方法有：动态监测肺顺应性及氧释放指数的变化来估算 PEEP[35]，通过测量食管压来估测跨肺压[36]，CT 下肺形态的变化指导 PEEP 的选择[37]，床边连续血流监测测定 P—V 的关系[38]。

肺保护性通气策略下实现最佳 PEEP 是一个挑战。另一个重要因素是由于低潮气量策略导致的高碳酸血症，RMAT 试验通过增加通气频率和输注碳酸氢钠来控制高碳酸血症和由此产生的酸中毒。这两种策略都存在潜在的问题，高通气频率可以产生自发性 PEEP 和过度通气，而输入碳酸氢盐可以增加二氧化碳的生产，在组织灌注不足的情况下加重细胞内酸中毒。有趣的是，越来越多的文献认为，高碳酸血症和适当的酸中毒不仅能耐受，而且有助于肺及肺外器官功能的保护。然而，目前没有足够的数据支持在不进行保护性通气策略情况下，实施高碳酸血症[39]。

总之，目前 ARDS 机械通气的最佳策略是保护性潮气量（6 ml/kg），维持平台压≤30 cmH$_2$O，保证足够的 PEEP 防止肺泡萎陷。

替代通气策略

ARDS 患者仰卧位通气，肺泡前 / 非依赖肺区通气量较大。没有 PEEP，通气非依赖肺区与依赖性

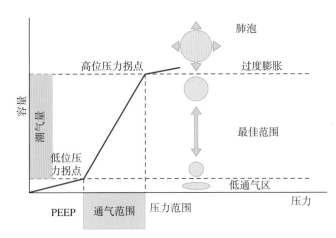

图 11-2 上、下拐点分别代表肺扩张的起始和结束。最佳压力 – 容积的关系在低位压力拐点和高位压力拐点之间。曲线的斜率代表肺泡扩张的能力。（转自 Patrick Neligan，MD.）

肺区的比率是 2.5 : 1。较高的 PEEP 水平使通气更加均匀，但是会导致过度膨胀和减少非依赖（前）肺区的顺应性 [40]。俯卧通气使肺泡扩张更加均匀，从而改善了通气 - 灌注匹配。它还能使肺心病 ARDS 患者的肺区恢复正常，改善胸壁力学，降低右心室压力 [41]，加强气管支气管分泌物引流 [42]。

在许多回顾性和前瞻性的研究中，俯卧位一直被证明可以改善氧合 [43-46]。虽然有几项试验未能证明俯卧位对生存有益，对这些研究的 meta 分析证实对死亡率的改善。PROSEVA 试验是一项最近的多中心 RCT，评估早期俯卧位通气治疗重度 ARDS 患者每天超过 16 小时的效果。它显示 28 天和 90 天的死亡率下降了 [47]。最近拯救脓毒症运动指南建议，在脓毒症引起的 ARDS 患者中，在有经验的患者中，$PaO_2/FiO_2 \leqslant 100$ mmHg 的患者可以进行俯卧位通气 [48]。

因为持续的 VILI 或肺不张是由肺单位的周期性开放和关闭引起的，为使肺持续开放而设计的通气方式受到了广泛的关注。高频振荡通气（high frequency oscillatory ventilation，HFOV）和气道压力释放通气（airway pressure release ventilation，APRV）是通过不同机制实现"开放肺通气"的两种通气方式。

HFOV 以 3~15 Hz 的频率提供很小的潮气量，限制肺泡扩张，同时在整个吸气和呼气期间保持持续的膨胀压力，防止肺泡萎陷。因此，HFOV 的支持者声称，这一模式达到了肺保护战略的目标，同时改善了肺泡的持续复张 [49]。OSCILLATE 和 OSCAR 试验（均为多中心 RCT）评估了 HFOV 在治疗 ARDS 早期的应用。两项试验均未证实死亡获益，且 OSCILLATE 试验提前终止，因为 HFOV 组的死亡率增加 [50-51]。HFOV 不应作为最初的通气方式，但仍可作为抢救治疗。

APRV 是另一种模式，可以实现肺保护策略和保证持续的肺泡复张。APRV 提供持续的气道正压（CPAP），以非常短的时间（通常小于 1 秒）释放这种压力来增加 CO_2 清除。将 CPAP 维持在肺泡关闭压力之上，提供了近乎连续的肺泡复张。这可以通过改善肺泡通气 / 被动气体交换来改善氧合和通气，而不是依赖传统模式的潮气量通气。APRV 的另一个优势是维持患者的自主呼吸。允许自主呼吸可以改善通气和灌注分布，使之更符合生理规律 [39]。维持自主呼吸还能改善全身血流动力学、心脏功能和终末器官的血流。最后，APRV 患者进行自主呼吸被

提示需要较低的镇静和麻醉 [53]。

但现有的临床试验并没有显示死亡率降低，目前的成功仅限于生理终点。还应该认识到，过度扩张的驱动因素是肺泡压力，APRV 下的自主呼吸将其产生的负胸膜压加到 CPAP 设置中，增加了造成 VILI 风险的跨肺压力。当最佳（肺保护）机械通气失败，气体交换紊乱危及生命时，另一种选择是体外肺支持（extracorporeal lung support，ECLS）或体外膜氧合（extracorporeal membrane oxygenation，ECMO）。虽然缺乏明确的死亡获益的研究，但越来越多的文献显示出了希望。Cesar 试验随机将患者随机分配为非 ECMO 设施的常规处理和转往 ECMO 转诊中心，在 ECMO 转诊中心，治疗组 75% 的患者在 ARDS 早期接受了静脉 ECMO 治疗 [54]。这项试验证明了 6 个月死亡获益，这可能与 ECMO 单独或整体管理策略有关。

总之，任何新的通气策略的相对成功取决于与之相比较的控制通气策略。未来更大规模的试验应该检测这些替代通气策略，以适应被广泛接受的 ARDSNet 协议。尽管如此，这些模式所看到的生理终点的改善，再加上对生理学的正确理解，使这些选择变得可行，也许比传统的仰卧位控制通气方法更可取。

（沈林霞　译）

参考文献

1. Ashbaugh DG, Bigelow DB, Petty TL, Levine BE. Acute respiratory distress in adults. *Lancet*. 1967; 2(7511): 319–323.
2. Murray JF, Matthay MA, Luce JM, Flick MR. An expanded definition of the adult respiratory distress syndrome. *Am Rev Respir Dis*. 1988; 138(3):720–723.
3. Bernard GR, Artigas A, Brigham KL, et al. The American–European Consensus Conference on ARDS. Definitions, mechanisms, relevant outcomes, and clinical trial coordination. *Am J Respir Crit Care Med*. 1994; 149(3 pt 1): 818–824.
4. ARDS Definition Task Force, Ranieri VM, Rubenfeld GD, et al. Acute respiratory distress syndrome: the Berlin Definition. *JAMA*. 2012; 307(23):2526–2533.
5. Avecillas JF, Freire AX, Arroliga AC. Clinical epidemiology of acute lung injury and acute respiratory distress syndrome: incidence, diagnosis, and outcomes. *Clin Chest Med*. 2006; 27(4):549–557; abstract vii.
6. Patel SR, Karmpaliotis D, Ayas NT, et al. The role of open-lung biopsy in ARDS. *Chest*. 2004; 125(1):197–202.
7. Thille AW, Esteban A, Fernandez-Seqoviano P, et al. Comparison of the Berlin definition for acute respiratory distress syndrome with autopsy. *Am J Respir Crit Care Med*. 2013; 187(7):761–767.
8. Ferguson ND, Davis AM, Slutsky AS, Stewart TE. Development of a clinical definition for acute respiratory distress syndrome using the Delphi technique. *J Crit Care*. 2005; 20(2):147–154.
9. Binnie A, Tsang J, dos Santos CC. Biomarkers in acute respiratory

distress syndrome. *Curr Opin Crit Care*. 2014; 20(1):47–55.

10. Ware LB, Matthay MA. The acute respiratory distress syndrome. *N Engl J Med*. May 4, 2000; 342(18):1334–1349.

11. Suratt BT, Parsons PE. Mechanisms of acute lung injury/acute respiratory distress syndrome. *Clin Chest Med*. 2006; 27(4):579–89; abstract viii.

12. Ricard JD, Dreyfuss D, Saumon G. Ventilator-induced lung injury. *Curr Opin Crit Care*. 2002; 8(1):12–20.

13. Erickson SE, Martin GS, Davis JL, Matthay MA, Eisner MD; NIH NHLBI ARDS Network. Recent trends in acute lung injury mortality: 1996–2005. *Crit Care Med*. 2009; 37(5):1574–1579.

14. Hudson LD, Milberg JA, Anardi D, Maunder RJ. Clinical risks for development of the acute respiratory distress syndrome. *Am J Respir Crit Care Med*. 1995; 151(2 pt 1):293–301.

15. Frutos-Vivar F, Nin N, Esteban A. Epidemiology of acute lung injury and acute respiratory distress syndrome. *Curr Opin Crit Care*. 2004; 10(1):1–6.

16. Phua J, Badia JR, Adhikari NK, et al. Has mortality from acute respiratory distress syndrome decreased over time? A systematic review. *Am J Respir Crit Care Med*. 2009; 179(3):220–227.

17. Herridge MS, Cheung AM, Tansey CM, et al. One-year outcomes in survivors of the acute respiratory distress syndrome. *N Engl J Med*. 2003; 348(8): 683–693.

18. Milberg JA, Davis DR, Steinberg KP, Hudson LD. Improved survival of patients with acute respiratory distress syndrome (ARDS): 1983–1993. *JAMA*. 1995; 273(4): 306–309.

19. Vincent JL, Zambon M. Why do patients who have acute lung injury/acute respiratory distress syndrome die from multiple organ dysfunction syndrome? Implications for management. *Clin Chest Med*. 27(4):725–731; abstract x–xi.

20. National Heart, Lung, and Blood Institute Acute Respiratory Distress Syndrome (ARDS) Clinical Trials Network, Wiedemann HP, Wheeler AP, et al. Comparison of two fluid management strategies in acute lung injury. *N Engl J Med*. 2006; 354(34):2564–2575.

21. Martin GS, Mangialardi RJ, Wheeler AP, Dupont WD, Morris JA, Bernard GR. Albumin and furosemide therapy in hypoproteinemic patients with acute lung injury. *Crit Care Med*. 2002; 30(10):2175–2182.

22. Martin GS, Moss M, Wheeler AP, Mealer M, Morris JA, Bernard GR. A randomized, controlled trial of furosemide with or without albumin in hypoproteinemic patients with acute lung injury. *Crit Care Med*. 2005; 33(8):1681–1687.

23. Marik PE, Cavallazzi R, Vasu T, Hirani A. Dynamic changes in arterial waveform derived variables and fluid responsiveness in mechanically ventilated patients: a systematic review of the literature. *Crit Care Med*. 2009; 37(9):2642–2647.

24. Huang CC, Fu JY, Hu HC, et al. Prediction of fluid responsiveness in acute respiratory distress syndrome patients ventilated with low tidal volume and high positive end-expiratory pressure. *Crit Care Med*. 2008; 36(10):2810–2816.

25. Krzak A, Pleva M, Napolitano L. Nutrition Therapy for ALI and ARDS. *Crit Care Clin*. 2011; 27(3):647–659.

26. Heyland DK, Cook DJ, Guyatt GH. Enteral nutrition in the critically ill patient: a critical review of the evidence. *Intensive Care Med*. 1993; 19(8):435–442.

27. Pontes-Arruda A, Demichele S, Seth A, Singer P. The use of an inflammation-modulating diet in patients with acute lung injury or acute respiratory distress syndrome: a meta-analysis of outcome data. *JPEN J Parenter Enteral Nutr*. 2008; 32(6):596–605.

28. Alhazzani W, Alshahrani M, Jaeschke R, et al. Neuromuscular blocking agents in acute respiratory distress syndrome: a systematic review and meta-analysis of randomized controlled trials. *Crit Care*. 2013; 17(2):R43.

29. Tang BM, Craig JC, Eslick GD, Seppelt I, McLean AS. Use of corticosteroids in acute lung injury and acute respiratory distress syndrome:

a systematic review and meta-analysis. *Crit Care Med*. 2009; 37(5):1594–1603.

30. Steinberg KP, Hudson LD, Goodman RB, et al. Efficacy and safety of corticosteroids for persistent acute respiratory distress syndrome. *N Engl J Med*. 20, 2006; 354(16):1671–1684.

31. Adhikari NK, Dellinger RP, Lundin S, et al, Inhaled nitric oxide does not reduce mortality in patients with acute respiratory distress syndrome regardless of severity: systematic review and meta-analysis. *Crit Care Med*. 2014; 42(2):404–412.

32. Ventilation with lower tidal volumes as compared with traditional tidal volumes for acute lung injury and the acute respiratory distress syndrome. The Acute Respiratory Distress Syndrome Network. *N Engl J Med*. 2000; 342(18):1301–1308.

33. Amato MB, Barbas CS, Medeiros DM, et al. Effect of a protective-ventilation strategy on mortality in the acute respiratory distress syndrome. *N Engl J Med*. 1998; 338(6):347–354.

34. Meade MO, Cook DJ, Guyatt GH, et al. Ventilation strategy using low tidal volumes, recruitment maneuvers, and high positive end-expiratory pressure for acute lung injury and acute respiratory distress syndrome: a randomized controlled trial. *JAMA*. 2008; 299(6):637–645.

35. Suter PM, Fairley B, Isenberg MD. Optimum end-expiratory airway pressure in patients with acute pulmonary failure. *N Engl J Med*. 1975; 292(6):284–289.

36. Talmor D, Sarge T, Malhotra A, et al. Mechanical ventilation guided by esophageal pressure in acute lung injury. *N Engl J Med*. 2008; 359(20):2095–2104.

37. Rouby JJ, Puybasset L, Nieszkowska A, Lu Q. Acute respiratory distress syndrome: lessons from computed tomography of the whole lung. *Crit Care Med*. 2003; 31(4 suppl):S285–S295.

38. Lu Q, Rouby JJ. Measurement of pressure–volume curves in patients on mechanical ventilation: methods and significance. *Crit Care*. 2000; 4(2):91–100.

39. O'Croinin D, Ni Chonghaile M, Higgins B, Laffey JG. Bench-to-bedside review: Permissive hypercapnia. *Crit Care*. 2005; 9(1):51–59.

40. Pelosi P, Brazzi L, Gattinoni L. Prone position in acute respiratory distress syndrome. *Eur Respir J*. 2002; 20(4):1017–1028.

41. Vieillard-Baron A, Charron C, Caille V, Belliard G, Page B, Jardin F. Prone positioning unloads the right ventricle in severe ARDS. *Chest*. 2007; 132(5):1440–1446.

42. Beitler JR, Shaefi S, Montesi SB, et al. Prone positioning reduces mortality from acute respiratory distress syndrome in the low tidal volume era: A meta-analysis. *Intensive Care Med*. 2014; 40(3):332–341.

43. Davis JW, Lemaster DM, Moore EC, et al. Prone ventilation in trauma or surgical patients with acute lung injury and adult respiratory distress syndrome: Is it beneficial? *J Trauma*. 2007; 62(5):1201–1206.

44. Gattinoni L, Tognoni G, Pesenti A, et al. Effect of prone positioning on the survival of patients with acute respiratory failure. *N Engl J Med*. 23, 2001; 345(8):568–573.

45. Fernandez R, Trenchs X, Klamburg J, et al. Prone positioning in acute respiratory distress syndrome: a multicenter randomized clinical trial. *Intensive Care Med*. 2008; 34(8):1487–1491.

46. Mancebo J, Fernández R, Blanch L, et al. A multicenter trial of prolonged prone ventilation in severe acute respiratory distress syndrome. *Am J Respir Crit Care Med*. 2006; 173(11):1233–1239.

47. Guérin C, Reignier J, Richard JC, et al. Prone positioning in severe acute respiratory distress syndrome. *N Engl J Med*. 2013; 368(23):2159–2168.

48. Dellinger RP, Levy MM, Rhodes A, et al. Surviving Sepsis Campaign: international guidelines for management of severe sepsis and septic shock, 2012. *Intensive Care Med*. 2013; 39(2):165–228.

49. Downar J, Mehta S. Bench-to-bedside review: High-frequency oscillatory ventilation in adults with acute respiratory distress syndrome. *Crit Care*. 2006; 10(6):240.

50. Ferguson ND, Cook DJ, Guyatt GH, et al. High-frequency oscillation in early acute respiratory distress syndrome. *N Engl J Med*. 2013; 368(9):795–805.

51. Young D, Lamb SE, Shah S, et al. High-frequency oscillation for acute respiratory distress syndrome. *N Engl J Med*. 2013; 368(9):806–813.

52. Putensen C, Mutz NJ, Putensen-Himmer G, Zinserling J. Spontaneous breathing during ventilatory support improves ventilation–perfusion distributions in patients with acute respiratory distress syndrome. *Am J Respir Crit Care Med*. 1999; 159(4 pt 1):1241–1248.

53. Habashi NM. Other approaches to open-lung ventilation: airway pressure release ventilation. *Crit Care Med*. 2005; 33(3 suppl):S228–S240.

54. Peek GJ, Mugford M, Tiruvoipati R, et al. Efficacy and economic assessment of conventional ventilator support versus extracorporeal membrane oxygenation for severe adult respiratory failure (CESAR): a multicenter randomized controlled trial. *Lancet*. 2009; 374(9698):1351–1363.

第 12 章　重症哮喘和 COPD

Michael T. Dalley • Ari Ciment

简介

阻塞性气道疾病是急诊医学中最常见的慢性呼吸系统疾病，其常见的病因为哮喘，以某些刺激引起支气管痉挛及气道高反应性为特征。这些刺激触发炎症介质释放，导致气道炎症、黏膜水肿，最终引起可逆性支气管痉挛[1]。

相反，慢性阻塞性肺疾病（COPD）以呼气流量异常为特征，表现为气流阻塞，并在数月内没有明显改变。它有多种病理改变，包括肺气肿、慢性支气管炎和哮喘[2]。这些疾病在急诊医疗中的患病率越来越高，负担也越来越重，因此疾病急性加重的诊断与治疗对任何医疗保健提供者都至关重要。

流行病学

2011 年大约 2590 万美国人罹患哮喘，估计每年的医疗保健费用为 560 亿美元[3]。在美国，急诊科每年诊治急性哮喘大约 200 万次，在 2015 年，1400 万的人有过哮喘的急性发作[4]。2% ~ 20% 的 ICU 入院是由于严重的哮喘，气管插管和机械通气

占 ICU 患者的 1/3[5]，接受气管插管患者的死亡率为 10% ~ 20%[6]。

COPD 是美国常见死亡原因的第四位、常见住院原因的第三位。因 COPD 急性加重而住院治疗的患者的死亡率为 5% ~ 14%[7]，住 ICU 的患者为 24%。在 65 岁及以上的患者以及 COPD 急性加重治疗后从 ICU 出院的患者中，1 年内死亡率为 59%[7]。

病理生理学

哮喘

全球哮喘防治倡议（Global Initiative for Asthm）定义哮喘是一种以慢性气道炎症为特征的异质性疾病。其定义是具有呼吸症状病史，包括喘息、气短、胸闷和咳嗽，症状及程度可随时间变化而变化，并伴可变性气流受限。可变性气流受限通常是可逆的，无论是自发的还是治疗后。急性加重是指与这种慢性疾病有关的复发性症状发作[8]。

哮喘的特点是各种刺激引起的气道炎症反应，伴有炎症介质的异常聚集。事实上，这种聚集导致了平滑肌收缩、血管充血、支气管壁水肿和分泌物

黏稠，引起气道直径可逆性减小。

慢性哮喘可导致气道重塑、上皮下胶原沉积和气道阻力增加，表现为一秒用力呼气容积（forced expiratory volume in one second，FEV1）进行性下降。气道重塑发生后，病理改变不可逆转。

慢性哮喘的病理改变为支气管壁增厚，这是由于炎症、水肿、支气管狭窄或梗阻以及黏液栓形成，黏液栓有时大而黏稠。这种阻塞导致肺泡过度充气，在一些患者中可能导致肺大疱形成，存在肺大疱破裂和气胸的风险（图 12-1 和图 12-2）。

COPD

慢性阻塞性肺疾病全球倡议（Global Initiative for Chronic Obstructive Lung Disease，GOLD）——由美国国立心、肺和血液研究所（NHLBI）、美国国立卫生研究院（NIH）和世界卫生组织（WHO）联合发起，定义 COPD 如下："COPD 是一种常见的以持续气流受限为特征的可以预防和治疗的疾病，气流受限进行性发展，与气道和肺对有毒颗粒或气体的慢性炎性反应增强有关。急性加重和并发症影响着疾病的严重程度"[9]。

COPD 包括截然不同且经常重叠的两种类型。

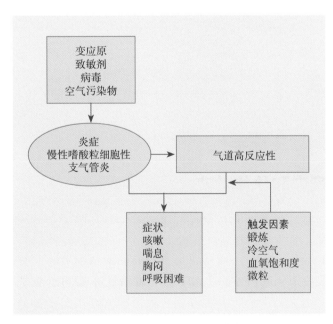

图 12-1 哮喘患者的气道炎症导致气道高反应性和症状。（转自 Fauci AS，Kasper DL，Braunwald E，et al: *Harrison's Principles of Internal Medicine*, 17th edition. New York: McGraw-Hill Inc; 2008.）

慢性支气管炎，另一种类型，定义为黏液分泌过多导致气道阻塞和黏液分泌腺增生。内皮细胞的损伤损害了黏膜纤毛的功能，抑制纤毛对细菌和黏液的清除。黏液清除减少导致炎症加重和分泌物增多，这是造成气道阻塞的原因。不同程度的肺气肿导致心输出量增加，以补偿通气量的减少。血液循环经过通气不良的肺造成 V/Q 不匹配，导致低氧血症、红细胞增多，最终发生肺心病和右心衰竭。高碳酸血症和呼吸性酸中毒则促进慢性支气管炎患者在疾病后期发展成为典型的"紫肿型"。

肺气肿，第二种类型，定义为终末细支气管远端被破坏。病理改变为肺泡间隔和肺毛细血管床逐渐被破坏，导致血液氧合能力下降，机体通过过度通气和降低心输出量进行补偿。这种 V/Q 不匹配表现为相对有限的血流通过含氧良好的肺组织（与慢性支气管炎的血流经过通气不良的肺组织相反）。低心输出量则最终导致全身组织缺氧及恶病质。最终，这些患者出现肌肉萎缩、体重减轻和典型的"红喘型"。

肺功能的检测可以客观的评价阻塞性肺疾病（obstructive lung disease，OLD）的诊断、严重程度、临床病程和治疗效果。OLD 引起肺气体排空延迟。正常情况下，一个人可以在 4 ~ 6 秒内排出肺内的所有空气（肺活量），而 OLD 时患者可能会持续用力呼气 10 ~ 20 秒或更长。

虽然人在用力呼气时均会出现气流受限，但阻塞性气道疾病的气流受限更明显，患者用力呼气受限、气流更低。其原因是由于肺弹性回位压降低、气道阻力增加以及气道塌陷。肺弹性回位压降低引起气道压与胸膜腔内压之差的变化，造成气道扩张压的下降、气道变窄。气道阻力增加，特别是在肺的外周，造成呼气时气道压下降，在潮气量被排出之前引起气道收缩。支气管平滑肌收缩、炎性物质浸润气道管腔以及肺泡间隔对气道支撑作用的减少也使气道更容易塌陷[10]。

气流受限在肺气肿是由于肺弹性回缩力的减少，慢性支气管炎则是由于气道外周阻力的增加，而哮喘是由于气道塌陷[10]。

临床表现

哮喘典型的临床表现是咳嗽、喘息、气短三联

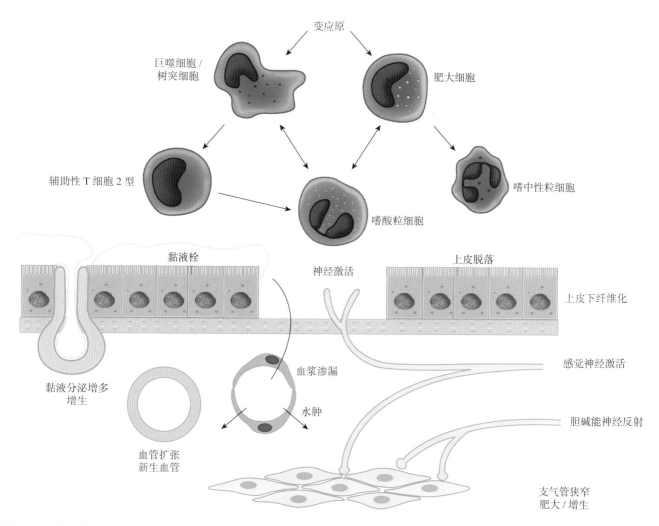

图 12-2　哮喘的病理生理改变有多种相互作用的炎症细胞参与，导致气道急性和慢性炎症反应。（转自 Fauci AS，Kasper DL，Braunwald E，et al: Harrison's Principles of Internal Medicine，17th edition. New York: McGraw-Hill Inc; 2008.）

征。然而，某些患者可能只出现一种或两种症状。患者可能会主诉胸闷或胸部有带状紧缩感；咳嗽可以为干咳或有痰；喘息对于熟悉该术语的患者来说可能是主观的，用来描述各种声音，包括来自喉咙或鼻孔等上气道的声音。由于许多肺部疾病的主诉类似，因此很难仅靠主诉来诊断哮喘。然而，某些病史，如发作性症状、特征性的诱发因素、个人或家族过敏史或哮喘史，使诊断的可能性增加。

COPD 急性加重的原因主要有四个：①合并呼吸道疾病；②有害环境暴露；③未规律服药；④吸烟。患者主诉呼吸困难、咳嗽和痰量增加。急性发作时，患者也可能出现喘息，特别是用力时。随着病情的加重，急性加重期的间隔时间缩短。患者也

可能会主诉早晨头痛，这是由于睡眠时高碳酸血症造成呼吸性酸中毒加重而引起。

病史和体格检查

急诊科病种繁多，病情瞬息万变。医护人员应熟悉致死性哮喘的危险因素（图 12-3）[11]，如果只能进行简短的病史询问，重点放在致命结果的预测上。美国胸科学会（ATS）对难治性哮喘的定义基于两个主要标准［①每日大剂量吸入糖皮质激素；②全身使用糖皮质激素］以及 7 个次要标准（症状、频繁发作、严重发作、危及生命的急性发作、肺功能、使用哮喘控制器、糖皮质激素减量时出现加

哮喘史

既往有严重的哮喘发作史（例如，气管插管或 ICU 治疗）

过去一年内有两次或以上因哮喘发作住院

过去一年内三次或以上因哮喘急诊就诊

过去一个月内因哮喘住院或急诊就诊

每月使用 2 支以上短效 β₂- 受体激动剂（SABA）

难以察觉的哮喘症状或严重发作

其他危险因素：未制订哮喘控制计划，交链孢霉过敏

个人史

社会经济地位低或居住条件差

治疗不规则

重大社会心理问题

并存病

心血管疾病

其他慢性肺疾病

慢性精神疾病

来源: Abramson et al. 2001; Greenberger et al. 1993; Hardie et al. 2002; Kallenbach et al. 1993; Kikuchi et al. 1994; O'Hollaren et al. 1991; Rodrigo and Rodrigo 1993; Strunk and Mrazek 1986; Suissa et al. 1994

图 12-3 致死性哮喘的危险因素。（转自 the US Department of Health and Human Services, National Institute of Health, National Heart, Lung, and Blood Institute. Expert Panel Report 3: Guidelines for the Diagnosis and Management of Asthma. ）

重），符合一个主要标准和两个次要标准即可诊断重症哮喘[12]。

哮喘的典型体征是广泛、高调的哮鸣音。然而，这一体征是非特异性的，在严重气道阻塞时可能不出现。常见的提示气流阻塞的体征包括：言语时呼吸困难或不能言语、呼吸急促（RR＞30）、呼气相延长（I：E 比率下降）；更严重的体征是三凹征、奇脉（吸气时收缩压下降超过 12 mmHg）。提示呼吸衰竭的体征有寂静肺（没有哮鸣音更严重）、不能坐或躺在担架上、神志改变和胸腹矛盾呼吸（图 12-4）。

肺功能评估

肺功能检查是诊断和治疗 OLD 的重要工具。呼气峰流速（peak expiratory flow rate，PEFR）和肺容量是最常用的诊断哮喘或哮喘急性加重的指标，也是 OLD 急性加重时进行风险分层、监测治疗反应和确定最终治疗方案的客观评价指标。

PEFR 或"峰流速"，是在短时、用力呼气时进行测量的。准确的测量结果与患者呼气的力量和技巧有关。最好是在患者状态良好时建立一个测量基线，用于和之后的测量结果进行比较。大多数哮喘患者在急诊室就诊前没有使用过峰流速仪，在这种情况下，可以利用身高和年龄推测 PEFR 的正常值。例如，一个 40 岁的男士，高 1.905 m（6.25 英尺），他的 PEFR 大约是 659 L/min，在此数值的 80%～100% 都属于正常[13]。

建议在初次治疗后 30～60 分钟内进行连续测量[19]。然而，对于严重或危及生命的急性发作，患者随时可能出现呼吸衰竭，此时测量 PEFR 是不安全的，应该立即开始治疗。

肺容量测定包括测量 FEV1 和用力肺活量（forced vital capacity，FVC），为 OLD 的诊断和治疗提供客观的数据。哮喘的典型特征是可变 / 可逆

	轻度	中度	重度	亚组：临界呼吸骤停
症状				
气短	步行	休息时（婴儿—低声哭泣喂养困难）	休息时（婴儿—不能喂养）	
	可平卧	喜坐位	端坐呼吸	
讲话方式	连续成句	常有中断	单字	
精神状态	可有焦虑	时有焦虑或烦躁	常有焦虑或烦躁	嗜睡
体征				
呼吸频率	增加	增加 清醒儿童呼吸频率： 年龄 正常 <2个月 <60次/min 2~12个月 <50次/min 1~5岁 <40次/min 6~8岁 <30次/min	常 >30次/min	
辅助呼吸机活动	常无	可有	常有	胸腹矛盾呼吸
哮鸣音	散在，呼吸末期	响亮，弥漫	响亮，整个吸气相和呼气相	无
脉率	<100	100~120 儿童正常脉率： 年龄 正常脉率 2~12个月 <160次/min 1~2岁 <120次/min 2~8岁 <110次/min	>120	心动过缓
奇脉收缩压下降	无 <10 mmHg	可有 10~25mmHg	常有 >25mmHg（成人） 20~40mmHg（儿童）	无表现 呼吸肌疲劳
肺功能评价				
PEF 预计值或个人最佳值%	≥70%	40%~69% 或作用时间<2小时	<40%	<25% 注：严重发作时PEF检查不是必须的
PaO$_2$（吸空气）	正常 （通常没必要检测）	≥60 mmHg （通常没必要检测）	<60 mmHg 可能发绀	
和（或） PCO$_2$	<42 mmHg （通常没必要检测）	<42 mmHg （通常没必要检测）	<42 mmHg: 可能出现呼吸衰竭	
SaO$_2$%（吸空气）在海平面	>95% （通常没必要检测）	90%~95% （通常没必要检测）	<90%	
		高碳酸血症（低通气）在幼儿比成人和青少年进展快		

注意：
■ 几个参数，不需要所有参数，进行哮喘发作的分类。
■ 许多参数没有经过系统的研究，特别是相关性。因此，只作为一般性指南。（Cham et al. 2002; Chey et al. 1999; Gorelick et al. 2004b; Karras et al. 2000; Kelly et al. 2002b and 2004; Keogh et al. 2001; McCarren et al. 2000; Rodrigo and Rodrigo 1998b; Rodrigo et al. 2004; Smith et al. 2002）
■ 哮喘症状对患者和家属情绪的影响是多样的，影响治疗和随访，须识别和处理。（Ritz et al. 2000; Strunk and Mrazek 1986; von Leupoldt and Dahme 2005）

图 12-4 紧急状态下哮喘发作严重程度的评估。（转自 the US Department of Health and Human Services，National Institute of Health，National Heart，Lung，and Blood Institute. *Expert Panel Report 3: Guidelines for the Diagnosis and Management of Asthma.*）

的气流阻塞，而进展性的、不可逆的气流阻塞是 COPD 的标志。由于支气管痉挛不是 COPD 的主要发病机制，所以治疗期间肺功能检测要少于哮喘。

住院指标包括治疗前 PEFR 小于 100 ml/min 或 FEV_1 小于 1 L、PEFR 或 FEV1 低于基线 / 预测值的 40%、初始治疗后 PEFR 未增加大于 10% 以及积极治疗后 PEFR 没有达到预测值的 80%[11]。

通过测量 OLD 急性加重患者的脉搏血氧饱和度来排除低氧血症是可行的。但单独一次测量意义不大，连续监测为是否住院治疗提供更多的证据。

实验室检查

常规实验室检查对于 OLD 病情加重的评估作用不大，但常用于诊断或排除其他疾病、确定是否存在严重的呼吸衰竭和茶碱中毒、明确有无影响治疗的并发症。

动脉血气分析（ABG）能为严重的哮喘发作提供重要信息。检测会发现呼吸衰竭时通气不足造成的高碳酸血症。建议对于怀疑存在低通气、SaO_2 90%、积极治疗后 PEFR 为预测值 25% 的患者进行 ABG。重症哮喘，即使 pH 值和 PCO_2 正常，也应考虑立即气管插管，因为这些数值正常可能表明存在呼吸肌疲劳。对于 COPD 患者，ABG 有助于确定通气不足（高碳酸血症）是急性失代偿还是慢性代偿。

胸部 X 线检查通常不能用于诊断阻塞性疾病的急性加重，但可以用于排除引起喘息的其他原因（充血性心力衰竭、气胸、纵隔气肿、肺炎等）。

治疗

OLD 急性加重的治疗目标在整个疾病过程中保持不变：改善低氧血症、缓解急性支气管痉挛以及治疗后复发的预防。主要治疗包括吸氧、吸入 β_2- 受体激动剂和全身使用糖皮质激素；上述治疗应给予所有急性加重患者。哮喘急性发作的严重程度决定了治疗的强度和患者的监测频率（图 12-5）[11]。

吸入 β_2- 受体激动剂

短效的 β_2- 受体激动剂是拟交感神经药物，作用于气道细胞的 β_2- 受体产生各种效应。其主要是激活腺苷酸环化酶产生环磷酸腺苷，引起平滑肌松弛和支气管扩张。吸入 β_2- 受体激动剂应立即进行，使用雾化吸入器或定量吸入器（metered dose inhaler，MDI），

但大多数指南推荐严重哮喘使用雾化吸入器[14-15]。沙丁胺醇通常 2.5 ~ 5 mg 间歇雾化吸入，每 20 分一次，共三次，必要时 2.5 ~ 10 mg 一次，每 1 ~ 4 小时一次；或者连续雾化吸入，10 ~ 15 mg/ 小时。目前文献尚未证明上述方法的优劣。

来自 6 项随机试验的 meta 分析表明，间歇或连续给药对肺功能和总住院率的作用相似[16]。然而，对 8 项试验的 Cochrane 回顾表明，连续雾化吸入改善重症哮喘患者的峰流量和降低入院率[17]。对于轻中度的哮喘发作，可以采用以下方式：间隔使用沙丁胺醇 MDI，每 10 分钟 4 喷或每 20 分钟 8 喷，最多 4 小时。必要时继续使用 1 ~ 4 小时[14-15]。

抗胆碱能药物

异丙托溴铵竞争性抑制毒蕈碱胆碱能受体，引起支气管扩张。与吸入 β_2 受体激动剂相比，吸入异丙托溴铵相对起效慢，不建议在急诊科单独使用。吸入异丙托溴铵通常与 β_2 受体激动剂联合使用，它与 β_2- 受体激动剂有协同作用，已被证明减少严重气流阻塞患者的住院率[18]。它可以减少中央气道的支气管痉挛，这就解释了为什么在治疗 COPD 急性加重时效果更好（与哮喘相反）。成人异丙托溴铵的雾化剂量是每 20 分钟 500 微克，共三次，必要时重复。使用 MDI，每次 20 分钟，吸入 8 次，必要时最多用至 3 小时。美国国家哮喘教育和预防计划专家组报告 3（NAEPP-EPR3）也将异丙托溴铵列为急诊室唯一一个有用的辅助治疗，但是住院期间持续使用异丙托溴铵没有明显的效用。

较新的抗胆碱能药物可能对严重哮喘 /COPD 急性加重的预防起着重要的作用。NAEPP-EPR3 并没有提到每日一次使用长效抗胆碱能药（噻托溴铵），因为它最近才被用于控制哮喘，并没有被证明对急性加重有效[19]。在三种主要的毒蕈碱受体中，M1 和 M3 负责血管收缩，M2 与血管舒张有关。因为噻托溴铵选择性抑制 M1 和 M3，与异丙托溴铵（阻断所有 3 个受体）相比，理论上使用噻托溴铵具有减少"矛盾性支气管痉挛"的优势。

全身糖皮质激素

严重的 OLD 急性发作应使用全身性类固醇治疗。meta 分析表明，使用全身糖皮质激素与肺功能迅速改善、减少住院次数以及出院后急诊科就诊率较低相关[20-21]。对于精神状态正常、没有影响胃肠道吸收情况的患者，选择口服给药，因为没有研究

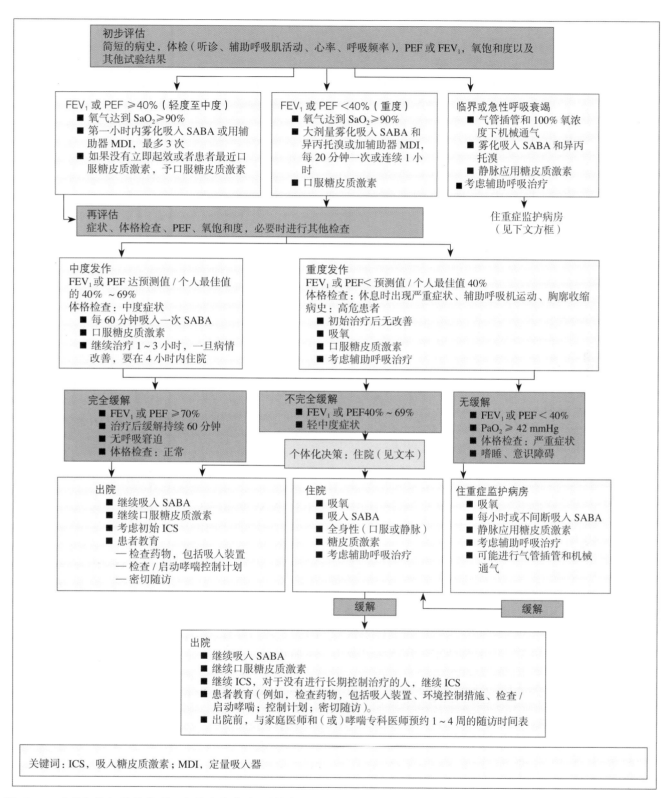

图 12-5 哮喘急性加重的处理：急诊室和住院。（ 转自 the US Department of Health and Human Services，National Institute of Health，National Heart，Lung，and Blood Institute. *Expert Panel Report 3: Guidelines for the Diagnosis and Management of Asthma.* ）

证实静脉给药在肺功能改善率或住院时间上优于口服给药[22]。NAEPP-EPR3 最新指南推荐剂量为每天 40～80 mg，一次或分两次使用[11]。

临界呼吸衰竭

给予 OLD 急性加重的患者吸入支气管扩张剂和全身应用糖皮质激素的强化治疗，对于减少气流阻塞和减轻症状是足够的。然而，一小部分患者会出现通气恶化的迹象，气管插管是必要的，不要延迟进行[18]，本章其余部分将重点强调这部分患者。

OLD 的气管插管和机械通气是复杂的，有潜在的并发症。因此，避免气管插管是治疗的一个重要目标。已经提出了多种二线治疗方法用于需要插管的危重患者。

静脉注射硫酸镁可考虑用于危及生命的急性发作患者和那些在 1 小时强化常规治疗后病情加重的患者[23-24]。硫酸镁通过抑制细胞内钙内流来抑制支气管平滑肌收缩，所用剂量成人 2 g，静脉注射 20 分钟以上，儿童 25～75 mg/kg（最多 2g）[25]。

氦氧混合气通过减少肺部气流的紊乱来降低气道阻力，减少呼吸功。它有多种配比方式，80:20 混合（80% 氦，20% 氧）与空气的氧含量相同，也可以使用氧气混合比例较高的配比方案。氦含量越高，混合物的黏滞性越低，越易出现层流，呼吸功也越少。然而，氦含量越高，氧含量越低，越易出现缺氧。对于急性加重的患者，NAEPP-EPR3 认为这种治疗方法有应用前景，给予有条件的推荐，理由是要进行一项大型多中心的研究。

无创通气

无创正压通气（NIPPV）是指通过非侵入性的接口（如面罩），而不是侵入性的气管内管，进行正压通气。通常，NIPPV 指持续气道正压通气（CPAP）和双水平气道正压通气（bilevel positive airwav pressure，BPAP）。

CPAP 在整个呼吸周期维持气道正压在一恒定水平，有效保证上气道开放和防止气道塌陷。BPAP 提供吸气气道正压（IPAP）和呼气末气道正压（EPAP）双水平正压通气。虽然我们通常称 BPAP 为"BiPAP"或"BIPAP"，这些术语实际上是指呼吸机提供 BPAP。

OLD 时，呼气末仍有气体滞留在肺泡，使呼气末正压（PEEP）高于正常的生理水平。由于这种 PEEP 来自肺本身，所以被称为"内源性 PEEP"。附加外源性 PEEP 看似不合理，但研究表明低水平的 CPAP 可能会抵消内源性 PEEP 的不良影响[26]。外源性 PEEP 可以延迟或防止气道塌陷（减轻或缓解气道阻塞），减少呼吸功（有额外的时间以其他方式发挥作用）。在 CPAP 中增加吸气压力支持（亦称"BiPAP"），可以与施加的压力成比例改善潮气量。

除 OLD 急性加重外，NIPPV 可以使多种呼吸系统疾病避免气管插管。随机对照试验证明 NIPPV 可以降低呼吸频率、呼吸困难、PaCO_2、住院时间、气管插管率和 COPD 急性发作的死亡率[27]。哮喘急性发作有相似的发病机制，但很少有文献支持 NIPPV 用于治疗哮喘急性发作[28]。例如，最近一项 53 例患者的随机对照试验表明，NIPPV 组 ICU 和住院时间均明显缩短，吸入支气管扩张剂的平均剂量也明显减少[29]。最近的 Cochrane 数据库回顾发现，仅 6 个试验将 NIPPV 用于重症哮喘的治疗。考虑到 NIPPV 用于这类患者的数据有限，作者支持开展更大的、前瞻性的随机对照试验进行相关研究[30]。

NAEPP-EPR3 建议，对于哮喘急性加重和呼吸衰竭的患者，只要他们是清醒的，能够耐受和配合治疗，应考虑在气管插管和机械通气前应进行 NIPPV 试验[28]。呼气压力初始设置为 3 cmH_2O，每 15 分钟增加一次，最大值为 5；吸气压力吸气压力 8 cmH_2O，每 15 分钟增加一次，最大压力为 15，或者直到呼吸频率小于 25 次/min[31]。雾化治疗应贯穿于 NIPPV 的治疗过程。许多机构使用专用的 NIPPV 呼吸机，但是一些医师喜欢使用传统的呼吸机进行 NIPPV，如果患者 NIPPV 治疗失败，需要气管插管，呼吸机已经到位。

气管插管和机械通气
插管指征

尽管尽力避免插管，患者仍可能失代偿，需要插管和机械通气。主要有四种插管指征：①心脏停搏；②呼吸骤停或呼吸过缓；③疲惫；④意识改变，如嗜睡或躁动。患者可能会告诉你"我累得喘不上气来"或"我不能再继续下去了"，这样的主诉是不利的，应该考虑气管插管。

ABG 有助于客观地判断非侵入性治疗失败，需要插管。ABG 提示发生意识状态改变的患者出现了进行性低氧血症、高碳酸血症和呼吸性酸中毒，应立即进行气道干预[30]。即使 pH 值和 PCO_2 正常，也应考虑气管插管，因为正常的数值可能提示呼吸肌疲劳。

插管技术

快速镇静、肌肉松弛后插管是急诊科气道控制的首选方法[33]。气道控制应由有经验的医护人员进行，因为 OLD 急性加重时即使是轻微的气道操作也会导致喉痉挛，加重支气管痉挛。

OLD 急性发作需要进行快速序列插管（rapid sequence intubation，RSI）时，在所使用的镇静剂中氯胺酮和异丙酚的镇静效果最好。氯胺酮刺激儿茶酚胺的释放，可能对支气管平滑肌有直接的舒张作用，引起支气管扩张[34]。副作用包括分泌物增多、高血压、心律失常和幻觉，阿托品预处理可以减少或消除这些副作用。缺血性心脏病、高血压、先兆子痫和颅内压增高的患者禁忌使用氯胺酮。

异丙酚是一种短效镇静药，具有支气管扩张作用。它起效快，作用时间短，停药后可以快速觉醒，对于围术期血压升高的患者也是很好的选择。一些医师喜欢用异丙酚，因为它便于持续的镇静。

呼吸机设置

OLD 急性发作的患者进行机械通气时，他们的生理变化是独特而复杂的。其气道阻塞的特点是吸气相正常、呼气相受损。这通常会导致一定程度的肺过度充气（内源性 PEEP），在严重的情况下可能会导致低血压和（或）气压伤[35]。需要采用通气策略来减少肺过度充气。关于 OLD 患者机械通气的详细说明见本书的机械通气部分，现就一些关键点总结如下。

对于气管插管的哮喘患者，减少其肺过度充气和内源性 PEEP 的通气策略包括三个方面（表 12-1）：①降低呼吸频率；②增加吸气流速；③减少潮气量。前两个方面实质上是为了提高 I：E 比，以保证肺排空。虽然可能导致高碳酸血症，即所谓的"允许性高碳酸血症"，通常是能够耐受的。缺氧性脑损伤及严重心功能不全是允许性高碳酸血症的相对禁忌证，因为高碳酸血症可能引起脑血管扩张和心肌收缩力减低[36]。测量内源性 PEEP 和平台压可以推测肺扩张的情况，这些测量需要患者 - 呼吸机的同步性好，患者做功少，但是肌肉松弛是不必要的。这两个参数均未被证实可作为机械通气并发症的预测因子，但是专家们认为平台压小于 30 cmH_2O

表 12-1　哮喘患者气管插氧后呼吸机的初始设置

控制性机械通气每分钟 10 次
潮气量 7 ~ 8 ml/kg（理想体重）
吸气峰流速 60 L/min（恒定流量）或 80 ~ 90 L/min（减速气流）
吸氧浓度 1.0

经允许转载自 Brenner B, Corbridge T, Kazzi A: Intubation and mechanical ventilation of the asthmatic patient in respiratory failure, J Emerg Med. 2009 Aug; 37(2 Suppl):S23–S34.

和内源性 PEEP 小于 15 cmH_2O 时很少出现并发症[37]。

药物治疗

有效的镇静对气管插管的患者是重要的。好的镇静策略能够实现患者与呼吸机的同步，并避免内源性 PEEP 的产生。应防止自我拔管。异丙酚是许多人的首选，因为它可能具有一定的支气管舒张作用和便于使用[37]。吗啡应避免使用，因为它能引起组胺释放、支气管痉挛、呕吐和分泌物变干[37]。氯胺酮通常是在插管过程中使用（前面讨论过），但偶尔用于 ICU 难治性哮喘持续状态下的气管插管[38]。

吸入麻醉药如七氟醚和异氟醚偶尔也用于难治性病例，但对此类疗法没有进行过随机对照试验[39]。机械通气过程中使用神经肌肉阻滞剂（neuromuscular blockade，NMB）可以减少气压伤的风险，避免咳嗽和呼吸不同步，使呼吸肌休息。然而，长期使用可引起肌病，特别当联合使用糖皮质激素时。当深度镇静仍不能实现人机同步时，推荐使用 NMB。

全身糖皮质激素和吸入 β- 受体激动剂是气管插管前哮喘治疗的支柱，在机械通气时要继续应用。应在呼吸机回路中加入高流量雾化（high flow aerosolized，HFA；亦称多剂量吸入器）或雾化治疗[40]。

并发症的治疗

持续或进行性的低氧血症提示机械通气并发症的发生。可能的并发症包括右主支气管插管、气胸、胃扩张、气管导管脱出、堵管、误吸、支气管痉挛和通气功能障碍。这些都必须考虑到，给予相应处理后再次评估患者。

心血管衰竭和（或）气胸

哮喘最严重的两个并发症是心血管衰竭和气胸。上述的内源性 PEEP 可造成胸腔填塞，直接导致低血压：胸腔内压力增加导致前负荷减少和心输出量降低。拔管和挤压胸腔，手动排空肺是第一步。如果存在张力性气胸的临床表现（呼吸音不对称、气管偏斜、皮下气肿），应进行针刺减压、胸腔闭式引流。注意，在胸腔置管时穿刺过度膨胀的肺，会产生类似于穿刺张力性气胸时释放的气流，但不会改善通气[36]。在这种情况下，应该重新定位或插入另一根管子。在纠正内源性 PEEP 造成的并发症时，标准液的补充是合适的。医师不应忘记，气管插管的哮喘患者低血压的常是药物所致，包括镇静剂和NMB。

撤机

　　OLD 急性发作患者的脱机和拔管标准尚未证实，推荐的方法是，当清醒患者 $PaCO_2$ 正常，气道阻力小于 20 cmH$_2$O，不存在神经肌肉无力时，进行自主呼吸试验。拔管后，在 ICU 观察建议 12～24 小时。一旦患者状态稳定可以出院，必须加强患者宣教，全身使用糖皮质激素和适当使用 β 受体激动剂治疗，及时随访，专科医师或家庭医师指导患者，防止疾病急性加重。

（沈林霞　译）

参考文献

1. Barnes Peter J. Asthma. In: Kasper DL, Braunwald E, Fauci AS, et al., eds. *Harrison's Principles of Internal Medicine*. 18th ed. New York: McGraw-Hill; 2012:2102–2114.

2. Standards for the diagnosis and care of patients with chronic obstructive pulmonary disease. American Thoracic Society. *Am J Respir Crit Care Med*. 1995; 152(5 Pt 2):S77–S121.

3. American Lung Association Asthma in Adults fact sheet. Available at: http://www.lung.org/lung-health-and-diseases/lung-disease-lookup/asthma/learn-about-asthma/asthma-adults-facts-sheet.html. Accessed June 7, 2016.

4. Environmental Protection Agency. *What is asthma*. Available at: https://www.epa.gov/asthma/what-asthma. Accessed June 7, 2016.

5. McFadden ER Jr. Acute severe asthma. *Am J Respir Crit Care Med*. 2003; 168(7):740–759.

6. Shapiro JM. Intensive care management of status asthmaticus. *Chest*. 2001; 120:1439–1441.

7. Connors AF Jr, Dawson NV, Thomas C, et al. Outcomes following acute exacerbation of severe chronic obstructive lung disease. The SUPPORT investigators (Study to Understand Prognoses and Preferences for Outcomes and Risks of Treatments). *Am J Respir Crit Care Med*. 1996; 154(4 Pt 1):959–967.

8. Global Asthma Asthma Network. *Global Asthma report 2014*. Availabe at: http://www.globalasthmareport.org/resources/Global_Asthma_Report_2014.pdf. Accessed June 6, 2016.

9. Global initiative for chronic obstructive lung disease: Update 2015. *Global Initiative for Chronic Obstructive Lung Disease (GOLD)*. Available at: http://www.goldcopd.it/materiale/2015/GOLD_Pocket_2015.pdf. Accessed June 6, 2016.

10. Wise RA, Liu MC. Obstructive airway diseases: Asthma and COPD. In: Barker R. *Principles of Ambulatory Medicine*. 7th ed. Philadelphia, PA: Lippincott Williams & Wilkins; 2008:891–925.

11. U.S. Department of Health and Human Services, National Institute of Health. *Expert Panel Report 3: Guidelines for the Diagnosis and Management of Asthma*. Bethesda, MD: National Heart, Lung, and Blood Institute, 2007. NIH publication no. 4008–4051.

12. Jarjour NN, Erzurum SC, Busse W, et al. Lessons learned from the National Heart, Lung and Blood Institute Severe Asthma Research Program. *Am J Respir Crit Care Med*. 2012; 185(4):356–362.

13. Radeos MS, Camargo CA Jr. Predicted peak expiratory flow: differences across formulae in the literature. *Am J Emerg Med*. 2004; 22(7):516–521.

14. Cates CJ, Crilly JA, Rowe BH. Holding chambers (spacers) versus nebulizers for beta-agonist treatment of acute asthma. *Cochrane Database Syst Rev* 2006; (2):CD000052.

15. Dhuper S, Chandra A, Ahmed A, et al. Efficacy and cost comparison of bronchodilator administration between metered dose inhalers with disposable spacers and nebulizers for acute asthma treatment. *J Emerg Med*. 2011; 40(3):247–255.

16. Rodrigo GJ, Rodrigo C. Continuous versus intermittent beta-agonists in the treatment of acute adult asthma: a systematic review with meta-analysis. *Chest*. 2002; 122(1):160–165.

17. Camargo CA Jr, Spooner CH, Rowe BH. Continuous versus intermittent beta-agonist treatment in the treatment of acute asthma. *Cochrane Database Syst Rev* 2003; (4):CD001115.

18. Camargo CA Jr, Rachelefsky G, Shatz M, et al. Managing asthma exacerbations in the emergency department: summary of the National Asthma Education and Prevention Program Expert Panel report 3 guidelines for the management of asthma exacerbations. *J Emerg Med*. 2009; 37(2 suppl 1):S6–S17.

19. Kerstjens HA, Engel M, Dahl R, et al. Tiotropium in asthma poorly controlled with standard combination therapy. *N Engl J Med*. 2012; 367(13):1198–1207.

20. Rowe BH, Edmonds ML, Spooner CH, Diner B, Carmago CA Jr. Corticosteroid therapy for acute asthma. *Respir Med*. 2004; 98(4):275–284.

21. Krishnan JA, Davis SQ, Naureca ET, Gibson P, Rowe BH. An umbrella review: corticosteroid therapy for adults with acute asthma. *Am J Med*. 2009; 122(11):977–991.

22. Ratto D, Alfaro C, Sipsey J, Glovsky MM, Sharma OP. Are intravenous corticosteroids required in status asthmaticus? *JAMA*. 1988; 260(4):527–529.

23. Cheuk DK, Chau TC, Lee SL. A meta-analysis on intravenous magnesium sulphate for treating acute asthma. *Arch Dis Child*. 2005; 90(1):74–77.

24. Rowe BH, Bretzlaff JA, Bourdon C, Bota GW, Camargo CA Jr. Intravenous magnesium sulfate treatment for acute asthma in the emergency department: a systematic review of the literature. *Ann Emerg Med*. 2000; 36(3):181–190.

25. Rowe BH, Camargo CA Jr; Multicenter Airway Research Collaboration (MARC) Investigators. The use of magnesium sulfate in acute asthma: rapid uptake of evidence in North American emergency departments. *J Allergy Clin Immunol*. 2006; 117(1):53–58.

26. Appendini L, Patessio A, Zanaboni S, et al. Physiologic effects of positive end-expiratory pressure and mask support during exacerbations of COPD. *Am J Respir Crit Care Med*. 1994; 149:1069–1076.

27. Mehta S, Hill NS. Noninvasive ventilation. *Am J Respir Crit Care Med*. 2001; 163:540–577.

28. Nowak R, Corbridge T, Brenner B. Non-invasive ventilation. *J Emerg Med*. 2009; 37(2s):S18–S22.

29. Gupta D, Nath A, Agarwal R, Behera D. A prospective randomized controlled trial on the efficacy of noninvasive ventilation in severe acute asthma. *Respir Care*. 2010; 55(5):536–543.

30. Lim WJ, Mohammed Akram R, Carson KV, et al. Non-invasive

positive pressure ventilation for treatment of respiratory failure due to severe acute exacerbations of asthma. *Cochrane Database Syst Rev.* 2012; 12:CD004360.

31. Sorosky A, Stav D, Shpirer I. A pilot prospective, randomized, placebo-controlled trial of bilevel positive airway pressure in acute asthma attack. *Chest.* 2003; 123(4):1018–1025.

32. Kohn MS. Intubation of the asthma patient. *Clin Allergy Immunol.* 1999; 13:419–428.

33. Nee Pa, Benger J, Walls RM. Airway management. *Emerg Med J.* 2008; 25(2):98–102.

34. L'Hommediu CS, Arens JJ. The use of ketamine for the emergency intubation of patients with status asthmaticus. *Ann Emerg Med.* 1987; 16(5):568–571.

35. Lougheed MD, Fisher T, O'Donnell DE. Dynamic hyperinflation during bronchoconstriction in asthma: implications for symptom perception. *Chest.* 2006; 130(4):1072–1081.

36. Brenner B, Corbridge T, Kazzi A. Intubation and mechanical ventilation of the asthmatic patient in respiratory failure. *J Emerg Med.* 2009; 37(2 Suppl):S23–S34.

37. Jagoda A, Shepherd SM, Spevitz A, Joseph MM. Refractory asthma, Part 2: Airway interventions and management. *Ann Emerg Med.* 1997; 29(2):275–281.

38. Heshmati F, Zeinali MB, Noroozinia H, Abbacivash R, Mahoori A. Use of ketamine in severe status asthmaticus in intensive care unit. *Iran J Allergy Asthma Immunol.* 2003; 2(4):175–180.

39. Burburan SM, Xisto DG, Rocco PR. Anaesthetic management in asthma. *Minerva Anestesiol.* 2007; 73(6):357–365.

40. Corbridge T, Corbridge S. Severe Asthma Exacerbation. In: Fink M, Abraham E, Vicent JL, Kochanek PM, eds. *Textbook of Critical Care.* 5th ed. Philadelphia, PA: Elsevier Saunders; 2005:587–597

第 13 章 肺栓塞

Ari Ciment • Lawrence M. Ciment

发病率和死亡率

自从 CT 肺动脉造影技术的应用，肺栓塞（pulmonary embolism，PE）的诊断率有了显著的提高，由 62.1/10 万上升至 112.3/10 万。尽管这样，仍有人认为有超过半数的病例未被发现。在过去的 30 年里，住院患者 PE 的发生率由 0.5% 上升至 1.5%[1]。虽然 PE 的发生率显著增加，但是其绝对死亡率没有增加，提示可能存在过度诊断问题[2-3]。

病理生理学：危险因素

PE 的基本发病机理基于 Virchow 三要素：内皮损伤、血流淤滞和凝状态。可逆的主要高危因素包括 1 个月内的手术、住院及石膏固定。次要的因素包括雌激素治疗，怀孕，长于 8 小时的旅行以及静脉血栓（venous thromboembolism，VTE）诊断前 1 ～ 3 个月的手术、住院及石膏固定[4]。近几年对危险因素的流行病学最新研究集中在体力活动减少、使用类固醇激素，甚至把血型作为潜在的危险因素[5-7]。一项对 69950 女护士的研究发现，久坐的人血栓形成危险性是活动多的人的 2 倍[5]。丹麦的最近一项基于人群的对照研究认为使用类固醇激素使 VTE 风险增加 2 倍[6]。非 O 型血的人患深静脉血栓的概率是 O 型血的 2.21 倍[7]。尽管有这些新的发现，但是最常见的可逆性的危险因素还是肥胖，其次是吸烟及高血压（表 13-1）。鉴于危险因素的多样性，一些新的模型，如改进的风险评估模型（IMPROVE 模型）用于指导预防住院患者的 VTE 形成[9-11]（表 13-2）。

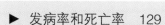

表 13-1　肺栓塞的危险因素[4-8]

主要危险因素[a]	次要危险因素	新提出的危险因素
手术	雌激素治疗	体力活动减少
住院	怀孕	使用类固醇激素
石膏固定	长于 8 小时的旅行	非 O 型血
	1 ～ 3 个月前存在的主要因素	

[a] 在 VTE 发作前一个月内发生的可逆主要危险因素

表 13-2　抗凝风险评估模型 *

危险因素	既往 VTE	血栓形成倾向的疾病	下肢瘫痪	肿瘤	制动大于 7 天	入住 ICU/CCU	年龄 >60 岁	总分
分数	3	2	2	2	1	1	1	12

*IMPROVE将总分为0和1作为低风险,不需要抗凝预防;评分为2或以上,需要预防[10-11]

病理生理学：血栓形成倾向

遗传性高凝状态以及获得性高危因素相结合,建立每一个人的内在血栓风险。在 45 岁之前出现 VTE 的患者中,其中一半有遗传性疾病,特别是那些在没有明确危险因素的情况下发生血栓的患者。血栓形成倾向的筛查指标是有争议的。对于首次发生 VTE 的患者,如果血栓形成筛查结果影响治疗持续时间或对使用含雌激素的化合物的家庭咨询产生影响,则建议筛查[12]。对于初次发生血栓年龄在 45 岁以前的、无原因血栓复发的、不寻常的部位（如大脑或中脑静脉）血栓形成、有两位或两位以上的一级亲属血栓形成的这些患者,筛查更为重要。

对具有 3 次或 3 次以上妊娠中期流产或宫内死亡的妇女筛查狼疮抗凝物（lupus anticoagulant，LA）和抗心磷脂抗体（anticardio- lipin antibody，ACL）也是合理的。筛查项目通常包括抗凝血酶和蛋白 C 的功能测定、蛋白 S 水平、使用校正的 APC 灵敏度比值测试活化蛋白 C 抗性（如果筛选结果是不明确的,则使用校正的 APC 敏感性比值与因子 V Leiden 基因突变检测来测试活化的蛋白 C 抗性）、凝血酶原基因突变的 DNA 检测、依赖磷脂的凝血试验的 LA 检测和 ACL 的酶免疫分析检测[12]（表 13-3）。了解

血栓形成概况可能有助于制订 PE 后的抗凝剂量。有原因的 PE 需要 3 ~ 6 月的抗凝,对于未找到明确原因的 PE 需要终身抗凝。"灰色地带"或 Samuel Gold-haber 描述的不确定类别应行个体化治疗策略,需考虑患者既往 / 家庭 VTE 史、性别、PE 或深静脉血栓形成（deep vein thrombosis，DVT）的症状、超声检查下肢血栓再通和患者偏好[13]（表 13-4）。

病理生理学：急性肺栓塞的肺、血流动力学效应

了解急性 PE 对肺和血流动力学影响对诊断和治疗上具有提示作用。PE 时低氧血症的最常见机制是通气灌注不匹配。与正常肺不同,正常时通气与血流匹配良好,而 PE 导致血流量的再分布,使得一些肺气体交换单元具有较低的通气与灌注比率,而其他肺泡的通气与灌注比例过高[14]。尽管减少或缺乏灌注,但肺泡仍然通气,因此总无效腔量增加。肺动脉的完全阻塞导致解剖无效腔增加,而肺动脉不完全阻塞会增加生理无效腔。无效腔的增加不利于二氧化碳的有效消除。动脉 PCO_2 的增加刺激化学感受器,同时刺激外周化学感受器,总分钟通气量增加。因此,PE 患者最初的动脉血气常见动脉 PCO_2 降低。另一方面,高碳酸血症可能反映了大量栓塞伴随解剖和生理无效腔的显著增加。随后每次潮气呼吸时肺泡容积的严重下降,最终导致呼吸肌疲劳,不能保持每分通气量的显著增加以维持正常的动脉血 PCO_2[14]（表 13-5）。

表 13-3　高凝状态检查

被检查人群	检查项目
首次发生血栓年龄 <45 岁	因子 V Leiden
复发性血栓	抗凝血酶
血栓发生在不常见的部位（脑或肠系膜）	蛋白 C/S
有两位或两位以上的一级亲属患血栓形成	凝血酶原基因突变
具有 3 次或 3 次以上妊娠中期流产或宫内死亡	狼疮抗凝物
	抗心磷脂抗体

表 13-4　静脉血栓形成后抗凝持续时间 *

VTE 类型	有明确病因	病因不定	特发性
治疗策略	3 ~ 6 月	个体化治疗	可能需长期抗凝

*静脉血栓抗凝的最佳持续时间取决于它是被激发的还是特发性的。如果不清楚策略[13]

表 13-5 急性 PE 的气体交换异常[14]

急性 PE 中气体交换异常	机制
过度通气导致呼吸性碱中毒	动脉 PCO_2 的增加刺激化学感受器，同时刺激外周化学感受器，总分钟通气量增加
通气 / 灌注＜1，低 V/Q	氧供应减少和血流正常，肺萎陷和（或）血液从其他阻塞毛细血管分流导致局部失配现象
	例如右向左分流：如果有血流，但没有通气，血液会流向左心而无任何氧合
通气 / 灌注＞1，高 V/Q	通气超过毛细血管血流量，即血管堵塞的直接作用→生理无效腔
	例如解剖无效腔：如果没有毛细血管血流量，那么没有气体交换，就形成解剖无效腔

从心血管的角度来看，低氧血症导致肺血管收缩。持续升高的肺动脉压力增加右心室（RV）压力负荷。右心室压力影响右冠状动脉导致心内膜下灌注减少，随之而来的心肌氧供应有限。微栓塞导致肌钙蛋白升高和右心室超负荷引起 BNP 和 PRO-BNP 升高[15-16]。尽管肺动脉的弹性可以抑制 PAP 增加，PAP 在急性 PE 中仍翻倍（约 40 mmHg）。由于压力过载引起的右心室扩大引起室间隔的向左移动，这最终可能导致心输出量减少随之休克[17]（图 13-1）。

肺栓塞的症状

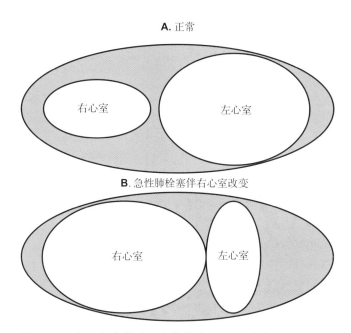

A. 正常

右心室　　　左心室

B. 急性肺栓塞伴右心室改变

右心室　　左心室

图 13-1 右心室衰竭时心室依赖性。A，正常右心室和左心室。B，急性肺栓塞时右心衰竭时心腔表现。右心室扩张使室间隔向左移动，改变左室结构。这些变化可能通过降低左室扩张、前负荷和心室顺应性，导致心输出量降低[17]

根据 PIOPED II 数据得出的肺栓塞的临床表现 / 症状包括静息或劳力性呼吸困难（73%）、胸膜性疼痛（44%）、下肢疼痛（44%）、下肢肿胀（41%）、咳嗽（34%）、高枕端坐呼吸（28%）、喘息（21%）。呼吸困难发作通常快速：46% 数秒内发生，26% 数分钟发生。最常见的为呼吸急促（54%）、心动过速（24%）、啰音（18%）、呼吸音减低（17%）、肺动脉瓣区第二心音（15%）、颈静脉扩张（14%）[18]。大面积的 PE 体征包括颈静脉压增加、右室 S3 奔马律和胸骨旁抬举样搏动，但是循环衰竭不常见（8%）。有趣的是，即使在循环衰竭患者中呼吸困难也可能不存在。

近半数肺栓塞患者均合并下肢深静脉血栓的症状或体征，包括水肿、红斑、局部压痛，在小腿、大腿可扪及明显条索[18]。然而，肺栓塞通常也可无临床症状。对近期 28 个有关深静脉血栓的研究中发现 5233 名患者中有 1665 例被诊断为无症状肺血栓栓塞症。

诊断方法和临床可能性评估

怀疑 PE 时，首要任务是临床可能性评估。贝叶斯定理表明，测试后的赔率等于测试结果乘以预测赔率的似然比。PE 可能性评估测试因素包括危险因素、症状和体征。最常用的评估模式包括 Wells 模型和修订的日内瓦分评分（RGS）（表 13-6）。

来自欧洲心脏病学会和 PIOPED II 研究认为：如果 Wells 评分 <7 或 RGS<11，则 PE 不太可能，D - 二聚体可以明确排除 PE。如果 Wells 评分 >7 或 RGS>11，则需要进行 CT 肺动脉造影（CT pulmonary angiogram，CTPA）以排除 PE[24-25]。而《急诊医学年鉴》（Annals of Emergency Medicine）发表的临床政策指南认为 Wells 评分 >3 和 RGS>3 需要

表 13-6　Wells 和日内瓦评分系统 *	
Wells 临床可能性评估	**修订的日内瓦评分系统**
危险因素	
既往血栓病史（+3 分）	年龄 >65 岁（+1 分）
1 月内的固定或手术（+1.5 分）	既往血栓病史（+3 分）
恶性肿瘤（+1 分）	1 月内手术或骨折（+2 分）
	恶性肿瘤（+2 分）
症状和体征	
DVT 症状和体征（+3 分）	单侧下肢痛 + 3 分
咯血（+1 分）	咯血 +2 分
HR>100 次 /min（+1.5 分）	HR 75 ~ 94 次 /min +3 分
肺栓塞诊断的可能性大于其他疾病（+3 分）	HR>95 次 /min +5 分

* Wells临床可能性评估与修订的日内瓦评分系统比较。二者均基于症状、体征和既往病史[20-23]。Wells评分＜4分，可排除肺栓塞；≥4分临床有肺栓塞可能，如果≥7分临床上为高度可能性。
日内瓦评分：0~3分为临床低可能性；4~10分为中度可能性；≥10分为临床高度可能。

CTPA 检查排除 PE[26]。

D- 二聚体、CTPA 和 V/Q 扫描

当临床轻度或中度怀疑 PE 时，血浆 D- 二聚体的测定有助于鉴别，但由于二聚体水平通常随着年龄而升高，D- 二聚体的结果解释受到影响。在欧洲最近的一项多中心前瞻性研究中，调查人员评估了 2898 例具有低、中等临床概率的 PE 患者年龄调整后的 D- 二聚体截断值的准确性。对于年龄在 50 岁及以上的患者，D- 二聚体值小于年龄 *10，则被认为是阴性；而对于年轻患者，500 μg/ ml 为临界值。结果阳性的患者接受 CTPA 检查。所有患者均随访 3 个月。331 例 50 岁及以上的 D- 二聚体水平在 500 μg/ml 和年龄调整后的值之间的患者，仅有 1 例（0.3%）在随访期间发生 PE。使用年龄调整后的临界值导致绝对增加 12%，D- 二聚体阴性结果的比例相对增加 41%[27]。

PIOPED Ⅱ 前瞻性研究显示 CTPA 的敏感性 ＞90%[28]。CTPA 与中度至高度临床可能性评估组合时，报告的敏感度更高 >96%，PE 可能性评估低的患者则敏感性较低。需注意假阴性率：在近期 ADJUST-PE 研究中，对经 CTPA 排除了 PE 的 1481 例未治疗患者进行三个月的随访，发现有 1 例 DVT（0.1%），4 例非致死性 PE（0.2%），2 例不确定[27]。

虽然在 CTPA 结果阴性和临床怀疑 PE 的人中漏诊估计高达 5%，但要指出的是，在过去的 10 ~ 15 年中，设备技术上已有很大的改进，假阴性率只有减少[29]。

如果不能进行 CT 检查，或出现肾衰竭，造影剂过敏，CTPA 阴性而临床上高度怀疑时则考虑 V /Q 扫描。此检查灵敏度为 77.4%，特异度为 97.7%[30]。

妊娠期影像学检查

在怀孕期间怀疑 PE，先进行 D- 二聚体和静脉超声检查。如果 D- 二聚体是阴性的，则可以不行进一步的放射线检查，避免辐射对胎儿潜在风险。如果静脉超声是阳性的，则不需要进一步检查。如果是阴性的，则下一步进行 V/Q 扫描；若胸片有异常，则应进行 CTPA。来自美国胸科学会（ATS）的临床实践指南从不推荐 D- 二聚体作为孕期 PE 的检测指标[31]（表 13-7）。

关于妊娠放射学检查的安全性，对胎儿造成的致畸伤害的上限被认为是 50 mSv（50000 mGy），所有的放射学检测都远低于这一限度。CTPA 对胎儿的辐射剂量低于孕早期或孕中期的肺灌注扫描，但肺灌注扫描也是一种合理的选择，具有较恒定的诊断率（75%），而且对母亲乳房的辐射较少[31]。

CTPA 的风险包括造成造影剂损伤、偶发瘤、放射线暴露和过度诊断导致过度治疗。Renda Wiener 等证明尽管自 1998 年 CTPA 引进以来，PE 诊断发

描用来帮助确定最佳抗凝时间 [33]。

表 13-7　疑似肺栓塞的妊娠患者的流程

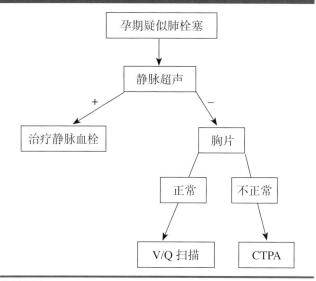

数据来源于ATS clinical practice guidelines from 2011

死亡风险评估 / 预后评分

PE 中的死亡风险评估用于预测哪些患者可能需要密切监测甚至溶栓。国际合作肺栓塞注册表（ICOPER 注册表）统计数据显示，血流动力学不稳定患者的 3 个月死亡率比血流动力学稳定性高出约 3 倍（59% 对 15%）[3]。但即使在血流动力学稳定的患者中，某些临床指标帮助预后评估，因而需要更积极治疗。日内瓦预后评分（GPS）和肺栓塞严重程度指数（PESI）包含既往情况和生理变量，如癌症、心力衰竭、DVT 病史、SBP 和 HR（表 13-8）[34-35]。2007 年 Jimenez 等分析 599 例 PE 患者的 30 天死亡率，PESI V 级的患者 OR 值为 4.5，日内瓦评分高危的 OR 为 3.1 [36]。

然而，这些经典的预后评分没有考虑到 RV 功能障碍（RV/LV 比、肌钙蛋白和利钠肽升高）的变量。最近的研究和评分系统如 PREP 评分已将超声心动图结果（如 RV/LV 比值和 BNP）纳入预后评分 [37]。

近 1/3 的血流动力学稳定的患者超声心动图显示 RV 功能障碍，其中 10% 随后病情恶化 [38]。两项大型研究显示血流动力学稳定的患者伴 RV 运动减低时，死亡率增加一倍 [3,39]。CTPA 中 RV/LV 值 > 0.9 也被证明是一个显著的不良预后因素 [40]。在 1/3 的 PE 患者中存在利钠肽升高（BNP>500 pg/ml 和 NT-

病率增加，但死亡率没有改变，而抗凝并发症增加了约 5% [2]。这表明存在过度诊断，提醒 PE 治疗不是没有风险。CTPA 提示的小分支 PE 可能实际上不需要积极的治疗。至于辐射风险，每个 CTPA 辐射剂量大约是 10 mSv。620 名曾行 CTPA 的 40 岁的女性可能有 1 个会因辐射诱发癌症 [32]。

PE 治疗后的放射学随访试验是有争议的。事实上，1 年后静脉超声检查仍有 42% 异常和胸部 CT 有 57% 异常。因此，不建议常规随访超声和 CT 扫

表 13-8　日内瓦预后评分（GPS）与肺栓塞的严重程度指数（PESI）

日内瓦预后评分变量	分数	肺栓塞的严重程度指数（变量）	分数
肿瘤	2	年龄 >80 岁 [a]	年龄值
心力衰竭	1	男性	10
既往 DVT	1	肿瘤 [a]	30
收缩压 <100 mmHg	2	心力衰竭	10
PaO$_2$ <60 mmHg	1	慢性肺部疾病 [a]	10
超声提示 DVT	1	心率≥110 次 / 分 [a]	20
		收缩压 <100 mmHg [a]	30
		呼吸频率≥30 次 / 分	20
		体温 <36℃	20
		精神状态改变	60
		O$_2$ 饱和度 <90% [a]	20

GPS 3分以上预示不良后果的高风险。在原有的PESI评分为90以上提示高危预后不良。值得注意的是，用[a]标记的任何一个变量都可以被归类为高风险（30天死亡率至少8.9%）[30-31]。

PBNP），大型 meta 分析显示，这结果预示不良预后的可能性增加 6 倍[41]。肌钙蛋白升高（肌钙蛋白 I > 0.4 ng/ml）同样已被证明是不良预后标志物。在最近对 20 项研究和 1985 例患者进行的 meta 分析中，肌钙蛋白升高的 PE 患者死亡相对危险度为 9.44[42]。

治疗策略
三种主要类型及总体方法

基本上来说，以下三种临床表现的 PE 患者需要急诊就诊或入住 ICU：①"次大面积 PE"，血流动力学稳定；②"次大面积 PE"，血流动力学稳定，具有呼吸功能障碍和（或）超声心动图提示右心室功能不全；③"大面积 PE"，血流动力学不稳定，SBP < 90 mmHg 持续 15 分钟以上。根据临床表现选择治疗方案。血流动力学稳定的患者通常只需抗凝治疗；而如果没有禁忌证，大面积 PE 患者应该抗凝和溶栓。有呼吸衰竭或血流动力学不稳定的次大面积肺栓塞的患者治疗方案是一个有争议的问题。一些人选择基本抗凝治疗，一些则主张全身溶栓，而另一些则选择局部直接溶栓治疗或超声辅助下局部溶栓（表 13-9）。

初始治疗通常与预防复发性 VTE 的长期治疗相结合

在初始治疗急性 PE 的治疗同时需考虑到防止复发性 PE 的持续时间。持续时间取决于 VTE 复发的可能性，而这又取决于 PE 是否有已知的危险因素。有已知危险因素的 PE 患者通常需要 3 ~ 6 个月的治疗，而无明确危险因素的 PE 患者可能需要抗凝治疗的时间不能确定。Sam Goldhaber 博士提出"灰区"的概念，指危险因素不能完全确定有还是没有。在这种情况下，既往 / 家人的 VTE 病史、性别、下肢血栓再通、高凝状态和患者的决定，将有助于临床医师决定抗凝持续时间（表 13-4）。

PE 的初始治疗通常包括凝血和 / 不和溶栓，之后是长期治疗，通常包括维生素 K 拮抗剂华法林和（或）较新的因子 Xa 抑制剂。2003 年对 326 名患者的研究表明，对于具有可逆危险因素的 PE 患者，3 个月的治疗不比 6 个月更差[44]。另一方面，对于没有明确危险因素的 PE，抗凝治疗 6 个月以上以预防复发性 VTE，即使不能完全达到治疗水平（即 INR > 2.0），也优于不抗凝治疗。例如，特发性 VTE 患者在 6 个月的全剂量抗凝（INR > 2）后，将安慰剂与低剂量华法林（INR 1.5 ~ 2.0）进行比较。安慰剂组 VTE 事件发生率 7.2/100（人·年），而低剂量华法林组为 2.6/100（人·年）[45]。同样，WARFAS 调查人员在 2012 年的"用于预防 VTE 复发的阿司匹林"试验中比较阿司匹林与安慰剂[46]。不明原因的 VTE 患者在已经完成 6 ~ 18 个月的抗凝治疗的后被分配到 100 mg 阿司匹林或安慰剂治疗 2 年。虽然阿司匹林具有一定 VTE 保护作用的结论有争议，但是这项研究再次强调了未接受治疗的不明原因的 VTE 患者的复发率极高，两年内约为 20%[47]。

PE 策略：普通肝素钠、低分子肝素和凝血酶抑制剂

初始 PE 治疗一般包括普通肝素（unfractionated heparin，UFH）、低分子肝素（low molecular weight heparin，LMWH）、溶栓、经皮机械取栓甚至手术。简要介绍关于肝素和更常见的 LMWH 研究后，我们将回顾一些较新关于新的 Xa 因子抑制剂和直接凝血酶抑制剂的研究。

急性 PE 抗凝开始越早，死亡率越低。2010 年的一项研究分析了 400 例急性 PE 患者得出：在急诊予肝素治疗与住院后肝素治疗比较，患者 30 天的死亡率 4.4% 和 15.3%[48]。在 1996 年提出的基于活化部分凝血活酶时间的普通肝素的调整表（表 13-10）

表 13-9　次大面积肺栓塞溶栓

次大面积肺栓塞合并右室功能不全——休克或呼吸衰竭合并中重度右心功能不全				
休克	收缩压 < 90 mmHg	休克指数（HR > SBP）> 1		
呼吸衰竭	O₂ 饱和度 < 95%	Borg 评分 > 8	精神状体改变	痛苦表情
中重度右心功能不全	右室运动不良或 RVSP > 40	肌钙蛋白高于正常值	BNP > 100 pg/ml 或 PRO-BNP > 900 pg/ml	

*没有右心室功能不全的次大面积肺栓塞只需抗凝；大面积肺栓塞（收缩压 < 90 mmHg 大于 15 分钟）没有禁忌证时需溶栓；中重度右心功能不全伴休克或呼吸衰竭可能需要溶栓（阿替普酶 100 mg IV/2 小时）

表 13-10 基于活化部分凝血活酶时间（APTT）的普通肝素调整表

APTT	剂量调整
<1.2 倍	80 U/kg 推注；随后 4 U/(kg·h)
1.2 ~ <1.5 倍	40 U/kg 推注；随后 2 U/(kg·h)
1.5 ~ <2.3 倍（46 ~ 70 秒）	剂量不变
2.3 ~ <3.0 倍	减少推注速度 2 U/(kg·h)
≥3.0 倍	停用 1 h，然后减少注射速度 3 U/(kg·h)

至今仍被普遍应用[25,49]。

LMWH 包括依诺肝素、达肝素、亭扎肝素和磺达肝葵。LMWH 与肝素相比的优点包括降低出血风险，药代动力学稳定，基于重量给药而不需要监测，降低肝素诱导的血小板减少和（或）骨质疏松性骨折的风险[25]。关 UFH 和 LMWH 比较，在 2004 年一项大型 meta 分析得出：在试验结束时，复发性症状性静脉血栓栓塞、严重出血或死亡方面两者无显著差异[50]。

2003 年的 CLOT（随机法比较使用低分子量肝素和口服抗凝血药预防癌症患者复发 VTE）试验证明在预防癌症患者复发 VTE 方面，达肝素在癌症患者中优于华法林[51]。LMWH 在怀孕期间的预防或治疗方面也是安全有效的[52]。2011 年的 PROTECT 试验未显示 LMWH 在预防危重患者近端 DVT 方面优于 UFH[53]。

最近一些的研究集中在因子 Xa 抑制剂：磺达肝葵钠（Arixtra）、利伐沙班（Xarelto）、阿哌沙班（Eliquis）和依度沙班（Lixiana）。

2003 年的 MATISSE 研究显示了磺达肝素的 3 个月复发 VTE 发生率与 UFH（3.8% vs 5%）相似[54]。2010 年 EINSTEIN 研究证实利伐沙班单药治疗有症状的 VTE 疗效不比依诺肝素 - 华法林联合用药差，为一种单药治疗提供了依据[55]。随后的 2012 年 EINSTEIN-PE 研究是一项意向性治疗的随机对照试验，显示利伐沙班在治疗复发性 VTE 方面与依诺肝素 - 维生素 K 拮抗剂方案相似（2.1% vs. 1.8%），但出血发生率明显减少（1.1% vs. 2.2%）[56]。

AMPLIFY-EXT 旨在研究阿哌沙班对 VTE 进行延长治疗。比较阿哌沙班与安慰剂治疗已完成 6 ~ 12 个月的抗凝治疗的 VTE 患者的疗效。入组的持续或中止抗凝治疗的患者有良好的临床平衡。药物治疗维持 12 个月，12 个月内复发性 VTE 发生率，安慰剂组 8.8%，而阿哌沙班组为 1.7%，没有出现大出血的风险增加[57]。一项纳入 5395 名患者的试验，对阿哌沙班单药治疗与依诺肝素联合华法林治疗急性 VTE 进行对比，研究显示，阿哌沙班疗效与依诺肝素联合华法林治疗相似，且阿哌沙班出血显著下降（两组患者大出血及临床相关的非大出血事件发生率在阿哌沙班组为 4.3%，常规组为 9.7%）[58]。

最后，HOKUSAI-VTE 研究人员纳入了 4921 例 VTE 患者，比较（初始肝素后进行 3 ~ 12 个月治疗）与华法林的疗效，结果显示依度沙班在复发性 VTE 疗效不差于华法林，但出血明显减少。最令人关注的是，938 例通过测量 NT-PBNP 评估伴有 RV 功能障碍的患者（占所有 PE 患者的 28%），复发性 VTE 为 3.3%，华法林组为 6.2%[59]。

综上所述：磺达肝素与初始 PE 中的 UFH 一样有效。利伐沙班在预防复发性 VTE 和 PE 方面疗效不差于依诺肝素 - 华法林治疗，并且出血量明显减少。阿哌沙班对于急性和延长的 VTE 治疗也是安全有效的，并且出血减少。依度沙班可以替代华法林，而且对出现 RV 功能障碍的患者更适用。

据 RE-COVER 研究，达比加群是一种直接凝血酶抑制剂，用于非瓣膜性心房颤动的栓塞预防。在急性 VTE 的初始胃肠外抗凝治疗后，患者被随机分为达比加群组或华法林组。像 Xa 因子抑制剂一样，不需要实验室监测。尽管有更多的"导致停用研究药物的不良事件"，达比加群被证明在治疗后 6 个月的 VTE 复发率和安全性方面证明不比华法林差[60]。达比加群是首例 FDA 批准的新型口服抗凝剂（novel oral anticoagulant，NOACS）药物[61]。在给药几分钟后便可逆转阿哌沙班和利伐沙班在健康老年志愿者中的抗凝活性，但尚未得到 FDA 批准[62]。据美国胸科医师学会（ACCP）于 2016 年 1 月 CHEST 杂志发布的《静脉血栓栓塞（VTE）抗栓治疗指南》：

相比华法林，更推荐非维生素 K 拮抗剂口服抗凝剂（NOAC）用于初始和长期治疗非癌症的 VTE 患者[63]（表 13-11）。

PE 策略：溶纤维蛋白药

2014 年，溶纤维蛋白药，或溶栓药包括链激酶、尿激酶、阿替普酶、瑞替普酶和替奈普酶。阿替普酶或 tPA，需给予 100 mg 静脉滴注 2 小时以上，而新药物替奈普酶给予静脉推注，只需 5 秒。溶纤维蛋白药通常用于血流动力学不稳定（即大面积 PE 且收缩压＜90 持续 15 分钟的 PE 患者）。仅有一个在 1995 年的随机对照试验比较肝素与溶纤维蛋白药在大面积 PE 的应用[64]，肝素治疗组中 4 例死亡，而溶栓组 4 例存活。

尽管溶纤维蛋白药在次大面积 PE 的应用并没有证明比传统治疗具有优势，在"大面积"的应用显示明显减少复发或死亡（9.4% vs 19%）[65-66]。meta 分析比较溶栓与肝素，表现出明显的非主要出血发生率（22.7% vs. 10%），在溶栓组颅内出血无显著增加。

下一步是选择那些可能受益于溶栓治疗的"主要 PE"的患者，而不是大面积 PE 的患者。回顾数据，大面积 PE 患者接受溶解治疗后死亡率下降，但在给予溶栓治疗时，次大面积 PE 患者的死亡率增加。事实上，最近对 15944 例 RIETE（Registro Informationdo de la Enfermedad TrombEmbolica）登记

的患者进行的一项回顾性队列研究得出结论，在血压正常的急性 PE 患者中，溶栓治疗与未溶栓治疗相比具有较高的死亡风险[67]。

由于次大面积 PE 患者抗凝的短期死亡率低于 3%，溶栓的获益较少，继发的持续性 RV 功能障碍或生活质量受损（即步行距离）代表治疗的目标。为此，与肝素相比，溶纤维蛋白药可能使平均 PAP 急剧下降近 10 mmHg，几个月后的随访显示在血栓溶栓患者中 PAP 降低 2 倍。例如，肝素单独组基线 PASP 与随访 PASP 的平均变化为 32 ± 12 ~ 24 ± 9，溶栓组的变化为 43 ± 12 ~ 20 ± 7[66]。

PEITHO 主要研究血压正常但超声或 CT 提示右心室功能不全伴心肌肌钙蛋白 I 或 T 升高的确诊 PE 患者应用替奈替普酶注射液溶栓或安慰剂的疗效对比[68]，两组患者（治疗组 506 例替奈普酶和 499 例安慰剂）接受标准抗凝治疗。主要疗效终点是随机治疗后 7 天内任何原因导致的死亡或血流动力学不稳定。安全性终点包括缺血性 / 出血性脑卒中以及其他重要出血事件。在替奈普酶组，7 天内的全因死亡率或者患者血流动力学失代偿的发生率要低于单用肝素组（2.6% vs. 5.6%）；接受替奈普酶患者较安慰剂组血流动力学不稳定发生率明显下降，比率分别为 1.6% 和 5%；替奈普酶组和安慰剂组 7 天死亡率无显著差异（1.2% vs. 1.8%）。

替奈普酶组较安慰剂组颅外出血和卒中的发生率增高（颅外出血：6.3% vs. 1.2%；出血伴卒中：

🌑 表 13-11　静脉血栓中主要使用药物

药物类型、名称	主要研究 / 年份	主要结果
LMWH		
达肝素（Fragmin）	CLOT/2003[47]	在癌症患者中优于香豆素类药物
磺达肝素（Arixtra）	MATISSE/2003[50]	复发性 VTE 方面疗效与肝素相似
利伐沙班（Xarelto）	EINSTEIN-PE/2012[52]	在复发性 VTE 方面作用与依诺肝素相似，主要出血风险减少
阿哌沙班（Eliquis）	AMPLIFY/2013[54]	在复发性 VTE 方面作用与依诺肝素相似，主要出血风险减少
依度沙班（Lixiana）	HOKUSAI-VTE/2013[55]	在复发性 VTE 方面不劣于肝素 /VKA，出血风险少，在右室功能不全组的复发性 VTE 发生率是与肝素 /VKA 的 1/2
直接凝血酶抑制剂		
达比加群（Pradaxa）	RE-COVER/2009[56]	6 个月内 VTE 复发方面不劣于华法林
纤维蛋白溶解药		
阿替普酶（tPA）	Pulmonary Embolism-3 Tail/2002[60]	治疗次大面积肺栓塞方面有作用
替奈普酶	PEITHO/2014[64]	治疗次大面积肺栓塞方面有作用，但小于 75 岁的风险获益比最好

2.4% vs. 0.2%）。在 75 岁以下的患者中，7 天内的全因死亡率或者患者血流动力学失代偿的发生率减少 67%，卒中风险为 1.1%；而在 75 岁以上的患者中，7 天内的全因死亡率或者患者血流动力学失代偿的发生率减少 37%，卒中风险为 2%。有些人认为，PEITHO 的结果证明了正常血压急性 PE 患者的风险分层概念，并证实早期溶栓治疗可以防止 RV 功能障碍和心肌损伤的恶化。但是，好处是以增加大出血为代价，包括颅内出血。衡量溶栓风险收益比时，应考虑患者的年龄。

溶纤维蛋白药的禁忌证，多数是心肌梗死溶栓的禁忌证，对于立即危及生命的高危 PE 患者中相对禁忌。临床医师可以逐个判断相对优势。绝对禁忌证包括任何时候的出血性卒中，过去 6 个月内的缺血性卒中，中枢神经系统损伤或肿瘤，近期的重大创伤 / 外科手术 / 头部创伤（前 3 周），最近一个月内出现消化道出血以及已知出血。相对禁忌证包括难治性高血压（SBP>180 mmHg）、晚期肝病等[25]。

AHA 关于 PE 声明建议对次大面积 PE 和 RV 负荷重的采取溶栓方法，只要有①任何一种休克证据（任何 SBP<90，休克指数 >1.0）或呼吸呼吸衰竭（SaO2<90 与 Borg 评分 >8 或神志状态改变或出现痛苦）或者②中度至重度 RV 负荷增加（超声提示 RV 功能减退或 RVSP>40 mmHg 或肌钙蛋白明显升高于上限，BNP>100 pg/ml 或 PBNP>900 pg/ml）。如果没有溶栓的禁忌证，作者推荐系统性阿替普酶在 2 小时内静脉输注 100 mg[43]。

PE 策略：介入治疗和手术切除术

随着技术的进步，局部溶栓和超声的介入治疗已经取得了进展。导管取栓技术包括碎栓（即猪尾导管的旋转）、流变溶栓术、高压盐水喷射产生的压力梯度使栓子碎片去除（Angio-Jet）、血栓抽吸（Aspirex 导管）和传统的常规导管溶栓治疗，通常每小时使用 0.5 ~ 2 mg，每次 24 小时，每次 2 ~ 5 mg。

近年导管溶栓与超声波能量相结合，有助于增强 t-PA 效应。EKOS 是一个传输高频、低功率声波的血管内装置。能量导致纤维蛋白链变薄，暴露血纤维蛋白溶酶原受体位点，便于加深纤溶药物的渗透。SEATTLE II 研究旨在确定如果与重组 t-PA 联合用作急性 PE 治疗，EKOS 装置是否会在 48±6 小时内降低大面积或次大面积急性 PE 患者 RV 与 LV 直径的比值。在最近的一项多中心随机对照试验中纳入了 56 例急性主干或下叶 PE 和超声心动

图 RV/LV 比≥1.0 的患者，比较超声辅助导管溶栓（ultrasound-assisted catheter-directed thrombolysis，USAT）在中危患者 RV 逆转方面是否优于单独的抗凝治疗。在 USAT 组，从基线至 24 小时的平均 RV/LV 比值为 0.30±0.20，而普通肝素组为 0.03±0.16（P <0.001）[69]。

最近的 meta 分析显示，介入治疗技术治疗大面积 PE 时，临床成功率为 86.5%，主要并发症发生率为 2.4%[70]。2005 年的一项研究纳入了 4 年内 47 例大面积和次大面积 PE 患者，这些患者行外科取栓后存活率达 96%[71]。作者建议不仅在药物治疗失败的情况下考虑外科取栓术，血流动力学稳定的大凝块负荷和 RV 功能障碍患者也可考虑外科取栓术。然而，在大多数情况下，可以考虑外科取栓术：①大面积 PE，有溶栓禁忌时；②需要手术切除右心房血栓或矛盾性栓塞时；③难治性血栓的患者[43]。AHA 声明对于次大面积的急性 PE 的患者判断有不良预后的证据（新血流动力学不稳定、呼吸衰竭恶化、RV 功能障碍或心肌细胞坏死），可以考虑导管取栓术术或外科取栓术（Ⅱb 级推荐 C 级证据）。

一些 PE 患者将发展为慢性血栓栓塞性肺动脉高压（chronic thromboembolic pulmonary hypertension，CTEPH），一些作者建议 6 周后复查心脏超声，以监测有无持续性肺动脉高压[43]。CTEPH 患者是慢性症状性，通常具有较大的 PE 而发病年龄较小。CTEPH 的病理学通常为"2 型疾病"（40% 的病例），其特征在于内膜增厚和纤维化，伴有或不伴有肺动脉近段局部机化血栓。这种病理学解释了为什么 CTEPH 需要手术血栓内膜切除术而不是药物治疗，后者基本上是无效的[72]。

PE 策略：下腔静脉过滤器

放置下腔静脉（inferior vena cava，IVC）过滤器治疗急性 PE 和预防 PE 复发越来越普及，这也许与介入血管外科参与治疗 PE 观点一致。有抗凝禁忌和（或）自发出血是 IVC 过滤器放置的适应证。放置 IVC 过滤器相关并发症包括滤器错位（1.3%）、气胸（0.02%）、血肿（0.6%）、空气栓塞（0.2%）、误穿颈动脉（0.04%）和动静脉瘘（0.02%）。早期并发症出现在鞘切除术后，表现为股总静脉穿刺部位血栓形成（8.5%）。IVC 过滤器置入术后并发症包括复发下肢深静脉血栓形成（21%）、下腔静脉血栓形成（2% ~ 10%）、下腔静脉破裂（0.3%）和过滤器移位（0.3%）。

目前，IVC 过滤器分为永久和可收回的两种。PREPIC 试验（Préventiondu Risque d'Embolie Pulmonaire par Interruption Cave）随机分配了 400 名患有近端 DVT 的高 PE 风险的患者，以 2*2 析因设计分为具有或不具有 IVC 过滤器，两组均接受 UFH 与 LMWH 的抗凝治疗。随访期为 8 年。分析 12 天、2 年和 8 年的复发性 DVT、死亡和大出血发生率。所有患者接受胃肠外抗凝 8~12 天，维生素 K 拮抗剂至少 3 个月，其中 35% 的患者接受长期口服抗凝。IVC 过滤器组在 12 天（1.1% vs. 4.8%，$P=0.03$）和第 8 年（6.2% vs. 15.1%，$P=0.008$）再患肺栓塞的可能性显著降低。然而，IVC 过滤器与 2 年时发性 DVT 的发生率增加相关（20.8% vs. 11.6%，$P=0.02$）。

在研究期间两者在大出血、血栓后慢性静脉功能不全或死亡方面没有差别。IVC 过滤器对预防 PE 高危的 DVT 患者复发 PE 的好处被复发性 DVT 的发病率增加所抵消，且对总死亡率无影响[73-74]。最近 PREPIC-2 随机试验比较 200 例接受可回收 IVC 过滤器加抗凝治疗急性 PE 与 199 例只抗凝治疗的急性 PE 患者在 3 个月或 6 个月 PE 复发率，结论是：在无抗凝禁忌时，应用可回收的过滤器没有额外的获益[75]。

ICOPER 研究 108 例重度 PE 患者中只有 11 例置入 IVC 过滤器，置入 IVC 过滤器的患者无一复发 PE，其中 10 例存活期超过 90 天[3]。虽然样本量很小，但是这些发现提示在 PE 心肺储备功能差的患者置入 IVC 过滤器可能是合理可行。放置 IVC 过滤器唯一的适应证是 PE 患者存在抗凝禁忌证或活动性出血。如果在充分的抗凝治疗下仍复发 VTE，放置 IVC 过滤器也是合理的[43]。

（虞岱斌　译）

参考文献

1. Stein PD, Matta F. Epidemiology and incidence: the scope of the problem and risk factors for development of venous thromboembolism. *Clin Chest Med*. 2010; 31(4):611–628.
2. Wiener RS, Schwartz L, Woloshkin S. Time trends in pulmonary embolism in the United States. *Arch Intern Med*. 2011; 171(9):831–837.
3. Goldhaber SZ, Visani L, De Rosa M. Acute pulmonary embolism: clinical outcomes in the International Cooperative Pulmonary Embolism Registry (ICOPER). *Lancet*. 1999; 353(9162):1386–1389.
4. Guyatt GH, Akl EA, Crowther M, et al. Antithrombotic Therapy and Prevention of Thrombosis, 9th ed. ACCP Guidelines. *Chest*. 2012; 141(2)(Suppl):7S–47S.
5. Kabrhel C, Varraso R, Goldhaber SZ, Rimm E, Camargo CA Jr. Physical inactivity and idiopathic PE in women: prospective study. *BMJ*. 2011; 343:d3867.
6. Johannesdottir SA, Horváth-Puhó E, Dekkers OM, et al. Use of glucocorticoids and risk of venous thromboembolism: a nationwide population-based case-control study. *JAMA Intern Med*. 2013; 173(9):743–752.
7. Spiezia L, Campello E, Bon M, et al. ABO blood groups and the risk of venous thrombosis in patients with inherited thrombophilia. *Blood Transfus*. 2013; 11(2):250–253.
8. Goldhaber SZ, Elliott CG. Acute pulmonary embolism: part I: epidemiology, pathophysiology, and diagnosis. *Circulation*. 2003; 108(22):2726–2729.
9. Decousus H, Tapson VF, Bergmann JF, et al. Factors at admission associated with bleeding risk in medical patients: findings from the IMPROVE investigators. *Chest*. 2011; 139(1):69–79.
10. Zoler, Mitchel. Embolism risk-prediction formula gains validation. *Chest Physician*. 2013; 8(8):9.
11. Spyropoulos AC, Anderson FA Jr, Fitzgerald G, et al. Predictive and associative models to identify hospitalized medical patients at risk for VTE. *Chest*. 2011; 140(3):706–714.
12. Anderson JA, Weitz JI. Hypercoagulable states. *Crit Care Clin*. 2011; 27(4):933–952.
13. Goldhaber SZ, Piazza G. Optimal duration of anticoagulation after venous thromboembolism. *Circulation*. 2011; 123(6):664–667.
14. Elliott CG. Pulmonary physiology during pulmonary embolism. *Chest*. 1992; 101(4 Suppl):163S–171S.
15. Wood KE. Major pulmonary embolism: review of a pathophysiologic approach to the golden hour of hemodynamically significant pulmonary embolism. *Chest*. 2002; 121(3):877–905.
16. Konstantinides S, Geibel A, Olschewski M, et al. Importance of cardiac troponins I and T in risk stratification of patients with acute pulmonary embolism. *Circulation*. 2002; 106(10):1263–1268.
17. Chin KM, Kim NH, Rubin LJ. The right ventricle in pulmonary hypertension. *Coron Artery Dis*. 2005; 16(1):13–18.
18. Stein PD, Beemath A, Matta F, et al. Clinical characteristics of patients with acute pulmonary embolism: data from PIOPED II. *Am J Med*. 2007; 120(10):871–879.
19. Stein PD, Matta F, Musani MH, Diaczok B. Silent pulmonary embolism in patients with deep venous thrombosis: a systematic review. *Am J Med*. 2010; 123(5):426–431.
20. Wells PS, Ginsberg JS, Anderson DR, et al. Use of a clinical model for safe management of patients with suspected pulmonary embolism. *Ann Intern Med*. 1998; 129(12):997–1005.
21. Ouellette D, Mosenifar Zab. Pulmonary Embolism. *Medscape.com*. http://emedicine.medscape.com/article/300901-overview. Accessed February 2014.
22. Le Gal G, Righini M, Roy PM, et al. Prediction of pulmonary embolism in the emergency department: the revised Geneva score. *Ann Intern Med*. 2006; 144(3):165–171.
23. Righini M, Le Gal G, Aujesky D, et al. Diagnosis of pulmonary embolism by multidetector CT alone or combined with venous ultrasonography of the leg: a randomised non-inferiority trial. *Lancet*. 2008; 371(9621):1343–1352.
24. Stein PD, Woodard PK, Weg JG, et al. Diagnostic pathways in acute pulmonary embolism: recommendations of the PIOPED II investigators. *Am J Med*. 2006; 119(12):1048–1055.
25. Torbicki A, Perrier A, Konstantinides S, et al. Guidelines on the diagnosis and management of acute pulmonary embolism: the Task Force for the Diagnosis and Management of Acute Pulmonary Embolism of the European Society of Cardiology (ESC). *Eur Heart J*. 2008; 29(18):2276–2315.
26. Fesmire FM, Brown MD, Espinosa JA, et al. Critical issues in the evaluation and management of adult patients presenting to the emergency department with suspected pulmonary embolism. *Ann Emerg Med*. 2011; 57(6):628–652.e75.
27. Righini M, Van Es J, Den Exter PL, et al. Age-adjusted D-dimer cutoff

levels to rule out pulmonary embolism: the ADJUST-PE study. *JAMA*. 2014; 311:1117–1124.

28. Stein PD, Fowler SE, Goodman LR, et al. Multidetector computed tomography for acute pulmonary embolism. *N Engl J Med*. 2006; 354(22):2317–2327.

29. Musset D, Parent F, Meyer G, et al. Diagnostic strategy for patients with suspected pulmonary embolism: a prospective multicentre outcome study. *Lancet*. 2002; 360(9349):1914–1920.

30. Sostman HD, Stein PD, Gottschalk A, Matta F, Hull R, Goodman L. Acute pulmonary embolism: sensitivity and specificity of ventilation-perfusion scintigraphy in PIOPED II study. *Radiology*. 2008; 246(3):941–946.

31. Leung AN, Bull TM, Jaeschke R, et al. An official American Thoracic Society/Society of Thoracic Radiology clinical practice guideline: evaluation of suspected pulmonary embolism in pregnancy. *Am J Respir Crit Care Med*. 2011; 184(10):1200–1208.

32. Smith-Bindman R, Lipson J, Marcus R, et al. Radiation dose associated with common computed tomography examinations and the associated lifetime attributable risk of cancer. *Arch Intern Med*. 2009; 169(22):2078–2086.

33. Prandoni P, Lensing AW, Prins MH, et al. Residual venous thrombosis as a predictive factor of recurrent venous thromboembolism. *Ann Intern Med*. 2002; 137(12):955–960.

34. Subramaniam RM, Mandrekar J, Blair D, Peller PJ, Karalus N. The Geneva prognostic score and mortality in patients diagnosed with pulmonary embolism by CT pulmonary angiogram. *J Med Imaging Radiat Oncol*. 2009; 53(4):361–365.

35. Jiménez D, Aujesky D, Moores L, et al. Simplification of the pulmonary embolism severity index for prognostication in patients with acute symptomatic pulmonary embolism. *Arch Intern Med*. 2010; 170(15):1383–1389.

36. Jiménez D, Yusen RD, Otero R, et al. Prognostic models for selecting patients with acute pulmonary embolism for initial outpatient therapy. *Chest*. 2007; 132(1):24–30.

37. Sanchez O, Trinquart L, Caille V, et al. Prognostic factors for pulmonary embolism: the prep study, a prospective multicenter cohort study. *Am J Respir Crit Care Med*. 2010; 181(2):168–173.

38. Grifoni S, Olivotto I, Cecchini P, et al. Short-term clinical outcome of patients with acute pulmonary embolism, normal blood pressure, and echocardiographic right ventricular dysfunction. *Circulation*. 2000; 101(24):2817–2822.

39. Kucher N, Rossi E, De Rosa M, Goldhaber SZ. Prognostic role of echocardiography among patients with acute pulmonary embolism and a systolic arterial pressure of 90 mm Hg or higher. *Arch Intern Med*. 2005; 165(15):1777–1781.

40. Schoepf UJ, Kucher N, Kipfmueller F, Quiroz R, Costello P, Goldhaber SZ. Right ventricular enlargement on chest computed tomography: a predictor of early death in acute pulmonary embolism. *Circulation*. 2004; 110(20):3276–3280.

41. Klok FA, Mos IC, Huisman MV. Brain-type natriuretic peptide levels in the prediction of adverse outcome in patients with pulmonary embolism: a systematic review and meta-analysis. *Am J Respir Crit Care Med*. 2008; 178(4):425–430.

42. Becattini C, Vedovati MC, Agnelli G. Prognostic value of troponins in acute pulmonary embolism: a meta-analysis. *Circulation*. 2007; 116(4):427–433.

43. Jaff MR, McMurtry MS, Archer SL, et al. Management of massive and submassive pulmonary embolism, iliofemoral deep vein thrombosis, and chronic thromboembolic pulmonary hypertension: a scientific statement from the American Heart Association. *Circulation*. 2011; 123(16):1788–1830.

44. Agnelli G, Prandoni P, Becattini C, et al. Extended oral anticoagulant therapy after a first episode of pulmonary embolism. *Ann Intern Med*. 2003; 139(1):19–25.

45. Ridker PM, Goldhaber SZ, Danielson E, et al. Long-term, low-intensity warfarin therapy for the prevention of recurrent venous thromboembolism. *N Engl J Med*. 2003; 348(15):1425–1434.

46. Becattini C, Agnelli G, Schenone A, et al. Aspirin for preventing the recurrence of venous thromboembolism. *N Engl J Med*. 2012; 366(21):1959–1967.

47. Brighton TA, Eikelboom JW, Mann K, et al. Low-dose aspirin for preventing recurrent venous thromboembolism. *N Engl J Med*. 2012; 367(21):1979–1987.

48. Smith SB, Geske JB, Maguire JM, et al. Early anticoagulation is associated with reduced mortality for acute pulmonary embolism. *Chest*. 2010; 137(6):1382–1390.

49. Raschke RA, Gollihare B, Peirce JC. The effectiveness of implementing the weight-based heparin nomogram as a practice guideline. *Arch Intern Med*. 1996; 156(15):1645–1649.

50. Quinlan DJ, McQuillan A, Eikelboom JW. Low-molecular-weight heparin compared with intravenous unfractionated heparin for treatment of pulmonary embolism: a meta-analysis of randomized, controlled trials. *Ann Intern Med*. 2004; 140(3):175–183.

51. Lee AY, Levine MN, Baker RI, et al. Low-molecular-weight heparin versus a coumarin for the prevention of recurrent venous thromboembolism in patients with cancer. *N Engl J Med*. 2003; 349(2):146–153.

52. Marik PE, Plante LA. Venous thromboembolic disease and pregnancy. *N Engl J Med*. 2008; 359(19):2025–2033.

53. PROTECT Investigators for the Canadian Critical Care Trials Group and the Australian and New Zealand Intensive Care Society Clinical Trials Group, Cook D, Meade M, et al. Dalteparin versus unfractionated heparin in critically ill patients. *N Engl J Med*. 2011; 364(14):1305–1314.

54. Büller HR, Davidson BL, Decousus H, et al. Subcutaneous fondaparinux versus intravenous unfractionated heparin in the initial treatment of pulmonary embolism. *N Engl J Med*. 2003; 349(18):1695–1702.

55. EINSTEIN Investigators, Bauersachs R, Berkowitz SD, et al. Oral rivaroxaban for symptomatic venous thromboembolism. *N Engl J Med*. 2010; 363(26):2499–2510.

56. EINSTEIN–PE Investigators, Büller HR, Prins MH, Lensin AW, et al. Oral rivaroxaban for the treatment of symptomatic pulmonary embolism. *N Engl J Med*. 2012; 366(14):1287–1297.

57. Agnelli G, Buller HR, Cohen A, et al. Apixaban for extended treatment of venous thromboembolism. *N Engl J Med*. 2013; 368(8):699–708.

58. Agnelli G, Buller HR, Cohen A, et al. Oral apixaban for the treatment of acute venous thromboembolism. *N Engl J Med*. 2013; 369(9):799–808.

59. Hokusai-VTE Investigators, Büller HR, Décousus H, et al. Edoxaban versus warfarin for the treatment of symptomatic venous thromboembolism. *N Engl J Med*. 2013; 369(15):1406–1415.

60. Schulman S, Kearon C, Kakkar AK, et al. Dabigatran versus warfarin in the treatment of acute venous thromboembolism. *N Engl J Med*. 2009; 361(24):2342–2352.

61. Pollack CV Jr, Reilly PA, Eikelboom J, et al. Idaricuzimab for dabigatran reversal. *N Engl J Med*. 2015; 373(6):511–520.

62. Siegal DM, Curnutte JT, Connolly SJ, et al. Andexanet alfa for the reversal of factor Xa inhibitor activity. *N Engl J Med*. 2015; 373(25):2413–2424.

63. Kearon C, Akl EA, Ornelas J, et al. Antithrombotic therapy for vte disease: chest guideline and expert panel report. *Chest*. 2016; 149(2):315–352.

64. Jerjes-Sanchez C, Ramírez-Rivera A, de Lourdes García M, et al. Streptokinase and Heparin versus Heparin Alone in massive pulmonary embolism: A randomized controlled trial. *J Thromb Thrombolysis*. 1995; 2(3):227–229.

65. Konstantinides S, Geibel A, Heusel G, et al. Heparin plus alteplase compared with heparin alone in patients with submassive pulmonary embolism. *N Engl J Med*. 2002; 347(15):1143–1150.

66. Wan S, Quinlan DJ, Agnelli G, Eikelboom JW. Thrombolysis compared with heparin for the initial treatment of pulmonary embolism: a

meta-analysis of the randomized controlled trials. *Circulation*. 2004; 110(6):744–749.

67. Riera-Mestre A, Jiménez D, Muriel A, et al. Thrombolytic therapy and outcome of patients with an acute symptomatic pulmonary embolism. *J Thromb Haemost*. 2012; 10(5):751–759.

68. Meyer G, Vicaut E, Danays T, et al. Fibrinolysis for patients with intermediate-risk pulmonary embolism. *N Engl J Med*. 2014; 370(15):1402–1411.

69. Kucher N, Boekstegers P, Müller OJ, et al. Randomized, controlled trial of ultrasound-assisted catheter-directed thrombolysis for acute intermediate-risk pulmonary embolism. *Circulation*. 2014; 129(4):479–486.

70. Kuo WT, Gould MK, Louie JD, Rosenberg JK, Sze DY, Hofmann LV. Catheter-directed therapy for the treatment of massive pulmonary embolism: systematic review and meta-analysis of modern techniques. *J Vasc Interv Radiol*. 2009; 20(11):1431–1440.

71. Leacche M, Unic D, Goldhaber SZ, et al. Modern surgical treatment of massive pulmonary embolism: results in 47 consecutive patients after rapid diagnosis and aggressive surgical approach. *J Thorac Cardiovasc Surg*. 2005; 129(5):1018–1023.

72. Pengo V, Lensing AW, Prins MH, et al. Incidence of chronic thromboembolic pulmonary hypertension after pulmonary embolism. *N Engl J Med*. 2004; 350(22):2257–2264.

73. Decousus H, Leizorovicz A, Parent F, et al. A clinical trial of vena caval filters in the prevention of pulmonary embolism in patients with proximal deep-vein thrombosis. Prévention du Risque d'Embolie Pulmonaire par Interruption Cave Study Group. *N Engl J Med*. 1998; 338(7):409–415.

74. PREPIC Study Group. Eight-year follow-up of patients with permanent vena cava filters in the prevention of pulmonary embolism: the PREPIC (Prevention du Risque d'Embolie Pulmonaire par Interruption Cave) randomized study. *Circulation*. 2005; 112(3):416–422.

75. Mismetti P, Laporte S, Pellerin O, et al. Effect of a retrievable inferior vena cava filter plus anticoagulation vs anticoagulation alone on risk of recurrent pulmonary embolism: A randomized clinical trial. *JAMA*. 2015; 313(16):1627–1635.

第 14 章　纤维支气管镜

Lillian L. Emlet

概论

纤维支气管镜对于急诊医师来说是一项相当实用的技术。通过这项操作，可以检查上呼吸道、进行气管插管，还可以评估近端和远端气道。作为气道管理和机械通气的延伸，熟练应用纤维支气管镜是重症医学的一项重要技能。

应用支气管镜的历史可以追溯到 1897 年，"支气管镜之父" Gustav Killian 在直视下取出了右主支气管异物。20 世纪初，硬质气管镜的应用改进了肺癌的治疗方法。1904 年，Chevalier Jackson 为其增加了电光源及吸引功能。1966 年，Shigeto Ikeda 博士（Pentax）创造了第一部可弯曲纤维支气管镜，其应用也从术中评估扩展到引导肺部标本采集和手术活检。20 世纪 80 年代，Asahi Pentax 将光电耦合传感附加在镜头末端，取代了纤维束，使得气管镜能够采集图像并投影在屏幕上。现在各制造商能够生产各种尺寸、长度及口径的光纤设备，甚至小型可移动引导内镜。随着视频喉镜的发展，类似技术已经应用在支气管镜上，出现了更加不易损坏的电子支气管镜。

这一章节的目的是回顾安全操作支气管镜所需的知识，以便在 ICU 和急诊广泛应用。急诊使用支气管镜通常与建立人工气道（引导气管插管）或治疗大气道梗阻（去除痰栓）有关。支气管镜在急诊的应用主要包括紧急建立人工气道（临床失代偿、喘鸣、上气道梗阻）或缺氧。

支气管镜内的光学纤维是能够引导光线的聚合物，并可使用显示屏显示图像。支气管镜通常设有一个操作通道，可以通过它喷洒利多卡因等药物、吸引分泌物或出血及放置异物钳等。管腔大小决定了分泌物清除的有效性。儿童用支气管镜直径在 4~5 mm，对于咯血的患者效果较差，通常仅用于困难气道的引导。

总之，支气管镜是安全的，死亡率仅在 0~1%，并发症的发生率在 0.08%~10%（PTX）。轻微的并发症包括感染、出血、缺氧、心律失常（利多卡因毒性反应）和药物反应（麻醉或镇静）[1-2]。其他并发症包括心动过速/心动过缓、气管痉挛/喉痉挛、咳嗽、呼吸困难、咽痛、窒息、抽搐、低氧、气胸和肺水肿。低氧是操作过程中的常见现象，主要由于镇静药物造成的低通气以及肺泡灌洗[3-5]（表 14-1 和表 14-2）。

准备

进行支气管镜操作前，需要进行充分考虑和准备。要考虑到患者的准备（言语告知和解释，镇静和麻醉，体位摆放）以及设备的准备（负压吸引装置、无菌培养或毛刷收集网篮、吸引管、润滑剂、注射

🌓 表 14-1　诊断和治疗指征

引导气管插管

气道清理（清除黏液栓或吸痰）

肺癌的诊断及分期（经支气管淋巴结活检、气管内病变活检）

评估弥漫性肺疾病（肉瘤、间质性肺炎、吸入性烧伤）

咯血的诊断和治疗

创伤的评估

手术吻合的评估（肺移植）

声门下、气管狭窄的评估（支架植入/球囊成形术）

咯血的评估和治疗（引导支气管球囊阻塞、引导缩血管药物/凝血酶注射）

评估肺移植的移植物功能（活检、组织培养）

获得细菌性、病毒性肺炎的培养标本（BAL 或 PSB）

放置和确认气管插管（氧合能够维持的困难气道）

颈部活动受限（不稳定的颈椎骨折、类风湿关节炎、极度肥胖）

声门上解剖异常（肿瘤、血管性水肿）

去除气道异物

特殊治疗（激光治疗、近距离放疗、冷冻治疗、支架植入）

去除不能被物理治疗去除的痰栓

🌓 表 14-2　禁忌证和并发症

相对禁忌证

氧合不充分（高水平 PEEP，氧浓度 100%）

通气不足（无法耐受下降的 Ve）

心血管系统不稳定、缺血或心律失常[6]

ICP 升高[7]

凝血异常（INR>1.5，血小板<20）

ETT 内径过小（<7.5 mm）

妊娠

患者不能配合

绝对禁忌证

氧合难以维持

大气道出血

未能知情同意

设施不足

通气不足

并发症

气道痉挛

通气不足

出血

损伤（免疫抑制、营养不良、衰弱、年龄）

器、无菌盐水）。应在操作前检查支气管镜与视频系统的连接，确保操作通道、光源、内镜弯曲功能和图像获得准确无误。

患者的准备是操作成功的关键。患者在这个过程中可以是清醒的或轻度镇静的状态。操作过程中与患者的交流沟通非常必要。详尽解释表面麻醉的过程以及操作过程中提醒患者必要时咳嗽至关重要，让患者有所预期，做好心理准备。在进行支气管镜前，应当评估鼻孔或口咽的表面麻醉是否充分。应告知患者，此后还会一边进镜，一边在到达声带及隆凸两处时进行麻醉——"进镜喷洒"（"spray as you go"）技术。

镇静药物包括丙泊酚、苯二氮䓬类、右美托咪定、氯胺酮及阿片类[8-9]。镇静药物的选择需要评估心脏及呼吸风险，包括已知的冠状动脉缺血或供血不足，低氧或低通气。在支气管镜检查前，可以使用低剂量的氯胺酮、力月西和芬太尼进行轻度镇静，并且使用高流量鼻导管吸氧以改善低氧。

"进镜喷洒"表面麻醉技术要求在关键部位，即咽后壁、声带和隆凸[12]，应用小剂量利多卡因可能会诱发咳嗽。利多卡因最大剂量是 4~5 mg/kg 实际体重，常用浓度为 1%~2%。利多卡因由口腔黏膜迅速吸收，达到理想的麻醉效果。利多卡因的毒性症状（30 秒 ~60 分钟出现）包括中枢神经系统、心血管系统、血液系统和过敏：口周麻木、金属味觉、头晕、定向力障碍、嗜睡、胸痛、心悸、呼吸困难、出汗、皮疹和荨麻疹。严重的利多卡因毒性反应包括：肌颤搐、抽搐、意识障碍/昏迷、低血压、晕厥、呼吸/心血管抑制和高铁血红蛋白血症。

西塔卡因（苯佐卡因）也可以用于口咽麻醉。此药的最大风险是高铁血红蛋白血症。高铁血红蛋白血症是苯佐卡因最常见的副作用，但利多卡因和普鲁卡因也可能出现。当高铁血红蛋白水平达到 10%~40% 时即可出现症状，包括发绀（难治性低氧）、呼吸急促、呼吸困难、头晕和晕厥。高铁血红蛋白血症的解毒剂是亚甲蓝（1mg/kg）。

因咯血而进行支气管镜检查时，表面应用缩血管药物是一线治疗。可以应用利多卡因联合 1：1000 肾上腺素治疗出血。肾上腺素使支气管黏膜血管收缩而止血，还可以减少利多卡因的吸收入血。

支气管镜操作过程中的其他辅助用药还包括镇咳剂及抑制涎腺分泌药物。成年患者最常用的是操作前给予格隆溴铵（0.005 mg/kg）或阿托品（0.1 mg/kg），但不是必须[10]。

为了避免出现并发症，某些情况下需要使用肌松药，例如颅脑损伤时避免颅内压增高。维库溴铵或阿曲库铵（肝肾功能不全）经常用于降低颅内压。可乐定 300 mcg IV/PO 有心血管保护作用[11]。

使用 NRB 面罩 100% 氧浓度对患者进行预氧合。面罩侧面含有一个侧孔，可容支气管镜通过。也可以使用高流量鼻导管吸氧进行预氧合（80%，40 L/min）[13-14]。如果患者正在进行机械通气，呼吸机设置应该使用 100% 氧浓度，A/C 模式，调整气道峰压报警阈值，降低潮气量，增加呼吸频率，降低峰流速/延长吸气时间，或将患者断开呼吸机连接进行手法球囊面罩（BVM）通气。

由于气管插管和支气管镜各有不同型号，支气管镜检查过程中通气非常受限。呼气时呼出气流受到支气管镜的阻碍，可能会造成气胸，这是最常见

的并发症。减少支气管镜位于气管插管内的持续时间可以避免这类情况出现，当出现氧饱和度下降时可能为时已晚。

操作过程

仅有极少量证据证明保护性标本刷（protected specimen brush，PSB）能够增加培养的特异性[15]。但是，大多数支气管肺泡灌洗液（bronchoalveolar lavages，BAL）可以为肺炎提供充分的诊断依据。通常使用 100～300 ml 的无菌盐水作为灌洗液，每等份体积 20～100 ml，通常只有 50% 能够回收至标本瓶。检测标本至少需要 20～40 ml，如果需要做病毒或不典型病原体检查，还需要另外一份标本。灌洗

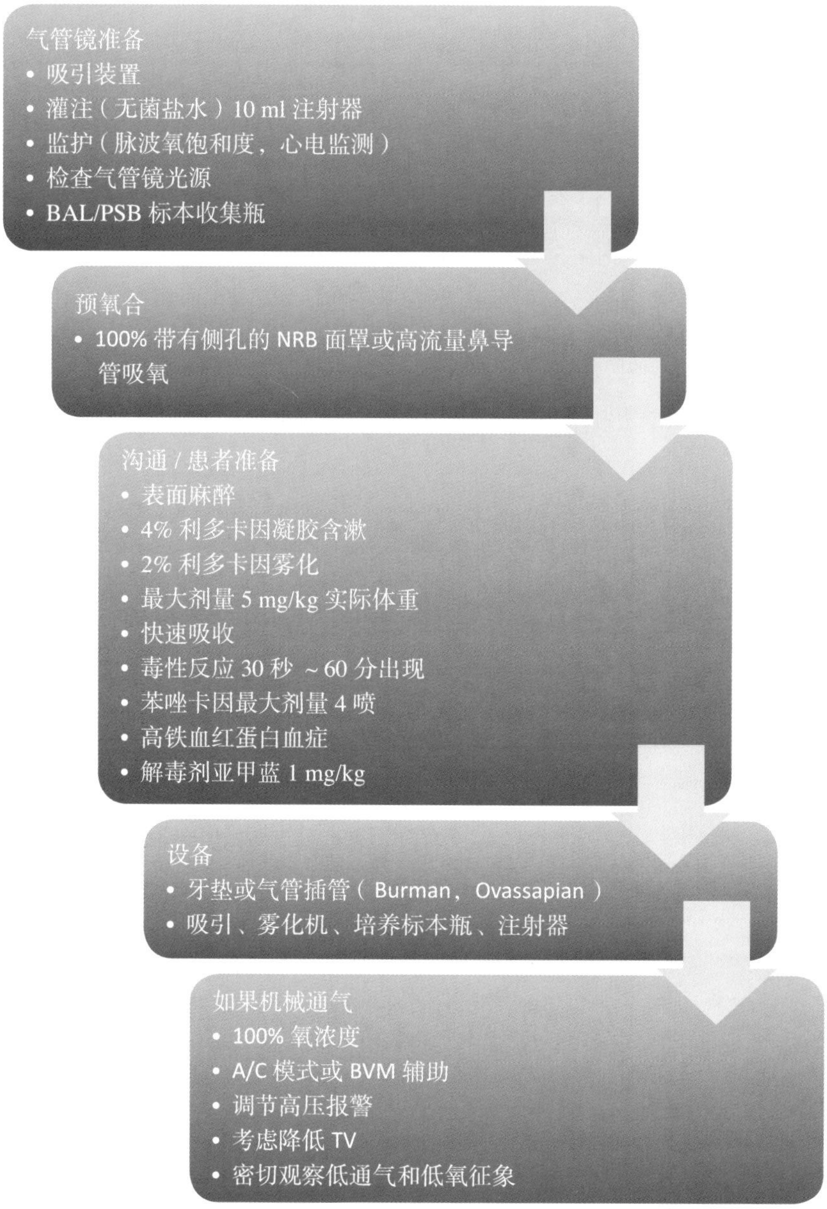

气管镜准备
- 吸引装置
- 灌注（无菌盐水）10 ml 注射器
- 监护（脉波氧饱和度，心电监测）
- 检查气管镜光源
- BAL/PSB 标本收集瓶

预氧合
- 100% 带有侧孔的 NRB 面罩或高流量鼻导管吸氧

沟通/患者准备
- 表面麻醉
- 4% 利多卡因凝胶含漱
- 2% 利多卡因雾化
- 最大剂量 5 mg/kg 实际体重
- 快速吸收
- 毒性反应 30 秒～60 分出现
- 苯唑卡因最大剂量 4 喷
- 高铁血红蛋白血症
- 解毒剂亚甲蓝 1 mg/kg

设备
- 牙垫或气管插管（Burman，Ovassapian）
- 吸引、雾化机、培养标本瓶、注射器

如果机械通气
- 100% 氧浓度
- A/C 模式或 BVM 辅助
- 调节高压报警
- 考虑降低 TV
- 密切观察低通气和低氧征象

图 14-1 如何获得肺泡灌洗液（BAL）

液的灌注会造成动脉氧合下降（图 14-1）[16]。

对于大多数支气管镜引导下插管，鼻孔和口腔均可作为插管入路选择，取决于适应证和禁忌证（例如血管性水肿与张口受限，脊柱制动与凝血功能障碍）。支气管镜引导下，在插入 14～16 cm（喉部入口）时逆钟向转动气管插管有助于带有斜面的尖端通过声带，这是最常见的操作难点。为了防止声带损伤或气管损伤，应当避免过度用力。与半清醒状态的患者进行持续交流并同时对患者进行安慰是必要的，能够使操作过程更加容易实现并增加舒适度和配合度。图 14-2 显示吸引黏液。

通过 BAL 或 PSB 获得培养

BAL（如果没有明显的分泌物，是较好的选择，不要将黏稠的分泌物或黏液栓送检）

1. 如果可以，清除气道的大块黏液栓
2. 操作支气管镜至目标段支气管并嵌入

3. 嵌入后使用 20 ml 无菌生理盐水进行灌洗（重复 4 次）
4. 密切观察灌洗液灌入过程，灌入后立即吸引，密切观察灌洗液吸出过程
5. 因为支气管镜嵌入后，持续吸引可能会造成气道塌陷，可操作支气管镜微微进退
6. 过度的吸引可能会造成气道塌陷，影响灌洗液回收，应当使用持续轻柔的吸引方式，并使用脉冲式吸引

PSB（严重低氧时耐受性较好）

1. 操作支气管镜进镜至目标段支气管
2. 插入 PSB 导管并伸出支气管镜前端
3. 伸出远端碳蜡塞
4. 将标本刷深入亚段支气管，旋转刷头采集分泌物
5. 回收刷头进入导管袖
6. 将导管从气管镜内撤出
7. 使用蘸取 70% 酒精的棉签擦拭导管远端
8. 将刷体部分向前伸出
9. 用无菌剪刀将刷头剪掉，放入 1 ml 无菌盐水中

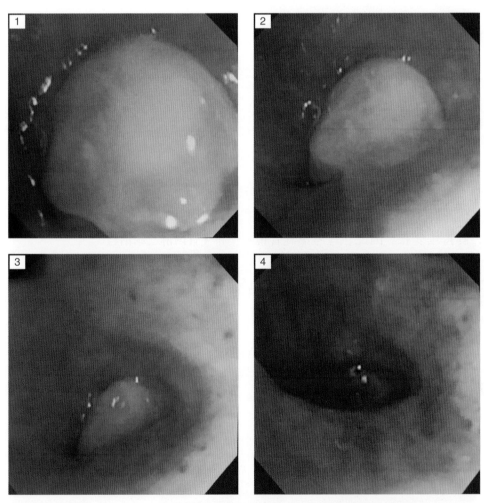

图 14-2 BAL 示例；图片 1、2、3 显示黏液被吸出，图片 4 显示黏液已被清除

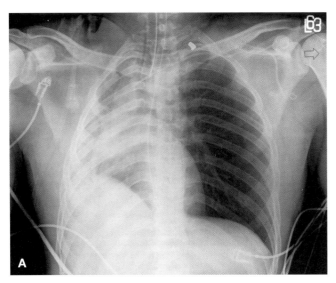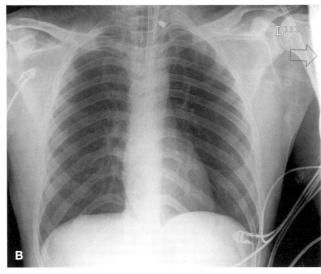

图 14-3 A，右中叶透过度下降，考虑为痰栓；B，气管镜后，中叶复张

监测

应当对患者进行监测以保证充分的氧合，如果条件允许，同时监测血流动力学状态及通气状态。持续监测脉波氧饱和度、ECG、血压，进行镇静 / 肌松评估，对机械通气的患者考虑持续监测呼气末二氧化碳。

操作后事宜

气管镜后应安排胸片检查（CXR），评估肺部情况的改善或肺不张的变化，但不是必须。我们来看一例气管镜后的戏剧性变化，图 14-3A，B。机械通气的情况下，肺持续复张。因此，应考虑气管镜操作后数小时使用一个略高水平的 PEEP 以防止肺不张，尤其是进行了 BAL 之后。因为气管镜检查后最常见的引起一过性低氧的原因就是灌洗液重吸收。CXR 上会提示间质改变，但通常会在 24 小时内吸收。

清洁支气管镜对于预防患者间院内感染是至关重要的。与其他内镜类似，必须立即使用刷子和酶洗液进行较大残渣的清洗。呼吸治疗师和消毒人员必须严格遵守流程并进行质量控制。制订操作流程和核查表以保证清洁和消毒过程完全符合正确步骤。

镇静的恢复应在监护血流动力学、呼吸和意识状态的情况下由经过训练的护理人员进行观察，直到所有指标都恢复正常。如果需要应用拮抗剂（呐咯酮、氟马西尼），镇静恢复的观察时间应当延长。监护应持续至患者恢复正常的神经功能和生命体征。在经口进食前，重新评估咽部麻木情况。

特殊情况

支气管镜的另一常规用途是在胸科手术时、咯血的急诊治疗中以及不对称 ARDS 患者引导和确认双腔气管插管的位置。呼吸病专家进行介入治疗时进行虚拟或超声引导下支气管镜下操作［例如气管狭窄的扩张和支架植入，气管内超声引导下针吸活检（endobronchial ultrasound transbronchial needle aspiration，EBUS TBNA），包括难治性哮喘的支气管热成形术、非开胸肺切除（支气管内瓣膜置入）］和气管内淋巴结活检。

总结

支气管镜是解除上气道梗阻的有效手段，可以引导气管插管、清除造成阻塞的分泌物、去除气道异物和获得培养标本。通过练习、准备和制订标准流程，支气管镜检查是一项安全的技术，可以进行气道清理、咯血的评估及气管内操作的引导。

（李 姝 译）

参考文献

1. Facciolongo N, Patelli M, Gasparini S, et al. Incidence of

complications in bronchoscopy. Multicentre prospective study of 20,986 bronchoscopies. *Monaldi Arch Chest Dis*. 2009; 71(1):8–14.

2. DuRand IA, Blaikley J, Booton R, et al. Guideline for diagnostic flexible bronchoscopy in adults. On behalf of the British Thoracic Society Bronchoscopy Guideline Group. *Thorax*. 2013; 68 (Suppl.1):i1–i44.

3. Papazian L, Colt HG, Scemama F, et al. Effects of consecutive protected specimen brushing and bronchoalveolar lavage on gas exchange and hemodynamics in ventilated patients. *Chest*. 1993; 104(5):1548–1552.

4. Randazzo GP, Wilson AR. Cardiopulmonary changes during flexible fiberoptic bronchoscopy. *Respiration*. 1976; 33(2):143–149.

5. Dubrawsky C, Awe RJ, Jenkins DE. The effect of bronchofiberscopic examination on oxygenation status. *Chest*. 1975; 67(2):137–140.

6. Matot I, Kramer MR, Glantz L, Drenger B, Cotev S. Myocardial ischemia in sedated patients undergoing fiberoptic bronchoscopy. *Chest*. 1997; 112(6):1454–1458.

7. Kerwin AJ, Croce MA, Timmons SD, Maxwell RA, Malhotra AK, Fabian TC. Effects of fiberoptic bronchoscopy on intracranial pressure in patients with brain injury: A prospective clinical study. *J Trauma*. 2000; 48(5):878–882.

8. Consilvio C, Kuschner WG, Lighthall GK. The pharmacology of airway management in critical care. *J Intensive Care Med*. 2012; 27(5):298–305.

9. Matot I, Kramer MR. Sedation in outpatient bronchoscopy. *Respir*

Med. 2000; 94(12):1145–1153.

10. Malik JA, Gupta D, Agarwal AN, Jindal SK. Anticholinergic premedication for flexible bronchoscopy: a randomized, double-blind, placebo-controlled study of atropine and glycopyrrolate. *Chest*. 2009; 136(2):347–354.

11. Matot I, Sichel JY, Yofe V, Gozal Y. The effect of clonidine premedication on hemodynamic responses to microlaryngoscopy and rigid bronchoscopy. *Anesth Analg*. 2000; 91(4):828–833.

12. Williams KA, Barker GL, Harwood RJ, Woodall NM. Combined nebulization and spray-as-you-go topical local anaesthesia of the airway. *Br J Anaesth*. 2005; 95(4):549–553.

13. Lucangelo U, Vassallo FG, Marras E, et al. High-flow nasal interface improves oxygenation in patients undergoing bronchoscopy. *Crit Care Res Pract*. 2012; doi:10.1155/2012/506382.

14. Simon M, Braune S, Frings D, Wiontzek AK, Klose H, Kluge S. High-flow nasal cannula oxygen versus non-invasive ventilation in patients with acute hypoxaemic respiratory failure undergoing flexible bronchoscopy: a prospective randomized trial. *Crit Care*. 2014; 18(6):712.

15. Baughman RP. Protected-specimen brush technique in the diagnosis of ventilator-associated pneumonia. *Chest*. 2000; 117(4 Suppl 2):203S–206S.

16. Bauer TT, Torres A, Ewig S, et al. Effects of bronchoalveolar lavage volume on arterial oxygenation in mechanically ventilated patients with pneumonia. *Intensive Care Med*. 2001; 27(2):384–393.

第四部分　心血管疾病

第 15 章　血流动力学及组织灌注监测

Elizabeth Lea Walters • Vi Am Dinh • H. Bryant Nguyen

简介

急诊科和 ICU 医师经常面对危重患者，因此要求他们必须快速识别并稳定危重患者的病情。由于住院床位供不应求，危重患者常常在急诊科滞留，最初的液体复苏之后，必须在急诊进行严密的血流动力学监测。

血流动力学监测是危重患者管理的重要组成部分，具有诊断、治疗和复苏的作用。在传统的生命体征之上，分析血流动力学参数能够帮助临床医师区分血流动力学不稳定的各种原因并适当干预。本章将讨论血流动力学监测方法。

动脉压监测

动脉压是循环血液通过血管时对血管壁产生的压力。动脉压受血管的 α- 肾上腺素能张力变化的调节并且在不同的器官有所不同。例如，脑动脉和冠状动脉的 α- 肾上腺素受体少，组织灌注直接依赖血管床的灌注压。然而，组织灌注压无法直接测量，可以用动脉压代替灌注压[1]。

心输出量（cardiac output，CO）和血管张力可通过自身调节影响动脉压，低血压是调节失败的结果。血管张力正常的情况下，心输出量下降会导致低血压，例如严重的心源性休克和失血性休克；心输出量正常的情况下，血管张力下降也会导致低血压，例如脊髓外伤和脓毒症休克。循环衰竭早期，由于血管张力的增加可以短暂维持血压稳定，因此动脉压正常不等同于心血管系统稳定。但是，低血压往往是循环稳态机制调节失败的结果。

平均动脉压（mean arterial pressure，MAP）反映循环系统自动调节的结果。大多数组织的 MAP 正常范围为 65 ~ 120 mmHg。MAP 与心输出量（CO）和外周血管阻力（systemic vascular resistance，SVR）相关（MAP=CO × SVR）。平均动脉压下降至 60 mmHg 以下时，器官灌注减少，如果持续时间长，将会导致器官衰竭和死亡[2]。因此，血流动力学监测的目标之一是维持 MAP>65 mmHg。导致低血压的原因不同，MAP 的最佳目标值也不尽相同。例如，在脓毒症休克中，液体复苏和血管活性药物维持 MAP≥65 mmHg 即可增加氧供，但并不改善器官灌注的指标，也不能改善 28 天和 90 天的死亡率[3-5]。事实上，使用血管活性药物维持 MAP≥65 mmHg 的患者可能会增加死亡率[6]。ACC/AHA 推荐对于心脏停搏的患者，收缩压维持于 90 mmHg 以上，MAP≥65 mmHg[7-8]。观察性研究发现，颅脑外伤的患者收缩压低于 90 mmHg 是并发症发生率和死亡率增加的独立危险因素[9]。

创伤后失血性休克的患者，如果无颅脑损伤，能够耐受较低的 MAP。研究表明，手术干预前延迟液体复苏能够提高生存率[10]。国际休克和血流动力学监测组织（the International Task Force on Shock and

Hemodynamic Monitoring）建议，即使有脓毒症休克及高血压病史，非创伤患者 MAP 的初始目标值仍为大于 65 mmHg，随着 MAP 的升高临床状态改善的患者可从更高的 MAP 中获益[11]。

收缩压反映了心室收缩时循环血液对血管壁的最大压力，舒张压反映了心室充盈时循环血液对血管壁的最小压力，二者之差是脉压。收缩压和舒张压在不同的血管中差异很大。随着压力波由主动脉到外周动脉，收缩压可以增加 20 mmHg，而舒张压则逐渐递减。然而，整个动脉系统中 MAP 波动仅 1~2 mmHg[12]。MAP= 舒张压 + 脉压 × 1/3[13]。

无创动脉压监测

触诊

在紧急情况下，可以通过桡动脉、股动脉或颈动脉的触诊来估计收缩压。这三个部位能触及动脉搏动的最低收缩压分别是 80 mmHg、70 mmHg 和 60 mmHg。然而这一方法在低血容量休克的患者可能会高估患者的收缩压[14]。

血压计

这是最常用的测量动脉血压的方法。利用血压计，可以通过听诊柯氏音（Korotkoff sound）或自动示波设备来测量血压[13]。自动示波设备测量的最大震荡点对应的即为 MAP，而收缩压和舒张压是根据经验方程计算的[15]。尽管有 19% 低估收缩压，27% 高估舒张压，自动示波设备通常比听诊测得的血压更准确[16]。袖带尺寸、袖带位置、听诊器放置位置、袖带放气速度、心律失常、测量者偏倚和设备故障都可能导致听诊法测量血压的差异[17]。自动示波设备使用时间过长造成的并发症很少，主要包括皮肤或神经损伤[18-20]。其他无创的连续动脉压测量装置也可用于急诊，但对低血压患者可能都不准确[21-22]。

有创动脉压监测

柯氏音和压力震荡在使用大剂量缩血管药物的患者均会明显减弱，与有创血压相比，收缩压可能低估达 30 mmHg 以上[23]。在重症患者，更推荐使用动脉内导管连续监测 MAP。

尽管紧急情况下，股动脉穿刺可能对低血压患者更适合，但桡动脉仍是最常用的动脉导管置入部位[24]。除了外周血管明显收缩时，桡动脉血压可能会低估中心动脉压外[12]，桡动脉血压和股动脉血压测定可以通用[25]。其他部位包括腋动脉、肱动脉、

足背动脉、尺动脉、胫后动脉和颞动脉等很少使用。动脉置管常见的并发症包括感染、出血、血管栓塞和血管瘘形成[26-27]。

动脉置管成功后，连接压力换能器，即可显示动脉波形。先用方波冲洗试验测试管路和记录系统以确定压力测量是否由于上述因素衰减（图 15-1）。最常见的问题是管路中存在气泡[12]。衰减过度提示管道中存在气泡，测得的压力偏低；而衰减不足，会由于过度共振而高估收缩压，低估舒张压。继续冲洗管路排出气泡，或者更换管路。动脉置管的适应证见表 15-1。

中心静脉压监测

静脉补液是危重患者复苏的关键，用于增加 CO，升高血压，改善组织氧供。事实上，50% 的危重患者给予液体负荷时能够改善 CO[2]。

中心静脉压（central venous pressure，CVP）是汇入右心房的胸腔内静脉压力。通常在呼气末测定，

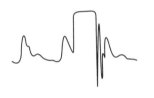

理想衰减：
1.5~2 次震荡。血压测定值准确。

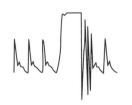

衰减不足：
大于 2 次震荡。高估收缩压，低估舒张压。

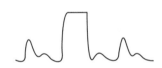

衰减过度：
小于 1.5 次震荡。低估收缩压，舒张压可能不受影响。

图 15-1 方波冲洗试验。冲洗管路，得到一个方波。恢复正常血压波形前的波形震荡次数提示管路衰减是否合适

表 15-1　动脉导管置入适应证

- 血流动力学不稳定患者的持续血压监测
- 应用血管活性药物期间监测血压以获得目标平均动脉压
- 需要频繁动脉取血监测血气和其他实验室检查
- 通过脉搏波分析计算脉压变异率（pulse pressure variation，PPV）和心输出量

以大气压为零点。基于这个定义，由于受诸多解剖和生理因素的影响，例如三尖瓣疾病、心脏顺应性、右心室功能异常、肺血管疾病和心律失常等，CVP可能并不能精确反映血容量。其他因素也可能会影响测量的准确性（见表15-2）。因此，CVP本身并不能反映血容量状态[28-29]。但监测CVP有益于评价系统容量状态，由于其仅反映右心房压力，指导复苏意义不大。CO和血容量变化的关系由Starling曲线描述。尽管如此，我们很难利用一次CVP测定，确立患者的状态处于曲线的哪一位置。CVP的正常值为0～10 mmHg。大多数医师认为，CVP低意味着低血容量，CVP升高，可能提示容量负荷重[30]。当如此解读CVP时，临床医师应当考虑到可能导致错误估计容量状态的混杂因素。

虽然有研究表明CVP与血容量并不一定相关，甚至CVP的变化并不一定反映血容量的变化，但如果危重患者的CVP低于4 mmHg，仍应当考虑在严密监测下尝试液体复苏[11, 29]。Weil等提出了"5-2原则"，用以在急诊科快速评估患者的容量状态[31]。先获得初始CVP，然后以10～20 ml/min的速度在10～15分钟内快速输注生理盐水（例如15分钟内输注250 ml）。如果CVP上升大于5 mmHg，提示患者容量负荷过重。如果患者CVP上升小于2 mmHg或更少，应当怀疑容量不足，然后进行第二剂液体输注。急诊危重患者的液体复苏应当以CVP 8～12 mmHg为目标，这已经被纳入了治疗的标准流程[32]。

无创CVP监测

颈静脉搏动

当无法进行有创CVP监测时，颈静脉搏动（jugular venous pulsation，JVP）可以用来估测右房压[33]。无论患者体位如何，胸骨角大约在右心房中心上方5 cm。为了观察JVP，首先将患者置于45°卧位。颈静脉搏动和胸骨角的垂直距离加上5 cm就是估测的CVP，单位是cmH_2O。颈内静脉搏动的正常上限为距胸骨角垂直距离4.5 cm（相当于CVP 9.5 cmH_2O）。故而，在患者45°卧位时，胸骨角上方4.5 cm以上有颈内静脉搏动，都提示CVP升高。但在急诊，并非所有患者都能看见颈内静脉搏动，尤其是外伤、肥胖或查体不配合的患者。

超声

超声可以用来判断急诊患者的静脉压是否升高。在患者半卧位时，使用高频线性探头（7～9 MHz）探查右颈内静脉的横断面。如果颈内静脉扩张，其内径比相邻的颈总动脉宽，就说明CVP高于10 cmH_2O。如果在患者平卧位时，颈内静脉几乎处于完全塌陷状态，说明患者的CVP极低。一项最近的研究表明，使用超声扫查颈内静脉，CVP低于10 cmH_2O时，颈内静脉平均直径为7 mm；CVP大于等于10 cmH_2O时，颈内静脉平均直径为12.5 mm。平卧位患者呼气末颈内静脉直径与有创的CVP的测定结果高度相关[34]。

其他方法还包括在长轴方向探查右颈内静脉。先使患者处于半卧位，寻找静脉突然变细的位置即对应于颈静脉搏动位置（图15-2）。测量该位置到胸骨角的垂直距离（以cm为单位），加上5 cm，就是CVP，单位为cm水柱[35]。

下腔静脉（inferior vena cava，IVC）测量可用于估测右房压力（right atrial pressure，RAP）和容量反应性。应用相控阵或弧形探头放置于上腹部，在患者长轴方向探查下腔静脉，其汇入右心房。在肝静脉远端2 cm处测量IVC（图15-3）[36]。IVC最

表 15-2 影响 CVP 的因素	
中心静脉血流量	静脉回流
	心输出量
	总血容量
心血管顺应性	局部血管张力
	血管张力
	右室顺应性
	心肌病
	心包疾病
	心包压塞
胸腔内压	呼吸变化
	呼气末正压
	间歇正压通气
	张力性气胸
三尖瓣疾病	狭窄
	反流
心律失常	交界区心率
	房颤
	房室分离
压力换能器零点水平	患者体位

经授权转载自Polanco PM, Pinsky MR. Practical issues of hemodynamic monitoring at the bedside, *Surg Clin North Am*. 2006 Dec;86(6):1431–1456

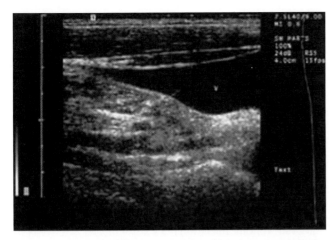

图 15-2 估测颈内静脉压。超声在长轴方向探查颈内静脉，静脉突然变细的位置即对应于颈静脉搏动位置。(Reproduced with permission from Lipton B. Estimation of central venous pressure by ultrasound of the internal jugular vein. Am J Emerg Med. 2000 Jul; 18(4):432–434.)

大宽度<2 cm 与 CVP<10 mmHg 相关。对于自主呼吸的患者，IVC 塌陷超过 50%［(最大 IVC 直径 - 最小 IVC 直径) / 最大 IVC 直径］提示右房压力<8 cmH_2O。对于机械通气患者，IVC 扩张指数（IVC distensibility index）可以预测容量反应性。IVC 扩张指数大于 18%［(最大 - 最小) / 最小］或 12%［(最大 - 最小) / 平均］提示液体复苏效果好[37-38]。IVC 最大

直径估计总体 CVP 更准确[39]。

有创 CVP 监测

传统上，CVP 通过放置颈内静脉 / 锁骨下静脉导管测定，导管尖端位于上腔静脉远端。换能器应当放置在心房水平，或胸骨角下方 5cm。因为 CVP 测量受呼吸影响，应当在呼气末、胸腔内压影响最小、CVP 最接近心脏跨壁压的时候测定。图 15-4 显示了较理想的 CVP 波形。C 波代表收缩期三尖瓣凸向右房。所以应当使用 C 波的基线水平来确定 CVP 数值，因为这是收缩期开始前心室的终末压，反映了前负荷[30]。

某些情况下，在凝血功能异常的患者、锁骨下和（或）颈内静脉置管失败或存在禁忌证的患者，以及需要快速建立静脉通路的患者，需要经股静脉置管测量 CVP。虽然由于感染和血肿形成的风险较高，股静脉通路常不作为首选，但有研究表明，经股静脉测量 CVP 也是可靠的[40]。还有其他研究表明，经外周静脉测量静脉压变化与 CVP 变化也有相关性[41]。表 15-3 列举了放置中心静脉置管的并发症。其他中心静脉置管的指征包括液体和血管活性药输注、周围静脉通路失败或不充分、需要测量中心静脉氧饱和度（ScvO_2）、肺动脉导管置入和经静脉起搏器置入。

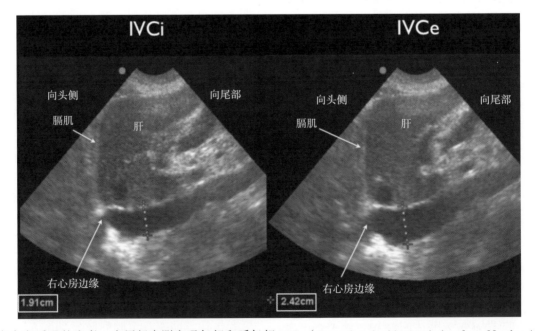

图 15-3 在自主呼吸的患者，应用超声测定吸气相和呼气相 IVC。(Reproduced with permission from Nagdev AD, Merchant RC, Tirado-Gonzalez A, et al: Emergency department bedside ultrasonographic measurement of the caval index for noninvasive determinatioNOf low central venous pressure, Ann Emerg Med. 2010 Mar; 55(3):290–295.)

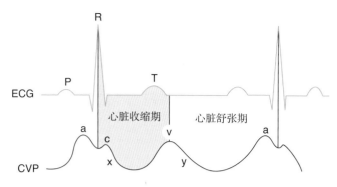

图 15-4　中心静脉压波形。对比中心静脉压波形和心电图波形：（a 波）心房收缩，（c 波）收缩期初始三尖瓣凸向右房，（x 降支）心房舒张，（v 波）收缩期时三尖瓣开放前，静脉回流增加心房压力，（y 降支）舒张期心房排空至心室

心输出量监测

休克的复苏目标是纠正组织低灌注。氧供依赖于 CO 及氧合后的动脉血输送至组织。CO 受前负荷、心肌收缩力、后负荷的影响。生命体征和物理诊断通常不能准确估计 CO[11]。而且，CO 没有"正常值"，而是随着代谢水平的变化处于变化之中。

对于血流动力学不稳定的患者，监测 CO 能协助指导治疗和观察患者对治疗的反应。目前认为，

	颈内静脉（%）	锁骨下静脉（%）	股静脉（%）
误穿动脉	6.3~9.4	3.1~4.9	9.0~15.0
血肿	<0.1~2.2	1.2~2.1	3.8~4.4
气胸	<0.1~0.2	1.5~3.1	无
血胸	无	0.4~0.6	无
局部感染	4.6	1.4	13.2
血流感染	1.8	0.9	6.9

表 15-3　中心静脉置管的并发症

数据来源于 Merrer J, De Jonghe B, Golliot F, et al. Complications of femoral and subclavian venous catheterization in critically ill patients: a randomized controlled trial. *JAMA*. 2001; 286:700–707; Sznajder JI, Zveibil FR, Bitterman H, Weiner P, Bursztein S. Central vein catheterization:failure and complication rates by three percutaneous approaches. *Arch Intern Med*. 1986; 146:259–261; Mansfield PF, Hohn DC, Fornage BD, Gregurich MA, Ota DM. Complications and failures of subclavian-vein catheterization. *N Engl J Med*. 1994; 331:1735–1738; Martin C, Eon B, Auffray JP, Saux P, Gouin F. Axillary or internal jugular central venous catheterization. *Crit Care Med*. 1990; 18:400–402; Durbec O, Viviand X, Potie F, Vialet R, Albanese J, Martin C. A prospective evaluation of the use of femoral venous catheters in critically ill adults. *Crit Care Med*. 1997; 25:1986–1989; Timsit JF, Bruneel F, Cheval C, et al. Use of tunneled femoral catheters to prevent catheter-related infection: a randomized, controlled trial. *Ann Intern Med*. 1999; 130:729–735.

补液试验后 CO 增加＞15% 是判断容量反应性良好的金标准[28]。如果 CO 不再增加，持续液体输注有可能造成液体负荷过重和肺水肿。确定液体复苏的终点有助于确定理想 CO、血压和组织灌注。这几者的关系由 Starling 曲线描述（图 15-5）[42]。因此，液体复苏的关键在于液体复苏后 CO 的相关变化，而不是 CO 的绝对值本身。

在机械通气的患者，静脉回流受呼吸运动影响，并与腔静脉宽度、肺血流和左室输出量的变化相关。在具有容量反应性的患者，正压通气时胸腔内压增加，减小了静脉回流的压力梯度。这使得腔静脉缩窄，肺血流减少，并在 3～4 个心动周期后减小左室搏出量和动脉压[2]。

在循环中每搏输出量和动脉压的波动叫做脉压变异率（pulse pressure variation，PPV），体现了患者的容量反应性。PPV 超过 13% 时，预计 500 ml 晶体液输注后 CO 增加将超过 15%[43]。在高危的手术患者，补液直到 PPV 下降至 10% 以下能够改善预后、缩短住院时间[44]。但是，为了精确测定 PPV，患者必须插管镇静，患者呼吸与呼吸机完全同步，并且没有任何心律失常[25]。

在自主呼吸的患者，体位改变，例如被动抬腿试验（passive leg raising，PLR）能够评估容量反应性。双腿抬高到胸部以上 30°，持续 1～2 min。这个方法使得一个 70 kg 的患者获得大约 300 ml 的自身回心血量，并持续 2～3 min。然后观察心率、血压、

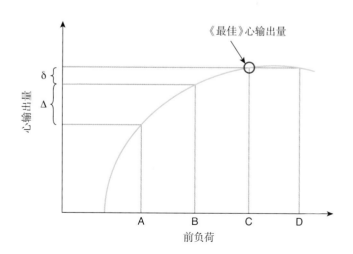

图 15-5　心功能 Starling 曲线。增加前负荷能够增加心输出量直到达到理想心输出量（前负荷依赖）。初始前负荷增加（A 到 B）能够使 CO 显著增加（Δ），而继续增加前负荷（B 到 C）时，CO 的增幅减小（δ）。达到理想 CO 后，继续增加前负荷（C 到 D）并不能增加心输出量（不依赖于前负荷），而且可能造成液体负荷过重和肺水肿

CVP 或 CO 的变化。研究表明，对于正压通气的患者，PLR 导致的 CO 动态增加和 PPV 相比，预测容量反应性的灵敏度及特异性相当[45-46]。

有创心输出量监测

传统上，我们使用肺动脉导管（pulmonary artery catheterization，PAC；Swan-Ganz）测量 CO。肺动脉导管通过一个大孔径的鞘管置入。PAC 尖端 4 cm 处有一个温度传感器（感知温度变化），距尖端 30 cm 左右有一个接口。从近端接口注射冰盐水，然后自温度传感器测量血温随时间的变化，即可得到 CO。用计算机绘制和分析时间 - 温度曲线，即可得到热稀释法测得的 CO（或血流速，L/min）。其他使用 PAC 获得的测量结果在表 15-4 中列出。

虽然早年的研究表明，PAC 增加了风险且耗费资源[47-48]，近期的 meta 分析表明 PAC 既未增加风险也不增加获益[49-50]。考虑到 PAC 的争议和风险，专家共识并未推荐在急诊常规应用 PAC[11]。但是，在可疑有肺动脉高压、右心室功能异常或液体管理实施较复杂的患者，PAC 仍然在 ICU 起到重要作用[11,51]。

PAC 置入的并发症和中心静脉置管类似。其他并发症包括心律失常、心脏穿孔、三尖瓣和肺动脉瓣损伤、导管打结、心律不齐和传导阻滞[52]。

无创和微创心输出量监测

为了避免置入 PAC 的并发症，目前有几种无创的血流动力学监测手段可以监测 CO[53]。

经胸生物电阻抗

经胸生物电阻抗（thoracic electrical bioimpedance，TEB）是基于胸壁的电阻抗（或电阻）测定 CO[54]。胸部放置电极，测量阻抗的变化，可以反映胸腔内血容量的变化。因为胸腔内的血液大多流经主动脉和腔静脉，所以胸腔内阻抗的变化反映了容量和 CO 的变化。既往的研究发现，可以使用 TEB 指导急诊患者的呼吸困难的临床评估，即这项技术可以帮助临床医师鉴别心源性和非心源性呼吸困难，并据此调整治疗策略[55]。虽然目前有研究证实 TEB 和有创测量的结果具有一致性，但它仍存在一些不足，比如患者活动时信号不稳定、皮肤电极接触不良或者受其他增加胸腔内血容量因素的影响[56]。另外，心律不齐可能影响 TEB 结果的解读。

生物电阻抗定义为利用信号过滤器分析经胸电流在胸部电极间的相对频移所获得的生物阻抗，而并非测量电信号的峰值本身。这种方法增大了信噪比，使得它对于患者的移动和外界干扰更加不敏感。早期的研究表明，生物电阻抗的精确性较好[57]，但近期对无创或微创心输出量监测技术的回顾性分析发现，生物电阻抗装置精确性低于热稀释法或基于多普勒技术的装置[58]。

超声

在急诊，使用超声技术计算 CO 需要两个变量，一个是左心室流出道（left ventricular outflow tract，LVOT）直径，一个是流速时间积分（velocity time integral，VTI）[59]。LVOT 直径可以探查胸骨旁长轴切面获得（图 15-6），测量其内缘至外缘距离即可，

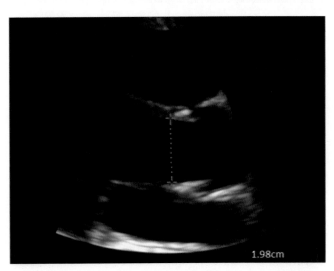

1.98cm

图 15-6 在主动脉瓣水平测量 LVOT 直径。这是胸骨旁长轴切面的放大，光标测量 LVOT 直径为 1.98cm。将探头放置在胸骨左缘第四肋间可以获得这个切面（Reproduced with permission from Dinh VA, Ko HS, Rao R, Bansal RC, et al: Measuring cardiac index with a focused cardiac examination in the ED, *Am J Emerg Med*. 2012 Nov; 30(9):1845–1851. ）

⬤ **表 15-4　肺动脉导管获得的血流动力学参数**

- 心输出量
- 中心静脉压
- 肺动脉阻断压（肺毛细血管楔压）
- 肺血管阻力
- 系统血管阻力
- 肺动脉压
- 心室做功
- 右心室收缩末和舒张末容积
- 混合和中心静脉氧饱和度
- 系统氧供
- 系统氧耗

即在平行于主动脉瓣环的方向，测量从右冠瓣和室间隔连接处到无冠瓣与二尖瓣前叶连接处的距离。VTI 是对血流在一次心室收缩期内的移动距离（或称其为射血距离）的估计值。测量 VTI 时，使用超声在心尖五腔心切面扫查，将脉冲多普勒光标置于主动脉瓣环处（图 15-7），即可使用软件追踪多普勒信号，并计算 VTI。

在获得 LVOT 直径和 VTI 后，就可以通过如下方程计算 CO。CO = 每搏量（stroke volume，SV）× 心率，而 SV = LVOT 面积 × VTI，或 SV=π × （LVOT 直径 /2）^{2} × VTI。心率可以通过测量 VTI 时使用超声软件计算，也可以由临床医师通过查体或遥测监控获得并输入。如果补液试验后 CO 增加超过 15%，表示该患者具有容量反应性。

经食道超声

经食道超声（esophageal Doppler ultrasound，EDUS）是心搏量优化研究中被研究最多的一项技术[60]。EDUS 通过测量降主动脉的血流速度来确定每搏量，从而计算 CO。经口或经鼻放置超声探头到食道，探头尖端位于胸中段水平就能获得所需的图像。可以通过患者的年龄和体重指数计算降主动脉的横截面积。也可以使用这种方法，应用标准经胸超声确定

每搏量[61]。每搏量乘以心率就能得出 CO（CO= 每搏量 × 心率）。

与 PAC 相比，EDUS 测量 CO 有较高的准确性[58, 62-63]。一些随机临床研究采用 EDUS 作为围术期液体复苏的标准流程，以获得理想的液体复苏效果。与标准治疗相比，能够缩短住院时间、减少术后并发症[64-65]。这项技术也存在一些缺点，比如获得图像和信号时，依赖于操作者的能力；需要频繁调整位置，尤其是患者体位变动时；对于非机械通气的患者会造成不适。但是，这项技术的应用通常不会发生并发症，而在有创中心静脉置管时则可能会出现气胸或误穿动脉等[66]。在急诊室，使用 EDUS 测量血流动力学指标，使得 52% 患者的休克评估结果有所变化，68% 的患者进行了治疗方案调整[67]。

经皮多普勒超声

经皮多普勒超声（transcutaneous Doppler ultrasound，TCDUS）类似于 EDUS，不同点在于手持探头是放在胸骨上切迹，探头向下指向主动脉瓣。由此能够获得经主动脉血流速，可以通过血流的相关参数计算 CO。近期有研究将 PAC 和 TCDUS 计算的 CO 进行对比，发现 TCDUS 具有相当的精确性[68]。在急诊室，这项技术的操作者间信度也非常高[69]。但是操作者培训是非常严格的，而且可能需要多个患者的评估才能熟练掌握[70]。

脉压波形分析

脉压波形分析可以提供 CO 的连续监测。来自不同生产厂家各有专业方程对经动脉导管获得的动脉压波形（或脉搏波轮廓）进行分析。使用舒张压作为基线，动脉脉压波形随动脉顺应性和每搏量变化。每搏量可以由脉压波形的曲线下面积估测。因为动脉顺应性随血压、患者状况、药物使用情况（例如应用血管加压素）变化，所以 CO 的测量应当常规使用其他标准方法进行校准。两种常用的参考标准包括锂稀释法和经肺热稀释法，这两种方法都是测量浓度或温度随时间的变化，与 PAC 的热稀释法类似[71]。目前有更加先进的脉搏波形分析，不需使用 CO 的标准测量方法进行校准[72]。目前还没有研究针对急诊室应用这项技术的准确性，但是在 ICU 和手术室，动脉热稀释法校准的脉搏波轮廓分析法对于 CO 的微小动态变化准确而敏感[72]，而未经校准的脉搏波轮廓分析应用较少，准确性较低[58]。

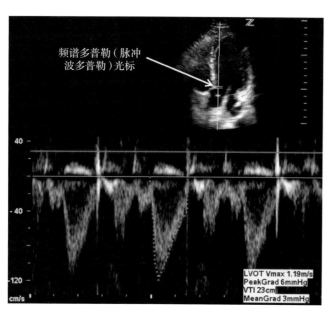

频谱多普勒（脉冲波多普勒）光标

LVOT Vmax 1.19m/s
PeakGrad 6mmHg
VTI 23cm
MeanGrad 3mmHg

图 15-7　在心尖五腔心切面测量 VTI。在心尖部获得四腔心切面后，将探头向头侧略倾斜直到可以看到 LVOT。测量脉冲多普勒（虚线）计算 VTI（Reproduced with permission from Dinh VA, Ko HS, Rao R, Bansal RC, et al: Measuring cardiac index with a focused cardiac examination in the ED, *Am J Emerg Med*. 2012 Nov; 30(9):1845–1851.）

组织氧合及灌注监测

血流动力学监测理想的终点是改善组织灌注。但是最佳血流动力学状态未必等同于组织灌注良好。近期的文献关注了微循环状态和组织缺氧的标志物。急诊医师可以采取两种方法及一系列实验检测手段得知组织灌注情况。

混合静脉氧饱和度和中心静脉氧饱和度

静脉氧饱和度监测可以评价组织氧摄取以及氧供（oxygen delivery，DO_2）和氧耗（oxygen consumption，VO_2）的平衡。正常的氧摄取率（oxygen extraction ratio，OER）为25%~35%，静脉氧饱和度大约为动脉 DO_2 的70%。经肺动脉取混合静脉血是测量静脉氧饱和度的最佳方法。在临床上，混合静脉氧饱和度（mixed central venous saturation，SvO_2）反映了 DO_2 和 VO_2 的平衡，SvO_2 低表示 DO_2 不充分和（或）VO_2 过多。

测量 SvO_2 需要放置 PAC，而 $ScvO_2$ 仅需要在颈内静脉或锁骨下静脉放置中心静脉导管。$ScvO_2$ 可以经中心静脉导管取血测血气获得氧饱和度。持续的监测可以利用红外氧饱和度和反射分光光度法通过专门的导管和监护仪获得。

因为 $ScvO_2$ 反映了躯体上半部的氧平衡，而并未包括冠状窦回流的静脉血，已有大量研究对比 $ScvO_2$ 和反映全身情况的 SvO_2。健康患者的 $ScvO_2$ 比 SvO_2 低2%~3%，而休克患者由于血流从腹腔血管床再分布至脑和冠脉循环，$ScvO_2$ 比 SvO_2 高5%~10%[74]。

$ScvO_2$ 的临床应用

在最初的治疗中，即使生命体征和尿量正常，仍可能存在系统性的组织缺氧[75]。$ScvO_2$ 能够发现隐匿的 DO_2 不足。无论根本原因是什么，$ScvO_2$ 低代表 DO_2 相对于 VO_2 不足[76]。发现 DO_2 不足后，临床医师才能够致力于寻找病因。DO_2 与 CO、氧饱和度、血红蛋白有关，高代谢状态时 VO_2 增加。在临床上，缺氧和贫血非常容易诊断和治疗。因此，$ScvO_2$ 低可能提示 CO 低，需要进行进一步的检查和治疗。

$ScvO_2$（以及 SvO_2）是氧输送的系统指标，并不能确切定位低灌注的组织。区域性的，尤其是躯体下半部分的组织低灌注时，$ScvO_2$ 甚至可能是正常的。此外，某些临床状态下（例如休克终末期、低

体温、氰化物中毒）损害了组织从血液中摄取氧的能力，导致了 OER 降低和 $ScvO_2$ 高。

目前的研究还不能确定 ICU 患者的 SvO_2 的正常值（大约70%）作为治疗终点并改善预后[4]。对于急诊的严重脓毒症及脓毒症休克患者，在来诊后立即进行规范治疗能够改善死亡率[32, 77]，所以应当将 $ScvO_2$ 监测纳入治疗策略（例如，早期液体复苏），总体治疗目标包括 CVP 8~12 mmHg，MAP >65 mmHg 以及 $ScvO_2$ >70%。近期的多中心研究表明，早期识别和液体复苏是治疗的关键，而死亡率的降低与特定的 CVP 和 $ScvO_2$ 目标水平本身无关[78]。这个结果表明急诊医师必须意识到何时应当采取高级血流动力学监测手段来优化危重患者的治疗。

乳酸

当 DO_2 不足以满足组织氧需求，细胞代谢就进入了无氧代谢阶段。乳酸是一个无氧代谢的副产物，并且是系统缺氧的标志物。大量的研究已经表明，血乳酸水平 >4 mmol/L（正常 <2 mmol/L）与患者预后不良相关[79]。比乳酸更重要的是乳酸清除率[80-83]。许多研究表明，乳酸清除时间很关键，乳酸清除时间超过48小时意味着发病率和死亡率更高[81]。乳酸清除率若 <24 小时能够增加生存率，乳酸清除率若 >24 小时死亡率高达90%[82-83]。但是，乳酸在休克以外的其他疾病也可能会升高（表15-5）。患有潜在肝病的患者，由于肝清除的下降，乳酸清除也会延缓。在急诊，严重脓毒症及脓毒症休克的患者，6小时内乳酸水平下降与60天生存率的增加相关[80,84]。

⬤ 表 15-5　导致乳酸升高的情况

机制	举例
组织低灌注或缺氧	任何原因引起的低血压
	严重贫血
	呼吸功能不全
	一氧化碳中毒
	区域性组织低灌注
氧耗增加	脓毒症
	癫痫发作
	剧烈运动
丙酮酸代谢减少	氰化物中毒
	水杨酸中毒
	硫胺素缺乏
	先天性代谢障碍
清除下降	肝肾功能异常

实验检测技术

中心静脉氧饱和度和乳酸是系统缺氧的指标。微循环灌注已经成为近期的研究热点，并由此发展出一系列能够进行连续监测的新技术[85]。虽然这些技术仍属于研究性的，但近红外光谱（near-infrared resonance spectroscopy，NIRS）测量外周组织氧合在文献中备受关注[86-88]。NIRS 使用红外和近红外光测量氧合血红蛋白和组织中的血红蛋白的光吸收差异。外周血管阻力增加是组织低灌注时第一个变化的生理指标，却是提示复苏后组织再灌注的最后一个指标，基于这个理论，组织氧饱和度（tissue oxygen saturation，StO_2）能够提示临床医师低灌注状态并指导液体复苏[89-92]。NIRS 是可以应用于危重患者的一项简单、无创的方法。但是目前的文献并未发现应用 StO_2 监测和临床结局改善之间有因果关系[93]。

其他研究手段包括正交偏振光谱（orthogonal polarization spectroscopy，OPS）、舌下二氧化碳分压（sublingual partial pressure of carbon dioxide，$PslCO_2$）、部分再呼吸[58]、呼出二氧化碳法、二氧化碳波形监护仪[60]、视频显微技术[94]和经皮血氧分压[90]，但能否应用于临床还需要进一步研究。

小结

急诊医师经治的危重患者更多，且治疗时间更长。进行血流动力学监测可以识别循环衰竭，协助寻找病因以及指导治疗。我们不应以任何一项血流动力学变量作为治疗的绝对目标，而是尽量去了解有哪些方法可利用，如何优化患者的诊断和治疗，并了解治疗后总体的血流动力学变化反应如何，以降低患者的发病率和死亡率。

（葛洪霞　译）

参考文献

1. Polanco PM, Pinsky MR. Practical issues of hemodynamic monitoring at the bedside. *Surg Clin North Am*. 2006; 86(6):1431–1456.
2. Pinsky MR, Payen D. Functional hemodynamic monitoring. *Crit Care*. 2005; 9(6):566–572.
3. Bourgoin A, Leone M, Delmas A, Garnier F, Albanèse J, Martin C. Increasing mean arterial pressure in patients with septic shock: effects on oxygen variables and renal function. *Crit Care Med*. 2005; 33(4):780–786
4. Gattinoni L, Brazzi L, Pelosi P, et al. A trial of goal-oriented hemodynamic therapy in critically ill patients. SvO2 Collaborative Group. *N Engl J Med*. 1995; 333(16):1025–1032.
5. Asfar P, Meziani F, Hamel JF, et al. High versus low blood-pressure target in patients with septic shock. *N Engl J Med*. 2014; 370(17):1583–1593.
6. Hayes MA, Timmins AC, Yau EH, Palazzo M, Hinds CJ, Watson D. Elevation of systemic oxygen delivery in the treatment of critically ill patients. *N Engl J Med*. 1994; 330(24):1717–1722
7. Antman EM, Anbe DT, Armstrong PW, et al. ACC/AHA guidelines for the management of patients with ST-elevation myocardial infarction; a report of the American College of Cardiology/American Heart Association Task Force on Practice Guidelines (Committee to Revise the 1999 Guidelines for the Management of Patients with Acute Myocardial Infarction). *Circulation*. 2004; 110(9):e82–e292.
8. Peberdy MA, Callaway CW, Neumar RW, et al. Part 9: post-cardiac arrest care: 2010 American Heart Association guidelines for cardiopulmonary resuscitation and emergency cardiovascular care. *Circulation*. 2010; 122 (18 Suppl 3):S768–S786.
9. Brain Trauma Foundation, American Association of Neurological Surgeons Congress of Neurological Surgeons, et al. Guidelines for the management of severe traumatic brain injury. I. Blood pressure and oxygenation. *J Neurotrauma*. 2007; 24(Suppl1):S7–S13.
10. Stern SA, Dronen SC, Birrer P, Wang X. Effect of blood pressure on hemorrhage volume and survival in a near-fatal hemorrhage model incorporating a vascular injury. *Ann Emerg Med*. 1993; 22(2):155–163.
11. Cecconi M, De Backer D, Antonelli M, et al. Consensus on circulatory shock and hemodynamic monitoring. Task force of the European Society of Intensive Care Medicine. *Intensive Care Med*. 2014;40(12):1795–1815.
12. McGhee BH, Bridges EJ. Monitoring arterial blood pressure: what you may not know. *Crit Care Nurse*. 2002; 22(2):60–64, 66–70, 73 passim.
13. Pickering TG, Hall JE, Appel LJ, et al. Recommendations for blood pressure measurement in humans and experimental animals: part 1: blood pressure measurement in humans: a statement for professionals from the Subcommittee of Professional and Public Education of the American Heart Association Council on High Blood Pressure Research. *Circulation*. 2005; 111(5):697–716.
14. Deakin CD, Low JL. Accuracy of the advanced trauma life support guidelines for predicting systolic blood pressure using carotid, femoral, and radial pulses: observational study. *BMJ*. 2000; 321(7262):673–674.
15. Pickering TG. Principles and techniques of blood pressure measurement. *Cardiol Clin*. 2002; 20(2):207–223.
16. Umana E, Ahmed W, Fraley MA, Alpert MA. Comparison of oscillometric and intraarterial systolic and diastolic blood pressures in lean, overweight, and obese patients. *Angiology*. 2006; 57(1):41–45.
17. Karnath B. Sources of error in blood pressure measurement. *Hosp Physician*. 2002; 38:33–37.
18. Bause GS, Weintraub AC, Tanner GE. Skin avulsion during oscillometry. *J Clin Monit*. 1986; 2(4):262–263.
19. Pedley CF, Bloomfield RL, Colflesh MJ, Rodriguez-Porcel M, Porcel MR, Novikov SV. Blood pressure monitor-induced petechiae and ecchymoses. *Am J Hypertens*. 1994; 7(11):1031–1032.
20. Lin CC, Jawan B, de Villa MV, Chen FC, Liu PP. Blood pressure cuff compression injury of the radial nerve. *J Clin Anesth*. 2001; 13(4):306–308.
21. Sen A, Miller J, Wilkie H, Moyer M, Lewandowski C, Nowak R. Continuous hemodynamic monitoring in acute stroke: an exploratory analysis. *West J Emerg Med*. 2014; 15(4):345–350.
22. Ilies C, Bauer M, Berg P, et al. Investigation of the agreement of a continuous non-invasive arterial pressure device in comparison with invasive radial artery measurement. *Br J Anaesth*. 2012; 108(2):202–210.
23. Cohn JN. Blood pressure measurement in shock. Mechanism of inaccuracy in ausculatory and palpatory methods. *JAMA*. 1967; 199(13):118–122.
24. Scheer B, Perel A, Pfeiffer UJ. Clinical review: complications and risk factors of peripheral arterial catheters used for haemodynamic

monitoring in anaesthesia and intensive care medicine. *Crit Care.* 2002; 6(3):199–204.

25. Pinsky MR. Functional hemodynamic monitoring. *Intensive Care Med.* 2002; 28(4):386–388.

26. Thomas F, Burke JP, Parker J, et al. The risk of infection related to radial vs femoral sites for arterial catheterization. *Crit Care Med.* 1983; 11(10):807–812.

27. Slogoff S, Keats AS, Arlund C. On the safety of radial artery cannulation. *Anesthesiology.* 1983; 59(1):42–47.

28. Michard F, Teboul JL. Predicting fluid responsiveness in ICU patients: a critical analysis of the evidence. *Chest.* 2002; 121(6):2000–2008.

29. Marik PE, Baram M, Vahid B. Does central venous pressure predict fluid responsiveness? A systematic review of the literature and the tale of seven mares. *Chest.* 2008; 134(1):172–178.

30. Magder S. Central venous pressure: A useful but not so simple measurement. *Crit Care Med.* 2006; 34(8):2224–2247.

31. Weil MH, Shubin H, Rosoff L. Fluid repletion in circulatory shock: Central venous pressure and other practical guides. *JAMA.* 1965; 192:668–674.

32. Rivers E, Nguyen B, Havstad S, et al. Early goal-directed therapy in the treatment of severe sepsis and septic shock. *New Eng J Med.* 2001; 345(19):1368–1377.

33. Constant J. Using internal jugular pulsations as a manometer for right atrial pressure measurements. *Cardiology.* 2000; 93(1-2):26–30.

34. Donahue SP, Wood JP, Patel BM, Quinn JV. Correlation of sonographic measurements of the internal jugular vein with central venous pressure. *Am J Emerg Med.* 2009; 27(7):851–855.

35. Lipton B. Estimation of central venous pressure by ultrasound of the internal jugular vein. *Am J Emerg Med.* 2000; 18(4):432–434.

36. Nagdev AD, Merchant RC, Tirado-Gonzalez A, Sisson CA, Murphy MC. Emergency department bedside ultrasonographic measurement of the caval index for noninvasive determination of low central venous pressure. *Ann Emerg Med.* 2010; 55(3):290–295.

37. Feissel M, Michard F, Faller JP, Teboul JL. The respiratory variation in inferior vena cava diameter as a guide to fluid therapy. *Intensive Care Med.* 2004; 30(9):1834–1837.

38. Barbier C, Loubières Y, Schmit C, et al. Respiratory changes in inferior vena cava diameter are helpful in predicting fluid responsiveness in ventilated septic patients. *Intensive Care Med.* 2004; 30(9):1740–1746.

39. Prekker ME, Scott NL, Hart D, Sprenkle MD, Leatherman JW. Point-of-care ultrasound to estimate central venous pressure: a comparison of three techniques. *Crit Care Med.* 2013; 41(3):833–841.

40. Desmond J, Megahed M. Is the central venous pressure reading equally reliable if the central line is inserted via the femoral vein. *Emerg Med J.* 2003; 20(5):467–469.

41. Leonard AD, Allsager CM, Parker JL, Swami A, Thompson JP. Comparison of central venous and external jugular venous pressures during repair of proximal femoral fracture. *Br J Anaesth.* 2008; 101(2):166–170.

42. Starling E. *The Linacre Lecture on the Law of the Heart.* London, UK: Longmans, Green and Co: Cambridge, 1915.

43. Michard F, Boussat S, Chemla D, et al. Relation between respiratory changes in arterial pulse pressure and fluid responsiveness in septic patients with acute circulatory failure. *Am J Respir Crit Care Med.* 2000; 162(1):134–138.

44. Lopes MR, Oliveira MA, Pereira VO, Lemos IP, Auler JO Jr, Michard F. Goal-directed fluid management based on pulse pressure variation monitoring during high-risk surgery: a pilot randomized controlled trial. *Crit Care.* 2007; 11(5):R100.

45. Monnet X, Rienzo M, Osman D, et al. Passive leg raising predicts fluid responsiveness in the critically ill. *Crit Care Med.* 2006; 34(5):1402–1407.

46. Thiel SW, Kollef MH, Isakow W. Non-invasive stroke volume measurement and passive leg raising predict volume responsiveness in medical ICU patients: an observational cohort study. *Crit Care.* 2009; 13(4):R111.

47. Connors AF Jr, Speroff T, Dawson NV, et al. The effectiveness of right heart catheterization in the initial care of critically ill patients. SUPPORT Investigators. *JAMA.* 1996; 276(11):889–897.

48. Harvey S, Harrison DA, Singer M, et al. Assessment of the clinical effectiveness of pulmonary artery catheters in management of patients in intensive care (PAC-Man): a randomised controlled trial. *Lancet.* 2005; 366(9484):472–477.

49. Shah MR, Hasselblad V, Stevenson LW, et al. Impact of the pulmonary artery catheter in critically ill patients: meta-analysis of randomized clinical trials. *JAMA.* 2005; 294(13):1664–1670.

50. Rajaram SS, Desai NK, Kalra A, et al. Pulmonary artery catheters for adult patients in intensive care. *Cochrane Database Syst Rev.* 2013; (2):CD003408.

51. Shure D. Pulmonary-artery catheters--peace at last? *N Engl J Med.* 2006; 354(21):2273–2274.

52. Gidwani UK, Mohanty B, Chatterjee K. The pulmonary artery catheter: a critical reappraisal. *Cardiol Clin.* 2013; 31(4):545–565, viii.

53. Shoemaker WC, Belzberg H, Wo CC, et al. Multicenter study of noninvasive monitoring systems as alternatives to invasive monitoring of acutely ill emergency patients. *Chest.* 1998; 114(6):1643–1652.

54. Marik PE, Baram M. Noninvasive hemodynamic monitoring in the intensive care unit. *Crit Care Clin.* 2007; 23(3):383–400.

55. Lo HY, Liao SC, Ng CJ, Kuan JT, Chen JC, Chiu TF. Utility of impedance cardiography for dyspneic patients in the ED. *Am J Emerg Med.* 2007; 25(4):437–441.

56. Raaijmakers E, Faes TJ, Scholten RJ, Goovaerts HG, Heethaar RM. A meta-analysis of three decades of validating thoracic impedance cardiography. *Crit Care Med.* 1999; 27(6):1203–1213.

57. Raval NY, Squara P, Cleman M, Yalamanchili K, Winklmaier M, Burkhoff D. Multicenter evaluation of noninvasive cardiac output measurement by bioreactance technique. *J Clin Monit Comput.* 2008; 22(2):113–119.

58. Thiele RH, Bartels K, Gan TJ. Cardiac output monitoring: a contemporary assessment and review. *Crit Care Med.* 2015; 43(1):177–185.

59. Dinh VA, Ko HS, Rao R, et al. Measuring cardiac index with a focused cardiac ultrasound examination in the ED. *Am J Emerg Med.* 2012; 30(9):1845–1851.

60. Johnson A, Mohajer-Esfahani M. Exploring hemodynamics: a review of current and emerging noninvasive monitoring techniques. *Crit Care Nurs Clin North Am.* 2014; 26(3):357–375.

61. Huntsman LL, Stewart DK, Barnes SR, Franklin SB, Colocousis JS, Hessel EA. Noninvasive Doppler determination of cardiac output in man. Clinical validation. *Circulation.* 1983; 67(3):593–602.

62. Dark PM, Singer M. The validity of trans-esophageal Doppler ultrasonography as a measure of cardiac output in critically ill adults. *Intensive Care Med.* 2004; 30(11):2060–2066.

63. Schober P, Loer SA, Schwarte LA. Perioperative hemodynamic monitoring with transesophageal Doppler technology. *Anesth Analg.* 2009; 109(2):340–453.

64. Sinclair S, James S, Singer M. Intraoperative intravascular volume optimisation and length of hospital stay after repair of proximal femoral fracture: randomised controlled trial. *BMJ.* 1997; 315(7113):909–912.

65. Noblett SE, Snowden CP, Shenton BK, Horgan AF. Randomized clinical trial assessing the effect of Doppler-optimized fluid management on outcome after elective colorectal resection. *Br J Surg.* 2006; 93(9):1069–1076.

66. Venn R, Steele A, Richardson P, Poloniecki J, Grounds M, Newman P. Randomized controlled trial to investigate influence of the fluid challenge on duration of hospital stay and perioperative morbidity in patients with hip fractures. *Br J Anaesth.* 2002; 88(1):65–71.

67. Rodriguez RM, Lum-Lung M, Dixon K, Nothmann A. A prospective study on esophageal Doppler hemodynamic assessment in the ED. *Am J Emerg Med.* 2006; 24(6):658–663.

68. Wong LS, Yong BH, Young KK, et al. Comparison of the USCOM ultrasound cardiac output monitor with pulmonary artery catheter thermodilution in patients undergoing liver transplantation. *Liver*

Transpl. 2008; 14(7):1038–1043.

69. Nguyen HB, Losey T, Rasmussen J, et al. Interrater reliability of cardiac output measurements by transcutaneous Doppler ultrasound: implications for noninvasive hemodynamic monitoring in the ED. *Am J Emerg Med.* 2006; 24(7):828–835.

70. Dey I, Sprivulis P. Emergency physicians can reliably assess emergency department patient cardiac output using the USCOM continuous wave Doppler cardiac output monitor. *Emerg Med Australas.* 2005; 17(3):193–199.

71. Della Rocca G, Costa MG, Pompei L, Coccia C, Pietropaoli P. Continuous and intermittent cardiac output measurement: pulmonary artery catheter versus aortic transpulmonary technique. *Br J Anaesth.* 2002; 88(3):350–356.

72. McGee WT, Horswell JL, Calderon J, et al. Validation of a continuous, arterial pressure-based cardiac output measurement: a multicenter, prospective clinical trial. *Crit Care.* 2007; 11(5):R105.

73. de Waal EE, Kalkman CJ, Rex S, Buhre WF. Validation of a new arterial pulse contour-based cardiac output device. *Crit Care Med.* 2007; 35(8):1904–1909

74. Scheinman MM, Brown MA, Rapaport E. Critical assessment of use of central venous oxygen saturation as a mirror of mixed venous oxygen in severely ill cardiac patients. *Circulation.* 1969; 40(2):165–172.

75. Wo CC, Shoemaker WC, Appel PL, Bishop MH, Kram HB, Hardin E. Unreliability of blood pressure and heart rate to evaluate cardiac output in emergency resuscitation and critical illness. *Crit Care Med.* 1993; 21(2):218–223.

76. Rady MY, Rivers EP, Nowak RM. Resuscitation of the critically ill in the ED: responses of blood pressure, heart rate, shock index, central venous oxygen saturation, and lactate. *Am J Emerg Med.* 1996; 14(2):218–225.

77. Nguyen HB, Corbett SW, Steele R, et al. Implementation of a bundle of quality indicators for the early management of severe sepsis and septic shock is associated with decreased mortality. *Crit Care Med.* 2007; 35(4):1105–1112.

78. ProCESS Investigators, Yealy DM, Kellum JA, et al. A randomized trial of protocol-based care for early septic shock. *N Engl J Med.* 2014; 370(18):1683–1693.

79. Peretz DI, Scott HM, Duff J, Dossetor JB, MacLean LD, McGregor M. The significance of lacticacidemia in the shock syndrome. *Ann N Y Acad Sci.* 1965; 119(3):1133–1141.

80. Nguyen HB, Rivers EP, Knoblich BP, et al. Early lactate clearance is associated with improved outcome in severe sepsis and septic shock. *Crit Care Med.* 2004; 32(8):1637–1642.

81. McNelis J, Marini CP, Jurkiewicz A, et al. Prolonged lactate clearance is associated with increased mortality in the surgical intensive care unit. *Am J Surg.* 2001; 182(5):481–485.

82. Abramson D, Scalea TM, Hitchcock R, Trooskin SZ, Henry SM, Greenspan J. Lactate clearance and survival following injury. *J Trauma.* 1993; 35(4):584–588; discussion 588–589.

83. Manikis P, Jankowski S, Zhang H, Kahn RJ, Vincent JL. Correlation of serial blood lactate levels to organ failure and mortality after trauma. *Am J Emerg Med.* 1995; 13(6):619–622.

84. Arnold RC, Shapiro NI, Jones AE, et al. Multicenter study of early lactate clearance as a determinant of survival in patients with presumed sepsis. *Shock.* 2009; 32(1):35–39.

85. Cohn SM, Crookes BA, Proctor KG. Near-infrared spectroscopy in resuscitation. *J Trauma.* 2003; 54(5 Suppl):S199–S202.

86. Mulier KE, Skarda DE, Taylor JH, et al. Near-infrared spectroscopy in patients with severe sepsis: correlation with invasive hemodynamic measurements. *Surg Infect (Larchmt).* 2008; 9(5):515–519.

87. Mesquida J, Masip J, Gili G, Artigas A, Baigorri F. Thenar oxygen saturation measured by near infrared spectroscopy as a noninvasive predictor of low central venous oxygen saturation in septic patients. *Intensive Care Med.* 2009; 35(6):1106–1109.

88. Rhee P, Langdale L, Mock C, Gentilello LM. Near-infrared spectroscopy: continuous measurement of cytochrome oxidation during hemorrhagic shock. *Crit Care Med.* 1997; 25(1):166–170.

89. Cohn SM, Nathens AB, Moore FA, et al. Tissue oxygen saturation predicts the development of organ dysfunction during traumatic shock resuscitation. *J Trauma.* 2007; 62(1):44–(1)54; discussion 54–545.

90. Lima A, Bakker J. Noninvasive monitoring of peripheral perfusion. *Intensive Care Med.* 2005; 31(10):1316–1326.

91. Santora RJ, Moore FA. Monitoring trauma and intensive care unit resuscitation with tissue hemoglobin oxygen saturation. *Crit Care.* 2009; 13 (Suppl 5):S10.

92. Iyegha UP, Conway T, Pokorney K, Mulier KE, Nelson TR, Beilman GJ. Low StO2 measurements in surgical intensive care unit patients is associated with poor outcomes. *J Trauma Acute Care Surg.* 2014; 76(3):809–816.

93. Epstein CD, Haghenbeck KT. Bedside assessment of tissue oxygen saturation monitoring in critically ill adults: an integrative review of the literature. *Crit Care Res Pract.* 2014; 2014:709683.

94. Benedik PS. Monitoring tissue blood flow and oxygenation: a brief review of emerging techniques. *Crit Care Nurs Clin North Am.* 2014; 26(3):345–356.

第 16 章　急性冠脉综合征

John P. Marshall • Jonathan Rose • Jacob Shani

前言

急性冠脉综合征（acute coronary syndrome，ACS）不是单一的疾病，而是一系列疾病的总称，包括 ST 段抬高型心肌梗死（ST-segment elevation myocardial infarction，STEMI）、非 ST 段抬高型心肌梗死（non-ST-segment elevation myocardial infarction，NSTEMI）以及不稳定心绞痛（unstable angina，UA）。事实上，不能说在全部发达国家，至少在美国急性心肌梗死是首位的死亡原因[1]。正是基于此，ACS 应给予高度重视和快速诊治。

流行病学

2011 年在美国，冠状动脉性心脏病导致 735000 人发生心梗，其中 12 万患者死亡。在这些患者中 63500 人为新发冠脉事件，30000 人为既往冠心病复发[2]。冠心病包括 ACS 及 UA。虽然稳定型心绞痛也很重要，但对死亡数据贡献不大，不是本文讨论的重点（尽管一小部分患者死亡原因是心绞痛）。就死亡率而言，美国 2011 年每 7 例死亡中就有 1 例死于冠心病，每 43 秒就发生一次冠脉事件，每 90 秒就有一人死于急性心肌梗死[2]，2011 年为此支出的费用高达 3201 亿美元[2]。预计 ACS 的流行趋势会持续攀升，因为越来越多的患者被诊断为 USTEMI

及 UA。这不但由于人口老龄化，还得益于高敏诊断方法的应用，增加了早期介入治疗的机会，而且并存疾病早期积极干预，进而避免进展为 STEMI[3-5]。

对此类疾病的高度重视及尽早识别，漏诊的患者越来越少，因此 ACS 相关死亡显著减少，尤其是 STEMI 患者。但不幸的是，NSTEMI 及 UA 相关的死亡率下降并不显著，可能是由于这部分患者的治疗存在一定程度的延误[2,6-7]。

病理生理学

理解急性心肌梗死需要了解冠状动脉血栓形成的病理生理变化。ACS 可由栓子栓塞引起，但与动脉粥样硬化相比，还是十分罕见的。动脉粥样硬化斑块有两种类型，即稳定斑块和不稳定斑块，分别导致 ACS 不同的临床表现（见图 16-1）。稳定斑块的纤维帽较厚且缓慢增大导致典型心绞痛的症状，如逐步进展的恶化劳力性胸部紧缩感。在这种情况下，心肌供氧量逐渐减少，导致心脏储备能力下降。而不稳定斑块纤维帽较薄，且有弥漫炎症细胞浸润，使斑块容易破裂。急性斑块破裂相关的 ACS 导致的临床症状与血栓形成的位置、管腔的阻塞程度以及对心肌氧供的影响程度有关。小的血栓形成可以导致心绞痛样症状，而管腔高度狭窄可以导致 NSTEMI，症状与心绞痛类似，管腔完全闭塞导致

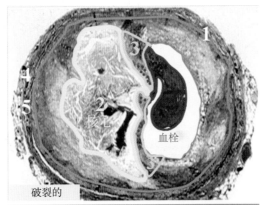

冠脉斑块破裂

1. 斑块体积↑
 • 结构重塑（狭窄↓）

2. 坏死核心↑
 • ~34% 斑块面积*
 • ~3.8 mm² 和 ~9 mm 长*

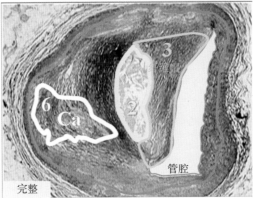

3. 纤维帽
 • 厚度↓，~23 um（95% <65 μm）*
 • 巨噬细胞（.）↑，~ 纤维帽的 26%*
 • 平滑肌细胞↓
 • 凋亡↑
 • 血栓

4. 新生血管↑
 • 斑块内出血↑

5. 血管周围炎症↑

6. 钙化↓以及斑点↑

图 16-1　斑块破裂以及易损性的影响因素。便于比较，图中同时列出了薄纤维帽斑块破裂伴血栓形成（上图）及厚纤维帽稳定斑块（下图）。不稳定斑块特征在右侧列出

STEMI，其严重程度取决有受累心肌的数量和部位。ACS 的许多治疗手段旨在最大程度改善心肌氧供，最大限度抑制血小板激活、聚集及血凝块形成[8]。

临床表现

就 ACS 而言，一生中有很多确定的危险因素与心脏病发生有关，但在急性状况下应用价值有限[9]。年龄、性别、家族史、高血压、糖尿病、血胆固醇升高、肥胖、吸烟虽然很重要，但不能预测急性冠脉事件。疑诊 ACS 患者危险分层最常用的工具之一是 TIMI 评分（表 16-1）。

分值越高，预后（包括死亡、发生急性心肌梗死及需要急诊 PCI）越差。一项研究表明，TIMI 评分≥3 分属于高危，14 天死亡率为 5%，需要 PCI 的概率为 8%[10]（表 16-2）。AHA 指南推荐将危险评分（如 TIMI 评分或 GRACE 评分）用于这些患者的初始评估[28]。

与其他疾病的诊断一样，只有依靠准确的病史及全面的体格检查才能获得正确的诊断及鉴别诊断。然而，并单纯依靠病史及体格检查并不能有效排除 ACS。部分患者症状典型，表现为局限胸痛或压迫感，放射至下颌、肩部及左上肢，间歇发作，每次持续 15 ~ 20 min，劳力诱发或加重，休息或应用硝酸甘油缓解，伴随出汗及气短。然而，许多患者症状并不典型。此外，某些特定人群尤其是女性、高龄及糖尿病患者可以出现"心绞痛等同症状"的临床表现。

这些症状包括孤立的下颌、颈、肩、后背、上肢、上腹部不适以及恶心、呕吐、头晕、乏力等，

表 16-1　TIMI 危险评分（每项 1 分）

年龄≥65 岁
至少三项冠心病危险因素（高血压、糖尿病、高胆固醇、家族史、吸烟）
既往冠状动脉狭窄≥50%
ST 段偏移
既往 24 h 内发作两次以上心绞痛
在过去 7 天内使用过阿司匹林
心脏标志物升高（CK-MB；肌钙蛋白）

已获得来自 Pollack CV Jr, Sites FD, Shofer FS 等人的许可。ApplicatioNOf the TIMI risk score for unstable angina and non-ST elevation acute coronary syndrome to an unselected emergency department chest pain population, Acad Emerg Med. 2006 Jan; 13(1):13–18

表 16-2 TIMI 危险评分预测 30 天不良事件发生率	
TIMI 评分 0 分	2.1%
TIMI 评分 1 分	5%
TIMI 评分 2 分	10.1%
TIMI 评分 3 分	19.5%
TIMI 评分 4 分	22.1%
TIMI 评分 5 分	39.2%
TIMI 评分 6 分	45%
TIMI 评分 7 分	100%

已获得来自Pollack CV Jr, Sites FD, Shofer FS等人的许可。Application of the TIMI risk score for unstable angina and non-ST elevation acute coronary syndrome to an unselected emergency department chest pain population, Acad Emerg Med. 2006 Jan; 13(1):13–18.

甚至患者仅仅描述为越来越难以应付日常生活。那些认知障碍、糖尿病以及吸毒的患者可能表现为精神状态改变。有一点非常重要，UA 的诊断可以仅凭病史和体格检查，尽管 ECG 及心肌坏死标志物均阴性。

ACS 患者的体格检查不仅对于评估其他潜在的病因非常有价值，也有助于识别预后较差的高危患者及已经出现并发症的心肌梗死患者。例如，发现生命体征不稳定、颈静脉怒张、肺水肿及第三心音奔马律，提示急性心力衰竭；新发的杂音提示乳头肌断裂；偏瘫提示主动脉夹层。有上述并发症的 ACS 预后较差。进行体格检查及将患者症状归同于一个良性过程并非 ACS 时，需谨慎，因为相当一部分 ACS 患者实际上表现为胸膜炎性胸痛、与体位相关的胸痛以及反复发作的胸痛[11]。简单来讲，我们不能单凭任何一项体征除外 ACS。

诊断方法

对疑诊 ACS 的患者最重要的检查手段是 ECG，应在患者到达急诊室 10 min 之内完成，如为住院患者，应在胸痛发生后的数分钟之内完成。及时完成 ECG 并给予正确的解读对于患者预后至关重要。而且应尽快给予患者心电监护。对于发生胸痛但没有监护的住院患者，依据 ECG 情况决定是否需要转运至可监测区域或 ICU。ECG 与诊断之间的关系流程图见图 16-2。

如果确诊为 STEMI，应立即调动相应的资源介入治疗[12-13]。ACC 及 AHA 颁布的 STEMI 诊断标准

如表 16-3 所示[14]，三种类型的 ST 段改变见图 16-3，图 16-4 显示了与解剖部位对应的 ECG 改变。ST 段镜像改变如对应导联 ST 段压低以及右心室、后壁导联异常改变，更有助于 STEMI 确诊。尽管诊断标准已经确立并被人们接受，单独依靠 ECG 诊断 STEMI 的敏感性仅有 75%，特异性 69%[15]。当然其他疾病也可以引起类似 STEMI 的 ST 段改变，如心包炎、早复极、左心室肥厚、室壁瘤，可以引起 ST 段抬高的疾病如图 16-5 所示。

对于 NSTEMI，ECG 对于发现心肌缺血非常重要，但 1%～5% 的心肌梗死患者发病时 ECG 完全正常[16]。因此考虑 ACS 诊断时，连续观察 ECG 变化有非常重要价值，尤其是胸痛时要做 ECG 并复查心肌坏死标志物。实际上，与胸痛相关的 ECG 动态变化对于 ACS 更有诊断价值。根据 ACC 及 AHA 意见，NSTEMI 患者 ST 段压低超过 0.05 mV 伴或不伴 T 波倒置提示预后不良。ST 段压低患者 30 天死亡率等同于 ST 段抬高者；T 波倒置≥0.2 mV 是第二个提示预后不良的因素；ST 段压低及 T 波倒置但幅度未达到上述值以及 T 波转为直立（假性正常化）临床上仍然与预后相关[16]。

对于 ECG 的准确解读非常重要。一项纳入 1684 例心肌梗死患者的回顾性研究表明 12% 患者到达急诊科时尽管仍然有缺血症状，也做过 ECG，但仍被漏诊[17]。尽管没有显著的统计学差异，但这部分患者院内死亡率仍有增加的趋势。

在某些情况下，ECG 更难以解读。左束支传导阻滞就是其中之一。Sgarbossa 标准对于存在 LBBB 患者如何诊断 STEMI 有很好的特异性（见表 16-4 及图 16-6）[18]。符合标准的条目越多，STEMI 的可能性就越大。分值 5～10 分急性 STEMI 的可能性为 88%～99%。但是即使分值为 0，仍有 16% 的概率可

表 16-3 AHA/ACC STEMI 诊断标准
两个或两个以上相邻导联（从 AVL 到 Ⅲ 导联，包括 AVR） ST 段抬高≥1 mm（0.1 mV）
V_4~V_6 导联 ST 段抬高≥1 mm（0.1 mV）
V_1~V_3 导联 ST 段抬高≥2 mm（0.2 mV）
左束支阻滞并且有缺血临床症状（Sgarbossa 标准）

数据来自Wagner GS, Macfarlane P, Wellens H等人：AHA/ACCF/HRS Recommendations for the Standardization and InterpretatioNOf the Electrocardiogram:Part VI: Acute Ischemia/Infarction, *Circulation*. 2009 Mar 17; 119(10):e262–e270. Note: Any one of the crititeria indicates STEMI

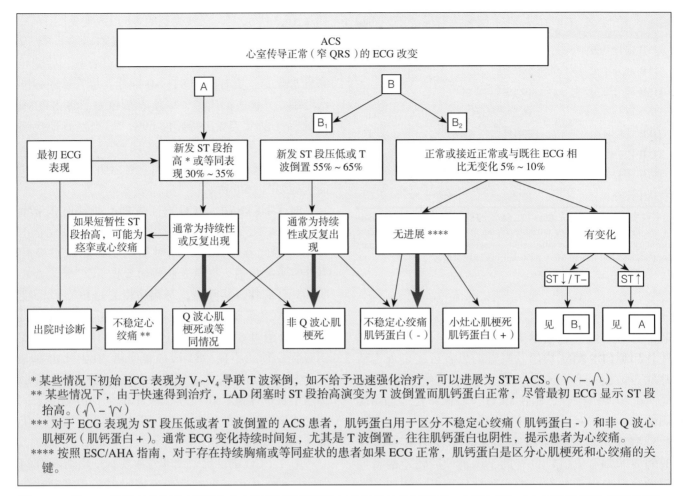

图 16-2　窄 QRS 及没有其他影响因素如左心室肥厚等情况下 ACS 患者的 ECG 变化。初始 ECG :（A）ST 段抬高或等同表现；
（B）非 ST 段抬高；（B₁）ST 段压低或 T 波倒置；（B₂）正常或接近正常或与既往 ECG 相比无变化

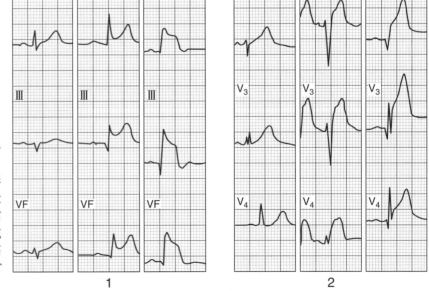

图 16-3　1. 心肌梗死急性期三种类型的早复极 :（A）下壁导联高尖和（或）宽大 T 波；（B）ST 段抬高但对 QRS 终末段形态无影响；（C）显著 ST 段抬高并伴有 QRS 终末段变形。2. 三种类型的复极异常也可以见于前间隔受累的心肌梗死急性期 :（A）高尖和或宽大 T 波尤其在右胸导联；（B）ST 段抬高但对 QRS 终末段形态无影响；（C）显著 ST 段抬高并伴有 QRS 终末段变形

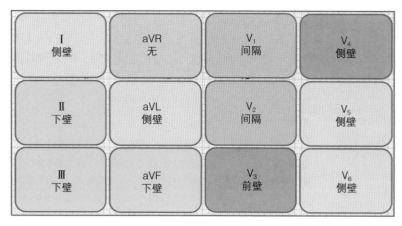

图16-4　标准12导联心电图为代表的解剖区域

能是STEMI。由于Sgarbossa标准敏感性差，所以当分值低于10分时，对于胸痛合并LBBB的患者不能仅凭ECG除外ACS。确定新发LBBB（有近期ECG并未发现LBBB），应给予高度重视，在既往指南中视同于STEMI。

除了心电图之外，血清生化标志物对于NSTEMJ有很高的诊断价值。对于STEMI也有用处，但STEMI可以仅凭ECG就可确定治疗方案，血清生化标志物相对没那么重要了。如前所述，UA的诊断需依靠病史、查体、全面恰当的鉴别诊断并除外其他病因。UA患者ECG可以没有显著变化，心脏血清标志物阴性。与STEMI及NSTEMI类似，UA同样不能漏诊，这部分患者同样需要积极处理，因为它们有可能进展为NSTEMI或STEMI。

血清心脏标志物的相关研究已经证实了其在诊断、危险分层中的价值，而且表明血清标志物阳性的患者并发症发生率增加[19-20,22]。最常用的心脏标志物包括CK-MB、肌红蛋白、肌钙蛋白T（TNT）或I（TNI）。ACC及AHA指南不再推荐CK-MB及肌红蛋白用于NSTEMI的评估。这些标志物可在疾病早期升高，当与肌钙蛋白联用时并不能提供更多的信息。而肌钙蛋白对于心肌梗死有很好的敏感性和特异性。肌钙蛋白在缺血发生后2~4小时开始升高，15~20小时达峰，持续10天。

由于肌钙蛋白的高度特异性以及现有的检测手段使伴肌钙蛋白在低水平升高的情况下即可检测到（尤其是使得超敏肌钙蛋白的应用），ACS的患病率和发病率急剧增加[14]。当然，与标志物阴性患者相比，心脏标志物即使低水平升高风险仍然显著增加，也许更能从积极介入治疗中获益。其他原因也可导致肌钙蛋白升高，例如肾功能衰竭（与TNI相比，对TNT影响更大）、创伤、充血性心力衰竭及脓毒症，但如果肌钙蛋白升高是由并存的心肌缺血引起，

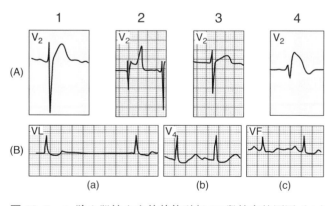

图16-5　A.除心肌缺血之外其他引起ST段抬高的原因:（1）心包炎；（2）高钾血症；（3）运动员；（4）典型Brugada样ST段抬高。Brugada综合征的马鞍形变异需要与正常变异相区别。B.心肌缺血之外其他导致ST段压低的原因:（a）洋地黄效应（典型者表现为房颤伴缓慢心室率及ST段压低和QT间期缩短）；（b）充血性心力衰竭患者服用大剂量速尿造成的低钾血症；（c）二尖瓣脱垂

表16-4　Sgarbossa诊断标准及各项分值

在ST段与QRS波群方向一致的导联上ST段抬高≥1 mm	5分
V₁、V₂、V₃导联ST段压低≥1 mm	3分
在ST段与QRS波群方向相反的导联上ST段抬高≥5 mm	2分

已获得Sgarbossa EB, Pinski SL, Barbagelata A等人的许可。Electrocardiographic diagnosis of evolving acute myocardial infarction in the presence of left bundle-branch block. GUSTO-1（Global UtilizatioNOf Streptokinase and Tissue Plasminogen Activator for Occluded Coronary Arteries）Investigators, *N Engl J Med*. 1996 Feb 22; 334(8):481–487

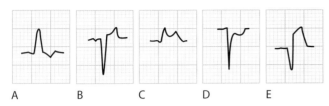

图 16-6 左束支传导阻滞与 QRS 主波方向一致或相反的 ST 段抬高或压低。左束支传导阻滞时的 ST 段异常。A. 与主波方向相反的 ST 段压低（正常）；B. 与主波方向相反的 ST 段抬高（正常）；C. 与主波方向一致的 ST 段抬高（高度提示急性心肌梗死）；D. 与主波方向一致的 ST 段压低（提示急性心肌梗死）；E. ST 段明显抬高（>5 mm）（轻度提示心肌梗死）。（已获得 Holstege C, Baer A, Pines J 等人的许可，Visual Diagnosis in Emergency and Critical Care Medicine, 2nd edition. West Sussex: Wiley-Blackwell; 2011.）

风险显著增加，死亡率升高[21]。

对于任何标志物，动态监测的价值都优于单次检测。近期一项研究对急性胸痛患者检测超敏心脏肌钙蛋白 T 并于 2 小时后复测，结果表明此项心肌标志物识别 ACS 以及鉴别胸痛原因有很好的敏感性和特异性。尽管肌钙蛋白敏感性很高，但目前还不能仅凭检测单一的心脏标志物来预测预后[19]。

有些研究还发现了一些新的标志物包括 BNP、CRP、缺血修饰白蛋白、肽素、心脏型脂肪酸结合蛋白、同型半胱氨酸等，但均未被 ACC 或 AHA 指南推荐用于 ACS 患者。

除了 ECG 及心脏标志物之外，还有很多检查手段用于评估心脏病患者。某些情况下，心脏运动负荷试验（有或无心肌灌注显像或负荷超声心动图）可用于评估 ACS 患者是否可以安全离院。ACS 急性期行超声心动图可以评估心室壁运动情况。有经验的超声检查者可以发现心肌收缩均一性的变化，提示与心肌缺血相关的心肌顿抑。

人们一直致力于将 CT 检查替代冠脉造影，因为其无创、容易实施等优点。心脏 CT 可以判断冠脉的钙化程度而不需要静脉注射造影剂。钙化程度越重（通过钙化积分来显示），未来发生冠脉事件以及冠脉闭塞需要介入治疗的概率越大[23]。然而，它并不能真正的评估管腔，钙化积分仅能反映相对风险而非绝对风险，也不能确定管腔是否存在狭窄甚至闭塞[24]。

与心脏 CT 不同，心脏 CT 血管造影（cardiac CT angiography，CCTA）通过静脉注射造影剂直接评估管腔狭窄程度，而且已被证实与 PCI 所见有良好相关性。与心脏 CT 相比，CCTA 有静脉应用造影剂风险，且放射量高于心导管检查。但是心脏 CT 及 CCTA 是单纯诊断工具，所以用它们来评估急诊患者是否可以安全离院时，如果发现需要进一步行冠脉造影，与初始选择心导管检查相比，既行 CT 又要做导管检查势必会造成更多的放射暴露以及更多的造影剂使用。当使用 CCTA 评估急诊或 ICU 患者是否需要转至有 PCI 能力医院时也存在同样的问题。而且到目前为止缺乏多中心、随机临床试验。CCTA 实例见图 16-7。

心脏核磁（cardiac magnetic resonance imaging，CMR）平扫或增强是另外一项正在观察研究中的诊断手段，已被证实对心肌梗死有较高的阳性预测价值和特异性[25]。可以获得与心脏周期同步的影像学信息，可以同时评估冠脉及室壁运动异常情况。与 CT 一样，临床上 MRI 是否可以常规用于 ACS 患者仍需研究和观察。

治疗

ACS 患者治疗的主要原则着眼于改善心肌的氧供。包括以下四个方面：抗缺血治疗、抗血小板治疗、抗凝治疗及再灌注治疗。抗缺血治疗包括氧疗、硝酸酯类及 β 受体阻断剂，通过增加心肌供氧量或降低心肌耗氧量重建心肌氧耗的供需平衡。抗血小板药物，如阿司匹林，通过抑制血小板激活、聚集防止血栓进一步形成。抗凝治疗如肝素通过抑制凝血级联反应或直接抑制凝血酶活性阻止血凝块形成。溶栓或 PCI 使缺血心肌得到再灌注，但某些患者溶栓或 PCI 失败需要冠状动脉旁路移植术（coronary artery bypass grafting，CABG）进行血运重建，或者合并心源性休克的患者，需要机械支持如主动脉内球囊反搏或左室辅助装置（详见第 21 章"左心室辅助装置"）。

抗缺血治疗

氧疗作为 ACS 的标准治疗措施之一已经有一个世纪的历史了，但是关于氧疗有效性的数据有限，结论不确定，甚至近期的研究表明对于血氧饱和度正常的 ACS 患者氧疗可能有害[26-27]。最近的 ACC/AHA 指南强烈建议所有合并低氧血症及呼吸困难的 ACS 患者给予氧疗[28]。既往有 COPD 者氧疗需谨慎。

硝酸酯类和氧疗一样，在 ACS 治疗中非常常见，尽管关于其有效性的数据也十分有限。最佳效果是

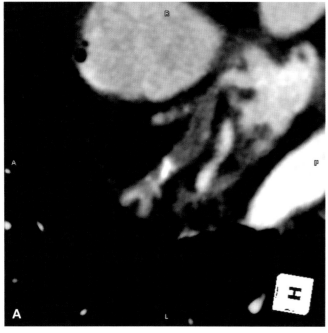

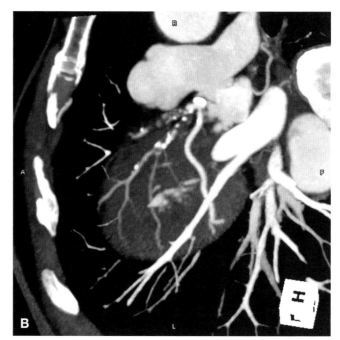

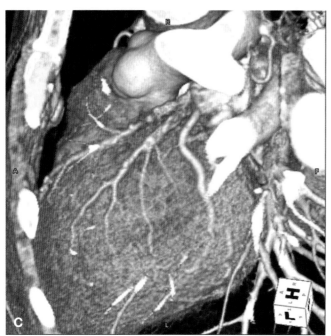

图 16-7 A. 前降支（left anterior descending，LAD）近端严重病变的三维容积成像；B. 同一心脏最大强度投影（15 mm 厚）显示 LAD 近端弥漫及对角支狭窄；C. 聚焦于 LAD 近端病变的多维重建显示闭塞的管腔段伴原位血栓形成

一篇 meta 分析发现的，该研究纳入 80000 例患者，结果发现预防一例额外死亡需要 300 名患者接受硝酸酯类药物治疗[29]。硝酸酯类扩张动脉和静脉，降低心脏前后负荷，进而降低心肌耗氧量，同时它还扩张冠脉，增加心肌供氧量。最初硝酸酯类可以舌下给药，每次 0.4 mg，5 min 一次，总计 3 次，如果心绞痛症状仍持续存在，需开始静脉给药，通常起始量 20 ug/min，每 3~4 min 上调剂量，直至症状缓解或出现低血压[28]。

硝酸酯类禁用于严重缓慢性心律失常、严重快速性心律失常及低血压（收缩压低于 90 mmHg 或较基础血压下降 30 mmHg）患者[28]。其他禁忌证包括疑诊右室心肌梗死以及需要足够的前负荷维持血压的患者。下壁心肌梗死患者均应考虑是否存在右室心肌梗死。支持右室心肌梗死的 ECG 表现包括 III ST 段抬高幅度大于 II 以及 V_1 或 V_4R 导联 ST 段抬高（实例见图 16-8）。既往 24 小时内服用过磷酸二酯酶抑制剂的患者也不能应用硝酸酯类药物[28]。经皮给药非

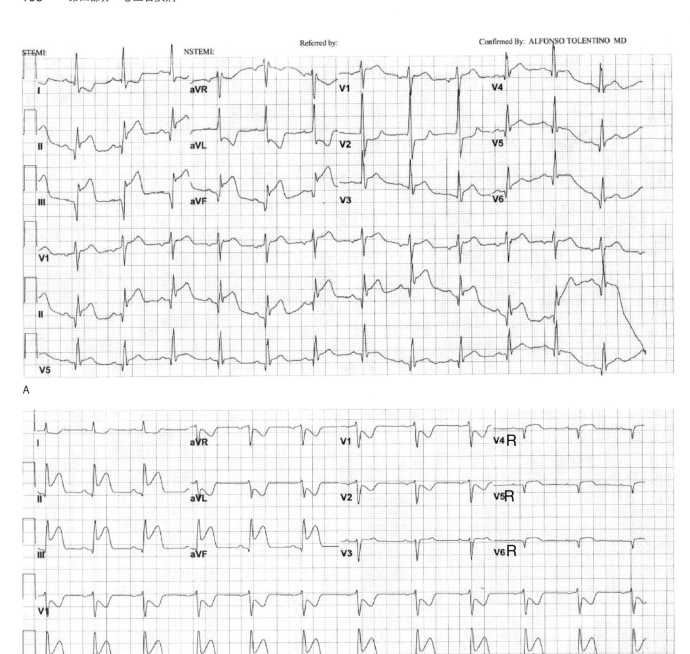

图 16-8 A.急性下壁心肌梗死，Ⅱ、Ⅲ、aVF 导联 ST 段抬高，如果Ⅲ导联 ST 段抬高大于Ⅱ导联提示右室心肌梗死；B：下壁心肌梗死时右胸导联 V₄R、V₅R、V₆R ST 段抬高提示右冠病变，造成右室梗死。(Used with permission from Alfonso O. Tolentino MD.)

常常见，但由于这种给药方式非常被动，导致其在 ACS 患者中的应用有限。急诊科或 ICU 的 ACS 患者应采用舌下或静脉给药，并且需要密切监护。

鉴于早期研究表明发病初期静脉应用 β 受体阻断剂可以降低 ACS 患者死亡率，多年以来 β 受体阻断剂通过减少心脏工作量进而降低心肌耗氧量一直用于 ACS 的治疗[30]。然而近期更多的研究表明早期应用 β 受体阻断剂可以增加死亡率。最引人注目的结果来自 COMMIT 研究，心肌梗死患者静脉应用 β 受体阻断剂心源性休克风险增加[31]。基于此及其他类似研究，目前指南限制 β 受体阻断剂用药方式为口服，对于没有慢性心力衰竭、支气管痉挛、可卡因吸毒史、低心输出量、心脏传导阻滞以及心源性休克风险等禁忌证的年轻患者，24 小时之内开始用药[28]。另外一篇近期的综述表明目前并没有证据支持静脉用药优于口服给药[32]。

吗啡经常用于应用硝酸酯类药物后仍然有心绞痛患者的止痛治疗。吗啡可以抑制儿茶酚胺增多，导致血压下降、心率减慢，进而心脏氧供减少[28]。据推测，吗啡还可以预防斑块破裂[28]，然而患者是否可以从中获益尚未被研究证实。事实上，一项观察性研究表明 ACS 患者接受吗啡治疗死亡风险显著增加，尤其是存在持续缺血症状的患者[33]。尽管有这种担心，但 ACC/AHA 仍然建议在其他抗缺血措施十分充分的情况下仍胸痛可应用吗啡。

抗血小板治疗

阿司匹林是不可逆性 COX-1 抑制剂，通过抑制花生四烯酸来抑制血小板激活和聚集。这可以阻止 ACS 患者血凝块的进一步形成，ISIS-2 研究证实 162 mg 阿司匹林可以降低死亡率[34]。阿司匹林的有效性进一步被两项 meta 分析证实[35-36]。嚼服比口服更快抑制血小板聚集[37-38]。目前推荐发病后尽快给予阿司匹林 162 ~ 325 mg，尽可能在院前或到达医院即刻给予[28]。对阿司匹林过敏或者有活动性出血及出血风险的患者禁用阿司匹林[28]。

氯吡格雷是噻吩并吡啶类腺苷二磷酸（ADP）受体拮抗剂，也可以不可逆性抑制血小板。研究证实对不能服用阿司匹林的 ACS 患者同样有效，对这部分患者可以替代阿司匹林[39]。对这部分患者，有些研究主张给予负荷量氯吡格雷 600 mg，而非氯吡格雷 300 mg 联合阿司匹林[40]。CRUSADE 及 CURE 研究证实氯吡格雷与阿司匹林双重抗血小板治疗可以中等程度改善生存率，而出血风险仅轻度增加[41-42]。其他研究也证实双重抗血小板治疗适用于年龄小于 75 岁接受溶栓治疗或没有计划行血运重建治疗的 STEMI 患者[43-44]。基于上述研究结果，在未来 48 小时以内没有计划行 PCI 治疗的 ACS 患者应在住院早期服用阿司匹林的同时给予氯吡格雷 300 mg 或替格瑞洛 180 mg[28]。

对于 STEMI 或计划早期 PCI 治疗的患者，噻吩并吡啶类有效性的数据并不十分充分但逐渐增多。对于这部分患者，早期研究认为氯吡格雷可以替代阿司匹林，但双重抗血小板仍存在争议。支持此种治疗策略的早期研究发现有益处但亚组分析却发现存在缺陷[45]。在 PCI 中的治疗更加复杂，因为 CURE 及 CRUSADE 研究发现接受双重抗血小板治疗的 CABG 患者应用氯吡格雷 5 天以上出血的风险增加[41-42]。然而这些研究都没有发现患者死亡率增加。因为绝大多数患者不会在 PCI 治疗后的 5 天之内行 CABG，推荐对于所有行 PCI 治疗的 STEMI 或 ACS 患者给予 600mg 氯吡格雷或 180mg 替格瑞洛[28,46]。

尽管目前 STEMI 指南仍然推荐普拉格雷 60mg，但近期一项大型研究对其在 NSTEMI 患者 PCI 前用药的有效性提出质疑[70]。与氯吡格雷相比，应用普拉格雷有一些注意事项：CABG 前至少停用普拉格雷 7 天；不能用于既往卒中或短暂性脑缺血病史的患者[46]。

抗血小板药物的最后一类，Ⅱb/Ⅲa 受体拮抗剂（glycoprotein Ⅱb/Ⅲa inhibitors，GPI），抑制纤维蛋白原结合进而抑制血小板激活和聚集。有两种类型：大分子类型（如阿昔单抗）以及小分子类型（如依替巴肽和替罗非班）。数据最多的是阿昔单抗，已被证实对行 PCI 治疗的 STEMI 患者有益[47-48]。小分子 GPI（依替巴肽和替罗非班）也有类似的证据[49-50]。小分子 GPI 也推荐用于 NSTEACS 患者早期介入治疗的用药[28]。有研究表明对于没有 PCI 计划，仅仅药物保守治疗的患者，GPI 没有获益反而增加并发症风险[51]。目前仅推荐 GPI 用于导管介入治疗过程中，作为双重或三重抗血小板治疗的一部分[46]，之后在 ICU 维持用药至发病后 24 小时。

抗凝治疗

常用的抗凝药物包括普通肝素（UFH）、低分子肝素（LMWH）以及磺达肝癸钠，通过增强抗凝血酶Ⅲ的活性抑制凝血酶及凝血因子 Xa 的激活，进而抑制凝血过程。UFH 是人体内天然存在的物质，分子量大小不等。分子量与抗凝活性有关，大分子肝素同时抑制凝血酶及 Xa，而小分子肝素仅仅抑制 Xa 的活性。LMWH 如依诺肝素、达肝素是从肝素中提取短链小分子制备而成，因此它对 Xa 的抑制程度明显强于凝血酶。磺达肝癸钠是一种短链、人工合成、分子量类似肝素、功能类似 LMWH 但仅仅抑制 Xa 的一种抗凝药物。

由于抗凝作用集中于 Xa，上述三种药物（依诺肝素、达肝素、磺达肝癸钠）可以皮下给药而不需要任何监测，而 UFH，需要持续静脉注射以及监测凝血酶原时间（PTT）。LMWH及磺达肝癸钠不影响凝血酶，不会导致PTT改变。而且LMWH很少引起肝素诱发血小板减少（heparin induced thrombocytopenia，HIT），磺达肝癸钠基本不会导致HIT。因此两者都可以用于抗凝时间较长的患者，但有HIT病史仍优先考虑磺达肝癸钠。

关于这些药物在ACS中的应用，研究结果存在争议。UFH联合阿司匹林在许多小型研究中未发现有显著获益，但综合一起分析时显示出一些益处[52]。相反，LMWH联合阿司匹林已被证实有益[53]。LMWH与UFH比较的结果也没有定论，有些研究显示LMWH优于UFH，但另外一些研究并未发现两者之间有区别[54-56]。在保守治疗及早期介入治疗人群中均进行过类似的研究[57]。值得注意的是，一些研究表明LMWH出血风险显著增加，但是有些研究认为这是两种药物轮换使用的结果[58]。ACS患者住院期间合理方案是使用同一种抗凝药物，除非出现禁忌证，如HIT。

相反，磺达肝癸钠出血风险低于LMWH、UFH，但在ACS-NSTEMI患者中效果与两者等同，甚至一项大型注册研究表明略优于LMWH、UFH[59-60]。基于这些研究结果，目前磺达肝癸钠是ACS患者一线的治疗选择，但不推荐作为STEMI患者的唯一抗凝治疗药物[28,46]。

然而基本原则是这些药物对于NSTEMI效果等同，当地文化而非实验数据对于药物选择影响更大。LMWH出血风险略高。LMWH及磺达肝癸钠对于抗凝时间超过48小时的患者更有益处，因为UFH应用超过2天以上HIT风险增加。UFH更适用于STEMI及计划24小时内行CABG的患者（因为UFH代谢清除很快）[46]。

比伐卢定是一种新的抗凝药物，直接抑制凝血酶活性，对Xa活性无影响，来源于水蛭素（由水蛭产生的天然抗凝物质）。它起效很快，停药后作用很快消失。比伐卢定不会引起HIT，在所有抗凝药物中出血风险最小，但在ACS中应用的研究有限。一项大型研究证实可使PCI患者获益，但需要与其他药物联合应用[61]。目前比伐卢定推荐用于行PCI治疗的STEMI及ACS患者的辅助治疗，但最好与心脏医师进行沟通[46]。

再灌注治疗

ACS患者是否需要行再灌注治疗最初取决于ECG。STEMI提示管腔完全闭塞需要尽快干预。

STEMI患者再灌注治疗方法的选择主要与当地的资源有关。基本原则是再灌注治疗时间比再灌注治疗方式要重要得多。如果这些措施都可以实施的情况下，PCI优于静脉溶栓[62-63]。然而对于2小时之内不能行PCI治疗的患者，两者无差别。因此除非PCI可以在首次接触医疗系统120分钟之内完成，否则不应为了PCI而延迟溶栓的时间[46]。

与PCI相比，溶栓更容易实施，而且已被证实如果实施迅速及时，可以改善STEMI患者预后。然而，随着时间延迟治疗效果变差。因此对于所有发病12小时之内的STEMI患者，要求门-针时间（到达急诊至静脉开始输注溶栓药物的时间）短于30分钟[64]。目前应用的溶栓药物有阿替普酶、瑞替普酶和替奈普酶，这些均是组织型纤溶酶原激活剂。尽管用药剂量有很多差别，但再通率及并发症发生率相似，而且大多数医疗机构仅有三种药物中的一种。老的溶栓药物-链激酶因为其副作用已不经常使用。溶栓禁忌证见表16-5[46]。

如能迅速实施，直接PCI是STEMI可以选择的治疗方法。既往STEMI患者行直接PCI治疗要求进门-球囊扩张时间（到达急诊至球囊扩张的时间）低于90分钟，这项指标在新指南中被其他指标替代。新指南推荐医疗系统的理念，从首次接触医疗系统开始，以便最大程度缩短包括诊断STEMI、启动心

● 表16-5　溶栓禁忌证

绝对禁忌证	
既往脑出血	3个月内有明显头外伤
已知有脑血管结构异常	疑诊主动脉夹层
既往脑部恶性肿瘤	活动性出血
3个月内缺血性脑卒中	
相对禁忌证	
慢性严重高血压	3个月之前的缺血性脑卒中
未控制高血压（SBP>180，DBP>110）	痴呆
CPR>10 min	其他颅内病变
2~4周内的内脏出血	活动性消化性溃疡
非压迫部位的血管穿刺	目前使用抗凝药物
妊娠	

数据来源于O'Gara PT, Kushner FG, Ascheim DD等人。2013 ACCF/AHA guideline for the management of ST-elevation myocardial infarction: a report of the American College of Cardiology Foundation/American Heart Association Task Force on Practice Guidelines, Circulation. 2013 Jan 29; 127(4):e362–e425

内科团队、转运至导管室等整体时间，以达到首次接触医疗系统 - 球囊扩张时间小于 120 分钟。如果 STEMI 患者就诊于不能行 PCI 的医院，如果评估首次接触医疗系统到转诊至可行 PCI 医院直至球囊扩张的总时间小于 120 分钟，那么可以考虑转诊[46]。

对于 STEMI 患者还有另外三种类型的 PCI。如果 STEMI 患者溶栓治疗效果不满意，包括 90 分钟之内 ST 段回落低于 50%、持续不稳定的心律失常、缺血症状持续存在或者出现心源性休克，应行补救性 PCI。易化 PCI 是拟行 PCI 的患者由于不能在 120 分钟之内行 PCI 治疗而先给予非足剂量溶栓药物的一种治疗策略。随访 PCI 是非常普遍的，如果急诊溶栓及直接 PCI 后认为仍然存在冠脉狭窄并且可用介入手段解决，可考虑再次 PCI[46]。

值得注意的是，作为医疗体系中的一部分，随着再灌注治疗速度的提高，院内治疗延迟时间正逐渐递减。一项纳入 96 738 患者的大型回顾性研究表尽管进门 - 球囊扩张时间从 88 分钟缩短至 68 分钟，但死亡率并无变化。此项研究提示我们要降低 STEMI 患者的死亡率，需要在其他方面做进一步努力，包括提高患者对症状的认知、加快 911 的转运速度以及改善出院后护理等[65]。

NSTEACS 患者冠脉管腔部分闭塞，早期介入治疗是否获益尚不明朗。通常这部分患者经过危险分层（如平板运动试验）后给予药物保守治疗而非再灌注治疗。作为住院治疗的一部分，有些患者会行诊断性 PCI，尤其是考虑到病变可能需要支架治疗时这部分患者溶栓治疗证实无益反而有害[66]。在一篇系统回顾及一篇 meta 分析中发现 NSTEACS 在 48 小时之内行 PCI 可能有益处，尤其是反复发生事件的高危人群[67-68]。另外一项 meta 分析发现早期 PCI 对心肌损伤标志物阳性的患者有益，但对标志物阴性者没有益处，对标志物阴性的女性患者有害。不管最初选择何种治疗策略，对于有上述高危特征以及难治或反复缺血的患者，如果没有并存严重疾病，应接受早期 PCI 及双重抗血小板治疗[28]。

潜在并发症

ACS 的并发症不仅仅局限于心血管系统，但本章节仅仅讨论那些重要而且与心血管系统直接相关的并发症，其他会在本书其他章节讨论。

各种类型的心律失常均有可能遇到，包括那些对预后几乎无影响的传导紊乱如窦性心动过缓、Ⅰ度房室传导阻滞、Ⅱ度Ⅰ型房室传导阻滞、房性期前收缩、室性期前收缩，以及那些影响预后的心律失常例如持续窦性心动过缓、室上性心动过速、房颤、房扑、左右束支传导阻滞。急性心肌梗死早期发生的室性心动过速以及室颤对预后没有不良影响。相反在疾病后期发生的室颤及室速多与透壁性心肌梗死以及严重心脏功能不全有关，因此与预后不良相关。

之前提到过，BNP 作为一种心脏标志物用于 ACS 的危险分层[28]。合并心力衰竭患者预后较差。合并心力衰竭患者心功能分级采用 Killip 分级（表 16-6），分级越高预后越差。例如合并心源性休克者分级为 Killip Ⅳ 级，死亡率高达 80%，而没有心力衰竭者（Killip Ⅰ 级）死亡率仅有 5%。

心肌梗死特有的致命并发症是心室壁游离壁破裂，进而导致心包压塞和死亡。室间隔穿孔也会发生，但患者预后与穿孔大小以及造成分流的严重程度有关。急性瓣膜功能不全由乳头肌断裂所致，需要外科修补。

急性升主动脉夹层，可以造成急性心肌梗死，情况罕见，但死亡率较高。如果漏诊，50% 的患者在 48 小时之内死亡。多数夹层累及右冠状动脉，由于夹层累及冠脉或血液外渗至心包腔及血管周围组织引起冠脉闭塞。

其他并发症包括心包炎伴或不伴心包积液，心室血栓形成伴有血栓栓塞，梗死后心绞痛及梗死延展等也会发生。

患者的合理安排

对 ACS 患者进行合理安排是比较困难的，诊断明确者相对容易。行 PCI 及溶栓治疗或者有持续心脏缺血证据的患者应住进 CCU。然而大多数 ACS 患

表 16-6 Killip 临床分级

分级	死亡率（%）
Ⅰ级：无充血性心力衰竭	5
Ⅱ级：轻度 CHF（双侧湿罗音及 S3）	15~20
Ⅲ级：急性肺水肿	40
Ⅳ级：心源性休克	80

已获得Tintinalli JE, Kelen GD, Stapcyzynski JS的许可。Emergency Medicine: A Comprehensive Study Guide, 7th edition. New York: McGraw-Hill Inc; 2011

者症状不典型，ECG 及化验室检查也缺乏相应证据。对这部分患者进行合理安排面临着挑战，主要与当地资源有关。有些急诊科在复查 ECG 及心肌标志物之后可以进行运动试验，避免不必要的住院。其他急诊科有胸痛中心，有标准化监测和治疗路径，复查相关检查之后，依据可获得的医疗资源，患者在胸痛中心完善运动试验、CT 血管造影或导管检查来进行危险分层。

在急诊科、胸痛中心或住院之后，疑诊 ACS 患者应给予心电监测[28]。考虑到可疑 ACS 患者的数量与监测床位相对缺乏，一些学者试图就是否需要监测制订相关决策规则。尽管结果未写进指南，但确实取得一些令人瞩目的结果。一项研究评估 Goldman 评分，该评分用于评估围术期心脏风险，结果发现它可以预测哪些患者可以安全收到没有监测的住院床位[69]。

无论 ACS 患者最终如何安排，每位患者都要评估心脏风险。可以通过运动或药物负荷运动试验、放射性同位素扫描、CT 血管造影以及心脏 MRI 进行评估[71]。近期一项研究及相应的述评表明结构和功能评估并无差异[72-73]。上述检查应在急诊或住院期间完成，低危患者可以在门诊完善，但应保证在离院后 72 小时之内完成[28]。

（杜兰芳　译）

参考文献

1. Roger VL. Epidemiology of myocardial infarction. *Med Clin North Am*. 2007; 91(4):537–552. ix

2. Mozaffarian D, Benjamin EJ, Go AS, et al. Executive Summary: Heart Disease and Stroke Statistics—*2015 Update*. *Circulation*. 2015; 131(4):434–441.

3. Rogers WJ, Frederick PD, Stoehr E, et al. Trends in presenting characteristics and hospital mortality among patients with ST elevation and non-ST elevation myocardial infarction in the National Registry of Myocardial Infarction from 1990 to 2006. *Am Heart J*. 2008; 156(6):1026–1034.

4. Giugliano RP, Braunwald E. The year in non-ST segment elevation acute coronary syndrome. *J Am Coll Cardiol*. 2008; 52(13):1095–1103.

5. Tricoci P, Peterson ED, Roe MT; CRUSADE Quality Improvement Initiative. Patterns of guideline adherence and care delivery for patients with unstable angina and non-ST-segment elevation myocardial infarction (from the CRUSADE Quality Improvement Initiative). *Am J Cardiol*. 2006; 98(12A):30Q–35Q.

6. Roe MT, Halabi AR, Mehta RH, et al. Documented traditional cardiovascular risk factors and mortality in non-ST-segment elevation myocardial infarction. *Am Heart J*. 2007; 153(4):507–514.

7. Fox KA, Goodman SG, Klein W, et al. Management of acute coronary syndromes. Variations in practice and outcome; findings from the Global Registry of Acute Coronary Events (GRACE). *Eur Heart J*. 2002; 23(15):1177–1189.

8. Yeghiazarians Y, Braunstein JB, Askari A, Stone PH. Unstable angina pectoris. *N Engl J Med*. 2000; 342(2):101–114.

9. Jayes RL Jr, Beshansky JR, D'Agostino RB, Selker HP. Do patients' coronary risk factor reports predict acute cardiac ischemia in the emergency department? A multicenter study. *J Clin Epidemiol*. 1992; 45(6):621–626.

10. Pollack CV Jr, Sites FD, Shofer FS, Sease KL, Hollander JE. Application of the TIMI risk score for unstable angina and non-ST elevation acute coronary syndrome to an unselected emergency department chest pain population. *Acad Emerg Med*. 2006; 13(1):13–18.

11. Lee TH, Cook EF, Weisberg M, Sargent RK, Wilson C, Goldman L. Acute chest pain in the emergency room: identification and examination of low-risk patients. *Arch Intern Med*. 1985; 145(1):65–69.

12. Selker HP, Zalenski RJ, Antman EM, et al. An evaluation of technologies for identifying acute cardiac ischemia in the emergency department: a report from a National Heart Attack Alert Program Working Group. *Ann Emerg Med*. 1997; 29(1):13–87.

13. Lau J, Ioannidis JP, Balk E, et al. Evaluation of technologies for identifying acute cardiac ischemia in emergency departments. *Evid Rep Technol Assess (Summ)*. 2000; (26):1–4.

14. Wagner GS, Macfarlene P, Wellens H, et al. AHA/ACCF/HRS recommendations for the standardization and interpretation of the electrocardiogram: part VI: acute ischemia/infarction: a scientific statement from the American Heart Association Electrocardiography and Arrhythmias Committee, Council on Clinical Cardiology; the American College of Cardiology Foundation; and the Heart Rhythm Society: endorsed by the International Society for Computerized Electrocardiology. *Circulation*. 2009; 119(10):e262–e270.

15. Forberg JL, Green M, Björk J, et al. In search of the best method to predict acute coronary syndrome using only the electrocardiogram from the emergency department. *J Electrocardiol*. 2009;42(1):58–63.

16. Slater DK, Hlatky MA, Mark DB, Harrell FE Jr, Pryor DB, Califf RM. Outcomes in suspected acute myocardial infarction with normal or minimally abnormal admission electrocardiographic findings. *Am J Cardiol*. 1987; 60(10):766–770.

17. Tabas JA, Rodriguez RM, Seligman HK, Goldschlager NF. Electrocardiographic criteria for detecting acute myocardial infarction in patients with left bundle branch block: a meta-analysis. *Ann Emerg Med*. 2008; 52(4):329–336. e1.

18. Sgarbossa EB, Pinski SL, Barbagelata A, et al. Electrocardiographic diagnosis of evolving acute myocardial infarction in the presence of left bundle-branch block. GUSTO-1 (Global Utilization of Streptokinase and Tissue Plasminogen Activator for Occluded Coronary Arteries) Investigators. *N Engl J Med*. 1996; 334(8):481–487.

19. Zhelev Z, Hyde C, Youngman E, et al. Diagnostic accuracy of single baseline measurement of Elecsys Troponin T high-sensitive assay for diagnosis of acute myocardial infarction in emergency department: systematic review and meta-analysis. *BMJ*. 2015; 350:h15.

20. Heidenreich PA, Alloggiamento T, Melsop K, McDonald KM, Go AS, Hlatky MA. The prognostic value of troponin in patients with non-ST elevation acute coronary syndromes: a meta-analysis. *J Am Coll Cardiol*. 2001; 38(2):478–485.

21. Ilva TJ, Eskola MJ, Nikus KC, et al. The etiology and prognostic significance of cardiac troponin I elevation in unselected emergency department patients. *J Emerg Med*. 2010; 38(1):1–5.

22. Reichlin T, Cullen L, Parsonage WA, et al. Two-hour algorithm for triage toward rule-out and rule-in of acute myocardial infarction using high-sensitivity cardiac troponin T. *Am J Med*. 2015; 128(4):369–79. e4.

23. Budoff MJ, Achenbach S, Blumenthal RS, et al. Assessment of coronary artery disease by cardiac computed tomography: a scientific statement from the American Heart Association Committee on Cardiovascular Imaging and Intervention, Council on Cardiovascular Radiology and Intervention, and Committee on Cardiac Imaging, Council on Clinical Cardiology. *Circulation*. 2006; 114(16):1761–

1791.

24. Silber S, Richartz BM. Impact of both cardiac-CT and cardiac-MR on the assessment of coronary risk. *Z Kardiol*. 2005; 94(Suppl 4):IV/70–IV/80.

25. Cury RC, Shash K, Nagurney JT, et al. Cardiac magnetic resonance with T2-weighted imaging improves detection of patients with acute coronary syndrome in the emergency department. *Circulation*. 2008; 118(8):837–844.

26. Weijesinghe M, Perrin K, Ranchord A, et al. Routine use of oxygen in the treatment of myocardial infarction: systematic review. *Heart*. 2009; 95(3):198–202.

27. Stub D, Smith K, Bernard S, et al. Air Versus Oxygen in ST-Segment–Elevation Myocardial Infarction. *Circulation*. 2015; 131(24):2143–2150.

28. Amsterdam EA, Wenger NK, Brindis RG, et al. 2014 AHA/ACC guideline for the management of patients with non ST-elevation acute coronary syndrome: a report of the American College of Cardiology/American Heart Association Task Force on Practice Guidelines. *Circulation*. 2014; 130:e344–e426.

29. ISIS-4: a randomised factorial trial assessing early oral captopril, oral mononitrate, and intravenous magnesium sulphate in 58,050 patients with suspected acute myocardial infarction. ISIS-4 (Fourth International Study of Infarct Survival) Collaborative Group. *Lancet*. 1995; 345 (8951):669–685.

30. Randomised trial of intravenous atenolol among 16 027 cases of suspected acute myocardial infarction: ISIS-1. First International Study of Infarct Survival Collaborative Group. *Lancet*. 1986; 2(8498):57–66.

31. Chen ZM, Pan HC, Chen YP, et al. Early intravenous then oral metoprolol in 45,852 patients with acute myocardial infarction: randomised placebo-controlled trial. *Lancet*. 2005; 366(9497):1622–1632.

32. Mattu A, Bond MC, Brady WJ. The cardiac literature 2007. *Am J Emerg Med*. 2008; 26(7):817–833.

33. Meine TJ, Roe MT, Chen AY, et al. Association of intravenous morphine use and outcomes in acute coronary syndromes: results from the CRUSADE Quality Improvement Initiative. *Am Heart J*. 2005; 149(6):1043–1049.

34. Randomised trial of intravenous streptokinase, oral aspirin, both, or neither among 17,187 cases of suspected acute myocardial infarction: ISIS2. ISIS-2 (Second International Study of Infarct Survival) Collaborative Group. *Lancet*. 1988; 2(8607):349–360.

35. Roux S, Christeller S, Lüdin E. Effects of aspirin on coronary reocclusion and recurrent ischemia after thrombolysis: A meta-analysis. *J Am Coll Cardiol*. 1992; 19(3):671–677.

36. Antithrombotic Trialists' Collaboration. Collaborative meta-analysis of randomised trials of anti-platelet for prevention of death, myocardial infarction, and stroke in high risk patients. *BMJ*. 2002; 324(7329):71–86.

37. Barbash IM, Freimark D, Gottlieb S, et al. Outcome of myocardial infarction in patients treated with aspirin is enhanced by pre-hospital administration. *Cardiology*. 2002; 98(3):141–147.

38. Schwertner HA, McGlasson D, Christopher M, Bush AC. Effects of different aspirin formulations on platelet aggregation times and on plasma salicylate concentrations. *Thromb Res*. 2006; 118(4):529–534.

39. CAPRIE Steering Committee. A randomised, blinded, trial of clopidogrel versus aspirin in patients at risk of ischaemic events (CAPRIE). CAPRIE Steering Committee. *Lancet*. 1996; 348(9038):1329–1339.

40. Harrington RA, Becker RC, Ezekowitz M, et al. Antithrombotic therapy for coronary artery disease: the Seventh ACCP Conference on Antithrombotic and Thrombolytic Therapy. *Chest*. 2004; 126(3 Suppl):513S–548S.

41. Yusuf S, Zhao F, Mehta SR, et al. Effects of clopidogrel in addition to aspirin in patients with acute coronary syndromes without ST-segment elevation. *N Engl J Med*. 2001; 345(7):494–502.

42. Alexander D, Ou FS, Roe MT, et al. Use of and inhospital outcomes after early clopidogrel therapy in patients not undergoing an early inva-sive strategy for treatment of non–ST-segment elevation myocardial infarction: results from Can Rapid risk stratification of Unstable angina patients Suppress ADverse outcomes with Early implementation of the American College of Cardiology/American Heart Association guidelines (CRUSADE). *Am Heart J*. 2008; 156(3):606–612.

43. Chen ZM, Jiang LX, Chen YP, et al. Addition of clopidogrel to aspirin in 45,852 patients with acute myocardial infarction: randomized placebo-controlled trial. *Lancet*. 2005; 366(9497):1607–1621.

44. Sabatine MS, Cannon CP, Gibson CM, et al. Addition of clopidogrel to aspirin and fibrinolytic therapy for myocardial infarction with ST-segment elevation. *N Engl J Med*. 2005; 352(12):1179–1189.

45. Mehta SR, Yusuf S, Peters RJ, et al. Effects of pretreatment with clopidogrel and aspirin followed by long-term therapy in patients undergoing percutaneous coronary intervention: the PCI-CURE study. *Lancet*. 2001; 358(9281):527–533.

46. O'Gara PT, Kushner FG, Ascheim DD, et al. 2013 ACCF/AHA guideline for the management ST-elevation myocardial infarction; a report of the American College of Cardiology Foundation/American Heart Association Task Force on Practice Guidelines. *Circulation*. 2013; 127(4):e362–e425.

47. Kastrati A, Mehilli J, Neumann FJ, et al. Abciximab in patients with acute coronary syndromes undergoing percutaneous coronary intervention after clopidogrel pretreatment: the ISAR-REACT 2 randomized trial. *JAMA*. 2006; 295(13):1531–1538.

48. Antman EM, Giugliano RP, Gibson CM, et al. Abciximab facilitates the rate and extent of thrombolysis: results of the thrombolysis in myocardial infarction (TIMI) 14 trial. The TIMI 14 Investigators. *Circulation*. 1999; 99(21):2720–2732.

49. Gurm H, Tamhane U, Meier P, et al. A comparison of Abciximab and small molecule glycoprotein IIb/IIIa inhibitors in patients undergoing primary percutaneous coronary intervention: a meta-analysis of contemporary randomized controlled trials. *Circ Cardiovasc Intervent*. 2009; 2(3):230–236.

50. Inhibition of platelet glycoprotein IIb/IIIa with eptifibatide in patients with acute coronary syndrome. The PURSUIT Trial Investigators. Platelet Glycoprotein IIb/IIIa in Unstable Angina: Receptor Suppression Using Integrilin Therapy. *N Engl J Med*. 1998; 339(7):436–443.

51. Simoons ML; GUSTO IV-ACS Investigators. Effect of glycoprotein IIb/IIIa receptor blocker abciximab on outcome in patients with acute coronary syndromes without early coronary revascularization: the GUSTO IV-ACS randomised trial. *Lancet*. 2001; 357(9272):1915–1924.

52. Oler A, Whooley MA, Oler J, Grady D Adding heparin to aspirin reduces the incidence of myocardial infarction and death in patients with unstable angina. A meta-analysis. *JAMA*. 1996; 276(10):811–815.

53. Low-molecular-weight heparin during instability in coronary artery disease, Fragmin during Instability in Coronary Artery Disease (FRISC) study group. *Lancet*. 1996; 347(9001):561–568.

54. Klein W, Buchwald A, Hillis SE, et al. Comparison of low-molecular-weight heparin with unfractionated heparin acutely and with placebo for 6 weeks in the management of unstable coronary artery disease. Fragmin in unstable coronary artery disease study (FRIC). *Circulation*. 1997; 96(1):61–68.

55. Antman EM, McCabe CH, Gurfinkel EP, et al. Enoxaparin prevents death and cardiac ischemic events in unstable angina/non-Q-wave myocardial infarction. Results of the thrombolysis in myocardial infarction (TIMI) 11B trial. *Circulation*. 1999; 100(15):1593–1601.

56. Blazing MA, de Lemos JA, White HD, et al. Safety and efficacy of enoxaparin vs unfractionated heparin in patients with non-ST-segment elevation acute coronary syndromes who receive tirofiban and aspirin: a randomized controlled trial. *JAMA*. 2004; 292(1):55–64.

57. Ferguson JJ, Califf RM, Antman EM, et al. Enoxaparin vs unfractionated heparin in high-risk patients with non-ST-segment elevation acute coronary syndromes managed with an intended early invasive strategy: primary results of the SYNERGY randomized trial. *JAMA*. 2004;

292(1):45–54.

58. Mahaffey KW, Ferguson JJ. Exploring the role of enoxaparin in the management of high-risk patients with non-ST-elevation acute coronary syndromes: the SYNERGY trial. *Am Heart J.* 2005; 149(4 Suppl):S81–S90.

59. Fifth Organization to Assess Strategies in Acute Ischemic Syndromes Investigators1, Yusuf S, Mehta SR, et al. Comparison of fondaparinux and enoxaparin in acute coronary syndromes. *N Engl J Med.* 2006; 354(14):1464–1476.

60. Szummer K, Oldgren J, Lindhagen L, et al. Association between the use of fondaparinux vs low-molecular-weight heparin and clinical outcomes in patients with non–ST-segment elevation myocardial infarction. *JAMA.* 2015; 313(7):707–716.

61. Stone GW, Ware JH, Bertrand ME, et al. Antithrombotic strategies in patients with acute coronary syndromes undergoing early invasive management: one-year results from the ACUITY trial. *JAMA.* 2007; 298(21):2497–2506.

62. Keeley EC, Boura JA, Grines CL. Primary angioplasty versus intravenous thrombolytic therapy for acute myocardial infarction: a quantitative review of 23 randomized trials. *Lancet.* 2003; 361(9351):13–20.

63. Busk M, Maeng M, Rasmussen K, et al. The Danish multicentre randomized study of fibrinolytic therapy vs. primary angioplasty in acute myocardial infarction (the DANAMI-2 trial): outcome after 3 years follow-up. *Eur Heart J.* 2008; 29(10):1259–1266.

64. Krumholz HM, Anderson JL, Brooks NH, et al. ACC/AHA clinical performance measures for adults with ST-elevation and non–ST-elevation myocardial infarction: a report of the American College of Cardiology/American Heart Association Task Force on Performance Measures American College of Cardiology/American Heart Association *J Am Coll Cardiol.* 2006; 47(1):236–265.

65. Menees DS, Peterson ED, Wang Y, et al. Door-to-balloon time and mortality among patients undergoing primary PCI. *N Engl J Med.* 2013; 369(10):901–999.

66. Indications for fibrinolytic therapy in suspected acute myocardial infarction: collaborative overview of early mortality and major morbidity results from all randomised trials of more than 1000 patients. Fibrinolytic Therapy Trialists' (FTT) Collaborative Group. *Lancet.* 1994; 343 (8893):311–322.

67. Bavry AA, Kumbhani DJ, Rassi AN, Bhatt DL, Askari AT Benefit of early invasive therapy in acute coronary syndromes: a meta-analysis of contemporary randomized clinical trials. *J Am Coll Cardiol.* 2006; 48(7):1319–1325.

68. Hoenig MR, Aroney CN, Scott IA. Early invasive versus conservative strategies for unstable angina and non-ST elevation myocardial infarction in the stent era. *Cochrane Database of Syst Rev.* 2010;(3):CD004815.

69. Hollander JE, Sites FD, Pollack CV Jr, Shofer FS. Lack of utility of telemetry monitoring for identification of cardiac death and life threatening ventricular dysrhythmias in low-risk patients with chest pain. *Ann Emerg Med.* 2004; 43(1):71–76.

70. Montalescot G, Collett, J-P, Ecollan P, et al. Effect of prasugrel pre-treatment strategy in patients undergoing percutaneous coronary intervention for NSTEMI: the ACCOAST-PCI study. *J Am Coll Cardiol.* 2014; 64(24):2563–2571.

71. Greenwood JP, Maredia N, Younger JF, et al. Cardiovascular magnetic resonance and single-photon emission computed tomography for diagnosis of coronary heart disease (CE-MARC): a prospective trial. *Lancet.* 2012; 379(9814):453–460.

72. Douglas PS, Hoffman U, Patel MR, et al. Outcomes of anatomical versus functional testing for coronary artery disease. *N Engl J Med.* 2015; 372(14):1291–1300.

73. Kramer CM. Cardiovascular imaging and outcomes—PROMISEs to keep. *N Engl J Med.* 2015; 372(14):1366–1367.

第 17 章　高血压危象

Zachary D. Levy • Qiuping Zhou • Todd L. Slesinger

简介

"以我们现有的知识去治疗高血压是一件既困难又让人失望的事情；我们应该知道，即使人们能够控制高血压，但血压升高是一种不应该被随意改变的重要的调节机制。"

——Paul D. White，M.D.，1931，摘自《心脏病学》

急诊中高血压很常见，并且可以遇到多种状况，比如从无症状高血压到急性颅内出血等。选择最佳的诊疗方案是急诊科医师和重症监护医师面临的重要挑战，也是目前争论的焦点。从根本上来说，需要回答以下三个问题：

1. 快速降压有益还是有害？

2. 血压降低的目标是什么？

3. 应该选择何种药物？

高血压的诊断和治疗不应仅仅依靠数字计算。事实上，临床医师应根据一系列的治疗原则，尤其是根据患者有无终末器官损伤来做出临床决策。我们治疗的是患者，而非数字。

流行病学

高血压正在成为日益重要的卫生保健问题，美国每年有超过 5000 万高血压患者需要接受治疗[1]。随着年龄的增长，在 60 ~ 69 岁患者中超过一半的患者出现高血压，而 70 岁以上患病率高达 3/4[1]。就诊于急诊室（ED）的患者中超过 25% 是由于血压升高[2-3]。快速识别并准确治疗高血压，是对于急诊医师或重症监护医师来说至关重要的临床技能。

高血压的诊断

合适的高血压管理，关键是要先取得准确的血压测量。标准状态下，患者应取坐位，双足着地，上臂处于心脏水平，由专业的执业医师通过听诊的方法测量。血压袖带应环绕上臂至少 80%，测量两次取平均值。实际上，在急诊室嘈杂的候诊区或伤检分类区多采用自动血压袖带进行血压测量，在紧急情况下也有一部分患者仍被绑在急救平车上。对这种测量方法应持保留态度，如果对测量结果存在

175

疑问，那么应该亲自测量。

动脉导管经常被推荐用于代替静脉输注抗高血压药物时的非侵入血压监测，但意料之外的是很少有证据支持。最近一项大型队列研究评估需要机械通气的危重患者监测血压时，发现应用动脉导管对于降低住院死亡率并没有太大益处[37]，而且有部分证据显示平均动脉压（MAP）在侵入性和非侵入性测量中结果大致相同[38]。动脉导管可导致感染和血管损伤，放置动脉导管的决策应该同其他侵入性导管如中心静脉导管一样谨慎。

病理生理机制

高血压广义上分为原发性（或特发性）高血压和继发性高血压两种。原发性高血压占大多数，被认为是一种不应该被干预的代偿机制[4]。关于这些机制目前有多种猜想，但通常认为是由于交感神经系统活动和血管重塑增加肾调节导致的。

很多情况都可以导致继发性高血压。年轻人出现高血压或任何人出现急进性高血压需考虑有无肾血管疾病如肾动脉狭窄、肌纤维发育不良等。下肢血压降低或股动脉延迟应怀疑有无主动脉缩窄。无论是医源性或内源性因素造成的糖皮质激素增多，也会导致高血压，可通过一些体征和症状进行诊断，如向心性肥胖、葡萄糖耐受不良和皮肤紫纹等。血压不稳定伴有阵发性头痛、心悸、面色苍白、出汗，是典型的嗜铬细胞瘤表现。

分类

由高血压预防、监测、评估及治疗联合委员会（JNC）于 2013 年发布的第 8 版报告（JNC8）中，取消了高血压的定义和分类，而是建议重点关注以循证医学为基础的治疗（尽管他们仍然认为 JNC7 中将高血压定义为 140/90 是合理的）[1]。随之取消的还有先前一直存在争议的"高血压前期"（120 ~ 139/80 ~ 89）的诊断和将高血压分为 I 级和 II 级的严重程度分类。

目前有很多关于高血压度急性严重程度评估分类方法。通常，临床医师将高血压急症定义为未控制的高血压出现靶器官功能损害表现，主要指肾、脑、心血管系统等，目前这种定义已达成广泛共识。而高血压重症定义比较模糊，事实上与无症状高血压并没有太大不同。既往将高血压重症定义

为急性血压升高而不伴有急性脏器损伤。关于"血压急性升高"的概念最早由 JNC7 定义为血压超过 180/120 mmHg，目前不同人持有不同观点。

鉴别高血压急症与高血压重症 / 无症状高血压很关键，因为它决定了血压降低的不同目标和时间，是否需要静脉或口服用药，以及决定了离开急诊室后的下一安置地点的不同。

高血压重症和无症状高血压

大部分急诊高血压重症（hypertensive urgency）患者之前已经确诊高血压，通常表现出各种疼痛症状[5]。高血压需要治疗的时机以及药物的选择，在不同医师之间存在不同[5]。然而目前普遍认为，当出现靶器官损害表现时，就不能再认为是正常血压了，需要在一段时间内通过口服药物控制血压[33]。

急诊高血压治疗应该首先缓解疼痛和焦虑情绪，包括尽可能为患者提供安静的房间等。这些干预措施可能会使血压降低到可接受的水平。如果患者已经接受高血压治疗，而就诊当天没有服药，那么可以继续应用之前口服的家庭降压药物；如果患者服药医从性很好，那么需要考虑在家庭降压药物中加用其他药物，尽管理论上应该与其初始医师协调。

如果需要在几小时内将血压降至可接受范围，可给予口服可乐定（0.1 ~ 0.3 mg）或卡托普利（12.5 ~ 25 mg）。如果患者能够与其主治医师在接下来的几天保持联系，并且没有其他需要继续留在医院的理由，那么可以考虑出院。建议所有患者改变生活方式，包括减轻体重、限盐饮食、规律的有氧运动等。

高血压急症

高血压急症（hypertensive emergency）通常定义为未控制的高血压终末靶器官损害，需要立即静脉滴注降压药。药物的选择和降压目标应根据具体的临床表现，总结在表 17-1。

任何高血压危象的治疗关键是血压的自动调节机制。它是指任何器官在血液灌注变化时保持几乎恒定血流速的能力。这种自动调节反馈为器官血管床内在固有，独立于神经或体液调节之外。虽然这种自动调节机制在机体中随处可见，但更多见于脑、冠脉和肾血管床等。

然而，血压自动调节机制只能在一定范围内保

表 17-1　高血压危象的药物选择

终末器官功能不全	推荐药物
高血压脑病	硝普钠，拉贝洛尔，非诺多泮，尼卡地平
休克	拉贝洛尔，尼卡地平，硝普钠
急性心肌梗死	硝酸甘油，艾司洛尔，美托洛尔
急性肺水肿（疑似心脏收缩不全）	硝酸甘油，ACE 拮抗剂，硝普钠，非诺多泮（联合祥利尿剂）
急性肺水肿（疑似心脏舒张功能不全）	硝酸甘油，艾司洛尔，硝普钠，非诺多泮（联合祥利尿剂）
主动脉夹层	拉贝洛尔，或艾司洛尔联合硝普钠或尼卡地平
妊娠高血压（先兆子痫或子痫惊厥）	拉贝洛尔，尼卡地平，肼屈嗪（联合硫酸镁）
肾功能衰竭	硝普钠，拉贝洛尔

ACE，血管紧张素转化酶

持灌注压，当超过这一范围时，血压的改变会直接在微血管中反映出来。当血压低时会导致局部缺血，血压高时会导致高灌注损伤。另外，慢性高血压会使自动调节机制上调至更高的血压范围。迅速将升高的血压恢复正常可能会导致低灌注和缺血发生。

特殊情况

高血压脑病

正常情况下，大脑可以自动调节其血流量，可以使脑灌注在一定血压范围内保持相对稳定。高血压脑病是由于脑灌注压超过其自身调节范围，从而出现临床紧急情况。

目前关于高血压脑病的具体病理生理机制还没有完全阐明。当血压突然升高时，大脑丧失其自动调节机制，导致血管扩张，血脑屏障破坏及脑水肿，与这种机制有关的是可逆性后部白质脑病（reversible posterior leukoencepha lopathy syndrome，RPLS），也称后部可逆性脑病综合征（posterior reversible encephalopathy syndrome，PRES）[7]，由于血压急性升高，导致脑后顶颞枕叶大面积白质水肿。在以上两种情况时，如果给予及时有效的降压治疗，症状多可以很快纠正；然而，如果治疗不充分，症状进展会导致脑出血、水肿甚至死亡[6]。

高血压脑病通常并没有特定的血压数值，在平时血压正常的患者中当 MAP 低于 120 mmHg 时血压

调节机制可以自行调节血压水平[6]。然而，慢性高血压患者的血压调节曲线已经重新调整至更高血压水平，在 MAP 超过 150 mmHg 之前可能并不会出现高血压脑病症状。

高血压脑病的临床表现通常有头痛、呕吐、嗜睡、精神状态改变和癫痫发作等。当合并 RPLS 时，可能还会包括视觉异常，如皮质盲、偏盲、视力模糊等[7]。体格检查中可见颅内压（ICP）增高的表现如视盘水肿等。除非出现脑出血或脑梗死，否则通常不会出现局灶性神经功能缺损表现。鉴别诊断广泛，包括颅内出血、脑肿瘤、脑膜脑炎、中毒以及脑血管意外（cerebrovascular accident，CVA）等。

高血压脑病是临床急症，当怀疑该病时需要立即应用降压药物。通常建议将血压降低 20% ~ 25%，或舒张压降至 100 ~ 110 mmHg。通常选择应用静脉用药，如尼卡地平、艾司洛尔、拉贝洛尔等。

缺血性脑卒中

抗高血压治疗在卒中治疗中一直存在很大争议。在这些情况中，高血压可能既是参与因素，也是卒中综合征的一种生理反应。尽管卒中综合征非常常见，但关于血压管理的治疗策略仍然没有制订[8-9]。

血压升高被认为是卒中死亡率的预测指标，有研究数据表明当收缩压超过 180 mmHg 时，神经功能预后不良风险会增加 5 倍[9]。但高血压与卒中严重程度是否具有因果关系，或仅仅存在关联，目前尚不明确。缺血性卒中应用抗高血压药物具有益处。较低的血压水平可以减轻损伤区周围水肿，降低出血转化风险，并进一步缓解血管损伤。然而，如果过分治疗高血压，也会导致缺血区灌注不足，破坏脑的代偿调节机制。过分激进降低血压既可能增加损伤，同时又没有临床获益的证据支持，因此在卒中急性期应该尽量避免。

在 2013 年更新的美国心脏协会和美国卒中协会的指南[8]中提出了关于缺血性卒中高血压的管理。指南一致认为不给予降压治疗，除非高血压非常严重，收缩压 >220 mmHg 或舒张压 >120 mmHg。在这种情况下，指南建议在卒中发生后的第一个 24 小时将血压降低 15%，推荐用药为拉贝洛尔或尼卡地平。

指南中关于准备接受溶栓治疗的患者治疗推荐有所调整。在这些患者中，血压升高代表颅内出血风险增加，故应该给予控制。应该在应用溶栓药物之前将收缩压控制在 <180 mmHg、舒张压 <110 mmHg，同时应该在治疗之后保持血压在该水平以下 16 小

时[8]。仍然推荐静脉推注拉贝洛尔及注射尼卡地平，在难治性病例中硝普钠可能也是必需的。

在多数缺血性卒中患者中，升高的血压不经治疗会自发地降低。其他降低 ICP 的方法，如抬高床头，以及非药物方法如降低患者疼痛和焦虑等也会使血压下降。

出血性脑卒中

出血性卒中大约占卒中的 15%，其最佳治疗策略同样存在争议[9,11-13]。由于颅内出血患者中存在 ICP 升高及自主神经系统兴奋，因此这类高血压患者病情通常比较严重。初始治疗同样需关注以下情况，如寻找降低再出血和出血增加之间的平衡，以及降低脑灌注压等。

最近在 2010 年发布的美国心脏协会/美国卒中协会的指南[12]中推荐，如果血压超过 180 mmHg，应该将收缩压降至 160 mmHg。另外，目前收缩压不超过 220 mmHg，将收缩压控制在 140 mmHg 被认为是安全的；如果收缩压超过 220 mmHg，那么不推荐将血压降至 160 mmHg 以下[12]。目前正在进行的 APACH-Ⅱ研究，根据收缩压将患者分为 <140 mmHg 和 <180 mmHg 两组进行观察，将试图阐明该问题。

对于动脉瘤性蛛网膜下腔出血，尽管证据支持只是中级，但一般推荐维持收缩压低于 160 mmHg[13]，神经外科医师更倾向于将血压控制在 <140 mmHg。应该在使用降压药物之前就施行疼痛控制、镇静和降颅压治疗，例如抬高床头等。为预防迟发性脑血管痉挛口服尼莫地同，也具有一定降压作用。

和缺血性卒中相同，当决定开始降低血压时，应该选择起效快、并容易静脉使用的药物，如拉贝洛尔、尼卡地平、艾司洛尔等。应连续进行血压监测，既可通过动脉内监测，也可通过较短时间间隔的无创血压袖带进行监测[12]。

充血性心力衰竭

充血性心力衰竭（CHF）是指心输出量不足引起的一系列临床综合征，包括儿茶酚胺释放增多，外周血管阻力增加，血管内和组织间隙液体增加，以及不同程度的肺水肿等。高血压和其相关的 CHF 互为因果，需要迅速降压，以缓解症状、改善预后。硝酸甘油是一线用药，可以持续静脉注射，首剂 50～100 mcg/min，如果需要的话可以增加至 200～400 mcg/min［如果认为这些剂量太高，可以舌下含服硝酸甘油（规格为 0.6 mg/片）3 片 15 分钟，相当于静脉注射 120 mcg/min］。当患者症状缓解时，应该及时减少硝酸甘油的剂量。

血管紧张素转化酶（ACE）抑制剂如卡托普利，或如果不能口服，选择依那普利或依那普利拉也可能有效。利尿剂，如呋塞米可用于降低液体负荷、改善呼吸功能，主要在亚急性期和稳定期发挥作用。β 受体阻断剂在慢性 CHF 患者应用广泛，但是在急性失代偿心衰中应该避免应用，因为其具有负性肌力和负性心率作用。

其他治疗包括吸氧、BiPAP 甚至机械通气都是必要的。随着呼吸功能改善，儿茶酚胺释放减少，随之血压下降，打破这种病理循环。

心肌缺血

与高血压相关的心肌缺血或梗死需要立即降压治疗以减少心肌损害。有时可以选择硝酸甘油或静脉 β 受体阻滞剂如美托洛尔。ACEI 类药物在急性冠脉综合征中也十分重要。但在联合应用硝酸甘油或 β 受体阻滞剂时应注意避免过度降低血压。PROVE IT-TIMI 试验表明当把血压降至 130～140/80～90 mmHg 以下时并无获益，当 <110/70 mmHg 时可能会带来损伤[36]。

肾功能衰竭

高血压和肾衰竭也互为因果。肾病通过盐潴留和激活肾素-血管紧张素系统导致高血压。另外，未控制的高血压会导致急性肾损伤，并加速慢性肾衰竭患者肾损伤的程度。肾功能恶化伴有血压升高应视为高血压急症并给予治疗。

尽管拉贝洛尔能够减低过度降压的风险，但硝普钠仍是高血压导致的急性肾衰竭的一线药物。虽然 ACEI 在控制慢性肾病中效果显著，但由于它可能会使急性肾衰加速疾病恶化进展，故在急性肾衰中应用需谨慎。

研究表明在终末期肾病合并急性未控制的高血压患者中可考虑急诊透析治疗，尤其是当出现液体负荷过重或其他任何靶器官功能不全表现时。

妊娠

妊娠人群中有 6%～8% 患有高血压疾病[14]，严重影响孕妇和胎儿病死率。在美国，高达 15% 的孕产妇死亡归因于高血压疾病，这是导致继血栓栓塞性疾病后孕产妇死亡的第二大原因[14]。

妊娠相关高血压疾病的分类是根据血压升高程度、尿蛋白以及查体和症状。妊娠相关高血压定义为收缩压≥140 mmHg，或舒张压≥90 mmHg。当收缩压≥160 mmHg 或舒张压≥105～110 mmHg 时定义为重度高血压[15]。在孕 20 周前发生的高血压为慢性高血压，多会导致早产；在孕 20 周之后出现的高血压，如果没有蛋白尿或任何症状、体征，则称为孕期高血压。先兆子痫定义为孕 20 周后发生的高血压，伴有蛋白尿（>300 mg/24 h）或其他临床或实验室检查异常。子痫惊厥是指子痫时癫痫发作或出现昏迷。

严重的先兆子痫或子痫惊厥，或者妊娠相关高血压出现靶器官损害表现，都提示高血压急症，应该立即给予降压治疗。急诊治疗目标包括降压、预防和控制癫痫发作，以及及时产科会诊。

关于降压的具体目标尚未明确。急性严重的血压升高可导致脑和心血管并发症，以及胎盘早剥和子宫胎盘功能不全等[15]。但是也有证据显示血压下降可能对胎儿生长不利[16]。有人主张除非舒张压持续超过 105～100 mmHg，否则不予干预血压[14]。

肼屈嗪曾经是一线药物，但近年来也存在争议[15]。目前它仍然应用广泛，并且效果显著。拉贝洛尔主要用于妊娠相关的高血压急症[17]。尼卡地平也可能有效，但对于同时应用硫酸镁预防癫痫发作的患者，需要考虑其有可能会增加钙通道阻滞作用[15]。相对于其他药物，硝普钠在难治性高血压中不作为首选，因为其可能对胎儿造成潜在的氰化物中毒甚至血压过低。ACEI 由于可能导致胎儿肾损害而在孕妇中禁用。

主动脉夹层

当任何患者出现尖锐样胸痛，呈"撕裂性"，伴有后背放射，且发病时疼痛即达剧烈时需怀疑主动脉夹层。然而，有 20% 的患者可能仅表现晕厥，而并无典型胸痛或其他表现[18]。主动脉夹层查体可有以下表现，如脉搏缺失、舒张期杂音以及神经功能缺失（可能是夹层向上延伸至颈动脉）等。临床上应始终对主动脉夹层保持高度警惕，因为当对可疑的急性冠脉综合征或者卒中患者进行不适当的治疗，可能导致主动脉夹层患者出现致命危险。

主动脉夹层是一种高血压急症，其治疗可以双管齐下。夹层剥离延伸主要取决于血压水平和左室射血能力，因此治疗目标主要在于降压和减慢左室压力上升率。通常应用 β 受体阻滞剂如艾司洛尔，联合血管舒张剂如硝普钠等。另外，拉贝洛尔同时具有 α 和 β 受体阻滞作用，也可单独用药[19]。目标血压为收缩压在 100～120 mmHg。

所有怀疑主动脉夹层的患者都需要立即进行外科会诊。而累及降主动脉的动脉瘤（Stanford B 型）通常药物治疗。

药理学

在前面章节已经提到过关于高血压急症的药物治疗，下面进行分别介绍。静脉用药总结在表 17-2。

抗肾上腺素能药物

拉贝洛尔

拉贝洛尔同时具有 α₁ 和非选择性 β 受体阻滞作用，其静脉制剂中对 α 和 β 阻滞的比例为 1:7[23]。因此拉贝洛尔是有效的降压药物，具有不会引起反射性心率增快的优势。

当静脉用药时，可 5～10 分钟达最大分布容积，药效持续约 6～8 小时。在高血压急症中通常给予首剂 20 mg 静脉冲入，可每 5～10 分钟重复 20、40 或 80 mg，直到达到理想血压，最大剂量为 300 mg。之后再给予 1～2 mg/min 的维持剂量。

当达到目标血压后，开始过渡为口服药物。口服药物剂量通常从 200 mg 开始。口服通常在 1～3 小时起效。

拉贝洛尔对于脑或冠脉血流影响较小，可用于急性冠脉综合征患者。由于其具有 β 受体阻滞作用，当用于失代偿性心衰、急性哮喘发作或慢性阻塞性肺病（COPD）时需谨慎。同时应避免用于心脏传导系统异常的患者。由于 β 受体比 α 受体比例高，因此当静脉小剂量应用拉贝洛尔时，理论上有可能出现反常性高血压的风险，主要见于儿茶酚胺升高性高血压的患者，如嗜铬细胞瘤和可乐定诱导的高血压。

艾司洛尔

艾司洛尔是选择性 β₁ 受体阻滞剂，其半衰期非常短，大约 9 分钟。由于其作用持续时间只有 10～20 分钟，因此静脉滴定很方便。艾司洛尔主要在红细胞经酯酶代谢，因此在肝和肾功能衰竭的患者中适用[24]。

静脉注射时通常首剂在 1 分钟内给予 250～500 mcg/kg，之后给予 25 mcg/(kg·min)，之后可以每 4 分钟上调 25～50 mcg/(kg·min)，直

表 17-2　高血压急症的静脉注射药物剂量和不良反应

药物	剂量	起效时间	持续时间	副反应	备注
硝普钠	0.3 ug/(kg·min)，滴定至最大剂量 10 ug/(kg·min)	数秒钟	1~2分钟	氰化物中毒，面色潮红，恶心，呕吐，头痛，乳酸酸中毒	避免用于颅内高压或妊娠；长期应用时应监测有无氰化物中毒
艾司洛尔	1分钟给予负荷量 500 ug/kg，静脉输注 25 ug/(kg·min)，滴定至最大剂量 200 ug/(kg·min)	5~10分钟	20分钟	心动过缓，恶心，皮肤潮红，支气管痉挛	避免用于急性心力衰竭存在收缩功能不全时
拉贝洛尔	首先弹丸式给予 20 mg，之后可重复 20~80 mg，静脉注射 1~2 mg/min 至 24 小时最大剂量 300 mg	5~10分钟	6~8小时	恶心，呕吐，支气管痉挛，心动过缓，体位性低血压	避免用于急性心力衰竭存在收缩功能不全时
尼卡地平	5 mg/h，每 5 分钟增加 2.5 mg/h，直到达最大 15 mg/h	5~10分钟	4~6小时	头痛，恶心，面色潮红，反射性心动过速	肝衰竭患者应慎用
硝酸甘油	5 ug/min，每 5 分钟滴定 5 ug/kg，直到最大剂量 200 ug/min	数秒钟	3~5分钟	头痛，头晕，快速耐受	右心功能衰竭患者需慎用
非诺西泮	0.1 ug/(kg·min)，每 15 分钟滴定 0.1ug/(kg·min)，直至最大剂量 1.6ug/(kg·min)	10~15分钟	30~60分钟	面色潮红，心动过速，头痛，恶心，呕吐	哮喘或青光眼患者慎用
肼屈嗪	首剂 5~10 mg，每 15 分钟重复 10 mg	5~15分钟	12小时	心动过速，头痛，恶心，体位性低血压	疗效不确切，心肌梗死或主动脉夹层患者禁用
酚妥拉明	弹丸式给予 1~5 mg，之后滴注 50 ug/min，直至达最大剂量 500 ug/min	1~5分钟	15~30分钟	面色潮红，反射性心动过速，恶心，呕吐，低血压	用于儿茶酚胺介导的可卡因中毒或嗜铬细胞瘤，禁用于心肌梗死

到达到目标血压或心率，或者达到最大剂量 300 mcg/(kg·min)。

艾司洛尔的副反应主要包括心动过缓、低血压、头晕、嗜睡、恶心及气道痉挛等。与所有 β 受体阻滞剂一样，在 CHF、哮喘、COPD、心脏传导阻滞，心动过缓，可卡因过量、嗜铬细胞瘤的患者中应慎用。

可乐定

可乐定是一种中枢性 α_2- 受体激动剂，通过大脑缩血管中枢的负反馈机制，来降低交感神经兴奋。可乐定为口服制剂，适用于当高血压急症需在一段时间内降压时使用。起效时间在 30 分钟 ~2 小时，可持续 6~8 小时。起始剂量在 0.1~0.2 mg，必要时可追加 0.1 mg，直到达目标血压。副作用主要包括嗜睡、口干和体位性低血压等[32]。

酚妥拉明

酚妥拉明是 α- 肾上腺素能阻滞剂，主要用于儿茶酚胺诱导的高血压急症。通常首剂给予 5 mg，起效 1~2 分钟，持续 10~30 分钟。它还可用于可卡因中毒，在心肌缺血时禁用，因为其可能引起反射性心动过速和快速性心律失常等不良反应。酚妥拉明在血管收缩剂外渗时同时注射可预防组织坏死。

钙通道阻滞剂

尼卡地平

尼卡地平是一种二氢吡啶类静脉钙通道阻滞剂。

它是强大的血管扩张剂，但不同于其他钙通道阻滞剂，如硝苯地平，它的优点是并没有明显的负性肌力作用[25]。它已成为控制颅内出血和蛛网膜下腔出血的一线药物。

尼卡地平通常 5 mg/h 为起始量，每 5 分钟加量直到达最大剂量 15 mg/h 或达到目标血压。其起效约数分钟，持续 4 ~ 6 小时。

常见的不良反应是头痛，见于 20% ~ 50% 的患者[26]。其他也可见心动过速、恶心或血压过低等。在肝衰竭患者中应慎用，因为该药物主要在肝代谢[37]。

氯维地平

氯维地平是一种超短效的 IV 类钙通道阻滞剂，2008 年被美国 FDA 批准用于治疗重症高血压。它很容易静脉滴定，2 ~ 3 分钟即可见血压下降，作用持续 5 ~ 15 分钟[29-31]。另外，由于其通过血浆酯酶降解，因此在肝、肾功能损害的患者中无须调整剂量。首剂 1 ~ 2 mg/h，可逐渐增加静脉剂量直到目标血压。初始静脉滴注时可每 90 秒加倍剂量，等到接近目标血压时每 5 ~ 10 分钟调整一次。推荐最大剂量为 16 mg/h，超过 32 mg/h 时缺乏有效的数据支持[29-31]。副反应包括头痛、恶心和胸部不适等。

硝基扩张剂

硝酸甘油

硝酸甘油是一种迅速作用的血管扩张剂，其降血压呈剂量依赖性。它主要作用于静脉系统，相比后负荷，更多降低心脏前负荷。因此多用于高血压合并心肌缺血或心力衰竭时。初始剂量非常广泛，5 ~ 100 mcg/min，主要取决于心肌缺血（低剂量）或肺水肿（高剂量）中。主要的副反应是头痛和心动过速。在右心衰竭患者中应避免应用，因为其可能导致急剧的心输出量下降和低血压。

硝普钠

硝普钠是一种非常有效的降压药物，作为一种强有力的血管扩张剂作用于动脉和静脉系统。由于其起效非常快（1 ~ 2 分钟），半衰期短（3 ~ 4 分钟），作用广泛，被普遍认为是高血压的标准降压药物选择。但由于其作用广泛，常见血压过低等不良反应，因此密切监测血流动力学变化，尤其通过血管内导管监测是有必要的。静脉应用首剂量通常从 0.3 mcg/(kg · min) 开始，逐渐增加剂量至达目标 MAP，最大剂量 10 mcg/(kg · min)[20]。

硝普钠主要在肝代谢为硫氰酸盐，然后经肾排泄。其中间代谢产物为氰化物，不过氰化物毒性很小。然而在肝、肾功能衰竭的患者中可能出现硫氰酸盐中毒或者降解延长[20]。另外这种药物使用也很复杂，需要经过特殊处理，由于其在紫外线中不稳定，使用时必须用不透明材料包裹。对于那些可能导致颅内压升高的患者应用时需要格外重视，因为硝普钠具有扩张脑血管的作用。由于其可能透过胎盘屏障导致胎儿氰化物中毒，因而孕妇应避免使用。

ACE 抑制剂

卡托普利

卡托普利是口服的 ACE 抑制剂，类似可乐定，可在高血压重症需平稳降压时使用。首剂 12.5 ~ 25 mg，15 ~ 30 分钟起效，作用持续 4 ~ 6 小时。副作用包括咳嗽和皮疹。其较罕见但严重的副作用是血管性水肿，可能导致生命危险。对孕妇禁用。

依那普利拉

依那普利拉属于 IV 类 ACE 抑制剂，可有效降压而不会导致血压过低[34]。它是口服 ACE 抑制剂依那普利的活性代谢产物。通常首剂静脉注射 0.625 ~ 1.25 mg，10 ~ 15 分钟达最大效应，持续 12 ~ 24 小时。不良反应包括肾功能不全、血管性水肿和咳嗽等。对孕妇禁用[28]。

其他药物

肼屈嗪

肼屈嗪是直接的动脉性血管扩张剂，常用于妊娠相关高血压。起效约 10 分钟，药效持续 4 ~ 6 小时。然而效果并不确切，当经过 5 ~ 10 分钟的潜伏期后，血压可能急剧下降，持续时间可长达 12 小时[22,25]。通常首剂静脉给予 5 ~ 10 mg，可每 10 ~ 15 分钟重复 10 mg 直到达目标血压。常见的副反应有反射性心动过速，在心肌梗死或主动脉夹层患者中应避免使用。其他副反应包括头痛、恶心和直立性低血压。长期应用可能导致狼疮样综合征。

非诺多泮

甲磺酸非诺多泮是一种选择性突触后多巴胺受

体激动剂，具有系统、肾血管舒张和利钠作用。同硝普钠，其起效快，约数分钟，持续时间短（不足10分钟）。另外已证实其降压作用等效于硝普钠，并且不会导致血压过低[21]，也不用担心其光敏感性，或硫氰酸盐、氰化物中毒等。基于以上原因，目前非洛多泮在高血压急症中的应用正受到越来越多的支持。

非诺多泮首剂 0.1 mgc/(kg·min)，可每15分钟追加剂量 0.1 mgc/(kg·min) 直到达目标血压。副作用主要包括反射性心动过速、头痛和面部潮红等。

总结

高血压，无论有无症状，都是急诊常见病而且具有多种临床表现，其治疗策略、目标血压制订和药物应用都因人而异。治疗数字很简单，但治疗患者并不是。

最后总结一条：虽然本文多次提及"高血压急症"和"高血压重症"两个术语，但实际上其概念很广泛，包含多种疾病。毕竟，没有人会描述患者"缺氧急症"或"感染重症"，所以也许在未来我们将放弃"高血压急症"这个术语，而更多谈论一些具体临床状况。

（李　硕　陈玉娇　译）

参考文献

1. James PA, Oparil S, Carter BL, et al. 2014 evidence-based guideline for the management of high blood pressure in adults: report from the panel members appointed to the Eighth Joint National Committee (JNC 8). *JAMA*. 2014; 311(5):507–520.
2. Zampaglione B, Pascale C, Marchisio M, Cavallo-Perin P. Hypertensive urgencies and emergencies: prevalence and clinical presentation. *Hypertension*. 1996; 27(1):144–147.
3. Karras DJ, Wald DA, Harrigan RA, et al. Elevated blood pressure in an urban emergency department: prevalence and patient characteristics [abstract]. *Acad Emerg Med*. 2001; 8:559.
4. Oparil S, Zaman MA, Calhoun D. Pathogenesis of hypertension. *Ann Intern Med*. 2003; 139(9):761–776.
5. Chiang WK, Jamshahi B. Asymptomatic hypertension in the ED. *Am J Emerg Med*. 1998; 16(7):701–704.
6. Vaughan CJ, Delanty N. Hypertensive emergencies. *Lancet*. 2000; 356(9227):411–417.
7. Hinchey J, Chaves C, Appignani B, et al. A reversible posterior leukoencephalopathy syndrome. *N Engl J Med*. 1996; 334(8):494–500.
8. Jauch EC, Saver JL, Adams HP Jr, et al. Guidelines for the early management of patients with acute ischemic stroke: a guideline for healthcare professionals from the American Heart Association/American Stroke Association. *Stroke*. 2013; 44(3):870–947.
9. Miller J, Kinni H, Lewandowski C, Nowak R, Levy P. Management of hypertension in stroke. *Ann Emerg Med*. 2014; 64(3):248–255.
10. Wilmot M, Leonardi-Bee J, Bath P. High blood pressure in acute stroke and subsequent outcome. A systematic review. *Hypertension*. 2004; 43(1):18–24.
11. Adams RE, Powers WJ. Management of hypertension in acute intracerebral hemorrhage. *Crit Care Clin*. 1997; 13(1):131–161.
12. Morgenstern LB, Hemphill JC III, Anderson C, et al. Guidelines for the management of spontaneous intracerebral hemorrhage: a guideline for healthcare professionals from the American Heart Association/American Stroke Association. *Stroke*. 2010; 41(9):2108–2129.
13. Pancioli AM. Hypertension management in neurologic emergencies. *Ann Emerg Med*. 2008; 51(3 Suppl):S24–S27.
14. Anonymous. Report of the National High Blood Pressure Education Program Working Group on High Blood Pressure in Pregnancy. *Am J Obstet Gynecol*. 2000; 183(1):S1–S22.
15. Vidaeff AC, Carroll MA, Ramin SM. Acute hypertensive emergencies in pregnancy. *Crit Care Med*. 2005; 33(10 Suppl):S307–S312.
16. von Dadelszen P, Ornstein MP, Bull SB, Logan AG, Koren G, Magee LA. Fall in mean arterial pressure and fetal growth in pregnancy hypertension: a meta-analysis. *Lancet*. 2000; 355(9198):87–92.
17. Sibai BM. Diagnosis and management of gestational hypertension and pre-eclampsia. *Obstet Gynecol*. 2003; 102(1):181–192.
18. Neinaber CA, Eagle KA. Aortic dissection: new frontiers in diagnosis and management. Part I: from etiology to diagnostic strategies. *Circulation*. 2003; 108(5):628–635.
19. Neinaber A, Eagle K. Aortic dissection: new frontiers in diagnosis and management. Part II: therapeutic management and follow-up. *Circulation*. 2003; 108(6):772–778.
20. Friederich JA, Butterworth JF IV. Sodium nitroprusside: twenty years and counting. *Anesth Analg*. 1995; 81(1):152–162.
21. Tumlin JA, Dunbar LM, Oparil S, et al. Fenoldipam, a dopamine agonist, for hypertensive emergency: a multicenter randomized trial. Fenoldopam Study Group. *Acad Emerg Med*. 2000; 7(6):653–662.
22. Varon J, Marik PE. The diagnosis and management of hypertensive crises. *Chest*. 2000; 118:214–227.
23. Lund-Johansen P. Pharmacology of combined alpha beta blockade. II. hemodynamic effects of labetalol. *Drugs*. 1984; 28(Suppl 2):S35–S50.
24. Gray RJ. Managing critically ill patients with esmolol: An ultra short-acting beta-adrenergic blocker. *Chest*. 1988; 93(2):398–403.
25. Marik PE, Varon J. Hypertensive crises: challenges and management. *Chest*. 2007; 131(6):1949–1962.
26. Wu M, Chanmugan A. Hypertension. In: Tintinalli J, Kelen G, Stapczynski JS, eds. *Emergency Medicine: A Comprehensive Study Guide*. 6th ed. New York: McGraw-Hill; 2004:394–403.
27. Gray R. Hypertension. In: Marx JA, Hockberger RS, Walls RM, et al., eds. *Rosen's Emergency Medicine, Concepts and Clinical Practice*. 7th ed. Philadelphia, PA: Mosby Elsevier; 2009:1076–87.
28. Strauss R, Gavras I, Vlahakos D, Gavras H. Enalaprilat in hypertensive emergencies. *J Clin Pharmacol*. 1986; 26(1):39–43.
29. Kenyon KW. Clevidipine: an ultra short-acting calcium channel antagonist for acute hypertension. *Ann Pharmacother*. 2009; 43(7):1258–1265.
30. Nguyen HM, Ma K, Pham DQ. Clevidipine for the treatment of severe hypertension in adults. *Clin Ther*. 2010; 32(1):11–23.
31. Erickson AL, DeGrado JR, Fanikos JR, et al. Clevidipine: A short-acting intravenous dihydropyridine calcium channel blocker for the management of hypertension. *Pharmacotherapy*. 2010; 30(5):515–528.
32. Spitalewitz S, Porush JG, Oguagha C. Use of clonidine for rapid titration of blood pressure in severe hypertension. *Chest*. 1983; 83(2 Suppl):S404–S407.
33. Shayne PH, Pitts SR. Severely increased blood pressure in the emergency department. *Ann Emerg Med*. 2003; 41(4):513–529.
34. Dipette DJ, Ferraro JC, Evans RR, Martin M. Enalaprilat, an intravenous angiotensin-converting enzyme inhibitor, in hypertensive crises. *Clin Pharmacol Ther*. 1985; 38(2):199–204.

35. Antihypertensive of Acute Cerebral Hemorrhage (ATACH-II). ClinicalTrials.gov identifier NCT01176565.

36. Bangalore S, Qin J, Sloan S, Murphy SA, Cannon CP; PROVE IT-TIMI 22 Trial Investigators. What is the optimal blood pressure in patients after acute coronary syndromes?: Relationship of blood pressure and cardiovascular events in the PRavastatin OR atorVastatin Evaluation and Infection Therapy-Thrombolysis In Myocardial Infarction (PROVE IT-TIMI) 22 trial. *Circulation*. 2010; 122(21):2142–2151.

37. Gershengorn HB, Wunsch H, Scales DC, Zarychanski R, Rubenfeld G, Garland A. Association between arterial catheter use and hospital mortality in intensive care units. *JAMA Intern Med.* 2014; 174(11):1746–1754.

38. Lakhal K, Macq C, Ehrmann S, Boulain T, Capdevila X. Noninvasive monitoring of blood pressure in the critically ill: reliability according to the cuff site (arm, thigh, or ankle). *Crit Care Med.* 2012; 40(4):1207–1213.

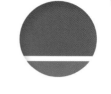

第 18 章　心脏骤停后管理

Alan C. Heffner • David A. Pearson

简介

突发心脏骤停是发达国家主要的死亡原因，在美国，每年有超过 35 万的患者受到影响，院外心脏骤停患者的总体生存率约 10%[1-2]。尽管初始复苏成功，但 50% 的心脏骤停患者仍不能存活出院，1/3 死于难以纠正的心源性休克或难治的心脏骤停原发病，剩下一部分患者虽最初存活下来却死于后来的器官功能障碍和心脏骤停后的神经功能损伤。在幸存者中，高达 30% 的患者遗留了心脏骤停后永久的神经功能受损，这些数据凸显了心脏骤停的医疗保健负担。

心脏骤停后早期被认为是影响心脏骤停患者预后的关键时间窗。自主循环恢复（return of spontaneous circulation，ROSC）后目标温度管理（targeted temperature management，TTM）被证实可以潜在改善发病率和死亡率从而影响临床预后。因此，在这个疾病脆弱和可逆的阶段，当前的急诊监护强调了强化对症支持。心脏骤停后阶段应优先保证器官灌注和维持氧合的稳定，识别和治疗心脏骤停的可逆原因以及启动神经保护治疗（表 18-1）。本章重点介绍复苏后即刻和早期阶段的治疗，为心脏骤停患者神经功能的恢复提供最大的机会。

心脏骤停后综合征

复苏后的疾病是一种特殊的多器官疾病（表 18-2）[3]。全身在缺血缺氧后再灌注引发一系列复杂的免疫反应，促炎症细胞因子释放、凝血功能异常和内皮功能障碍的全身炎症反应状态类似于重症感染[4]。这种免疫激活的结果是大循环和微循环功能障碍，表现为血流动力学不稳定和早期器官功能障碍。

心血管功能障碍

由于全身缺血状态，心脏骤停的低血流和无血流时期是确定的，但是，足够氧供并没有随着自主循环恢复而恢复。自主循环恢复后即刻普遍存在短

表 18-1　复苏后早期优先注意事项

- 提供足够的氧合和通气
- 纠正休克和稳定血流动力学
- 识别和治疗心脏骤停的可逆因素
- 开始神经保护治疗，包括目标体温管理
- 纠正电解质紊乱

表18-2　心脏骤停后疾病和病理生理学

全身缺血再灌注损伤	全身炎症反应综合征（SIRS）
	不适当的血管舒张
	微血管功能受损
急性心功能障碍	早期器官功能障碍
	心肌顿抑
	急性冠脉综合征
脑损伤	大脑缺氧损伤
	缺血再灌注损伤
	自动调节受损
持续心脏骤停诱因的病理学	

暂的高动力心血管反应，但通常随后会出现早期心血管恶化[5-6]。血流动力学下降的速度和程度与心脏骤停时间呈负相关[7]，最初数小时的监护中有一半以上的病例出现了低血压休克[8]。因此，应该预料到休克的出现并提出更重要的治疗目标。

自主循环恢复后的休克是多因素参与的。心功能障碍源于急性心肌顿抑、慢性疾病或未纠正的引起心脏的原因，而心功能障碍很少是唯一的脏器损伤。自主循环恢复后全身的炎症细胞因子风暴和缺血再灌注损伤增加了毛细血管的渗漏和不利的扩张血管作用均影响循环衰竭。

血流动力学复苏

血流动力学复苏是重症监护支持治疗的基石。指南推荐一个早期的复苏终点以优化血流动力学[9]。早期实施血流动力学优化策略提高了高危的重症患者的生存率，但在心脏骤停后综合征中研究很少[10-11]，标准的血流动力学治疗原则是强调保证心脏前负荷，维持血压稳定、器官灌注和氧供（表18-3）。复苏后的心血管状态是时刻变化的，因此维持血流动力学稳定存在一定的挑战，强烈建议早期行有创的静脉和动脉血流动力学监测指导治疗。

全身的动脉灌注压力对于维持主要的脏器血液灌注是至关重要的。大脑在心脏骤停后尤其脆弱。即使没有全身低血压状态，大脑自动调节障碍也使大脑暴露于低灌注状态[12]。自主循环恢复后早期有一半以上的患者出现低血压，且与死亡和幸存者的功能状态障碍相关[5,13]。因此，自主循环恢复后早期的血压是改善预后的重要目标，必须严格避免低血压。

心脏骤停后休克早期不适当的血管舒张促使血流动力学不稳定，应予缩血管药物对症支持同时液体复苏纠正。心脏骤停后最初数小时内使用血管升压药是非常普遍的，延迟使用升压药物会增加器官低灌注的风险。鉴于去甲肾上腺素的效应、治疗剂量范围及副作用[14]，首选去甲肾上腺素。目前广泛推荐的目标最低平均动脉压（MAP）为65～80 mmHg。

自主循环恢复后，由于大脑的自动调节能力缺失或调节曲线右移，损伤的大脑特别容易受到灌注不足的影响[12]。最佳的治疗性动脉压和关键的大脑风险时间仍尚未明确。自发的高血压与神经功能改善相关，在没有其他终末器官功能不全时不应积极控制血压[15]。目标平均动脉压80～100 mmHg可以改善大脑灌注，并已被纳入临床实践[16]。特别要注意那些有慢性高血压病的患者，他们在心脏骤停后常表现出一些并发症，因为他们的基础大脑血流自动调节状态需要更高的平均动脉压，以确保所有的终末器官的充分灌注。血压的调节应注意个体化，避免急性心肌梗死或重症心肌病患者不必要的心脏后负荷。在存在高风险的复苏后低血压患者中，血管扩张剂、β受体阻滞剂和抗心律失常药物应慎重应用及调整剂量。

血容量不足、毛细血管渗漏和病理性血管扩张，使得自主循环恢复后出现心血管功能不全。通过液体复苏恢复全身的氧供依赖于最佳的前负荷以达到最大心搏量。液体复苏总的容量需求很难预测，但往往会低估，常用的液体支持方案是第一天总计50～80 ml/kg的晶体液[17-18]。静脉冰盐水输注可以达到液体复苏和低温诱导的双重目的。

液体复苏的最终目的是恢复氧供和组织灌注以满足全身和局部的代谢需求。大循环的表现可以显示出全身氧供和利用是否平衡[19-20]。即使传统的血压、脉搏和中心静脉压（CVP）这些临床指标都达到了正常标准，液体复苏也不能保证正常器官灌注或解决氧供失衡，患者仍有持续代偿性休克的风险。

反映灌注的指标是休克的重要标志，它们达到正常标准可以作为早期复苏治疗的目标终点。乳酸清除率和中心静脉血氧饱和度（ScvO₂）是临床实用的早期复苏的标志[21-22]。用临床检查和尿量评估局部器官灌注也是有标准的。可惜的是，没有单独的一项液体复苏指标是完美的，推荐一种多模式终点指导的复苏标准，旨在使所有生理和实验室变量迅速达到正常（表18-3），流程化顺序，提高液体复苏

表 18-3　心脏停搏后早期血流动力学复苏目标

复苏重点	监测和目标	治疗
1. 最佳前负荷	液体治疗	液体治疗
	CVP 8～12 mmHg	
	心功能的反馈和 IVC 变化	
	每搏量变化	
2. 灌注压力	MAP 65～100 mmHg	去甲肾上腺素
	严格避免低血压	血管加压素
3. 最佳的脏器灌注	全身灌注的标志物	多巴酚丁胺
	SvO$_2$>65%/ScvO$_2$>70%	米力农
	乳酸清除率和正常化	IABP
	临床上灌注的标志物	PRBC
	尿量（UOP）>0.5 ml/(kg·h)	
	肢端皮肤充盈灌注	

的效果[23-24]。

心脏骤停后心功能障碍

自主循环恢复后的急性心功能不全常与急性冠状动脉阻塞无关。自主循环恢复后几分钟内就可以出现心脏整体的收缩和舒张顿抑，但并不是所有患者有临床相关性[25]。发生的严重程度不一，通常心功能最差是在自主循环恢复后 6～8 小时[26-27]。

尽管达到最佳的前负荷和血压支持，血液灌注不良通常预示心功能不全的心室收缩力不足性休克，需要考虑正性肌力或机械性的心脏支持。尽管有时存在严重的心功能障碍，但心肌顿抑对治疗常是有反应的，并多可以在 48～72 小时内逆转[28-29]。50%以上的患者需要正性肌力支持[30]。主动脉球囊反搏（intra-aortic ballon counterpulsation，IABP）或体外生命支持（extra corporeal life suppcrt，ECLS）的机械支持形式用于严重的或顽固性心源性休克。

诱发的病理学

心脏骤停急性发生必须视为可能使休克持久，并行有针对的特殊治疗。心脏骤停代表了许多致命的疾病的最终过程。院前的数据和记录可以仔细阐明先兆症状和体征。心脏骤停的神经系统诱因，包括蛛网膜下腔出血、颅内出血，这些在低温治疗之前应考虑到，尽管神经影像学检查对所有患者并不是强制性的。

急性冠脉综合征

心脏病是成人最常见的心脏骤停诱发因素。急性冠状动脉闭塞率为 30%～50%[31-32]。血运重建是生存的独立影响因素，对所有强烈怀疑急性冠脉综合征或有心电图证据的 ST 段抬高型心肌梗死（STEMI）的患者应考虑血运重建。经皮冠状动脉介入治疗（PCI）是首选的血运重建方法。所有因 STEMI 引起的心脏骤停患者都应行 PCI，不应该因神经功能预后不确定而延迟[33]。PCI 可以放心和低温治疗同时进行，无需延迟来诊到球囊扩张的时间，但是需要密切的监护，要求多学科配合[34-35]。

患者选择急诊心导管检查是具有挑战性的。急性冠状动脉闭塞不容易通过临床病史和复苏后心电图表现预测[31,36]。即使没有 STEMI，急性冠状动脉疾病的发病率仍然很高。早期行心导管检查可以改善这部分患者的生存率[37]。当没有明确引起心脏骤停的病因时，提倡早期积极的心导管检查策略。

对于 STEMI 患者，如果 PCI 不能立即开始，溶栓是一项可接受的再灌注策略。溶栓似乎并没有带来不良的出血风险，而是改善了生存率和神经功能预后[38]，与低温治疗联合实施目前并没有充分的研究。推荐使用阿司匹林和肝素治疗可疑或确诊的急性冠脉综合征。由于心脏骤停后患者血流动力学不稳定，β- 受体阻滞剂和血管紧张素转化酶抑制剂（ACEI）应先不加用。

心律失常管理

心律失常，主要是室性心动过速或心室颤动（VT/VF），是心脏骤停常见的诱因。应考虑可逆性因素，包括电解质紊乱和心肌缺血。然而，VT/VF 致心脏骤停的自主循环恢复后的抗心律失常治疗仍不明确，也没有预防性用药。短疗程的治疗可能对复发性恶性心律失常病例有用，或者适用于那些没有发现其他的可逆因素，通过这种治疗自主循环恢复的患者。

低温治疗过程中出现窦性心动过缓是很常见的，一般耐受性良好。应避免使用负性传导的药物如 β 受体阻滞剂和胺碘酮，除非具有强指征。在低温治疗过程中重度心动过缓伴低灌注患者应提高目标温度。

心脏骤停后脑损伤与复苏

神经功能衰竭是最常见的心脏骤停复苏后死亡和致残的原因。心脏骤停时大脑特别容易受到缺血相关的能量耗竭影响。然而，再灌注继发的级联脑损伤发生在数小时到数天[39-40]。神经保护药物未显示出有改善神经预后的效果。然而，自主循环恢复后治疗性低温治疗已经被证实能够改善继发的神经系统再灌注损伤及神经功能预后。

早期预测心脏骤停复苏后患者的神经功能恢复是很有限的。不应追求无益的复苏，但过早的负面预测仍然是最佳治疗的障碍[41]。自主循环恢复后的神经功能体征是可喜的，但体征未引出，包括动作和脑干反射缺失，并不能说明是不可恢复的。昏迷患者的神经功能预后不是靠心脏骤停事件决定，复苏后应立即行神经系统检查或神经影像学检查[42-43]。心脏骤停后稳定患者和启动神经保护治疗优先于预测。准确预测神经系统预后应该是在自主循环恢复后 72 小时后[42]。

目标温度管理

目标温度管理（TTM）是一项以神经功能保护为目标的心脏骤停后治疗。自主循环恢复的患者死亡率仍然很高，神经系统并发症的影响程度甚至超过了引起心脏骤停的原因本身。TTM 是心脏骤停后患者能够在神经功能和总体生存上均获益的仅有的神经功能保护性治疗[16,44-45]。一项里程碑式的试验证实了初始心律为 VT/VF 的患者接受低温治疗的情况，排除其他的初始心律，避免混杂因素。不考虑初始心律或心脏骤停发生的场所（院内或院外），所有其他因素都是平行的，大脑和其他器官均遭受了相似的损伤。另有观察性研究确定非 VT/VF 初始心律的心脏骤停患者也能从低温治疗中获益[46-47]。指南推荐，无须考虑初始心律和发生场所，心脏骤停后昏迷的患者均应接受低温治疗。严重的血流动力学紊乱、急诊 PCI 及高级心肺功能支持都不是低温治疗的禁忌证[48]。

新的证据纳入到 TTM 策略中。最初的试验将目标温度设定于 32～34 ℃。但近期的证据表明，36 ℃的目标温度同样能够使患者获益[49]。许多医疗中心仍将 32～34 ℃ 作为目标温度，但对于不能耐受过低温度或有相对禁忌证的患者，36 ℃ 也不失为一个选择。无论目标温度如何，绝不能忽视在心肺复苏后立即开始积极的温度控制。虽然大多数患者耐受良好，但低温治疗仍然会引起一些生理变化（表18-4）。

缺血再灌注加速了神经系统的级联损伤。应当早期启动温度控制来应对再灌注损伤，如果治疗延迟，获益减少[50]。在自主循环恢复后，低温治疗越早越好。若院前即开始采取低温治疗，但并不意味着低温治疗必须持续进行[51]。当患者到达医院后，应当以指南为基准进行低温治疗的潜在风险和获益全面评估，决定患者是否适合低温治疗。患有严重或终末期疾病，以及由于急危重症和伴发疾病难以生还的患者，虽然经历了心脏骤停，但并不适合进行低温治疗。心脏骤停时间长，包括距离开始复苏超过 15 分钟或心脏骤停超过 40 分钟，都提示预后不良[52]。低温治疗的时间窗并不明确，但通常应当在自主循环恢复后 6 小时内启动。

低温治疗被划分为诱导期、维持期、复温期及正常温度期（表 18-5）。使用冰的（4 ℃）等张液体进行诱导，安全、低廉且有效[53-54]。可以在脖子、腋下、腹股沟放置冰袋加速诱导低温。对于某些不能耐受容量负荷的患者，这甚至是必要的。目前已经研制出自动伺服控制冷却装置。推荐通过置入膀胱或食道探头进行核心温度监测。一些新的测温导尿管能够监测膀胱出口温度，而并不依赖于尿液流出。

尽管患者处于昏迷状态，所有接受低温治疗的患者仍必须镇静，避免肾上腺素能反应和控制寒战。间断或持续输注神经肌肉阻滞剂可以控制寒战，帮助迅速达到低温状态。此后，肌松药仅在顽固寒战影响低温维持时使用。静脉补镁和肢端保暖是

表 18-4　低温治疗相关的不良生理反应和并发症

- 低血压
  - 包括复温相关血管扩张
- 心律失常
  - 低温期间最常见的是窦性心动过缓
- 冷利尿
- 电解质紊乱（钾、镁、磷）
- 胰岛素抵抗和高血糖
- 凝血异常和血小板减少
- 感染（以及未识别的感染征象）
- 寒战
- 胰腺炎

表 18-5 低温治疗指南

1. 进行检查并记录神经系统体征
   - 适合的患者：GCS<8 和（或）对语言指令无支配反应
2. 低温诱导
   - 静脉输注低温液体
     - 4℃ 0.9% 盐水，20～30 ml/kg 输注，如可耐受，超过 30 min
     - 体表冰袋
     - 置入核心温度监测（例如，食道或膀胱探头）
3. 控制寒战
   - 早期使用镇静和肌松药物
     - 米达唑仑 2～10 mg/h
     - 丙泊酚 20～50 mcg/(kg·min)
     - 芬太尼 50～150 mcg/h
     - 维库溴铵 0.1 mg/kg 推注 q 45 min 或按需
     - 罗库溴铵 0.5 mg/kg 推注 q1 h 或按需
     - 阿曲库铵 0.15 mg/kg 推注继以 3 mcg/(kg·min) 持续输注
   - 辅助用药
     - 硫酸镁 5 g IV 持续 5 h
     - 肢端皮肤保暖
4. 维持目标温度 32～34 ℃持续 12～24 h
   - 达到目标温度后监测电解质和动脉血气
5. 复温
   - 缓慢控制性复温
     - 0.3～0.5 ℃/h 直到 37.5 ℃
     - 当体温达到 36.5 ℃后停止镇静
     - 维持正常温度 48 小时

控制寒战的辅助治疗。体表或侵入性低温装置能够控制低温诱导并转换至维持期。推荐维持目标温度 12～24 小时。完成了维持期，推荐进行缓慢的控制性复温，速度为 0.3～0.5 ℃/h，避免神经应激、血流动力学波动及电解质紊乱。推荐进行持续 48 小时的温度管理，避免高热。

不适合低温治疗的患者也应当采取积极措施避免复苏后高热。发热在心脏骤停后患者很常见，并与神经功能预后不良相关 [55]。与心脏骤停相关的中到重度低温应当复温至 TTM 的目标温度。

心脏骤停后抽搐

抽搐或肌阵挛在心脏骤停后昏迷患者中的发生率高达 30%。心脏骤停后抽搐可能会加重脑损伤，并与神经功能预后不良有关，然而心脏骤停后抽搐或癫痫持续状态与总体预后无关。常规 EEG 监测可能会发现亚临床非惊厥发作，但监测的时机和对治疗的影响尚未得知 [56]。推荐使用苯二氮䓬类、苯妥英钠、巴比妥作为抽搐的标准治疗。心脏骤停后肌阵挛很难控制，推荐使用氯硝西泮和左乙拉西坦。目前没有支持预防性抗惊厥治疗的证据。

机械通气支持

即使没有呼吸系统基础疾病，肺部并发症在心脏骤停患者中也很常见，包括呼吸衰竭、吸入和气胸。院前建立的声门上人工气道，应在患者情况稳定后更换为带套囊的气管内插管，以达到气道保护的作用。心脏骤停后急性呼吸衰竭患者的管理原则是充足的气体交换和肺保护（表 18-6）。

球囊手法辅助通气常有意或无意造成过度通气，因此产生内源性 PEEP，这对呼吸和循环系统均有影响 [57]。球囊手法辅助通气应当保持单手通气（约 500 ml），维持正常呼吸频率和分钟通气量（频率 10～14）。在转换为机械通气后，同样应继续遵循肺保护性、小潮气量通气原则。目标潮气量应低于 7 ml/kg 理想体重。可能需要根据肺损伤程度来调节至更低的潮气量（见第 4 章）。

缺血后器官的代谢状况（例如温度、氧和二氧化碳张力、pH、葡萄糖）直接影响再灌注损伤。越来越多的证据指出，在心肺复苏后短期内，应避免组织过度氧合，以减少缺血再灌注损伤和神经损伤，从而改善预后 [58-59]。我们能够，也应该避免过度氧合。自主循环恢复后，我们应当迅速调节吸入氧浓度（FiO_2）至生理水平（血氧饱和度＞95%）[60]。

表 18-6 急性呼吸管理

1. 肺保护机械通气策略
   - 低潮气量 <7 ml/kg（理想体重）
   - 气道平台压 <30 cmH_2O
2. 避免过度通气
   - 目标 $PaCO_2$ 38～42 mmHg
   - 不应以代偿代谢性酸中毒为理由进行过度通气（$PaCO_2$<35 mmHg），除非有严重代谢性酸中毒（pH<7.1）
3. 避免过度氧合
   - 快速下调给氧浓度至维持氧饱和度 >95%（PaO_2>70 mmHg）

与脑血流的自动调节不同，心肺复苏后脑血管 CO_2 反应性维持不变。过度通气有造成脑血管收缩和低灌注的风险[41]。理想状态是维持正常 CO_2 水平（目标 $PaCO_2$ 38 ~ 42 mmHg），除非有严重的酸中毒（pH＜7.1）可进行微小调整。低温治疗会降低代谢率，应当调节分钟通气量维持目标 CO_2 水平。

其他

对于所有的心脏骤停患者，应考虑应用所有具有循证医学证据的危重症支持治疗手段（表 18-7）。心肺复苏后患者严重细菌感染的发生率增高[61]。近一半的患者出现短期的肺部感染，可能与吸入有关，这将延长机械通气时间和 ICU 住院时间[62]。虽然低温治疗与感染风险增加无关，但体温控制掩盖了感染的主要征象，并可能延误呼吸道标本获取和治疗。早期抗生素治疗能够改善心脏骤停后患者的预后。鉴于患者的危重程度，有必要严密监测和降低开始抗生素治疗的标准[63]。

混合代谢性和呼吸性酸中毒在恢复自主循环的患者中很常见。纠正这种状态的最重要治疗手段就是进行心肺支持。心脏骤停患者的血糖极值与不良预后相关[64-65]，这种现象在非糖尿病患者中更易出现。心脏骤停患者有低血糖风险，复苏期间应严密监测血糖。目前的证据表明，在患者情况稳定后，应当通过间断皮下注射胰岛素或持续胰岛素输注的方法，控制血糖低于 180 mg/dl。

应当对目前已知的胸外按压及其他复苏措施的

并发症有所关注，包括肋骨骨折、气胸、心包积液以及腹腔实质及空腔脏器损伤[66]。

结论

心脏骤停后患者从自主循环恢复开始，要经历一个持续的、复杂的系统性损伤的过程。在心肺复苏后早期进行及时干预，能够改变疾病的自然进程，保留神经功能完好。以重症支持、心血管复苏和具有神经功能保护作用的低温治疗为关键的急诊治疗，已经成为生命链中重要的一环（表 18-8）。

● 表 18-8　心脏骤停后患者治疗中应避免出现的情况

- 未早期开始应用儿茶酚胺类药物维持血压稳定
- 不必要的过度氧合
- 未能对 STEMI 或高度怀疑 ACS 的患者进行血运重建治疗
- 延迟开始低温治疗

（梁　杨　译）

参考文献

1. Go AS, Mozaffarian D, Roger VL, et al. Heart disease and stroke statistics–2014 update: a report from the American Heart Association. *Circulation*. 2014; 129(3):e28–e292.

2. Nichol G, Thomas E, Callaway CW, et al. Regional variation in out-of-hospital cardiac arrest incidence and outcome. *JAMA*. 2008; 300(12):1423–1431.

3. Negovsky VA. Postresuscitation disease. *Crit Care Med*. 1988; 16(10):942–946.

4. Adrie C, Adib-Conquy M, Laurent I, et al. Successful cardiopulmonary resuscitation after cardiac arrest as a "sepsis-like" syndrome. *Circulation*. 2002; 106(5):562–568.

5. Kilgannon JH, Roberts BW, Reihl LR, et al. Early arterial hypotension is common in the post-cardiac arrest syndrome and associated with increased in-hospital mortality. *Resuscitation*. 2008; 79(3):410–416.

6. Chang WT, Ma MH, Chien KL, et al. Postresuscitation myocardial dysfunction: correlated factors and prognostic implications. *Intensive Care Med*. 2007; 33(1):88–95.

7. Menegazzi JJ, Ramos R, Wang HE, Callaway CW. Post-resuscitation hemodynamics and relationship to the duration of ventricular fibrillation. *Resuscitation*. 2008; 78(3):355–358.

8. Oksanen T, Skrifvars M, Wilkman E, Tierala I, Pettila V, Varpula T. Postresuscitation hemodynamics during therapeutic hypothermia after out-of-hospital cardiac arrest with ventricular fibrillation: a retrospective study. *Resuscitation*. 2014; 85(8):1018–1024.

9. Nolan JP, Neumar RW, Adrie C, et al. Post-cardiac arrest syndrome: epidemiology, pathophysiology, treatment, and prognostication. A Scientific Statement from the International Liaison Committee on Resuscitation; the American Heart Association Emergency Cardiovascular Care Committee; the Council on Cardiovascular Surgery and Anesthesia; the Council on Cardiopulmonary, Perioperative, and Critical Care; the Council on Clinical Cardiology; the Council on Stroke. *Resuscitation*. 2008; 79(3):350–379.

10. Jones AE, Brown MD, Trzeciak S, et al. The effect of a quantitative

---

● 表 18-7　具有循证医学证据的重症支持治疗

1. 所有侵入性操作使用标准无菌屏障
2. 安全的机械通气
   - 低潮量＜7 ml/kg（理想体重）
   - 气道平台压＜30 cmH$_2$O
   - 气管插管（ETT）套囊压力＜25 cmH$_2$O
3. 机械通气患者的吸入预防措施
   - 除禁忌，床头抬高 >30º ~ 45º
   - 口 / 鼻胃管减压
   - 早期抗生素治疗误吸
4. 血糖控制；目标 BS＜180 mg/dl
5. 预防
   - 预防胃肠应激性溃疡
   - 预防深静脉血栓

resuscitation strategy on mortality in patients with sepsis: a meta-analysis. *Crit Care Med.* 2008; 36(10):2734–2739.

11. Kern JW, Shoemaker WC. Meta-analysis of hemodynamic optimization in high-risk patients. *Crit Care Med.* 2002; 30(8):1686–1692.

12. Sundgreen C, Larsen FS, Herzog TM, Knudsen GM, Boesgaard S, Aldershvile J. Autoregulation of cerebral blood flow in patients resuscitated from cardiac arrest. *Stroke.* 2001; 32(1):128–132.

13. Trzeciak S, Jones AE, Kilgannon JH, et al. Significance of arterial hypotension after resuscitation from cardiac arrest. *Crit Care Med.* 2009; 37(11):2895–2903.

14. De Backer D, Biston P, Devriendt J, et al. Comparison of dopamine and norepinephrine in the treatment of shock. *N Engl J Med.* 2010; 362(9):779–789.

15. Müllner M, Sterz F, Binder M, et al. Arterial blood pressure after human cardiac arrest and neurological recovery. *Stroke.* 1996; 27(1):59–62.

16. Bernard SA, Gray TW, Buist MD, et al. Treatment of comatose survivors of out-of-hospital cardiac arrest with induced hypothermia. *N Engl J Med.* 2002; 346(8):557–563.

17. Adrie C, Laurent I, Monchi M, Cariou A, Dhainaou JF, Spaulding C. Postresuscitation disease after cardiac arrest: a sepsis-like syndrome? *Curr Opin Crit Care.* 2004; 10(3):208–212.

18. Sunde K, Pytte M, Jacobsen D, et al. Implementation of a standardised treatment protocol for post resuscitation care after out-of-hospital cardiac arrest. *Resuscitation.* 2007; 73(1):29–39.

19. Rady MY, Rivers EP, Nowak RM. Resuscitation of the critically ill in the ED: responses of blood pressure, heart rate, shock index, central venous oxygen saturation, and lactate. *Am J Emerg Med.* 1996; 14(2):218–225.

20. Oksanen T, Skrifvars M, Wilkman E, Tierala I, Pettilä V, Varpula T. Postresuscitation hemodynamics during therapeutic hypothermia after out-of-hospital cardiac arrest with ventricular fibrillation: a retrospective study. *Resuscitation.* 2014; 85(8):1018–1024.

21. Donnino MW, Miller J, Goyal N, et al. Effective lactate clearance is associated with improved outcome in post-cardiac arrest patients. *Resuscitation.* 2007; 75(2):229–234.

22. Gaieski DF, Band RA, Abella BS, et al. Early goal-directed hemodynamic optimization combined with therapeutic hypothermia in comatose survivors of out-of-hospital cardiac arrest. *Resuscitation.* 2009; 80(4):418–424.

23. Kilgannon JH, Roberts BW, Stauss M, et al. Use of a standardized order set for achieving target temperature in the implementation of therapeutic hypothermia after cardiac arrest: a feasibility study. *Acad Emerg Med.* 2008; 15(6):499–505.

24. Heffner AC, Pearson DA, Nussbaum ML, Jones AE. Regionalization of post-cardiac arrest care: implementation of a cardiac resuscitation center. *Am Heart J.* 2012; 164(4):493–501.

25. Kern KB, Hilwig RW, Rhee KH, Berg RA. Myocardial dysfunction after resuscitation from cardiac arrest: an example of global myocardial stunning. *J Am Coll Cardiol.* 1996; 28(1):232–240.

26. Chang WT, Ma MH, Chien KL, et al. Postresuscitation myocardial dysfunction: correlated factors and prognostic implications. *Intensive Care Med.* 2007; 33(1):88–95.

27. Laurent I, Monchi M, Chiche JD, et al. Reversible myocardial dysfunction in survivors of out-of-hospital cardiac arrest. *J Am Coll Cardiol.* 2002; 40(12):2110–2116.

28. Kern KB, Hilwig RW, Berg RA, et al. Postresuscitation left ventricular systolic and diastolic dysfunction. Treatment with dobutamine. *Circulation.* 1997; 95(12):2610–2613.

29. Ruiz-Bailén M, Aguayo de Hoyos E, Ruiz-Navarro S, et al. Reversible myocardial dysfunction after cardiopulmonary resuscitation. *Resuscitation.* 2005; 66(2):175–181.

30. Sunde K, Pytte M, Jacobsen D, et al. Implementation of a standardised treatment protocol for post resuscitation care after out-of-hospital cardiac arrest. *Resuscitation.* 2007; 73(1):29–39.

31. Spaulding CM, Joly LM, Rosenberg A, et al. Immediate coronary angiography in survivors of out-of-hospital cardiac arrest. *N Engl J Med.* 1997; 336(23):1629–1633.

32. Garot P, Lefevre T, Eltchaninoff H, et al. Six-month outcome of emergency percutaneous coronary intervention in resuscitated patients after cardiac arrest complicating ST-elevation myocardial infarction. *Circulation.* 2007; 115(11):1354–1362.

33. O'Gara PT, Kushner FG, Ascheim DD, et al. 2013 ACCF/AHA guideline for the management of ST-elevation myocardial infarction: executive summary: a report of the American College of Cardiology Foundation/American Heart Association Task Force on Practice Guidelines: developed in collaboration with the American College of Emergency Physicians and Society for Cardiovascular Angiography and Interventions. *Catheter Cardiovasc Interv.* 2013; 82(1):E1–E27.

34. Wolfrum S, Pierau C, Radke PW, Schunkert H, Kurowski V. Mild therapeutic hypothermia in patients after out-of-hospital cardiac arrest due to acute ST-segment elevation myocardial infarction undergoing immediate percutaneous coronary intervention. *Crit Care Med.* 2008; 36(6):1780–1786.

35. Knafelj R, Radsel P, Ploj T, Noc M. Primary percutaneous coronary intervention and mild induced hypothermia in comatose survivors of ventricular fibrillation with ST-elevation acute myocardial infarction. *Resuscitation.* 2007; 74(2):227–234.

36. Zanuttini D, Armellini I, Nucifora G, et al. Predictive value of electrocardiogram in diagnosing acute coronary artery lesions among patients with out-of-hospital-cardiac-arrest. *Resuscitation.* 2013; 84(9):1250–1254.

37. Strote JA, Maynard C, Olsufka M, et al. Comparison of role of early (less than six hours) to later (more than six hours) or no cardiac catheterization after resuscitation from out-of-hospital cardiac arrest. *Am J Cardiol.* 2012; 109(4):451–454.

38. Richling N, Herkner H, Holzer M, Riedmueller E, Sterz F, Schreiber W. Thrombolytic therapy vs primary percutaneous intervention after ventricular fibrillation cardiac arrest due to acute ST-segment elevation myocardial infarction and its effect on outcome. *Am J Emerg Med.* 2007; 25(5):545–550.

39. Neumar RW. Molecular mechanisms of ischemic neuronal injury. *Ann Emerg Med.* 2000; 36(5):483–506.

40. Li D, Shao Z, Vanden Hoek TL, Brorson JR. Reperfusion accelerates acute neuronal death induced by simulated ischemia. *Exp Neurol.* 2007; 206(2):280–287.

41. Hemphill JC III, White DB. Clinical nihilism in neuroemergencies. *Emerg Med Clin North Am.* 2009; 27(1):27–37, vii–viii.

42. Wijdicks EF, Hijdra A, Young GB, Bassetti CL, Wiebe S; Quality Standards Subcommittee of the American Academy of Neurology. Practice parameter: prediction of outcome in comatose survivors after cardiopulmonary resuscitation (an evidence-based review): report of the Quality Standards Subcommittee of the American Academy of Neurology. *Neurology.* 2006; 67(2):203–210.

43. Young GB. Clinical practice. Neurologic prognosis after cardiac arrest. *N Engl J Med.* 2009; 361(6):605–611.

44. Hypothermia after Cardiac Arrest Study Group. Mild therapeutic hypothermia to improve the neurologic outcome after cardiac arrest. *N Engl J Med.* 2002; 346(8):549–556.

45. Arrich J, Holzer M, Havel C, Müllner M, Herkner H. Hypothermia for neuroprotection in adults after cardiopulmonary resuscitation. *Cochrane Database Syst Rev.* 2016; 2:CD004128.

46. Lundbye JB, Rai M, Ramu B, et al. Therapeutic hypothermia is associated with improved neurologic outcome and survival in cardiac arrest survivors of non-shockable rhythms. *Resuscitation.* 2012; 83(2):202–207.

47. Testori C, Sterz F, Behringer W, et al. Mild therapeutic hypothermia is associated with favourable outcome in patients after cardiac arrest with non-shockable rhythms. *Resuscitation.* 2011; 82(9):1162–1167.

48. Hovdenes J, Laake JH, Aaberge L, Haugaa H, Bugge JF. Therapeutic hypothermia after out-of-hospital cardiac arrest: experiences with

patients treated with percutaneous coronary intervention and cardiogenic shock. *Acta Anaesthesiol Scand.* 2007; 51(2):137–142.

49. Nielsen N, Wetterslev J, Cronberg T, et al. Targeted temperature management at 33 ° C versus 36 ° C after cardiac arrest. *N Engl J Med.* 2013; 369(23):2197–2206.

50. Kuboyama K, Safar P, Radovsky A, Tisherman SA, Stezoski SW, Alexander H. Delay in cooling negates the beneficial effect of mild resuscitative cerebral hypothermia after cardiac arrest in dogs: a prospective, randomized study. *Crit Care Med.* 1993; 21(9):1348–1358.

51. Kim F, Nichol G, Maynard C, et al. Effect of prehospital induction of mild hypothermia on survival and neurological status among adults with cardiac arrest: a randomized clinical trial. *JAMA.* 2014; 311(1):45–52.

52. Garot P, Lefevre T, Eltchaninoff H, et al. Six-month outcome of emergency percutaneous coronary intervention in resuscitated patients after cardiac arrest complicating ST-elevation myocardial infarction. *Circulation.* 2007; 115(11):1354–1362.

53. Bernard S, Buist M, Monteiro O, Smith K. Induced hypothermia using large volume, ice-cold intravenous fluid in comatose survivors of out-of-hospital cardiac arrest: a preliminary report. *Resuscitation.* 2003; 56(1):9–13.

54. Polderman KH, Rijnsburger ER, Peerdeman SM, Girbes AR. Induction of hypothermia in patients with various types of neurologic injury with use of large volumes of ice-cold intravenous fluid. *Crit Care Med.* 2005; 33(12):2744–2751.

55. Zeiner A, Holzer M, Sterz F, et al. Hyperthermia after cardiac arrest is associated with an unfavorable neurologic outcome. *Arch Intern Med.* 2001; 161(16):2007–2012.

56. Rundgren M, Westhall E, Cronberg T, Rosen I, Friberg H. Continuous amplitude-integrated electroencephalogram predicts outcome in hypothermia-treated cardiac arrest patients. *Crit Care Med.* 2010; 38(9):1838–1844.

57. Aufderheide TP, Lurie KG. Death by hyperventilation: a common and life-threatening problem during cardiopulmonary resuscitation. *Crit Care Med.* 2004; 32(9 Suppl):S345–S351.

58. Kilgannon JH, Jones AE, Shapiro NI, et al. Association between arterial hyperoxia following resuscitation from cardiac arrest and in-hospital mortality. *JAMA.* 2010; 303(21):2165–2171.

59. Liu Y, Rosenthal RE, Haywood Y, Miljkovic-Lolic M, Vanderhoek JY, Fiskum G. Normoxic ventilation after cardiac arrest reduces oxidation of brain lipids and improves neurological outcome. *Stroke.* 1998; 29(8):1679–1686.

60. Balan IS, Fiskum G, Hazelton J, Cotto-Cumba C, Rosenthal RE. Oximetry-guided reoxygenation improves neurological outcome after experimental cardiac arrest. *Stroke.* 2006; 37(12):3008–3013.

61. Mongardon N, Perbet S, Lemiale V, et al. Infectious complications in out-of-hospital cardiac arrest patients in the therapeutic hypothermia era. *Crit Care Med.* 2011; 39(6):1359–1364.

62. Gajic O, Festic E, Afessa B. Infectious complications in survivors of cardiac arrest admitted to the medical intensive care unit. *Resuscitation.* 2004; 60(1):65–69.

63. Davies KJ, Walters JH, Kerslake IM, Greenwood R, Thomas MJ. Early antibiotics improve survival following out-of hospital cardiac arrest. *Resuscitation.* 2013; 84(5):616–619.

64. Padkin A. Glucose control after cardiac arrest. *Resuscitation* 2009; 80(6):611–612.

65. Losert H, Sterz F, Roine RO, et al. Strict normoglycaemic blood glucose levels in the therapeutic management of patients within 12h after cardiac arrest might not be necessary. *Resuscitation.* 2008; 76(2):214–220.

66. Buschmann CT, Tsokos M. Frequent and rare complications of resuscitation attempts. *Intensive Care Med.* 2009; 35(3):397–404.

第 19 章　缩血管药物和正性肌力药

Amber Rollstin • William C. Chiu • John P. Marshall

休克是以器官灌注不足、细胞缺氧和代谢紊乱导致细胞损伤为特征的。脏器损伤主要取决于器官灌注不足的持续时间以及对病因治疗和休克状态逆转的速度。当患者出现血流动力学不稳定，可能的挽救生命的办法是使用血管活性药以增加组织血流量从而改善组织灌注和提高氧供。在应用血管活性药物之前或者同时，重要的是找到引起休克的原因并根据初步的诊断进行针对性治疗。相关的详细信息，请参阅第 61 章"休克的分类"。

平均动脉压（MAP）是系统血管阻力（SVR）和心输出量（CO）的乘积。SVR 受血液黏度、血管长度和血管直径影响。SVR 的主要决定因素是小动脉，通过扩张或收缩小动脉来控制血液供应。CO 是每搏量（SV）和心率的乘积（HR）。SV 取决于心脏前负荷（舒张末期容积）、后负荷和心脏收缩力。血管活性药物的治疗就是试图调节这些重要的参数，公式 1 显示了它们之间的关系。因此，增加 SVR、SV 或 HR 中的任意一个都会提高 MAP。

公式 1：平均动脉压（MAP）= 系统血管阻力（SVR）× 每搏量（SV）× 心率（HR）

血管活性药物根据它们的作用通常分为两种：缩血管药物和正性肌力药。术语"缩血管药物"是指一类引起血管收缩的药物。通常来说，加强血管收缩导致 SVR 的增加，从而起到升压作用。术语"正性肌力药"是指一类可以增强心肌收缩力的药物。增加心脏收缩力可增加每搏量，通过增加每搏量，来提高心输出量（CO），从而提高血压。归根结底，增加系统血管阻力或心输出量的目的是提高低灌注器官的氧供。血管活性药物还可以通过加强窦房结的传导增加心脏的"心率变时性"来提高心率，而心脏的"变传导性"是指加强房室（AV）结传导。

缩血管药物和正性肌力药根据它们的效能分为两种：肾上腺素能和非肾上腺素能。肾上腺素能激动剂作用在肾上腺素受体（α_1、α_2、β_1、β_2）和多巴胺（DA）受体上。非肾上腺素能激动剂通过作用于血管加压素特异性受体（V_1、V_2）或抑制磷酸二酯酶 3 发挥作用，磷酸二酯酶 3 可增强环磷酸腺苷（cAMP）的作用。深刻了解这些药物及其对应的受体的生理作用，以指导我们的治疗。表 19-1 总结了与每种受体相关的生理作用。

表 19-1　受体激动的生理作用

受体	生理作用
多巴胺	扩张主要的血管床（肾、冠状动脉、脑和内脏）和增加肾血流量
β_1 心脏	收缩变力性和心率变时性
β_2	舒张外周血管和扩张支气管平滑肌
$\alpha 1$	收缩血管
加压素 1（V_1）	收缩血管
加压素 2（V_2）	液体潴留

受体

α- 肾上腺素能受体

激动 α₁ 受体的主要作用是收缩静脉的平滑肌血管。α₂ 受体激动剂是扩张动脉，收缩静脉，但与 α₁ 受体的作用相比，α₂ 受体的这些效应通常可以忽略，没有临床意义 [1]。

β- 肾上腺素能受体

β₁ 受体激动的作用是增强心肌收缩力（收缩变力性），加快心率（心率变时性），并增强房室传导（变传导性）。β₂ 受体激动使得小冠状动脉平滑肌和骨骼肌动脉松弛从而舒张血管以及扩张支气管，在较高的剂量下可能也会存在心率变时效应。β₃ 受体主要存在于脂肪组织中，可能产生一些热效应 [2]。

多巴胺受体

目前公认的有五种 DA 受体亚型。它们的主要作用是增强收缩力，从而增加心输出量。刺激这些受体也可以导致心率增加，但这种效应是剂量依赖性的。肾中也有多巴胺受体，产生利尿和排钠作用。

特定药物

重症监护室（ICU）中普遍使用的缩血管药和正性肌力药是多巴胺、多巴酚丁胺、肾上腺素、去甲肾上腺素、血管加压素和苯肾上腺素 [3]。大多数血管活性药经外周静脉注射（PIV）可引起严重的并发症，原因是直接的收缩血管的作用或液体外渗，推荐这些药物通过中心静脉管路给药。然而，在紧急情况下，这些药物可以短暂通过外周静脉注射直至放置中心静脉导管。一旦这些药物开始经外周静脉给药，应优先留置中心静脉以缩短外周静脉给药的时间。表 19-2 比较了这些药物的血流动力学效应，表 19-3 提供了经典的给药方案，重点是认识到因用途和当地医院政策的不同每种药物的剂量范围是变化的。

表 19-3　常用缩血管药物的剂量

药物	剂量
多巴胺	低剂量：<5 μg/(kg·min)
	中等剂量：5～10 μg/(kg·min)
	大剂量：>10 μg/(kg·min)
多巴酚丁胺	2.0～20 μg/(kg·min)
肾上腺素	用于顽固低血压
	常用剂量：1～4 μg/min（1:10 000）
	用于过敏反应，剂量和给药途径根据休克的表现：
	没有休克的证据时：0.3～0.5 mg（300～500 μg），肌肉注射 每5～10分钟1次（1:1000）
	有休克证据时：0.1 mg（100 μg）静脉给药，1:10000 的溶液 1 ml 稀释后静脉缓慢注射超过3～5 min 或静脉点滴 5～15 μg/min
去甲肾上腺素	0.03～3.0 μg/(kg·min)
血管加压素	0.04 U/min，不用滴定剂量
苯肾上腺素	0.5～8 μg/(kg·min)
	100～180 μg/min 静脉点滴
异丙肾上腺素	2～10 μg/min
米力农	50 μg/kg 推注后 0.25～1 μg/(kg·min)

表 19-2　缩血管药物对血流动力学参数的影响

药物	平均动脉压	系统血阻力	心率	心输出量
多巴胺（中至大剂量）	提高	提高	增快	增加
多巴酚丁胺	变化的	降低		增加
肾上腺素	变化的	提高	增快	增加
去甲肾上腺素	提高	提高	0→降低	增加
血管加压素	提高	提高		增加
苯肾上腺素	提高	提高	0→降低 a	0→增加
异丙肾上腺素	降低	降低	增快	变化的
米力农	变化的	降低		增加

a 苯肾上腺素可以引起反射性心动过缓作为升高血压的副反应

缩血管药物

去甲肾上腺素被认为是初始的缩血管药物选择。去甲肾上腺素是强烈的 α 受体激动剂和中等程度的 β 受体激动剂，对 $β_1$ 受体的作用强于 $β_2$，其收缩血管的作用大于其增强心肌收缩力和增加心率的作用。该药对 α 受体的作用随着剂量的增加而增加。去甲肾上腺素增加左室后负荷、每搏量和提高收缩压（SBP）和舒张压（DBP）。

去甲肾上腺素的适应证包括任何的低血压状态。严重低血压的情况下目前普遍的做法是补液治疗同时加用血管升压药，一旦低血容量状态纠正，逐渐降低升压药物剂量。近几年来，关于去甲肾上腺素和多巴胺哪个作为初始的缩血管药物更好有很多争议。2010 年，一项大型随机对照双盲试验证明了去甲肾上腺素的优越性[4]，这项试验证明应用多巴胺作为一线药物的心源性休克患者与应用去甲肾上腺素的患者相比 28 天死亡率增加。此外，与去甲肾上腺素组相比，多巴胺组发生了较多的快速性心律失常不良事件。因此，这项研究导致了去甲肾上腺素成为了大多数休克状态的首选缩血管药物，剂量为 0.03 ~ 3.0 μg/（kg·min），要注意的一点是这个药物是以 μg/min 计，而不根据体重；使用剂量从 2 ~ 4 μg/min 开始，通常剂量是 2 ~ 30 μg/min。

去甲肾上腺素的副作用包括反射性心动过缓、高血压、心律失常和呼吸困难，对此类药物过敏的患者禁用，对亚硫酸盐严重过敏的患者应慎用。必须首先积极补液治疗纠正低血容量状态。罕见的并发症如存在肠系膜或外周血管血栓形成的风险。

多巴胺是去甲肾上腺素的直接前体物质。它在不同剂量的时候可作用于 DA、$β_1$、$β_2$ 和 $α_1$ 受体。多巴胺通过直接的 β- 肾上腺素能作用增强心肌收缩力和心率。它也是间接刺激神经释放去甲肾上腺素，正是这一效应使得临床上预测多巴胺的效应存在困难[5]。根据理想体重决定剂量，低剂量时［1 ~ 2 μg/（kg·min）］，作用于多巴胺受体，扩张肾、内脏和肠系膜的血管。在这种剂量下有些患者可能会愈发出现血压下降。在过去，这个剂量被称为"肾剂量多巴胺"，用于预防急性肾衰竭（acute renal failure, ARF）。几个系统的回顾综述和一个大型随机对照试验得出结论，多巴胺不能阻止 ARF 的发生，也没有缩短 ICU 或住院的时间，没有阻止肾置换治疗发生或影响死亡率。

低剂量多巴胺不再推荐用于预防或治疗 ARF[6]。

中等剂量时［5 ~ 10 μg/（kg·min）］，多巴胺对 β 受体的激动作用比 α 受体强，主要是收缩变力性和心率变时性，但也舒张外周血管。大剂量时［> 10 μg/（kg·min）］，多巴胺加强了对 α 受体的作用和对 β 受体的影响较小，此剂量下多巴胺更多的是收缩血管作用。因为不同剂量引起的药理作用不同，多巴胺难以量化剂量，因此使用时要意识到，随着多巴胺剂量的增加，活化的受体也是变化的。

多巴胺作为一线血管活性药的适应证应该是那些低血压，对液体复苏反应差，心肌收缩力较弱且心动过缓患者。多巴胺的主要副作用有异位心动过速、心绞痛、高血压和呼吸困难。禁忌证仅限于对药物有真正的过敏反应，但应慎用于快速性心律失常或对亚硫酸盐防腐剂过敏的患者。

肾上腺素作用于所有肾上腺素能受体：$α_1$、$α_2$、$β_1$、$β_2$、$β_3$。低剂量的肾上腺素主要表现为 β 受体效应，通过加快心率和增强心肌收缩力的 $β_1$ 受体作用增加心输出量。随着剂量的增加，α- 肾上腺素能效应会表现得更加突出，除增加心输出量外，还会引起总的外周阻力增加从而使收缩压和平均动脉压均升高。肾上腺素的主要缺点之一是它会引起显著的心律失常和内脏血管收缩，因此它在严重休克患者中作为二线升压药物。药物剂量的调整要根据临床情况和特定的适应证决定。还要弄清楚具体的浓度，1∶10000 与 1∶1000 两种浓度都是在何种情况下使用。这一区别在"过敏反应"的部分进一步讨论。

肾上腺素的适应证包括但不限于过敏反应、难治性低血压、症状性心动过缓、哮喘急性加重、β 受体阻滞剂药物过量，特别是对于那些以心动过缓为主要异常的患者[7]。顽固性低血压的常用静脉给药剂量是 1 ~ 4 μg/min（浓度 1∶10000）。对于严重的过敏反应或变态反应时的药物剂量和给药途径要根据休克的表现调整，将在本章的后面讨论。肾上腺素的副作用包括室性心律失常、高血压（HTN）、心肌缺血。有脑血管疾病、心脏病和心绞痛的患者应慎用。静推肾上腺素用在短暂低血压的情况。

血管加压素作用于 V_1 受体，引起血管收缩；作用于 V_2 受体，导致液体潴留。加压素得到普及是因为认为在休克状态时血管素水平是正常偏低或者低的。一项关于去甲肾上腺素和去甲肾上腺素联合血管加压素的随机对照试验显示使用 0.03 U/min 血管加压素联合低剂量去甲肾上腺素（5 ~ 14 mcg/min）的这部分患者的死亡率有所下降；相反，血管加压素联合大剂量去甲肾上腺素对感染性休克患者的结局和降低死亡率上无差异[8]。血管加压素只应用于在其他缩血管药物不足以维持平均动脉压至目标血压的情况下，血管加压素不应作为一线血管活性，且应与其他药物联合使用。血管加压素在其他形式的血管舒张性休克治疗中的作用尚不明确。

血管加压素治疗休克的常用剂量是 0.03 ~ 0.04 U/min。这个药不是滴定的。副作用有心肌缺血、心律失常、肠系膜缺血和高血压。血管加压素的一个优点是它在酸性和缺氧环境中还可以维持它的作用，这些情况在休克时很常见[2]。

苯肾上腺素作用于 α_1 受体，主要是收缩静脉和小动脉，引起显著的平均动脉压增加而没有收缩变力性和心率变时性。因为它几乎不直接影响心率，引起心律失常的可能性很小，但血压升高可导致反射性心动过缓。它作为脊髓麻醉或神经系统损伤后的低血压的主要药物，也常用在那些需要升压作用但也需要有一点心率变时作用的患者，因为这些患者有潜在的心房颤动或其他快速性心律失常。"苯肾上腺素不推荐用于治疗脓毒性休克，除以下情况：（a）去甲肾上腺素与严重的心律失常有关；（b）心输出量高但是血压持续偏低；（c）作为抢救治疗，当联合强心 / 升压药物和小剂量血管加压素都没有实现目标平均动脉压时。"[9]

苯肾上腺素在标准成人的初始剂量是从 100 ~ 180 μg/min 开始，通过静脉输注给药，直至收缩压稳定为止，然后逐渐减量，如果可能的话，减少到 40 ~ 60 μg/min。一过性低血压情况时可以弹丸式静推药物。副作用包括反射性心动过缓、高血压、液体外渗致局部坏死[10]。

禁忌证包括对亚硫酸盐类过敏。在严重的高血压、缓慢性心律失常、心脏传导阻滞、脑血管功能不全和冠状动脉性疾病（CAD）中应慎用，苯肾上腺素可增加冠状动脉氧耗。

正性肌力药物

多巴酚丁胺是一种强的 β_1 受体激动剂和弱的 β_2 受体激动剂，其作用是正性肌力和增强心率，以及轻度扩张外周血管。多巴酚丁胺可增加心输出量。对收缩压的影响较小，但在心功能不全的患者中观察到可以提高收缩压。血容量不足时收缩压可能会下降。

多巴酚丁胺的适应证包括低心输出量状态、失代偿性心力衰竭。多巴酚丁胺不推荐单药治疗有明显症状的休克。在这种情况下，多巴酚丁胺通常是联合去甲肾上腺素或多巴胺以提供收缩外周血管及额外的压力支持。常用的多巴酚丁胺剂量为 2 ~ 20 μg/(kg · min)。

多巴酚丁胺的副作用包括心动过速、高血压、低血压、室性异位心律、胸痛、呼吸困难、输液局部反应。禁忌证包括肥厚型心肌病、恶性室性心动过速病史及对亚硫酸盐敏感。当患者收缩压 <100 mmHg 应慎用这种药物。

米力农是磷酸二酯酶 3 抑制剂，其抑制 cAMP 的分解，从而激动 β_1 和 β_2 受体。米力农常被称为"正性肌力血管扩张剂"，因为它增强心肌收缩力，具有显著的血管舒张和较弱的增强心率作用。由于许多患者出现低血压的不良反应，米力农和新一代的类似物不再使用静脉点滴给药，更多的是短期的间歇给药方式[11]。常用的米力农剂量先 50 μg/kg 静推，然后 0.25 ~ 1 μg/(kg · min)。

米力农的副作用包括心动过速、心肌缺血、低血压和血小板减少。禁忌证包括严重的主动脉瓣或肺动脉瓣梗阻、急性心肌梗死。心房颤动或心房扑动、低血压、肥厚性主动脉瓣下狭窄和肾功能损害的患者慎用。

异丙肾上腺素是一种 β_1 和 β_2 受体激动剂，具有收缩变力性及心率变时性和轻度舒张血管作用。β_2 受体激动引起舒张压和平均动脉压下降。异丙肾上腺素很少使用，除了下述情况：房室传导阻滞继发室性心律失常，有症状的心动过缓但无法立即行起搏治疗，心脏移植术后继发神经损伤引起心动过缓。

因为异丙肾上腺素有引起低血压的倾向，临床中不作为正性肌力药使用[12]。常用剂量是 2 ~ 10 μg/min。副作用包括室性心律失常、心肌缺血、高血压或低血压。禁忌证包括地高辛中毒、心绞痛、心律失常、癫痫症、肾功能不全或衰竭和冠状动脉性疾病，老年患者使用需谨慎。

临床适应证

升压药的选择依赖于临床表现和推测引起低血压的病因。根据临床表现具体的治疗方法总结见表 19-4。通过逐渐调整药物剂量实现所需的治疗终点。可能的治疗终点包括但不限于：CVP 达到 8 ~ 12 mmHg、平均动脉压 ≥65 mmHg、尿量 ≥0.5 ml/(kg · h)、静脉（SvO_2）或中央静脉血氧饱和度（$ScvO_2$）≥70%、血乳酸降至正常、精神状态好转[9]。有一点需要注意的是，大多数情况下，最佳的平均动脉压是未知的，一项多中心临床试验的析因分析表明，通过增加血管升压药剂量将平均动脉压提高到 70 mmHg 以上与死亡率的增加有关[13]。如果一种药物的最大剂量达不到预期的终点，再加用第二种药。一个重症患者的血流动力学状态可能会快速变化，因此，要经常重新评估患者并确定是否需要血管升压药物、药物的剂量或是否需要不同的药物。过度的血管收缩是有害的，尤其是在心输出量不足和低血容量的情况下，在没有充分的扩容和足够的心输出量情况下使用大剂量血管升压药，药物可能导致肾、大脑和其他器官系统的低灌注。

虽然没有进行任何研究明确表明何种升压药物在适当的临床条件下对比其他药物可以改善死亡率，关于多巴胺和去甲肾上腺素哪个作为首选的升压药也一直被广泛的研究。讨论初期，一个大型多中心、随机盲法试验比较多巴胺和去甲肾上腺素作为初始血压升压药物治疗所有休克的患者，这项研究得出结论两种血管升压药物在所有形式休克患者的 28 天死亡率无差异[4]。对心源性休克的亚组的患者进行

了分析得出，多巴胺与增加死亡率有明显相关关系，它还揭示了使用多巴胺与更多的不良事件相关，如心律失常，需要被迫中止药物[4]。因此，似乎是更合理的是，去甲肾上腺素应该作为初始升压药物的选择直到有进一步的证据表明不同的意见。

应用升压药之前，首要的是要确保充分的补液扩容。在分布性或低血容量性休克中，一个成人在应用血管升压药前首先要补充 2 L 晶体液。在心源性休克中，患者如果有右室受累，应先静脉注射 20 ml/kg 的晶体液扩容。第 57 章"液体管理"中将详细讨论液体治疗。如果血压对补液治疗的措施没有反应，加用血管升压药。如果患者没有达到充分的容量复苏，那么血管升压药的活性会部分减弱[14]。

低血容量性休克

低血容量性休克的治疗是补充晶体液，胶体液补充与否均可。低血容量性休克时升压药一般不使用，因为它们不能解决主要问题，还可能导致进一步的组织低灌注。如果患者在紧急情况下，液体复

⬤ 表 19-4　根据休克病因的治疗

休克病因	初始治疗	一线药物	二线药物
低血容量	静脉输液（2 L 晶体液）	血制品或继续输注晶体液	去甲肾上腺素[a] 多巴胺[a] 肾上腺素[a]
脓毒症	静脉输液（2 L 晶体液）	去甲肾上腺素	多巴胺 肾上腺素 血管加压素（若儿茶酚胺药抵抗） 苯肾上腺素（联合初始药物或可耐受情况下单独用）
过敏性	静脉输液（2 L 晶体液）	肾上腺素（若无休克，肌注）	肾上腺素（若有休克，静脉注射）
神经源性	静脉输液（2 L 晶体液） 静脉输液	去甲肾上腺素 血管加压素	苯肾上腺素（监测反射性心动过缓）
心源性（右心）	（20 ml/kg 晶体液）	针对右心衰病因的缩血管药物 多巴胺（有休克表现） 多巴酚丁胺（无休克表现）	其他的血管升压药 多巴胺 肾上腺素 米力农（严重的慢性心衰或右室梗死）
心源性（左心）	静脉输液（适量） 慢性心衰患者慎用	多巴酚丁胺（无休克表现） 去甲肾上腺素（有休克表现）	多巴酚丁胺 + 去甲肾上腺素 肾上腺素（联合其他药物） 米力农（严重的慢性心衰或右室梗死）

[a]血管升压药仅作为低血容量休克患者持续液体复苏时的一个紧急措施

苏持续进行的同时可使用升压药作为一个暂时的急救手段。识别和处理血容量不足的原因，区分低血容量性休克和分布性休克，下一节将对此进行说明。如低血容量性休克是由于失血引起的，应尽早考虑输血。持续进行液体复苏，只要血压可以耐受应尽快停用血压升压药，去甲肾上腺素、多巴胺或肾上腺素可作为紧急情况下临时给药。

分布性休克

分布性休克发生于伴有显著的周围血管扩张的系统血管阻力下降时。分布性休克的原因包括感染性、过敏性和神经源性。分布性休克常以低血压、低系统血管阻力和正常到增加的心输出量为特征。每一个具体原因的治疗将在下面的部分讨论。

感染性休克

感染性休克既有分布性，又有心源性因素参与。因此，治疗的最初目标是容量复苏，然后用血管活性药物增加系统血管阻力和心输出量。严重脓毒症和感染性休克的一线治疗为液体复苏和抗生素。如果患者经过足够的容量复苏后血压仍低，需要加用升压药物。血管升压药的治疗对于改善和维持组织灌注很重要，可以维持生命和阻止多器官功能障碍和衰竭的发展。

使用升压治疗的目标是平均动脉压达65 mmHg[9]。感染性休克患者的初始升压药物选择存在很多争议。因此，拯救脓毒症运动指南最初推荐感染性休克患者使用多巴胺或去甲肾上腺素作为初始升压药物[9]，然而指南发生了变化应对这项研究和其他信息。根据 2013 年拯救脓毒症指南，去甲肾上腺素为首选血管升压药。去甲肾上腺素具有 α 肾上腺素能活性可以增加系统血管阻力和激动 β 肾上腺素能受体增加心输出量。肾上腺素可以联合应用后者替代去甲肾上腺素作为第二种升压药物。

可以加用血管加压素进一步增加平均动脉压或尝试减量去甲肾上腺素剂量时。血管加压素剂量不应超过 0.3 ~ 0.4 U/min，不应作为一线药物。剂量高于 0.4 U/min 应该用在尽管使用了其他药物但仍不能达到合适的平均动脉压的情况下。多巴胺对于一部分"高度选择"的人群可作为备选的升压药物，例如那些出现快速心律失常风险较低和有绝对或相对性心动过缓的患者[9]。"

该指南还建议苯肾上腺素不用于感染性休克，除非已使用两种或更多的血管活性药物包括血管加压

素。苯肾上腺素也可用于需要提高心输出量或去甲肾上腺素引起了严重心律失常的情况下。感染性休克中多巴酚丁胺推荐用在心输出量低但充盈压力高，或尽管有足够的平均动脉压和血管内容量但患者仍处在低灌注状态。

一个大型前瞻的、多中心随机双盲欧洲研究中表明肾上腺素对比去甲肾上腺素联合多巴酚丁胺对死亡率改善没有帮助[15]。

一项关于感染性休克患者需要血管升压治疗的随机双盲研究显示，去甲肾上腺素治疗组与去甲肾上腺素联合血管加压素组之间的死亡率无差异，但去甲肾上腺素联合血管加压素组可以更快速地减少去甲肾上腺素用量，同时还保证足够的平均动脉压[8]。

那些应用一线血管活性药物可以保证足够的血压以及最佳的红细胞压积水平在 30% 以上，但 SvO_2 或 $ScvO_2$ 持续偏低在 70% 以下的患者，可加用多巴酚丁胺。在这种情况下，多巴酚丁胺可以明显增加心脏指数（cardiac index，CI）、氧输送（DO_2）和氧消耗（VO_2），同时降低平均动脉压、肺动脉楔压、全身和肺血管阻力。相比血容量正常的患者，多巴酚丁胺对低血容量性患者的反应较差，所以在应用多巴酚丁胺前，确保足够的液体复苏[16-17]。多巴酚丁胺不应作为感染性或其他形式的分布性休克的一线血管升压药物。更多详细内容参考第 45 章。

过敏性休克

过敏反应是一种超敏反应，涉及免疫系统的全部组分，包括免疫球蛋白、细胞因子、白三烯、前列环素和补体级联反应的激活。罪魁祸首是组胺释放，引起毛细血管渗漏导致低血容量、支气管痉挛、血管痉挛和黏液腺过度分泌[18]。过敏性反应的治疗以预防并发症和逆转刺激进程为目的。应特别注意保护气道，如有指征，应早期插管。接着是充分的液体复苏，升压药物支持，并最终治疗组胺释放。

肾上腺素是首选的升压药物，并应早期给予。肾上腺素剂量有时容易混淆，而且文献中有较多的剂量变化，有些是 ml，有些是 mg 或 μg。此外，各国的推荐建议也各不相同。第一，应该记住肾上腺素浓度是不同的。常用的术语如 1：1000 和 1：10000，不十分明显。严格地说，这些术语的结构是克：溶液的毫升数。因此，1：1000 的肾上腺素浓度意味着 1 g 的药物稀释到 1000 ml（1 L）溶液里。比值的每一侧均除以 1000，得到 1 mg/1 ml。这个显然

比 1：10000 的浓度即 1 克的药物稀释在 10000 ml（10 L）的溶液更加浓缩，将比值两侧除以 1000 得到 1 mg/10 ml 或 0.1 mg/1 ml。肾上腺素被包装成各种形式。预充式注射器是预充浓度为 1：10000 的肾上腺素 10 ml，常在心脏骤停时使用，如前所述，这相当于浓度为 0.1 mg/ml 的总剂量为 1 mg 的肾上腺素。

目前治疗过敏反应的临床指南，建议初始肾上腺素剂量为 0.3 ~ 0.5 mg（或 300 ~ 500 μg），相当于 0.3 ~ 0.5 ml 的 1：1000 溶液，肌肉注射（IM）大腿的前侧或外侧。此外，肌肉注射比皮下注射（SQ）更为推荐，因为它能快速达到血浆和组织中的肾上腺素浓度[19]。如果休克持续存在或肌肉注射对症状改善不明显，可以按 5 ~ 15 μg/min 的速率持续静脉输注肾上腺素。这个也很容易实现，将 1 mg 的溶液加入一袋 100 ml 的生理盐水中，它的浓度为 10 μg/ml，这个溶液以 1 ml/min 的速度输注，即给患者 10 μg/min。对于肾上腺素难治的过敏性休克，还可加用去甲肾上腺素或多巴胺[20]。

神经源性休克

神经源性休克可能是由于脊髓损伤或脊髓麻醉所致。失去交感神经的紧张作用导致了静脉容量增加，静脉回流减少，降低前负荷和心输出量，最终导致低血压，往往没有代偿性心率增快。治疗神经源性休克包括精细的静脉液体管理和激动 α_1 受体使血管收缩支持升压，有或没有激动 β_1 受体的心脏支持，去甲肾上腺素和多巴胺可用于此。苯肾上腺素也可应用，但使用此药物时要监测有无反射性的心动过缓。

美国神经外科协会对急性脊髓损伤后血压管理目前的建议如下：①低血压应尽可能避免，如果低血压一旦发生，应尽快纠正；②急性脊髓损伤后第一个 7 天的目标平均动脉压是 85 ~ 90 mmHg。这种水平的平均动脉压被认为可以改善脊髓损伤后的灌注。这些建议列为指南中的可参考项，因为支持它们的数据有限[21]。

心源性休克

心源性休克是心功能不全引起的，通常与急性心肌梗死有关。它被定义为补液治疗不可逆转的低血压或低灌注导致器官功能不全，尽管心源性休克时左心室充盈压是充足的。心源性休克一般分为两种形式：左心衰，主要是由于急性心肌梗死；右心衰，可以有很多原因。右心室是与左心室相比，室壁薄更容易承载更多容量和更高的压力。同样，右心室功能是容积依赖性，而左心室功能是压力依赖的。

心源性休克的治疗主要是基于受累的左右心。在临床上，这些患者常规行心电图检查，一张显示左心受累的急性心肌梗死心电图提示左心原因导致的心源性休克。之后的床边心电图可以继续追踪。右室扩大可能提示右心的原因。超声心动图可用来排除心包压塞。

右心衰竭可由各种各样临床情况引起，包括左心衰竭、肺栓塞、肺动脉高压、脓毒症、肺部疾病。右心衰竭引起的心源性休克的治疗主要是容量复苏，确保足够的前负荷并逆转心衰的原因，也需要正性肌力药物。在心力衰竭的情况下，右心室过度充盈会导致室间隔膨出，这样会降低左室功能和减少冠脉灌注，导致心肌缺血或心肌梗死[22]。

左心室衰竭引起心源性休克的研究较多，大多指南是针对治疗这类心源性休克的。由于主要原因是急性心肌梗死，治疗应针对早期血运重建和对症支持治疗。根据 SHOCK 试验的结果，美国心脏病学会 / 美国心脏病协会指南提出年龄不超过 75 岁的心肌梗死后心源性休克患者应该立即实施急诊血运重建术[23]。

美国心脏病学会 / 美国心脏病协会药物治疗心源性休克合并急性心肌梗死的指南如下：①如果收缩压在 70 ~ 100 mmHg 且无休克症状和体征，多巴酚丁胺是一线药物；②如果收缩压在 70 ~ 100 mmHg 且患者有休克的症状和体征，多巴胺是一线治疗[24]。如果单独一个药物的作用不够，可以联合使用或使用去甲肾上腺素联合多巴酚丁胺。血管加压素也可作为二线药物[8]。最近一项关于 ICU 患者的前瞻性随机对照试验中发现去甲肾上腺素和多巴酚丁胺的联合使用比单用肾上腺素更可靠安全[25]。肾上腺素会出现短暂的乳酸酸中毒、心率加快、心律失常和胃黏膜灌注不足。

一过性低血压

推注血管升压药已经在麻醉领域应用多年，但直到最近才在重症监护和急诊治疗中普遍应用。在重症监护病房和急诊这两个地方，苯甲肾上腺素和肾上腺素是两种最常用的药物。静推升压药物的适应证是一过性低血压，比如插管引起的血压下降，或者作为一种更具决定性治疗的桥梁措施，如为急性失代偿患者建立中心静脉通路[26]。

推注血管升压药物，通常通过外周静脉给药，要做好可能出现并发症的准备。正因如此，它们应该贴上标签小心管理。肾上腺素通常用 9 ml 生理盐水和 1：10000 肾上腺素 1ml 配制预先配制一个包含 100 μg 肾上腺素，浓度 10 μg/ml 的 10 ml 肾上腺素注射器。常用 0.5～2 ml 推注，剂量为 5～20μg，效果在几分钟内就能看到，并持续 5～10 分钟[27]。

苯肾上腺素也常用这种方式。将 10 mg/ml 苯肾上腺素溶液注入一袋 100 ml 生理盐水中，浓度是 100 μg/ml，苯肾上腺素常用剂量是 0.5～2 ml，这样一次静推的剂量是 50～200 μg。苯肾上腺素起效非常迅速，但持续 10～20 分钟[27]。

再次强调，这些药物只用于紧急的急救措施或者短暂的情况。推注药物不能替代升压药物或正性肌力药物，只是在此种情况时的紧急处理。

结论

休克的药物治疗非常困难，尽快识别休克的原因是至关重要的。开始血管升压药物前，早期治疗应强调最大限度地扩容补液。在未明确休克病因的患者中，去甲肾上腺素是合理的初始用药选择。一旦确定休克的原因，治疗应根据病因加以调整。对各种休克的病理生理学的透彻理解是床旁做出正确决策的基础。

（梁 杨 译）

参考文献

1. Tabaee A, Givertz MM. Pharmacologic Management of the Hypotensive Patient. In: Irwin RS, Rippe JM, eds. *Irwin and Rippe's Intensive Care Medicine*. 5th ed. Philadelphia, PA: Lippincott Williams & Wilkins; 2003:295–302.

2. Rang HP, Ritter JM, Flower RJ, et al., eds. *Rang & Dale's Pharmacology*. 8th ed. Edinburgh: Churchill Livingstone; 2015:163.

3. Gooneratne N, Manaker S. Use of vasopressors and inotropes. *UpToDate*. 2015. Available at: http://www.uptodate.com/use-of-vasopressors-and-inotropes. Accessed July 27, 2016.

4. De Backer D, Biston P, Devriendt J, et al. Comparison of dopamine and norepinephrine in the treatment of shock. *N Engl J Med*. 2010; 362(9):779–789.

5. Goldberg LI. Dopamine–clinical uses of an endogenous catecholamine. *N Engl J Med*. 1974; 291(14):707–710.

6. Bellomo R, Chapman M, Finfer S, Hickling K, Myburgh J. Low-dose dopamine in patients with early renal dysfunction: a placebo controlled randomised trial. Australian and New Zealand Intensive Care Society (ANZICS) Clinical Trials Group. *Lancet*. 2000; 356(9248):2139–2143.

7. Anderson AC. Management of beta-adrenergic blocker poisoning. *Clin Pediatr Emerg Med*. 2008; 9(1):4–16.

8. Russell JA, Walley KR, Singer J, et al. Vasopressin versus norepinephrine in patients with septic shock. *N Engl J Med*. 2008; 358(9):877–887.

9. Dellinger RP, Levy MM, Rhodes A, et al. Surviving sepsis campaign: international guidelines for the management of severe sepsis and septic shock 2012. *Crit Care Med*. 2013; 41(2):580–637.

10. Gregory JS, Bonfiglio MF, Dasta JF, Reilley TE, Townsend MC, Flancbaum L. Experience with phenylephrine as a component of the pharmacologic support of septic shock. *Crit Care Med*. 1991; 19(11):1395–1400.

11. Vincent JL, De Backer D. Circulatory shock. *N Engl J Med*. 2013; 369(18):1726–1734.

12. Vallet B, Wiel E, Lebuffe G. Resuscitation from circulatory shock. In: Fink MP, Abraham E, Vincent JL, Kochanek PM, eds. *Textbook of Critical Care*. 5th ed. Philadelphia, PA: Elsevier Saunders; 2005:905–910.

13. Dünser MW, Ruokonen E, Pettilä V, et al. Association of arterial blood pressure and vasopressor load with septic shock mortality: a post hoc analysis of a multicenter trial. *Crit Care*. 2009;13(6):R181.

14. Schmidt G, Mandel J. Management of severe sepsis and septic shock in adults. *UpToDate*. 2016. Available at: http://www.uptodate.com. http://www.uptodate.com/contents/evaluation-and-management-of-suspected-sepsis-and-septic-shock-in-adults. Accessed July 27, 2016.

15. Annane D, Vignon P, Renault A, et al. Norepinephrine plus dobutamine versus epinephrine alone for management of septic shock: a randomised trial. *Lancet*. 2007; 370(9588):676–684.

16. Shoemaker WC, Appel PL, Kram HB. Hemodynamic and oxygen transport effects of dobutamine in critically ill general surgical patients. *Crit Care Med*. 1986;14(12):1032–1037.

17. Rivers E, Nguyen B, Havstad S, et al. Early goal-directed therapy in the treatment of severe sepsis and septic shock. *N Engl J Med*. 2001; 345(19):1368–1377.

18. Kanji S, Chant C. Allergic and hypersensitivity reaction in the intensive care unit. *Crit Care Med*. 2010; 38(6 Suppl):S162–S168.

19. Camargo C Jr, Kelso J. Anaphylaxis: emergency treatment. *UpToDate*. 2016. Available at: http://www.uptodate.com/contents/anaphylaxis-emergency-treatment. Accessed July 27, 2016.

20. Liberman P, Nicklas RA, Oppenheimer J, et al. The diagnosis and management of anaphylaxis practice parameter: 2010 update. *J Allergy Clin Immunol*. 2010; 126(3):477–480. e1–e42

21. Ryken TC, Hurlbert RJ, Hadley MN, et al. The acute cardiopulmonary management of patients with cervical spinal cord injuries. *Neurosurgery*. 2013; 72(Suppl 2):S84–S92.

22. Lahm T, McCaslin CA, Wozniak TC, et al. Medical and surgical treatment of acute right ventricular failure. *J Am Coll Cardiol*. 2010; 56(18):1435–1446.

23. Sanbon TA, Sleeper LA, Bates ER, et al. Impact of thrombolysis, intra-aortic balloon pump counterpulsation, and their combination in cardiogenic shock complicating acute myocardial infarction: a report from the SHOCK Trial Registry. SHould we emergently revascularize Occluded Coronaries for cardiogenic shocK? *J Am Coll Cardiol*. 2000; 36(3 Suppl A):S1123–S1129.

24. Overgaad CB, Dzavik V. Inotropes and vasopressors: review of physiology and clinical use in cardiovascular disease. *Circulation*. 2008; 118(10):1047–1056.

25. Levy B, Perez P, Perny J, Thivilier C, Gerard A. Comparison of norepinephrine–dobutamine to epinephrine for hemodynamics, lactate metabolism, and organ function variables in cardiogenic shock. A prospective, randomized pilot study. *Crit Care Med*. 2011; 39(3):450–455.

26. Panchal AR, Satyanarayan A, Bahadir JD, Hays D, Mosier J. Efficacy of bolus-dose phenylephrine for peri-intubation hypotension. *J Emerg Med*. 2015; 49(4):488–494.

27. Weingart S. Push-dose pressors for immediate blood pressure control. *Clin Exp Emerg Med*. 2015; 2(2):131–132.

第 20 章　心脏手术术后管理

Kimberly J. Song • Constantinos J. Lovoulos • Justin T. Sambol

概述

在美国，心脏手术是最常见的手术之一。其适应证包括心肌缺血、梗死、心力衰竭、瓣膜功能障碍、主动脉病变及心律失常手术治疗。心脏手术患者的术后管理需要全方位管理及专家团队的参与。虽然团队决定者是开腹心脏手术术后管理的核心，但也需要外科医师、心脏病专家、麻醉师以及各种各样的其他保健供应商参与。

心脏手术后成功管理需要对患者术前情况、术中情况及相关处理充分了解。核心目的是恢复患者的正常生理状态和内平衡稳态。随着医疗管理和介入心脏病学发展和进步，行心脏手术的患者较过去更为虚弱严重。在未来的岁月里，这个趋势很可能继续下去。尽管心脏外科医师面临更大的挑战，患者治疗结果仍然在很大程度上归功于术后管理及ICU 护理。处理这类患者的复杂问题往往需要以系统为导向的临床问题解决办法，而心脏系统通常是恢复情况的决定因素 [1]。

心脏

血流动力学管理

血流动力学管理目标是保持足够的氧气输送到外周组织，同时降低刚刚进行大手术的心脏要求。适当的心输出量对于脑、肾、肠、肺和其他终末器官快速恢复至关重要。术后心脏收缩功能总是下降，其幅度往往与慢性功能障碍严重程度、局部缺血和术中的严重程度相关 [2]。

尽管患者疾病和心脏手术种类较多，但患者监测、评估和管理存在显著相似之处 [2]。大多数患者需要连续心电图（EKG）、血氧饱和度、血压、中心静脉压（CVP），且大多数情况下需要肺动脉导管（PAC）用于监测混合静脉血氧饱和度（SvO_2）、肺动脉压力和连续心输出量。是否使用 PAC 仍然是一个有争议的话题 [3-4]。以前几乎每个心脏手术患者都要使用 PAC，但近年来美国的一些地区其利用率明显下降 [5]。PAC 可监测耗氧量、混合静动脉血氧饱和度以及估计心输出量。目标是尽可能保持正常的血流动力学以改善患者预后情况，正常的血流动力学监测结果包括正常的氧气运输和正常 SvO_2（>70%）[6]。尽管实现这些目标可能具有挑战性 [7-9]。调整循环容量状态、心率、心律以及心输出量可以帮助最大限度地为循环末端器官提供氧气输送。

血压

平均动脉压（MAP）是心脏手术后的头几个小时最有力的生理指标 [2]。其影响因素包括减少前负

201

荷、血管扩张和心脏收缩力。许多患者循环末端器官依赖于较高的循环血压灌注；然而，出血的风险常常导致需要平衡较高的 MAP 灌注与较低组织压力以保护缝线。虽然存在这些担忧，MAP 应保持在 65 mmHg 以上。循环复苏可以由 CVP 指导，虽然复苏用的液体类型没有金标准，但有一些证据表明使用胶体与晶体明显改善心脏手术后血流动力学状态 [10]。虽然有使用白蛋白渗出的风险 [11]，特别是在肺部病变，我们的做法是使用 5% 白蛋白。随着患者体液复苏进行，有一些药理学药剂（表 20-1）可用于增加血管张力和心脏收缩力。决策者需要充分了解这些药剂机制及其相互作用。

除了低血压外，一些患者可能会出现明显高血压 [2,12]。这可能会导致出血过多和后负荷增加，从而进一步降低心输出量。出现上述情况需要经过充分的镇静和疼痛控制，再应用血管扩张剂积极治疗。

心脏收缩力

心脏手术后心肌收缩是动态变化的。如果心脏指数（cardiac index，CI）低于 2.2，心脏手术后心输出量低会对终末器官造成很大风险。确定低 CI 的原因并迅速治疗至关重要。一旦排除血容量不足、出血和填塞等情况，重点应对心力衰竭，建立药物和机械支持。最有用的药物（表 20-1）有明显的心肌收缩力和血管扩张力 [13]。肾上腺素所具有 α 和 β 效应对心脏术后非常有用。β2 效应主要以较低剂量起作用，而 α 效应在较高剂量下占主导地位。多巴酚丁胺和多巴胺都是 β- 受体激动剂且具有广泛剂量依赖

性，但多巴酚丁胺具有较好心脏收缩力的效果。米力农是一种环状磷酸二酯酶抑制剂，其机制是通过增加 cAMP 水平从而增加钙通量数目和心肌收缩力。除了其变力作用外，米力农可减少血管血流情况，特别是在肺血管床，从而对右心衰术中及术后的管理有益。Feneck[13] 等人的一项随机试验比较米力农和多巴酚丁胺对心脏手术后的综合影响情况。他们发现接受多巴酚丁胺的患者比米力农表现出较高 CI、心率和左心室（LV）每博做功指数，但米力农可导致肺毛细血管楔压更明显下降。多巴酚丁胺则与高血压及窦性心律转变为房颤（atrial fibrillation，AF）具有较高相关性。

低心输出量的机械支持治疗

药物支持通常有助于术后患者脱离体外循环（cardiopulmonary bypass，CPB）并维持术后 CI。然而有些情况下，也需要机械支撑。即使心脏收缩至最大程度，CI 也不会增加到 2.0 以上。1968 年由 Kantrowitz 等 [14] 发现主动脉球囊反博（IABP）是机械维持循环稳定辅助装置。气囊放置在降主动脉的胸端至锁骨下动脉的远端。气囊舒张期充气从而使冠状动脉灌注增加。气囊收缩期放气可减少后负荷。其目的是对心源性休克患者提高循环支持并帮助行体外循环和术后低心输出量的虚弱患者。现在是最常用的机械辅助装置，每年使用量可超过 10 万次。

尽管容量负荷适当、维持心脏最大变力支持并使用 IABP，仍有一小部分患者无法脱离 CPB 或严重围术期心源性休克。在过去 20 年来，使用心室辅

表 20-1　心脏手术常用药物

药物	剂量	收缩力	心率	平均动脉压
肾上腺素	1 ~ 20 µg/min	4+	3+	↕（剂量相关）
米力农	0.15 ~ 0.5 µg/(kg·min)	4+	0	↓↓↓
多巴酚丁胺	2 ~ 20 µg/(kg·min)	3 ~ 4+	1 ~ 2+	↓↓
多巴胺	1 ~ 4 µg/(kg·min)	1+	1+	↓
	4 ~ 20 µg/(kg·min)	2 ~ 3+	2+	↑↑↑
去甲肾上腺素	2 ~ 40 µg/min	1+	1+	↑↑↑↑
苯肾上腺素	20 ~ 200 µg/min	0	0	↑↑↑
垂体后叶素	0.01 ~ 0.04 U/min	0	0	↑↑↑↑
硝酸甘油	10 ~ 20 µg/min	0	1+	↓↓
硝普钠	0.1 ~ 10 µg/(kg·min)	0	2+	↓↓↓

Data from St Andre AC, DelRossi A: Hemodynamic management of patients in the first 24 hours after cardiac surgery, *Crit Care Med* 2005 Sep; 33(9):2082–2093

助装置（ventricular assist device，VAD）帮助治疗心脏手术后出现的心衰。研究表明患者需要两个或更多大剂量正性肌力药物并联合早期 VAD 置入以帮助患者更早脱离 CPB[15]。尽管使用 VAD 的细节已经超出了本章的范围，但是了解 VAD 的用途对于心脏外科手术术后管理至关重要。

心率与心律

心脏手术术后，患者易发生各种形式的心律失常。心率和传导异常在瓣膜和冠状动脉手术较常见。大多数外科医师在心房或心室内放置心外膜起搏线或两处都被放置并从剑突下引出可以帮助治疗心动过缓和心律失常。心率加快，即使是正常心律，通常心率 90～100 也可以增加 CI。相反，患者可能在手术后表现持续性心动过速，其原因可能与压力相关的儿茶酚胺的释放或术后各种药物中使用相关。但改变通常不需要常规干预。

室性心律失常，例如室性早搏和非持续性室性心动过速（VT），心脏手术后并不常见，应进一步检查并纠正任何电解质紊乱。经常发作或持续性存在心律不齐可能需要用抗心律失常药物（如胺碘酮、利多卡因）或电复律进行更积极的治疗。如果患者血流动力学受影响，应该尽快进行彻底调查缺血，特别是冠状动脉旁路移植术（CABG）。

房颤

房颤（AF）在心脏手术中发生率高达 30%～40%。对于年龄较大和接受瓣膜手术或接受 CABG / 瓣膜手术患者发生率最高[16]。术后 AF 的原因并未完全明确，但可能是与多次折返冲动导致整个心房处于应激状态有关[17]。许多因素与术后 AF 风险增加有关，包括高龄合并瓣膜手术、既往 AF、CHF、COPD、左室射血分数下降[18]。一些治疗方法用于减少 AF 的发生率[19]。β- 肾上腺素能阻滞剂已被广泛研究和应用来减少术后 AF[18]并降低总住院费用[20]。

β 受体阻滞剂术后尽早开始使用，可减少 AF 的发生率[21]。对于不能接受 β 受体阻滞剂的患者，抗心律失常药物（如胺碘酮和索他洛尔等药物）都是安全的，且可以有效降低术后 AF 发生风险[22]。

尽管使用了预防措施，但 AF 仍然是术后重点关注的问题。证据表明适当预防并治疗 AF 可能会影响患者住院时间和卒中风险[19,22]。在大多数患者中，AF 是自限制发生且治疗方案多基于患者的临床状

况。图 20-1 描述了术后 A F 中常见治疗策略。对于血流动力学不稳定、术后管理困难或禁止使用抗凝药物的患者，心律控制是首选方法，包括同步电除颤。但是，耐受 AF 心律的患者，控制心率、接受抗凝治疗是治疗该类疾病的首选方法，因为很多患者将在 3 个月内恢复窦性心律[22]。

出血

在心脏手术患者的管理过程中，术中及术后出血对外科医师和团队决策者是重大挑战。出血过多需要大量血液制品的使用，其价格昂贵并明显增加发病率和死亡率[23]。患者需要术中抗凝的原因主要与血小板功能障碍及体外循环过程中广泛炎症导致术后凝血功能障碍有关。另外，很多患者在术中使用有力抗血小板药物如糖蛋白 Ⅲ b/ Ⅲ a 抑制剂、噻吩并吡啶、抗血小板药（氯吡格雷）或直接凝血酶抑制剂（达比加群）。这些药剂明显破坏血小板聚集和凝血级联反应，从而导致术后凝血功能增强[24]。一般来说，术后凝血病通常是多因素引起的，包括血小板减少症、纤维蛋白溶解、体温过低、血液稀释、肝素残留或回升[25]。凝血病一般会导致一定程度的胸引管引流增多，其范围为 50～100 cm³/h。

术后出血治疗方案总结如表 20-2。关于出血原因需要外科医师和团队决策者来判断是否出血还是手术问题引起。胸引管检查和管理对于了解明确术后出血的病理生理学至关重要。一般来说，在凝血病引起出血的患者胸管中没有血块并常需要术后给予血液制品来纠正凝血病。可能有用的操作包括增加呼气末正压（PEEP）通气，使用 ε - 氨基己酸和保温[26-27]。此外，目前有报道有人主张使用活化重组因子Ⅶ（rFⅦa）在心脏手术后出血管理中应用。然而，对安全性存在担心，特别是刚完成旁路移植的患者是否安全依然是一个问题[28]。

二次探查

大约 30% 接受 CPB 心脏手术的患者需要大量输血[29]且 4% 的患者需要重新探查[30]。第一小时出血超过 400 ml/h，2～3 小时 300 ml/h 时，200 ml/h，持续 4 小时应考虑纵隔二次探查（表 20-2）。胸引管引流量不是手术显性出血的唯一指标，因为胸引管存在凝结阻塞可能，血液可以存留并凝结在心包中。对正性肌力药物不敏感且血流动力学不稳定或心包压塞导致心房压力升高是重返手术室的指

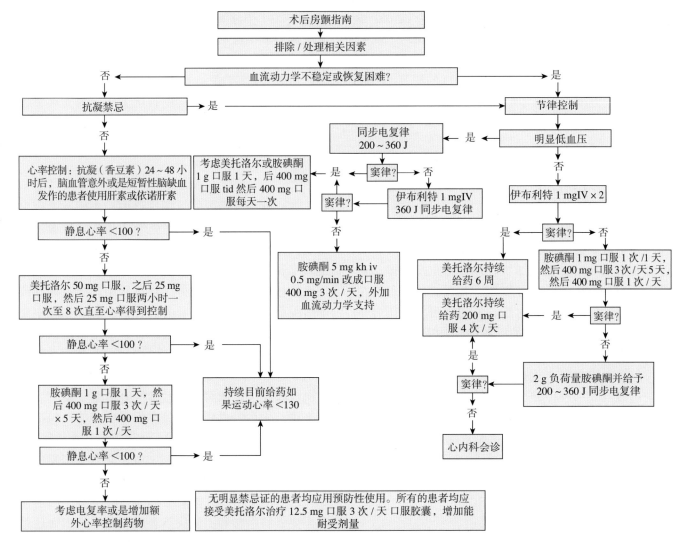

图 20-1 术后房颤管理（Data from Khalpey Z, Ganim R, Rawn J. Postoperative care of cardiac surgery patients. In: Cohn LH, ed. *Cardiac Surgery in the Adult* and Maisel WH, Rawn JD, Stevenson WG. Atrial fibrillation after cardiac surgery. *Ann Intern Med.* 2001; 135(12):1061–73.）

征。胸部 X 线片（CXR）提示纵隔扩大或经食道超声心动图提示心包压塞迹象可有助于诊断不明确的患者。在极少数情况下，如果出现大量突发性出血或心跳骤停，患者可能需要在床旁进行二次开胸探查。在这种情况下，探查目标是减轻心包压塞压力，恢复心脏收缩功能，并在患者返回手术室时可临时控制出血。

肺

术后肺部护理旨在恢复正常肺毛细血管通透性和间质肺容积，预防或治疗肺不张，维持正常动脉血气，并预防感染。

早期拔管与延迟拔管

早期拔管可被定义为患者术后到 ICU 后 3 ~ 6 个小时之内将引流管拔出。拔管指标如同任何拔管，都需要患者保持足够清醒的患者并可以保护他或她的气道以方便充分氧和通风。只要患者在 ICU 中血流动力学稳定且胸引管引流量稳定可控就可停用镇静药物。早期拔管对心脏手术后的患者可明显减少 ICU 住院时间，减少住院时间，改善肺内分流，不增加围术期发病率[31]。

快速脱机有许多的方法，包括快速浅呼吸指数（rapid shallow breathing index，RSBI）。该方法是指通过将患者的潮气量除以观察到的患者 10 ~ 30 分钟

表 20-2 术后出血管理

出血情况	诊断	治疗
<50 ml/h 血压，凝血稳定	体位循环术后	支持治疗
>100 mll/h 低体温	低体温	复温治疗
急性低血压（平均动脉压<50mmHg） 弥漫性出血	临界性凝血异常	液体复苏（目标平均动脉压 60~65mmHg）
凝血异常		
1. 高 PTT、PPT	肝素翻转效应	凝血异常
2. INR>1.4	凝血因子缺乏	肝素水平；鱼精蛋白
3. 低纤维蛋白	凝血因子缺乏	新鲜冰冻血浆
4. 血小板<10^5/μL	血小板减少	血小板
5. 血小板>10^5/μL	血小板功能异常	血小板池
6. 出血>10 min	纤维蛋白溶解	去氨加压素
7. 出血>30 min（高 D- 二聚体，纤溶产物）	纤维蛋白溶解	曲氨酸，氨基己酸
>200 ml/h >200 ml/h 4 小时 >300 ml/h 2~3 小时 >400 ml/h 1 小时	手术因素引起出血若 出现上述指征	需要手术探查

PTT，活化凝血酶原时间；PT，凝血酶原时间；Adapted with permission from Cohn LH: *Cardiac Surgery in the Adult*, 4th edition. New York: McGraw-Hill, Inc; 2012.

内自发呼吸试验的呼吸频率。统计上，RSBI<105 被认为是预测成功拔管较可靠指标（见第 6 章，脱机和拔管）。

T 管试验是另一种方式自发呼吸试验。患者在保持插管的状态下给予氧气供应，但没有机械通气支持。能够耐受 T 管试验的患者成功拔管的机会较高，大概是因为通过 T 管进行呼吸比正常呼吸更困难。

当患者完全清醒时，其他临床医师可将传统的通气模式转换为部分支持模式（A/C 模式、IMV 模式、PSV 模式）或一个完全自主的模式。是否拔管需要根据临床情况、O_2 饱和度及血气结果决定。拔管前的呼吸机最小设置通常是 PS 为 10，PEEP 为 5。该压力支持有助于克服气管内阻力和 PEEP 有助于维持肺泡体积。没有特别的脱机技术被证明是更优的，也没有任何技术被证明与不良结局相关。

术后 CXR 也是应该考虑的决策因素。肺水肿和胸腔积液在术后早期常见，但通常不够严重且并不重要。不满足早期拔管标准的患者可能会产生更多的积液。随着时间的推移，拔管前需充分减少肺水肿才能最大化成功拔管的可能性。心脏手术患者也有肺水肿恶化的风险；因此，利尿可能对不能早期拔管的患者有一定帮助。

最近的证据表明进行心脏手术的患者早期拔管与患者的发病率或死亡率增加并不存在明显相关性，包括被认为是高风险传统的手术 [32-33]。CABG 的患者术后在心脏 ICU 6 小时内拔管高达 92% [34]。有数据表明手术室立即拔管且可以潜在地提高医院费用和住院时间。对于某些特定患者群体来说，住院费用及时间可能需要更多 [35-36]。然而，这里面存在一定争议，主要与疼痛控制不佳、频繁给药和麻醉药物的剂量有关 [37]。

对早期成功脱机拔管有不利影响的因素包括麻醉对术后血流动力学的影响、压力反应及意识、疼痛控制与管理、寒战和缺血早期、因为出血再次行手术治疗并插管的风险。术后 CABG 患者延迟拔管风险因素包括年龄增加、女性、术后使用 IABP、肌内注射要求，出血和房性心律失常 [38]。

拔管后肺部管理

一旦拔管，患者将需要补充氧气。这通常使用 40% 氧气面罩，然后逐渐脱机至鼻导管管吸氧。使用床旁刺激性肺量测定法与胸部理疗将有助于减少肺不张和肺炎的风险。另外，短期 β- 激动剂有助于后期补液恢复期，甚至对有 COPD 或反应性气道疾病的病史患者有益。

正中胸骨切开术或开胸术经常表现较显著的疼痛、夹板和胸壁顺应性降低，结果导致浅呼吸、肺不张和肺炎风险增加[39]。足够的疼痛控制可减少术后夹板，肺不张及肺炎可能性。阿片剂与快速非甾体化合物抗炎药（NSAID）如酮咯酸联合使用已经成功[40]。越来越多报道证实，对比护理-控制镇痛，通过静脉注射乙酰氨基酚的可用性作为非麻醉性镇痛患者控制镇痛（PCA）常见用药，以改善疼痛控及出现肺不张可能性。

肺部并发症

气胸和胸腔积液是心脏手术后常见的并发症[41]。另外，还有一些其他并发症（见表20-3）。这可能使术后恢复复杂，导致患者在ICU和医院时间更长，并增加总体发病率和死亡率。认识到这些潜在的并发症并早期治疗术后结局十分关键。

术后肺功能不全

术后肺功能不全（postoperative pulmonary dysfunction，POPD）是在接受心脏手术的患者中常见的一系列肺部并发症总称，进而导致拔管失败，导致患者延迟拔管或功能恢复延迟。POPD肺功能改变如呼吸做功增加、呼吸过浅、无效咳嗽和相对低氧血症。所有心脏手术患者术后都会存在POPD和（或）过度呼吸。

POPD发生的基础是气体交换异常和肺部力学变化。气体交换异常包括扩大的肺泡-动脉氧梯度，

表 20-3　心脏手术肺部并发症

并发症	频率（%）
胸腔积液	27～95
肺不张	17～88
机械通气延迟	6～58
膈肌功能障碍	2～54
肺炎	4～20
肺栓塞	0.04～3.2
ARDS	0.4～2
误吸	2
气胸	1.5

Data from Wynne R, Botti M. Postoperative pulmonary dysfunction in adults after cardiac surgery with cardiopulmonary bypass: clinical significance-and implications for practice, *Am J Crit Care* 2004 Sep; 13(5):384–393

肺微血管通透性增加，肺血管阻力增加，肺分流分数增加和肺内白细胞及血小板的聚集[42]。肺的机械性质改变导致肺容量明显减少、功能残气量减少、静态和动态肺顺应性降低。

发病前状态如COPD和术前未明确诊断肺炎可会引起心脏手术后肺功能不全。该类患者术后可能出现肺水肿、肺不张或肺炎。随着CABG或瓣膜手术后患者拔管时间延迟，发生肺炎的风险也随之增加[43]。另外，浅呼吸、咳嗽无力和疼痛控制不足导致呼吸肌肉无力也有会导致POPD发生，从而导致呼吸衰竭和二次插管。

CPB可以通过增加左心房或肺静脉压来导致肺功能不全。其原因与血浆胶体渗透压降低可增加血管外肺水相关[44-45]。在CPB期间，细胞毒性[46-50]和血管活性介导炎症反应[51]并循环微栓子可通过支气管动脉到达肺。这种炎症反应被称为"肺泵"或"负荷泵综合征"。这些药物增加肺毛细血管渗透性，血管周围水肿和支气管分泌物。一旦CPB开始，因为表面活性剂的产生及激活减少，肺通气停止导致肺塌陷和肺泡膨胀不足，进而导致肺泡塌陷增加。肺动力学异常、肺部分泌物和肺不张也可能发生。患者术前情况和CPB的所产生累积效应会导致呼吸做功增多、术后肺不张、肺水肿以及患者易感性增加[42]。

胸腔积液

胸腔积液在心脏手术后较为常见，包括CABG，可以分为：围术期（第一周内）、早（1个月内）、迟（2～12个月）或持续（6个月后）[52]。行CABG的患者，胸腔积液发生率在术后较高。在CABG术后一周，有报道认为胸腔积液发病率为40%～75%[53-57]。多数胸腔渗出量小，单侧，左侧，无症状。Labidi等人的一项研究中，将近7%的患者在术后30天出现明显的胸腔积液临床症状[58]。Peng等进行了类似的研究发现356名患者在CABG术后1个月可以进行评估临床症状。在CABG术后30天内有11例患者初步诊断为有症状性胸腔积液（3.1%）。8例患者出现左侧胸腔积液，3例患者出现右侧胸腔积液[59]。胸腔积液的存在提示拔管困难或肺功能障碍，可能需要行胸腔闭式引流术、胸腔穿刺术或放置猪尾导管。

肺水肿

CPB可导致心源性肺水肿，主要原因是血液稀释、容量过载、胶体渗透压降低。也可通过产生全身炎症反应综合征（systemic inflammatory response syndrome，SIRS）引起非心源性肺水肿（noncardiogenic pulmonary edema，NCPE），这涉及毛细血管通透性的增加和血管外肺水积聚。表面活性物质也减少，导致肺不张。其他潜在术后 NCPE 原因包括输血、输注新鲜冷冻血浆以控制出血和预先存在的肺部疾病[60]。另外，在手术中经常给予硫酸鱼精蛋白以逆转肝素效果，但偶见发生 NCPE[61]。

大多数术后肺水肿较轻，可以通过早期利尿治疗好转。致命的 NCPE，虽然罕见，但死亡率较高。SIRS 可以发展为成人呼吸窘迫综合征（ARDS）。这种综合征的诊断表现是双侧肺部斑块浸润 CXR、正常心脏充盈压、相对低氧血症、PaO_2/FiO_2 比值 <200。NCPE 或 ARDS 的管理主要是机械通气，保持较低低的 FiO_2，其中 PO_2 为 60～70。设置更高的 PEEP 指标是必要的，必须通过减少静脉回流以平衡心输出量减少的效果。潮气量设置为预测体重 6 ml/kg，相比于较高潮气量可以提高生存率。

其他操作对患者术后 ARDS 管理包括俯卧位通气，这种体位可改善氧合状态，但在切开术后患者仍存在安全隐患，高水平的 PEEP（35～40 cmH_2O），未被证明可以提高生存率。理论上，高频振荡通气是理想的"肺保护"方法，但其优势尚未得到证实。术后早期利尿有助于对泵功能受损患者的液体管理；然而，目前没有特定的药物治疗已被证明能提高 ARDS 患者的生存率，包括皮质类固醇。吸入一氧化氮虽然可用于减少肺部血管阻力和减少右心衰发展，但对通气支持持续时间或死亡率没有实质影响。

肾

进行心脏手术的患者通常伴有一定程度的外周血管疾病、糖尿病或其他易影响肾功能的因素。患者术后急性肾损伤（acute kidney injury，AKI）的风险的因素包括年龄增长、高血压病史、糖尿病和 CHF。一般来说，需要接受冗长程序旁路移植的患者风险增加[62-64]；然而，两者因果关系及程度有争议[65-67]，而且任何对肾功能影响都可能不是长期的[68]。无论如何，AKI 都是 CABG 手术的主要并发症且与院内发病率和死亡率相关，甚至出现肌酐明显升高[69]。接受 CABG 患者发生一定程度的急性肾损伤[70]和灌注后蛋白尿的概率高达 30%[71]。尽管患者住院死亡率存在下降的趋势，但 AKI 的发病率增加。有人认为这是因为诊断标准过宽导致

的[72]。

胸外科医师国家心脏外科学会数据库定义术后新发肾功能衰竭为血清肌酐 >2.0 mg/dl、术前肌酐峰值加倍或透析要求。急性透析质量定义了风险、伤害、失败、损失和终末期肾（RIFLE）分类[73]。RIFLE 定义了 AKI 风险增加的三个等级［风险（R 类）、伤害（Ⅰ类）和失败（F 级）］和两类结果（损失和终末期肾病）。RIFLE 分类分级是对比基线状态的血清肌酐的变化或尿液肌酐变化（见表 20-4）[74]。

肾保护

AKI 可以根据潜在的病理学分类。大多数术后 AKI 是由于急性肾小管坏死（acute tubular necrosis，ATN）或肾前性氮质血症。阻塞性尿路感染与肾小球性肾炎也是常见原因。肾前性氮血症经常发生于肾灌注不足和缺血，但通过恢复正常肾血流可改善患者肾功能。这可能是补充体液或血液来改善患者容量负情况，或增加心脏变力作用来提高心脏输出情况。ATN 是被认为是患者肾损伤因素的结果，包括缺血、全身麻醉、放射性和心力衰竭。

ATN 早期肾血流量减少，因此血管扩张剂理论上可以通过恢复血液流向肾小管减少肾坏死。多巴胺类似物如非诺多泮呈剂量依赖型，当注入 0.1～0.3 μg/(kg·min) 可增加肾血流量并减少肾血管阻力[75]。一篇 2008 年的包含 13 项研究 meta 分析确定院内接受非诺多泮的患者减少了肾替代治疗的需求、死亡率、机械通气时间和 ICU 住院时间。然而，其与围术期低血压和血管加压素使用也相关[76]。

CPB 和心脏骤停与自由基形成相关联。这些自由基通常会对肾等多个器官造成伤害。几项研究自由基清除机制如 N-乙酰半胱氨酸作为保护肾功能的一种方法；然而，最近的 meta 分析得出的数据并不支持心脏手术术后常规使用肾保护[77-78]。

预后

Ryckwaert 等在一份包括 591 例患者的研究中发现患者心脏手术术后血浆肌酐增加 20% 与死亡率升高相关，特别是伴有多器官功能障碍时[79]。当急性肾功能衰竭病情严重，需要肾替代疗法（renal replacement therapy，RRT），死亡率为 50%～90% 而无 AKI 患者死亡率 <3%[70,80]。AKI 死亡率增加原因是与水盐的滞留导致容量负荷过载、高钾血症及酸碱紊乱[81]。这些紊乱可能导致高血压、低血压、心输出量改变及血液向肝或其他器官流动。

表 20-4　风险、损伤、衰竭、丧失、终末期肾分级（RIFLE）		
分级	**肾小球滤过率（GFR）**	**尿量**
风险	血肌酐 ×1.5	<0.5 ml/(kg·h)×6 h
损伤	血肌酐 ×2	<0.5 ml/(kg·h)×12 h
衰竭	血肌酐 ×3，或是血肌酐≥4 mg/dl 伴急性升高>0.5 mg/dl 继发肾衰竭，完全肾功能损伤>4 周	<0.3 ml/(kg·h)×24 h 或 无 尿 ×12 h
丧失		
终末期肾病	完全肾功能丧失>3 月	

肌酐常规单位与SI单位换算，需要乘以88.4。RIFLE的诊断标准使用最差血肌酐及尿量情况变化衡量。血肌酐滤过水平标准多用超过正常血肌酐水平的增加值，急性肾损伤表现突然（1~7天内）或持续性（24小时内）。当患者血肌酐的基线水平不清楚或是没有肾病时，建议使用肾病饮食调整方案公式以评估肾功能情况。例如肾小球滤过率为75 ml/(min·1.73 m²)，但血肌酐基线水平提高后，血肌酐至少从0.5 mg/dl增加至4 mg/dl，从而达到肾衰竭的等级（Reproduced with permission from Hoste EAJ, Clermont G, Kersten A, et al: RIFLE criteria for acute kidney injury are associated with hospital mortality in critically ill patients: a cohort analysis, *Crit Care* 2006; 10(3):R73.）

有证据表明 AKI 可能导致胰岛素抵抗、蛋白质分解代谢、免疫功能低下[82]。AKI 患者并发感染的概率[83] 增加，并经常发生贫血和血小板减少症。总之，AKI 已经在缺血 - 再灌注引起的急性肾功能衰竭动物模型中证实与是非传染性并与白细胞活化表现促炎反应，促炎细胞因子的分泌和嗜中性粒细胞和巨噬细胞聚集导致肺损伤有关[84-85]。

胃肠道

心脏手术术后胃肠道（GI）疾病是不常见但严重的并发症，发病率和死亡率高。发病率低至0.41%～2.0%[86-90]。但是，报道死亡率往往高达 63%[88-91]，而在过去十年中也只有轻度升高[88-91]。纽约心脏分级（NYHA）Ⅳ级和心脏不稳定症状，术前 IABP 支持需求增加，需要 GI 手术干预和缺血性肠病患者存在高危死亡风险。Zacharias 等预测 GI 并发症的八个参数：年龄大于 70 岁、CPB 持续时间长、需要输血、二次手术、三支冠状动脉病变、NYHA 分级Ⅳ、外周血管疾病、CHF。他们建议腹腔内损伤本质上是缺血性的，原因主要与心输出量低、低血压、血液损失或腹内动脉粥样硬化有关[92]。其他风险因素包括 CABG 联合瓣膜手术，通气时间延长，女性，血管加压素的使用，胸骨伤口感染及消化性溃疡病史[88, 90, 93]。

一系列潜在并发症包括 GI 出血（最常见）、急性胰腺炎、穿孔消化性溃疡、肠缺血、胆囊炎和小肠梗阻[90,94-95]。有趣的是，Mangi 等研究 8709 例患者发现 GI 最常见的严重并发症是肠系膜缺血，其在胃肠道严重并发症中发生率为 67%[87]。

术后护理

术后胃肠道管理重要的是维持 GI 灌注和足够的 CVP。心脏手术术后出现任何类型的 GI 并发症的常见病因似乎都与术后内脏低灌注[96] 导致黏膜缺血有关[93]。CPB 已显示降低胃 pH，增加胃腐蚀和出血的风险。应激性溃疡预防应用质子泵抑制剂可能会降低出血风险[97-98]。文献中报道的其他具可以改善预后的术后预防措施包括选择性肠去污、早期肠内喂养，添加佐剂如谷氨酰胺、纤维和生长激素可以促进肠道功能恢复[99]。

理想情况下，患者术后早期拔管并开始经口进食。对于不稳定或有并发症需要长时间插管的患者应考虑早期肠内喂养。对危重患者进行肠内营养支持维持 GI 黏膜完整和屏障功能，并刺激内脏和胃肠相关淋巴组织血流。此外，相对比肠外营养，肠内营养提高底物利用率，降低败血症的风险和花费[100]。围术期需要较长时间使用抗生素的患者可能面临发展难辨梭状芽孢杆菌结肠炎风险，特别是免疫功能低下的患者术后发病率和死亡率明显增加。谨慎使用抗生素可减少益生菌破坏，从而减少该类严重并发症的发生率。

神经系统并发症

发病率

对于外科医师和患者来说，心脏和心血管手术可怕并发症是卒中和其他神经功能障碍。围术期的卒中发生率为 1%～5%，并且与多种危险因素相关[101-102]。术后第 24 小时内出现卒中被证实更严重且死亡率更高[103]。虽然发生率变化很大，但心脏手术术后更常见还是认知功能恶化。手术后几天可能影响多达 80% 的患者且高达 1/3 会持续存在[104]。

通过选择和紧急情况的基础上，主动脉手术技术的进步使得介入干预变得更广泛且更多应用临床中，而脑和脊髓保护机制已经变得至关重要。心脏手术中神经保护包括三种主要方式：低温循环阻滞、顺行性脑灌注和逆行脑灌注。低体温可导致核心代谢减少、局部能量需求下降，延长手术时间以便可进行主动脉切除。各种方法之间可比较脑卒中发生率，对比逆行脑灌注情况，对于伴有或不伴有选择性顺行脑灌注的低温循环阻滞的患者可能会有改善患者恢复情与局部神经功能缺损[105]。

其他技术用于减少核心损伤的发生率包括主动脉的远端夹紧后骨盆和下腹部循环灌注不足[106]和围术期脑脊液引流导致脑脊液压（CSFP）降低，但后者随机数据来源主要是接受胸腹动脉瘤修复的患者[107]。应该注意的是脑脊液引流应该谨慎，以尽量减少脑疝的风险。

心脏手术后的神经损伤可以分类分为两种类型：Ⅰ型包括卒中、癫痫发作、恍惚或昏迷；Ⅱ型更常见，包括智力下降和记忆不足。尽管这些并发症病理生理学尚不清楚，但主要被认为是由微栓子栓塞引起的，其机制尚不明确[108]。此外全身麻醉对神经系统损伤也有一定影响。一些研究认为心脏手术过程中主动脉操作及夹闭时间可能是晚期神经损伤的主要原因[109]。

高危患者

脑卒中的发生率方面：多瓣膜手术较单一瓣膜较常见，CABG 联合瓣膜手术较单纯的 CABG 手术发生率较高[102]。在一项心脏病患者手术术后超过 10 年且随访 2 年的研究中，早期和晚期卒中最大的风险因素包括年龄（>65 岁）、既往卒中病史或短暂性脑缺血发作（transient ischemic attack，TIA）、外周血管疾病、CABG 联合瓣膜手术或瓣膜手术[101]。

Hammon 定义了神经系统损伤的几个危险因素（图 20-2），包括年龄、主动脉近端粥样硬化、神经系统疾病、糖尿病史、高血压病史[110]。

术后护理与预防

患者术后神经系统衰退对家人是最为痛苦事情。早期神经认知功能障碍（手术后 3 个月内）最有可能原因是微栓子、相对低血压、全身麻醉或是因为

CPB 引起的全身炎症状况。神经认知障碍经常 3 个月后出现并持续存在[110]。

有证据表明认知过程迟钝更多可能与术前神经系统状况存在相关性。冠状动脉粥样硬化疾病进展至需要行 CABG 手术患者经常伴有类似程度的脑血管病。许多人有无症状血管事件。围术期颈动脉内膜切除术或支架置入术对于有重大颈动脉疾病的患者有助于降低术后神经系统并发症发生率。研究表明患者接受标准 CABG 手术与未行手术治疗的患者相比，术后 1 年和 3 年出现神经认知障碍发生率上并没有区别，从而进一步证明认知功能障碍可能不是由于外科手术或 CPB[111-113]。

体外和非体外循环手术也没有明显区别。最佳旁路手术试验比较体外循环手术和非体外循环手术之间的神经认知结果，他们总结发现"在高龄高危患者中，体外或非体外循环搭桥手术的患者认知差异无显著性差异"[114]。

保持呼吸和血流动力学稳定以及术中或术后（至少 8 小时）适当的体温都是保护患者神经功能重要的措施，特别是对于深低温和循环停止（DHCA）或排除脊髓血液供应的患者。在早期恢复功能且易躁动阶段，维持足够的镇静、镇痛和瘫痪会降低大脑的代谢需求。适当的氧合和通气，稳定的血流动力学，正常体温和控制血糖水平为大脑提供良好环境。

一氧化氮和氧自由基清除剂如甘露醇的使用也被提倡。一氧化氮是有效的短效血管扩张剂，用于调节脑血管、抑制血小板和嗜中性粒细胞的聚集、改善脑灌注及高能分子修复。

胸主动脉病变修复，无论是开放还是血管内进行动脉瘤切开，都与脊髓 - 灌注相关损伤相关。维持相对较高 MAP（80 ~ 90 mmHg）、低 CVP（<10 mmHg）和低 CSFP（<10 mmHg）不仅是神经保护方式而且也

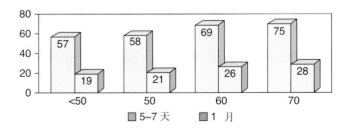

图 20-2 冠状动脉旁路移植手术术后，年龄 - 术后时间对患者 - 神经心理学影响，术后 1 周和 1 个月神经心理异常 - 多与年龄相同。多个数据中表现患者失访（n = 374）。(Reproduced with permission from Cohn LH: *Cardiac Surgery in the Adult*, 3rd edition. New York: McGraw-Hill; 2008.)

是外周神经损伤后潜在的治疗方式。通过适当增加MAP（通常通过肌力支持）或谨慎减少CSFP，可能完全恢复脊柱相关的神经功能缺损。

内分泌

ICU患者所表现的高血糖已证实明显增加患者发病率及死亡率，即使在非糖尿病患者中也是如此[115]。几项试验显示强化胰岛素治疗危重患者有利，特别是正在接受心脏手术的患者[116]。vanden Berghe等研究多发性神经病变患者严格葡萄糖控制可明显减低死亡率、血源性感染、急性肾衰竭、输血和重症监护[117]。许多中心已经尝试严格血糖控制（目标是血糖水平为80～110 mg/dl）。

严格葡萄糖控制在危重患者中的益处也存在一定的争议。有些试验显示强化葡萄糖控制没有益处[118]，反而增加低血糖发生率[118-119]。重症监护评估中的正常血糖-生存使用葡萄糖算法规则（NICE-SUGAR）试验表明，成年患者中严格葡萄糖浓度控制实际上增加了10%死亡率[120]。

研究人员报道患者在90天内进行强化葡萄糖控制可将死亡的绝对风险增加2.6%，调整潜在的混杂因素后死亡率依然存在明显差异。低血糖在严格控制组的患者中是"更常见"。作者总结认为，严格葡萄糖控制增加成人ICU患者死亡率：血糖值为180 mg/dl或是更低的死亡率低于81～108 mg/dl的死亡率。将血糖急剧降低至81～108 mg/dl不利于危重患者，也可能导致死亡风险大大增加。

强化胰岛素治疗方式也有好处。强化葡萄糖控制需要密切监测胰岛素输注。这也可能增加经济支出及重症监护病房的工作量。在这个时候，一个合理的方法来治疗高血糖症并维持血糖水平的目标尽可能接近正常并使血糖，血钾波动最小。

已经报道了行心肺转流术的心脏病手术患者发生相对肾上腺功能不全（relative adrenal insufficency，RAI）范围为25%～77%[121-122]。RAI导致血浆皮质醇的浓度不足，术后更加依赖血管加压素以维持体内平衡。RAI的病因包括外源性糖皮质激素、严重疾病或生理应激及麻醉剂使用，麻醉剂（如依托咪酯）抑制脱氧皮质醇转化为皮质醇[121,123]。肾上腺危象的症状包括低血压、发热、低血糖等，将其与手术并发症区分很困难，特别是对于危重的心脏患者。如果出现肾上腺危象，氢化可的松应该及早使用。

（张　喆　郑慧萍　译）

参考文献

1. Cohn LH, Edmunds LH. *Cardiac Surgery in the Adult*. 2nd ed. New York: McGraw-Hill; 2003.
2. St André AC, DelRossi A. Hemodynamic management of patients in the first 24 hours after cardiac surgery. *Crit Care Med*. 2005; 33(9):2082–2093.
3. London MJ, Moritz TE, Henderson WG, et al. Standard versus fiberoptic pulmonary artery catheterization for cardiac surgery in the Department of Veterans Affairs: a prospective, observational, multicenter analysis. *Anesthesiology*. 2002; 96(4):860–870.
4. Rajaram SS, Desai NK, Kalra A, et al. Pulmonary artery catheters for adult patients in intensive care. *Cochrane Database Syst Rev*. 2013; (2):CD003408.
5. Wiener RS, Welch HG. Trends in the use of the pulmonary artery catheter in the United States, 1993-2004. *JAMA*. 2007; 298(4):423–429.
6. Giglio M, Dalfino L, Puntillo F, Rubino G, Marucci M, Brienza N. Haemodynamic goal-directed therapy in cardiac and vascular surgery. A systematic review and meta-analysis. *Interact Cardiovasc Thorac Surg*. 2012; 15(5):878–887.
7. Boyd O, Grounds RM, Bennett ED. A randomized clinical trial of the effect of deliberate perioperative increase of oxygen delivery on mortality in high-risk surgical patients. *JAMA*. 1993; 270(22):2699–2707.
8. Yu M, Levy MM, Smith P, Takiguchi SA, Miyasaki A, Myers SA. Effect of maximizing oxygen delivery on morbidity and mortality rates in critically ill patients: a prospective, randomized, controlled study. *Crit Care Med*. 1993; 21(6):830–838.
9. Gattinoni L, Brazzi L, Pelosi P, et al. A trial of goal-oriented hemodynamic therapy in critically ill patients. SvO2 Collaborative Group. *N Engl J Med*. 1995; 333(16):1025–1032.
10. Magder S, Potter BJ, Varennes BD, et al. Fluids after cardiac surgery: a pilot study of the use of colloids versus crystalloids. *Crit Care Med*. 2010; 38(11):2117–2124.
11. Ernest D, Belzberg AS, Dodek PM. Distribution of normal saline and 5% albumin infusions in cardiac surgical patients. *Crit Care Med*. 2001; 29(12):2299–2302.
12. Cheung AT. Exploring an optimum intra/postoperative management strategy for acute hypertension in the cardiac surgery patient. *J Card Surg*. 2006; 21(Suppl 1):S8–S14.
13. Feneck RO, Sherry KM, Withington PS, Oduro-Dominah A; European Milrinone Multicenter Trial Group. Comparison of the hemodynamic effects of milrinone with dobutamine in patients after cardiac surgery. *J Cardiothorac Vasc Anesth*. 2001; 15(3):306–315.
14. Kantrowitz A, Tjonneland S, Freed PS, Phillips SJ, Butner AN, Sherman JL Jr. Initial clinical experience with intraaortic balloon pumping in cardiogenic shock. *JAMA*. 1968; 203(2):113–118.
15. Samuels LE, Kaufman MS, Thomas MP, Holmes EC, Brockman SK, Wechsler AS. Pharmacological criteria for ventricular assist device insertion following postcardiotomy shock: experience with the Abiomed BVS system. *J Card Surg*. 1999; 14(4):288–293.
16. Mathew JP, Fontes ML, Tudor IC, et al. A multicenter risk index for atrial fibrillation after cardiac surgery. *JAMA*. 2004; 291(14):1720–1729.
17. Maisel WH, Rawn JD, Stevenson WG. Atrial fibrillation after cardiac surgery. *Ann Intern Med*. 2001; 135(12):1061–1073.
18. Rho RW. The management of atrial fibrillation after cardiac surgery. *Heart*. 2009; 95(5):422–429.
19. Burgess DC, Kilborn MJ, Keech AC. Interventions for prevention of post-operative atrial fibrillation and its complications after cardiac surgery: a meta-analysis. *Eur Heart J*. 2006; 27(23):2846–2857.
20. Gillespie EL, White CM, Kluger J, Sahni J, Gallagher R, Coleman CI. A hospital perspective on the cost-effectiveness of beta-blockade for prophylaxis of atrial fibrillation after cardiothoracic surgery. *Clin Ther*. 2005; 27(12):1963–1969.

21. Fuster V, Rydén LE, Cannom DS, et al. 2011 ACCF/AHA/HRS focused updates incorporated into the ACC/AHA/ESC 2006 Guidelines for the management of patients with atrial fibrillation: a report of the American College of Cardiology Foundation/American Heart Association Task Force on Practice Guidelines developed in partnership with the European Society of Cardiology and in collaboration with the European Heart Rhythm Association and the Heart Rhythm Society. *J Am Coll Cardiol.* 2011; 57(11):e101–e198.

22. Frendl G, Sodickson AC, Chung MK, et al. 2014 AATS guidelines for the prevention and management of perioperative atrial fibrillation and flutter for thoracic surgical procedures. *J Thorac Cardiovasc Surg.* September 2014; 148(3):e153–e193.

23. Hein OV, Birnbaum J, Wernecke KD, Konertz W, Jain U, Spies C. Three-year survival after four major post-cardiac operative complications. *Crit Care Med.* 2006; 34(11):2729–2737.

24. Baggish AL, Sabatine MS. Clopidogrel use in coronary artery disease. *Expert Rev Cardiovasc Ther.* 2006; 4(1):7–15.

25. Paparella D, Brister SJ, Buchanan MR. Coagulation disorders of cardiopulmonary bypass: a review. *Intensive Care Med.* 2004; 30(10):1873–1881.

26. Hartstein G, Janssens M. Treatment of excessive mediastinal bleeding after cardiopulmonary bypass. *Ann Thorac Surg.* 1996; 62(6):1951–1954.

27. Society of Thoracic Surgeons Blood Conservation Guideline Task Force, Ferraris VA, Brown JR, et al. 2011 update to the Society of Thoracic Surgeons and the Society of Cardiovascular Anesthesiologists blood conservation clinical practice guidelines. *Ann Thorac Surg.* 2011; 91(3):944–982.

28. Gill R, Herbertson M, Vuylsteke A, et al. Safety and efficacy of recombinant activated factor VII: a randomized placebo-controlled trial in the setting of bleeding after cardiac surgery. *Circulation.* 2009; 120(1):21–27.

29. Parr KG, Patel MA, Dekker R, et al. Multivariate predictors of blood product use in cardiac surgery. *J Cardiothorac Vasc Anesth.* 2003; 17(2):176–181.

30. Moulton MJ, Creswell LL, Mackey ME, Cox JL, Rosenbloom M. Reexploration for bleeding is a risk factor for adverse outcomes after cardiac operations. *J Thorac Cardiovasc Surg.* 1996; 111(5):1037–1046.

31. Cheng DC, Karski J, Peniston C, et al. Morbidity outcome in early versus conventional tracheal extubation after coronary artery bypass grafting: a prospective randomized controlled trial. *J Thorac Cardiovasc Surg.* 1996; 112(3):755–764.

32. Reis J, Mota JC, Ponce P, et al. Early extubation does not increase complication rates after coronary artery bypass graft surgery with cardiopulmonary bypass. *Eur J Cardiothorac Surg.* 2002; 21(6):1026–1030.

33. Guller U, Anstrom KJ, Holman WL, Allman RM, Sansom M, Peterson ED. Outcomes of early extubation after bypass surgery in the elderly. *Ann Thorac Surg.* 2004; 77(3):781–788.

34. Sato M, Suenaga E, Koga S, Matsuyama S, Kawasaki H, Maki F. Early tracheal extubation after on-pump coronary artery bypass grafting. *Ann Thorac Cardiovasc Surg.* 2009; 15(4):239–242.

35. Badhwar V, Esper S, Brooks M, et al. Extubating in the operating room after adult cardiac surgery safely improves outcomes and lowers costs. *J Thorac Cardiovasc Surg.* 2014; 148(6):3101–3109. e1.

36. Gangopadhyay S, Acharjee A, Nayak SK, Dawn S, Piplai G, Gupta K. Immediate extubation versus standard postoperative ventilation: Our experience in on pump open heart surgery. *Indian J Anaesth.* 2010; 54(6):525–530.

37. Sullivan BL. Con: early extubation in the operating room following cardiac surgery. *Semin Cardiothorac Vasc Anesth.* 2012; 16(4):187–189.

38. Wong DT, Cheng DC, Kustra R, et al. Risk factors of delayed extubation, prolonged length of stay in the intensive care unit, and mortality in patients undergoing coronary artery bypass graft with fast-track

39. Puntillo K, Weiss SJ. Pain: its mediators and associated morbidity in critically ill cardiovascular surgical patients. *Nurs Res.* 1994; 43(1):31–36.

40. Gust R, Pecher S, Gust A, Hoffmann V, Böhrer H, Martin E. Effect of patient-controlled analgesia on pulmonary complications after coronary artery bypass grafting. *Crit Care Med.* 1999; 27(10):2218–2223.

41. Jensen L, Yang L. Risk factors for postoperative pulmonary complications in coronary artery bypass graft surgery patients. *Eur J Cardiovasc Nurs.* 2007; 6(3):241–246.

42. Wynne R, Botti M. Postoperative pulmonary dysfunction in adults after cardiac surgery with cardiopulmonary bypass: clinical significance and implications for practice. *Am J Crit Care.* 2004; 13(5):384–393.

43. Camp SL, Stamou SC, Stiegel RM, et al. Quality improvement program increases early tracheal extubation rate and decreases pulmonary complications and resource utilization after cardiac surgery. *J Card Surg.* 2009; 24(4):414–423.

44. Maggart M, Stewart S. The mechanisms and management of noncardiogenic pulmonary edema following cardiopulmonary bypass. *Ann Thorac Surg.* 1987; 43(2):231–236.

45. Boyd JE, Bewman JH, Brigham KL. Permeability pulmonary edema. Diagnosis and management. *Arch Intern Med.* 1984; 144(1):143–147.

46. Tönz M, Mihaljevic T, von Segesser LK, Fehr J, Schmid ER, Turina MI. Acute lung injury during cardiopulmonary bypass. Are the neutrophils responsible? *Chest.* 1995; 108(6):1551–1556.

47. Chenoweth DE, Cooper SW, Hugli TE, Stewart RW, Blackstone EH, Kirklin JW. Complement activation during cardiopulmonary bypass: evidence for generation of C3a and C5a anaphylatoxins. *N Engl J Med.* 1981; 304(9):497–503.

48. Royston D, Fleming JS, Desai JB, Westaby S, Taylor KM. Increased production of peroxidation products associated with cardiac operations. Evidence for free radical generation. *J Thorac Cardiovasc Surg.* 1986; 91(5):759–766.

49. Craddock PR, Fehr J, Brigham KL, Kronenberg RS, Jacob HS. Complement and leukocyte-mediated pulmonary dysfunction in hemodialysis. *N Engl J Med.* 1977; 296(14):769–774.

50. Hammerschmidt DE, Stroncek DF, Bowers TK, et al. Complement activation and neutropenia occurring during cardiopulmonary bypass. *J Thorac Cardiovasc Surg.* 1981; 81(3):370–377.

51. Allardyce DB, Yoshida SH, Ashmore PG. The importance of microembolism in the pathogenesis of organ dysfunction caused by prolonged use of the pump oxygenator. *J Thorac Cardiovasc Surg.* 1966; 52(5):706–715.

52. Heidecker J, Sahn SA. The spectrum of pleural effusions after coronary artery bypass grafting surgery. *Clin Chest Med.* 2006; 27(2):267–283.

53. Peng MJ, Vargas FS, Cukier A, Terra-Filho M, Teixeira LR, Light RW. Postoperative pleural changes after coronary revascularization. Comparison between saphenous vein and internal mammary artery grafting. *Chest.* 1992; 101(2):327–330.

54. Gale GD, Teasdale SJ, Sanders DE, et al. Pulmonary atelectasis and other respiratory complications after cardiopulmonary bypass and investigation of aetiological factors. *Can Anaesth Soc J.* 1979; 26(1):15–21.

55. Daganou M, Dimopoulou I, Michalopoulos N, et al. Respiratory complications after coronary artery bypass surgery with unilateral or bilateral internal mammary artery grafting. *Chest.* 1998; 113(5):1285–1289.

56. Hurlbut D, Myers ML, Lefcoe M, Goldbach M. Pleuropulmonary morbidity: internal thoracic artery versus saphenous vein graft. *Ann Thorac Surg.* 1990; 50(6):959–964.

57. Rolla G, Fogliati P, Bucca C, et al. Effect of pleurotomy on pulmonary function after coronary artery bypass grafting with internal mammary artery. *Respir Med.* 1994; 88(6):417–420.

58. Labidi M, Baillot R, Dionne B, Lacasse Y, Maltais F, Boulet LP. Pleural effusions following cardiac surgery: prevalence, risk factors,

and clinical features. *Chest*. 2009; 136(6):1604–1611.

59. Peng MC, Hou CJ, Li JY, Hu PY, Chen CY. Prevalence of symptomatic large pleural effusions first diagnosed more than 30 days after coronary artery bypass graft surgery. *Respirology*. 2007; 12(1):122–126.

60. Hashim SW, Kay HR, Hammond GL, Kopf GS, Geha AS. Noncardiogenic pulmonary edema after cardiopulmonary bypass. An anaphylactic reaction to fresh frozen plasma. *Am J Surg*. 1984; 147(4):560–564.

61. Brooks JC. Noncardiogenic pulmonary edema immediately following rapid protamine administration. *Ann Pharmacother*. 1999; 33(9):927–930.

62. Frost L, Pedersen RS, Lund O, Hansen OK, Hansen HE. Prognosis and risk factors in acute, dialysis-requiring renal failure after open-heart surgery. *Scand J Thorac Cardiovasc Surg*. 1991; 25(3):161–166.

63. MaWhinney S, Brown ER, Malcolm J, et al. Identification of risk factors for increased cost, charges, and length of stay for cardiac patients. *Ann Thorac Surg*. 2000; 70(3):702–710.

64. Suen WS, Mok CK, Chiu SW, et al. Risk factors for development of acute renal failure (ARF) requiring dialysis in patients undergoing cardiac surgery. *Angiology*. 1998; 49(10):789–800.

65. Schopka S, Diez C, Camboni D, Floerchinger B, Schmid C, Hilker M. Impact of cardiopulmonary bypass on acute kidney injury following coronary artery bypass grafting: a matched pair analysis. *J Cardiothorac Surg*. 2014; 9:20.

66. Lemma MG, Coscioni E, Tritto FP, et al. On-pump versus off-pump coronary artery bypass surgery in high-risk patients: operative results of a prospective randomized trial (on-off study). *J Thorac Cardiovasc Surg*. 2012; 143(3):625–631.

67. Mancini E, Caramelli F, Ranucci M, et al. Is time on cardiopulmonary bypass during cardiac surgery associated with acute kidney injury requiring dialysis? *Hemodial Int*. 2012; 16(2):252–258.

68. Garg AX, Devereaux PJ, Yusuf S, et al. Kidney function after off-pump or on-pump coronary artery bypass graft surgery: a randomized clinical trial. *JAMA*. 2014; 311(21):2191–2198.

69. Elmistekawy E, McDonald B, Hudson C, et al. Clinical impact of mild acute kidney injury after cardiac surgery. *Ann Thorac Surg*. 2014; 98(3):815–822.

70. Kuitunen A, Vento A, Suojaranta-Ylinen R, Pettilä V. Acute renal failure after cardiac surgery: evaluation of the RIFLE classification. *Ann Thorac Surg*. 2006; 81(2):542–546.

71. Feindt PR, Walcher S, Volkmer I, et al. Effects of high-dose aprotinin on renal function in aortocoronary bypass grafting. *Ann Thorac Surg*. 1995; 60(4):1076–1080.

72. Swaminathan M, Shaw AD, Phillips-Bute BG, et al. Trends in acute renal failure associated with coronary artery bypass graft surgery in the United States. *Crit Care Med*. 2007; 35(10):2286–2291.

73. Bellomo R, Ronco C, Kellum JA, et al. Acute renal failure—definition, outcome measures, animal models, fluid therapy and information technology needs: the Second International Consensus Conference of the Acute Dialysis Quality Initiative (ADQI) Group. *Crit Care*. 2004; 8(4):R204–R212.

74. Hoste EA Clermont G, Kersten A, et al. RIFLE criteria for acute kidney injury are associated with hospital mortality in critically ill patients: a cohort analysis. *Crit Care*. 2006; 10(3):R73.

75. Meco M, Cirri S. The effect of various fenoldopam doses on renal perfusion in patients undergoing cardiac surgery. *Ann Thorac Surg*. 2010; 89(2):497–503.

76. Landoni G, Biondi-Zoccai GG, Marino G, et al. Fenoldopam reduces the need for renal replacement therapy and in-hospital death in cardiovascular surgery: a meta-analysis. *J Cardiothorac Vasc Anesth*. 2008; 22(1):27–33.

77. Ho KM, Morgan DJ. Meta-analysis of N-acetylcysteine to prevent acute renal failure after major surgery. *Am J Kidney Dis*. 2009; 53(1):33–40.

78. Nigwekar SU, Kandula P. N-acetylcysteine in cardiovascular-surgery-associated renal failure: a meta-analysis. *Ann Thorac Surg*. 2009; 87(1):139–147.

79. Ryckwaert F, Boccara G, Frappier JM, Colson PH. Incidence, risk factors, and prognosis of a moderate increase in plasma creatinine early after cardiac surgery. *Crit Care Med*. 2002; 30(7):1495–1498.

80. Callahan M, Battleman DS, Christos P, Efimba M, Whitelaw G. Economic consequences of renal dysfunction among cardiopulmonary bypass surgery patients: a hospital-based perspective. *Value Health*. 2003; 6(2):137–143.

81. Rocktaeschel J, Morimatsu H, Uchino S, et al. Acid-base status of critically ill patients with acute renal failure: analysis based on Stewart-Figge methodology. *Crit Care*. 2003; 7(4):R60.

82. Kellum JA, Song M, Li J. Lactic and hydrochloric acids induce different patterns of inflammatory response in LPS-stimulated RAW 264.7 cells. *Am J Physiol Regul Integr Comp Physiol*. 2004; 286(4):R686–R692.

83. Thakar CV, Yared JP, Worley S, Cotman K, Paganini EP. Renal dysfunction and serious infections after open-heart surgery. *Kidney Int*. 2003; 64(1):239–246.

84. Kramer AA, Postler G, Salhab KF, Mendez C, Carey LC, Rabb H. Renal ischemia/reperfusion leads to macrophage-mediated increase in pulmonary vascular permeability. *Kidney Int*. 1999; 55(6):2362–2367.

85. Donnahoo KK, Shames BD, Harken AH, Meldrum DR. Review article: the role of tumor necrosis factor in renal ischemia-reperfusion injury. *J Urol*. 1999; 162(1):196–203.

86. Egleston CV, Wood AE, Gorey TF, McGovern EM. Gastrointestinal complications after cardiac surgery. *Ann R Coll Surg Engl*. 1993; 75(1):52–56.

87. Mangi AA, Christison-Lagay ER, Torchiana DF, Warshaw AL, Berger DL. Gastrointestinal complications in patients undergoing heart operation: an analysis of 8709 consecutive cardiac surgical patients. *Ann Surg*. 2005; 241(6):895–901; discussion 901–904.

88. Ohri SK, Desai JB, Gaer JA, et al. Intraabdominal complications after cardiopulmonary bypass. *Ann Thorac Surg*. 1991; 52(4):826–831.

89. Krasna MJ, Flancbaum L, Trooskin SZ, et al. Gastrointestinal complications after cardiac surgery. *Surgery*. 1988; 104(4):773–780.

90. Leitman IM, Paull DE, Barie PS, Isom OW, Shires GT. Intra-abdominal complications of cardiopulmonary bypass operations. *Surg Gynecol Obstet*. 1987; 165(3):251–254.

91. Lazar HL, Hudson H, McCann J, et al. Gastrointestinal complications following cardiac surgery. *Cardiovasc Surg*. 1995; 3(3):341–344.

92. Zacharias A, Schwann TA, Parenteau GL, et al. Predictors of gastrointestinal complications in cardiac surgery. *Tex Heart Inst J*. 2000; 27(2):93–99.

93. Yilmaz AT, Arslan M, Demirkilç U, et al. Gastrointestinal complications after cardiac surgery. *Eur J Cardiothorac Surg*. 1996; 10(9):763–767.

94. Rodriguez R, Robich MP, Plate JF, Trooskin SZ, Sellke FW. Gastrointestinal complications following cardiac surgery: a comprehensive review. *J Card Surg*. 2010; 25(2):188–197.

95. Johnston G, Vitikainen K, Knight R, Annest L, Garcia C. Changing perspective on gastrointestinal complications in patients undergoing cardiac surgery. *Am J Surg*. 1992; 163(5):525–529.

96. Christenson JT, Schmuziger M, Maurice J, Simonet F, Velebit V. Postoperative visceral hypotension the common cause for gastrointestinal complications after cardiac surgery. *Thorac Cardiovasc Surg*. 1994; 42(3):152–157.

97. Shin JS, Abah U. Is routine stress ulcer prophylaxis of benefit for patients undergoing cardiac surgery? *Interact Cardiovasc Thorac Surg*. 2012; 14(5):622–628.

98. Hata M, Shiono M, Sekino H, et al. Prospective randomized trial for optimal prophylactic treatment of the upper gastrointestinal complications after open heart surgery. *Circ J*. 2005; 69(3):331–344.

99. Baue AE. The role of the gut in the development of multiple organ dysfunction in cardiothoracic patients. *Ann Thorac Surg*. 1993; 55(4):822–829.

100. Berger MM, Berger-Gryllaki M, Wiesel PH, et al. Intestinal absorption in patients after cardiac surgery. *Crit Care Med*. 2000; 28(7):2217–

2223.

101. Whitlock R, Healey JS, Connolly SJ, et al. Predictors of early and late stroke following cardiac surgery. *CMAJ*. 2014; 186(12):905–911.

102. Bucerius J, Gummert JF, Borger MA, et al. Stroke after cardiac surgery: a risk factor analysis of 16,184 consecutive adult patients. *Ann Thorac Surg*. 2003; 75(2):472–478.

103. Lisle TC, Barrett KM, Gazoni LM, et al. Timing of stroke after cardiopulmonary bypass determines mortality. *Ann Thorac Surg*. 2008; 85(5):1556–1562; discussion 62–63.

104. Svensson LG, Nadolny EM, Kimmel WA. Multimodal protocol influence on stroke and neurocognitive deficit prevention after ascending/arch aortic operations. *Ann Thorac Surg*. 2002; 74(6):2040–6.

105. Griepp RB, Griepp EB. Perfusion and cannulation strategies for neurological protection in aortic arch surgery. *Ann Cardiothorac Surg*. 2013; 2(2):159–162.

106. Estrera AL, Miller CC, 3rd III, Chen EP, et al. Descending thoracic aortic aneurysm repair: 12-year experience using distal aortic perfusion and cerebrospinal fluid drainage. *Ann Thorac Surg*. 2005; 80(4):1290–1296; discussion 1296.

107. Coselli JS, LeMaire SA, Köksoy C, Schmittling ZC, Curling PE. Cerebrospinal fluid drainage reduces paraplegia after thoracoabdominal aortic aneurysm repair: results of a randomized clinical trial. *J Vasc Surg*. 2002; 35(4):631–639.

108. Rodriguez RA, Rubens FD, Wozny D, Nathan HJ. Cerebral emboli detected by transcranial Doppler during cardiopulmonary bypass are not correlated with postoperative cognitive deficits. *Stroke*. 2010; 41(10):2229–2235.

109. Grega MA, Borowicz LM, Baumgartner WA. Impact of single clamp versus double clamp technique on neurologic outcome. *Ann Thorac Surg*. 2003; 75(5):1387–1391.

110. Cohn LH. *Cardiac Surgery in the Adult*. 4th ed. New York: McGraw-Hill Professional, 2011.

111. Boeken U, Litmathe J, Feindt P, Gams E. Neurological complications after cardiac surgery: risk factors and correlation to the surgical procedure. *Thorac Cardiovasc Surg*. 2005; 53(1):33–36.

112. Selnes OA, Grega MA, Borowicz LM Jr, et al. Cognitive changes with coronary artery disease: a prospective study of coronary artery bypass graft patients and nonsurgical controls. *Ann Thorac Surg*. 2003;

113. Selnes OA, Grega MA, Borowicz LM Jr, et al. Cognitive outcomes three years after coronary artery bypass surgery: a comparison of on-pump coronary artery bypass graft surgery and nonsurgical controls. *Ann Thorac Surg*. 2005; 79(4):1201–1209.

114. Jensen BO, Hughes P, Rasmussen LS, et al. Cognitive outcomes in elderly high-risk patients after off-pump versus conventional coronary artery bypass grafting: a randomized trial. *Circulation*. 2006; 113(24):2790–2795.

115. Grey NJ, Perdrizet GA. Reduction of nosocomial infections in the surgical intensive-care unit by strict glycemic control. *Endocr Pract*. 2004; 10(Suppl 2):46–52.

116. Goldberg PA, Sakharova OV, Barrett PW, et al. Improving glycemic control in the cardiothoracic intensive care unit: clinical experience in two hospital settings. *J Cardiothorac Vasc Anesth*. 2004; 18(6):690–697.

117. van den Berghe G, Wouters P, Weekers F, et al. Intensive insulin therapy in critically ill patients. *N Engl J Med*. 2001; 345(19):1359–1367.

118. Arabi YM, Dabbagh OC, Tamim HM, et al. Intensive versus conventional insulin therapy: a randomized controlled trial in medical and surgical critically ill patients. *Crit Care Med*. 2008; 36(12):3190–3197.

119. Arabi YM, Tamim HM, Rishu AH. Hypoglycemia with intensive insulin therapy in critically ill patients: predisposing factors and association with mortality. *Crit Care Med*. 2009; 37(9):2536–2544.

120. NICE-SUGAR Study Investigators, Finfer S, Chittock DR, et al. Intensive versus conventional glucose control in critically ill patients. *N Engl J Med*. 2009; 360(13):1283–1297.

121. Iribarren JL, Jiménez JJ, Hernandez D, et al. Relative adrenal insufficiency and hemodynamic status in cardiopulmonary bypass surgery patients. A prospective cohort study. *J Cardiothorac Surg*. 2010; 5:26.

122. Henzen C, Kobza R, Schwaller-Protzmann B, Stulz P, Briner VA. Adrenal function during coronary artery bypass grafting. *Eur J Endocrinol*. 2003; 148(6):663–668.

123. de Jong FH, Mallios C, Jansen C, et al. Etomidate suppresses adrenocortical function by inhibition of 11 beta-hydroxylation. *J Clin Endocrinol Metab*. 1984; 59(6):1143–1147.

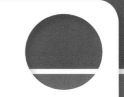

第21章 急诊科的机械循环支持装置治疗

Zack Shinar · Priyanka Gosain · Todd B. Heimowitz

引言

机械循环支持装置（mechanical circulatory support device，MCDS）是指增加衰竭心室射血功能的流体泵。这些装置可以用于辅助单一心室或者两侧心室泵血，可作临时用途，也可长期应用。根据它们的基本结构，这些装置可以分为反搏泵、气动泵、离心泵或者轴流泵[1]（表21-1 和表21-2）。虽然大部分 MCDS 既不会放在急诊，也鲜有出现在此，但是了解它们相关的知识也有益处。在这一章中，我们将会以各种 MCDS 的简单描述作为开始，然后特别重点讲述在急诊最常见的相关设备——左室辅助装置（left ventricular assist device，LVAD）的各种并发症及紧急事件。

机械循环装置的类别

1. 主动脉内气囊泵

主动脉内气囊泵（intra-aortic balloon pump，IABP）是广泛用作临时循环支持的一种反搏泵设备。其中"反搏"是指气囊在心脏收缩期放气而在心脏舒张期充气。

机械原理：IABP 装置由 2 个主要部分组成：1 个大小为 8.0～9.5 Fr 的双腔导管，末端接有 25～50 ml 容量的聚乙烯气囊；1 个带有泵的控制台来驱动气囊。应依据患者身高来选择合适气囊大小。IABP 导管经由皮肤穿刺置入，临床上最常选用股动脉这一通路。在透视引导下，其先上升进到降主动脉，保留其尖端距离锁骨下动脉起始点（即气管隆突）

2～3 cm。而导管外层腔可用来充入氦气到气囊中，使气囊直径达降主动脉直径的 80%～90%。内层腔则用于检测体循环动脉压。膨隆的气囊可控制近端和远端的血液排出量。这样就能通过增大动脉本有的"Windkessel 效应"来扩增动脉血流，并且也潜在地改善了全身灌注。而在心脏收缩期气囊的迅速放气可以降低心脏后负荷，因此促进了心室排出。球囊波动可以通过心电图波形或体循环动脉压波形来触发。依据患者的血流动力学状态，球囊可被设置为辅助每搏心脏输出（即球囊搏动：心脏搏动为 1∶1），或者更低辅助频率（球囊搏动：心脏搏动 =1∶2，1∶4 或者 1∶8）。球囊反搏装置如若不用绝不能留在所置患者血管原位置中，否则有可能导致血栓形成[2]。

生理学效应：因为反搏机械原理，IABP 能造成动脉收缩压力降低而舒张压力升高。这就转化为左室收缩压和舒张末压的减少。其中潜在的原理是增

表 21-1 基于治疗持续时间的机械循环装置分类

临时装置	长期装置
主动脉内气囊泵	完全人工心脏（Syncardia Systems, Inc）
体外膜肺氧合（ECMO）	HeartMate Ⅱ
Centrimag®（Thoratec）TandemHeart System（CardiacAssist, Inc.）	Jarvik 2000
	HeartWare；HVAD
Impella® system（Abiomed）	

加冠脉血流，从而能增加心肌供氧。通过减轻心脏后负荷，IABP 还能促使减少心肌需氧量[2]。

适应证：IABP 最为广泛的应用是作为急性心肌梗死伴心源性休克情况下的一种姑息性治疗方案。它也能用于顽固性心绞痛患者，在等待血运重建治疗期间承担过渡治疗的角色。其他的适应证还包括体外循环脱机后患者出现血流动力学不稳定、顽固性心律失常以及部分急性二尖瓣反流，在这类病例中 IABP 能减轻后负荷从而有可能起到维持血流动力稳定的作用[2]。

2. 体外膜肺氧合

详见第 9 章。

3. Centrimag®（Thoratec Corporation, Pleasanton，CA）

Centrimag® 是一种体外的、由外科手术置入的离心泵。其目前通过了美国 FDA 批准，是临时心室辅助装置，用于左室辅助时最长可达 6 小时，用于右室辅助时最长可达 30 天（作为人道主义用途的设备）。这个设备也可用作双心室辅助[3]。

机械原理：该装置套管置入通常选择胸骨正中切口，可在体外循环条件下或非体外循环下操作。当该设备应用于右室辅助时，应将流入管插入右房而流出管接入肺动脉主干中。当患者存在心肌功能恢复可能性而将该设备应用于左室支持治疗时，流入管中血流则从左顶部置管中获取，或者直接将套管插入左心房经由左房室瓣达左室内。如果患者心肌功能恢复希望渺茫，同样将该设备应用于左室功能支持时，则可直接行左心室插管。流出管则接入降主动脉内[4]。该设备的泵在人体外，内含一个磁悬浮叶轮能够通过产生螺旋运动而引导血流流向流出道。因为泵内无轴承或密封圈，所以能将血流与泵内表面摩擦减到最小。

生理学效应：这个泵每分钟最大能泵出 10 L 血流，同时泵血速度是可调整的，以保持心指数在正常范围内[5]。使用该设备有形成血栓风险。因此，应

用该设备患者需要维持抗凝治疗。需要强调的是，该设备会引起溶血，并可致患者出现出血相关并发症。

适应证：右室辅助设备常应用于急性右心衰，这一情况最常见于长期应用 LVAD 患者中。其他的单一心室或双心室应用该设备的适用范围还有急性心源性休克，不适合心脏移植或正在等待心脏移植的终末期心衰患者，心脏术后出现循环休克的患者，或者初次心脏移植失败的移植术后患者[6]。

4. TandemHeart System®（CardiacAssist，Inc.，Pittsburgh，PA）

TandemHeart 是经皮穿刺置入的，能产生连续血流的离心泵设备，它既可以用于单一心室也可作双心室辅助。也通过了 FDA 批准，虽然推荐治疗时间最长达 6 小时，但是更长时间（最久达 2 周）应用该设备的个案也有报道。

机械原理：TandemHeart 与 Centrimag 类似，都采用了电磁悬浮叶轮。氧合血流经一根经（心房）间隔进路的 21 F 套管从左心房抽吸出，再经 17 F 股动脉管直接泵入体循环，从而高效地绕过了左心室。通过将套管流入口接入右心房并将流出口接入肺动脉而绕过了右心室[3]。

生理学效应：TandemHeart 显著减轻了心脏前负荷并通过泵出最大达每分钟 4 升的血流而增加了心输出量。它通过减轻心室负荷而减少了心肌的氧需求。TandemHeart 同样与出血倾向、血栓形成及下肢缺血等并发症相关。

适应证：该设备置入可在心导管室进行，而且该设备最初就应用于需接受经皮穿刺介入治疗的高危患者的心功能保障支持。从那以后该设备就一直应用于心脏术后心衰患者及心源性休克患者中。

5. Impella® System（Abiomed，Danvers，MA）

Impella 是经皮置入的轴流泵设备。常短期用于减轻左室负荷，应用时长一般最久达 5 天。但是目

反搏泵 （搏动血流）	气动泵 （搏动血流）	离心泵 （连续血流）	轴流泵 （连续血流）
主动脉内气囊泵	完全人工心脏	体外膜肺氧合	Impella®system
	Paracorporeal ventricular assist device（PVAD）	Centrimag®（Thoratec）	HeartMate II
	HeartMate XVE	HVAD	Jarvik 2000
		HeartWare	

表 21-2　基于作用机理的机械循环支持设备分类

前也有新开展试验将其反复用于右心室支持治疗。

机械原理：该设备安置于一端类似猪尾的导管上，该导管经由股动脉鞘逆行穿过主动脉瓣（进入左心室）。泵安置在左心室内并向升主动脉内泵出血流。该设备最新发布的型号，即 Impella 5.0 体积更大，需要通过外科操作切开股动脉或腋动脉（才能置入体内）。

生理学效应：该设备能够增加心输出量，依据设备型号不同所增加心输出量不同，具体变化范围为 2.5 ~ 5.0 L/min。它同样通过减轻心脏后负荷而减少了心肌需氧量。

适应证：该设备应用于急性左心室衰患者身上最为成功。其禁忌证包括：左室血栓、稳定型的主动脉瓣狭窄或主动脉瓣闭锁不全、近期经历过脑卒中事件或短暂性脑缺血发作以及升主动脉结构异常。

6. 完全人工心脏（SynCardia Systems，Inc., Tucson，AZ）

完全人工心脏（total artificial heart，TAH）是经过批准可作临时用途的气动型搏动泵，也可作为人道主义用途指定设备用于相应患者的终末期治疗方案。

机械原理：TAH 设备包括数个倾斜盘形阀及短流出道血管桥以替代心室、近端主动脉、肺动脉以及 4 个瓣膜。人工左心室通过左心房流入连接器和流出导管分别与患者本身左心房及主动脉相接。人工右心室也以类似方法分别与患者本身的右心房和肺动脉连接。想要将该设备应用于患者，要求患者体表面积不得少于 1.7 m²，同时患者胸腔前后直径不得小于 10 cm 以放置 70 cm³ 的设备[3]。

生理学效应：该设备能代偿双侧心室的完全功能。该设备已知的并发症有感染、出血及卒中事件[7]。

适应证：该设备多用于双心室功能衰竭患者等待心脏移植期间的过渡治疗。最近通过检验的新版本设备拥有可穿戴控制器，从而可以允许患者离院回家（等待下一步治疗）。因此，该设备现在也应用于那些不能行心脏移植的心衰患者的终末期治疗。

LVAD

LVAD 是设计用于增加衰竭左心室的血压和射血功能的血液泵。该设备可以从左心室或左心房中抽吸出血流。现如今可植入泵体可从左心室间断吸入血流然后泵入升主动脉弓内。LVAD 既有容积感受的脉搏泵也有能产生持续血流的旋转泵。在过去的 15 年间，临床上所应用的 LVAD 已慢慢由原先的搏动

泵转换成了现今能产生持续血流的旋转泵。这些泵既可用于右心室辅助（如 RVAD），也可用于双心室辅助（如 BiVAD），还可用于完全循环支持（TAH）。上述每一类别设备都有各自的适应证，但是唯独 LVAD 得到了最广泛应用置入患者体内。

设备类别

在 2015 年，有 2 个主要 LVAD 在美国被相关厂家制造出来，分别是 Thoratec HeartMate II[8] Heartware HVAD[9]。数个 LVAD（HeartMate III）和一些旧装置（Heartmate XVE 和 Jarvik 2000）正在进行 3 期临床试验。上述各型设备都有显著差异，且难以在本章节内全面讨论详述。HeartMateII 和 HVAD 都是持续血流泵。最先设计制造出的容量感受泵产生出的血流是脉搏式的，初衷是为了尽可能使设备工作机理去模仿人体本来的生理活动。这些初期设备有着良好的血流属性，但是它们体积巨大，以及多移动部件的结构使得设备耐久性很差。而新生代能产生持续血流的 LVAD 的高剪切应力负荷及弱化的脉搏式泵动特性则可以被设备的小体积和可靠性所补偿[10]。持续血流泵的缺点包括增加胃肠出血风险、泵体形成血栓、血栓脱落造成其他部位血栓栓塞及相应并发症，以及较其他设备更低的左心室恢复率[11-12]。

HeartMate II 和 Heartware 间的主要机械力学差异在于各型设备内血流的矢量不同。HeartMate II 是通过血流冲刷过的推力轴承驱动的单一叶轮来产生轴向血流通过装置本身。叶轮转动从流入道抽吸血液并线性推动血流通过流出道（图 21-1）。而 Heartware 设备则应用了涡流模型工作原理，通过这

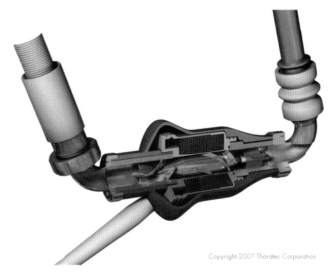

图 21-1 HeartMate II 剖视图（经 Thoratec Corporation 授权使用）

个模型可产生离心力推动血流经由一段环形管道向外流出。离心泵的优势在于设备体积更小并潜在地减少了泵出血流所受的剪切应力[13]。

未来将要开发出的设备包括置于皮下的电源装置，这样也许能大量减少动力传动系统所致的感染风险，并能使得患者可以暴露于水中，而目前应用的设备是不能实现的[14]。

患者人群

FDA 在 REMATCH 试验（应用随机方法评估机械辅助装置用于治疗充血性心衰的价值）后批准了搏动型的 Heartmate XVE，该试验结果显示该设备的应用使得那些有着严重心功能衰竭却又不能接受心脏移植手术的患者临床结局有了明显提升。Heartmate XVE 则缺乏目前其他设备所具有的产生持续血流工作模式的耐久能力。但其治疗的患者对比最佳医疗管理控制组（control arm）在患者生活质量及 2 年生存率这两方面表现均要更优异（25% vs. 8%）[15]。一项随后的随机临床试验对比了 Heartmate XVE 的搏动泵和 HeartMate II 的持续血流泵，试验结果显示持续血流泵设备要更优于搏动泵设备[16]。HeartMate II 已通过 FDA 批准可用于未来没有心脏移植治疗计划的患者，专业名词即终末期治疗（destination therapy，DT），也可用于准备接受移植手术患者的移植前过渡治疗（bridge-to transplant，BTT）。偶尔，该设备也能发挥"起死回生"完全治愈患者的作用。这些被治愈的患者常常自身心脏从心衰状态恢复过来并能最终摆脱对心室辅助装置的依赖。这类患者倾向于出现在更年轻的人群中，本身的心脏损伤也是可康复的，如心肌炎、产后心肌病等。这类患者治疗目标是给予患者心脏足够时间，让其更能够从上述暂时损伤中复原过来。

若是作为 DT 或 BTT 方案，则应要求严格把控患者入选标准。这类患者心功能应属纽约心衰分级（NYHF）IV 级，并对患者日常生活行为造成显著影响。这类患者通常需要在家接受静脉内正性肌力药物治疗，并有证据表明患者因自身的高静脉压和低动脉压而出现慢性低灌注血流状态导致终末器官损害。这类患者死亡率很高，即使在 REMATCH 试验中 1 年生存率也仅有 18%。而应用 LVAD 可将其 1 年生存率提升至 32%。再将这结果同置入设备所需高开销（将设备置入体内需住院治疗，需花费 193812 美元）结合起来看，LVAD 的应用价值广受质疑。以较为平衡的观点来看待这个问题则需要考虑到，即使不进行辅助设备置入，治疗这些患者的代价已经很大了。尽管目前 LVAD 的管理并没有达到定义上的"费用效果比"——100000 美元每一质量调整寿命年（quality adjusted life years，QALY），但是它已经能够提升治疗效果，并且现今估计应用持续血流泵设备只耗费 107569 美元每一 QALY[17-18]。

外部设备工具

辅助装置的泵既可以置于胸腔，如 Heartware，也可以置于纵隔下，如 HeartMate II。从泵体延伸出来的动力传动系统通常开口于患者腹部（膈下）右上象限。而动力传动系统又介入系统控制器。控制器内存有设备电路系统。其内还有备用电路系统以提升设备可靠性。每个系统控制器内都有一个小电池能够在设备断电的时候发出警报。只有 Heartmate 的新系统控制器（口袋控制器）拥有一颗特别电池，而这颗电池可在设备失去外部电力供应后仍能维持泵体搏动最长达 15 分钟。如果 HeartMate II 出现设备停机的情况，则设备会发出尖锐的警报声，同时设备显示器上会出现一个闪烁的红心图形。而设备出现黄色警报时，则意味着一系列问题，此时患者或医务人员应立即联系 LVAD 技术支持人员寻求解决办法。

两根导线分别将两块电池连接于系统控制器。这套装置可装入一件专为外出活动设计的便携式背心中（图 21-2）。当患者没有活动需要时，这些导线可接于固定于住宅墙内的功能单元内，即供能单元（power-based unit，PBU）。这些电池侧面设有按钮式的剩余电量显示仪表盘。这一设计方便了显示电池内即时剩余电量。更换低电量电池的步骤包括了移除使用过电池，并用充满电的电池替代之两步。如果同时移除两块电池或者误将充满电的电池当作使用过的电池移除，则肯定会发生那些因为泵功能缺失而引起的严重问题。即使将患者连于 PUB，也依然要求护理人员确保患者身旁随时留有充电设备。Heartmate 的锂电池每充满一次电能为设备连续功能 12 小时[19]。

生理学

LVAD 的生理学原理十分复杂。将 LVAD 能产生持续血流的泵体与患者原有脉搏性左心室相连，则会对原有血流矢量产生一系列临时影响，而这些血流矢量本取决于原有心脏搏出力量、舒张末期左室容积、每分钟心脏搏动次数（pump revolutions per minute，RPM）、主动脉瓣功能以及后负荷。为患者适配合适的 RPM 是个艰苦的过程，但是适配后的心率对各个患者来说是固定的。

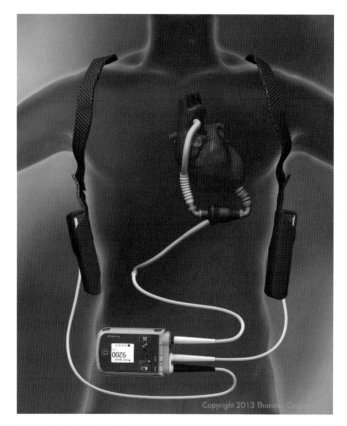

图 21-2　HeartMate Ⅱ展示泵体与系统控制器相连接，而系统控制器则与内置于便携式背心的两块电池相连。（经 Thoratec Corporation 授权使用）

的脉搏，这些因素仍能使自动血压计成功运行。对于那些自动血压计无法测出血压的患者，通过使用人工血压计袖带及多普勒超声设备医务工作人员仍可得出一个平均血压值（MAP）。对应用 LVAD 的患者来说，其 MAP 正常范围应在 70~90 mmHg。

当患者 LVAD 设备与带有监视显示器或新一代系统控制器的 PBU 相接时，各种监测数据可实时测量显示（详见图 21-3）。四个需要主要关注的参数有：泵速（每分钟叶轮转动次数 RPM）、血流速度（L/min）、搏动指数以及功率（W）。通常情况下，HeartMate Ⅱ泵速一般设定在 8500~10500 RPM，而 Heartware 所设定的参数则远远要低些（通常在 2500 RPM 以下）（详见图 21-4）。每一位患者泵速设定应基于患者最优慢速心功能。泵速间断减低在患者身上可反映为低灌流状态，引起抽吸事件发生（稍后再做详述）。血流这一参数值是结合泵速和功率计算出来的。在病情紧急的情况下，这一计算结果可能与实际数值相去甚远。脉搏指数（pulsatility index，PI）这一概念提供了一个很好的想法，可以用来考量辅助泵相较于患者本身心脏究竟做了多少功（起到了多大的辅助作用）。PI 是指在以 15 秒为单位时间段内的平均血流量，是参考矫正过的平均泵功率计算出来的。在 HeartMate Ⅱ中平均 PI 是 4~6，而在 HeartWare VAD 中 PI 是 1~8。就 PI 来说，低于 2.5 意味着原有心脏功能差或者患者处于低灌注状态（图 12-5）。

常见问题管理

绝大多数应用 LVAD 的患者并没有可触及的脉搏。如果患者本身心脏功能相对较强，则在外周血管可触及到减弱的搏动血流。动脉搏动是标准血压自动测量机正常运行的必需条件。即使没有可触及

LVAD 能在医院急诊科或住院部以各种各样的

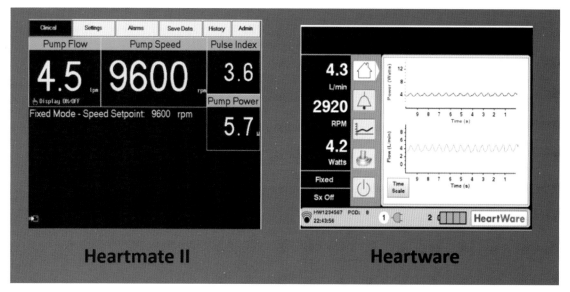

图 21-3　显示监视器展示泵流、RPM、PI 以及功率等参数

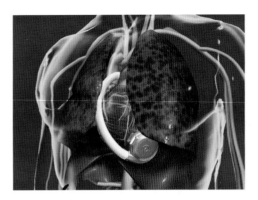

图 21-4 Heartware 在人体内所示

原因得以应用。很多循环支持设备的问题都是 LVAD 独有的。但有一件难得的关于 LVAD 患者的管理的事情是不应被忽略的——患者可以非常便利的得到帮助。LVAD 患者人群的优势在于有人了解他们。那些常常贴于 LVAD 外置控制器的数字即是相应患者的协调管理员的电话，随时随地等待着电话响起为患者提供帮助。患者与他们的协调管理员沟通常常能帮助服务提供方（设备厂商）排查解决许多问题，也为厂商提供了很多有价值的关于患者的信息，也最终让大家有了表达个人倾向的空间——住院患者或门诊患者是否认为自己的疾病得到了妥善管理。对 LVAD 患者有一条忠告——不要把自己交给那些不熟悉如何管理 LVAD 患者的（厂家）员工。

消化道出血

消化道出血是 LVAD 患者来急诊就诊的常见表现。绝大多数应用 LVAD 设备的患者都会服用抗凝药物来预防血栓形成，但是即使那些没有服用相关药物的患者也有较高出血风险。泵对血流施加的剪切应力引起患者出现获得性血管性血友病因子（可稳定凝血

> LVAD 知识快速了解
> 正常参数值
> MAP—70 ~ 90
> RPM—8500 ~ 10500
> （适用 Heartmare Ⅱ）
> ~ 2500
> （适用于 Heartmate）
> PI—>2.5
> 参数
>
> 红色警报—泵功能异常
> 黄色警报—立即电话联 LVAD
> 技术支持人员寻求解决办法

图 21-5 LVAD 快速参考

因子 8）缺乏，现代科学家认为这一因子能引起发育不良血管处及脑动静脉畸形处出血。消化道出血可造成大出血甚至紧急危及患者生命，但是通常情况下症状是无痛的。无痛性出血渗出可以发生在消化道任意位置，医务人员利用内镜或肠镜探查却难以发现一处出血点，这是非常令人沮丧的。通过输注新鲜冰冻血浆来积极逆转患者出血病情这一措施通常应用于患者病情危及生命的条件下。目前凝血酶原复合物的治疗效果在本病患者群中并没有明确的研究结果。有时也会避免使用维生素 K，以求在出血止住之后促使患者恢复到完全抗凝状态。虽然相关研究仍在进行当中，通过应用醋酸去氨加压素（DDAVP）来控制病情是有可能使患者获益的[20]。生长激素抑制剂、雌激素以及酞胺哌啶酮（反应停）都有相关报道指出能有效止住上述患者的消化道出血病情。因为内镜检查 / 肠镜或胶囊内镜检查在相关病情治疗中经常得以应用，所以处理相关患者时应该要咨询消化内科专家意见。关于逆转患者抗凝状态以控制出血病情的治疗决策应权衡脑卒中风险及肺栓塞风险后做出。临床上如果患者出血病情持续难以控制，医疗人员常常采取逐渐减少患者抗凝药物使用的治疗措施。

LVAD 患者人群中的精神创伤问题应该如同那些服用抗凝药物的患者一样得到谨慎管理。推荐对脑部受伤患者进行颅脑影像学检查时选低剂量水平，并密切观察患者病情，重复影像学检查及（或）严格对每位患者密切随访。

心室辅助设备相关特发感染

心室辅助设备相关特发感染有 3 种类型，分别是：动力传动系统感染、泵壳感染（pump pocket infections）以及心室辅助设备相关心内膜炎。LVAD 动力传动系统通常安放在患者腹部右上象限。让皮肤菌群持续接触非有机体基质为日后的感染埋下了伏笔。即使一丝不苟去护理对应部位以及使用边界装置进行相应部位隔离处理，仍可导致动力传动系统感染发生。一旦感染发生，永久性病灶就很难治愈了。这一情况发生后处理起来特别棘手，因为病情需要而更换动力传动系统常常要求取出感染的装置并再植入全新的装置。这又会陷入新的两难境地——既要处理目前感染病情，又要避免在更换动力传动系统操作过程中引起新的菌群种植感染。临床医师通常采用胸部 CT 以及超声心动图来检测患者体内设备的动力传动系统周围是否有脓肿形成。当患者出现病因不明的发热时，需要特别注意发生泵

壳感染或心内膜炎的高可能性。如果发现患者出现全身感染病情，则推荐应用广谱抗菌进行抗感染治疗，除非已经细菌培养得出特定致病菌群（则可以依据相应药敏实验进行药敏指导用药）。

右心室衰竭

在患者接受 LVAD 治疗初始期，其右心室功能会轻微受损。在接受 LVAD 置入后，患者右心室必须增加输出以匹配 LVAD 的输出量。这就导致右心室的前负荷增加，这一现象在持续血流泵设备上表现得特别明显。这就对早已失常的右心室功能有了更大的需求，就进一步加重了右心室衰竭病情。同时，心室间隔向左的压力会加重三尖瓣反流及流出道梗阻，最终导致导致右心室输出量减少。右心室衰竭（right ventricular failure，RVF）与患者发病率及死亡率的升高是相关联的。通常 RVF 预测因子包括有右心室扩张及三尖瓣反流。右心室功能衰退的初始阶段可通过静脉注射甲氰吡酮（米力农）及多巴酚丁胺来对症支持治疗。在急性症状出现时也可予患者吸入一氧化氮及依前列醇来改善症状。临床应用的其他口服药物有磷酸二酯酶 5 抑制剂——西地那非及他达拉非，这些药物通过降低肺血管阻力来发挥作用。如果单独应用药物治疗方案效果欠佳的话，则可能需要机械辅助治疗方案如 TandemHeart、Centrimag 还有最近开发的 Impella RP 等。

主动脉瓣反流

高速血流通过升主动脉将会增加血管壁应力，（血管代偿性扩张）使得动脉中层变薄。这有可能导致主动脉根部肥大，接着出现主动脉瓣反流[21]。还有，如果主动脉瓣没有按节律开放，则关闭的瓣膜将要承受心脏收缩产生的巨大压力，这有可能导致心肌重构及瓣膜融合。在严重主动脉反流病例中，LVAD 输出量会减少。轻中度主动脉瓣反流可以通过调节泵动持续血流速度来控制，以降低流出导管血流速度并同时控制每 3 次心动周期开放主动脉瓣膜 1 次。严重主动脉瓣反流的患者则需要主动脉瓣膜置换、主动脉根部补片修补或者主动脉瓣修补等手术治疗。

LVAD 使用患者危急状态的管理

判别一位 LVAD 使用患者是否处于心脏骤停状态远比去判断一位普通患者是否处于心脏骤停状态可要困难得多。因此，"LVAD 危急状态"这一状态是用来缓和真心脏骤停与单纯精神状态改变之间的混淆情况的。推荐使用分析导图来判别 LVAD 患者是否处于危急状态（图 21-6）。LVAD 患者伴精神状态改变就应当考虑患者处于危急状态中，除非有明确其他证据证伪。不像绝大多数其他患者，只要你能简单触到患者中心动脉搏动就能将患者处于心脏骤停这一情况排除，LVAD 患者人群鲜有可感知的脉搏。这样的情况下，判别设备泵体是否正在工作以及泵的工作是否有效就成为最重要的事情。

依据临床诊疗场所不同，制订处置 LVAD 患者心脏骤停的诊疗计划非常关键。如果在 LVAD 患者的接受医疗中心，那么应做好方便患者快捷连上 PBU 及受过专业培训的临床医师对患者进一步处置的准备。如果在非 LVAD 接收医疗中心，那么相关科室对医师与护士进行临床教育，并购买 PBU 以备不时之需是个精明的做法。

除了为 LVAD 患者预先制订好诊疗计划外，LVAD 患者的院前医疗处置也能拯救患者生命。电力缺失是突发心脏骤停常见病因[22]。如果电源是造成心脏骤停的可能原因的话，院前急救的医务人员应立即找到所有 LVAD 患者都会随身携带的备用电池并连接至 LVAD 设备上。如果心脏骤停发生在患者的家里，则院前急救人员应利用置于墙壁的 PBU 给患者电源充电。患者还应有应急电源包，以及时给电池补充电量。通常情况下，在 LVAD 没运转的时候转运患者并不是最利于患者的选项。在处置现场每一步救治措施都应该是为了恢复 LVAD 设备电量，以使得 LVAD 设备重新工作。相反，并不推荐在处置现场宣告本场地内有 LVAD 患者。将患者转运至医院进行彻底评估还是很有必要的。

评估处于危急状态下的 LVAD 患者第一步是进行胸部听诊。这是判断泵体是否在工作的最快途径。如果能听见电机发出的"嗡嗡声"，那你就知道电流正源源不断流向泵体。如果发现泵体未工作，那么复苏第一步是排除 LVAD 的设备故障。后续篇幅会更详细叙述相关内容（图 21-7）。

泵正在工作

如果泵正在工作，那么接下来的步骤就是判断患者全身灌注情况。首先，利用自动血压计评估患者动脉血压。其他次级的灌注情况征象——如毛细血管再回流情况、皮肤颜色及温度——都应进行评估。如果自动血压计量不出患者血压，则推荐应用手动血压计联合多普勒设备进行评估患者血压。即使只是进行简单复苏，仍推荐进行动脉置管（以检

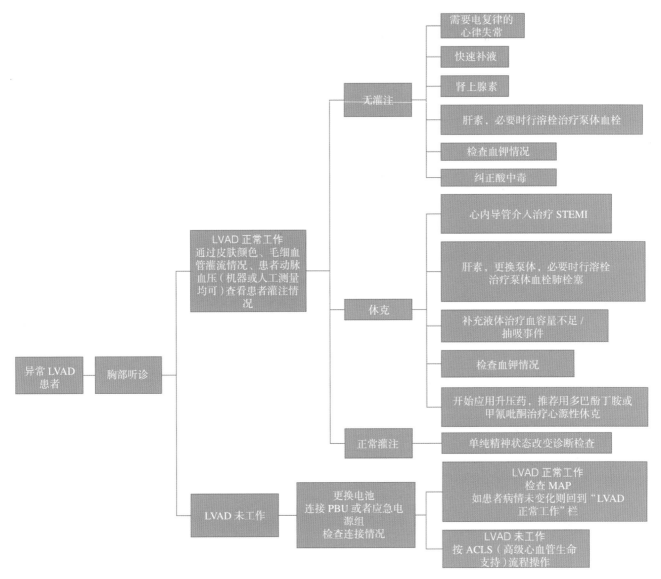

图 21-6 LVAD 使用患者危急状态的管理

测动脉血压）。因为准确了解复苏后患者血流动力学情况非常重要，并且缺乏这一监测数据也会对接下来的治疗决策制订造成困扰。

血容量不足休克

如果患者动脉血压低（MAP<60），那么明确诊断引起患者休克的病因很有必要。LVAD 患者出现休克的病因绝大多数和非 LVAD 患者出现休克的病因一致。充分考量评估患者血容量情况是很重要的。利尿剂在 LVAD 患者人群中使用很普遍；由此出现的脱水状态对泵可能产生不良影响。因为泵体运转是设定为一个固定的叶轮转速（RPM），所以不论心室内血容量多少，泵会持续从左心室抽吸出血液泵出。在患者处于低血容量状态时，泵的持续工作实际上可泵出多于回心血量的血流，不足的部分由肺循环系统中

得来。这就会造成心室间隔坍缩靠在一起即形成"抽吸事件"。未经治疗的抽吸事件会导致既没有血液流

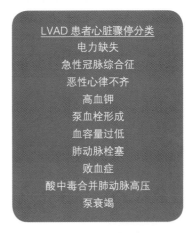

图 21-7 LVAD 患者心脏骤停鉴别诊断

入心室也没有血液泵出左心室，进一步发展为心血管的坍缩。LVAD 设备过回通路可检测到该异常现象并自动降低叶轮转速到先前预设好的水平。这样就可以使得更多血流进入到左心室而撑开血管壁。接着，LVAD 设备会缓慢提升其转速到设定的数值。如果出现了持续低血容量状态，那么又会出现新发的抽吸事件。识别再发的抽吸事件会比较困难，但是其多发生于低血容量状态下。仔细观察聆听设备情况可得到许多有用线索，比如你有可能会听到设备运转的高音色出现变化连带着 RPM 减速，然后又听见设备运转声音重新升高并且 RPM 也提速到先前设定的数值。

比检查抽吸事件的是否发生更为困难的是判断 LVAD 患者是否处于低血容量状态。通常的线索——比如黏膜湿润、毛细血管充盈情况、尿量、还有心率——都能起到协助判断病情的作用。还有一项数据就是脉搏指数。这一数据用作替代患者本身心脏产生血流所占（目前血流）百分比数值。脉搏指数减少反映出左心室容量的减少，因此也意味着患者血容量不足。

心源性休克

心源性休克在 LVAD 患者中也很常见。即使逐渐恶化的左心室功能衰竭常常可通过 LVAD 设备泵工作来抵消，但是右心室功能衰竭导致心输出的严重减少。右心室负责将血流泵出流经肺循环系统，随后成为左心室舒张末容量。右心室心肌梗死或心肌缺血可致右心室衰竭，LVAD 患者治疗方案类似于非 LVAD 患者。推荐行心导管介入治疗。常用于 LVAD 心源性患者的升压药有甲氰吡酮和多巴酚丁胺。其他引起心源性休克的病因有心律不齐。LVAD 患者出现心室颤动和室速可通过除颤进行对症处理。医务人员应当注意除颤电极片不应直接贴于设备上，否则可能导致除颤电流转向逆流过 LVAD 设备并绕过心律不齐的心脏，这样除颤操作将无法发挥效果。LVAD 患者通常体内植有可植入自动复律除颤仪／起搏器；因此，恶性心律不齐发生后或许早已经尝试过体内除颤了。同样需要注意的是，起搏器工作心率通常设定为 90 次每分钟，这一设定是为了提升右心室输出水平。

LVAD 患者出现心律不齐及心肌梗死往往病情危重。有很多典型病例能说明 LVAD 患者伴有上述病理学改变却毫不知病情危险性。曾经还有 LVAD 患者发生了室颤，然后自己开车去了医院就诊。这些症状对患者状态的直接影响表现在肺血管阻力（PVR）和灌注状态。在典型的心衰患者以及那些新近接受了

LVAD 植入的患者，在患者自身生理逐渐适应新变化的更低的左心房压力的同时，其 PVR 仍在持续升高。随着 LVAD 植入时间逐渐增加，患者 PVR 也会慢慢降低。较低的 PVR 有利于 LVAD 填充时间增加，时间长至中心静脉压足够高能维持合适的跨肺血流。较低的 PVR 也使得 LVAD 在经由肺循环抽吸血液时更少依赖患者本身心脏做功。这此类患者中密切监测心衰标志物、心脏监测以及心电图是非常有必要的。

除了心律不齐和心肌功能不全可引起休克，瓣膜功能不全也可引起休克。因为 LVAD 流出导管放置在近升主动脉处，血液流经（功能不全的）主动脉瓣瓣叶增加了心室持续舒张时负荷量。这使得最多达 77% 的 LVAD 植入患者，在术后 1 年里出现各种程度不同的主动脉瓣关闭不全（aortic insufficiency，AI）[23]。这一问题的严重程度轻则需在门诊持续随访观察患者病情变化，重则需立即在急诊展开抢救。在后一种情况中，LVAD 设备的泵会显示正常或高流量参数值而外周循环却持续为低血压状态。实际上，泵只是在封闭回路中推动血流而已。该回路还包含了逆流经主动脉瓣入左心室，再到流入导管阀门处。LVAD 患者严重的 AI 可表现为肺水肿和右心衰竭，瓣左心内灌注压持续升高。这属于外科急症，是请心血管外科医师急会诊指针。建议立即行经胸心动超声图。

分布性休克

败血症所引起的分布性休克在 LVAD 人群中也很常见。动力传统系统感染是引起败血症的新发病因，但是常见的（感染所致）败血症类型目前还是占主导。该类患者应常规排查肺炎及尿路感染等常见感染，若没有检测出明确致病菌，则应积极使用广谱抗生素抗感染治疗。应考虑应用血管加压药（如左旋肾上腺素或苯肾上腺素）以扩张收缩的末梢血管并保证充足的右冠动脉灌注血压。

泵故障

在泵工作却不能泵出足够的血流的时候也会导致患者出现休克。这类病例最常见的就是泵血栓形成。泵血栓形成后表现为泵流减量而泵功率却增加了。这时泵上显示器所示流量就不可靠了，因为该数据只是根据目前排量数据经计算公式推算出来的。我们可以由一个细节推断出此种情况（泵血栓形成，泵示流量不准确）——发热的系统控制器。之所以这样说是因为泵在增加做功加快叶轮转速，以求泵出更多血流，随之通过系统控制器的电流也会

增加，最终出现系统控制器摸起来烫手。对于那些已经停用抗凝药物又出现泵血栓的患者，在重新开始服用抗凝药前，需要仔细权衡治疗的利弊。在某些患者中，应考虑应用组织纤溶酶原激活物（tissue plasminogen activator，TPA）进行溶栓治疗。然而，研究数据提示进行泵体替换是最好的治疗手段。如果时间允许，主诊医师应和LVAD协调员及心血管外科医师充分讨论后再制订诊疗方案。

LVAD运转时发生的心脏骤停

判定LVAD患者发生了心脏骤停远比判定发生同样情况的普通患者要复杂。在发生状态改变的LVAD患者的胸部听诊确定泵在正常运转后，最重要的就是立即判别患者全身灌注状态是否正常。这个时候自动血压计并不能准确量出患者血压，而再去找一个手动血压计又耗费时间。所以我们可以采用患者全身灌注情况的次级征象——如毛细血管再充盈情况、皮肤颜色及温度——来判断患者病情。此时应用床旁心脏超声也很有帮助，检查结果也许提示心脏活动减退或缺失。心脏监测提示室性心律不齐等征象也是有利于明确诊断的线索。迅速采集完以上来源的信息能帮助医疗人员快速做出心脏骤停的临床判断。即使是在上述情况中，临床医师仍需了解到存在其他原因可致患者出现精神状态改变。患者的血糖和血钾情况也需在第一时间进行评估，临床医师也应注意鉴别癫痫、脑炎、中毒及新陈代谢等原因所致的患者精神状态改变。

一旦明确心脏骤停病情，临床医师就应采取针对病因的干预措施。总的来说，因为LVAD泵出血流完全从肺循环中得来，所以心脏骤停期间的治疗方案要着重于维持右心室输出量。血液偏酸是强力肺循环血管收缩刺激因子，因此患者血酸中毒也应当纠正，特别是LVAD患者肺血管床在慢性心衰过程中也增加了很多的情况下。在一些病例中，吸入一氧化氮的治疗方法也能起到救命作用。患者MAP应当升高到足以维持右冠脉灌注及防止右心室缺血，当患者MAP与CVP差值<40 mmHg的时候前述情况就有可能发生。强心药物（正性肌力药物）如多巴酚丁胺和甲氰吡酮等可降低PVR，能用来加强右心室收缩力。任何有全身性血管舒张效果的作用因子都可以通过应用全身血管收缩剂如加压素或者左旋去甲肾上腺素等来发挥对抗作用。对心律失常患者来说应行除颤操作。因为LVAD患者经常在服用利尿剂的同时又应用补钾药物，所以临床医师特别要

注意排查患者有无高血钾或低血钾病情。随着患者肾功能衰退，患者机体本有水盐平衡难以维持，导致血钾过高或是过低。标准处理措施包括有应用碳酸氢钠、氯化钙或葡萄糖酸钙、沙丁胺醇以及葡萄糖胰岛素液等，可有效调控血钾浓度。

心脏骤停：肾上腺素

在除LVAD患者外人群中应用静脉内肾上腺素来救治心脏骤停是一项有争议的治疗措施；在LVAD患者人群中该治疗措施同样存在争议。临床医师应时刻警惕应用肾上腺素使患者在没有恢复神经功能的情况下恢复机体自发循环工作所带来的不良影响，同时予患者每3~5分钟1mg肾上腺素并无禁忌。

在诊治泵正在工作的LVAD患者时，有件重要的事值得临床医师注意，那就是泵承担了协助恢复患者有效循环灌注的大量工作。为了避免由"自发循环"这一术语所造成的混淆，建议用有效循环恢复（return of effective circulation，ROEC）（代指LVAD患者循环功能的恢复）。所以ROEC是LVAD患者所特有的而不可能出现在常规患者中。静脉内输注大剂量的平衡盐液也许能提供足够循环容量，使得LVAD泵有效工作将血流泵往全身各处以恢复正常循环。举个能帮助大家理解的类比：体内有泵正在工作的LVAD患者就如同一位接受体外肺膜氧合（ECMO）治疗的患者。

心脏骤停：胸外按压

LVAD患者复苏救治手段中争议最大的措施之一就是人工胸外按压。绝大多数医疗机构都反对在LVAD患者身上行胸外按压，因为担心这一措施中按压所造成的创伤有可能使得泵体脱位。特别是那些老旧型号、泵体大的LVAD，更可能发生类似事件。而胸外按压对目前所开发的新型号的设备造成影响还不明确。无论如何，在LVAD患者身上行胸外按压所引起的不良事件风险较普通患者更高。当判别LVAD患者是否处于心脏骤停状态本就很困难时，胸外按压所能引起不良事件的风险就更高了。这就为一个可能有害的疗法应用到本不需要的LVAD患者人群创造了条件。可以理解的是，许多心血管科医师也反对在LVAD患者身上使用胸外按压。

胸外按压所带来的风险必须和患者不能接受心内介入治疗时所出现的风险权衡轻重。发生了心脏骤停的患者必然有着较高的各种相关并发症的发生率和死亡率。有文献报道应用"旁观者胸外按压"与

患者生存率显著提高相关联[24]。我们的医学机构所与众不同的是我们认为即使是抢救 LVAD 患者也应当应用胸外按压。我们已发布的一系列病案报道显示在 8 例接受胸外按压救治的患者中无一例泵体脱位的事件发生。就目前我们所知，没有研究或病案报道过目前型号的 LVAD 发生过泵体脱位事件。我们发布的病案报道系列 8 位中的 4 位患者在从心脏骤停中恢复过来后，神经功能也完全恢复[22]。

如果说胸外按压对 LVAD 患者是可能安全的及有效的，则是在故意轻描淡写此类患者人群的特殊复杂性。患者体内有了一个工作的泵体后，心脏所要做的工作也许只是把血液从右心房经由肺循环血管转移到左心室。若用一个心脏辅助泵模型来解释胸外按压的机械原理，则是说只要挤压右心室就足够恢复患者机体所需的有效灌注了。这就意味着此情况下的胸外按压深度可减少，只要能起到挤压右心室的作用就足够了。此番论述存在许多问题。然而有关于心脏辅助泵中心脏按压产生血流的观点是对的，如同在胸外按压泵模型中胸膜腔内压的增减是在胸外按压期间能产生血流的主要原因。其次，胸外按压中一部分也许不能有效挤压右心室以产生血流。理解了这两条限制，在患者体内正有一个工作着的心脏辅助泵的时候，利用一个改良过的，不只是强调按压深度必须要达 5 cm 的胸外按压技术就是可以理解的了。

泵未工作

如果听诊处于危急情况下的患者胸部未能听及引擎工作的声音，那么每一种尝试恢复泵工作的措施都应该采取。在我们报道的病案系列中的 8 位患者有 5 位是因为突发断连事件所致心脏骤停发生。也就是说心脏骤停发生当时患者们要不就是在换电池，要不就是忘了换电池而泵把电池电量耗尽了。医务人员熟悉 LVAD 的外置元件对于提升相关患者生存率大有裨益。每种系统都不同；因此，医务人员应强调有过相关领域亲身实践经历。

如果泵未在工作，那么临床医师应当系统分析找出泵没有工作的原因。若在 HeartMate II 中出现泵未工作情况，很有可能设备的警报会响起，伴随着系统控制器上的红心图像闪烁（详见前述随身设备节段）。当电池电量耗尽同时系统控制器内的电量也用光后警报便会停止。如果有机会，应当优先去取回供能单元 PBU 而后再转运患者。一旦取回 PBU，应立即将患者设备与 PBU 接通。如果没有可用的

PBU，那么接诊医师应当评估患者便携背心中的两块电池情况。在电池的侧面有按钮，按下之后会显示电池剩余电量。如果显示无剩余电量。那么在患者随身行李中查找有无其他的备用电池。

如果有一块电池还有剩余电量，那么泵就可以维持工作。若此时泵却没有工作，那么试着从系统控制器中拆除后再重连电池。经过此番步骤后仍不能使泵恢复工作，那么建议更换新的系统控制器。经过更换系统控制器后仍不能恢复泵工作那么也许（任何尝试）都是徒劳的。由系统控制器故障、线圈损坏或者体内机械泵故障等引起的泵停止工作通常会导致患者死亡。

正如我前文所说过的，每个尝试恢复泵工作的措施都应该采取来使得发生心脏骤停的 LVAD 患者的泵恢复功能。如果泵功能没能恢复，那么心脏骤停的患者接下来的处置步骤应当谨慎。除颤措施还是应该采取，注意应将电极片置于远离泵体的位置。肾上腺素也可应用。胸外按压这一措施仍有争议。如前所述，因为担心胸外按压可能导致的泵体脱位使得很多医师反对其应用。在发生了心脏骤停患者中其体内的辅助泵设备又不工作，那么这位患者的预后是相当不乐观的，这个时候或许应当批准使用胸外按压对患者进行救治（图 21-8）。

结论

LVAD 患者是非常复杂的。医院需要为他们可能发生的各种事件——从心脏骤停到踝扭伤——都做好准备。有经过专门训练的医疗团队和随时可用的救治设备是成功处置 LVAD 患者病情的关键保证。接受 LVAD 患者的医疗单位应当是有过管理 LVAD 患者经验的医疗中心等单位。复苏心脏骤停 LVAD

> **做**
> 除颤恢复不稳定心律不齐
> 将心肌缺血患者转入心内介入治疗室
> 检查血钾情况
> 通知 LVAD 设备协调员
> 考虑对不稳定泵血栓形成或肺血栓栓塞行溶栓治疗
> 将患者设备接入急诊科的 PBU
>
> **不做**
> 在非 LVAD 中心医院救治患者
> 在事件现场宣布 LVAD 患者的存在

图 21-8　LVAD 患者的做与不做

患者有效循环的关键起始步骤在于修好故障泵体。

特别鸣谢 Walter Dembitsky、Peter Hoagland、Marcia Stahovich、Suzanne Chillcott 为本章写作所做出的贡献。

（张　喆　译）

参考文献

1. Kozik DJ, Plunkett MD. Mechanical circulatory support. *Organogenesis*. 2011; 7(1):50–63.

2. Krishna M, Zacharowski K. Principles of intra-aortic balloon pump counterpulsation. *Cont Edu Anaesth, Crit Care & Pain*. 2009; 9(1):24–28.

3. Gilotra NA, Stevens GR. Temporary mechanical circulatory support: a review of the options, indications, and outcomes. *Clin Med Insights Cardiol*. 2015; 8(Suppl 1):75–85.

4. Takayama H, Chen JM, Jorde UP, Naka Y. Implantation technique of the CentriMag biventricular assist device allowing ambulatory rehabilitation. *Interact Cardiovasc Thorac Surg*. 2011; 12(2):110–111.

5. Favaloro RR, Bertolotti A, Diez M, et al. Adequate systemic perfusion maintained by a centriMag during acute heart failure. *Tex Heart Inst J*. 2008; 35(3):334–339.

6. Shuhaiber JH, Jenkins D, Berman M, et al. The Papworth experience with the levitronix CentriMag ventricular assist device. *J Heart Lung Transplant*. 2008; 27(2):158–164.

7. Copeland JG, Smith RG, Arabia FA, et al. Total artificial heart bridge to transplantation: a 9-year experience with 62 patients. *J Heart Lung Transplant*. 2004; 23(7):823–831.

8. Thoratec HeartMate II. Available at: http://www.thoratec.com/medical-professionals/vad-product-information/heartmate-ll-lvad.aspx. Accessed August 8, 2016.

9. Heartware HVAD. Available at http://www.heartware.com/products-technology/pump-design. Accessed August 8, 2016.

10. Loor G, Gonzalez-Stawinski G. Pulsatile vs. continuous flow in ventricular assist device therapy. *Best Pract Res Clin Anaesthesiol*. 2012; 26(2):105–115.

11. Kato TS, Chokshi A, Singh P, et al. Effects of continuous-flow versus pulsatile-flow left ventricular assist devices on myocardial unloading and remodeling. *Circ Heart Fail*. 2011; 4(5):546–553.

12. Cheng A, Williamitis CA, Slaughter MS. Comparison of continuous-flow and pulsatile-flow left ventricular assist devices: is there an advantage to pulsatility? *Ann Cardiothorac Surg*. 2014; 3(6):573–581.

13. Selgrade BP, Truskey GA. Computational fluid dynamics analysis to determine shear stresses and rates in a centrifugal left ventricular assist device. *Artif Organs*. 2012; 36(4):E89–E96.

14. Kassif Y, Zilbershlag M, Levi M, et al. A new universal wireless transcutaneous energy transfer (TET) system for implantable LVADs—preliminary in vitro and in vivo results. *J Heart Lung Transplant*. 2013; 32(4, Suppl):S140–S141.

15. Rose EA, Gelijns AC, Moskowitz AJ, et al. Long-term use of a left ventricular assist device for end-stage heart failure. *N Engl J Med*. 2001; 345(20):1435–1443.

16. Miller LW, Pagani FD, Russell SD, et al. Use of a continuous-flow device in patients awaiting heart transplantation. *N Engl J Med*. 2007; 357(9):885–896.

17. Miller LW, Guglin M, Rogers J. Cost of ventricular assist devices: can we afford the progress? *Circulation*. 2013; 127(6):743–748.

18. Gelijns AC, Russo MJ, Hong KN, Brown LD, Ascheim DD, Moskowitz AJ. Dynamics of device innovation: implications for assessing value. *Intl J of Technology Assessment in Health Care*. 2013; 29(4):365–373.

19. Thoratec Corporation. Available at: http://www.thoratec.com/downloads/LVAD%20FactSheet-B100-0713.pdf

20. Geisen U, Heilmann C, Beyersdorf F, et al. Non-surgical bleeding in patients with ventricular assist devices could be explained by acquired von Willebrand disease. *Eur J Cardiothorac Surg*. 2008; 33(4):679–684.

21. Patel H, Madanieh R, Kosmas CE, Vatti SK, Vittorio TJ. Complications of continuous-Flow Mechanical Circulatory Support Devices. *Clin Med Insights Cardiol*. 9(Suppl 2):15–21.

22. Shinar Z, Bellezzo J, Stahovich M, Cheskes S, Chillcott S, Dembitsky W. Chest compressions may be safe in arresting patients with left ventricular assist devices (LVADs). *Resuscitation*. 2014; 85(5):702–704.

23. Jorde UP, Uriel N, Nahumi N, et al. Prevalence, significance, and management of aortic insufficiency in continuous flow left ventricular assist device recipients. *Circ Heart Fail*. 2014; 7(2):310–319.

24. Wissenberg M, Lippert FK, Folke F, et al. Association of national initiatives to improve cardiac arrest management with rates of bystander intervention and patient survival after out-of-hospital cardiac arrest. *JAMA*. 2013; 310(13):1377–1384.

第 22 章 心包疾病

Joseph R. Shiber

引言

在 16 世纪，Vesalius 首次描述了心包的解剖结构。在 1674 年，John Mayow 最早记录了缩窄性心包炎："心脏几乎被肋骨裹住了，黏住了它的内部致血液不能进入。"Richard Lower 在 1689 年精确地描述了心包压塞："血流流出受阻，心腔受压，心脏不能充分舒张接受血液回流，脉搏极其微弱，继而患者昏迷、死亡。"[1]Franz Schuh 于 1840 年首次成功进行了心包穿刺术。1929 年，Churchill 在美国首次进行了心包切除术。Claude Beck 于 1935 年描述了心包压塞的三联征。1954 年，Edler 通过超声证实了心包炎的血流状况。1971 年 Spodick 描述了心包炎的 EKG 表现。

解剖与功能

心包囊由脏层和壁层构成，它们是心脏大血管延续移行的一部分（图 22-1）。脏层由单一的间皮细胞层和直接毗邻心肌的间皮下层组成，脏层产生心包液——一种血浆的超滤液，正常 20 ~ 50 cm³，经壁层流向胸导管。壁层厚约 1 mm，包含①间皮的浆膜；②由致密、波状的胶原纤维、散在的弹力纤维组成的纤维膜，含成纤维细胞、肥大细胞、神经、血管和淋巴；③心包表面的胶原蛋白、弹性蛋白和脂肪。正是这第三层形成了下至横隔膜，上至颈深筋膜，前至胸骨柄，后至脊柱的韧带[3-5]。

尽管认识到心包有许多功能，但是其被切除或先天性缺失后，除了心包部分缺如导致心脏疝以外机体也可很好地耐受。心包膜的拉伸张力强度较心肌好，当它切入时缩回，这表明它处于一定的张力状态下。心包膜保持心脏在适当位置，充当感染的屏障，防止高血容量时心腔过度舒张。它缺乏产生神经冲动的能力；因此，它不产生任何心电图干扰[5]。

心包内压力接近胸腔压力，随呼吸变化，有利于静脉回流和心房充盈。心包膜的张力分布均匀，心包液可减少摩擦，分散重心引力、内在压力及静水压，使心肌纤维在一定压力范围内按照 Frank–Starling 机制均匀舒展。

综上，心包、心肌纤维环和一个兼容的隔膜允许心室相互依存。这种机制主要是基于容积 - 压力关系，在心室舒张、收缩的循环中影响两个心室的舒张作用和平衡输出。当一个心腔中的压力增加（由于体积充盈），其他的心室顺应性降低（限制充盈）。吸气时负心包压力和增加静脉回流，三尖瓣和肺动脉瓣血流速度增加，同时降低左心充盈和二尖瓣、主动脉瓣血流，使右心充盈增加；呼气时则与之相反，这种容积 - 压力效应因高血容量而加强，低血容量而减轻[3-5]。

心包成像

正常心包通常不能直接用超声心动图看到，而显示为肺组织界面回声亮线。如果心包明显增厚（大于 5 mm）则可以直接通过超声心动图观察到。在心脏 CT（CCT）上，不论是平扫还是造影增强，正常

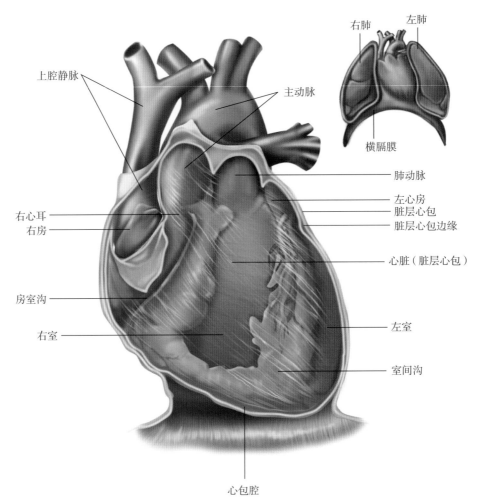

右肺　左肺

横膈膜

上腔静脉

主动脉

肺动脉
左心房
脏层心包
脏层心包边缘

心脏（脏层心包）

右心耳
右房

房室沟

右室

左室

室间沟

心包腔

图 22-1　心脏影像显示心包腔构成图 (Reproduced with permission from Sickles NA, Lewis R, Butler J, et al: *Hole's Human Anatomy and Physiology*, 7th edition. TM Higher Education Group Inc; 1996.)

心包平均厚度为 1.3 ~ 2.5 mm，为一个明亮的线性结构。最好是在收缩期成像，由于心包脂肪减少，故心包的侧位、后位和下方左心室的区域可视性较困难。在心脏 MR（CMR）上，心包通常被视为心电图 T1 加权相的低信号强度结构，与 CCT 相似，心包的影像的清晰度取决于心包的脂肪含量[6]。

病理生理学

心包疾病包括心包炎、缩窄性、先天性或外伤性心包病变。虽然心包炎的病因很多（表 22-1），但炎症、渗出是共有的始动因素，这些因素，如果为慢性，最终会导致心包缩窄[4,7]。

心包炎有三个阶段：①血管扩张导致渗出少许蛋白细胞液渗出；②血管通透性增加，蛋白（纤维蛋白）泄漏；③炎性细胞的迁移。心包炎症状通常是胸骨后疼痛，放射至左侧或两侧，因支配肩胛骨处肌肉的膈神经穿过心包，故心包炎也可导致肩胛脊处疼痛[8]。典型的心包炎常通过前倾体位缓解。随着心包积液的发展，邻近器官、组织（气管、食管、膈神经和喉返神经）受压，出现呼吸困难、咳嗽、吞咽困难、呃逆、发音困难[3,5,7]。尽管没有正式的急性心包炎的诊断标准。它主要是一个临床诊断，至少符合以下四个标准的两条：①胸痛的特征；②心包摩擦音；③典型的心电图变化；④新发的或扩大的心包积液。高风险特征［包括发热＞38 ℃、白细胞增多、大量积液（＞2 cm）、急性胸部外伤、免疫抑制状态、抗凝治疗、非甾体抗炎药治疗失败、复发性心包疾病］表示病程复杂[8]。

心包炎患者血液检测有系统性炎症的证据，包括白细胞增多、C- 反应蛋白水平和血沉增高。由于心外膜炎症，35% ~ 50% 的心包炎患者肌钙蛋白水平

表 22-1　心包疾病常见分类

特发性

感染性

病毒、细菌、枝杆菌（结核）、真菌

自身反应性

狼疮、类风湿关节炎、硬皮病、血管炎、心肌梗死后、药物因素

肿瘤

肺癌、乳癌、淋巴瘤、黑素瘤、间皮瘤

代谢性

肾衰竭、血液透析、黏液水肿

创伤性

心脏损伤（锐伤或钝挫伤）、医源性（导管插入、铅导丝、静脉输液管）、反射性

周围邻近疾病

主动脉夹层、动脉瘤/破裂、肺/胸膜疾病

会升高（肌酸激酶 MB 分数很少升高），通常 1~2 周回到基线水平。肌钙蛋白升高的幅度似乎与 ST 段抬高的高度相关，但并不表示预后不良。血清肌钙蛋白水平升高在 2 周以上常提示有相关的心肌炎，这预示着预后差[9]。所有疑诊为心包炎的患者最初的检查和处理包括：①评价可能潜在的或致病条件；②超声心动图检查，确定是否有积液（如果有积液，了解积液的程度）、心包压塞或其他结构异常；③使用抗炎药物缓解症状；④如果确诊，给予特定处理[4-5,9]。

感染性心包炎

病毒感染是心包炎最常见的病因，此时可记录到抗体滴度上升，且大多数被认为是特发性心包炎（表 22-2）。病毒常常是肠内病毒（柯萨奇病毒 B），腺病毒，E.co 病毒与逆转录病毒，心包受累通常在上呼吸道感染（upper respiratory infection，URI）或胃肠道感染 1~3 周后，罕见有与原发感染同时起病的心包炎。病毒性心包炎通常是"干"性的，无心包积液或心包摩擦音存在，或者发展少许心包积液，患者常无症状，积液能自行消退[5,9-10]。

尽管房性心律失常主要表现为缩窄性心包疾病，但单纯性心包炎患者以窦性心律为主，且无明显心律失常。当心律失常发生，常常是由于潜在的传导疾病或心肌炎引发的，应寻求这些潜在疾病。典型的例子是 Lyme 心包炎，该病由心包炎引起束支或房室结阻滞[3,11]。

表 22-2　感染性心包炎的病原体

病毒

　HIV

　柯萨奇病毒 A、B

　爱泼斯坦 – 巴尔 病毒

　E.co 病毒

　流感

　副黏液病毒（腮腺炎）

　腺病毒

　水痘

细菌

　葡萄球菌

　链球菌

　肺炎球菌

　革兰氏阴性杆菌

　脑膜炎球菌

　淋病球菌

　流感嗜血杆菌

　百日咳包特氏菌属

　弗朗西斯菌属

　沙门氏菌

　弯曲杆菌

　李斯特菌

　军团菌

　支原体

　诺卡氏菌

　放线菌

厌氧菌

　梭菌属

　消化链球菌属

立克次体

　伤寒

　Q 热

真菌

　组织包浆菌

　假丝酵母菌

　球孢子菌属

　芽生菌

　曲霉菌

原虫

　刚地弓形虫

　内阿米巴

　锥体虫

寄生虫

　旋毛虫

　丝虫目（微丝蚴）

　棘球绦虫

分枝杆菌

　结核菌

　胞内分枝菌复合体

细菌性

在无抗生素的时代，化脓性心包炎死亡率近100%。不幸的是，今天它仍然携带高死亡率（30%~50%），因为受累患者通常有严重的潜在的医疗疾病。细菌性心包炎不是原发性感染，但几乎都是一个潜在感染所致的并发症[12-13]。在一项研究中，13%的化脓性心包炎（心包液分析或尸检证实）患者入ICU住院诊断为脓毒症[14]，危险因素包括高龄、糖尿病、未经治疗的感染（肺炎）、大面积烧伤、免疫抑制状态和已发生的心包积液（肾功能衰竭、充血性心力衰竭）。医师必须对脓毒症表现（发热和低血压）的患者保持高度疑诊感染性心包炎的警觉性，以避免误诊，因为唯一的确诊检查是采样积液化验。

临床表现为急性病程、潮热和寒战，心动过速一定存在，根据潜在的病因，其表现存在差异。约1/3的病例可听到短暂易逝的舒张早期、舒张末期、收缩期三相的心包摩擦音，心包积液在几天时间快速累积到500 ml时，可发展至心包压塞。值得注意的是，心脏手术后，心包通常不闭合。化脓性感染在一些患者中并不会导致心包压塞，这部分患者化脓性心包炎诊断更为困难。

以前，最容易发生化脓性心包炎的方式是通过肺炎和脓胸发展，最常见的生物是肺炎链球菌。化脓性心包炎公认的病因包括菌血症血循环播散，感染源来自近邻胸源（脓胸），穿透性创伤，手术伤口（胸骨骨髓炎），心脏内感染源，食管破裂瘘管形成、咽后脓肿，肝、膈下脓肿。Rubin的一项研究表明，Rubin的一项研究表明，感染性心内膜炎（infectious endocarditis，IE）可导致心包疾病的风险；尸检发现，13% IE的患者有化脓性心包炎，20%的有心肌脓肿（如果微生物是金黄色葡萄球菌，这个数字增加到36%）[12,15]。

随着抗生素的出现以及胸腔和心脏手术的发展，心包感染的微生物学已经发生了变化。最近的几项研究注意到心包感染的微生物多样化发展的趋势，包括厌氧菌也是重要的致病菌。由于厌氧菌是口腔的主要菌群，在那里它们超过需氧菌100倍，这表明如果感染源是来自食管、咽、胃肠道或肺（吸入），厌氧菌将是致病菌。Brook和Frazier在一个大型的回顾性研究中发现40%细菌性心包炎病例主要厌氧菌感染，13%为混合感染（需氧/厌氧），但这些类型的感染之间没有临床或诊断上的差异[15-16]。

最佳疗法应包括根据已知的微生物的敏感性，予4周的杀菌药。抗生素可渗透到心包，心包腔内灌注没有必要。也建议手术心包引流，既不仅根除脓液，也可防止心包缩窄（一个晚期并发症）发生。最近的证据支持使用电视胸腔镜手术（video-assisted thoracoscopic surgery，VATS）代替开胸手术[17]。如果患者无法耐受，建议心包引流置管，最近多个研究表明这一传统的治疗仍具有有效性和安全性。可以使用链激酶和链道酶反复冲洗和灌输，有助于血凝块、增厚的核蛋白（脓）引流，显著提高包裹性积液解决手段，且不影响全身凝血，不增加出血事件，可防止心包缩窄性疾病[18-19]。

真菌性

虽然有许多真菌可引起化脓性心包炎，但以组织胞浆菌和白色念珠菌最常见。这些病原微生物通常会影响免疫抑制治疗的患者（白血病、器官移植、艾滋病、使用多种抗生素住院时间长的患者），但这两个病原体之间感染机体存在差异。

组织胞浆菌病孢子是在俄亥俄州和密西西比州流域的土壤中发现的，并被机体吸入，引起肺炎。然后血行播散累及纵隔淋巴结和网状内皮系统细胞，直至产生免疫反应。对免疫功能正常的个体，这个过程需要10~14天，有一个自限的过程。但在免疫受抑制的个体，心包疾病可以因原发感染或后期复燃导致；在后一种情况下，感染源通常是邻近的纵隔淋巴结，虽然很少有感染传播性疾病，但10%的临床感染患者会发生心包疾病。

白色念珠菌和热带念珠菌是常见的宿主菌，在某些情况下甚至可感染免疫功能正常的人。静脉药物滥用、留置静脉导管（特别是有脂类的肠外营养）、胸外手术、人工心脏瓣膜是这些实体心包炎的危险因素，典型感染途径特点是血行播散、心内直接感染或从手术部位近邻播散。真菌感染的表现类似于细菌，但在心包积液、心包增厚和瘢痕方面病变过程稍慢。

治疗与细菌性心包炎相似，采用全身抗真菌治疗和开放引流/心包切除术[3-4,21]。

结核性

结核菌仍然是慢性心包疾病的主要原因，但在全球范围内发病率较前下降。自1985年起，美国结核病（TB）的发病率每年下降了5%，但艾滋病毒的传播增加了。目前，在收治的所有心包炎患者中，结核导致的为 2%~4%，5%~6% 的心包炎患者出现心包缩窄。有报道认为肺结核患者累及心包的发病率为 1%~8%，同时罕见有活动性肺结核疾病的证据，但有 11%~50% 的心包炎患者痰培养阳性[15,22]。原发性结核感染或潜伏结核菌的复燃使心包受累。最常见的途径是通过支气管和纵隔淋巴结、淋巴管逆行扩散；其他公认的途径包括从远处病灶（泌尿生殖或骨骼）血源性播散和邻近组织、器官（淋巴结、肺、胸膜、脊柱）直接扩散。

结核性心包炎的病理过程分为 4 个阶段：①纤维蛋白病变——纤维蛋白沉积伴许多多形核中性粒细胞（polymorphonuclear neutrophils，PMN），大量的生物小体和松软的肉芽肿形成；②渗出性病变——血浆渗出、积聚，积液以淋巴细胞和单核细胞为主；③吸收——积液减少，结核分枝杆菌细胞此时罕见，表现为致密的干酪性肉芽肿和增厚的心包；④心包缩窄——纤维组织代替肉芽肿并收缩。钙化可发生在任何病理阶段[3,22-23]。

与细菌性心包炎患者不同，结核性心包炎患者有亚急性 / 慢性病程。发病隐匿，疾病早期仅非特异性的表现，可通过心包液分枝杆菌染色或结核菌培养阳性诊断，尽管该检查在临床诊断为结核性心包疾病只有 15% 的阳性率。临床可以提高通过做酶联免疫吸附试验（enzyme-linked immunosorbent assay，ELISA）和聚合酶链反应（polymerase chain reaction，PCR）提高阳性率。心包活检被认为具有最高的诊断率，虽然达不到 100%，该检查取决于疾病的发生阶段和活检组织的情况。纯化蛋白衍生物（purified protein derivative，PPD）试验由于患者可能无反应（低灵敏度）或者虽有反应但无心包受累（特异性低），其临床意义不大。结核性心包疾病治疗包括四联抗结核药物治疗至少 1 个月，其次是两联药物治疗 1~2 年。需要仔细随访评估心包缩窄的迹象，因经适当抗结核治疗的患者中仍然有高达 30%~50% 的患者 4 个月后发生心包缩窄，因此有些患者推荐早期予心包切除术。类固醇药物被证明能显著降低死亡率和改善患者的症状，应该在第一个月使用，但其对心包缩窄的影响不大[22,22-23]。

HIV 感染

HIV 疾病累及心脏的发病率为 6%~7%，心包积液和心肌炎最常见。在尸检中，40% 患者有大的心包积液，一些研究发现，积液是一个独立的危险因素（独立于 CD4 计数），患者生存率下降。在一项

HIV 患者的研究中，25% 例经超声心动图检查有积液，且 20% 为大量积液。多数患者无症状；42% 例的积液后续自行吸收，尽管如此，一些患者因心包压塞需要介入治疗，其最常见的潜在疾病是恶性肿瘤和 HIV[24]。

心包疾病可由机会性感染、HIV 的治疗和 HIV 本身引起。在这些免疫功能低下的患者，不仅要考虑病毒和细菌病原体感染，也要考虑真菌、分枝杆菌、寄生虫感染[25-26]，以及非感染性因素造成（如淋巴瘤和 Kaposi 肉瘤）。与死亡相关的危险因素如下：结核性中重度心包积液（OR 值 47.2）、心力衰竭（OR 值 30.3）、其他肺部感染（OR 值 15）、Kaposi 肉瘤（OR 值 8.6）。基于此，对具有持续性心包积液症状的艾滋病患者给予经验性抗结核治疗，直至结核诊断被排除[25]。

肾功能衰竭

尿毒症性心包炎发生在 6%~10% 的晚期肾病患者开始透析前或透析后不久，与氮质血症的程度相关；当 BUN＜60 mg/dl 时很少发生。治疗上是给予或加强透析，避免肝素，因为警惕出血性积液。透析相关性心包炎发生在 13% 的患者接受血液透析，偶尔，也发生在腹膜透析，其病因和治疗效果目前尚不清楚[3,6]。

心肌梗死

心包炎可在心肌梗死后最初的几天发生，因透壁性心肌梗死引起局部心包炎症。它是心肌梗死范围的一个标志物，但与发病率或死亡率的增加无关。自从再灌注治疗成为心肌梗死标准治疗后，其心包炎发生率显著下降[25]，予心肌梗死患者足量阿司匹林同时避免使用其他非甾体类抗炎药（NSAID）或类固醇防止心肌瘢痕形成，增加心肌破裂的发生率。迟发性心包炎，也被称为 Dressler 综合征，是由于弥漫性免疫病理过程涉及整个心包的缘故，它也是心包切开术后综合征的病因。予布洛芬或秋水仙碱是最好的治疗[5,27-28]。糖皮质激素由于增加心肌梗死后心肌破裂的风险最好在心肌梗死后避免使用，而且糖皮质激素增加心包炎复发的风险。对肾功能不全或肝功能不全及血液病患者，秋水仙碱应慎用或避免使用，此外胃肠动力障碍可增加秋水仙碱严重毒性的风险[8]。

由于心包炎与急性心肌梗死的胸痛的临床表现、心电图异常和血清肌钙蛋白水平类似，使心包炎与

急性心肌梗死的鉴别具有很大挑战性。对这些患者经常采取急诊冠脉造影排除急性冠状动脉闭塞，但抗血栓（肝素）和抗血小板（阿司匹林、氯吡格雷）因素可能导致出血性心包压塞的并发症。床旁超声心动图可以识别正常左室收缩功能与异常区域相关的心电图和冠状动脉分布[29]。

自身反应性

心包炎与众多自身免疫和胶原血管疾病有关。有必要首先对尿毒症、感染性或肿瘤性病因进行评估。一旦这些病因被排除，对潜在病因的强化治疗和对症镇痛是有帮助的。给予心包内类固醇治疗具有很好的效应且无全身不良反应[30-31]。

肿瘤

尽管间皮瘤是最常见的原发性心包恶性肿瘤，但可能导致心包疾病的转移性肿瘤（肺癌、乳腺癌、淋巴瘤、黑色素瘤）是原发心包肿瘤的 40 倍。有 20% 无明显原因的大量心包积液被发现是由于一个未确诊的恶性肿瘤所致。肿瘤性心包积液通常是渗出性、纤维素性、出血性，常常需要手术切开引流，如果不存在心包压塞，可予心包腔内化疗和硬化剂治疗。

创伤性

心包积血可继发于穿透性或钝性胸部创伤；钝性损伤可引起心脏疝，为心包压塞的表现，可造成心包破裂。17% ~ 45% 的 A 型主动脉夹层可并发心包积血。在这种情况下，由于潜在的夹层延伸，心包穿刺术是禁忌的，除非患者是处于心包压塞的紧急关头[33]。侵入性操作，如心内膜心肌活检、电生理研究（EP）、永久性起搏器植入、冠状动脉造影，可能会导致意想不到的心脏或血管穿孔，产生心包压塞。EP 过程中有 1% ~ 6% 的心脏穿孔的风险，使用高能源和射频消融治疗房颤心脏穿孔风险增加。经皮冠状动脉介入治疗（PCI）时，冠状动脉穿孔发生率为 0.1% ~ 0.6%，死亡率达 42%，粥样斑块剥离过程增加其风险。治疗上应予紧急密闭损伤的冠状动脉和逆转所有抗凝治疗，同时严密监测心包压塞[4,8,33]。

心包压塞

心包压塞是由于心包压超过心脏腔舒张压，限制心脏充盈。虽然发展为心包压塞有几种危险因素（表 22-3），但只有三个因素决定其临床表现：①积

表 22-3　心包压塞常见危险因素

心包炎病史

胸部钝伤或穿透伤

心脏手术

心导管手术（PCI 或 EP 检查）

已知或怀疑胸腔内肿瘤

已知或怀疑主动脉夹层

肾衰竭或血液透析

液量；②积液的累积率；③心包顺应性。压力 - 体积曲线是非线性的，曲线最初的平坦部分是由于心包有一定储备量。其储备量由心包腔的凹处和心包窦构成（图 22-2）。后曲线逐渐平缓上升是由于弹性纤维和胶原纤维拉伸矫直的缘故，继而曲线陡然上升是由于心包容积 - 压力机制的极限反应；在临界点以上，任何高于临界点的体积的增加都会导致压力的急剧增加，这些压力被转化为对心脏的压缩力。如果液体积聚迅速，或如果心包僵硬，那么相对少量的积液可以导致显著升高的压力。相反，如果积液生长缓慢，心包可以逐渐拉伸以适应容积，其压力 - 容积曲线见右侧图[2,4,34]。值得注意的是，约 1/3 的大量原发性心包积液患者突发心包压塞[35]。

心包压塞症状包括呼吸困难、呼吸急促、疲劳，

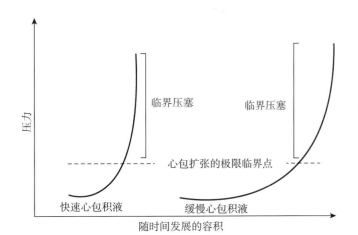

图 22-2　心包压塞。心包压 - 体积（或应变 - 应力）曲线显示出的随着时间的推移，心包容积缓慢或迅速增加。在左图中，迅速增加的心包液首先达到心包储备量的限制（初始平段），很快超过壁心包伸展的极限，造成压力急剧上升，心包积液的微量增加导致心包压的不成比例增加。在右图中，心包积液速度较慢，需更长的时间超过心包拉伸的临界点，因为心包拉伸和代偿机制有更多时间（Reproduced with permission from Spodick DH: Acute cardiac tamponade, *N Engl J Med* 2003 Aug 14; 349(7):684–690.）

体征包括心动过速、颈静脉怒张、心音不能闻及、低血压和奇脉。另一个显著的发现是左肩胛角叩诊浊音和支气管呼吸音听诊浊音，是由于积液导致压缩性肺不张的缘故。心包摩擦音在心包积液进一步增多时消失，但心包 - 胸膜摩间的摩擦仍然存在（通常是吸气时）。心包压升高导致右心房和静脉压升高，导致颈静脉特征性的静脉波形缺乏 Y 形下降特点。由于心室扩张和充盈受损导致右心室排空减少[4,34,36]。

Kussmaul 在 1873 年描述的"奇脉"是指能检测到心跳但触诊不到脉搏的矛盾情况，目前在正常生理患者身上也有报道，吸气时左室每搏量（下降 7%）和动脉压（下降 3%）存在一致下降。其原因是由于心室间的相互影响，心包疾病可加重这种效应，故建议将"奇脉"改名为"恶化脉"（图 22-3），是心包压塞的特异性体征（吸气时，收缩压下降 10% 或 10 mmHg），但也存在假阳性和假阴性的情况。"奇脉"也存在于严重的慢性阻塞性肺疾病（COPD）/哮喘或大面积肺栓塞，是胸腔内的压力加剧的结果。

心包压塞在低血容量时可能没有奇脉，称为低压填塞。如果血容量 / 前负荷已经减弱，则在心包压力范围内右室充盈轻度增加不影响左室功能。另外，房间隔缺损将血液从左到右分流，心室间相互作用被抵消。最后，右心室肥大致室间隔增厚、主动脉瓣关闭不全、充血性心力衰竭（CHF）以及严重的左心室肥厚都会增加左室舒张末压，这些因素限制了心室的相互依存，因此限制了奇脉的形成[4,34,36]。

有几个诊断检查可以帮助诊断心包压塞；胸片不是其中之一，因为它只提供静态的解剖影像，而不是动态的。急性期，心包影像轮廓将是正常的，需要约 250 ml 心包积液时心包轮廓才呈球形状（图22-4）。但即使发现心包轮廓呈球形状，也仍然不能证明积液引起了任何病理效应。同样，心电图提示心包炎（弥漫性 ST 段异常；图 22-5）或积液（由于心包积液的隔离效应产生低电压、电交替；图22-6），但这些也不是有助于诊断心包压塞[5,8,33]。

超声心动图是一项有价值的、非侵入性评估患

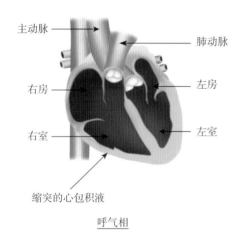

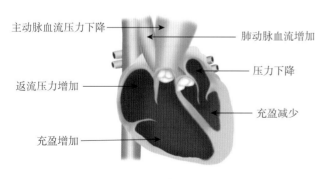

图 22-3 心包压塞时呼吸过程中发生的竞争性心室充盈的示意图（Reproduced with permission from Cosio FG, Martínez JP, Serrano CM, et al.: Abnormal septal motion in cardiac tamponade with pulses paradoxus, *Chest* Jun; 71(6):787–788, 1977.)

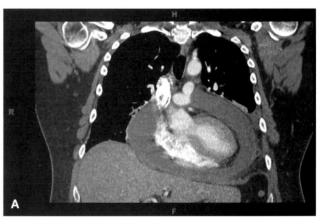

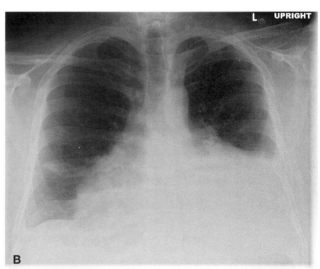

图 22-4 一名大量原发性心包积液、无症状患者的胸片（A）和 CT（B）

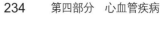

图 22-5　一名糖尿病酮症酸中毒的青年患者伴发热、胸痛的心电图。除了 aVL（等电位导联，ST 段压低）、aVR 和 V1 导联外，其他所有导联可见显著的 ST 段抬高，而 aVL、aVR 和 V1 具有预期的 ST 段压低。Ⅱ 导联 PR 段缩短最好观察

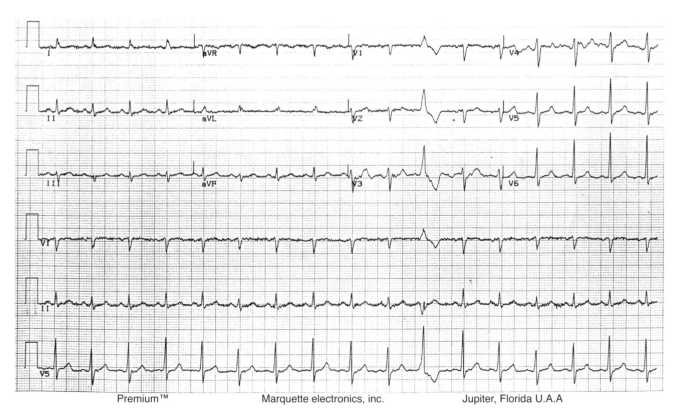

图 22-6　一名终末期肾病、慢性血液透析的患者伴大量心包积液症状的心电图，电交替出现，每跳动 3 次后出现电压变化，伴轻度心动过速（心率 102 次 / 分）和肢导低电压

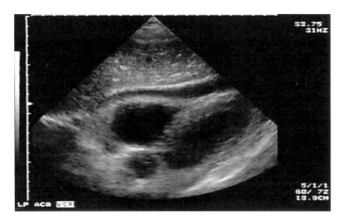

图 22-7 剑突下心脏超声显示大量心包积液 Reproduced with permission from Brunicardi FC, Andersen DK, Billiar TR, et al: *Schwartz's Principles of Surgery*, 10th edition. New York: McGraw-Hill Inc; 2014.)

者心包压塞的手段，但应记住，没有一个单一的检查发现有 100% 的敏感性和特异性。心包存在积液，分为少量（后心包），中度（前心包，液深也可＜1 cm）或大量（液深大于 1 cm），但不能确认压塞（图 22-7）。右房萎陷比右室舒张期更敏感，但特异性较差。右房萎陷发生在心房压力最低的时候，因此左心房和心室萎陷较右侧心房、心室发生要晚一些，除非是由于肺动脉高压升高，此时，左心房萎陷可能先于右心房和心室[6]（图 22-8）。下腔静脉（IVC）过多（提示正常右房压）使心包压塞的诊断不太可能。心包压塞时，吸气时多普勒探测到二尖瓣的血流量立即明显减少（运动时可增加），与吸气时脉搏

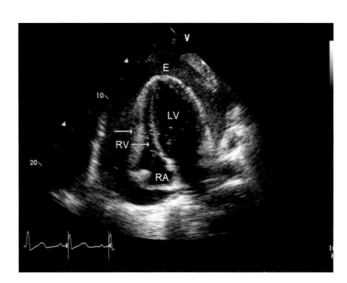

图 22-8 心包压塞（心尖四腔面）时右室压缩（箭头），RA，右心房；RV，右心室；LV，左心室；E，积液（Reproduced with permission from Fuster V, Walsh RA, Harrington RA: *Hurst's the Heart*, 13th edition. New York: McGraw-Hill Inc; 2011.)

明显减少一样，是正常的生理反应[37-38]。

心包压塞时右心导管检查，肺动脉楔压和心房、心室舒张末期压力均升高，它们的压力相等（5 mmHg）。这反映心包内压力升高，然而，在其他的病理条件下，也可引起它们的压力相等。

血流动力学稳定的患者（包括予补液、升压药后稳定的患者），在影像监测下予可控的心包积液引流是可取的，可以做床边超声心动图或心导管实验室荧光法同时监测右心和左心压力。留置的引流管通常保存至少 72 小时，有助于引流任何复发的心包积液。外科手术引流采用剑突下心包开窗，开胸手术也是一种选择手段。

对于血流动力学不稳定的患者，紧急经皮、剑突下穿刺缓解心包压塞是必要的（图 22-9）。患者应保持 45° 直立位，在重力作用下，液体进入前心包的位置。如果不能用超声检查，可在抽吸时连续心电图监测，当心外膜被接触时，心电图会显示胸导联 ST 段抬高、室性早搏（PVC），此时穿刺针应轻柔撤回。潜在的严重并发症包括心室穿刺、冠状动脉裂伤和气胸[33,39]。急性心包压塞单纯予内科治疗是不充分的，准备心包引流时可给予减轻心脏负荷，予血管活性药通常无帮助，因为此时心脏收缩力和心腔容量已达极限，血管活性药仅增加血管张力，降低组织灌注；如果可能的话，应避免正压通气，因为它会进一步减少心脏充盈，加重心包压塞效果。

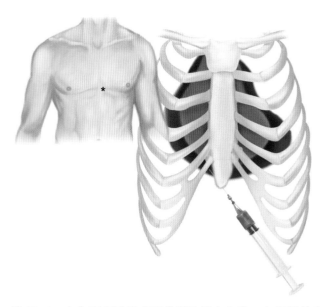

图 22-9 心包穿刺引流术通常用针指向左肩、左肩胛骨尖端。尽管如此，但是如果穿刺针的方向指向右肩胛骨的尖端，针倾向于平行于右侧心脏的外侧缘穿刺，此时不太容易穿透冠状动脉或心肌（Reproduced with permission from Henning RS: *Critical Care Cardiology*. New York: Churchill Livingstone; 1989.)

心包缩窄

心包缩窄因其能够模仿慢性肝病变的情况被称为"假性肝硬化"。最常见的病因包括放疗、肺癌和乳腺癌、肺结核、肾功能衰竭。其最后的共同通路是心包增厚、疤痕形成，反过来，心包层又成为附着物，减少了心包腔空间。可为局灶性病变，通常累及心尖部和右心房（特别是房-室沟），由于局部摩擦增加，少数病例仅仅心包脏层收缩[1,3]。无论什么原因或部位的病变，心包纤维化导致心腔舒张容积受限、扩张受损，心腔内压力的改变，导致心脏腔室的隔离。

正常情况下，大部分的心室充盈发生在心脏舒张的第2期（快速充盈），在第4期（房收缩）中有20%的增长，心率的增加使心脏的舒张期缩短，使充盈减少；在收缩的情况下，心房压力升高会导致第1期的舒张期心室充盈增加（75%），然后在舒张中期突然停止。在这种情况下，心率的增加实际上改善了心脏的输出，因为短时间内的舒张晚期中很少有充盈。

在突然停止充盈的情况下，30%~70%的患者会产生"震"音——发生在S2之后，长0.6~0.12秒的响亮的舒张期杂音，比S3的频率更高。呼吸压力的变化仍然被传送到其他的胸内结构（腔静脉，肺脉管），但不是心脏。吸气减少了肺静脉和左心间的压力梯度，降低了舒张期血流，使心室充盈减少；基于心室相互依赖性的增强，室中隔向左侧移动，右心室充盈同步增加。呼气时则与之相反。在纯粹缩窄性心包炎（constrictive pericarditis，CP）中，奇脉通常小于10 mmHg，如果更大，则提示合并心包压塞（渗出性心包炎）[1,3,42]。

一般来说，缩窄性心包疾病的发作通常是潜在的，在一定诱因刺激下，症状持续几周到几十年。在Ling的一项研究中，诊断缩窄性心包炎前的平均持续时间为23.4个月[43]。周围水肿、腹部肿胀（肝大或腹水）、呼吸困难和端坐呼吸是常见的初始症状，易与潜在的肝病混淆。在96%的患者中，体检会显示颈静脉压力增高，而Kussmaul体征（由于右心房不能容纳更多的静脉回流）可存在。然而，它并不是缩窄性心包炎特有的，任何情况下出现右心负荷过重，包括右心室梗死、肺动脉高压、三尖瓣狭窄和限制性心肌病（restrictive cardiomyopathy，RCM）都可有该体征。舒张早期停止会产生Fridreich体征，这是颈静脉搏动产生的快速下降Y

形波，在一个系列的病例中，94%的患者可看到该体征；更突出的是通过下蹲可抑制心尖冲动和心包叩击音，但硝酸甘油可弱化该反应，这也是常见的发现。在Runyon的一项研究中，发现有70%的患者患有搏动性肝大、腹水，但在肝功能检查、腹水分析中，这些患者的肝淤血和那些肝硬化患者的情况有所不同[42,44]。

心电图的发现包括低电压（60%）和晚期的心房纤维性颤动（25%），尽管这些都是不敏感的和非特异性的。诊断可由CT或MRI进行，显示心包厚度大于4 mm，有时钙化。然而，由于可能只有局部病灶，因此依赖于这些模式将会有一定百分比的漏诊率。超声心动图在评价心包缩窄时很有用，在检测心包厚度时，经食管超声优于经胸外超声检查。其他的回声发现包括保存的收缩功能，快速舒张充盈导致后壁和室间隔（中隔）过度运动，二尖瓣提前关闭，三尖瓣过早打开。

RCM，如由淀粉样变性、结节病、血色素沉着症、糖原贮积病或肌肉弹力纤维增生引起的，可能有类似缩窄性心包炎的临床表现和回声异常。对心脏病学家来说，区分这些实体（除了做开胸手术）仍是一个挑战。已经有研究发现，收缩时间越短，充盈速度就越快，以填补收缩时高峰充盈，Garcia等用组织多普勒显示左心室扩张峰流速在缩窄性心包炎明显减少，但在收缩期保持不变[45]。

心导管检查也可以用来帮助诊断，但与RCM的许多发现有重叠之处。右心房压力曲线显示由Y型波下降形成的典型的M或W波。在所有4个腔室中，舒张压升高且大致相等，同时心室牵引作用具有显著的倾斜模式和稳定的平台模式（平方根符号）；在95%的心包缩窄疾病中，右室舒张压被发现至少占右心室收缩压的1/3。如果所有的室舒张压都很低，并且有临床怀疑的CP，快速输注生理盐水1 L可鉴别隐匿性疾病，在正常的患者中，压力应该上升和下降；但是CP，压力的上升和CP保持同样的相关性[4,43]。

使用利尿剂治疗可能是最初的尝试，但是绝大多数的患者都需要做心包切除术，作为最终的治疗方法。从梅奥诊所的大系列病例中，术前危险因素被确定为右心室舒张末期压力升高、严重肾功能不全和前纵隔的辐射；而导致预后恶化的手术危险因素则是不可切除的钙化灶和不彻底的剥脱（通常是由于心外膜的参与）。当纤维化和钙化进展到心肌的时候，术后反应较差。手术死亡率是基于纽约心脏协会（NYHA）的功能分级，在第Ⅰ级或Ⅱ级为1%，Ⅲ级为10%，Ⅳ级是46%；这些数据说明做出诊断宜早不宜迟的重要性[42-43]。

（王　斌　译）

参考文献

1. Fowler NO. *The Pericardium in Health and Disease*. Mount Kisco, NY: Futura Publishing; 1985.
2. Reddy PS. *Pericardial Disease*. New York, NY: Raven Press; 1982.
3. Spodick DH. *The Pericardium: A Comprehensive Textbook*. New York, NY: Marcel Dekker; 1997.
4. Hoit BD. Pericardial disease and pericardial tamponade. *Crit Care Med*. 2007; 35(8):S355–S364.
5. Ariyarajah V, Spodick DH. Acute pericarditis: diagnostic cues and common electrocardiographic manifestations. *Cardiol Rev*. 2007; 15(1):24–30.
6. Yared K, Baggish AL, Picard MH, Hoffmann U, Hung J. Mulitmodality imaging of pericardial diseases. *J Am Coll Cardiol Img*. 2010; 3(6):650–660.
7. Little WC, Freeman GL. Pericardial disease. *Circulation*. 2006; 113(12):1622–1632.
8. Khandaker MH, Espinosa RA, Nishimura RA, et al. Pericardial disease: diagnosis and management. *Mayo Clin Proc*. 2010; 85(6):572–593.
9. Lange RA, Hillis LD. Clinical practice Acute pericarditis. *N Engl J Med*. 2004; 351(21):2195–2202.
10. Bell EJ, McCartney RA. A study of Coxsackie B virus infections, 1972–1983. *J Hyg (Lond)*. 1984; 93(2):197–203.
11. Nagi KS, Joshi R, Thakur RK. Cardiac manifestations of Lyme disease: a review. *Can J Cardiol*. 1996; 12(5):503–506.
12. Rubin RH, Moellering RC Jr. Clinical, microbiologic and therapeutic aspects of purulent pericarditis. *Am J Med*. 1975; 59(1):68–78.
13. Saenz RE, Sanders CV, Aldridge KE, Patel MM. Purulent pericarditis with associated cardiac tamponade caused by a Streptococcus pneumoniae strain highly resistant to penicillin, cefotaxime, and ceftriaxone. *Clin Infect Dis*. 1998; 26(3):762–763.
14. Arsura EL, Kilgore WB, Strategos E. Purulent pericarditis misdiagnosed as septic shock. *South Med J*. 1999; 92(3):285–288.
15. Brook I, Frazier EH. Microbiology of acute purulent pericarditis. A 12-year experience in a military hospital. *Arch Intern Med*. 1996; 156(16):1857–1860.
16. Brook I. Pericarditis due to anaerobic bacteria. *Cardiology*. 2002; 97(2):55–58.
17. Laisaar T. Video-assisted thoracoscopic surgery in the management of acute purulent mediastinitis and empyema. *Thorac Cardiovasc Surg*. 1998; 46(1):51–54.
18. Mann-Segal DD, Shanahan EA, Jones B, Ramasamy D. Purulent pericarditis: rediscovery of an old remedy. *J Thorac Cardiovasc Surg*. 1996; 111:487–488.
19. Defouilloy C, Meyer G, Slama M, et al. Intrapericardial fibrinolysis: a useful treatment in the management of purulent pericarditis. *Intensive Care Med*. 1997; 23(1):117–118.
20. Kauffman CA. Histoplasmosis. *Clin Chest Med*. 2009; 30(2):217–225, v.
21. Canver CC, Patel AK, Kosolcharoen P, Voytovich MC. Fungal purulent constrictive pericarditis in a heart transplant patient. *Ann Thorac Surg*. 1998; 65(6):1792–1794.
22. Gobeil F, Dumesnil J, Cartier P. Rapidly evolving constrictive tuberculous pericarditis: case presentation and review of the literature. *Can J Cardiol*. 1998; 14(12):1467–1469.
23. Mayosi BM, Burgess LJ, Doubell AF. Tuberculous pericarditis. *Circulation*. 2005; 112(23):3608–3616.
24. Yunis NA, Stone VE. Cardiac manifestations of HIV/AIDS: a review of disease spectrum and clinical management. *J Acquir Immune Defic Syndr Hum Retrovirol*. 1998; 18(2):145–154.
25. Silva-Cardoso J, Moura B, Martins L, Mota-Miranda A, Rocha-Gonçalves F, Lecour H. Pericardial involvement in human immunodeficiency virus infection. *Chest*. 1999; 115(2):418–422.
26. Sudano I, Spieker LE, Noll G, Corti R, Weber R, Lüscher TF. Cardiovascular disease in HIV infection. *Am Heart J*. 2006; 151(6):1147–1155.
27. Imazio M, Negro A, Belli R, et al. Frequency and prognostic significance of pericarditis following acute myocardial infarction treated by primary percutaneous coronary intervention. *Am J Cardiol*. 2009; 103(11):1525–1529.
28. Prince SE, Cunha BA. Postpericardiotomy syndrome. *Heart Lung*. 1997; 26(2):165–168.
29. Salisbury AC, Olalla-Gomez C, Rihal CS, et al. Frequency and predictors of urgent coronary angiography in patients with acute pericarditis. *Mayo Clin Proc*. 2009; 84(1):11–15.
30. Pawsat D, Lee JY. Inflammatory disorders of the heart. Pericarditis, myocarditis, and endocarditis. *Emerg Med Clin North Am*. 1998; 16(3):665–681, ix.
31. Moder KG, Miller TD, Tazelaar HD. Cardiac involvement in systemic lupus erythematosus. *Mayo Clin Proc*. 1999; 74(3):275–284.
32. DeCamp MM Jr, Mentzer SJ, Swanson SJ, Sugarbaker DJ. Malignant effusive disease of the pleura and pericardium. *Chest*. 1997; 112 (4Suppl):291S–295S.
33. Maisch B, Ristic AD. Pericardial disease. In: Fink MP, Abraham E, Vincent JL, and Kochanek PM, eds. *Textbook of Critical Care*. 5th ed. Philadelphia: Elsevier; 2005:851–860.
34. Ariyarajah V, Sodick DH. Cardiac tamponade revisited: a postmortem look at a cautionary case. *Tex Heart Inst J*. 2007; 34(3):347–351.
35. Sagristà-Sauleda J, Angel J, Permanyer-Miralda G, Soler-Soler J. Long-term follow-up of idiopathic chronic pericardial effusion. *N Engl J Med*. 1999; 341(27):2054–2059.
36. Spodick DH. Acute cardiac tamponade. *N Engl J Med*. 2003; 349(7):684–690.
37. Chong HH, Plotnik GD. Pericardial effusion and tamponade: evaluation, imaging modalities, and management. *Compr Ther*. 1995; 21(7):378–385.
38. Tsang TS, Oh JK, Seward JB, Tajik AJ. Diagnostic value of echocardiography in cardiac tamponade. *Herz*. 2000; 25(8):734–740.
39. Van Trigt P, Douglas J, Smith PK, et al. A prospective trial of subxiphoid pericardiotomy in the diagnosis and treatment of large pericardial effusions. A follow-up report. *Ann Surg*. 1993; 218(6):777–782.
40. Little WC, Freeman GL. Pericardial disease. *Circulation*. 2006; 113(12):1622–1632.
41. Sagristà-Sauleda J, Angel J, Sambola A, Permanyer-Miralda G. Hemodynamic effects of volume expansion in patients with cardiac tamponade. *Circulation*. 2008; 117(12):1545–1549.
42. Myers RB, Spodick DH. Constrictive pericarditis: clinical and pathophysiologic characteristics. *Am Heart J*. 1999; 138(2 Pt 1):219–232.
43. Ling LH, Oh JK, Schaff HV, et al. Constrictive pericarditis in the modern era: evolving clinical spectrum and impact on outcome after pericardiectomy. *Circulation*. 1999; 100(13):1380–1386.
44. Runyon BA. Cardiac ascites: a characterization. *J Clin Gastroenterol*. 1998; 10(4):410–412.
45. Garcia MJ, Rodriguez L, Ares M, Griffin BP, Thomas JD, Klein AL. Differentiation of constrictive pericarditis from restrictive cardiomyopathy: assessment of left ventricular diastolic velocities in longitudinal axis by Doppler tissue imaging. *J Am Coll Cardiol*. 1996; 27(1):108–114.

第五部分　消化系统及肾病

第 23 章　消化道出血

Marie-Carmelle Elie-Turenne • Charles W. Hwang • Taylor M. Zeglam

简介

消化道（gastrointestinal，GI）出血是急诊室和危重患者重要的病死原因。上消化道出血（upper gastrointestinal bleeding，UGIB）是指来源于 Treizts 韧带近端的消化道的出血，而下消化道出血（lower gastrointestional bleeding bleeding，LGIB）是指 Treitz 韧带远端的出血（图 23-1）。本章主要讨论 UGIB 及 LGIB 的流行病学、临床表现及病因，并讨论如何管理消化道出血患者。

上消化道出血

病因

美国 UGIB 的发病率为每年 50/10 万 ~ 150/10 万，每年住院患者 400000 例，30000 例患者死亡[1-3]。UGIB 是急诊室死亡的重要原因[4-11]，其死亡率为 3% ~ 16%。

UGIB 的入院患者的死亡率是其他急诊患者的 2 ~ 6 倍。死亡率升高与高龄、严重并发症、低血压、休克、再出血、住院期间出血事件发生的时间相关[5,12]。

尽管近年来非静脉曲张性 UGIB 总的发病率在下降，急性 UGIB 的老年患者比例在升高；多达 70% 的急性 UGIB 发生在 60 岁以上患者中[2,13]。

临床表现

UGIB 患者表现为呕血、呕吐咖啡样物质、黑便、褐红色大便或便血。呕吐出迅速积聚在胃中的鲜红色的血液则出现呕血。缓慢的出血或梗阻造成的快速出血转变为缓慢出血可能被部分消化，导致咖啡样的外观。黑便、深黑色或柏油样大便提示 UGIB，但也可能是由于更远的肠道的出血，甚至盲肠出血。血便是从直肠排出新鲜的鲜红色的血，提示快速出血，通常来源于下消化道，但是有时上消化道大量出血也可有此表现。

GI 出血的临床表现取决于出血的量和部位。即使没有找到出血部位，患者可表现为贫血的并发症，包括乏力、胸痛、晕厥、头晕、直立性低血压及气短。如果未经治疗，则会出现进展期失血性休克的表现，包括急性终末脏器功能障碍、难治性低血压。

体格检查需要包括评估气道、生命体征及精神状态。尤其在老年人，UGIB 可能表现细微。如果存在压痛，腹部查体有助于将出血来源定位于胃或十二指肠；然而，26% 的消化性溃疡患者可能无疼痛[14]。直肠指诊出血提示慢性出血及出血的程度。然而直肠指诊无出血也不能排除消化道出血。慢性肝病的表现，包括黄疸、毛细血管扩张、痔疮或脐周静脉曲张提示门脉高压导致的食管或胃底静脉曲张。

病因

上消化道出血可有多个病因，本部分按照发

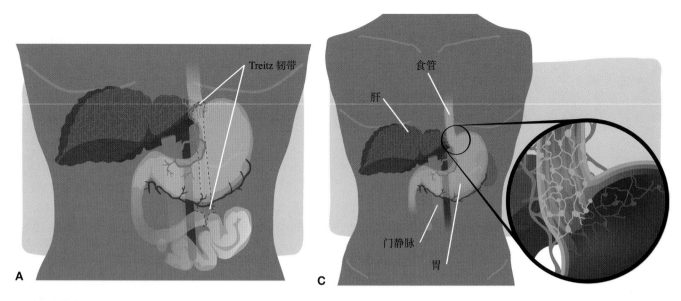

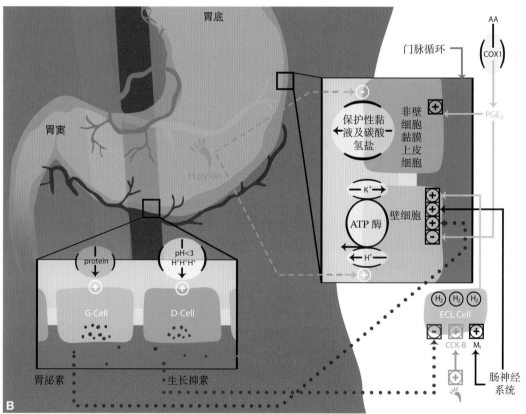

图 23–1（A）Treitz 韧带连接十二指肠第三或第四部分及肠系膜上动脉周围的结缔组织。它提示上消化道的结束以及下消化道的开始。（B）胃壁细胞通过 H-K-ATP 酶产生酸性环境。黏膜上皮细胞通过分泌黏液及碳酸氢盐平衡酸，并保护胃壁。胃内消化的蛋白质刺激 G 细胞产生胃泌素，胃泌素能够耐受刺激壁细胞分泌 H^+ 例子。酸性环境通过 D 细胞产生的生长抑素提供负反馈。肠嗜铬样细胞（enterochromaffin-like，ECL）位于胃黏膜腺体，有多种受体，接受肠神经系统（M1）的正刺激和生长抑素的负刺激。受到刺激后，ECL 细胞产生组胺（H_2），刺激壁细胞产生 H^+ 离子。PUD 是由于 NSAID 或幽门螺杆菌（H. Pylori）感染造成的。非甾体抗炎药抑制环氧合酶（COX），COX 能够通过花生四烯酸（aracjodpmoc acid，AA）产生前列腺素。前列腺素促进黏膜上皮细胞分泌黏液和碳酸氢盐。使用 NSAID 减少这些保护性因素的存在。幽门螺旋杆菌感染再次抑制碳酸氢盐和黏液的分泌，同时激活壁细胞和 ECL 细胞，造成酸性环境，导致 PUD。（C）门静脉从胃肠道和脾向肝传导血液。肝硬化导致肝阻力增加，导致门静脉高压和门静脉血流量增加。门脉压增高使现有的血管扩张，并形成门腔静脉吻合，如食管静脉曲张。这些高度血管化吻合口压力升高，胃肠道容易出血

生的频率依次进行讨论。上消化道出血的病因如表23-1所示。

消化性溃疡

消化性溃疡（peptic ulcer disease，PUD）是由于胃内环境失衡导致的胃及十二指肠的疾病（图23-2）。H₂受体阻滞剂、质子泵抑制剂（proton pump inhibitors，PPI）和幽门螺杆菌的治疗降低了单纯性 PUD 的发病率和患病率。然而，PUD 仍然是UGIB 最常见的病因，美国每年有 140 000 例患者因此住院[15-18]。22% ~ 59% 的 UGIB 是由 PUD 引起的，其中绝大多数起初为十二指肠溃疡，而不是胃溃疡[4,19-20]。由 PUD 引起的 UGIB 每年发病率为 22/10万 ~ 57/10 万[17]。由于十二指肠供血丰富，并且十二指肠动脉位于十二指肠球后壁，GI 出血来源于十二指肠相当常见。这是 UGIB 常见的表现。十二指肠球前壁大溃疡及胃小弯大溃疡的死亡率升高。

健康的胃及十二指肠黏膜表达环氧合酶（cyclooxygenase，COX），此酶为前列腺素合成的限速酶。前列腺素能够保护黏膜层免受胃酸和胃蛋白酶的损伤。PUD 的发病机制是由于胃酸或胃蛋白酶的过量产生，或者是 COX 抑制剂造成的黏膜保护因素的下降。过量的胃酸及胃蛋白酶冲破黏膜屏障，并减少黏液及碳酸氢盐的分泌[21]。非甾体消炎药（nonsteroidal anti-inflammatory drugs，NSAID）能够引起黏膜下糜烂，抑制 COX 减少前列腺素生成，从而引起溃疡性疾病。PUD 的发病率升高与美国 NSAID 使用率升高平行[4]。目前认为 NSAID 的使用是 UGIB 最重要的危险因素。类固醇激素的使用也增加了溃疡形成的风险。

PUD 另一个常见原因是幽门螺杆菌，一种革兰氏阴性菌，定植在胃黏膜层，它能够刺激胃酸分泌，释放促进溃疡形成的因子（如血小板活化因子和补体刺激途径因子）。大多数非出血性十二指肠溃疡（90%）和胃溃疡（75%）与幽门螺杆菌感染相关[22]。因此，一项大型研究发现，45% 的非静脉曲张性 UGIB 与幽门螺杆菌相关[23]。

65 岁以上的 PUD 患者中幽门螺杆菌阳性率为58% ~ 78%。成功清除幽门螺杆菌后 95% 以上的溃疡能够愈合[24]。目前公认的清除幽门螺杆菌的一线药物包括 PPI、克拉霉素、阿莫西林、硝基咪唑类或甲硝唑，维持用药至少 7 天[14,25]。如果将清除病原体作为溃疡治疗的一部分，那么幽门螺杆菌感染很少造成再发出血[25-26]。

使用 NSAID 和幽门螺杆菌感染可将溃疡出血的风险分别增加 4.9 倍或 1.8 倍。如果既往使用 NSAID，幽门螺杆菌的作用加重，UGIB 风险随之增加，优势比为 6.13[27]。

表 23-1 上消化道出血的病因		
消化性溃疡	腐蚀性食管炎	食管炎
食管静脉曲张	胃底静脉曲张	Mellory-Weiss 综合征
应激性溃疡	动静脉畸形	肿瘤
鼻出血	咽出血	主动脉消化道瘘
平滑肌瘤	毛细血管扩张	血管发育不良

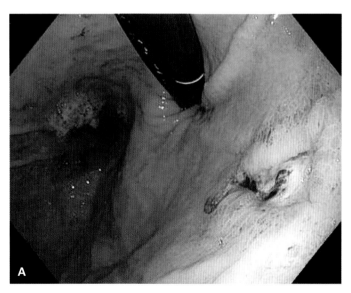
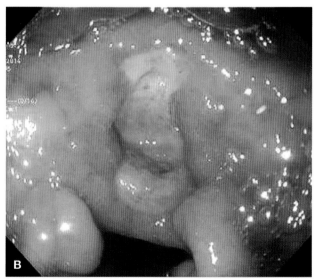

图 23-2 （A）胃溃疡；（B）消化性溃疡

高胃泌素分泌状态，如 Zollinger-Ellison 肿瘤是 PUD 不太常见的原因。吸烟史、酗酒、肝衰竭和药物使用（包括双磷酸盐和选择性 5- 羟色胺抑制剂）可能加重目前存在的溃疡，减少愈合，增加复发和穿孔的概率[28-29]。

PUD 患者典型的表现为餐后 1 ~ 3 小时间断发作的烧灼感或上腹绞痛，进食或抗酸治疗后缓解。持续性上腹痛提示溃疡穿破黏膜层。牵涉性背痛可能是胰腺炎症的表现。弥漫性腹膜刺激征及严重的腹痛是穿孔的征兆。大约 5% 的穿透性十二指肠溃疡侵蚀到腹膜腔，造成化学性腹膜炎。通常情况下患者可回忆起腹痛发生的确切时间，通常伴随心动过速，之后可出现脱水、发热及肠梗阻。立位胸片横膈下可见游离气体提示内脏穿孔。此并发症需要紧急处理，需要开始适当的液体复苏、疼痛管理以及外科会诊。总的来说，老年人胃穿孔的风险高。GI 出血是 65 岁以上或合并并发症的 PUD 患者死亡的最常见原因[30]。

由于胃内的酸性环境，PUD 患者常见再次出血。酸促进黏膜糜烂，防止愈合、血栓形成和出血控制。20% 的病例在内镜检查后再次出血[14]。在未治疗情况下，再次出血的风险高达 50% ~ 90%[2]。低血容量性休克提示预后较差。溃疡直径大于 2 cm 增加再次出血及死亡风险[31]。PUD 并发严重出血的概率为 19.4/10 万 ~ 57/10 万，合并穿孔的概率为 3/10 万 ~ 14/10 万[17]。PUD 高龄人群的病死率可高达 30%[14]。

UGIB 黏膜糜烂的概率为 1% ~ 31%，黏膜糜烂也是 UGIB 的常见原因。这些疾病表现为食管炎、胃炎、十二指肠炎或食管溃疡。发病机制及危险因素与 PUD 类似。食管炎或其他糜烂性疾病的研究队列缺乏标准化报道可能揭示了此类疾病的广泛程度[19]。

应激性溃疡是黏膜糜烂性疾病的一种，在重症患者中需要重点提及[32]。应激性溃疡为黏膜的损伤，在急诊室患者中并不常见，它是在生理需求增加及重症期间诱发的。大面积烧伤、创伤、颅内压升高、脓毒症及严重休克等疾病都是应激性溃疡的病因。内镜研究证明 ICU 患者入院后有 10% ~ 25% 会发生应激性溃疡，3 天后 ICU 患者的发病率可达到 90%[33]。应激性溃疡形成的发病机制并不明确，但普遍认为应激性溃疡是由于交感神经活化、血管收缩及儿茶酚胺释放导致的内脏低灌注及再灌注不良造成的[33]。同时可伴随发生肠道蠕动减少及保护

性物质分泌减少。酸性环境增加促使这些表面异常进展为溃疡性病变。与 PUD 不同，幽门螺杆菌在应激性溃疡中的作用有限。可以通过以下危险因素区别应激性溃疡的患者与典型的 PUD 急诊室患者：严重的持续性低血压或休克，使用大剂量血管活性药物，长期机械性通气，严重烧伤，尿毒症肾衰竭，鼻胃管置入大于 6 天，急性中枢神经系统（central nervous system，SNS）疾病，使用大剂量类固醇激素[34]。当潜在严重临床问题解决后，应激性溃疡也可愈合。特殊的应激性溃疡包括 Cushing 溃疡和 Curling 溃疡。

血流动力学复苏至关重要（见复苏章节）。由于 PPI 能够降低溃疡再出血的风险，使用 PPI 是溃疡性疾病的标准治疗方法[14,35]。一旦患者血流动力学复苏了，需要进行早期的食管胃十二指肠镜检查（esophagogastroduodenoscopy，EGD）（详见内镜与质子泵抑制剂章节）。EGD 可以证实 PUD 的诊断，同时可进行内镜下治疗止血，预防再次发生。与单独使用内镜检查相比，同时使用 PPI 和 EGD 减少了再出血的风险[15]。

食管胃底静脉曲张

食管胃底静脉曲张仍是 UGIB 的重要原因，占 6% ~ 14%。静脉曲张可能出现威胁生命的大出血。更重要的是静脉曲张与严重的肝病相联系；50% 的肝硬化患者存在静脉曲张，肝硬化患者 50% ~ 60% 的 UGIB 是由于静脉曲张出血[19]。

食管胃底静脉曲张是位于食管远端和胃食管吻合的黏膜下血管扩张（图 23-3）。肝阻力增大（例如由于肝硬化）导致门脉血流增加。这两个因素导致门脉压力增加，导致原来的血管扩张及门体侧支形成，比如静脉曲张。由于进餐、酒精、运动、腹腔压力增加均可反复导致门脉压力增大，引起静脉曲张扩张。当静脉壁弹性超过极限时就会发生破裂及出血[36]。

食管胃底静脉曲张是门脉高压的结果。门脉高压通常是由于肝硬化——肝病的最终阶段造成的。肝病的最常见原因包括病毒性肝炎、酒精性肝硬化、非酒精性脂肪性肝病。其他导致肝硬化的原因包括自身免疫性、药源性以及毒物诱发的肝炎。门脉高压也可能是由于门脉血栓引起的。酒精摄入量高的人群发生肝硬化的概率较高，因此食管静脉曲张破裂出血的概率也高。

食管静脉曲张的 UGIB 患者通常表现为呕血，呕出鲜红色血液。而且这类患者通常呕血量较大，

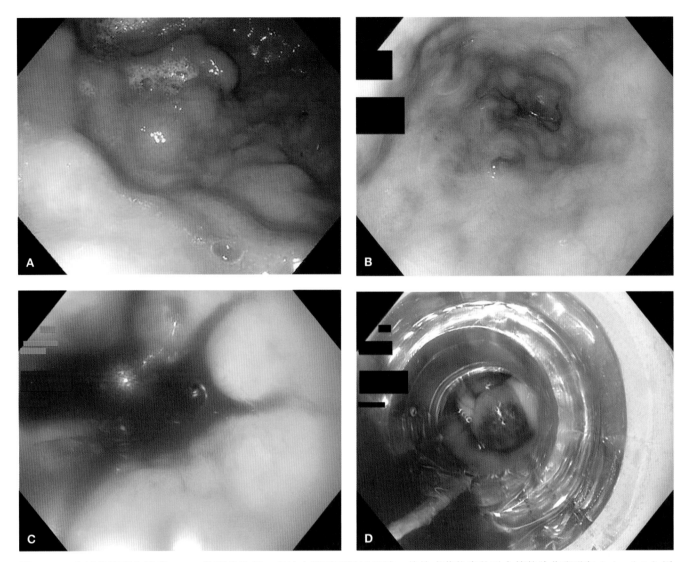

图 23-3 内镜是诊断和治疗 UGIB 的明确选择。急诊内镜时可通过机械、热灼或药物套扎对食管静脉曲张进行止血。（A）胃底静脉曲张；（B）食管静脉曲张；（C）静脉曲张出血；（D）套扎出血的曲张静脉

需要 GI 急救。患者可能有或者没有食管静脉曲张的病史。患者可能有慢性肝病的表现，如腹水、海蛇头、蜘蛛痣、肝掌、黄疸、男性乳房发育和肝性脑病。

静脉曲张出血是肝硬化的致死性表现。出血通常很严重，住院患者死亡率为 11% ~ 34%[37]。

尽管 40% 静脉曲张出血患者可自发停止，即使治疗有了很大进步，6 周时患者的死亡率为 20% 左右[38-40]。

静脉曲张出血的管理是多方面的。对于所有患者，稳定生命体征是最重要的（见复苏章节）。大量呕血的患者需要强制进行气道管理。同时需要尽早进行早期 GI 服务咨询和快速诊断性 EGD（套扎食管静脉曲张，组织黏合剂治疗胃底静脉曲张）。内镜

检查前需要静脉输注红霉素，可以提高内镜检查的可见度并缩短操作时间[41-42]。大约 50% 经红霉素治疗的患者 EGD 期间胃腔能够完全排空[42]。治疗的重点是用晶体液进行容量替代，如果患者仍为低血压状态或有终末脏器低灌注的表现，则需尽快使用血制品。文献支持使用血制品来使平均动脉压（MAP）达到 65 mmHg。使用血浆和凝血因子Ⅶ是有害的，因为上述治疗可以增加门脉压力，并试图改变肝病患者的凝血异常状态，不推荐使用上述方法。如果怀疑大出血的病因为肝门脉高压，需要尽快静脉使用血管加压素。血管加压素可直接收缩内脏及全身血管，降低门静脉压力，从而减少曲张静脉出血[43-44]。止血后血管加压素需持续使用 3 ~ 5 天[45]。所有肝硬化曲张静脉出血患者需预防性使用三代头孢菌素或

氟喹诺酮类药物 5 ~ 7 天[45]。持续性曲张静脉出血的高风险肝硬化患者，72 小时内进行 TIPS 可减低死亡率[45-46]。

MALLORY-WEISS 综合征

　　Mallory-Weiss（MW）综合征占 UGIB 的 2% ~ 7%[4,8,47]。尽管任何能够引起干呕或呕吐的疾病均可引起 MW 综合征，但 MW 综合征的发病疾病并不无完全清楚。尽管饮食或咳嗽相关疾病、妊娠、举重、糖尿病酮症酸中毒、腹部钝挫伤均与 MW 综合征相关，但酗酒是最常见的情况[48-49]。线性撕裂是 MW 综合征的特征，它是由于胃食管交界处瞬间跨壁压力梯度增高造成的。心肺复苏术后的患者食管下部的过度扩张也可造成损伤[50]。0.07% ~ 0.49% 的内镜检查可造成 MW 综合征，这是一种医源性损伤[51-52]。食管裂孔疝是 MW 综合征的高危因素。有人认为食管裂孔疝的患者，在干呕的情况下，疝的压力梯度比剩余的胃更大，因此增加了黏膜撕裂的潜在风险[53]。实际上 MW 综合征引发的撕裂通常引起轻到中度 GI 出血，很少引起严重出血。这些浅表的撕裂往往能够快速愈合，通常是自限性的。90% 的病例出血可自发停止，但是凝血功能障碍或事先存在并发症的患者，如血小板减少症或肝衰竭，可导致难治性出血[54]。入院时红细胞压积低、休克、内镜下活动性出血提示治疗过程复杂[55-56]。

血管畸形

　　血管畸形或血管发育不良占急性 UGIB 的 2% ~ 5%。上 GI 血管发育不良最常发生在胃，很少在十二指肠或食管。血管发育不良导致的出血与高龄、主动脉狭窄、慢性肾功能衰竭、钙质沉着、Raynaud 现象、食管运动功能障碍、硬指、毛细血管扩张（CREST 综合征）相关。

UGIB 的其他原因

　　平滑肌瘤及胃肠道间质瘤（gastrointestinal stromal tumors，GIST）约占原发性 GI 肿瘤的 1%，最常发生在胃，通常表现为隐性 UGIB。腺癌是最常见的原发性 GI 恶性肿瘤。它表现为胃的肿块、不能愈合的溃疡或狭窄。胃淋巴瘤占胃肿瘤的 5%。胃黏膜相关淋巴组织淋巴瘤（mucosa-associated lymphoid tissues，MALToma）是早期 B 细胞淋巴瘤，与慢性幽门螺杆菌感染高度相关。它们很少造成急性出血。胃转移癌通常来源于肺癌、乳腺癌和皮肤黑色素瘤。

这些恶性疾病通常可出现再次出血，长期预后较差。胃恶性肿瘤放疗或化疗可导致 UGIB，这种情况很难处理，通常要求多学科方法[57]。

下消化道出血

流行病学

　　LGIB 占据 GI 出血的 20%，约占 GI 出血住院患者的 1/4 ~ 1/3[58-59]。急性 LGIB 的发病率估计为 20/10 万 ~ 27/10 万，明显低于 UGIB 的发病率，UGIB 的发病率为 100/10 万 ~ 200/10 万[60-61]。LGIB 的发病率随着年龄的增加而增加，男性发病率较高，推测可能是因为老年男性血管性疾病和憩室的发病率升高。LGIB 在老年人中更为常见，这是因为 GI 疾病在老年人中的发病率高（如憩室病、血管扩张、缺血性肠炎、肿瘤），作为并发症（如糖尿病、心血管疾病、肝硬化、肾病、高血压病）或药物（如 NSAID 和抗凝药）的临床表现[61]。急性 LGIB 的死亡率一直小于 5%。

临床表现

　　LGIB 是指 Treitz 韧带远端的出血，包括一个很广泛的临床范围，可以是少量便血到严重的失血性休克[62]。急性 LGIB 是指出血持续时间少于 3 天。严重出血是指 HCT 下降 20% 或输血量需要 ≥ 2 单位。LGIB 常表现为便血、黑便、暗红色血块或隐匿出血。尽管 10% ~ 15% 的便血来自于 UGIB，便血是 LGIB 的常见表现[63]。

　　黑便或深色、褐色、恶臭的粪便提示出血来源于盲肠近端，有可能来源于上 GI。暗红色血块提示升结肠出血。隐匿出血对于患者来说不明显，但是它是老年人最常见的 LGIB 的表现。患者每天可丢失 100 ml 血液，但大便表现仍为正常。隐匿出血通常可以通过大便愈创树脂试验检测，因此，怀疑 GI 出血需要进行直肠指检。

　　由于 LGIB 与老年人的关系，LGIB 的症状可能对患者及临床医师不太明显，因此临床医师必须足够警惕。腹部痉挛性疼痛或压痛可能提示结肠炎。然而，腹部疼痛可能不出现在使用 NSAID 的患者。生命体征改变，特别是随体位改变，提示损失循环血量的 40%。其他与严重出血相关的临床数据包括心率大于 100 次/min、晕厥、收缩压 ≤ 115 mmHg、腹部查体无触痛、使用抗凝药（包括 NSAID、抗血小板及抗血栓药）、在前 4 小时评估时出现直肠出血多于2种活动的并发症[64]。

老年人不能承受急性失血，因此，LGIB 可出现便血以外的临床表现，包括呼吸困难、贫血、晕厥、跌倒、出汗、脑病、心肌损伤或梗死、脑血管意外或乏力。

病因

本部分将按照发生频率来依次讨论 LGIB 的病因。LGIB 的病因如表23-2所示。

憩室病

憩室病是西方人群造成严重的危及生命的 LGIB 的最常见病因，占50%[63,65]。尽管40岁以下人群并不常见，40% 的60岁以上人群可见憩室病。10%～25% 的憩室病患者会出现有症状的憩室炎。

憩室形成在直小血管（供应结肠的边缘动脉的黏膜支）穿破结肠壁的地方[66]。憩室最常见于左半结肠，除了直肠其他结肠部位均可存在。将近50% 的憩室引起的 LGIB 是来源于右半结肠[67]。异常结肠蠕动、肌肉结构缺陷、胶原交联增加和衰老都引起憩室。此外，膳食中缺乏纤维素，可引起坚硬的小的粪便，进而导致运送时间缩短。随着时间的推移，结肠的剧烈收缩推移肠壁内膜经过肌肉中的薄弱点向外移动[68]。管腔内压力升高和血管进入肌肉的地方结肠壁薄弱从而形成疝[69]。此后形成的囊袋状结构称为憩室。当憩室的底或颈部损伤的血管破裂，则出现憩室出血[67]。

20世纪以前，憩室炎少见，但在西方饮食的工业化社会，憩室炎现在常见。人们认为这是由于工业社会的饮食改变造成的，但最重要的是膳食纤维的减少。其他危险因素包括高龄、缺乏体育活动、吸烟、长期使用 NSAID、摄入咖啡因[70]。

憩室炎主要发生在老年人。患者既往在肠镜检查时发现憩室病。憩室出血的最常见表现是大量的无痛性直肠出血。患者可有失血的症状及体征，包括皮肤苍白、出汗、精神状态改变、低血压及心率增快。

憩室出血在80%～90% 的患者中可自发解决[67]。3%～5% 的憩室患者可出现严重失血。急性憩室出血的患者死亡率为4%[71]。死亡率增加的危险因素包括年龄大于70岁、肠道缺血、并发症、凝血功能障碍、低血容量、输注浓缩红细胞和男性[71]。

LGIB 的治疗首先是稳定生命体征和复苏。如果出现大量出血则需要使用血制品，有时需要使用大量输血协议（详见血制品管理章节）。GI 服务和紧急护理手术小组需要尽快参与。经直肠流出鲜红色血液的患者在12小时内需要进行结肠镜检查。如果能够在结肠镜检查中确定出血部位，则需在结肠镜下进行止血。大量便血的患者需要进行急诊腹部 CT 血管造影来确定出血来源及可能的栓塞面积。如果不能发现出血部位，则需要尽快进行结肠镜检查（肠道准备后）。如果患者的出血量很大，则需要外科手术来确定出血部位、控制持续性血液流失。如果结肠镜及 CT 检查均不能确定出血来源，也可能需要进行外科手术[45]。

动静脉畸形

肠道动静脉畸形（arteriovenous malformations，AVM）也被称为血管发育不良或血管扩张症，占 LGIB 的12%～40%[61,72]。AVM 出现在50岁以上的患者，没有性别区别。25% 以上无症状的60岁以上患者 AVM，是隐匿性 GI 出血的最常见原因[73-74]。40%～60% 的患者有多个病灶，在20% 的患者，这些病变可同时位于 GI 的不同区域[75]。

AVM 形成的确切机制尚未完全知晓。已经表明，它的发展与年龄及肠壁应变相关[45]，慢性静脉回流受阻发挥了重要作用。具体到肠腔，Laplace 定律认为，肠段直径最大的地方张力最大，比如右半结肠[76]。

反复发生结肠扩张与肠腔压力及大小瞬间增加相关。随着时间推移，该过程导致供给它们血液的黏膜下静脉、小静脉、小动脉毛细血管单元逐渐扩张。最终，毛细血管环扩张，毛细血管前括约肌丧失能力，小静脉交通支形成[77]。

这些血管在组织学检查上似乎表现为扩张和扭曲。右半结肠的肠腔直径最大，静止肠壁压力最高，因此，出血往往来源于右半结肠，盲肠是最常见的部位。然而 AVM 出现在结肠、直肠和小肠的任何部位。

🌑 **表23-2 下消化道出血的病因**

UGIB	憩室病	GI 肿瘤
血管发育不良	动静脉畸形	肠系膜动脉缺血
缺血性肠炎	Meckel 憩室	痔疮
感染性肠炎	Dieulafoy 病变	息肉
放射性肠炎	直肠溃疡	创伤
异物	前列腺活检	子宫内膜异位症
炎症性肠病	结肠静脉曲张	门脉高压性肠病

尽管多大 15% 的 AVM 患者可以表现为大量的危及生命的出血和血流动力学不稳定，AVM 患者通常表现为无痛性、阵发性、自限性 GI 出血，导致慢性隐匿性出血和缺铁性贫血[2,78-79]。症状可能包括疲劳、呼吸困难（尤其伴有消耗）以及全身乏力。由于是慢性的、间断的血管扩张的出血，愈创木脂试验阴性不能除外 GI 出血。老年人患有 AVM 的风险升高，也有假设与缺乏血管性假血友病因子的高分子量多聚体、主动脉狭窄和结肠血管发育不良（Heyde 综合征）相关[13,76]。这些病变与肾功能衰竭显著相关，特别是老年患者。

AVM 常同时发生在全 GI 的多个区域，因此治疗存在挑战。隐匿性 GI 出血的情况下，内镜下发现血管扩张应当治疗。氩等离子体凝固、电凝和机械止血是常见的内镜治疗方式[2,80-81]。然而，由于体积小、出血点使得黏膜表面模糊不清或低血压减少了病变灌注，结肠镜可能遗漏 AVM。后续的血管造影可以帮助确定这些病变的位置并治疗，但是造影的并发症限制了在危及生命但又不适合外科手术的出血患者中的应用。外科切除是治疗已经明确找到出血来源的罪犯病变的确切的治疗方法。然而，由于这些病变的多样性和多中心性，即使经过治疗，AVM 也常出现再次出血。20%~34% 的患者可出现内镜后再次出血，38% 的患者可出现外科手术后再次出血[75,82]。16%~64% 的患者可出现缺铁性贫血复发，3 年内需要反复输液。在这些病例，可以选择药物治疗。早期病例报道建议使用雌激素及孕激素的激素疗法能够有效治疗 AVM，但是后来的双盲、多中心、随机对照试验并未证实其有效性[83]。一项前瞻性观察性 meta 分析提示很多反复出血的患者对奥曲肽有效[84]。

缺血性肠炎与肠系膜动脉缺血

缺血性肠炎占老年 LGIB 患者的 3%~9%，是 GI 缺血的最常见病变，占所有缺血性肠病的 50%~60%[85]。缺血性肠炎的发病率为每年 4.5/10 万 ~44/10 万，占住院患者的 1/2000[86]。另一方面，肠系膜动脉缺血仍然罕见，发病率为 2/10 万 ~3//10 万[87]。这两个疾病主要影响老年人，60 岁以上患者占据 90% 的肠炎病例。

缺血性肠炎总的预后和患者是否有并发症、是否需要手术相关，总的来说，缺血性肠炎的死亡率为 22%。随着大肠黏膜的愈合，症状轻微的患者可在 2 周内完全恢复。20% 的患者需要外科手术，死

亡率为 10%~65%，全结肠炎的死亡率为 75%[86]。短暂性复发性结肠炎也可导致结肠狭窄。

肠道缺血的发生与年龄相关，年龄增加使患者容易合并其他相关疾病，包括动脉粥样硬化、心律失常、心输出量降低、血管疾病和心肌梗死。肠道血管动脉粥样硬化减少了肠系膜的基础血液供应。其他打击，不管是阻塞性或非阻塞性事件，都可导致短暂的或完全的血流供给的中断，导致肠道缺血和坏死。阻塞性缺血通常是心脏瓣膜病、房颤、心肌病引起的血栓栓塞性疾病的结果。非阻塞性事件包括低血压（如休克或脱水，在这些情况下肠道血管收缩，血液流向重要脏器）、血管炎或血管收缩（如继发于外源性拟交感神经类药物，如升压药或可卡因）。结肠的分水岭区域，结肠脾曲与乙状结肠交界区，血流较少，特别容易发生非阻塞性事件。

由此产生的坏死程度取决于缺血的程度和持续时间。轻度缺血可导致黏膜和黏膜下层水肿、非坏疽性溃疡和出血。严重的坏死类似于炎症性肠病（inflammatory bowel disease，IBD）的溃疡、坏疽性穿透性梗死和狭窄[61]。坏死可导致黏膜脱落和血水样腹泻。黏膜损伤发生在低灌注持续 20 分钟到 1 小时，而穿透性梗死发生在 8~16 小时[86]。当血流重新建立时可发生其他损伤，造成再灌注损伤。由于缺血的本质，出血通常是有限的，严重的 LGIB 不常见，需要立即进行评估是否为其他诊断。

肠道缺血的患者往往有多个心血管疾病的危险因素，例如年龄大于 65 岁、心功能不全或心律失常、高血压病、肾功能衰竭、糖尿病和血栓形成倾向（如肿瘤、高凝状态或胰腺炎）。慢性阻塞性肺病（COPD）患者缺血的风险是 2~4 倍。便秘增加管腔内压力，压迫黏膜血管。其他危险因素包括镰状细胞病和血管炎[86-87]。

缺血性结肠炎表现为急性起病的腹部痉挛和伴随便意的腹痛，发展为便血、恶心、呕吐、腹泻和腹胀。在肠道缺血的过程中可出现腹部压痛。腹膜炎的体征出现提示进一步发展和透壁性坏死。患者可能有脓毒症的典型症状和体征，如心动过速、发热、白细胞增多。肠系膜动脉缺血表现为与体征不符的腹痛。患者可能有前驱症状，如害怕进食、腹痛加重和消瘦。随着疾病进展到穿孔，体格检查体征与腹膜刺激征相符，包括反跳痛、肌卫和肌紧张。

腹平片对诊断几乎没有帮助，除非穿孔引起气腹；另一方面，可能发现微小的表现如拇指印或由于黏膜水肿造成的假瘤。CT 与血管内造影同时进行

是最有帮助的诊断手段，可以证实肠壁增厚、绞合、黏膜下水肿、血栓或栓塞。

患者需要立即复苏来重新获得组织灌注和氧气供给；容量复苏、补充氧气和使用广谱抗生素是必要的第一阶段。另外，如果发生肠梗阻，则需要进行肠道休息、鼻胃管减压，在能够适用的情况下使用侵入性血流动力学监测。如果需要使用血管活性药物，可首选多巴酚丁胺和米力农，这两个药物对肠系膜血管的影响较小。

部分非坏疽性缺血性肠炎（80%～85%的缺血性肠炎病例）通常可通过最大的药物治疗好转。然而其他的坏疽性病例需要外科手术切除。对于肠系膜动脉缺血，治疗取决于病因。治疗动脉血栓可选择开放性外科取栓术来去除血块并评估肠道活力。急慢性肠系膜动脉缺血，治疗可选择开放性取栓术合并内膜切除术或远端搭桥术。肠系膜静脉栓塞可通过全身抗凝药物来治疗[86-87]。

艾滋病

与非感染患者相比，艾滋病患者GI出血的病因单一。AIDS是指$CD4^+T$淋巴细胞少于200或存在AIDS定义性疾病，如肺孢子菌肺炎（pneumocystis jiroveci pneumonia，PJP）、巨细胞病毒病、弓形虫病。UGIB的来源通常与HIV无关，包括巨细胞病毒（cytomegalovirus，CMV）和Kaposi肉瘤。相反，LGIB影响大约3%的AIDS患者；大约70%的上述病例是由于HIV感染[88]。HIV相关性LGIB是典型的免疫缺陷的结果。HIV感染的风险升高，罹患淋巴瘤的概率也升高[89]。HIV/AIDS患者LGIB最常见的原因是CMV结肠炎、淋巴瘤和特发性肠炎[90-91]。CMV结肠炎可出现在7%以上的AIDS患者，很少的CMV结肠炎（约9%）可出现GI出血[92-93]。4%HIV阳性患者可出现非霍奇金淋巴瘤，45%的这些患者可在内镜下得到证实[94]。由于同时发生血小板减少，HIV患者可表现为严重出血而不是自限性的，比如痔疮和肛裂[88,91]。LGIB的HIV患者，CMV结肠炎典型表现是腹痛、血便、腹泻和发热，诊断时不需要具备所有表现[95]。淋巴瘤通常表现为B症状，包括体重减轻、发热、盗汗、无痛性淋巴结肿大。

HIV/AIDS患者的LGIB的初步处理与非HIV感染患者相同。首要任务是稳定生命体征与复苏。接下来是寻找出血来源[91]。大多数HIV的LGIB患者可以通过内镜检查诊断原因，一些可以通过典型的临床表现或活检诊断[91,95-96]。首选含有回肠镜的结肠镜，乙状结肠镜不能替代结肠镜[95]。可以使用更昔洛韦治疗CMV结肠炎。患者需要开始或继续抗逆转录病毒治疗。淋巴瘤的治疗与非HIV患者的淋巴瘤治疗类似。

再出血发生在17%～22%的患者[88,90]。HIV患者LGIB30天死亡率为14%～28%[88,90]。然而这么高的死亡率是由于AIDS相关并发症而不是直接由于血液丧失[90]。

LGIB的其他病因

主动脉肠瘘可以引起LGIB。是主动脉与GI到之间的异常连接，是之前主动脉手术、主动脉瘤或严重的动脉粥样硬化的少见的结果。在之前进行主髂动脉手术或血管内修复的患者中发生率为0.5%。这些瘘管可以与自然解剖或支架植入同时出现。从主动脉手术或修复到形成主动脉肠瘘的中位时间是90个月[13,97]。

患者通常表现为轻度的前哨出血或"先驱出血"，继而出现大量的活动性出血，如果延迟诊断，死亡率高。由于这个原因，需要进行急诊EGD来确定。主动脉肠瘘的典型部位是远端十二指肠，强调内镜检查到此位置的重要性。在EGD，如果发现假体移植网，需要收回内镜，而不是尝试治疗性干预，由于大量出血的风险，病变需要手术处理[97-98]。CT血管造影是另外一个诊断主动脉肠瘘的重要方法。

其他LGIB不常见的病因包括肿瘤、IBD、使用NSAID药物、感染性肠炎、肛门直肠病变、小肠病变（如Crohn病、Meckle憩室）和息肉切除术后出血[58,62,99]。

消化道出血的管理

由于消化道出血发病率高、死亡率高，需要认真处理[100-101]。

对于重症患者，需要早期咨询胃肠病专家和外科医师。

气道与心血管情况

GI出血患者的管理包括初始和继续复苏。对血流动力学不稳定的患者必须积极使用晶体液和胶体液替换丢失的体液。初始复苏需要放置两个大口径血管内导管，使用1～2个20 ml/kg的晶体液快速输注，短期目标是解决心动过速和低血压，恢复组织灌注。难治性低血压，表现为终末器官低灌注或持续性出血，应该立即使用浓缩红细胞（packed red blood cells，PRBC）、中心静脉和侵入性血流动力学监测。在等待反复检查的血红蛋白化验或看到呕血、黑便、便血等血流动力学不稳定期间，血液管理不能拖延。

大量出血期间需要特别关注气道，这是一个关键点。大量出血可以掩盖气道。失血性贫血可以引起精神萎靡、误吸风险增加。食管静脉曲张更危险，可导致肝性脑病。在频繁呕血、呕吐或干呕的患者，内镜检查可能具有挑战性，可能进一步导致并发症。因此，临床医师对于预期可能存在潜在心血管不稳定的患者，出现大量呕血时，要积极建立明确气道，进行治疗性内镜检查或外科手术介入。

实验室检查

出血患者需要立即进行血液化验，包括全血细胞计数（complete blood cell count，CBC）、代谢和电解质化验、肾功能、血糖、肝功能、凝血时间、部分凝血活酶时间、国际标准化比率（international normalized ratio，INR）、乳酸化验、交叉配血试验。尽管大量消化道出血会出现 Hb 降低，缓慢间断出血或出血早期的 Hb 可在正常范围内。在一项研究中 51% 的 UGIB 患者最终需要输血，平均 Hb 是 11.3 g/dl[102]。由于消化道出血的波动性，需要随时监测 Hb 和 HCT 来确定有无重大改变。这些改变可能也可能并不预示血流动力学的中断、临床表现或症状（如胸痛、气短）的改变或精神状态的改变。血尿素氮（blood urea nitrogen，BUN）与肌酐比例升高提示上消化道出血[102]。然而血流快速通过可能不出现 BUN 升高，比例正常。血小板减少或凝血功能异常需要尽快纠正血小板，输注新鲜冰冻血浆和（或）冷沉淀，同时检查血栓弹力图（thromboelastography，TEG）。乳酸是无氧代谢的副产物，它在终末脏器缺血和失血性低灌注状态会升高。然而，乳酸升高也是由于 GI 出血或肝功能障碍造成的。

胃管置入与灌洗

为了确定 UGIB 的存在及严重程度而放置胃管是有争议的。许多研究未能证明胃管灌洗能够改善临床结果[103-104]。然而，一些医师仍然支持灌洗，用来评估是否存在持续性出血、吸出颗粒物，辅助内镜检查。放置胃管需要考虑许多潜在的安全因素，包括吸入性肺炎、喉头痉挛、咽及胃肠道穿孔[105]。

放置胃管的禁忌证包括食管静脉曲张或狭窄病史、近期摄入碱性物质、胃旁路手术史。意识状态改变的患者在放置胃管前需要进行气管插管以保护气道。颌面部外伤的患者需要留置口胃管来避免胃管经过筛骨。如果可以立即进行胃镜检查，胃管获益较少，可以省略。胃镜前用室温自来水或生理盐水灌洗是安全的，对可疑 PUD 的 UGIB 患者有潜在帮助[106]。冰盐水灌洗可以收缩胃血管，曾经被认为是 UGIB 可以接受的治疗手段；然而，文献并不支持这点[104]。

吸出鲜血提示活动性出血，而吸出咖啡样外观的物质可能与亚急性或慢性病因导致的 UGIB 相关。不能吸出血样物质并不能排除 UGIB 的可能[107-108]。

凝血功能障碍

凝血功能障碍是指 INR≥1.5，多达 16% 的 UGIB 患者存在凝血功能障碍的证据，相对于凝血功能正常的患者，凝血功能障碍导致更严重的出血。凝血功能障碍将住院死亡率提高 5 倍[109]。

凝血功能障碍可能来源于使用抗凝药，如华法林、肝素、低分子肝素；新型口服抗凝剂（novel oral anticoagulants，NOAC），包括达比加群、利伐沙班、依度沙班、阿哌沙班；抗血小板药物如阿司匹林或氯吡格雷或 NSAID。另外，凝血因子缺乏或肝硬化的病史也提示打破凝血瀑布平衡。治疗需要针对于纠正潜在的病因。

虽然凝血功能障碍是 GI 出血的不良预后因素，但是由于最佳输血管理，血制品和逆转因子的广泛使用，临床仍具有不确定性[110]。华法林中毒可以用 4～6 单位 FFP 来治疗。静脉使用 10 mg 维生素 K 可以作为辅助治疗，可以在危及生命的大出血中扭转华法林的影响；然而，它起效延迟，效应可以持续 1～2 周。在未来需要长期抗凝的患者中，需要仔细权衡使用维生素 K 的拮抗剂，如华法林。

应用抗血小板药物的 GI 出血患者的管理历来都是医师的难题。对于有血小板减少病史、使用水杨酸或 NSAID 的活动性出血患者，需要输注血小板。然而，必须权衡继续抗血小板治疗、GI 出血恶化与停药、血栓栓塞之间的风险大小。一项大型的前瞻性研究证明 6 个月内停用氯吡格雷是支架内血栓形成的强烈预测因素[14,111]。因此，在临床情况允许的情况下必须咨询心血管专家才能停用抗血小板药物。在合适的情况下可以给予冷沉淀或个别凝血因子。慢性肾功能衰竭或尿毒症患者血小板聚集能力低，因此需要使用 DDAVP 或去氨加压素来提高 von Willebrand 因子的产生。

Ⅶ因子可以在重组试剂中获得，与组织因子和活化的 Va 共同诱导血块产生，可以用于 A 型血友病患者。一些试验评估了Ⅶ因子在急性静脉曲张出血中的作用，是否在肝硬化患者中使用Ⅶ因子仍然是有争议的[112]。

新型制剂，如凝血酶原复合物浓缩物，在缺乏维生素 K 或使用 NOAC 的消化道大出血患者中可能起到作用，但是这些制剂在弥散性血管内凝血（disseminated intravascular coagulation，DIC）或肝病患者并不适用[112]（详见重症输血章节）。

TEG 可以评估凝血与纤溶级联反应，评估血栓形成、强度、稳定性及溶解的动力作用。它包括血浆成分、细胞组分以及血小板骨架，而不同于标准的凝血试验、凝血时间（prothrombin time，PT）、部分凝血活酶时间（partial thromboplastin time，PTT）、INR。尽管它在手术及创伤中具有重要应用，需要更多前沿性研究来论证它在 GI 出血中的应用[113]。

血液制品管理

输注血制品在补充液体流失、补充血液成分、纠正酸中毒方面具有明显收益。然而，大量研究证实输注血制品与免疫功能抑制、增加院内感染率和死亡相关[114]。

此外，急性静脉曲张出血中输血能够逆转低血容量造成的血管收缩，增加内脏血流，损伤血凝块形成，有可能加重出血[115]。因此，如何合适选择患者从输血中获得最大益处显得极其重要。

存在终末器官低灌注的患者可以从 PRBC 的额外的携氧能力中获益。提示全身组织缺氧的表现包括意识状态改变，癫痫发作，低氧血症，缺血性心电图改变，乳酸、肌酐、肝脏转氨酶、肌钙蛋白升高。如果没有这些表现，患者需要根据限制性策略进行输血，没有冠心病（CAD）史的患者 Hb 保持在 ≥7 g/dl，CAD 患者 Hb 需≥10 g/dl[114-116]。由于稀释效应，24 小时内输注 PRBC 超过 10 单位的出血患者也会出现凝血因子和血小板消耗。一旦输注了 10 单位 PRBC，需要考虑使用新鲜冰冻血浆和血小板。能够提供最大好处的比例仍不清楚[117-118]。笔者机构大量输血的比例是 1∶1∶1。患者同时需要监测容量负荷过重、低体温、高钾血症、高钙血症及铁中毒[112]。

药物治疗

质子泵抑制剂和 H₂ 受体阻滞剂

PPI 直接作用于 H^+-K^+-ATP 酶，阻断 H^+ 离子的产生，而 H_2 受体抑制剂阻断为壁细胞上组胺的作用。这两类药物都可作为抗分泌治疗提高胃的 pH，促进血小板聚集，酸性环境能够破坏血小板聚集[119]。PPI 或 H_2 受体阻滞剂需要静脉应用，患者需要保持 NPO。

与安慰剂或 H_2 受体阻滞剂相比，对于内镜下诊断 UGIB 的 PUD 患者，PPI 能够降低再次出血的风险、随后输血和手术的需要。然而 PPI 并不能够降低消化性溃疡出血的总的死亡率，但可以降低内镜下高风险表现（如活动性出血或可见血管）的患者的病死率[2,120-121]。

NSAID 诱发的溃疡，在修复和预防溃疡方面 PPI 比 H_2 受体抑制剂更有效[122]。在重症患者，早期试验提示 PPI 和 H_2 受体抑制剂无明显临床差异。然而，随着静脉用 PPI 的出现，接下来的系统回顾证明 PPI 在预防临床严重的显性的 UGIB 方面较 H_2 受体阻滞剂有效[32-33,123]。

EGD 之前进行 PPI 治疗能够减少高风险出血表现的内镜下的检出率，包括活动性出血、非出血性可见性血管、附着的血凝块和治疗性 EGD 介入的需要[14,124]。与安慰剂相比，内镜检查后开始 PPI 治疗能够改善再次出血的概率、死亡率和接下来需要外科手术的可能[14,124]。

PPI 仍然是内镜的重要的辅助手段，它能够减少使用内镜下治疗性介入手段[125]。

没有明确阐明 PPI 最佳的剂量和给药途径，然而推荐剂量是起始静脉注射相当于 80 mg 奥美拉唑，继续静脉输注 8.0 mg/h 至 72 小时，此时可以开始大剂量口服 PPI 治疗[15]。

口服和静脉使用 PPI 在再次出血、输血要求、外科手术介入方面没有观察到区别[126-127]。然而，由于胃内 pH 是波动的，能够活化胃蛋白酶、溶解血凝块，静脉输注 PPI 可能能够持续提高 pH，这一点是可取的。

生长抑素 / 奥曲肽

生长抑素和它的类似物奥曲肽是能过抑制腺体组织外分泌功能的多肽，能够减少胃酸和胃蛋白酶的分泌。另外，生长抑素和奥曲肽能够减少胃十二指肠黏膜血流（与减少胃酸产生协同），尽管他们在PUD 治疗中的作用仍然缺乏证据，理论上对 PUD 是有益的[128]。

已经明确证实奥曲肽与内镜结合起来能够减少静脉曲张破裂出血[45,129-132]。推荐剂量为初始 50 mcg冲击量，继而以 50 mcg/h 维持。

升压药物

一般不鼓励在出血性休克中使用升压药物。低血压应该首先使用晶体液和胶体液进行液体复苏或输注血制品。在颈内静脉或锁骨下静脉放置中心静脉导管可以辅助输液直接进入心脏循环，同时可以检测中心静脉压（CVP）来监测输液。CPV 小于 8 mmHg 提示需要继续液体输注。其他的数据，包括乳酸、脉压变化率（pulse pressure variation，PPV）、每搏输出量变化率（stroke volume variation，SVV）、中心静脉血氧饱和度（$ScvO_2$）和超声评估下腔静脉塌陷程度都有助于指导液体复苏。

垂体后叶素通常是由垂体后叶在低血压状态下分泌的，是一种内源性血管收缩剂，在 PPI 使用前应用广泛。它首先收缩内脏血管减少门静脉血流和压力。在生长抑素使用前，垂体后叶素在肝硬化患者中频繁使用，晚期的肝硬化患者产生全身血管阻力的能力受损。然而，高剂量的垂体后叶素缺乏选择性，因此它不是理想药品。大量难治性出血仍保留垂体后叶素的应用，静脉使用剂量为 0.1～1.0 ul/min，同时可静脉使用 40～400 ucg/min 硝酸甘油来抵抗垂体后叶素的心脏和肠道缺血后遗症。特利加压素是垂体后叶素人工合成的类似物，欧洲常应用该药，由于其副作用有限、半衰期长，在肝肾综合征的慢性管理方面起到作用[133]。

进一步血管收缩在缺血性肠炎中是不可取的。相对于垂体后叶素非选择性的特点，多巴酚丁胺、小剂量多巴胺和米力农对内脏血流的影响较小。这些药物可产生正性肌力作用，加强肠道灌注，而不对肠道血流产生副作用。

抗生素与促动力药

多达 50% 的严重的肝病和 GI 出血的住院患者容易受到细菌感染，包括自发性菌血症、自发性细菌性腹膜炎、肺炎和尿道感染。推荐肠外使用头孢菌素（如头孢曲松）或肠内使用喹诺酮类（如诺氟沙星）作为预防性抗感染治疗[33,134-135]。对于幽门螺杆菌感染，推荐以 PPI 或雷尼替丁枸橼酸铋为基础的

联合克拉霉素、阿莫西林或甲硝唑的三联疗法，至少使用 7 天[14,25]。

大环内酯类的红霉素和多巴胺受体拮抗剂甲氧氯普胺可以作为促胃动力药，诱发胃排空。在内镜前使用上述药品，可以提高内镜的可见度，从而提高内镜下治疗干预的能力。促动力药能够减少反复 EGD 的需要，然而其他临床相关终点如住院时长（hospital length of stay，LOS）、手术需要和 PRBC 输注量并未改善[14,42,45]。

肝硬化特殊治疗的思考

肝硬化患者需要特殊注意复苏与治疗。静脉曲张常发生在肝硬化的第三到第四阶段；这些患者优先将静脉内血容量储存在明显扩张的肠系膜循环内，因此这些患者会产生持续性低血压。这些患者进行了充分复苏的标志物仍不清楚。由于肝功能受损，乳酸可能升高。另外，积极的液体复苏可以提高门脉压，增加已经受损的曲张静脉的剪切力。肝硬化患者凝血因子稀释也可导致出血增加或难治性出血。

尽管最初使用晶体液是合适的，也需要限制使用。复苏策略尽快转移到使用 PRBC、新鲜冰冻血浆、血小板、白蛋白等胶体液。如果患者没有其他低灌注的表现，保持收缩压在 80～90 mmHg 就足够了。

大约 20% 的 UGIB 的肝硬化患者在住院时出现细菌感染；接下来有 50% 在住院期间感染。抗感染治疗能够提高这些患者的生存率[136-137]。对于这些患者推荐使用喹诺酮类或头孢菌素[138-139]。

诊断和程序

气囊填塞

Sengstaken–Blakemore 导管发明于 20 世纪 50 年代，是一个双气囊的食管填塞系统，可以应用于危及生命的食管或胃底静脉曲张破裂出血的 UGIB。胃囊是闭塞的，在胃食管交界区压迫血管，减少食管静脉曲张的压力，食管囊可以提供直接压力[140]。

放置球囊填塞系统的并发症包括食管或胃破裂、压力性坏死和吸入性肺炎。Minnesota 管是更细的版本，有一个附加的食管吸收口以减少吸入。由于球囊填塞的并发症和死亡率极高，推荐放置该管前优先使用药物和内镜治疗[141]。然而，大量的难治性出血不能进行内镜检查，出现血流动力学不稳定，需要放置球囊填塞系统。

在置入球囊填塞系统前，患者需要机械通气。需要检查球囊和吸入口的完整性和通畅性。如果

没有食管吸入口，鼻胃管需要缝合在 Sengstaken–Blakemore 管至食管囊的近端。从口腔进入放置该管，深度大约 50 cm 到胃腔。吸出胃内容物。胃囊膨胀体积增加 100 ml，最大量为 400 ~ 500 ml。Sengstaken Blakemore 管需要放置在一个牵引装置上达到止血目的。如果出血持续，需要将食管囊充气，压力为 30 ~ 40 mmHg。放错位置的情况并不常见，可以通过胸片来证实管的位置[133,140,142-143]。Linton–Nachlas 管只有一个远端气囊，只能应用在胃底静脉曲张的患者[144]。

内镜检查

早期评估病因和出血严重程度可以指导进一步治疗和是否需要重症监护。75% 以上的患者可以成功进行内镜检查。然而，即使进行内镜下治疗，7% ~ 29% 的患者可出现再次出血，静脉曲张的患者最为常见。15% ~ 20% 镜下治疗的 GI 出血在 72 小时内再次出血。内镜检查的风险包括吸入、麻醉和镇静并发症、肠穿孔和出血加重[2]。

食管胃十二指肠镜

充分复苏后，EGD 是 UGIB 诊断和治疗的确切选择（取决于出血的病因），LGIB 没有明确的病因的情况下也有适应证进行 EGD。EGD 在诊断、分类和治疗中起到作用[42,145]。EGD 较其他治疗方式的优势在于降低进一步出血的概率、输血量更少、死亡率低、住院时间短和医院花费低[146]。

除了优于其他治疗方式的地方，"早期" EGD 的时机和价值并不明确，EGD 是在出血后数小时进行还是在 24 小时内进行，很难证实其能够持续降低再次出血、住院 LOS、手术需求的概率[147]。

PUD 的出血可以通过注射肾上腺素或其他可供选择的药物、机械钳夹或烧灼进行处理[2]。与单一治疗相比，机械钳夹和药物注射的联合能够改善止血，预防再次出血[148]。血管可见、出现喷血或渗出预测可能出现进一步出血，增加死亡率。几乎所有的致死性再次出血都发生在最开始的 24 小时内[119]。

MW 综合征患者内镜评估时出现休克或活动性出血的表现提示再次出血的可能，需要重症监护[55]。硬化剂治疗或注射肾上腺素对一些 MW 损伤有效。

静脉曲张出血的内镜下治疗是硬化或套扎治疗。怀疑静脉曲张的患者早期使用生长抑素或奥曲肽有助于急诊内镜检查止血[149-150]。

肝硬化患者需要另外预防性使用抗生素，以减少内镜治疗后失败的可能。然而，内镜并不能降低急性静脉曲张破裂出血总的死亡率，10% ~ 15% 的病例出现再次出血[151]。

肠镜

肠镜是评估 LGIB 的明确选择；能够发现 48% ~ 90% 的患者的出血部位[2]。15% 的患者临床上表现为严重便血，而没有 UGIB 的临床证据，内镜下的实际表现仍为 UGIB。因此，便血或低血压患者应先进行上消化道内镜检查评估活动性 UGIB[152]。

尽管研究证实未进行肠道准备也可完成肠镜检查，美国胃肠病协会推荐彻底清洁肠道以增加隐匿病变的可见度[155]。

可以通过热凝固、氩离子凝固术、各种药物的注射治疗和机械方法来达到止血效果。并发症的发生率为 1/1000，穿孔少见。尽管未必能降低死亡率、输血要求或 LOS[154]，急诊肠镜检查在症状出现的 24 小时内进行，其发现的诊断性结果概率高。内镜检查时发现活动性出血的证据、可视血管或附着的血块，提示病程复杂和再次出血[155]。

胶囊内镜

5% 的 GI 出血不能通过传统内镜进行定位；这些病例中的一大部分是由于小肠病变造成的，如 AVM、溃疡、息肉或静脉曲张[156]。传统内镜即使检查前使用促胃动力药物并充分进行肠道准备，十二指肠的观察率为 48% ~ 58%[157-158]。

胶囊内镜使用一个可吞入的照相机，可以传送传统内镜不能观察到的 GI 道图像。它将隐匿性 GI 出血的诊断率提高到 58% ~ 84%[159]。这一手段在急诊室是可行的[160]。然而，它也有局限性，包括不能进行治疗，可能遗漏病变，视野角度有限为 140°[159]。

诊断性和介入性影像检查

血管造影

外周血管造影能够鉴别活动性出血率为 0.5 ~ 1 ml/min 的病变。血管造影的优势包括能够确定出血的确切部位，可以通过栓塞进行治疗。不足之处包括不能鉴定静脉出血主要并发症，包括实施造影剂并发症，股动脉血栓形成，短暂性脑缺血发作，并发症发生率高达 9.1%[161]。

UGIB 病变可以使用栓塞疗法，特别是不能使用内镜的活动性大出血。这些情况下进行栓塞很少导致缺血，较开放性手术具有优势，但是这些病例的再次出血概率高达 30%[162-163]。

内镜下不能发现出血来源的持续性反复 LGIB 或活动性大出血不能行内镜检查的患者有进行血管造影的适应证。如果造影中发现了出血部位，大多数 LGIB 能够进行栓塞，治疗的成功率高。如果不能达到止血，介入医师可以在出血部位注射亚甲蓝来辅助接下来的外科手术操作[163]。

多层螺旋 CT 血管造影与外周血管造影发现活动性出血的能力相当，越来越多的用于这一目的[164]。它可以探测到 0.3 ml/min 的活动性出血，敏感性和特异性高。这一手段的优势包括微创性、速度快、解剖覆盖广、能够为后续治疗方式确定活动性出血的部位。局限性包括间歇 GI 出血的可视性差、放射暴露、可能存在造影剂过敏反应和缺乏治疗价值[59,61]。

出血扫描

存在隐匿性或间断性 LGIB 的患者内镜或血管造影不能检查出出血来源，有适应证使用 ^{99m}Tc 标记的红细胞或 ^{99m}Tc-硫胶体的核素显像。与血管造影相比，其敏感性高，能够探测出速度为 0.1 ~ 0.5 ml/min 的出血[61]。核素显像的严重缺点，一是放射性的半衰期长，在延迟显像 24 小时后仍可探测到放射性，二是可以遮盖部分肠道，标记的红细胞在肠道内转移可导致严重的伪影；因此在研究开始 2 小时后确定出血来源的准确性快速下降[2,165]。

TIPS

食管静脉曲张内镜下治疗失败后需要进行经颈静脉肝内门体分流术（ransjugular intrahepatic portosystemic shunt，TIPS）。经皮由右侧颈内静脉到达肝右静脉和门静脉。然后将导管插入建立门体静脉联系来减低门脉压力。持续性静脉曲张破裂出血的高风险肝硬化患者，72 小时内进行 TIPS 能够降低治疗失败的概率和死亡率[45-46]。并发症包括肝功能恶化、肝性脑病、肺动脉高压[166]。

TIPS 经常作为肝移植的桥梁或进展期肝硬化的姑息治疗[167]。禁忌证包括重度肝衰竭、肝性脑病、多囊肝、右心充血性心力衰竭（CHF）、恶性肿瘤、脓毒症和严重凝血功能障碍[168]。

手术治疗

UGIB

PPI 的出现和幽门螺杆菌感染的治疗极大地降低

了 PUD 出血手术介入的需要[91]。即使进行了药物及内镜下治疗，难治性出血患者经典的手术介入适应证包括前 24 小时估计失血量超过 30%、24 小时需要输血量超过 1500 ml 来维持血流动力学稳定、失血达到低血压或休克以及药物治疗期间出现再次出血[101]。

其他适应证包括胃十二指肠大溃疡的快速出血、十二指肠球前壁出血伴裸露血管、主动脉十二指肠瘘或肿瘤坏死[2,31]。需要手术的患者死亡率高达 25%。然而反复内镜治疗可以减少手术介入的需要，并不增加死亡率[169]。另外，血管造影栓塞与手术同样有效，死亡率更低[163]。

LGIB

内镜介入或血管造影栓塞不能解决的 LGIB 病变，如肿瘤，需要考虑手术。由于术中识别出血部位并不可行，需要在术前定位出血病变的部位，以免盲目切除肠段。盲目切除与高再出血率（47%）和死亡率（25% ~ 57%）相关，因此在极其不稳定需要立即进行挽救生命的手术的情况下才是唯一选择[61]。高达 24% 的反复憩室出血的患者需要进行外科切除，但是这是最后一个治疗措施[61]。

危险分层

从患者最初的临床表现来预测 GI 出血患者的预后可以使用一个或多个评分系统来进行危险分层，帮助进行治疗决策。目前已经建立了一些不同的评分系统来评价 GI 出血患者。GI 出血 Glasgow-Blatchford 危险分层评分系统可以用来评估 UGIB 患者是否需要治疗。UGIB 患者如果达到如下标准可以安全出院：Hb 男性大于 12.9 g/dl，女性大于 11.9 g/dl，收缩压大于 109 mmHg，脉搏少于 100 次/min，BUN 低于 18.2 mg/dl，无黑便，无晕厥史，既往或目前没有肝病或心力衰竭[170]。该评分的简单版本称为改良 Glasgow–Blatchford 评分，与 Glasgow–Blatchford 评分作用相同，仅使用 BUN、Hb、收缩压和脉搏计算[171]。尽管很多研究发现 Glasgow–Blatchford 评分对 ED 患者有用[172-173]，其他的研究认为它在临床操作中没有充分的可靠性[174]。

AIMS65 是另一个评分系统，用来评价 UGIB 住院患者死亡风险。AIMS65 有 5 个因素与住院死亡率升高相关：白蛋白小于 3.0 g/dl、INR 高于 1.5、意识状态改变、收缩压 90 mmHg 或以下、年龄大于 65 岁。随着危险因素数量的增多，死亡率明显升高：

0 个危险因素的住院死亡率为 0.3%，1 个危险因素的住院死亡率为 1%，2 个危险因素的住院死亡率为 3%，3 个危险因素的住院死亡率为 9%，4 个危险因素的住院死亡率为 15%，5 个危险因素的住院死亡率为 25%[175-176]。然而，近期的研究报道 AIMS65 的局限性，需要进一步验证该评分系统[177-178]。

LGIB 没有广泛使用的评分系统。然而，LGIB 不良预后和严重程度的预后因素包括初始评估 1 小时后血流动力学不稳定、经直肠活动大量出血、初始 HCT≤35%[179]。

（郭治国　王军红　译）

参考文献

1. Afessa B. Triage of patients with acute gastrointestinal bleeding for intensive care unit admission based on risk factors for poor outcome. *J Clin Gastroenterol.* Apr 2000; 30(3):281–285.

2. Hamoui N, Docherty SD, Crookes PF. Gastrointestinal hemorrhage: is the surgeon obsolete? *Emerg Med Clin North Am.* 2003; 21(4):1017–1056.

3. Gralnek IM, Barkun AN, Bardou M. Management of acute bleeding from a peptic ulcer. *N Engl J Med.* 2008; 359(9):928–937.

4. Longstreth GF. Epidemiology of hospitalization for acute upper gastrointestinal hemorrhage: a population-based study. *Am J Gastroenterol.* 1995; 90(2):206–210.

5. Blatchford O, Davidson LA, Murray WR, Blatchford M, Pell J. Acute upper gastrointestinal haemorrhage in west of Scotland: case ascertainment study. *BMJ (Clinical research ed.).* 1997; 315(7107):510–514.

6. Rockall TA, Logan RF, Devlin HB, Northfield TC. Incidence of and mortality from acute upper gastrointestinal haemorrhage in the United Kingdom. Steering Committee and members of the National Audit of Acute Upper Gastrointestinal Haemorrhage. *BMJ (Clinical research ed.).* 1995; 311(6999):222–226.

7. Vreeburg EM, Snel P, de Bruijne JW, Bartelsman JF, Rauws EA, Tytgat GN. Acute upper gastrointestinal bleeding in the Amsterdam area: incidence, diagnosis, and clinical outcome. *Am J Gastroenterol.* 1997; 92(2):236–243.

8. Czernichow P, Hochain P, Nousbaum JB, et al. Epidemiology and course of acute upper gastro-intestinal haemorrhage in four French geographical areas. *Eur J Gastroenterol Hepatol.* 2000; 12(2):175–181.

9. Paspatis GA, Matrella E, Kapsoritakis A, et al. An epidemiological study of acute upper gastrointestinal bleeding in Crete, Greece. *Eur J Gastroenterol Hepatol.* 2000; 12(11):1215–1220.

10. Thomopoulos KC, Vagenas KA, Vagianos CE, et al. Changes in aetiology and clinical outcome of acute upper gastrointestinal bleeding during the last 15 years. *Eur J Gastroenterol Hepatol.* 2004; 16(2):177–182.

11. Dworzynski K, Pollit V, Kelsey A, et al. Management of acute upper gastrointestinal bleeding: summary of NICE guidance. *BMJ (Clinical research ed.).* 2012; 344:e3412.

12. van Leerdam ME, Vreeburg EM, Rauws EA, et al. Acute upper GI bleeding: did anything change? Time trend analysis of incidence and outcome of acute upper GI bleeding between 1993/1994 and 2000. *Am J Gastroenterol.* 2003; 98(7):1494–1499.

13. Yachimski PS, Friedman LS. Gastrointestinal bleeding in the elderly. *Nat Clin Pract Gastroenterol Hepatol.* 2008; 5(2):80–93.

14. Kyaw MH, Chan FK. Pharmacologic options in the management of upper gastrointestinal bleeding: focus on the elderly. *Drugs Aging.* 2014; 31(5):349–361.

15. Leontiadis GI, Howden CW. The role of proton pump inhibitors in the management of upper gastrointestinal bleeding. *Gastroenterol Clin North Am.* 2009; 38(2):199–213.

16. Church NI, Dallal HJ, Masson J, et al. Validity of the Rockall scoring system after endoscopic therapy for bleeding peptic ulcer: a prospective cohort study. *Gastrointest Endosc.* 2006; 63(4):606–612.

17. Lau JY, Sung J, Hill C, Henderson C, Howden CW, Metz DC. Systematic review of the epidemiology of complicated peptic ulcer disease: incidence, recurrence, risk factors and mortality. *Digestion.* 2011; 84(2):102–113.

18. Sung JJ, Tsoi KK, Ma TK, Yung MY, Lau JY, Chiu PW. Causes of mortality in patients with peptic ulcer bleeding: a prospective cohort study of 10,428 cases. *Am J Gastroenterol.* 2010; 105(1):84–89.

19. van Leerdam ME. Epidemiology of acute upper gastrointestinal bleeding. *Best Pract Res Clin Gastroenterol.* 2008; 22(2):209–224.

20. Button LA, Roberts SE, Evans PA, et al. Hospitalized incidence and case fatality for upper gastrointestinal bleeding from 1999 to 2007: a record linkage study. *Aliment Pharmacol Ther.* 2011; 33(1):64–76.

21. Suerbaum S, Michetti P. *Helicobacter pylori* infection. *N Engl J Med.* 2002; 347(15):1175–1186.

22. Pilotto A, Franceschi M, Maggi S, Addante F, Sancarlo D. Optimal management of peptic ulcer disease in the elderly. *Drugs Aging.* 2010; 27(7):545–558.

23. Barkun A, Sabbah S, Enns R, et al. The Canadian Registry on Nonvariceal Upper Gastrointestinal Bleeding and Endoscopy (RUGBE): Endoscopic hemostasis and proton pump inhibition are associated with improved outcomes in a real-life setting. *Am J Gastroenterol.* 2004; 99(7):1238–1246.

24. Pilotto A, Franceschi M, Vitale D, et al. Drug use by the elderly in general practice: effects on upper gastrointestinal symptoms. *Eur J Clin Pharmacol.* 2006; 62(1):65–73.

25. Liu C, Lee C, Chan C, et al. Maintenance treatment is not necessary after *Helicobacter pylori* eradication and healing of bleeding peptic ulcer. *Arch Intern Med.* 2003; 163(17):2020–2024.

26. Lai KC, Hui WM, Wong WM, et al. Treatment of *Helicobacter pylori* in patients with duodenal ulcer hemorrhage—a long-term randomized, controlled study. *Am J Gastroenterol.* 2000; 95(9):2225–2232.

27. Huang JQ, Sridhar S, Hunt RH. Role of *Helicobacter pylori* infection and non-steroidal anti-inflammatory drugs in peptic-ulcer disease: a meta-analysis. *Lancet.* 2002; 359(9300):14–22.

28. Anglin R, Yuan Y, Moayyedi P, Tse F, Armstrong D, Leontiadis GI. Risk of upper gastrointestinal bleeding with selective serotonin reuptake inhibitors with or without concurrent nonsteroidal anti-inflammatory use: a systematic review and meta-analysis. *Am J Gastroenterol.* 2014; 109(6):811–819.

29. Jiang HY, Chen HZ, Hu XJ, et al. Use of selective serotonin reuptake inhibitors and risk of upper gastrointestinal bleeding: a systematic review and meta-analysis. *Clin Gastroenterol Hepatol.* 2015; 13(1):42–50.e3.

30. Kurata JH, Corboy ED. Current peptic ulcer time trends. An epidemiological profile. *J Clin Gastroenterol.* 1988; 10(3):259–268.

31. Gostout CJ. Gastrointestinal bleeding in the elderly patient. *Am J Gastroenterol.* 2000; 95(3):590–595.

32. Conrad SA, Gabrielli A, Margolis B, et al. Randomized, double-blind comparison of immediate-release omeprazole oral suspension versus intravenous cimetidine for the prevention of upper gastrointestinal bleeding in critically ill patients. *Crit Care Med.* 2005; 33(4):760–765.

33. Krag M, Perner A, Wetterslev J, Møller MH. Stress ulcer prophylaxis in the intensive care unit: is it indicated? A topical systematic review. *Acta Anaesthesiol Scand.* 2013; 57(7):835–847.

34. Stollman N, Metz DC. Pathophysiology and prophylaxis of stress ulcer in intensive care unit patients. *J Crit Care.* 2005; 20(1):35–45.

35. Rostom A, Dube C, Wells G, et al. Prevention of NSAID-induced gastroduodenal ulcers. *Cochrane Database Syst Rev.* 2002(4):CD002296.

36. Berzigotti A, Escorsell A, Bosch J. Pathophysiology of variceal bleeding in cirrhotics. *Ann Gastroenterol.* 2001; 14(3):150–157.

37. Lecleire S, Di Fiore F, Merle V, et al. Acute upper gastrointestinal bleeding in patients with liver cirrhosis and in noncirrhotic patients: epidemiology and predictive factors of mortality in a prospective multicenter population-based study. *J Clin Gastroenterol.* 2005; 39(4):321–327.

38. El-Serag HB, Everhart JE. Improved survival after variceal hemorrhage over an 11-year period in the Department of Veterans Affairs. *Am J Gastroenterol.* 2000; 95(12):3566–3573.

39. D'Amico G, De Franchis R, Cooperative Study Group. Upper digestive bleeding in cirrhosis. Post-therapeutic outcome and prognostic indicators. *Hepatology (Baltimore, Md.).* 2003; 38(3):599–612.

40. Carbonell N, Pauwels A, Serfaty L, Fourdan O, Levy VG, Poupon R. Improved survival after variceal bleeding in patients with cirrhosis over the past two decades. *Hepatology (Baltimore, Md.).* 2004; 40(3):652–659.

41. Pateron D, Vicaut E, Debuc E, et al. Erythromycin infusion or gastric lavage for upper gastrointestinal bleeding: a multicenter randomized controlled trial. *Ann Emerg Med.* 2011; 57(6):582–589.

42. Altraif I, Handoo FA, Aljumah A, et al. Effect of erythromycin before endoscopy in patients presenting with variceal bleeding: a prospective, randomized, double-blind, placebo-controlled trial. *Gastrointest Endosc.* 2011; 73(2):245–250.

43. Bruha R, Marecek Z, Prochazka V, et al. Double-blind randomized multicenter study comparing the efficacy and safety of 10-day to 5-day terlipressin treatment of bleeding esophageal varices. *Hepato gastroenterology.* 2009; 56(90):390–394.

44. Bosch J, Bruix J, Mas A, Navasa M, Rodés J. Rolling review: the treatment of major complications of cirrhosis. *Aliment Pharmacol Ther.* 1994; 8(6):639–657.

45. Osman D, Djibré M, Da Silva D, Goulenok C; group of experts. Management by the intensivist of gastrointestinal bleeding in adults and children. *Ann Intensive Care.* 2012; 2(1):46.

46. Garcia-Pagan JC, Caca K, Bureau C, et al. Early use of TIPS in patients with cirrhosis and variceal bleeding. *N Engl J Med.* 2010; 362(25):2370–2379.

47. Katz D, Freud M, McKinnon WM. The Mallory-Weiss Syndrome: evaluation by early endoscopy of its clinical picture and its incidence in upper gastrointestinal hemorrhage. *Am J Digest Dis.* 1965; 10(4):314–323.

48. Knauer CM. Mallory-Weiss syndrome. Characterization of 75 Mallory-Weiss lacerations in 528 patients with upper gastrointestinal hemorrhage. *Gastroenterology.* 1976; 71(1):5–8.

49. Yen HH, Chen YY. Diagnosing Mallory-Weiss in the ED. *Am J Digest Dis.* 2009; 27(8):1010.

50. Norfleet RG, Smith GH. Mallory-Weiss syndrome after cardiopulmonary resuscitation. *J Clin Gastroenterol.* 1990; 12(5):569–572.

51. Younes Z, Johnson DA. The spectrum of spontaneous and iatrogenic esophageal injury: perforations, Mallory-Weiss tears, and hematomas. *J Clin Gastroenterol.* 1999; 29(4):306–317.

52. Eisen GM, Baron TH, Dominitz JA, et al. Complications of upper GI endoscopy. *Gastrointest Endosc.* 2002; 55(7):784–793.

53. Fleischner FG. Hiatal hernia complex; hiatal hernia, peptic esophagitis, Mallory-Weiss syndrome, hemorrhage and anemia, and marginal esophagogastric ulcer. *J Am Med Assoc.* 1956; 162(3):183–191.

54. Bharucha AE, Gostout CJ, Balm RK. Clinical and endoscopic risk factors in the Mallory-Weiss syndrome. *Am J Gastroenterol.* 1997; 92(5):805–808.

55. Kim JW, Kim HS, Byun JW, et al. Predictive factors of recurrent bleeding in Mallory-Weiss syndrome. *Korean J Gastroenterol.* 2005; 46(6):447–454.

56. Kortas DY, Haas LS, Simpson WG, et al. Mallory-Weiss tear: predisposing factors and predictors of a complicated course. *Am J Gastroenterol.* 2001; 96(10):2863–2865.

57. Yarris JP, Warden CR. Gastrointestinal bleeding in the cancer patient. *Emerg Med Clin North Am.* 2009; 27(3):363–379.

58. Peura DA, Lanza FL, Gostout CJ, Foutch PG. The American College of Gastroenterology Bleeding Registry: preliminary findings. *Am J Gastroenterol.* 1997; 92(6):924–928.

59. Garcia-Blazquez V, Vicente-Bartulos A, Olavarria-Delgado A, et al.; EBM-Connect Collaboration. Accuracy of CT angiography in the diagnosis of acute gastrointestinal bleeding: systematic review and meta-analysis. *Eur Radiol.* 2013; 23(5):1181–1190.

60. Longstreth GF. Epidemiology and outcome of patients hospitalized with acute lower gastrointestinal hemorrhage: a population-based study. *Am J Gastroenterol.* 1997; 92(3):419–424.

61. Chait MM. Lower gastrointestinal bleeding in the elderly. *World J Gastrointest Endosc.* 2010; 2(5):147–154.

62. Zuccaro G. Epidemiology of lower gastrointestinal bleeding. *Best Pract Res Clin Gastroenterol.* 2008; 22(2):225–232.

63. Vernava AM 3rd, Moore BA, Longo WE, Johnson FE. Lower gastrointestinal bleeding. *Dis Colon Rectum.* 1997; 40(7):846–858.

64. Strate LL, Saltzman JR, Ookubo R, Mutinga ML, Syngal S. Validation of a clinical prediction rule for severe acute lower intestinal bleeding. *Am J Gastroenterol.* 2005; 100(8):1821–1827.

65. Zuckerman GR, Prakash C. Acute lower intestinal bleeding. Part II: etiology, therapy, and outcomes. *Gastrointest Endosc.* 1999; 49(2):228–238.

66. Kethu SR, Rich HG. Images in clinical medicine. Bleeding colonic diverticulum. *N Engl J Med.* 2003; 349(25):2423.

67. Lewis M, NDSG. Bleeding colonic diverticula. *J Clin Gastroenterol.* 2008; 42(10):1156–1158.

68. Mimura T, Emanuel A, Kamm MA. Pathophysiology of diverticular disease. *Best Pract Res Clin Gastroenterol.* 2002; 16(4):563–576.

69. Stollman N, Raskin JB. Diverticular disease of the colon. *Lancet.* 2004; 363(9409):631–639.

70. Hobson KG, Roberts PL. Etiology and pathophysiology of diverticular disease. *Clin Colon Rectal Surg.* 2004; 17(3):147–153.

71. Strate LL, Ayanian JZ, Kotler G, Syngal S. Risk factors for mortality in lower intestinal bleeding. *Clin Gastroenterol Hepatol.* 2008; 6(9):1004–1010; quiz 1955.

72. Barnert J, Messmann H. Management of lower gastrointestinal tract bleeding. *Best Pract Res Clin Gastroenterol.* 2008; 22(2):295–312.

73. Boley SJ, Sammartano R, Adams A, DiBiase A, Kleinhaus S, Sprayregen S. On the nature and etiology of vascular ectasias of the colon. Degenerative lesions of aging. *Gastroenterology.* 1977; 72(4 Pt 1):650–660.

74. Foutch PG. Angiodysplasia of the gastrointestinal tract. *Am J Gastroenterol.* 1993; 88(6):807–818.

75. Jackson CS, Gerson LB. Management of gastrointestinal angiodysplastic lesions (GIADs): a systematic review and meta-analysis. *Am J Gastroenterol.* 2014; 109(4):474–483; quiz 484.

76. Warkentin TE, Moore JC, Anand SS, Lonn EM, Morgan DG. Gastrointestinal bleeding, angiodysplasia, cardiovascular disease, and acquired von Willebrand syndrome. *Transfus Med Rev.* 2003; 17(4):272–286.

77. Clouse R. *Textbook of Gastroenterology.* Vol 2. 3rd ed. Philadelphia, PA: Lippincott Williams & Wilkins; 1999.

78. Jensen DM, Machicado GA. Colonoscopy for diagnosis and treatment of severe lower gastrointestinal bleeding. Routine outcomes and cost analysis. *Gastrointest Endosc Clin N Am.* 1997; 7(3):477–498.

79. Triadafilopoulos G. Management of lower gastrointestinal bleeding in older adults. *Drugs Aging.* 2012; 29(9):707–715.

80. Vargo JJ. Clinical applications of the argon plasma coagulator. *Gastrointest Endosc.* 2004; 59(1):81–88.

81. Askin MP, Lewis BS. Push enteroscopic cauterization: long-term follow-up of 83 patients with bleeding small intestinal angiodysplasia. *Gastrointest Endosc.* Jun 1996; 43(6):580–583.

82. Meyer CT, Troncale FJ, Galloway S, Sheahan DG. Arteriovenous malformations of the bowel: an analysis of 22 cases and a review of the literature. *Medicine.* 1981; 60(1):36–48.

83. Junquera F, Feu F, Papo M, et al. A multicenter, randomized, clinical trial of hormonal therapy in the prevention of rebleeding from gastroin-

testinal angiodysplasia. *Gastroenterology.* 2001; 121(5):1073–1079.

84. Brown C, Subramanian V, Wilcox CM, Peter S. Somatostatin analogues in the treatment of recurrent bleeding from gastrointestinal vascular malformations: an overview and systematic review of prospective observational studies. *Dig Dis Sci.* 2010; 55(8):2129–2134.

85. Medina C, Vilaseca J, Videla S, Fabra R, Armengol-Miro JR, Malagelada JR. Outcome of patients with ischemic colitis: review of fifty-three cases. *Dis Colon Rectum.* 2004; 47(2):180–184.

86. Washington C, Carmichael JC. Management of ischemic colitis. *Clin Colon Rectal Surg.* 2012; 25(4):228–235.

87. Bobadilla JL. Mesenteric ischemia. *Surg Clin North Am.* 2013; 93(4): 925–940, ix.

88. Chalasani N, Wilcox CM. Etiology and outcome of lower gastrointestinal bleeding in patients with AIDS. *Am J Gastroenterol.* 1998; 93(2):175–178.

89. Little RF, Dunleavy K. Update on the treatment of HIV-associated hematologic malignancies. *Hematology Am Soc Hematol Educ Program.* 2013; 2013:382–388.

90. Bini EJ, Weinshel EH, Falkenstein DB. Risk factors for recurrent bleeding and mortality in human immunodeficiency virus infected patients with acute lower GI hemorrhage. *Gastrointest Endosc.* 1999; 49(6):748–753.

91. Chalasani N, Wilcox CM. Gastrointestinal hemorrhage in patients with AIDS. *AIDS Patient Care STDS.* 1999; 13(6):343–346.

92. Jacobson MA, Mills J. Serious cytomegalovirus disease in the acquired immunodeficiency syndrome (AIDS). Clinical findings, diagnosis, and treatment. *Ann Intern Med.* 1988; 108(4):585–594.

93. Wilcox CM, Chalasani N, Lazenby A, Schwartz DA. Cytomegalovirus colitis in acquired immunodeficiency syndrome: a clinical and endoscopic study. *Gastrointest Endosc.* 1998; 48(1):39–43.

94. Heise W, Arastéh K, Mostertz P, et al. Malignant gastrointestinal lymphomas in patients with AIDS. *Digestion.* 1997; 58(3):218–224.

95. Lin WR, Su MY, Hsu CM, et al. Clinical and endoscopic features for alimentary tract cytomegalovirus disease: report of 20 cases with gastrointestinal cytomegalovirus disease. *Chang Gung Med J.* 2005; 28(7): 476–484.

96. Kakugawa Y, Kami M, Kozu T, et al. Endoscopic evaluation for cytomegalovirus enterocolitis after allogeneic haematopoietic stem cell transplantation. *Gut.* 2006; 55(6):895–896.

97. Cendan JC, Thomas JB IV, Seeger JM. Twenty-one cases of aortoenteric fistula: lessons for the general surgeon. *Am Surg.* 2004; 70(7):583–587; discussion 587.

98. Cappell MS, Friedel D. The role of esophagogastroduodenoscopy in the diagnosis and management of upper gastrointestinal disorders. *Med Clin North Am* 2002; 86(6):1165–1216.

99. Hendrickson RJ, Diaz AA, Salloum R, Koniaris LG. Benign rectal ulcer: an underground cause of inpatient lower gastrointestinal bleeding. *Surg Endosc.* 2003; 17(11):1759–1765.

100. Henrion J, Schapira M, Ghilain JM, et al. Upper gastrointestinal bleeding: what has changed during the last 20 years? *Gastroenterol Clin Biol.* 2008; 32(10):839–847.

101. Larson DE, Farnell MB. Upper gastrointestinal hemorrhage. *Mayo Clin Proc.* 1983; 58(6):371–387.

102. Ernst AA, Haynes ML, Nick TG, Weiss SJ. Usefulness of the blood urea nitrogen/creatinine ratio in gastrointestinal bleeding. *Am J Emerg Med.* 1999; 17(1):70–72.

103. Huang ES, Karsan S, Kanwal F, Singh I, Makhani M, Spiegel BM. Impact of nasogastric lavage on outcomes in acute GI bleeding. *Gastrointest Endosc.* 2011; 74(5):971–980.

104. Leather RA, Sullivan SN. Iced gastric lavage: a tradition without foundation. *CMAJ.* 1987; 136(12):1245–1247.

105. Vale JA, Kulig K; American Academy of Clinical Toxicology; European Association of Poisons Centres and Clinical Toxicologists. Position paper: gastric lavage. *J Toxicol Clin Toxicol.* 2004; 42(7):933–943.

106. Lee SD, Kearney DJ. A randomized controlled trial of gastric lavage

107. prior to endoscopy for acute upper gastrointestinal bleeding. *J Clin Gastroenterol.* 2004; 38(10):861–865.

107. Witting MD, Magder L, Heins AE, Mattu A, Granja CA, Baumgarten M. Usefulness and validity of diagnostic nasogastric aspiration in patients without hematemesis. *Ann Emerg Med.* 2004; 43(4):525–532.

108. Witting MD, Magder L, Heins AE, Mattu A, Granja CA, Baumgarten M. ED predictors of upper gastrointestinal tract bleeding in patients without hematemesis. *Am J Emerg Med.* 2006; 24(3):280–285.

109. Jairath V, Kahan BC, Stanworth SJ, et al. Prevalence, management, and outcomes of patients with coagulopathy after acute nonvariceal upper gastrointestinal bleeding in the United Kingdom. *Transfusion.* 2013; 53(5):1069–1076.

110. Jairath V, Kahan BC, Stanworth SJ, et al. Prevalence, management, and outcomes of patients with coagulopathy after acute nonvariceal upper gastrointestinal bleeding in the United Kingdom. *Transfusion.* 2013; 53(5):1069–1076.

111. Airoldi F, Colombo A, Morici N, et al. Incidence and predictors of drug-eluting stent thrombosis during and after discontinuation of thienopyridine treatment. *Circulation.* 2007; 116(7):745–754.

112. Hearnshaw S, Travis S, Murphy M. The role of blood transfusion in the management of upper and lower intestinal tract bleeding. *Best Pract Res Clin Gastroenterol.* 2008; 22(2):355–371.

113. Stravitz RT. Potential applications of thromboelastography in patients with acute and chronic liver disease. *Gastroenterol Hepatol (N Y).* 2012; 8(8):513–520.

114. Hébert PC, Wells G, Blajchman MA, et al. A multicenter, randomized, controlled clinical trial of transfusion requirements in critical care. Transfusion Requirements in Critical Care Investigators, Canadian Critical Care Trials Group. *N Engl J Med.* 1999; 340(6):409–417.

115. Villanueva C, Colomo A, Bosch A. Transfusion for acute upper gastrointestinal bleeding. *N Engl J Med.* 2013; 368(14):1362–1363.

116. Wu WC, Rathore SS, Wang Y, Radford MJ, Krumholz HM. Blood transfusion in elderly patients with acute myocardial infarction. *N Engl J Med.* 2001; 345(17):1230–1236.

117. Malone DL, Hess JR, Fingerhut A. Massive transfusion practices around the globe and a suggestion for a common massive transfusion protocol. *J Trauma.* 2006; 60(6 Suppl):S91–S96.

118. Gonzalez EA, Moore FA, Holcomb JB, et al. Fresh frozen plasma should be given earlier to patients requiring massive transfusion. *J Trauma.* 2007; 62(1):112–119.

119. Aabakken L. Current endoscopic and pharmacological therapy of peptic ulcer bleeding. *Best Pract Res Clin Gastroenterol.* 2008; 22(2):243–259.

120. Leontiadis GI, Sharma VK, Howden CW. Systematic review and meta-analysis: proton-pump inhibitor treatment for ulcer bleeding reduces transfusion requirements and hospital stay—results from the Cochrane Collaboration. *Aliment Pharmacol Ther.* 2005; 22(3):169–174.

121. Johnston R, Singhal S, Bowling T. Upper gastrointestinal disease in the elderly patient. *Reviews in Clinical Gerontology.* 2005; 15(3–4):175–185.

122. Yeomans ND, Tulassay Z, Juhász L, et al. A comparison of omeprazole with ranitidine for ulcers associated with nonsteroidal antiinflammatory drugs. Acid Suppression Trial: Ranitidine versus Omeprazole for NSAID-associated Ulcer Treatment (ASTRONAUT) Study Group. *N Engl J Med.* 1998; 338(11):719–726.

123. Alhazzani W, Alenezi F, Jaeschke RZ, Moayyedi P, Cook DJ. Proton pump inhibitors versus histamine 2 receptor antagonists for stress ulcer prophylaxis in critically ill patients: a systematic review and meta-analysis. *Crit Care Med.* 2013; 41(3):693–705.

124. Lau JY, Sung JJ, Lee KK, et al. Effect of intravenous omeprazole on recurrent bleeding after endoscopic treatment of bleeding peptic ulcers. *N Engl J Med.* 2000; 343(5):310–316.

125. Lau JY, Leung WK, Wu JC, et al. Omeprazole before endoscopy in patients with gastrointestinal bleeding. *N Engl J Med.* 2007; 356(16):1631–1640.

126. Yen HH, Yang CW, Su WW, Soon MS, Wu SS, Lin HJ. Oral versus

intravenous proton pump inhibitors in preventing re-bleeding for patients with peptic ulcer bleeding after successful endoscopic therapy. *BMC Gastroenterol.* 2012; 12:66.

127. Sung JJ, Suen BY, Wu JC, et al. Effects of intravenous and oral esomeprazole in the prevention of recurrent bleeding from peptic ulcers after endoscopic therapy. *Am J Gastroenterol.* 2014; 109(7):1005–1010.

128. Sgouros SN, Bergele C, Viazis N, Avgerinos A. Somatostatin and its analogues in peptic ulcer bleeding: facts and pathophysiological aspects. *Dig Liver Dis.* 2006; 38(2):143–148.

129. Collins D, Worthley LI. Acute gastrointestinal bleeding: Part I. *Crit Care Resusc.* 2001; 3(2):105–116.

130. Arfaoui D, Elloumi H, Ajmi S. Octreotide in the treatment of acute gastrointestinal hemorrhage caused by ruptured esophageal varices. *Tunis Med.* 2004; 82(10):947–950.

131. Calès P, Masliah C, Bernard B, et al. Early administration of vapreotide for variceal bleeding in patients with cirrhosis. *N Engl J Med.* 2001; 344(1):23–28.

132. Garcia-Tsao G, Bosch J, Groszmann RJ. Portal hypertension and variceal bleeding—unresolved issues. Summary of an American Association for the Study of Liver Diseases and European Association for the Study of the Liver single-topic conference. *Hepatology.* 2008; 47(5):1764–1772.

133. Talbot-Stern JK. Gastrointestinal bleeding. *Emerg Med Clin North Am.* 1996; 14(1):173–184.

134. Chavez-Tapia NC, Barrientos-Gutierrez T, Tellez-Avila F, et al. Meta-analysis: antibiotic prophylaxis for cirrhotic patients with upper gastrointestinal bleeding—an updated Cochrane review. *Aliment Pharmacol Ther.* 2011; 34(5):509–518.

135. Fernández J, Ruiz del Arbol L, Gomez C, et al. Norfloxacin vs ceftriaxone in the prophylaxis of infections in patients with advanced cirrhosis and hemorrhage. *Gastroenterology.* 2006; 131(4):1049–1056; quiz 1285.

136. Soares-Weiser K, Brezis M, Tur-Kaspa R, Leibovici L. Antibiotic prophylaxis for cirrhotic patients with gastrointestinal bleeding. *Cochrane Database Syst Rev.* 2002(2):CD002907.

137. Bernard B, Grangé JD, Khac EN, Amiot X, Opolon P, Poynard T. Antibiotic prophylaxis for the prevention of bacterial infections in cirrhotic patients with gastrointestinal bleeding: a meta-analysis. *Hepatology.* 1999; 29(6):1655–1661.

138. Rimola A, García-Tsao G, Navasa M, et al. Diagnosis, treatment and prophylaxis of spontaneous bacterial peritonitis: a consensus document. International Ascites Club. *J Hepatol.* 2000; 32(1):142–153.

139. de Franchis R. Evolving consensus in portal hypertension. Report of the Baveno IV consensus workshop on methodology of diagnosis and therapy in portal hypertension. *J Hepatol.* 2005; 43(1):167–176.

140. Bauer JJ, Kreel I, Kark AE. The use of the Sengstaken-Blakemore tube for immediate control of bleeding esophageal varices. *Ann Surg.* 1974; 179(3):273–277.

141. Conn HO, Simpson JA. Excessive mortality associated with balloon tamponade of bleeding varices. A critical reappraisal. *JAMA.* 1967; 202(7):587–591.

142. Chien JY, Yu CJ. Images in clinical medicine. Malposition of a Sengstaken-Blakemore tube. *N Engl J Med.* 2005; 352(8):e7.

143. Roberts J, Hedges J, eds. *Clinical Procedures in Emergency Medicine*. 4th ed. Philadelphia: WB Saunders; 2003.

144. Chojkier M, Conn HO. Esophageal tamponade in the treatment of bleeding varices. A decadel progress report. *Dig Dis Sci.* 1980; 25(4):267–272.

145. Villanueva C, Colomo A, Aracil C, Guarner C. Current endoscopic therapy of variceal bleeding. *Best Pract Res Clin Gastroenterol.* 2008; 22(2):261–278.

146. Lee JG, Turnipseed S, Romano PS, et al. Endoscopy-based triage significantly reduces hospitalization rates and costs of treating upper GI bleeding: a randomized controlled trial. *Gastrointest Endosc.* 1999; 50(6):755–761.

147. Hearnshaw SA, Logan RF, Lowe D, Travis SP, Murphy MF, Palmer KR. Use of endoscopy for management of acute upper gastrointestinal bleeding in the UK: results of a nationwide audit. *Gut.* 2010; 59(8):1022–1029.

148. Lo CC, Hsu PI, Lo GH, et al. Comparison of hemostatic efficacy for epinephrine injection alone and injection combined with hemoclip therapy in treating high-risk bleeding ulcers. *Gastrointest Endosc.* 2006; 63(6):767–773.

149. Avgerinos A, Nevens F, Raptis S, Fevery J. Early administration of somatostatin and efficacy of sclerotherapy in acute oesophageal variceal bleeds: the European Acute Bleeding Oesophageal Variceal Episodes (ABOVE) randomised trial. *Lancet.* 1997; 350(9090):1495–1499.

150. Villanueva C, Piqueras M, Aracil C, et al. A randomized controlled trial comparing ligation and sclerotherapy as emergency endoscopic treatment added to somatostatin in acute variceal bleeding. *J Hepatol.* 2006; 45(4):560–567.

151. Bañares R, Albillos A, Rincón D, et al. Endoscopic treatment versus endoscopic plus pharmacologic treatment for acute variceal bleeding: a meta-analysis. *Hepatology.* 2002; 35(3):609–615.

152. Jensen DM, Machicado GA. Diagnosis and treatment of severe hematochezia. The role of urgent colonoscopy after purge. *Gastroenterology.* 1988; 95(6):1569–1574.

153. Davila RE, Rajan E, Adler DG, et al. ASGE Guideline: the role of endoscopy in the patient with lower-GI bleeding. *Gastrointest Endosc.* 2005; 62(5):656–660.

154. Green BT, Rockey DC, Portwood G, et al. Urgent colonoscopy for evaluation and management of acute lower gastrointestinal hemorrhage: a randomized controlled trial. *Am J Gastroenterol.* 2005; 100(11):2395–2402.

155. Jensen DM, Machicado GA, Jutabha R, Kovacs TO. Urgent colonoscopy for the diagnosis and treatment of severe diverticular hemorrhage. *N Engl J Med.* 2000; 342(2):78–82.

156. Gerson L, Kamal A. Cost-effectiveness analysis of management strategies for obscure GI bleeding. *Gastrointest Endosc.* 2008; 68(5):920–936.

157. Choi EH, Mergener K, Semrad C, et al. A multicenter, prospective, randomized comparison of a novel signal transmission capsule endoscope to an existing capsule endoscope. *Gastrointest Endosc.* 2013; 78(2):325–332.

158. Chandran S, Testro A, Urquhart P, et al. Risk stratification of upper GI bleeding with an esophageal capsule. *Gastrointest Endosc.* 2013; 77(6):891–898.

159. Gerson L, Kamal A. Cost-effectiveness analysis of management strategies for obscure GI bleeding. *Gastrointest Endosc.* 2008; 68(5):920–936.

160. Gralnek IM, Ching JY, Maza I, et al. Capsule endoscopy in acute upper gastrointestinal hemorrhage: a prospective cohort study. *Endoscopy.* 2013; 45(1):12–19.

161. Egglin TK, O'Moore PV, Feinstein AR, Waltman AC. Complications of peripheral arteriography: a new system to identify patients at increased risk. *J Vasc Surg.* 1995; 22(6):787–794.

162. Ripoll C, Bañares R, Beceiro I, et al. Comparison of transcatheter arterial embolization and surgery for treatment of bleeding peptic ulcer after endoscopic treatment failure. *J Vasc Interv Radiol.* 2004; 15(5):447–450.

163. Busch OR, van Delden OM, Gouma DJ. Therapeutic options for endoscopic haemostatic failures: the place of the surgeon and radiologist in gastrointestinal tract bleeding. *Best Pract Res Clin Gastroenterol.* 2008; 22(2):341–354.

164. Yoon W, Jeong YY, Shin SS, et al. Acute massive gastrointestinal bleeding: detection and localization with arterial phase multi-detector row helical CT. *Radiology.* 2006; 239(1):160–167.

165. Dusold R, Burke K, Carpentier W, Dyck WP. The accuracy of technetium-99m-labeled red cell scintigraphy in localizing gastrointestinal bleeding. *Am J Gastroenterol.* 1994; 89(3):345–348.

166. Rossle M, Haag K, Ochs A, et al. The transjugular intrahepatic

portosystemic stent-shunt procedure for variceal bleeding. *N Engl J Med.* 1994; 330(3):165–171.

167. Choi DX, Jain AB, Orloff MS. Utility of transjugular intrahepatic portosystemic shunts in liver-transplant recipients. *J Am Coll Surg.* 2009; 208(4):539–546.

168. Colombato L. The role of transjugular intrahepatic portosystemic shunt (TIPS) in the management of portal hypertension. *J Clin Gastroenterol.* 2007; 41 Suppl 3:S344–S351.

169. Lau JY, Sung JJ, Lam YH, et al. Endoscopic retreatment compared with surgery in patients with recurrent bleeding after initial endoscopic control of bleeding ulcers. *N Engl J Med.* 1999; 340(10):751–756.

170. Blatchford O, Murray WR, Blatchford M. A risk score to predict need for treatment for upper-gastrointestinal haemorrhage. *Lancet.* 2000; 356(9238):1318–1321.

171. Cheng DW, Lu YW, Teller T, Sekhon HK, Wu BU. A modified Glasgow Blatchford Score improves risk stratification in upper gastrointestinal bleed: a prospective comparison of scoring systems. *Aliment Pharmacol Ther.* 2012; 36(8):782–789.

172. Dicu D, Pop F, Ionescu D, Dicu T. Comparison of risk scoring systems in predicting clinical outcome at upper gastrointestinal bleeding patients in an emergency unit. *Am J Emerg Med.* 2013; 31(1):94–99.

173. Schiefer M, Aquarius M, Leffers P, et al. Predictive validity of the Glasgow Blatchford Bleeding Score in an unselected emergency department population in continental Europe. *Eur J Gastroenterol Hepatol.* 2012; 24(4):382–387.

174. Chandra S, Hess EP, Agarwal D, et al. External validation of the Glasgow-Blatchford Bleeding Score and the Rockall Score in the US setting. *Am J Emerg Med.* 2012; 30(5):673–679.

175. Saltzman JR, Tabak YP, Hyett BH, Sun X, Travis AC, Johannes RS. A simple risk score accurately predicts in-hospital mortality, length of stay, and cost in acute upper GI bleeding. *Gastrointest Endosc.* 2011; 74(6):1215–1224.

176. Hyett BH, Abougergi MS, Charpentier JP, et al. The AIMS65 score compared with the Glasgow-Blatchford score in predicting outcomes in upper GI bleeding. *Gastrointest Endosc.* 2013; 77(4):551–557.

177. Boyapati R, Majumdar A, Robertson M. AIMS65: a promising upper gastrointestinal bleeding risk score but further validation required. *World J Gastroenterol.* 2014; 20(39):14515–14516.

178. Jung SH, Oh JH, Lee HY, et al. Is the AIMS65 score useful in predicting outcomes in peptic ulcer bleeding? *World J Gastroenterol.* 2014; 20(7):1846–1851.

179. Velayos FS, Williamson A, Sousa KH, et al. Early predictors of severe lower gastrointestinal bleeding and adverse outcomes: a prospective study. *Clin Gastroenterol Hepatol.* 2004; 2(6):485–490.

第 24 章　急性肝衰竭

Cindy H. Hsu • Ashley R. Menne • Samuel A. Tisherman

无论何种病因，急性肝衰竭（acute liver failure，ALF）总的特点是迅速的且通常迅猛的临床过程。虽然经过支持治疗肝功能可能会自发恢复，尤其是对乙酰氨基酚过量引起的肝功能损害，但是如果出现多脏器功能障碍、出血、感染性并发症，往往预示着伴随脑水肿的进展期脑病，肝功能极速下降的风险极大[1]。出现 ALF 的患者总体来说更可能出现死亡或需要紧急原位肝移植（orthotopic liver transplantation，OLT），而不是没有移植就恢复[2]。

急重症医师对 ALF 患者的紧急处理非常重要，要求团队精心努力快速有效分类并调动管理资源。由于 ALF 少见且复杂，ALF 最好在预先定义的框架内处理，这与已经获得广泛认同的卒中和急性冠脉综合征的标准类似，但这种做法存在争议[3]。团队合作非常重要，能够使得患者不进行移植就能生存。在病情恶化阶段，要求团队快速调动这些资源、干预和照顾患者，这点对于提供稳定、生命支持以及在紧急、时间不容允犹豫的情况下进行快速移植分流是非常关键的。

急性肝衰竭研究组[4]（Acute Liver Failure Study Group，ALFSG）和美国肝病研究协会[5]（American Association for the Study of Liver Disease，AASLD）发表了处理方法的推荐意见和最佳证据。两个参考均包括了移植中心的推荐意见，包括继续前瞻性收集数据、报告结果和证据等级分级。

本章作为急重症医师处理 ALF 的操作指南进行撰写。提供关键的临床干预措施的组织框架。

初次接触：定义、识别和诊断

ALF 和爆发性肝衰竭通常交替使用，是指新发生的肝细胞功能障碍，表现为凝血功能异常［国际标准化比率（INR）>1.5］，在没有肝病病史的情况下出现脑病[6]。通常爆发性肝衰竭的进一步分层是根据疾病过程中脑病发生的速度：小于 2 周为急性爆发性肝衰竭，8 周为亚急性爆发性肝衰竭[7]。ALFSG 团队通过他们的多中心数据分析，将这一时间过程扩展至 26 周，并采用了 ALF 这一术语，认为它抓住了 ALF 疾病中多变的步骤，更好包括了有共同流行病学、病因、生理学和处理特征的更加广泛的患者[8]。如果没有脑病或凝血功能障碍，有 ALF 风险的患者的人群研究以 ALT>1000 来定义肝细胞毒性[9]。

如何怀疑诊断

没有肝病病史的 ALF 患者的主诉和症状的持续时间可能变化多样。常见症状包括亚急性疲劳、不适、恶心和精神状态改变，这些改变可能是微小的，可能不直接指向 ALF，特别是初始筛查没有包括转氨酶和 INR 测定的情况下。因此，为了快速准确认识该病，需要提高警惕和认识模糊或非特异症状。

流行病学、病因和结果

急重症医师应该认识常见病因的分类，以在初次见到该病时提高警惕。总体来说，如甲型肝炎和戊型肝炎等病毒感染是 ALF 的最主要原因，而药物性肝损害在发达国家是主要原因[10]。尽管所有可能的病因非常广泛，少数几种病因占据了病因的大多数。

在北美洲，对乙酰氨基酚占据了将近一半由药物毒性导致的 ALF。其他药物并不常见，如抗结核药（特别是异烟肼和吡嗪酰胺）、抗癫痫药（特别是丙戊酸）、抗生素和中草药（如表 24-1 和表 24-2）[5,11]。其他的已经识别的 ALF 的病因包括急性乙型肝炎病毒（hepatitis B virus，HBV）感染（7%）、其他病毒感染（3%）、自身免疫性肝炎（5%）、缺血性肝炎（4%）和其他各种病因（5%）（如 Wilson 病、妊娠相关性 ALF 和其他代谢途径异常）。重要的是多达 15% 的 ALF 病因仍未明确[11]。

第一个也是最重要的挑战是获得完整而详细的服用史。并且需要确定所有处方药和明确的时间。

表 24-1　能够引起特异性肝损害导致 ALF 的药品

阿巴卡韦	异烟肼
对乙酰氨基酚	伊曲康唑
别嘌醇	酮康唑
胺碘酮	拉贝洛尔
阿莫西林 - 克拉维酸	甲基多巴
卡马西平	3,4 - 亚甲二氧甲基安非他明
环丙沙星	烟酸
可卡因	呋喃妥因
氨苯砜	苯妥英
双氯芬酸	丙硫氧嘧啶
去羟肌苷	吡嗪酰胺
双硫仑	利福平、异烟肼
多西环素	他汀类药物
依法韦仑	柳氮磺胺吡啶
依托度酸	特比萘芬
吉姆单抗	托卡朋
丙咪嗪	甲氧苄啶磺胺甲恶唑
异氟醚	丙戊酸

（Reproduced with permission from William M. Lee WM, Larson AM, Stravitz RT: AASLD Position Paper: The Management of Acute Liver Failure: *Update* 2011. The American Association for the Study of Liver Diseases.）

表 24-2　与肝毒性相关的草药制品 / 食物成分

卡瓦胡椒	大白兰地
康宝莱	何首乌
毒蘑菇（鹅膏菌）	蚂蟥

（Reproduced with permission from William M. Lee WM, Larson AM, Stravitz RT: AASLD Position Paper: The Management of Acute Liver Failure: *Update* 2011. The American Association for the Study of Liver Diseases.）

然而同样重要的是确定所有非处方治疗、非法使用药物、替代 / 非传统药物使用、草药以及新的或值得注意的非药物摄取（如鹅膏菌、营养或减肥补充）[12]。虽然饮用酒精可以通过血液水平客观确定，但应该询问饮酒史[13]。同样，对乙酰氨基酚过量可能未充分评估或者是非治疗目的的结果毒性可能受到合用药物的影响[14]。因此，患者或家庭成员需要回忆并报告所有近期的治疗，包括可能认为无害的熟悉的家庭补救措施。

病因对于结果的影响可以衡量。对乙酰氨基酚过量、妊娠、甲型肝炎造成的 ALF 结果较好，未经移植生存率接近 50%[15]。Wilson 病、非对乙酰氨基酚特异性药物反应以及非确定因素造成的 ALF 几乎没有自发恢复的可能[16]。抗癫痫药物导致的 ALF 患者在 OLT 后死亡率明显升高[17]。

早期鉴定致病因素对于治疗意义重大。尽管治疗方法大多是支持性的、一般都适用的，但是一些治疗措施可能是针对特殊病因的，具有时间敏感性。

初始实验室检查：诊断、预后与移植筛选

在病史采集困难的情况下，初始的实验室检查对于迅速回答诊断问题和评估 OLT 候选资格评估的基础工作至关重要。除了肝功能检查和 INR，应该尽快进行筛选病因的诊断检查。对乙酰氨基酚水平提示单次摄入病史，如果摄入的时间能够确定，根据效应曲线可预测 ALF 何时作用最大[18]。单次摄入剂量大于 10 g 可出现肝衰竭，小于 4 g 出现肝衰竭的可能不大[19]。但是在多种药物同时摄入或慢性摄入的情况下，更低剂量的间断摄入可能导致肝细胞损害。因此，患者的对乙酰氨基酚水平可能降低这些情况下的阴性预测能力，不能像以往那样除外对乙酰氨基酚的毒性作用[20]。一些中心可检测对乙酰氨基酚蛋白附加物，当 ALF 病因不确定时，这一敏感检测可以提供对乙酰氨基酚毒性不匹配的线索[21]。

初始评估也能有助于除外表现为转氨酶升高或黄疸、凝血功能异常、精神状态改变的三联征的类似疾病。如果初始检查提示其他病因，超声检查可提示胆管梗阻、浸润性肝病、肿瘤、肝静脉梗阻或慢性肝病急性加重的线索。非原发性肝病，如脓毒症、溶血危象和急性心包缩窄，如果凝血功能异常或高胆红素血症显著，则可能混淆初始评估。如果单独出现凝血功能异常，则需要考虑华法林摄入和消耗性凝血功能异常。药物不良反应也可能叠加在疾病中或伴随疾病发生，这可能进一步影响鉴别肝细胞损伤和其他系统性疾病。

一旦明确怀疑或确定 ALF 的诊断，就需要立即获得一系列其他实验室检查。这些检查的目的是鉴别 ALF 的初始病因，进一步明确肝细胞损害的程度、是否存在代谢紊乱和排除非肝因素，这些需要引起注意，可能对 OLT 候选产生影响。表 24-3 提供了需要进行的完整的实验室检查清单。鉴于这个清单的巨大和复杂性，强烈推荐专家组制订的预先建立的顺序设定。

从初次接触进行预后判断

在病史、体格检查和初始实验室检查的基础上为串联比较和 ALF 发展建立一个明确的基线资料对危险分层和下一步决策（特别是对于患者是否纳入移植列表）是十分重要的。最经常使用的预后分级表是皇家学院医院（King's College Hospital）标准（表 24-4），该最初表来源于对乙酰氨基酚诱导的 ALF 患者队列，使用简单的标准能够阴性预测不进行移植的存活率[22]。连续获得并明确整理这些特定成分的基线资料和标准计划是急重症小组计划的一部分。

移植专家们一直在争论支持不良效果的血浆标志物的附加价值的数据[23-25]。一些疾病特异性的预后因素在相对小的队列研究中已经得到了评估，这些因素需要进一步证实[26]。值得提出的是，皇家学院医院标准仍然是临床最有用的标准，敏感性是 68%～69%，特异性为 82%～92%[27]。新的预后工具如终末期肝病模型（MELD）并不优于皇家学院医院标准或 INR[28]。总体来说，任何死亡率预测价值都会受到移植中断自然病史的干扰。OLT 的决定、时机、可行性和有效性以及不同的背景都使相对预后模型更加复杂困难。表 24-5 强调了可能受益于 ALF 患者的不良预后的一些指标。然而，值得一提的是，上述所列的任一指标（除了 Wilson 病和可能毒菌中毒）都不是立即 OLT 的充分或必要指标[5]。

表 24-3　怀疑 ALF 需要立即筛查的实验室检查	
记录的肝细胞损伤和初始系统 / 病因探索	肝功能系列
	血氨水平
	淀粉酶和脂肪酶
	PT/INR
	完整的血细胞计数及分类
	纤维蛋白原
	对乙酰氨基酚（如果可用附加物检测）
	毒理学筛查
	电解质 / 肌酐 / 尿酸
	血培养
	妊娠检测（女性）
病因评估	巨细胞病毒 IgG
	Epstein-Barr 病毒 IgG
	甲型肝炎病毒 IgM
	乙型肝炎病毒 DNA（定量）
	乙型肝炎病毒表面抗原
	乙型肝炎病毒表面抗体
	乙型肝炎病毒核心抗体
	丙型肝炎病毒 RNA（定量）
	丙型肝炎病毒抗体
	单纯疱疹病毒 IgM
	水痘 - 带状疱疹病毒
	甲胎蛋白
	铜蓝蛋白
	血清蛋白电泳
	α 平滑肌抗体
	抗线粒体抗体
	抗核抗体
	肝肾微粒体抗体
严重的肝和肝外紊乱以及移植分类	HIV-1、HIV-2
	尿液分析
	动脉血气
	动脉乳酸
	ABO（2 次独立测试，检测 2 小时）
	每 6 小时复查 PT/INR
	每 6 小时复测转氨酶水平
	每 6 小时复测总胆红素和直接胆红素

支持性治疗

如何进行血流动力学支持

随着肝功能的下降，主要临床表现可能为低全身血管阻力、高循环状态，临床上与严重脓毒症不易区别。这一特点与系统性器官功能衰竭评分（Sequential Organ Failure Assessment，SOFA）、动脉乳酸和死亡率相关[29]。平均动脉压（MAP）必须保持在 75 mmHg 以上，脑灌注压（CPP）在 60 mmHg

---

表 24-4　不进行紧急移植增加死亡率的预测因素：皇家学院医院标准

对乙酰氨基酚诱导的 ALF

- 凝血酶原时间（PT）>100 s（INR>6.5）
- 动脉 pH<7.30
- Ⅲ 或 Ⅳ 期肝性脑病
- 血清肌酐>300 mcg/ml（3.4 mg/dl）

非对乙酰氨基酚诱导的 ALF

- PT>100 s
- 或符合以下 5 条标准中的 3 条
  - ▲ 患者年龄小于 10 岁或大于 40 岁
  - ▲ 由非甲型或乙型肝炎病毒、氟烷或药物反应引起的肝炎
  - ▲ 迟发型脑病（黄疸发生后>1 周）
  - ▲ PT>50s（INR>3.5）
  - ▲ 血清总胆红素>17.5 mg/dl（300mmol/L）

Data from O'Grady JG, Alexander GJ, Hayllar KM, et al: Early indicators of prognosis in fulminant hepatic failure, *Gastroenterology* 1989 Aug; 97(2):439–445

以上［如果使用颅内压（ICP）监测］，以保障肾和大脑灌注[30]。首先需要 20～25ml/kg 输注等渗晶体液进行容量复苏。如果患者对初始容量输注没有反应，推荐使用肾上腺素[4]。尽管早期研究提示血管加压素可能提高 ICP，最近的数据证明血管加压素和其类似物能够提高大脑灌注而不增加 ICP。正因如此，血管加压素可以应用于使用了充分液体复苏和肾上腺素输注而仍然低血压的患者[31-32]。

　　ALF 常见肾上腺反应过低。尽管肾上腺皮质激素替代治疗存在争议，但它可能是谨慎的，ALFSG 推荐顽固性低血压患者使用该治疗[4]。毛细血管通透性紊乱导致血管外废水增加，静水压轻度升高，特别是在脑水肿患者，进一步引起急性呼吸窘迫综合征（ARDS）[33]。超声心动图有助于确定血流动力学支持，除外合并的心脏收缩功能障碍、心包疾病或者未发现的室壁运动异常，这些心脏异常可能会影响手术或麻醉的耐受性。血清肌钙蛋白在 ALF 休克和其他重症疾病患者中普遍会升高，提示预后不良[4]。

何时开始经验性抗感染治疗

　　随着肝功能障碍持续时间和严重程度的增加，系统性感染的可能性也增加，它可能来源于先天免疫反应迟钝，与导管相关性或呼吸机相关性屏障功能破坏相关[4]。细菌和真菌病原体均有报道。为了

表 24-5　ALF 患者预后不良的潜在指标

特异性肝损伤

- 急性乙型肝炎（或其他非甲型肝炎病毒感染）
- 自身免疫性肝炎
- 毒菌中毒
- Wilson 病
- Budd-Chiari 综合征
- 未确定病因

入院时昏迷程度

- Ⅲ 期或 Ⅳ 期肝性脑病

皇家学院医院标准

- 对乙酰氨基酚诱导的 ALF
  - ▲ 强烈需考虑进入 OLT 列表，如果
    - ■ 早期液体复苏后动脉乳酸>3.5 mmol/L
  - ▲ 进入 OLT 列表，如果：
    - ■ pH 小于 7.3，或
    - ■ 早期液体复苏后动脉乳酸>3.0 mmol/L
- 如果 24 小时内发生 3 项，考虑进入 OLT 列表：
  - ■ 出现 Ⅲ 或 Ⅳ 期肝性脑病
  - ■ INR>6.5
  - ■ 肌酐>3.4 mg/dl
- 非对乙酰氨基酚诱导的 ALF
  - ▲ 进入 OLT 列表，如果：
    - ■ INR ≥6.5 且目前出现脑病（无论等级）
  - ▲ 如果出现下列任意三项，进入 OLT 列表：
    - ■ 年龄<10 岁或>40 岁
    - ■ 在脑病发展前黄疸持续>7 天
    - ■ INR≥3.5
    - ■ 血清胆红素≥17mg/dl
    - ■ 不利的病因

Reproduced with permission from William M. Lee WM, Larson AM, Stravitz RT: AASLD Position Paper: The Management of Acute Liver Failure: *Update* 2011. The American Association for the Study of Liver Diseases

---

尽早发现这些病原体建议早期监测培养[5]。在 OLT 列表的患者出现系统性炎症反应综合征和难治性低血压并发展到进展期肝性脑病通常需要经验性抗感染治疗[4]。然而，经验性抗细菌和抗真菌治疗并没有提高 ALF 总体的生存率，因此并不推荐所有患者使用，特别是轻度肝性脑病的患者[5]。

出血管理和出血风险

　　ALF 患者可表现为凝血级联反应异常。患

者也可表现为由于合成障碍造成的凝血因子和纤维蛋白原缺乏、脾功能亢进、弥散性血管内凝血（disseminated intravascular coagulation，DIC）造成的血小板减少，或由于尿毒症或急性肾功能不全造成的血小板异常。然而，最近一项研究提示 INR 明显升高的患者，用血栓弹力图来测定整体的凝血功能是正常的[34]。使用血浆成分能够人工降低 INR，从而混淆移植分流评估，这种做法是不明智的。这些成分也能够增加流体静力性肺水肿造成的气体交换紊乱的风险[4]。此外，ALF 患者临床上出现严重出血者罕见[35]。因此，除了临床上严重出血或可预见的高风险出血，不推荐预防性输注血浆或血小板[5]。

在可预见 FFP 不耐受的严重容量负荷过重或高风险操作前（如肝活检或放置 ICP 监测器）推荐使用重组Ⅶa因子（recombinant factor Ⅶa，rFⅦa）来逆转凝血功能障碍。使用 rFⅦa 并不补充其他缺乏的凝血因子，较其他制剂会提高 DIC 风险[36]。另外，rFⅦa 的动脉血栓事件的发生率可高达 8.5%[37]。

美国将非活化的凝血酶原复合物（prothrombin complex concentrates，PCC）称为 Bebulin 和 Profilnine，欧洲称为 Octaplex，有时候被称为Ⅸ因子浓缩物。Kcentra 是美国第一个通过的四因子 PCC。这些制剂包括不同含量的Ⅱ、Ⅶ、Ⅸ、Ⅹ因子和蛋白 C、蛋白 S。使用 PCC 可以快速逆转多种因子造成的凝血功能障碍，较 rFⅦa 花费低。由于 PCC 不包括Ⅴ因子，一些血液学专家推荐另外使用 FFP 替代这一因子。所有患者都应静脉注射维生素 K 10 mg[5]。另外，如果纤维蛋白原低于 100 mg/dl，有指征使用冷沉淀。肾功能不全的患者如果出现尿毒症诱导的血小板功能障碍，需要使用去氨加压素（DDAVP）0.3 mcg/kg。

放置 ICP 监测器前的实验室检查指标需要 INR ＜1.5、血小板＞50000/mm³、纤维蛋白原＞100 mg/dl 和 PPT 正常。需要提出的是由于可以显著提高 DIC 和 DIC 相关并发症的风险，不推荐使用多种剂量的 rFⅦa 或同时使用 rFⅦa 与 PCC。血浆置换对于持续性凝血功能异常的患者是有效的[4]。这对于已经放置了透析管并能耐受中断肾替代治疗进行血浆置换的患者是非常有吸引力的选择。

中心静脉置管的时机和安全问题

有严重脑病的患者需要非常谨慎的综合镇静剂、气管插管、中心静脉置管和血制品支持的作用，后续需要外出检查头部和腹部计算机断层扫描（CT）。股静脉置管会增加导管相关性血流感染的风险，其使用受到限制。颈内静脉（internal jugular，IJ）在超声下能见度较好，且出血时能够压迫止血，因此颈内静脉通道优于锁骨下静脉通路。如果 ICP 升高，优选保持头部中立位置，避免双侧 IJ 置管，放置 IJ 管路没有禁忌证。

电解质和液体管理

由于肝功能受损，低血糖症常见，需要专门筛查，使用含糖溶液进行治疗。为了避免过多液体输注，葡萄糖液体的使用量占方案的 10%。由于乳酸循环降低，乳酸产量增加，尽管低白蛋白血症和低氯血症有碱化作用，但仍会出现阴离子间隙增加，保持碱剩余，因此代谢性酸中毒通常是 ALF 的并发症[38]。同理，肝衰竭时柠檬酸、醋酸和葡萄糖酸盐的处理能力下降，表现为未测定阴离子增加，导致阴离子间隙增加和不能缓解的酸中毒[39]。

ALF 多个方面均可导致低钠血症。当手术时血清钠＜130 mEq/L，患者对水平衡的处理能力降低，可同时伴随脑病和肝移植后受体神经功能恢复大大降低[40]。磷酸盐、镁、钾水平通常是降低的，需要频繁补充。有趣的是，低磷血症是电解质紊乱造成不良影响的例外，它有助于肝细胞质量的恢复，是代谢活动更新的标志[4]。如果能够减少应激相关性黏膜疾病、保持肠道完整性、减少院内感染风险，则可以及早开始肠内营养[5]。如果肠内营养存在禁忌，则需考虑肠外营养[5]。大多数中心使用质子泵抑制剂或 H₂ 受体阻滞剂进行胃肠道预防，需要及早进行。

何时开始肾替代治疗

少尿和急性肾损伤是 ALF 常见的并发症。肾衰竭在对乙酰氨基酚中毒和有直接肾毒性的肝毒物（如鹅膏菌中毒或甲氧苄氨嘧啶—磺胺甲基异恶唑）中的发生率最高，也可能发生在其他类型的 ALF 中[18,41]。病因是多方面的，可能包括低血容量、类似于肝肾综合征的肾前性因素导致的急性皮髓质微循环障碍和毒物直接导致肾小管损伤（包括对乙酰氨基酚诱导的或相关的活性氧损伤）[42]。需要付出大量努力通过维持足够灌注、避免肾毒性药物（如对乙酰氨基酚和 NSAID）和迅速治疗感染来减小肾损害[5]。肾功能的恢复往往与肝功能的恢复平行，因此，移植后通常可见肾功能自发恢复或提高。然而，推荐进行性少尿特别是有电解质异常和容量负荷过重的的患者进行早期肾替代治疗，同时有助于血浆输注和渗透治疗的管理[4]。持续性静脉 - 静脉血液滤过（ continuous venovenous hemofiltration，CVVH ）是首选模式，因为它导致的液体流失和血流动力学异常较少。另外，也可以用来快速和持续纠正电解质异常和管理渗透治疗[4-5]。

具体治疗措施

对乙酰氨基酚可产生毒性代谢产物 N- 乙酰 -p- 苯醌亚胺（ N-acetyl-p-benzoquinoneimine，NAPQI ），它通常是通过谷胱甘肽共轭解毒的。对乙酰氨基酚过量时，肝谷胱甘肽供给减少，因此导致毒性 NAPQI 的聚集和 ALF。N- 乙酰半胱氨酸（ N-acetylcysteine，NAC ），可以通过口服或静脉（ IV ）途径来补充谷胱甘肽，进一步通过抗氧化或血管活性机制作用。当胃肠道功能受损时，静脉途径可以减少肠道吸收相关的首关消除[4]。此外，IV NAC 在非移植生存获益和普遍的安全性的证据越来越多，在早期非对乙酰氨基酚 ALF 患者需考虑 IV NAC[43]。当 ALF 或肝中毒的诊断成立时就应该开始治疗，负荷剂量为 150 mg/kg 加入 5% 葡萄糖注射液 500 ml 输注 30 分钟以上，继而以 50 mg/kg 维持 4 小时，再用 125 mg/kg 加入 5% 葡萄糖注射液 1000 ml 持续使用 19 小时以上。NAC 应该尽早使用，在摄入 48 小时后仍有治疗价值[44]。大多数专家推荐 IV 持续输注 NAC 直至 INR 小于 1.5。由于过敏反应的风险，IV NAC 应该在监护下使用。有轻度过敏反应综合征的患者输注率下降 50%，需要糖皮质激素或抗组胺治疗。

其他已经使用但未证明收益的治疗措施包括毒菌中毒使用活性炭和大剂量 IV 青霉素 G，自身免疫性肝炎使用糖皮质激素。另外，没有证据显示药物诱导的 ALF 使用糖皮质激素能够获益。其他针对特殊病因的急诊措施包括妊娠相关性 ALF 快速分娩。在以下几种情况应当咨询移植团队：Wilson 病的患者使用未证实的措施如铜的螯合剂、血浆置换和抗氧化治疗；急性乙型肝炎使用拉米夫定或恩替卡韦；单纯疱疹病毒使用阿昔洛韦；急性 Budd–Chiari 综合征患者使用经颈静脉肝内门体分流术（ TIPS ）作为解压手术[11]。

ALF 的新兴治疗方法

血液滤过和血液透析对于清除蛋白质结合毒物清除的能力有限，但是已经开发了最新的试验技术

处理这些物质。多个非随机研究报道了肝支持手段的多种方法，有待于多中心试验的结果验证。目前已经开发了目的在于清除已知和未知毒素的无细胞和生物人工系统，但并未明确这些未知毒素在 ALF 中释放。目前，尽管相关研究报道能够减少脑病的终点，还未报道这些手段能够改变死亡率[45]。

桥接疗法，如原位辅助移植和二阶段移植，这些手术中肝切除先于移植一段时间至数天，这种治疗方法是有争议的，只有零星报道。这些手术仅在专业化中心紧急情况下进行尝试过，并且是在严重颅内压升高不能进行同种异体移植的患者身上进行的[46]。

制订日益严重的脑病的治疗方案
如何评价精神状态

肝性脑病是一种可逆的神经功能障碍。尽管其病因还未完全明确，目前认为主要是由于血氨的神经毒性。血氨是由含氮物质分解产生，或者是在线粒体水平由谷氨酰胺代谢产生，血氨能够导致星形胶质细胞肿胀和功能障碍[47]。谷氨酰胺代谢产生谷氨酸和氨，可以刺激 N- 甲基 -D- 天冬氨酸（ N-methyl-d-aspartic acid，NMDA ）受体触发一氧化氮释放，进一步导致血管扩张。这种血管舒张可能导致充血和脑水肿[48]。此外，爆发性肝衰竭的患者大脑的自动调节功能受损[49]。其他肝性脑病的病因可能涉及的机制包括炎症、星形胶质细胞水通道蛋白 -4 的激活、氧化吲哚（一种色氨酸代谢产物）以及儿茶酚胺和其他神经递质异常[50]。这种异常的神经化学环境的结果是脑水肿，脑水肿发生在 80% 的昏迷患者中，并且是爆发性 ALF 患者死亡的首要原因[51]。肝性脑病的分级如表 24-6 所示。

患者需要进行神经系统查体，这些患者尽量不用镇静剂，由于情绪激动可引起 ICP 升高，需平衡情绪激动的风险。由于神经肌肉阻滞能够改变脑干反射和运动检查，近期气管插管的患者需要进行四连串（ train-of-four ）刺激检查以确保神经肌肉阻滞不混淆神经评估。表 24-7 概述了 ALF 患者应该评估的所有神经领域。

何时获取头颅 CT 扫描

任何精神状态有急性恶化或局灶体征的患者都需要进行非强化的头颅 CT 来评估是否存在颅内出血。此外，Ⅲ期或Ⅳ期脑病患者都推荐进行头颅 CT

表 24-6　肝性脑病的分级

级别	意识水平/认知功能	神经肌肉功能	精神症状
I	睡眠障碍 轻度精神紊乱 计算能力减低	震颤 不协调 ± 扑翼样震颤	兴奋/抑郁
II	注意力减退 中度精神紊乱 时间定向力异常	扑翼样震颤 言语不清 书写能力受损	烦躁 控制能力减退 性格变化
III	明显精神紊乱 定向力完全异常 昏昏欲睡，但有意识 执行命令	言语不清 共济失调 扑翼样震颤 眼球震颤 反射活跃或减退	焦虑或淡漠 不合适的或怪异行为 偏执或愤怒
IV	昏迷，不能执行命令	瞳孔扩大 脑神经反射消失 脑疝的征象 过伸或过屈姿势 反射消失	昏迷

检查来评估脑水肿[4]。普通 CT 检查不能除外 ICP 升高，也不能替代 ICP 监测。除了基线 CT，在 ICP 检测仪置入或除去时检查位置或为了查明出血，都应该复查头颅 CT。尽管磁共振显像（MRI）比 CT 发现脑水肿的敏感性和特异性要高，转运和为了获得 MRI 花费的时间超过了精确诊断的获益。

何时和怎样气管插管

脑病可以导致误吸和 $PaCO_2$ 升高，进一步加重脑水肿、升高颅内压。从业者需要考虑插管患者不能遵从指令（特别是肝性脑病 III 期或 IV 期患者）。为了避免刺激咽喉导致 ICP 升高，需要在可控条件下进行气管插管。异丙酚或依托咪酯是合适的诱导剂。尽管氯胺酮升高 ICP 的潜能存在争议，需要避免使用该药。喉镜前给予利多卡因喷雾或 1ml/kg IV 注射以避免 ICP 升高。使用电视喉镜可以促进首次插管成功。

安全机械通气和 ICP 相互作用机理

肝性脑病使用辅助控制和容量控制模式是合理的。由于增加呼气末正压（PEEP）也可增加平均胸腔内压力，如果 PEEP 超过了中心静脉压，理论上可以增加 ICP。然而，研究显示 PEEP 达到 15 cmH_2O 也不会对 ICP 或 CPP 产生显著影响[52]。反比通气模式的压力随着呼吸循环持续时间增加而增加，可能抑制颈静脉流出，导致 ICP 升高。由于这会引起 ICP 升高，应该避免允许性高碳酸血症。很多 ALF 患者可能自发出现过度通气，这是自我调节反应的一部分，不应该抑制这一现象。相反，除了急性脑疝患者不推荐诱发过度通气，因为这可以导致血管收缩而缺血[53]。保持 $PaCO_2$ 在 30~40 mmHg 是合理的。

面对脑病时的镇静实践

减少过度镇静和使用镇静中断是持续性神经查体评估必要的。另一方面，为了减小 ICP 升高，需要强调进行足够的镇痛和抗焦虑治疗。选择镇静剂时，需要考虑肾和肝清除率。异丙酚是一种典型的半衰期短的药物，允许频繁的查体评估。但是它不提供镇痛效果。其他合理选择包括芬太尼和右美托咪定，芬太尼可以最低限度地降低癫痫发作阈值，右美托咪定的在中枢作用为 α_2 激动剂，能够提供抗焦虑和镇痛作用，呼吸或神经抑制作用最小。与异

表 24-7　ALF 患者神经评估

神经领域	查体特点	报警表现
精神状态	自我、时间、地点的定向力	不能执行指令
	注意力水平（倒着数数或月份）	听到声音或对触觉 / 有害刺激不睁眼
	评估语言（跟随指令、流利性、命名、重复）	不说话
	评价更高水平的认知功能（计算能力、实践能力）	不跟踪或扫视声音
	评估情绪紊乱	注意力水平的任何变化都会触发更积极的神经评价
脑神经	瞳孔反射、直径、对称性	构音困难可能提示面神经受损或小脑功能障碍
	检眼镜评估视盘水肿、视网膜出血	脑干反射丧失提示预后不佳
	眼头反射（玩具眼）	瞳孔扩张不对称提示脑疝
	角膜反射（测试 CN V 传入，VII 传出）	
	三叉神经感觉支	
	面神经的对称性	
	腭抬高	
	伸舌侧偏	
运动神经检查	评估上肢和下肢的运动强度	任何新的局部异常都应当引起注意颅内出血
	旋前肌偏移可能是局部异常的早期表现	过伸或过屈姿势出现在 IV 级脑病
	评估 III 或 IV 级患者姿势需要有害刺激	
	评估扑翼样震颤是让患者伸出双手做"停止通行"姿势，扑翼样震颤是负性肌阵挛或丧失肌张力，如果出现下肢扑翼样震颤病情可急剧恶化	
感觉神经检查	检测轻触、针刺、疼痛、温度、震动和本体感觉等形式	感觉神经检查在脑病或不能集中注意力的患者非常不可靠
小脑检查	附属功能：指鼻试验、跟胫膝试验	小脑功能障碍出现在肝性脑病的早期阶段
	轴功能：蹒跚步态、构音困难、共济失调	
步态	评估正常的步态、脚趾和脚跟行走、串联步态和 Romberg 试验	宽基步态、无法将双脚合拢或串联步态提示小脑功能障碍
反射	深跟腱反射分级为无、1+（减弱）、2+（正常）、3+（过度反应但无阵挛）、4+（过度反应并出现阵挛）	过度反应或减弱反应均可出现
	Babinski 征	上行脚趾发生在进展期脑病

丙酚相类似，咪达唑仑是焦虑患者的合理选择，具有抗惊厥作用。然而，它具有活性代谢产物，长期使用可以积累。所有上述药物均可降低血压。神经肌肉阻滞剂对于足够通气很少是必要的，但是如果需要，则需要谨慎使用，使用时间尽量短暂。它可以显著增加严重的神经疾病、肌病、癫痫发作的风险，完全模糊神经查体。

乳果糖

　　越来越多的证据显示血氨在肝性脑病和脑水肿的发病原理中起到了重要作用。ALF 中高血氨症的发展速度使得通常的渗透代偿机制无效，与亚急性或慢性肝衰竭不同，后两者颅内高压并不常见。ALF 患者血浆血氨阈值浓度定义为 75 uM，75 uM 以下很少发展为颅内高压[54]。相反，患者入院时血氨高于 100 uM 是发展成进展期肝性脑病的独立危险因素，>200 uM 的水平与脑疝强烈相关[55]。ALFSG 进行的回顾性研究提示接受乳果糖的患者生存时间有小幅度提高，但是在肝性脑病的严重程度和总体结果方面没有区别[56]。正因如此，AASLD 推荐早期肝性脑病患者口服或经直肠给药乳果糖，但是不能诱发腹泻，因为腹泻可以导致肠道扩张与OLT相互作用[5]。

ICP 监测

ICP升高发生在86%～95% Ⅲ或Ⅳ期脑病患者[3]。头颅CT评估脑水肿并不敏感，所有不能遵从指令动作的患者都应该考虑进行ICP监测，特别是Ⅲ或Ⅳ期脑病患者。颅内压监测是诊断ICP升高和评估脑水肿患者治疗是否有效的唯一方法。ICP监测还能评估CPP，CPP通过MAP减去ICP计算。治疗颅内高压的目标是降低颅内压至<20 mmHg同时保持CPP>60 mmHg[5]。尽管没有随机试验支持使用ICP监测，数据提示ICP监测可鉴定ICP高峰，ICP高峰是亚临床的，可以导致治疗方案改变，提供重要的预后信息。ALFSG推荐Ⅲ或Ⅳ期肝移植候选患者或存在进展期脑病但非肝移植候选者的患者进行ICP监测，标准流程的目的在于通过预防或颅内高压的积极治疗使生存获益[3]。

经过充分纠正凝血障碍，脑实质内ICP监测的出血风险是否高于硬膜外ICP监测并不明确，由于监测仪放在脑实质内的准确性更高，因此脑实质内ICP监测是优选。由于出血风险增加，并不推荐放置脑室内监测仪[57]。

不能放置ICP监测仪的患者，经颅多普勒评估搏动指数（舒张末期流速/平均流速）可以粗略评估ICP升高，但不能量化ICP。搏动指数>1.5则考虑异常。需要特别指出经颅多普勒不能提供量化的或连续的ICP监测。一些研究证实其敏感性和特异性并不乐观[58]。

在ICP监测器放置前必须充分纠正凝血障碍。目前并不清楚在整个ICP监测器放置期间都需要纠正凝血因子还是仅在放置或去除装置期间纠正凝血因子[3]。持续积极纠正凝血障碍可以导致容量负荷过重、血栓或者DIC，掩盖肝的自主修复。同时需要考虑持续纠正凝血功能的花费。

主动管理——渗透疗法和低温的原则

管理ICP升高（定义为持续性ICP>25 cmH$_2$O或20 mmHg）的第一步是采用一些简单的措施增加静脉外流，避免胸膜腔内压或腹内压在激动、咳嗽或呼吸机不同步时增加。所有患者需要将床头抬高至少30°（除非存在低血压禁忌）。此外，头部应保持中线促进静脉引流，应该避免双侧颈静脉置管，患者需要用最小量的镇痛药和抗焦虑药避免激动或疼痛同时保持在舒适的无痛的状态。利多卡因喷雾可以在吸痰前使用以避免咳嗽反射，同时需要制订合适的肠道方案来避免排便时紧张。总体来说，患者需要保持在温度和容量适宜的状态。

癫痫需要监测和适当治疗，因为它可以提高ICP。ALF患者癫痫的真实发生率并不清楚。小部分ALF患者，癫痫发作，包括非惊厥癫痫持续状态，发生率高达32%[59]。另外，如果可能的话，需要避免使用肌松剂，以发现微小的临床癫痫活动。出现癫痫的患者需要接受抗癫痫治疗。存在颅内出血和非常严重的脑水肿的患者需要考虑预防性治疗，这些患者的颅内压升高，癫痫可以导致脑疝[60]。

由于ALF患者大脑自动调节功能受损，需要认识到ICP和MAP的关系。自我调节全部受损的患者，大脑血流（cerebral blood flow，CBF）和大脑血流量（cerebral blood volume，CBV）随着MAP被动变化。由于CBV是颅内容积的一个成分，CBV的升高可以增加ICP。因此，MAP不能特别高。然而，自动调节能力是部分或局部受损，如果MAP降低，小脑动脉会扩张以尽量保持CBF。如果这些动脉扩张，CBV增加，ICP也很有可能增加。这些区域的CPP水平称为血管舒张梯级带。CPP在这个水平以下，血管往往坍塌。因此，非常高或非常低的MAP，ICP会升高。由于这个原因，推荐60～80 mmHg的CPP[5,30]。

ICP持续性升高的患者，可以考虑渗透疗法。可以通过静脉注射或持续性输注甘露醇或高渗盐水来保持高渗状态。甘露醇（20%，1.0 g/kg或100 g IV注射）是用于诱导高渗状态的传统药物。它有利尿作用，可以引起低血压或肾功能不全。甘露醇治疗ICP升高或血浆渗透压低于320 mOsm/L或渗透压间隙大于50 mOsm/kg通常每6小时使用一次[3]。甘露醇引起的肾功能不全通常见于24小时剂量大于200 g或血浆渗透压间隙大于60～75 mOsm/kg。

另外可使用高渗盐水〔300 ml 3%高渗盐水通过中心静脉导管10～20分钟输注，然后如需继续使用1 mg/(kg·h)输液〕。高渗盐水比甘露醇提高CPP的程度大，但是如果使用过快可以导致一过性肺水肿或低血压。对于高危患者（血清氨>150 μM，Ⅲ或Ⅳ期肝性脑病、急性肾功能衰竭、需要使用血管收缩剂来保持足够的MAP），推荐预防性诱导高钠血症使血浆钠保持在 145～155 mEq/L 以预防脑水肿 [5,61]。至少每 6 小时测定一次血清钠，同时相应改变输液速度。尽管高渗盐水也可导致肾功能不全，但其风险小于甘露醇。甘露醇和高渗盐水都有流变学效应，可以提高 ICP。需要小心避免快速停止高渗疗法，因为这可以导致脑水肿反弹。

经过最大渗透治疗仍然难治的患者需要考虑进行诱导性低温，目标是将核心体温降低至 32～34℃，尽管大型随机试验还没有研究，也可能有潜在的并发症，如感染、凝血障碍、心律失常风险增加 [62-63]。其他 ICP 控制的方法包括过度通气和巴比妥酸盐昏迷。过度通气使 $PaCO_2$ 达到 25～30 mmHg，能够恢复脑血管的自我调节能力，导致血管收缩，ICP 降低 [64]。然而，血管收缩可以导致严重缺血，由于脑脊液（CSF）可快速缓冲碱中毒的效果，过度通气的效果是短暂的（＜24 小时）。因此，仅仅在脑疝时紧急使用过度通气。巴比妥酸盐昏迷是肝衰竭患者 ICP 控制的最后一个过程。通常使用戊巴比妥钠［5～20 mg/kg 静脉注射，继而 1～4 mg/(g·h) 输注］，用于治疗连续性脑电图（electroencephalography，EEG）中的突发抑制。巴比妥类药物引起整个神经系统查体丧失，包括脑干反射，产生一系列并发症，如心脏抑制、严重低血压和免疫抑制。然而，如果患者对其他药物无效，巴比妥类药物在降低 ICP 方面可能是有效的。

如何整合：分流、团队合作、移植候选人和有效传输数据

很显然，ALF 患者的有效护理需要急诊室参与的有组织的流程。急重症医师最经常首次评估患者，最适合位于启动分流、诊断和团队合作这一复杂而欣慰的临床舞台。大部分移植中心开发和实施了有预定程序的标准化护理，并能整合人员应对触发分流。一个有组织的流程包括实验室研究、会诊和补充研究。同时，需要与顾问一起制订具体治疗干预措施的触发方案，如脑病管理。为了进行最佳实践，急重症治疗应答者应该与当地移植中心合作，预先裁定移植小组需要什么信息。

最后，如果很有可能或已经确定 ALF 的诊断，急重症医师需要注意具体的人口信息，移植协调者可能需要这些信息来将患者列表于器官共享联合网

表 24-8   ALF 患者重症护理

脑水肿 / 颅内高压

Ⅰ / Ⅱ 期脑病

- 考虑转移到肝移植设施和移植列表
- 考虑 NAC
- 头颅 CT 以排除其他引起精神状态改变的原因
- 避免刺激
- 避免镇静
- 乳果糖可能会有帮助

Ⅲ 或 Ⅳ 期脑病

- 继续上述所列管理
- 气管插管
- 抬高床头
- 保持 CPP＞60 mmHg
- 考虑置入 ICP 监测装置
- 立即处理癫痫发作
- 甘露醇：用于严重 ICP 升高或首次出现脑疝的临床表现
- 高渗盐水：将血浆钠提高到 145~155 mEq/L
- 过度通气：效果短暂，可用于即将发生的脑疝

感染

- 感染监测和立即使用抗感染治疗
- 预防性抗感染治疗可能有帮助但未证实

凝血障碍

- 维生素 K：至少给予一剂
- FFP：仅在侵入性操作或活动性出血时给予
- 血小板：仅在侵入性操作或活动性出血时给予
- 重组活化因子Ⅶ：对侵入性操作可能有效
- 使用 H_2 受体阻滞剂或质子泵抑制剂预防应激性溃疡

血流动力学 / 肾功能衰竭

- 容量替代
- 加压支持维持 MAP＞75 mmHg，血管收缩剂可能用于容量复苏和去甲肾上腺素难治性低血压
- 避免肾毒性药物
- 如果需要则选择持续性血液透析模式

代谢紊乱

- 密切监测血糖、钾、镁和磷酸盐
- 营养：如果可能则进行胃肠内营养，或者全胃肠外营养

Reproduced with permission from William M. Lee WM, Larson AM, Stravitz RT: AASLD Position Paper: The Management of Acute Liver Failure: *Update* 2011. The American Association for the Study of Liver Diseases

络（United Network of Organ Sharing，UNOS）等待名单中。确保这些病史内容在报告时的完整性对于避免移植延迟是非常重要的，最好通过预先的流程来完成。表 24-8 强调了 ALF 急性管理的重要步骤，可以用于辅助这一复杂疾病患者的护理。

（郭治国　王军红　译）

参考文献

1. Lee WM. Acute liver failure in the United States. *Semin Liver Dis*. 2003; 6:288–294.

2. Forde KA, Reddy KR, Troxel AB, Sanders CM, Lee WM, Acute Liver Failure Study Group. Racial and ethnic differences in presentation, etiology, and outcomes of acute liver failure in the United States. *Clin Gastroenterol Hepatol*. 2009; 7:1121–1126.

3. Raschke RA, Curry SC, Rempe S, et al. Results of a protocol for the management of patients with fulminant liver failure. *Crit Care Med*. 2008; 36(8):2244–2248.

4. Stravitz RT, Kramer AH, Davern T, et al. Intensive care of patients with acute liver failure: recommendations of the US Acute Liver Failure Study Group. *Crit Care Med*. 2007; 35(11):2498–2508.

5. Lee WM, Stravitz RT, Larson AM. Introduction to the revised American Association for the Study of Liver Diseases Position Paper on acute liver failure 2011. *Hepatology*. 2012; 55:965–967 and available at: http://www.aasld.org/practiceguidelines/Documents/AcuteLiverFailureUpdate2011.pdf. Accessed August 18, 2016.

6. Trey C, Davidson C. The management of fulminant hepatic failure. *Prog Liver Dis*. 1970; 3:282–298.

7. O'Grady JG, Schalm SW, Williams R. Acute liver failure: redefining the syndromes. *Lancet*. 1993; 342(8866):273–275.

8. Gimson AE, O'Grady J, Ede RJ, Portmann B, Williams R. Late onset hepatic failure: clinical serological and histological features. *Hepatology*. 1986; 6(2):288–294.

9. Myers RP, Leung Y, Shaheen AA, Li B. Validation of ICD-9-CM/ICD-10 coding algorithms for the identification of patients with acetaminophen overdose and hepatotoxicity using administrative data. *BMC Health Serv Res*. 2007; 7(1):159.

10. Bernal W, Wendon J. Acute Liver Failure. *N Engl J Med*. 2013; 369(26):2525–2534.

11. Lee WM, Squires RH Jr, Nyberg SL, Doo E, Hoofnagle JH. Acute liver failure: summary of a workshop. *Hepatology*. 2008; 47(4):1401–1415.

12. Estes JD, Stolpman D, Olyaei A, et al. High prevalence of potentially hepatotoxic herbal supplement use in patients with fulminant hepatic failure. *Arch Surg*. 2003; 138(8):852–858.

13. Suzuki A, Yuen N, Walsh J, Papay J, Hunt CM, Diehl AM. Co-medications that modulate liver injury and repair influence clinical outcome of acetaminophen-associated liver injury. *Clin Gastroenterol Hepatol*. 2009; 7(8):882–888.

14. Fosnocht D, Taylor JR, Caravati EM. Emergency department knowledge concerning acetaminophen (paracetamol) in over-the-counter and prescription analgesics. *Emerg Med J*. 2008; 25(4):213–216.

15. Taylor RM, Davern T, Munoz S, et al. Fulminant hepatitis A virus infection in the United States: incidence, prognosis, and outcomes. *Hepatology*. 2006; 44(6):1589–1597.

16. Fontana R. Acute liver failure including acetaminophen overdose. *Med Clin North Am*. 2008; 92(4):761–794.

17. Mindikoglu AL, Magder LS, Regev A. Outcome of liver transplantation for drug-induced acute liver failure in the United States: analysis of the United Network for Organ Sharing database. *Liver Transpl*. 2009; 15(7):719–729.

18. Larson AM, Polson J, Fontana RJ, et al. Acetaminophen induced acute liver failure: results of a United States multi-center prospective study. *Hepatology*. 2005; 42(6):1364–1372.

19. Nourjah P, Ahmad SR, Karwoski C, Willy M. Estimates of acetaminophen associated overdoses in the United States. *Pharmacoepidemiol Drug Saf*. 2006; 15(6):398–405.

20. Daly FFS, O'Malley GF, Heard K, Bogdan GM, Dart RC. Prospective evaluation of repeated supratherapeutic acetaminophen ingestion. *Ann Emerg Med*. 2004; 44(4):393–398.

21. Davern TJ II, James LP, Hinson JA, et al. Measurement of serum acetaminophen–protein adducts in patients with acute liver failure. *Gastroenterology*. 2006; 130(3):687–694.

22. O'Grady JG, Alexander GJ, Hayllar KM, Williams R. Early indicators of prognosis in fulminant hepatic failure. *Gastroenterology*. 1989; 97(2):439–445.

23. Moller HJ, Gronbaek H, Schiodt FV, et al. Soluble CD163 from activated macrophages predicts mortality in acute liver failure. *J Hepatol*. 2007; 47(5):671–676.

24. Bernal W, Donaldson N, Wyncoll D, Wendon J. Blood lactate as an early predictor of outcome in paracetamol induced acute liver failure: a cohort study. *Lancet*. 2002; 359(9306):556–562.

25. Katoonizadeh A, Decaestecker J, Wilmer A, et al. MELD score to predict outcome in adult patients with non-acetaminophen induced acute liver failure. *Liver Int*. 2007; 27(3):329–334.

26. Taylor RM, Davern T, Santiago M, et al. Fulminant hepatitis A virus infection in the United States: incidence, prognosis, and outcomes. *Hepatology*. 2006; 44(6):1589–1597.

27. McPhail MJ, Wendon JA, Bernal W. Meta-analysis of performance of King's College Hospital Criteria in prediction of outcome in non-paracetamol-induced acute liver failure. *J Hepatol*. 2010; 53(3):492-499.

28. Schmidt LE, Larsen FS. MELD score as a predictor of liver failure and death in patients with acetaminophen-induced liver injury. *Hepatology*. 2007; 45(3):789–796.

29. Schmidt L, Larsen FS. Prognostic implications of hyperlactatemia, multiple organ failure, and systemic inflammatory response syndrome in patients with acetaminophen-induced acute liver failure. *Crit Care Med*. 2006; 34(2):337–343.

30. Stravitz RT, Kramer DJ. Management of acute liver failure. *Nat Rev Gastroenterol Hepatol*. 2009; 6(9):542–553.

31. Shawcross DL, Davies NA, Mookerjee RP, et al. Worsening cerebral hyperemia by the administration of terlipressin in acute liver failure with severe encephalopathy. *Hepatology*. 2004; 39(2):471–475.

32. Eefsen M, Dethloff T, Frederiksen HJ, Hauerberg J, Hansen BA, Larsen FS. Comparison of terlipressin and noradrenalin on cerebral perfusion, intracranial pressure, and cerebral extracellular concentrations of lactate and pyruvate in patients with acute liver failure in need of inotropic support. *J Hepatol*. 2007; 47(3):381–386.

33. Contant CF, Valadka AB, Gopinath SP, Hannay HJ, Robertson CS. Adult respiratory distress syndrome: a complication of induced hypertension after severe head injury. *J Neurosurg*. 2001; 95(4):560–568.

34. Stravitz RT, Lisman T, Luketic VA, et al. Minimal effects of acute liver injury/acute liver failure on hemostasis as assessed by thromboelastography. *J Hepatol*. 2012; 56(1):129–36.

35. Boks AL, Brommer EJ, Schalm SW, Van Vliet HH. Hemostasis and fibrinolysis in severe liver failure and their relation to hemorrhage. *Hepatology*. 1986; 6(1):79–86.

36. Porte RJ, Caldwell SH. The role of recombinant factor VIIa in liver transplantation. *Liver Transpl*. 2005; 11(8):872–874.

37. Mayer SA, Brun NC, Begtrup K, et al. Efficacy and safety of recombinant activated factor VII for acute intracerebral hemorrhage. *N Engl J Med*. 2008; 358(20):2127–2137.

38. Funk GC, Doberer D, Kneidinger N, Lindner G, Holzinger U, Schneeweiss B. Acid–base disturbances in critically ill patients with cirrhosis. *Liver Int*. 2007; 27(7):901–909.

39. Naka T, Bellomo R, Morimatsu H, et al. Acid–base balance in combined severe hepatic and renal failure: a quantitative analysis. *Int J*

Artif Organs. 2008; 31(4):288–294.

40. Yun BC, Kim WR, Benson JT, et al. Impact of pretransplant hyponatremia on outcome following liver transplantation. *Hepatology.* 2009; 49(5):1610–1616.

41. Cobden I, Record CO, Ward MK, Kerr DN. Paracetamol-induced acute renal failure in the absence of fuminant liver damage. *Br Med J (Clin Res Ed).* 1982; 284(6308):21–22.

42. Mazer M, Perrone J. Acetaminophen-induced nephrotoxicity: pathophysiology, clinical manifestations, and management. *J Med Toxicol.* 2008; 4(1):1–6.

43. Lee WM, Hynan LS, Rossaro L, et al. Intravenous *N*-acetylcysteine improves transplant-free survival in early stage non-acetaminophen acute liver failure. *Gastroenterology.* 2009; 137(3):856–864.

44. Harrison PM, Keays R, Bray GP, Alexander GJ, Williams R. Improved outcome of paracetamol-induced fulminant hepatic failure by late administration of acetylcysteine. *Lancet.* 1990; 335(8705):1572–1573.

45. McKenzie TJ, Lillegard JB, Nyberg SL. Artificial and bioartificial liver support. *Semin Liver Dis.* 2008; 28(2):210–217.

46. Ferraz-Neto BH, Moraes-Junior JM, Hidalgo R, Afonso RC. Total hepatectomy and liver transplantation as a two-stage procedure for toxic liver: case reports. *Transplant Proc.* 2008; 40(3):814–816.

47. Albrecht J, Norenberg MD. Glutamine: a Trojan horse in ammonia neurotoxicity. *Hepatology.* 2006; 44(4):788–794.

48. Larsen FS, Gottstein J, Blei AT. Cerebral hyperemia and nitric oxide synthase in rats with ammonia-induced brain edema. *J Hepatol.* 2001; 34(4):548–554.

49. Larsen FS, Knudsen GM, Hansen BA. Pathophysiological changes in cerebral circulation, oxidative metabolism and blood–brain barrier in patients with acute liver failure. Tailored cerebral oxygen utilization. *J Hepatol.* 1997; 27(1):231–238.

50. Jalan R, Olde Damink SW, Hayes PC, Deutz NE, Lee A. Pathogenesis of intracranial hypertension in acute liver failure: inflammation, ammonia and cerebral blood flow. *J Hepatol.* 2004; 41(4):613–620.

51. Ostapowicz G, Fontana RJ, Schiodt FV, et al. Results of a prospective study of acute liver failure at 17 tertiary care centers in the United States. *Ann Intern Med.* 2002; 137(12):947–954.

52. McGuire G, Crossley D, Richards J, Wong D. Effects of varying levels of positive end-expiratory pressure on intracranial pressure and cerebral perfusion pressure. *Crit Care Med.* 1997; 25(6):1059–1062.

53. Ede RJ, Gimson AE, Bihari D, Williams R. Controlled hyperventilation in the prevention of cerebral oedema in fulminant hepatic failure. *J Hepatol.* 1986; 2(1):43–51.

54. Bernal W, Hall C, Karvellas CJ, Auzinger G, Sizer E, Wendon J. Arterial ammonia and clinical risk factors for encephalopathy and intracranial hypertension in acute liver failure. *Hepatology.* 2007; 46(6):1844–1852.

55. Clemmesen JO, Larsen FS, Kondrup J, Hansen BA, Ott P. Cerebral herniation in patients with acute liver failure is correlated with arterial ammonia concentration. *Hepatology.* 1999; 29(3):648–653.

56. Alba L, Hay JE, Angulo P, Lee WM. Lactulose therapy in acute liver failure. *J Hepatol.* 2002; 36:33A.

57. Gray WP, Palmer JD, Gill J, Gardner M, Iannotti F. A clinical study of parenchymal and subdural miniature strain-gauge transducers for monitoring intracranial pressure. *Neurosurgery.* 1996; 39(5):927–931. Discussion 931–932.

58. Figaji AA, Zwane E, Fieggen AG, Peter J. Transcranial Doppler pulsatility index is not a reliable indicator of intracranial pressure in children with severe traumatic brain injury. *Surg Neurol.* 2009; 72(4):389–394.

59. Ellis AJ, Wendon JA, Williams R. Subclinical seizure activity and prophylactic phenytoin infusion in acute liver failure: a controlled clinical trial. *Hepatology.* 2000; 32(3):536–541.

60. Bhatia V, Batra Y, Acharya SK. Prophylactic phenytoin does not improve cerebral edema or survival in acute liver failure—a controlled clinical trial. *J Hepatol.* 2004; 41(1):89–96.

61. Murphy N, Auzinger G, Bernal W, Wendon J. The effect of hypertonic sodium chloride on intracranial pressure in patients with acute liver failure. *Hepatology.* 2004; 39:464–470.

62. Stravitz RT, Larsen FS. Therapeutic hypothermia for acute liver failure. *Crit Care Med.* 2009; 37(7 suppl): S258–S264.

63. Schubert A. Side effects of mild hypothermia. *J Neurosurg Anesthesiol.* 1995; 7(2):139–147.

64. Laffey JG, Kavanagh BP. Hypocapnia. *N Engl J Med.* 2002; 347(1):43–53.

第 25 章　慢性肝衰竭

Jeffrey D. DellaVolpe • David T. Huang

慢性肝衰竭几乎累及每一个主要器官系统。紧急情况的处理是非常复杂的，且以识别众多的并发症为特点。

慢性肝衰竭的管理与急性肝衰竭是不同的。急性肝衰竭的管理主要是针对预防早期死亡、消除可逆性病因、协调肝移植，而慢性肝衰竭的管理着重于识别并管理并发症。本章节将以系统为基础回顾肝衰竭的常见并发症。

流行病学、病因学及预后

慢性肝衰竭的病因与急性肝衰竭不同。相比对乙酰氨基酚、药物、病毒感染和缺血性损伤等因素为急性肝衰竭的主要病因，大部分（50%～65%）的慢性肝衰竭病因是酒精滥用和丙型肝炎。乙型肝炎占额外 10%～15%。尽管多种其他病因如自身免疫性肝炎、原发性胆汁性肝硬化、原发性硬化性胆管炎、Wilson's 病及血色病等只占所有病例的 5%，但是这些疾病在转诊中心更常见到。有将近 20% 的肝硬化的原因不明，尽管这些病例的一大部分可能是因为非酒精性脂肪肝，且这种情况在美国越来越普遍，影响到 10%～24% 的人群[1]。

不管病因是什么，一旦进展到肝硬化阶段，即肝发生弥漫性纤维化，正常肝组织转变为结构异常的结节，死亡率是很高的，在等待肝移植的患者中估计高达 50%[2-3]，在未进行肝移植的情况下肝硬化几乎是致命的。在美国，慢性肝衰竭每年造成 35 000 人死亡[4]。

肝衰竭患者的精神状态改变

怎样评估精神状态

精神状态的异常可能是急诊就诊的常见原因，这也许是最令患者及家属痛苦的并发症之一。最常见的病因是肝性脑病，这是过量的血氨及炎症的协同作用引起星形胶质细胞肿胀和脑水肿所致[5]。与急性肝衰竭相反，高颅内压（ICP）在慢性肝衰竭病例中是非常少见的，只在个案报告水平[6-7]，所以，除非在病因不明的情况下，ICP 监测作用有限。

病情评估应该包括除外其他可导致精神状态改变的潜在病因，同时要关注潜在的诱发因素。肝性脑病很少是仅仅由于自然病程所致的肝功能恶化。常见的诱发因素是感染和乳果糖不耐受，还包括胃肠道出血、电解质紊乱、便秘、脱水。如同充血性心力衰竭一样，识别肝性脑病的诱发因素是至关重要的。

虽然肝性脑病通常被认为是一个排除性诊断[8]，但是对于有明显诱发因素并且对治疗有良好反应的

273

脑病患者通常可以诊断为肝性脑病。常规的检查，如影像、腰椎穿刺以及脑电图应该用于对治疗没有反应或是临床上怀疑其他病因致精神状态改变的情况，如发热、局灶神经系统异常、癫痫发作等。慢性肝衰竭的精神状态改变的鉴别诊断是非常广泛的，包括脑膜炎、脑炎、败血症脑病、药物或酒精戒断、Wernicke 脑病、精神药物和尿毒症。

血氨水平通常用于肝性脑病的评估。虽然肝性脑病的严重程度与血氨水平之间确实存在一些相关性[9]，但是仍有一些值得注意的方面。血氨不能很好地预测脑病的程度[10]；因此，血氨水平升高支持但是不能特异性诊断肝性脑病。血氨水平正常（20 ~ 70 mg/dl）情况下肝性脑病的可能性小，应该尽早进行进一步病情检查。

肝性脑病的治疗

肝性脑病的治疗具有诊断性和治疗性，即对治疗有良好反应时是支持该诊断的。传统上，不被吸收的双糖如乳果糖能有效地酸化肠道，促进铵通过粪便排泄[11]。对于不耐受乳果糖或单独使用乳果糖不能产生足够的大便的患者，在没有机械性肠梗阻的情况下，聚乙二醇可以通过肠道导泻起到一定的作用[12]。除乳果糖之外，利福昔明的应用最近越来越广泛，并且证实比单独应用乳果糖更有效[13]。

氟马西尼可以使肝性脑病的症状得到短期的改善[14]。尽管恢复作用及存活率还没有被证实[15]，但是在某些情况下还是可以考虑的，如用来支持肝性脑病的诊断，便于完善病史，或为治疗目标的确立提供更多的时间。

呼吸状态及肺部并发症的管理

总体原则

慢性肝功能衰竭的呼吸系统并发症是非常普遍的，是呼吸困难的常见原因。在大多数情况下，这些表现与慢性疾病相关而不特定于肝病［慢性阻塞性肺疾病（COPD）、肺炎、肺水肿］或表现为因肝性脑病所致误吸、丧失气道保护能力。然而，肝病所特有的几个不同的病理过程应考虑到。

肝病相关的呼吸系统并发症

这些机制中最常见的可能是肺外液体以胸腔积液或腹腔积液的形式直接影响膈肌。大量胸腔积液通常是指大于 500 ml 且不能归因于肺或心脏功能障碍的肝性胸水[16]。所提出的几种机制中，较流行的一种是腹腔积液通过先天性膈肌缺陷直接转运到胸腔[17]。绝大多数的积液是右侧的，尽管左侧或双侧积液可占到 15%[18]。

症状性肝性胸水的管理通常包括在受累侧放置猪尾导管来改善肺功能，并且通过胸水分析进行进一步的病情评估[17]。然而，胸水复发性较高；因此，进行这些治疗的同时，应当通过优化营养、限制钠盐摄入、可耐受的情况下利尿等方式纠正潜在的病因[19]。胸外科手术也可以考虑，尽管难治性肝性胸水的治疗的首选方案仍是经颈静脉门体静脉分流术（TIPS）[20]。

肺血管并发症

肝肺综合征（hepatopulmonary syndrome）和门脉性肺动脉高压（portopulmonary hypertension）是两个相关但病理上不同的并发症，对于呼吸困难的患者要经常考虑到[21]。在这两种情况下，肝病引起的高心排量产生的剪应力作用于肺血管上，导致肺血管重构、肺血管阻力升高（门脉性肺动脉高压）、肺血管舒张和灌注 / 通气不匹配（肝肺综合征）[22]。

超声心动是检查诊断肺血管并发症的首选。右心负荷过多应考虑门脉性肺动脉高压，而在泡沫对比超声心动检查中有肺内分流表现则提示肝肺综合征[23-24]。这两种情况的决定性治疗是肝移植，但在门脉性肺动脉高血压患者中，血管舒张剂在肝移植前起到桥梁作用。使用前列腺素泵治疗可能出现低血压的患者，咨询呼吸科医师后可能会停用前列腺素泵。

心血管问题

如何管理血流动力学和心血管并发症

由于心血管系统及肝复杂的相互作用，慢性肝衰竭的血流动力学管理是十分困难的。肝病可以通过一个称之为肝硬化性心肌病（cirrhotic cardiomyopathy）的现象引发心功能衰竭[25]，而右心功能衰竭可以通过充血性肝病和纤维化引发肝硬化[26]。此外，肝病可以产生血流动力学影响，导致自主激活进而产生低外周阻力和高心排量心功能衰竭[27]。

肝硬化患者血压可能会正常偏低，然而，我们需要坚持记录患者的基础血压，因为少数肝硬化患者收缩期血压持续低于 85 mmHg。重要的是，除了肝病所致的血管舒张，低血压的广泛鉴别诊断还要考虑到败血症、血容量减少、心肌病、心包压塞、肾上腺功能不全。慢性肝衰竭患者的容量状态可能很难评估，因为患者往往体内总容量是过多的，而血管内容量是减少的。床边超声心动图可以帮助评估血管内容量状态，可鉴别由于肝硬化心肌病所致的心源性休克、继发于肝衰竭液体潴留所致的心包积液进而导致的心包压塞[28]。肾上腺功能不全使肝衰竭进展更加复杂化，纠正肾上腺功能有助于休克的治疗并提高存活率[29]。

乳酸是疾病严重程度的一个指标，可以作为复苏的终点标志。在慢性肝衰竭患者中乳酸的清除速度较慢[30]。然而，乳酸升高是不正常的，而且代偿的肝硬化患者血乳酸水平是应在正常范围内[31]。由于肝衰竭的高心排状态，中心静脉氧饱和度应当是偏高的。因此，低氧饱和度应该促使考虑其他疾病过程。

胃肠道表现

静脉曲张和出血并发症

慢性肝衰竭的一个最严重的并发症是胃肠道出血。肝衰竭所致的凝血功能障碍、血小板减少、应激性溃疡及反复的胃部操作增加了胃肠道出血的风险。肝硬化患者中有很多潜在的胃肠道出血原因，包括门脉高压性胃病、胃十二指肠溃疡以及动静脉畸形。静脉曲张出血常常被认为是毁灭性的，并且治疗上具有独特的挑战性。

肝硬化上消化道出血的管理类似于急诊胸痛患者的管理——这个过程应当是一个几乎自动的、程序化的快速且精确的流程。这种系统性的流程应该包括建立大口径外周静脉输液通路或在外周静脉通路不充分或不可行的情况下留置中心静脉导管，当血流动力学不稳定时，输注液体和压积红细胞，并进行密切的血红蛋白监测。所有的胃肠道出血的治疗应该开始于质子泵抑制剂（PPI）的静脉滴注。当怀疑静脉曲张致消化道出血时，应当启动奥曲肽治疗，因为它提高了内镜下治疗消化道出血的效果[32]，尤其是在早期应用的情况下[33]。新鲜冷冻血浆、冷沉淀剂、血小板和维生素K可用于凝血功能障碍和血小板减少的患者。一旦出血被控制，且患者的病情更加平稳，就应该避免过度输血，因为限制性的输血阈值7 g/dl 比更宽泛的阈值9 g/dl 更能改善预后[34]。

插管常于胃镜前进行。虽然常规插管并没有被证明能改变吸入性肺炎或心肺事件的发生频率，但是那些不能耐受镇静、血流动力学不稳定的患者存在大量误吸风险，仍应当考虑插管[35]。对于存在静脉曲张出血风险的患者，我们常规情况下在胃镜前进行插管。食管胃十二指肠内窥镜（EGD）检查在消化道出血的诊断及治疗中有重要作用，这可能会在进一步的复苏期间延迟，但是，早期的食管胃十二指肠内镜检查及治疗与住院时间的缩短及减少再出血是相关联的[36]。

20% 的静脉曲张出血的患者可产生自发性细菌性腹膜炎，因此，患者往往需要预防性使用抗生素[37-38]。7 天疗程的广谱的青霉素、氟喹诺酮类或三代头孢菌素覆盖肠道菌群或足矣。

对于严重出血、血流动力学不稳定、没有内镜医师在场或调派且其他干预措施都无法止血情况下，TIPS 和球囊压塞是需要考虑到的两种方法。TIPS 降低门脉压力并阻止静脉曲张再出血[39]。对于 Child-Pugh 分级为 C 级或 B 级的患者，72 小时内的早期 TIPS 被证明能减少死亡率[40]。在大量出血或血流动力学不稳定的情况下，球囊压塞是一种可能拯救生命的干预措施。该措施最严重的并发症是食道内膨胀的胃囊导致食管破裂[41]。因此，放置三腔两囊管时应用 X 片确认后再注入气体，除非死亡迫在眉睫。

腹水的管理

腹水是慢性肝衰竭的一种常见并发症，腹水管理常在门诊进行。然而，大量的腹水可通过压迫膈肌、腹腔间隔室综合征、静脉回流减少致血流动力学改变等引起呼吸困难[42]。虽然门诊管理通常集中于系列的大量腹水穿刺抽液及利尿剂治疗[43]，但是对于急诊病情危重的患者，这些干预措施要小心使用，因为这些患者很容易出现肾功能衰竭及血流动力学不稳定[44]。临时插入的猪尾导管可间歇引流腹腔积液，对于低血压或临床失代偿的患者，液体引流速度要相对较慢。低血压可以通过间断的弹丸式液体输注进行改善。白蛋白通常与大量腹水穿刺引流一起使用，尽管其仅在危重患者中有证据表明有效[45]。

肾及电解质并发症

电解质和液体管理

由于肝硬化患者临床容量负荷过多而血管内容量不足的特点，肝硬化患者的液体管理是很有挑战性的。不同的临床医师对于复苏液体的选择是不同的，很多医师会优先选择白蛋白。在慢性肝衰竭患者的治疗中，晶体液和胶体液的获益方面目前还没有共识。

低钠血症在肝硬化患者中是很常见的[46]，是肝硬化死亡率的一个独立预测指标[47]。对于有症状患者低钠血症的纠正应该小心谨慎，因为这类人群血钠水平即使相对轻微的升高，也容易并发脑桥中央髓鞘溶解症。因此应当密切监测血钠水平，尤其是大容量液体复苏的患者[48]。如果可以的话，应当使用等渗的电解质溶液，而在血钠水平上升过快情况下，可以间断输注 1/2 渗透压的生理盐水。

肝衰竭的肾损伤

急性肾损伤在重症慢性肝病患者中很普遍。慢性肝衰竭患者中常见潜在病因包括低血容量、急性肾小管坏死、腹腔间隔室综合征、由血管麻痹和败血症所致的低灌注状态、肝肾综合征。而因内脏血管舒张致使肾血管收缩进而产生的肝肾综合征可能是肝硬化和腹水患者肾损伤常见病因[49]。

肝移植是肝肾综合征的唯一治疗方案；然而，血管收缩剂，如米多君和奥曲肽常用作姑息治疗，因为它们可能对舒张的内脏血管起到一定作用[50]。部分病例可以使用肾替代治疗[51]；然而并不能证明肾替代治疗可以改善肝肾综合征或是改善预后，所以，与护理目标一样，应当早期进行有关风险和获益方面的讨论及评估。

血液系统方面的问题

慢性肝衰竭与血液系统的多方面异常相关，包括贫血、血小板减少、凝血功能障碍。肝病的凝血功能障碍包括产生于肝的促凝因子和抗凝因子减少[52]，致使临床上的出血或血栓形成。这些基础凝血功能的异常使本身容易并发出血、需要侵入性干预的肝硬化患者的病情管理更加复杂。

凝血状态很难量化，因为凝血酶原时间 / 国际标准化比率（INR）测量的是形成一个初始凝块所需的凝血酶，而不是被抗凝因子所抑制的凝血酶[53]。INR 高估了凝血障碍的程度，因此，一个给定 INR 的慢性肝衰竭患者出血的可能性比由于华法林或其他原因致同样的水平 INR 的患者出血可能性小。在纠正出血患者 INR 的同时，其他可致出血的病因如门脉高压、肾功能衰竭及细菌感染等也应当考虑到并予以处理[54]。

血小板减少在慢性肝衰竭患者中很常见[55]，在大多数患者中可观察到，并且通常可作为疾病进展的一个标志[56]。血小板的减少的几种可能性机制包括脾功能亢进、骨髓抑制、药物和肝产生的促血小板生成素减少[57]。

出血和出血风险的管理

出血风险管理应该谨慎。虽然肝硬化患者容易出血，但是通过 INR 过高估计了凝血功能障碍的程度，而过度纠正凝血功能可能增加血栓事件的风险。血小板减少的情况下，由于 von Willebrand 因子水平的升高提高了血小板的功能，进而抵消了血小板计数的减少，因此维持凝血酶的产生所需要的血小板也较少[58]。

对凝血功能障碍的纠正因临床情况及指征而异。新鲜冰冻血浆应仅用于活动出血的患者，而血小板计数低于 10000/mm^3 的患者应当输注血小板。输注 1 单位血小板可使血小板计数预计增加 20000/mm^3 [59]。INR 由 3.0 降到 2.0 则需要输注 2 ~ 4 单位的新鲜冰冻血浆，甚至更多[60]。合理情况下，维生素 K 可以使用至少 1 个剂量[61]。

血栓的管理

在一定程度上由于肝硬化患者具有血栓形成倾向，深静脉血栓形成的发病率是很显著的，并独立于 INR 和血小板计数[62]。对于这些因静脉血栓需要充分抗凝治疗的患者，肝素是抗凝剂的首选。肝病患者的凝血功能障碍有类似肝素的作用[63]，降低了 aPTT 测量的可靠性。因此，抗 Xa 水平可以协助评估[64]。

感染性疾病并发症
感染的易感性

感染性并发症非常常见，30% ~ 50% 的慢性肝衰竭患者在就诊时或住院期间可出现感染[65]。此外，细菌感染可造成人群 25% 的死亡率[66]。慢性肝衰竭患者对感染的易感性是多方面的，包括免疫缺陷、频繁住院以及需要置入导管和侵入性操作。

由于慢性肝硬化患者对感染的易感性，对于那些精神状态发生改变、呼吸急促的患者，临床医师应当容易考虑到感染的可能，并要意识到没有发热或白细胞升高是不足以除外感染的。除了标准的致病原培养及病情检查，还应特别考虑到自发性细菌性腹膜炎的可能性，自发性腹膜炎是一个常见的、

隐匿的感染原因 [67]。任何临床失代偿的腹水患者应该进行腹腔穿刺腹水分析，除非临床无法耐受。腹部 CT 不是常规检查部分，除非用于区分继发性和原发性腹膜炎。

败血症和感染并发症的管理

即使在不能立即明确感染源的情况下，早期的和适当的抗生素应用是管理感染性并发症的基石。对于疑似自发性细菌性腹膜炎的患者，三代头孢菌素或广谱青霉素通常是一线用药。对于疑似自发性细菌性腹膜炎并且肌酐、胆红素或BUN升高的患者，在就诊的 6 小时内应用 1.5 g/kg 的白蛋白可能会有额外获益 [68]。

慢性肝衰竭患者脓毒症和脓毒性休克的管理与没有肝衰竭的患者是一样，还需要特别考虑到慢性肝衰竭患者易感的、脓毒症相关的并发症，如低血糖症、低体温以及肾上腺功能不全 [69]。

如何整合：转诊到三级护理 / 转诊中心

重症慢性肝衰竭患者往往在识别后转移到更高级别的诊疗中心，尤其是转诊到移植中心。转诊的原因包括病情复杂、缺乏现场专家或诊疗能力、考虑移植或专家定期门诊的随访患者的连续性诊疗。早期识别哪些能够从移植中受益的患者是最重要的，并且通常可以从急诊分诊。移植前的准备包括对于在转移中可能失去气道自我保护能力的患者的气道管理，充足的静脉通路，清晰完善的文件证明，包括完整的病情介绍及转诊原因。

（郭治国 胡煦晨 译）

参考文献

1. Vernon G, Baranova A, Younossi ZM. Systematic review: the epidemiology and natural history of non-alcoholic fatty liver disease and non-alcoholic steatohepatitis in adults. *Aliment Pharmacol Ther*. 2011; 34(3):274–285.

2. Said A, Williams J, Holden J, et al. Model for end stage liver disease score predicts mortality across a broad spectrum of liver disease. *J Hepatol*. 2004; 40(6):897–903.

3. Das V, Boelle PY, Galbois A, et al. Cirrhotic patients in the medical intensive care unit: early prognosis and long-term survival. *Crit Care Med*. 2010; 38(11):2108–2116.

4. Lim YS, Kim WR. The global impact of hepatic fibrosis and end-stage liver disease. *Clin Liver Dis*. 2008; 12(4):733–746.vii.

5. Prakash R, Mullen KD. Mechanisms, diagnosis and management of hepatic encephalopathy. *Nat Rev Gastroenterol Hepatol*. 2010; 7(9):515–525.

6. Crippin JS, Gross JB Jr, Lindor KD. Increased intracranial pressure and hepatic encephalopathy in chronic liver disease. *Am J Gastroenterol*. 1992; 87(7):879–882.

7. Donovan JP, Schafer DF, Shaw BW Jr, Sorrell MF. Cerebral oedema and increased intracranial pressure in chronic liver disease. *Lancet*. 1998; 351(9104):719–721.

8. Ferenci P, Lockwood A, Mullen K, Tarter R, Weissenborn K, Blei AT. Hepatic encephalopathy—definition, nomenclature, diagnosis, and quantification: final report of the working party at the 11th World Congresses of Gastroenterology, Vienna, 1998. *Hepatology*. 2002; 35(3):716–721.

9. Ong JP, Aggarwal A, Krieger D, et al. Correlation between ammonia levels and the severity of hepatic encephalopathy. *Am J Med*. 2003; 114(3):188–193.

10. Shawcross DL, Sharifi Y, Canavan JB, et al. Infection and systemic inflammation, not ammonia, are associated with Grade 3/4 hepatic encephalopathy, but not mortality in cirrhosis. *J Hepatol*. 2011; 54(4):640–649.

11. Phongsamran PV, Kim JW, Cupo Abbott J, Rosenblatt A. Pharmacotherapy for hepatic encephalopathy. *Drugs*. 2010; 70(9):1131–1148.

12. Rahimi RS, Singal AG, Cuthbert JA, Rockey DC. Lactulose vs polyethylene glycol 3350–electrolyte solution for treatment of overt hepatic encephalopathy: the HELP randomized clinical trial. *JAMA Intern Med*. 2014; 174(11):1727–1733.

13. Sharma BC, Sharma P, Lunia MK, Srivastava S, Goyal R, Sarin SK. A randomized, double-blind, controlled trial comparing rifaximin plus lactulose with lactulose alone in treatment of overt hepatic encephalopathy. *Am J Gastroenterol*. 2013; 108(9):1458–1463.

14. Grimm G, Ferenci P, Katzenschlager R, et al. Improvement of hepatic encephalopathy treated with flumazenil. *Lancet*. 1988; 2(8625):1392–1394.

15. Lock BG, Pandit K. Evidence-based emergency medicine/systematic review abstract. Is flumazenil an effective treatment for hepatic encephalopathy? *Ann Emerg Med*. 2006; 47(3):286–288.

16. Lazaridis KN, Frank JW, Krowka MJ, Kamath PS. Hepatic hydrothorax: pathogenesis, diagnosis, and management. *Am J Med*. 1999; 107(3):262–267.

17. Alberts WM, Salem AJ, Solomon DA, Boyce G. Hepatic hydrothorax. cause and management. *Arch Intern Med*. 1991; 151(12):2383–2388

18. Garcia N Jr, Mihas AA. Hepatic hydrothorax: pathophysiology, diagnosis, and management. *J Clin Gastroenterol*. 2004; 38(1):52–58.

19. Strauss RM, Boyer TD. Hepatic hydrothorax. *Semin Liver Dis*. 1997; 17(3):227–232.

20. Gordon FD, Anastopoulos HT, Crenshaw W, et al. The successful treatment of symptomatic, refractory hepatic hydrothorax with transjugular intrahepatic portosystemic shunt. *Hepatology*. 1997; 25(6):1366–1369.

21. Abrams GA, Jaffe CC, Hoffer PB, Binder HJ, Fallon MB. Diagnostic utility of contrast echocardiography and lung perfusion scan in patients with hepatopulmonary syndrome. *Gastroenterology*. 1995; 109 (4):1283–1288.

22. Hoeper MM, Krowka MJ, Strassburg CP. Portopulmonary hypertension and hepatopulmonary syndrome. *Lancet*. 2004; 363(9419):1461–1468.

23. Colle IO, Moreau R, Godinho E, et al. Diagnosis of portopulmonary hypertension in candidates for liver transplantation: a prospective study. *Hepatology*. 2003; 37(2):401–409.

24. Lange PA, Stoller JK. The hepatopulmonary syndrome. *Ann Intern Med*. 1995; 122(7):521–529.

25. Møller S, Henriksen JH. Cardiovascular complications of cirrhosis. *Gut*. 2008; 57(2):268–278.

26. Naschitz JE, Slobodin G, Lewis RJ, Zuckerman E, Yeshurun D. Heart diseases affecting the liver and liver diseases affecting the heart. *Am Heart J*. 2000; 140(1):111–120.

27. Piscaglia F, Zironi G, Gaiani S, et al. Systemic and splanchnic hemodynamic changes after liver transplantation for cirrhosis: a long term prospective study. *Hepatology*. 1999; 30(1):58–64.

28. Zaky, A., and J. D. Lang. Cardiac dysfunction in liver transplantation. *Austin J Anesthesia and Analgesia*. 2014; 2(1):10.

29. Fernández J, Escorsell A, Zabalza M, et al. Adrenal insufficiency

in patients with cirrhosis and septic shock: Effect of treatment with hydrocortisone on survival. *Hepatology*. 2006; 44(5):1288–1295.

30. Jeppesen JB, Mortensen C, Bendtsen F, Møller S. Lactate metabolism in chronic liver disease. *Scand J Clin Lab Invest*. 2013; 73(4):293–299.

31. Strawitz JG, Grossblatt N, eds. *Septic Shock: Proceedings of a Workshop*. Washington, DC: National Academy of Sciences-National Research Council; 1965.

32. Bañares R, Albillos A, Rincón D, et al. Endoscopic treatment versus endoscopic plus pharmacologic treatment for acute variceal bleeding: a meta-analysis. *Hepatology*. 2002; 35(3):609–615.

33. Calès P, Masliah C, Bernard B, et al. Early administration of vapreotide for variceal bleeding in patients with cirrhosis. *N Engl J Med*. 2001; 344(1):23–28.

34. Villanueva C, Colomo A, Bosch A, et al. Transfusion strategies for acute upper gastrointestinal bleeding. *N Engl J Med*. 2013; 368(1):11–21.

35. Rudolph SJ, Landsverk BK, Freeman ML. Endotracheal intubation for airway protection during endoscopy for severe upper GI hemorrhage. *Gastrointest Endosc*. 2003; 57(1):58–61.

36. Cooper GS, Chak A, Way LE, Hammar PJ, Harper DL, Rosenthal GE. Early endoscopy in upper gastrointestinal hemorrhage: associations with recurrent bleeding, surgery, and length of hospital stay. *Gastrointest Endosc*. 1999; 49(2):145–152.

37. Bernard B, Grangé JD, Khac EN, Amiot X, Opolon P, Poynard T. Antibiotic prophylaxis for the prevention of bacterial infections in cirrhotic patients with gastrointestinal bleeding: a meta-analysis. *Hepatology*. 1999; 29(6):1655–61.

38. Soares-Weiser K, Brezis M, Tur-Kaspa R, Leibovici L. Antibiotic prophylaxis for cirrhotic patients with gastrointestinal bleeding. *Cochrane Database Syst Rev*. 2002; (2):CD002907.

39. Cabrera J, Maynar M, Granados R, et al. Transjugular intrahepatic portosystemic shunt versus sclerotherapy in the elective treatment of variceal hemorrhage. *Gastroenterology*. 1996; 110(3):832–839.

40. García-Pagán JC, Bosch J. ACP Journal Club. Early use of TIPS in patients with cirrhosis and variceal bleeding. *Ann Intern Med*. 2010; 153(10):JC5-JC13.

41. Vlavianos P, Gimson AE, Westaby D, Williams R. Balloon tamponade in variceal bleeding: use and misuse. *BMJ*. 1989; 298(6681):1158.

42. Panos MZ, Moore K, Vlavianos P, et al. Single, total paracentesis for tense ascites: sequential hemodynamic changes and right atrial size. *Hepatology*. 1990; 11(4):662–667.

43. Fogel MR, Sawhney VK, Neal EA, Miller RG, Knauer CM, Gregory PB. et al. Diuresis in the ascites patient: a randomized controlled trial of three regimens. *J Clin Gastroenterol*. 1981; 3(Suppl 1):73–80.

44. Arroyo V, Ginès P, Gerbes AL, et al. Definition and diagnostic criteria of refractory ascites and hepatorenal syndrome in cirrhosis. International Ascites Club. *Hepatology*. 1996; 23(1):164–176.

45. Ginès P, Cárdenas A, Arroyo V, Rodés J. Management of cirrhosis and ascites. *N Engl J Med*. 2004; 350(16):1646–1654.

46. Angeli P, Wong F, Watson H, Ginès P; CAPPS Investigators. Hyponatremia in cirrhosis: Results of a patient population survey. *Hepatology*. 2006; 44(6):1535–1542.

47. Biggins SW, Rodriguez HJ, Bacchetti P, Bass NM, Roberts JP, Terrault NA. Serum sodium predicts mortality in patients listed for liver transplantation. *Hepatology*. 2005; 41(1):32–39.

48. Yun BC, Kim WR, Benson JT, et al. Impact of pretransplant hyponatremia on outcome following liver transplantation. *Hepatology*. 2009; 49(5):1610–1615.

49. Ginès A, Escorsell A, Ginès P, et al. Incidence, predictive factors, and prognosis of hepatorenal syndrome in cirrhosis with ascites. *Gastroenterology*. 1993; 105(1):229–236

50. Ginès P, Schrier RW. Renal failure in cirrhosis. *N Engl J Med*. 2009; 361(13):1279–1290.

51. Davenport A. Is there a role for continuous renal replacement therapies in patients with liver and renal failure? *Kidney Int Suppl*. 1999; (72):S62–S66.

52. Tripodi A, Mannucci PM. Abnormalities of hemostasis in chronic liver disease: reappraisal of their clinical significance and need for clinical and laboratory research. *J Hepatol*. 2007; 46(4):727–733.

53. Mannucci PM. Abnormal hemostasis tests and bleeding in chronic liver disease: are they related? No. *J Thromb Haemost* 2006; 4(4):721–723.

54. Montalto P, Vlachogiannakos J, Cox DJ, Pastacaldi S, Patch D, Burroughs AK. Bacterial infection in cirrhosis impairs coagulation by a heparin effect: a prospective study. *J Hepatol*. 2002; 37(4):463–470.

55. Afdhal N, McHutchison J, Brown R, et al. Thrombocytopenia associated with chronic liver disease. *J Hepatol*. 2008; 48(6):1000–1007.

56. Lu SN, Wang JH, Liu SL, et al. Thrombocytopenia as a surrogate for cirrhosis and a marker for the identification of patients at high-risk for hepatocellular carcinoma. *Cancer*. 2006; 107(9):2212–2222.

57. Peck-Radosavljevic M, Zacherl J, Meng YG, et al. Is inadequate thrombopoietin production a major cause of thrombocytopenia in cirrhosis of the liver? *J Hepatol*. 1997; 27(1):127–131.

58. Tripodi A, Mannucci PM. The coagulopathy of chronic liver disease. *N Engl J Med*. 2011; 365(2):147–156.

59. British Committee for Standards in Haematology, Blood Transfusion Task Force. Guidelines for the use of platelet transfusions. *Br J Haematol*. 2003; 122(1):10–23.

60. Youssef WI, Salazar F, Dasarathy S, Beddow T, Mullen KD. Role of fresh frozen plasma infusion in correction of coagulopathy of chronic liver disease: a dual phase study. *Am J Gastroenterol*. 2003; 98(6):1391–1394.

61. Polson J, Lee WM; American Association for the Study of Liver Disease. AASLD position paper: the management of acute liver failure. *Hepatology*. 2005; 41(5):1179–1197.

62. Northup PG, McMahon MM, Ruhl AP, et al. Coagulopathy does not fully protect hospitalized cirrhosis patients from peripheral venous thromboembolism. *Am J Gastroenterol*. 2006; 101(7):1524–1528;quiz 1680.

63. Zambruni A, Thalheimer U, Coppell J, et al. Endogenous heparin-like activity detected by anti-Xa assay in infected cirrhotic and non-cirrhotic patients. *Scand J Gastroenterol*. 2004; 39(9):830–836.

64. Sette H, Hughes RD, Langley PG, Gimson AE, Williams R. Heparin response and clearance in acute and chronic liver disease. *Thromb Haemost*. 1985; 54(3):591–594.

65. Navasa M, Rimola A, Rodés J. Bacterial infections in liver disease. *Semin Liver Dis*. 1997; 17(4):323–333.

66. Brann OS. Infectious complications of cirrhosis. *Curr Gastroenterol Rep*. 2001; 3(4):285–292.

67. Such J, Runyon BA. Spontaneous bacterial peritonitis. *Clin Infect Dis*. 1998; 27(4):669–674;quiz 675-6.

68. Runyon BA; Practice Guidelines Committee, American Association for the Study of Liver Diseases (AASLD). Management of adult patients with ascites due to cirrhosis. *Hepatology*. 2004; 39(3):841–856.

69. Gustot T, Durand F, Lebrec D, Vincent JL, Moreau R. Severe sepsis in cirrhosis. *Hepatology*. 2009; 50(6):2022–2033.

第26章　急性胰腺炎

Maria A. Uzcategui • Jose J. Diaz

前言

急性胰腺炎（acute pancreatitis，AP）是一种急诊常见诊断，也是常见的消化系统的疾病。急性胰腺炎在全世界的发病率为 4.9/10 万 ~ 73.4/10 万，无性别差异 [1-2]。急性胰腺炎的临床表现不同，轻者累及胰腺局部组织，重者可致胰腺坏死及多脏器功能衰竭。有将近 25% 的急性胰腺炎患者发展成多脏器功能衰竭，并需要转入重症监护室 [3]。

临床医师经常在充分识别哪些患者可进展为重症胰腺炎（severe acute pancreatitis，SAP）方面遇到挑战。

流行病学

绝大多数急诊胰腺炎患者为轻型，Swaroop 等人 [4] 报道，在美国，每年大约有 210000 患者因胰腺炎收入院。这些患者中，20% ~ 25% 会发展成 SAP [3-4]。尽管在收入重症监护室进行积极治疗的情况下，仅 SAP 就可造成 20% ~ 40% 的死亡率 [4]。酗酒和胆囊结石是该病的两个最常见的原因，占 70% ~ 80% [5]。大部分的患者表现为间质水肿型胰腺炎而非坏死型胰腺炎（85% vs. 15%）[5]。器官衰竭更多发生在重症坏死型胰腺炎患者而不是间质水肿型（50% vs. 5% ~ 10%）。因此，重症胰腺炎的死亡率较高（17% vs. 3%）[5]。15% ~ 20% 的重症坏死型胰腺炎患者可并发感染性坏死 [5]。

发病机制

参与触发 AP 的确切机制目前不完全清楚。一般，导致该病的过程分为三个阶段。首先，胰蛋白酶在胰腺腺泡细胞内被激活。在第二阶段，胰腺实质紧接着发生了炎症反应。最后，在第三阶段，其他器官系统发生胰腺外的炎症反应，例如肺、心脏和肾等。大多数 AP 是轻型的，但在 10% ~ 20% 的患者中，这些过程可引发胰腺内外的炎症反应，进而导致全身炎症反应综合征（systemic inflammatory response syndrome，SIRS）。在 SIRS 过程中，不可控制地释放出大量细胞因子和胰酶，这可能引起多脏器功能衰竭和胰腺坏死 [5-6]。

分型

起源于 1992 年的亚特兰大胰腺炎分型是为了提供一个有关胰腺炎的定义和分类方面的普遍共识。这个分型在 2012 年进行了修订，为了将患者更好的分层并对疾病严重程度进行更好的分类，一些定义做了调整。表 26-1 包含了亚特兰大分型。

如诊断胰腺炎，患者必须至少具备以下三点中的两点：

①腹痛；②血清脂肪酶至少升高至正常上限的

表 26-1　胰腺炎亚特兰大分型

轻型急性胰腺炎

　　无器官功能衰竭

　　无系统性并发症

中度重症急性胰腺炎

　　一过性器官功能衰竭且时间 <48 小时

　　局部或系统性并发症而无持续性器官衰竭

重症急性胰腺炎

　　持续性器官功能衰竭且时间 >48 小时

　　单个或多个器官功能衰竭

3 倍；③在影像检查如计算机断层扫描（CT）、磁共振成像（MRI）或超声波 [7-8] 中存在胰腺炎的形态学依据。近一半的急诊胰腺炎患者会有急性发作的、向后背放射的上腹痛 [5]。患者描述的疼痛可能是急性发作的、无法忍受的，持续至少 24 小时不缓解的，而且常伴有恶心和（或）呕吐。在询问病史及书写病历时，AP 的发病时间被定义为腹痛发作的时间，而不是住院时间 [7]。AP 可分为两种：间质水肿型胰腺炎和坏死型胰腺炎。临床上，AP 可表现为两个不同的阶段，早期（一周内）和晚期（> 1 周），晚期通常伴随着局部并发症 [8]。其他器官功能衰竭的发生将决定病情的严重程度 [8]。

间质水肿型胰腺炎占 AP 的大多数，是继发于胰腺的炎症和水肿一种弥漫性或局灶性胰腺体积增大。整个胰腺实质有完整灌注。CT 扫描显示炎症改变、胰腺周围脂肪渗出及液体是均匀分布的。这些临床表现通常会在一周内恢复 [7]。

坏死型胰腺炎的特征是胰腺实质和胰周组织的坏死。胰腺坏死的自然演化过程需要几天时间，这也解释了为什么早期 CT 扫描可能无法提供整个胰腺实质低灌注范围的准确信息。胰腺坏死的表现是不同的，因为它可以保持固态或液化，可能是持续的无菌液体积聚，可能被感染，也可能随着时间消失 [7]。坏死胰腺的感染发生率很低，但是一旦发生，可以极大程度地增加 AP 患者的发病率和死亡率。当有证据表明在 CT 扫描中发现胰腺组织内的气体，或者经皮胰腺积液或组织的穿刺抽吸物的培养或革兰氏染色为阳性时，应当考虑胰腺坏死组织合并了感染。

根据器官衰竭和局部并发症的范围，亚特兰大分型将 AP 的严重程度分为三种不同级别：轻型急性胰腺炎、中度重症急性胰腺炎和重症急性胰腺炎。

器官衰竭分为一过性（不到 48 小时）或持续性（超过 48 小时）[7]。局部并发症包括胰腺周围液体积聚、坏死（无菌的或感染的）、假性囊肿与透壁性坏死 [7-8]。轻型急性胰腺炎不发生器官衰竭或系统性并发症。这一类型患者死亡率低，通常会在早期阶段康复回家。中度重症急性胰腺炎包括一过性器官衰竭，局部或系统性并发症且不发生持续性器官衰竭。当器官衰竭变成持续性，即时间超过 48 小时，将被认为是重症急性胰腺炎。这一人群的死亡率高达 36%～50%[7]。在入院时评估胰腺炎患者的疾病严重程度是困难的，因为如果患者出现器官衰竭，很难预测这将是短暂的或是持久的。我们建议入院 12 小时、48 小时及 72 小时重新评估患者的状态 [7]。

病情初步评估

在急诊的病情初步评估过程中，记住以下内容是至关重要的：AP 患者就诊时的临床表现轻重不一，从轻微的上腹痛到看起来像是中毒并表现为多脏器功能衰竭甚至是脓毒症休克。记住最重要的事情是：当急诊患者诉上腹痛，存在 SIRS 和（或）休克时，鉴别诊断一定要包括 AP。鉴别诊断还应该包括肠系膜缺血、溃疡穿孔（胃或十二指肠）、胆道疾病、腹主动脉瘤、肠梗阻甚至下壁心肌梗死 [5]。在病史采集中，应当询问患者既往的腹部手术史、胆道或胰腺病史、酗酒史、腹部外伤史、目前使用的药物、与恶性肿瘤相关症状以及家族史。物理检查应包括详细的腹部查体，密切关注局部有无肌紧张，有无膨隆，皮肤颜色的改变。Grey-Turner 征，即腹膜后间隙出血所致，可能表现为患者腰肋部的瘀斑或青紫。Cullen 征常伴随着脐周皮下及脂肪组织因出血所致的皮肤色素改变或淤青。这两种征象可能需要 24～48 小时形成，并且可能提示着患者进展为出血性的 SAP。床边超声可以作为辅助手段，并且可以在最初的腹部查体中提供更多的信息。在考虑到是否存在胆道结石、液体积聚、腹水和（或）腹主动脉瘤时，床旁超声可以提供相关线索。超声波的缺点是检查受操作者主观判断影响，且检查结果只是初步的，并且不是所有的急诊医师都有专业能力对所获取的影像进行解读。它可以提供信息来指导进一步病情检查，特别是当遇到血流流动不稳定的患者。在预测 AP 严重程度方面有两个评分：急性生理和慢性健康评估（acute physiology and chronic health evaluation，APACHE‐Ⅱ）和 Ranson 标准。APACHE‐Ⅱ分数一直与 AP 严重程度的准确预测相关，它可以每天重新评估[5,9]。由于 Ranson 标准完成结果预测的评估需要 48 小时，该标准在急诊环境中的应用存在一定的局限性[5]。

诊断

在评估疑诊 AP 的患者时，实验室数据应该包括血常规、基本代谢水平、肝功能以及血清淀粉酶和脂肪酶。血清脂肪酶被认为比淀粉酶更具有特异性，且升高的持续时间更长[5,7-8]。每个 AP 患者都应当进行经腹部超声的检查，以明确是否存在胆道结石[8]。超声结果阴性提示急诊医师应该考虑其他 AP 原因的鉴别诊断，例如一过性胆道结石、酗酒、高甘油三酯血症、胰腺肿瘤。

CT 扫描作为急诊诊断 AP 形态学改变的一种手段，早期可能会低估病情的严重程度，因为胰腺炎发生组织坏死的演变过程需要数天的时间[5]。CT 扫描通常用于不明原因腹痛的患者其他疾病的评估[8]。Balthazar 计算机断层扫描评分指数（computed tomography score index，CTSI）是在 1990 年提出的基于胰腺的形态学影像表现评估 AP 严重程度的工具[9]。腹盆腔的增强 CT 扫描为了明确两点：胰腺和胰周炎症的程度，评估胰腺坏死[9]。CT 发现胰腺实质无造影剂摄取或胰腺组织摄取造影剂不均匀，可认为发生了胰腺坏死。表 26-2 包含 Balthazar 的 CT 分级系统。不管 CT 扫描的结果是什么，临床医师必须始终要考虑到器官功能衰竭比胰腺坏死程度更能影响这类患者的发病率和死亡率[5]。

磁共振胰胆管成像（magnetic resonance cholangiopancreatography，MRCP）是胰腺形态成像的另一影像学方法，MRCP 可以发现直径 3mm 的胆道结石。同时，它也可以评估胰腺坏死的程度[8]。

MRCP 的一个优点是非侵入性的，尤其对于造影剂过敏甚至急性肾功能衰竭患者，它都能提供有关胰腺结构损伤的有用信息。

治疗

AP 患者在收入急诊的最初阶段的关键治疗包括支持治疗，尤其需要注意到充分的液体复苏及镇痛[10]。在急诊，识别哪些在住院期间病情可能进一步进展的患者是比较困难的。在疾病的早期阶段，通常是无手术指征的，但是一旦需要行急诊手术介入，死亡率可达 40% ~ 78%[11-13]。可能的手术指征为穿孔，内脏缺血，或者在继发于大量液体复苏的腹腔间隔室综合征（abdominal compartment+syndrome，ACS）的情况下行开腹减压手术[10]。

在诊断 AP 最早的 12 ~ 24 小时内，液体复苏对于预防继发于不同因素的低血压是非常重要的，这些因素包括发热、出汗、呼吸急促、呕吐、经口入量减少以及第三间隙液体丢失等。目前认为，胰腺实质内的炎症的微循环改变造成了组织水肿并且减少了血流供应，这进一步导致了细胞的坏死、凋亡，释放了胰酶，同时激活了炎症瀑布式反应[8]。炎症本身增加了血管的通透性，随之产生了第三间隙积液，使胰腺组织灌注进一步恶化，进而导致了组织坏死。通过血管内水化，微循环及大循环得以维持，可能会预防坏死的进展[8]。选择所输注液体的种类及液体的多少也是非常困难的。最近有系统性回顾报道，在液体复苏时，晶体液和胶体液的作用在临床上是没有显著差异的[14]。尽管没有有力的证据推荐，液体复苏的目标仍是需要确立的。尿量、心率、血压、中心静脉压、乳酸水平、混合静脉氧饱和度、碱缺乏、红细胞压积以及血尿素氮都是需要关注的参数[15]。研究表明，纠正血尿素氮对于改善预后并没有帮助[16]。中心静脉压用于液体复苏的唯一的目标被证明是不恰当的，因为它可造成正性肌力药物及升压药物的不恰当使用。当遇到怀疑低血容量和（或）少尿患者，中心静脉压也许是有帮助的。在继发于第三间隙积液的低血容量患者中，红细胞压积是升高的，而扩容时是减少的。这可能会使胰腺血流减少，导致胰腺组织的坏死[5]。红细胞压积的管理目标存在一些争议。虽然有研究表明红细胞压积的水平大于 44% 时与胰腺的坏死有关[18]，但是也有研究报道，当红细胞压积过快降低至 35% 以下，脓

表 26-2	Balthazar CT 评分系统[5,9]
A	正常胰腺
B	胰腺肿大
C	胰腺炎症和（或）胰周脂肪渗出
D	单个胰周液体积聚
E	2 个或更多液体积聚 和（或）腹膜后积气

毒症的发病率是升高的，甚至可导致死亡[19]。临床医师尿量的管理目标通常是 0.5 ml/(kg·h)；然而，有报道称肾灌注情况和尿量是不一致的[20]。每个临床医师应该将每一个患者都个体化并且在分析患者的液体复苏状态时应当将生命体征、测量结果、实验室数值进行整体考虑，而不是对所有这些提到的参数单独分析。世界胃肠病学会议指南建议在监测生命体征及尿量的最早的几个小时内早期快速地输注晶体液来纠正碱缺乏。然后，推荐每天的补液量为 35 ml/kg，额外输注形成第三间隙积液所丢失的液体[21]。需要注意的是，患者在最早的 6～12 小时内对积极的液体复苏无反应，那么将可能无法从大量输液过程中获益[8]。目前有关输液所使用的液体的类型方面没有明确的推荐，但是有研究指出乳酸林格液可能更有益处，因为和输注 0.9% 的正常生理盐水的患者相比，输注乳酸林格液的患者更少的合并SIRS，进而产生更好电解质平衡并改善预后[16]。另外，0.9% 常规生理盐水的低 pH 理论上激活了胰蛋白酶原，使胰腺腺泡细胞更易受到损伤，并且可能加重了 AP 的严重程度[16]。0.9% 生理生理盐水所携带的钠盐负荷理论上需要患者将近 2 天的时间才能清除[22]。有研究表明，与输注 2 L Plasmalyte 相比，输注 2 L 0.9% 生理盐水降低了肾动脉的血流速度和肾皮质的血流灌注，而 Plasmalyte 是一种 pH 正常的更加接近生理性的晶体液[15]。

针对那些急诊就诊的有 SAP、低血容量甚至休克表现的患者所实施早期复苏，有一个有益的办法，那就是建立一个可作为标准化诊疗的常规流程。在治疗过程中，要确保有充足的静脉输液通路，而且医师应更多尝试留置中心静脉和动脉管路以便可能用来监测血流动力学。例如，在我们医院，平均动脉压低于 65 mmHg 的 SAP 将会给予将近 3 L 的 Plasmalyte，如果平均动脉压持续低于 65 mmHg，将会开始输注去甲肾上腺素。如果患者对液体复苏有反应，将会继续输注 1 L 的晶体液。在开始输注去甲肾上腺素的情况下，如果需要量超过 10 mcg/min，将开始输注垂体后叶素。医师也要进行血清白蛋白的测量，如果白蛋白水平低于 2.5，要输注白蛋白。医师还要测量中心静脉氧饱和度，如果低于 70%，患者要进行超声心动检查和（或）接血流动力学监测仪。在这个时候，需要考虑使用一种正性肌力药物来改善休克状态下氧气的运输。值得注意的是，避免对这类患者过度液体复苏是非常重要的，这可以避免可能的 ARDS 或 ACS 等并发症。早期使用加压素的指征是已经接受 3～5 L

的液体复苏但仍没有反应的患者。

特别要注意那些已经在别的医疗机构诊断了 SAP 并且已经接受部分液体复苏的患者。明确患者总的输液量是非常重要的。ACS 是 SAP 患者中已知的一个因大量输液或输注血液成分所发生的并发症。ACS 是一个腹腔内压升高的持续状态，一般指腹腔内压高于 20 mmHg，这和新发生的器官功能不全或器官功能衰竭是相关的，例如急性肾功能衰竭、肠缺血和（或）休克肝[23]。一旦发生 ACS，需要紧急开腹减压手术，将腹腔筋膜切开并保持敞开以缓解腹腔内压力，根据情况临时关腹。

抗生素的使用

SAP 无菌性坏死的死亡率将近 10%，在合并细菌感染时死亡率可增加到 25%[24]。目前的推荐对于 SAP 或无菌性坏死的患者不建议常规使用抗生素以预防细菌性坏死[24-26]。当遇到患者有胰腺外感染表现比如胆管炎、尿路感染、不明原因的脓毒症休克时，或是 SAP 患者早期 CT 扫描中有坏死或（和）胰周积气，经过初期的液体复苏不能改善时，需要考虑经验性使用抗生素[8]。抗生素的选择为碳青霉烯类喹诺酮类及甲硝唑。

营养支持

大部分急诊的 AP 患者表现为腹痛、恶心和（或）呕吐。对患者应当给予对症及支持治疗。因患病原因，患者经口进食减少。只要患者可以耐受经口进食，就应当开始并鼓励。住院后，营养支持可能不是必要的，因为病程可能会随着肠道的短期休息、液体输注以及镇痛而缓解。SAP 患者是高代谢的，在疾病的第二周，他们会因为高代谢出现蛋白消耗[27]。肠内营养降低细胞因子瀑布反应同时也能维持胃肠道黏膜的完整性。在 SAP 患者中，胃对肠内营养的耐受性下降的问题是普遍存在的。美国肠外与肠内营养学会建议所有合并脏器功能衰竭和（或）胰腺坏死的 SAP 患者在住院后的一周内应当进行幽门后（最好是鼻空肠）营养管给予营养。营养支持应实现以下目标：治疗和预防胃出口梗阻，防止误吸，开始早期肠内营养，预防肠梗阻，恢复肠道功能，并可能阻止器官衰竭[27]。

内镜逆行胰胆管造影

那些引起胰腺炎的胆囊结石大多数会自动排放到十二指肠内，并且随大便排出。然而，有一小部分的患者的胆囊结石无法排出。这类胆总管结石是持续的，可能进展为胰管和（或）胆管系统梗阻，进而导致 SAP 和（或）胆管炎。在住院后的前 24 小时内行内镜逆行胰胆管造影（endoscopic retrograde cholangiopancreatography，ERCP）可以通过减少并发症改善这类患者的预后[8,28]。对于那些合并胆囊结石的胰腺炎患者，如果没有胰胆管梗阻的临床或实验室证据，则不需要紧急情况下行 ERCP[8]。当胆总管结石的患者无胆管炎表现时，应当进行 MRCP 或经食道超声检查以做进一步的病情评估。

急性胰腺炎早期手术的作用

在 AP 早期很少需要急诊手术介入。目前，AP 的手术操作局限于两种并发症：因过量的容量复苏所致的 ACS 以及可疑肠缺血或穿孔的胰周感染性积聚。出血性胰腺炎目前通过介入放射医学栓塞治疗。对于有症状的假囊肿、无菌性或是感染性坏死（胰腺组织或胰腺外组织）的患者，微创方法（如穿刺引流术）作为首选方案，而不是开腹手术清创[8]。

总结

急诊遇到的大多数的 AP 是轻型的，但当治疗 SAP 的患者时，尽早识别并立即开始以重建血管内容量、镇痛、解除休克为目标的复苏是至关重要的。那些急诊不明原因、缺乏实验室数据来诊断 AP 的腹痛患者，应当首选腹盆腔增强 CT 检查。如果在脂肪酶升高及腹痛的情况下确立了 AP 的诊断，应当行腹部超声检查以除外胆囊结石这一病因。在休克和（或）器官功能不全的情况下，纠正容量状态是非常重要的。利用超声心动图或血流动力学监测对于复苏目标的指导可能非常有利。血液参数如乳酸、红细胞压积以及中央静脉氧饱和度应该通过液体、白蛋白、输血、加压素和（或）正性肌力药物等予以纠正。特别要注意，对于那些对液体复苏无反应的患者要避免因大量液体输注引起的过度液体复苏。为了更加完善的治疗，在 AP 的早期确诊及治疗开始时，根据病情需要尽早联合外科及急救护理。

（郭治国 胡煦晨 译）

参考文献

1. Fagenholz PJ, Castillo CF, Harris NS, Pelletier AJ, Camargo CA Jr. Increasing United States hospital admissions for acute pancreatitis, 1998–2003. *Ann Epidemiol*. 2007; 17(7):491–497.

2. Yadav D, Lowenfels AB. Trends in the epidemiology of the first attack of acute pancreatitis: a systematic review. *Pancreas*. 2006; 33(4):323–330.

3. Pavlidis P, Crichton S, Lemmich Smith J, et al. Improved outcome of severe acute pancreatitis in the intensive care unit. *Crit Care Res Pract*. 2013; 2013:897107.

4. Swaroop VS, Chari ST, Clain JE, et al. Severa acute pancreatitis. *JAMA*. 2004; 291(23):2865–2868.

5. Giovagnoni A, Crusco F. Imaging of acute and chronic pancreatitis. In: Siquini W, ed. *Surgical treatment of pancreatic diseases*. Springer-Verlag, Italy. 2009:63–78.

6. Wang S, Lei X, Feng X, et al. Is continuous venovenous hemofiltration effective against severe acute pancreatitis? *Artif Organs*. 2013; 37(7):615–622.

7. Banks PA, Bollen TL, Dervenis C, et al. Classification of acute pancreatitis – 2012: revision of the Atlanta classification and definitions by international consensus. *Gut*. 2013; 63(1):102–111.

8. Tenner S, Baille J, DeWitt J, et al. American College of Gastroenterology guideline: management of acute pancreatitis. *Am J Gastroenterol*. 2013; 108(9):1400–1415.

9. Leung TK, Lee CM, Lin SY, et al. Balthazar computed tomography severity index is superior to Ranson criteria and APACHE II scoring system in predicting acute pancreatitis outcome. *World J Gastroenterol*. 2005; 11(38):6049–6052.

10. da Costa DW, Boerma D, van Santvoort HC, et al. Staged multidisciplinary step-up management for necrotizing pancreatitis. *Br J Surg*. 2014; 101(1):e65–e79.

11. van Santvoort HC, Bakker OJ, Bollen TL, et al. A conservative and minimally invasive approach to necrotizing pancreatitis improves outcome. *Gastroenterology*. 2011; 141(4):1254–1263.

12. Connor S, Raraty MG, Neoptolemos JP, et al. Does infected pancreatic necrosis require immediate or emergency debridement? *Pancreas*. 2006; 33(2):128–134.

13. Hartwig W, Maksan SM, Foitzik T, et al. Reduction in mortality with delayed surgical therapy of severe pancreatitis. *J Gastroenterol Surg*. 2002; 6(3):481–487.

14. Haydock MD, Mittal A, Wilms HR, Phillips A, Petrov MS, Windsor JA. Fluid therapy in acute pancreatitis: anybody's guess. *Ann Surg*. 2013; 257(2):182–188.

15. Haydock MD, Mittal A, van den Heever M, et al. National survey of fluid therapy in acute pancreatitis: current practice lacks a sound evidence base. *World J Surg*. 2013; 37(10):2428–2435.

16. Wu BU, Hwang JQ, Gardner TH, et al. Lactated Ringer's solution reduces systemic inflammation compared with saline in patients with acute pancreatitis. *Clin Gastroenterol Hepatol*. 2011; 9(8):710–717. e1.

17. Mole DJ, Hall A, McKeown D, Garden OJ, Parks RW. Detailed fluid resuscitation profiles in patients with severe acute pancreatitis. *HPB (Oxford)*. 2011; 13(1):51–58.

18. Brown A, Baillargeon JD, Hughes MD, Banks PA. Can fluid resuscitation prevent pancreatic necrosis in severe acute pancreatitis? *Pancreatology*. 2002; 2(2):104–107.

19. Mao EQ, Fei J, Peng YB, Huang J, Tang YQ, Zhang SD. Rapid hemodilution is associated with increased sepsis and mortality among patients with severe acute pancreatitis. *Chin Med J (Engl)*. 2010; 123(13):1639–1644.

20. Legrand M, Payen D. Understanding urine output in critically ill patients. *Ann Intensive Care*. 2011; 1(1):13.

21. Haydock MD, Mittal A, Wilms HR, et al. Fluid therapy in pancreatitis: anybody's guess. *Ann Surg*. 2013; 257(2):182–188.

22. Drummer C, Gerzer R, Heer M, et al. Effects of an acute saline infusion on fluid and electrolyte metabolism in humans. *Am J Physiol*. 1992; 262(5 Pt 2):F744–F754.

23. Kirkpatrick AW, Roberts DJ, Wacle J. Intra-abdominal hypertension and the abdominal compartment syndrome: updated consensus definitions and clinical practice guidelines from the World Society of the Abdominal Compartment Syndrome. *Intensive Care Med*. 2013;

39(7):1190–1206.

24. Jiang K, Huang W, Yang XN, Xia Q. Present and future of prophylactic antibiotics for severe acute pancreatitis. *World J Gastroenterol.* 2012; 18(3):279–284.

25. Wittau M, Mayer B, Scheele J, Henne-Bruns D, Dellinger EP, Isenmann R. Systematic review and meta-analysis of antibiotic prophylaxis in severe acute pancreatitis. *Scand J Gastroenterol.* 2011; 46(3):261–270.

26. Bai Y, Gao J, Zou DW, Li ZS. Prophylactic antibiotics cannot reduce infected pancreatic necrosis and mortality in acute necrotizing pancreatitis: evidence from a meta-analysis of randomized controlled trials. *Am J Gastroenterol.* 2008; 103(1):104–110.

27. Seminero J, O'Keele S. Jejunal feeding in patients with pancreatitis. *Nutr Clin Pract.* 2014; 29(3):283–286.

28. Neoptolemos JP, Carr-Locke DL, London NJ, Bailey IA, James D, Fossard DP. Controlled trial of urgent endoscopic retrograde cholangiopancreatography and endoscopic sphincterotomy versus conservative treatment for acute pancreatitis due to gallstones. *Lancet.* 1988; 2(8618):979–983.

第 27 章　酸碱平衡紊乱

Kevin M. Jones • William C. Chiu

急诊患者酸碱状态的评估是从基于酸碱失衡潜在风险的临床疑诊开始的。当患者出现反应迟钝、低血压、低灌注或者临终状态时可能存在酸碱失衡。微小的、慢性的、完全代偿的酸碱失衡在如今工作繁忙的急诊科容易被忽视。临床医师必须保持对临床症状、体征及基本电解质的敏感，并且要想到患者有可能比来诊时变得更重。知道何时监测酸碱失衡或者评估复杂的混合性酸碱失衡需要临床的敏锐性。不幸的是，现在很多急救人员缺乏进行混合酸碱失衡评估的能力，毫无疑问，疾病无法被确诊或得不到相应的治疗。

在本章中，我们希望回顾酸碱失衡的诊断治疗措施以提供给急诊医学及重症监护医师。通过这些措施，本章将对患者的酸碱平衡状态的评估和初始管理提供合理指导。

HENDERSON–HASSELBALCH 方程

Henderson Hasselbalch（亨德森 - 哈塞尔巴赫）方程的原始形式临床效用有限，具体如下：

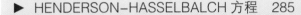

$$pH=pK+\log\frac{[HCO_3^-]}{[H_2CO_3]}$$

通过将已知常数代入 Henderson-Hasselbalch 方程，然后每一边取反对数，得到的 Kassirer-Bleich 方程[1]。在概念上更助于临床酸碱相互作用的理解：

$$[H^+]=24\times\frac{PCO_2}{[H_2CO_3^-]}$$

该方程清晰的表明 PCO_2、碳酸氢根离子浓度、氢离子浓度之间的关系。如果已知这些值中的任何两个，则可以计算出另外一个值。

酸碱状态评估

血清碳酸氢盐

血清碳酸氢盐浓度是用于临床评估酸碱状态的最早实验室数据之一。不管它报告时是如何描述的，这个数值实际上是测量的总 CO_2 浓度[2]。总二氧化碳浓度是碳酸氢盐、碳酸和溶解二氧化碳的组合。溶解的二氧化碳可以用测得的已知 PCO_2 乘以 CO_2 在血液中的溶解度系数计算，系数为 0.03。因此：

$$\text{“碳酸氢盐浓度”} = \text{总 } CO_2 \text{ 浓度}$$
$$=[HCO_3^-]+[H_2CO_3]+(00.3)(PCO_2)$$

大多数情况下，PCO_2 对该数值计算的影响是很小的，因此，通常被忽略。它可能成为高碳酸血症患者的一个重要因素，导致报告的总碳酸氢盐水平高于真实评估 $[HCO_3^-]$ 所反映的碳酸氢盐浓度。

血清碳酸氢盐是判断存在简单的代谢性酸中毒很好的一个初始指标。我们可以从 Kassirer Bleich 方程看到，[H$^+$] 上升（pH 值降低）时 PCO$_2$/[HCO$_3^-$] 的比值增加，通常血清碳酸氢盐会降低。排除复杂的混合性酸碱平衡紊乱，反复测量对比碳酸氢盐浓度可以用来评估简单代谢性酸中毒（如酮症酸中毒或乳酸酸中毒）对初始治疗的反应。

然而，血清碳酸氢盐不是一个非常敏感的指标，并且不能以此分析潜在的疾病。如前所述，在高碳酸血症的存在下，由于 PCO$_2$ 和呼吸代偿的因素，它可能比潜在酸血症的预期值更高。患有慢性肺部疾病或代谢代偿的患者血清碳酸氢盐可以在基线水平显著升高；没有基线作为标准，"正常"值可能是错误的。原发性呼吸性酸中毒或碱中毒将导致碳酸氢盐水平的代偿性变化，并且可以掩盖混合的酸碱性疾病。依靠测定血清碳酸氢盐作为酸碱状态的单独测量方法，只能适用于没有潜在代偿且临床情况明确的简单患者。

动脉血气

动脉血气（ABG）仍然是评估酸碱平衡的主要方法。虽然酸碱平衡紊乱的识别和处理并不总是必要的，但是深入了解报告的价值和如何解释它们是至关重要的。实验室会报告 pH、PCO$_2$、PO$_2$、[HCO$_3^-$]、剩余碱（BE）和氧饱和度百分比。

血液的 pH 通常在 7.35～7.45，是对血液中游离氢离子浓度的评估。pH 值小于 7.35 称为酸血症；pH 值大于 7.45 称为碱血症。pH 在实验室中用仅氢离子可透过的电极进行测量。

PCO$_2$ 和 PO$_2$ 分别是血液中溶解的二氧化碳和氧气的分压。它们也是通过各个气体的特定电极获得的测量值。

通过使用 Henderson-Hasselbalch 方程，使用测量的 pH 值和测量的 PCO$_2$ 来计算血气报告的 [HCO$_3^-$]。虽然有人主张在电解质中报告的测量 [HCO$_3^-$]（或总 CO$_2$ 浓度）是一个更可靠的数字，但由于前面讨论的原因，该测量值可能有缺陷。将计算出的或测量的 [HCO$_3^-$] 视为对血清 [HCO$_3^-$] 的"真实"的评估是令人怀疑的。在尝试解释两者之间的差异时，应该意识到每种方法的局限性。

假设将 PCO$_2$ 调整到 40 mmHg 的正常值，BE 是用酸将 1 L 血液 pH 调至 7.40 所需要量的估计值。BE 通常以 mmol/l 的单位计算。根据以下等式从测量的 pH 和计算的 [HCO$_3^-$] 计算[3]。

$$BE = 0.93 \times [HCO_3^-] + 13.77 \times pH - 124.58$$

在酸中毒中，BE 是负值，通常表示碱不足。BE 通常用作代谢性酸中毒的标志物。并且比血清碳酸氢盐浓度更可靠，因为它随着呼吸紊乱而调整。

血气分析报告的氧饱和度是基于给定 pH 值的预期血红蛋白氧解离曲线，用 PO$_2$ 和 pH 测量的计算值。

酸碱失衡的判定方法

在酸血症和酸中毒之间以及碱中毒和碱中毒之间有重要的区别。酸血症和碱血症是指血液 pH 值的相对异常。酸中毒和碱中毒是指潜在的疾病过程。混合酸碱性疾病可能 pH 值降低，存在酸中毒，同时存在并发的代谢性碱中毒。举个例子：可能糖尿病酮症酸中毒患者，其 pH 低，主要为代谢性酸中毒，同时也伴有呕吐引起的代谢性碱中毒（而不是碱性血症），从而导致氢离子消耗。

以下是解读酸碱状态的五步法[2,4-8]（见表27-1）。使用这种方法或其他方法，并不像每次对酸碱状态的评估进行有序和有条理的分析那样重要。

- 步骤1：是否存在原发性的酸血症或碱血症？观察血液中测定的 pH 值。pH 小于 7.35 提示酸血症，而 pH 大于 7.42 提示碱中毒。pH 的偏离方向受原发酸碱紊乱的影响。虽然对原发性疾病的代偿会降低其影响，但不会使 pH 恢复到正常范围。
- 步骤2：主要病因是呼吸性还是代谢性？从血气 PCO$_2$ 和血清 [HCO$_3^-$] 来判断。尽管作为常规实践，总碳酸氢盐使用来自电解质的测量值。但到底是使用电解质中测量还是来自血气分析计算的 [HCO$_3^-$] 仍有争议。在酸血症中，PCO$_2$ 升高表明主要为呼吸性酸中毒，通常伴有 [HCO$_3^-$] 的升高来代谢补偿。[HCO$_3^-$] 降低表示原发性代谢性酸中毒，通常伴有 PCO$_2$ 降低进行部分呼吸补偿。在碱血症中，PCO$_2$ 降低表明主要为呼吸碱中毒，通常伴有 [HCO$_3^-$] 降低，代表部分代谢补偿。[HCO$_3^-$] 升高通常表示原发性代谢性碱中毒，伴随着 PCO$_2$ 升高，代表部分呼吸补偿（见表27-2）。
- 步骤3：是否存在代偿性酸碱紊乱？原发性代谢

么意味着患者无法排出足够的二氧化碳来代偿原发性代谢性酸中毒，并伴随呼吸性酸中毒。

代谢性碱中毒 在代谢性碱中毒中，机体会通过保留更多的 CO_2 试图使碱血症正常化。PCO_2 的预期值约为 $[HCO_3^-]$ 增长值的 0.6 倍：

$$预期 PCO_2 = 0.6 \times ([HCO_3^-]-24) \pm 2$$

如果测量的 PCO_2 小于预期值，则伴随呼吸性碱中毒。如果测量 PCO_2 大于预期，伴随存在呼吸性酸中毒。但这里需要指出的是，即使是严重的代谢性碱中毒，PCO_2 很少会上升到 50 mmHg 以上，这是正常呼吸代偿的上限 [10]。如果预期 PCO_2 大于 50 mmHg，则有可能是超出呼吸代偿的范围，完全失代偿，而不是伴随呼吸性碱中毒。

呼吸性碱中毒 / 酸中毒 原发性呼吸性酸碱紊乱，代谢性代偿随时间而增加。碳酸氢盐缓冲系统作为急性代偿在 24 ~ 48 小时发挥作用。慢性代偿是由于这个原因造成肾增加或减少碳酸氢盐的产生以及增加碳酸氢盐吸收或排泄来实现的。慢性代偿的变化通常是 72 小时以上。在能够评估代谢性代偿是否适当之前，临床医师必须根据病史和临床表现来判定原发性呼吸系统紊乱有多严重。同样，代谢代偿大于或小于预期值可提示重新评估原发性疾病的灵敏度。

在急性原发性呼吸性酸中毒中，PCO_2 每增加 10 mmHg，$[HCO_3^-]$ 应增加 1 mmol/L。在慢性原发性呼吸性酸中毒时，PCO_2 每增加 10 mmHg，$[HCO_3^-]$ 应增加 4 mmol/L。

在急性原发性呼吸性碱中毒，PCO_2 每降低 10 mm Hg，$[HCO_3^-]$ 应降低 2 mmol/L。在慢性原发性呼吸性碱中毒中 PCO_2 每降低 10 mmHg，$[HCO_3^-]$ 应降低 5 mmol/L。

如果 $[HCO_3^-]$ 低于预期，则可能伴随代谢性酸中毒存在。如果 $[HCO_3^-]$ 高于预期，可能伴随代谢性碱中毒存在。呼吸性酸中毒和呼吸性碱中毒共存显然是不可能的。

步骤 4：计算阴离子间隙。不管原发是哪种酸碱失衡，均应计算阴离子间隙（anion gap，AG）。虽然 AG 具有局限性，但 AG 升高提示存在 AG 酸中毒。对于原发性呼吸性碱中毒代谢代偿 AG 不应该升高。

步骤 5：如果有代谢性酸中毒，是否有伴随另一种代谢紊乱？这是识别混合代谢酸碱性疾病关

表 27-1 血气分析五步法

步骤 1：酸血症（pH<7.35）或碱血症（pH>7.42）

步骤 2：原发性呼吸性或代谢性？（看动脉血气分析 PCO_2 或 $[HCO_3^-]$）

步骤 3：对原发性疾病有适当的代偿吗？

代谢性酸中毒：$PCO_2=(1.5 \times [HCO_3^-]) + 8 (\pm 2)$

代谢性碱中毒：$\uparrow PCO_2 = 0.6 \times \uparrow [[HCO_3^-] (\pm 2)$

呼吸性酸中毒：$\uparrow PCO_2 10, \uparrow [HCO_3^-]1$（急性）或4（慢性）

呼吸性碱中毒：$\downarrow PCO_2 10, \downarrow [HCO_3^-]2$（急性）或5（慢性）

步骤 4：有无阴离子间隙（AG）代谢性酸中毒（AGMA)?
$AG=[Na^+]-([HCO_3^-]+[Cl])$。如果 $AG>12$，存在 AGMA

步骤 5：如果存在代谢性酸中毒，有无伴随的代谢紊乱？

如果 AGMA，然后计算 $\Delta Gap=\Delta AG-\Delta [HCO_3]$
$=(AG-12)-(24-[HCO_3^-])$

如果 $\Delta Gap>6$，存在 AGMA 联合代谢性碱中毒

如果 $\Delta Gap \leq 6$，存在 AGMA 联合 NAGMA（非 AG 代谢性酸中毒）

如果 NAGMA，每升高 1mmol/L[Cl]，应伴有 1mmol/L[HCO3^-] 下降

如果 $[HCO3^-]$ 下降小于预期，则 NAGMA 联合代谢性碱中毒

Reproduced with permission from Sherman SC. *Acid–Base made Easy. Lecture Materials*. Seattle, WA; 2007

性酸中毒或者碱中毒可能会很快出现呼吸代偿。

代谢性酸中毒 在原发性代谢性酸中毒中，身体会尝试通过"呼出"二氧化碳使酸血症正常化。代偿公式是通过给定的 $[HCO_3^-]$ 计算预测的 PCO_2[9]。

$$预期 PCO_2=1.5 \times [HCO_3^-]+ 8 \pm 2$$

如果测量的 PCO_2 小于预期值，那么意味着患者排出了超过代偿酸中毒所需的二氧化碳，伴有呼吸性碱中毒。如果测量的 PCO_2 大于预期值，那

表 27-2 原发呼吸性或代谢性酸碱紊乱监测

原发疾病	pH	PCO_2	$[HCO_3^-]$
代谢性酸中毒	↓↓	↓	↓↓
代谢性碱中毒	↑↑	↑	↑↑
呼吸性酸中毒	↓↓	↑↑	↑
呼吸性碱中毒	↑↑	↓↓	↓

键一步。无论是原发是哪种酸碱失衡，如果步骤2或步骤3鉴定出存在代谢性酸中毒，继续进行通过以下计算：

如果存在 AG 代谢性酸中毒（AG>12），那么计算间隙的变化值（Δgap）。Δgap 是一个有助于提示是否伴随代谢性碱中毒或当出现代谢性酸中毒时鉴别非 AG 酸中毒的工具。在一个简单的 AG 代谢性酸中毒，AG 上升应与 $[HCO_3^-]$ 的下降匹配。让我们假设 AG 的上限为 12 mmol/L，并且 $[HCO_3^-]$ 的下限为 22 mmol/L。

如果我们把 ΔAG 当作 AG 超过正常上限的增加值。也就是说，

$$\Delta AG= AG-12$$

并且 $\Delta [HCO_3^-]$ 为 $[HCO_3^-]$ 的低于正常下限的减少值，就是说

$$\Delta [HCO_3^-]=22-[HCO_3^-]$$

那么 Δgap 可以计算如下：

$$\Delta Gap=\Delta AG-\Delta [HCO_3^-]$$

鉴于在简单的 AG 酸中毒中，AG 的升高应该与 $[HCO_3^-]$ 的下降完全匹配，我们预期 Δgap 为零。在实践中，Δgap 的平均值范围从 -6～+6[11]。如果 Δgap 小于 -6，则表明 $[HCO_3^-]$ 的丢失大于预期的已知 AG 酸中毒，伴随着非 AG 酸中毒。如果 Δgap 大于 +6，碳酸氢盐的减少并不像已知的 AG 酸中毒预期的那样少，伴随着代谢性碱中毒。

如果存在非 AG 代谢性酸中毒，那么，对于每增加一个单位的 [Cl]，应该减少一个单位的 $[HCO_3^-]$。当我们看到 AG 时，记住对电荷平衡的讨论，$[HCO_3^-]$ 的减少必须伴随着 [Cl] 或另一个的未测量阴离子的增加。如果增加的是未测量的阴离子，那么 AG 的计算结果增加。因为在非 AG 代谢酸中毒，我们已经建立了正常的 AG，[Cl] 的增加必须与 $[HCO_3^-]$ 的降低成正比。如果我们假设正常氯化物为 100 mmol/L，则为氯化物每增加 1 mmol/L，$[HCO_3^-]$ 应降低 1 mmol/L。

$$预期 \Delta [HCO_3^-]=\Delta [Cl^-]$$

基于氯化物浓度，如果测得的 $[HCO_3^-]$ 超过预期大于 5 mmol/L（允许 2 个标准偏差范围）意味伴随着代谢性碱中毒。

酸碱性疾病鉴别诊断

呼吸性酸中毒

限制有效分钟通气的任何病因导致通气量减少，使 PCO_2 增加，导致呼吸性酸中毒。呼吸性酸中毒可能的原因见表 27-3。

治疗原发性呼吸性酸中毒应该是旨在增加呼吸驱动力，减少无效腔样通气，增加每分通气量。记住：呼吸性酸中毒，如果不是原发的酸碱失衡，可能是代谢性碱中毒所继发的代偿反应！确保在纠正它之前排除混合酸碱失衡。

呼吸性碱中毒

呼吸性碱中毒是由于过度通气引起并导致 PCO_2 的减少。引起呼吸性碱中毒的潜在原因见表 27-4。低碳酸血患者并不总是碱性的，代谢性酸中毒是很容易出现呼吸性碱中毒来代偿。在代谢性酸中毒（是否应翻译为代谢性酸中毒）时，呼吸性碱中毒可能是机体出现的适当代偿，直到排除了潜在的混合酸碱性疾病，才能将呼吸性碱中毒归因于过度换气。特别是水杨酸中毒会导致严重的代谢性酸中毒，任何去除或抑制呼吸代偿的治疗，可能会迅速恶化潜在的酸血症。

代谢性碱中毒

代谢性碱中毒的特点是 $[HCO_3^-]$ 增加。它是由氢离子的过量损耗，碳酸氢盐或其他阴离子如乳酸、醋酸盐或柠檬酸的内源性供给，或者最常见的是碳酸氢盐的重吸收增加引起的。

代谢性碱中毒基于氯化物浓度分为氯化物反应

表 27-3　呼吸性酸中毒原因

| 中枢神经系统疾病 |
| 慢性肺疾病 |
| 神经肌肉疾病 |
| 急性气道梗阻 |
| 肺炎 |
| 肺水肿 |
| 胸廓损伤 |
| 血胸、气胸 |
| 胸腔积液 |
| 机械通气 |

表 27-4　呼吸性碱中毒原因

焦虑

缺氧

中枢神经系统疾病

使用水杨酸、儿茶酚胺药物

怀孕

脓毒症 /SIRS

肝性脑病

机械通气

性或氯化物抵抗性。氯化物反应性代谢性碱中毒呈现低氯化物浓度小于 15 mmol/ L，提示全身氯化物消耗，反过来促使肾保留氯化物。为了保持离子平衡，低 [Cl⁻] 伴随着 [HCO₃⁻] 的保留；[HCO₃⁻] 的保留导致碱中毒。因此，氯化物反应性代谢性碱中毒问题更多的是氯平衡而不是碳酸氢盐平衡；氯化物的恢复需要肾使 [HCO₃⁻] 正常化，相应使碱中毒正常化。氯化物反应性代谢碱中毒是由胃肠道氯化物丢失（盐酸 [HCl] 的直接损失），容量减少（减少 [HCO₃⁻] 分布的空间）或利尿剂治疗（NaCl 损失和 [HCO₃⁻] 分布空间减少）引起[12]。氯化物反应性碱中毒几乎总是与容量的不足有关。治疗应旨在纠正这一不足，最常用的是生理盐水（0.9% NaCl），可以根据以下公式完成氯化物的补充：

$$氯的丢失（MEQ）= 0.2 \times 净体重（kg）$$
$$\times （正常血清 [Cl⁻] - 测量血清 [Cl⁻]）$$

补充氯化物的生理盐水剂量可以通过氯化物的丢失量来计算，然后除以 154 mmol/L（生理盐水中氯化物的浓度）。在严重的对氯反应性的代谢性碱中毒中输注稀释后的盐酸也可以用来补充氢离子和氯化物，虽然生理盐水是用来恢复容量的首选治疗。

对氯抵抗性代谢性碱中毒尿氯化物明显升高，大于 25 mmol/L。盐皮质激素过量或者严重低钾血症时可以出现。

在盐皮质激素过剩状态，如库欣综合征或过量的盐皮质激素摄入，肾在近段小管不恰当的保留 [HCO₃⁻]。诊断检查应针对识别和纠正盐皮质激素过剩的根本原因。乙酰唑胺，通过阻断碳酸酐酶抑制近端小管重吸收机制，促进肾排泄 [HCO₃⁻] 及促进利尿。

低钾血症引起氢离子内移，导致 [HCO₃⁻] 的相对过剩。这种情况下，随着补钾扩容，同时纠正碱血症。

所有代谢性碱中毒均应考虑到患者的药物和液体中潜在的碱来源。胃肠外输注醋酸盐、枸橼酸盐或乳酸盐，输血或者静脉注射液体。碱血症的常见病因（稍后会提到）就是过度矫正酸中毒——使用了大量不适合的碱性物质来纠正酸中毒。

代谢性碱中毒的常见原因见表 27-5。

代谢性酸中毒

代谢性酸中毒是由于细胞外碳酸盐的丢失（腹泻、肾碳酸盐的损失、肠瘘），内部积累产生的有机酸（乳酸酸中毒、酮症酸中毒）或摄入酸过多（水杨酸、甲醇、乙烯乙二醇等）引起的。

阴离子间隙

阴离子间隙是用来评估患者的代谢性酸中毒的工具。代谢性酸中毒可能是由于氢离子浓度的增加或是由于碳酸氢钠的丢失。AG 有助于区分这两种病因。

电中性的概念规定，所有带正电荷的离子在体内的电荷必须负离子的等效电荷匹配。AG 可表示为主要的阳离子与主要的阴离子之差：

$$AG = [Na^+] - （[Cl^-] + [HCO_3^-]）$$

AG 的值代表了 AG 计算公式中所不包括的阳离子和阴离子浓度之间的差异。相关阳离子与阴离子在表 27-6 列出。AG 正常值因实验室技术而略有不同，AG 的正常值范围 8 ~ 16 mmol/L。虽然新的实验技术，出现了一个较低的正常范围 3 ~ 11 mmol/L[14]。这个值代表了对未测定的阴离子相对于未测定的阳离子多出的数值。

代谢性酸中毒导致过量氢离子的累积，继而导致 AG 增加。我们称之为 AG 增高型代谢性酸中毒。这是因为过量的氢离子与碳酸氢根离子结合形成碳酸，驱动碳酸缓冲作用，从而降低碳酸氢钠的浓度：

$$H^+ + HCO_3^- \longleftrightarrow H_2CO_3 \longleftrightarrow H_2O + CO_2$$

表 27-5　代谢性碱中毒常见原因

尿 Cl<15 mmol/L	尿 Cl>25 mmol/L
呕吐	盐皮质激素过多
利尿剂	库欣综合征
容量不足	摄取甘草

表 27-6　阴离子间隙中未测定的离子	
未测定的阴离子	未测定的阳离子
白蛋白（15 mmol/L）	钙（5 mmol/L）
有机酸（5 mmol/L）	钾（4.5 mmol/L）
磷酸盐（2 mmol/L）	镁（1.5 mmol/L）
硫酸盐（1 mmol/L）	
未测定阴离子总量（23 mmol/L）	未测定阳离子总量（11 mmol/L）

碳酸氢盐浓度的下降使测得的阴离子浓度下降，相应地 AG 增大。在评估酸中毒的时候不要太过于依赖 AG，特别是临床高度怀疑有机酸中毒存在时。乳酸的升高同样会伴随 AG 的增高。多项研究表明，AG 不能预测危重和创伤患者的乳酸水平[15-17]。临床上高度怀疑有机酸中毒时，直接测定血液中的有机酸（乳酸酸中毒时测定乳酸，在酮症酸中毒时测定乙酸或 β 乳酸 - 羟基丁酸）更可靠或排除潜在的紊乱。

与此相反，由于细胞外液中碳酸氢盐的流失而导致的代谢性酸中毒并不会导致 AG 的增加。当由于碳酸氢盐丢失引起代谢性酸中毒时，肾通过保留氯离子维持电中性。由于氯化物和碳酸氢盐都是可测得阴离子，所以测量的阴离子浓度对 AG 的总体影响保持不变，尽管氯化物与碳酸氢盐的相对比例会增加。我们把这个作为非 AG 代谢性酸中毒，但由于氯离子浓度相对增加，非 AG 代谢性酸中毒有时也被称为高氯性代谢性酸中毒[18]。

AG 代谢性酸中毒

如前所述，AG 代谢性酸中毒是由过量的氢离子的累积和碳酸缓冲系统发挥缓冲作用，碳酸氢盐浓度降低引起的。由于必须保持电中性，碳酸氢盐浓度的减少必须同时伴随另一个阴离子的增加。在维持电中性的过程中，取代碳酸氢盐的不可测量阴离子是释放过量氢离子的酸的共轭碱。在乳酸酸中毒的情况下，乳酸释放出它的氢离子，留下乳酸，带负电荷的离子：

$$乳酸 + HCO_3^- \rightarrow 乳酸^- + H^+ + HCO_3^-$$
$$\rightarrow 乳酸^- + H_2CO_3 \rightarrow 乳酸^- + H_2O + CO_2$$

引起 AG 代谢性酸中毒酸的可以是无机酸（硫酸盐、磷酸盐）、有机酸（乳酸或酮酸），或外源性酸（水杨酸）。AG 代谢性酸中毒的最常见原因可以被缩写为 A CAT MUDPILES（见表 27-7）[4,19]。详细的

病史和检查联合确认试验将有助于缩小鉴别诊断的范围。

非 AG 代谢性酸中毒

非 AG 代谢性酸中毒不是由酸性物质的增加或堆积引起的，而是由碳酸氢盐经肾或胃肠道丢失引起的。非 AG 代谢性酸中毒的原因见表 27-8[19]。

尿 AG 可用于区分非 AG 代谢性酸中毒的病因是肾还是胃肠道[5]。尿阴离子间隙（UAG）是通过获取尿中 Na^+、K^+、和 Cl^- 计算，如下：

$$尿 AG = （尿 [Na^+] + 尿 [K^+]） - 尿 [Cl^-]$$

在肾丢失 HCO_3^- 时，UAG 会增大，碳酸氢钠会占据尿中离子的一大部分。在胃肠丢失碳酸氢钠时，肾会保留 HCO_3^-，UAG 将近似为零。

表 27-7　AG 酸中毒的常见原因	
原因	确认试验
镇痛药（非甾体类抗炎药、APAP）	泰诺林水平、AST
氰化物、一氧化碳	氰化物、一氧化碳水平
酒精性酮酸中毒	血清或尿酮、乙醇水平
甲苯	
甲醇、盐酸二甲双胍	渗透压间隙
尿毒症	血清尿素氮、肌酐
糖尿病酮症酸中毒	血清或尿酮体、血糖
三聚乙醛、苯乙双胍	
铁、异烟肼	血清铁水平、腹部 X 线
乳酸性酸中毒	乳酸或乳酸水平
乙二醇	渗透压间隙
水杨酸	水杨酸的水平、尿三氯化铁

表 27-8　非 AG 酸中毒的常见原因
高营养
乙酰唑胺
肾小管性酸中毒与肾功能不全
腹泻和利尿药
输尿管肠吻合术
胰瘘

外源碳酸氢盐治疗酸中毒

从严格意义上讲，在接近生理 pH 时，碳酸氢盐治疗酸中毒并不能很好的起到缓冲作用[13]。碳酸 - 碳酸氢盐缓冲系统的解离常数或 pK 是 6.1。如果我们假设一个缓冲系统的有效范围是在 1 个 pH 单位，碳酸碳酸氢盐缓冲系统有效的 pH 值应该是 5.1 和 7.1 之间，在接近生理 pH 时，显然不是一种有效的缓冲。然而，在体内呼吸系统具有排出二氧化碳的能力。过量的 H^+ 和 $HCO3^-$ 形成 H_2CO_3，随之增加的二氧化碳可以通过增加潮气量排出，并大大增加了系统的有效缓冲范围[10]。

补充 $NaHCO_3$ 以增加血清 pH 值是存在已久的治疗方案。严重酸中毒（pH 值＜ 7.10）损害的心脏收缩性[20]。其他影响严重的酸中毒包括血容量的浓缩，诱发心律失常，高钾血症，呼吸疲劳，新陈代谢增加，胰岛素抵抗，反应迟钝或昏迷[21]。临床医师常常希望严重酸中毒的 pH 值正常化，为了达到这个目的，我们采用 $NaHCO_3$。它直接纠正酸中毒取决于两个假设：①独立于病因来纠正酸中毒是有益的；②碳酸氢钠溶液的使用能有效纠正或改善酸中毒。情况未必如此。

尚未证明 $NaHCO_3$ 的使用与降低死亡率有关，并可导致严重的并发症。在实验室中，酸中毒对 ATP 缺乏的肝细胞具有保护作用，延缓细胞死亡的发生[22]。如果我们假设这是真的在人体内，没有规范化的纠正酸中毒的潜在病因将是有害的。外源性的 $NaHCO_3$ 的补充也推动碳酸缓冲方程向右边移动。

$$H^+ + HCO_3^- \rightarrow H_2CO_3 \rightarrow H_2O + CO_2$$

如果增加了二氧化碳分压，为清除二氧化碳则增加呼吸的负担。若没有能力增加二氧化碳的呼吸排泄，$NaHCO_3$ 的净效应可能是由于二氧化碳分压的增加，pH 值降低。在机体内，严重的酸血症可能导致最大的呼吸代偿，使肺部无法再适应二氧化碳增加的负担。在呼吸机辅助通气的患者通常潮气量固定，由于患者无法承受二氧化碳的增加，$NaHCO_3$ 的使用通常会产生矛盾的酸中毒。

酸中毒的 pH 值是一个需要被纠正的潜在紊乱的指标，而不是问题本身。治疗有机酸中毒的目标，应纠正酸中毒的根本原因。乳酸酸中毒恢复组织灌注，酒精性酮症酸中毒补充营养供给，在糖尿病酮症酸中毒患者中使用胰岛素，可以完全纠正潜在的

酸中毒[23]。伴随着根本病因的解除，碱性溶液的使用通常矫正过度。

如果当前存在严重酸中毒（pH＜7.10），在碳酸氢盐丢失过多导致的代谢性酸中毒（如腹泻、肾小管酸中毒等）中，人体 HCO_3^- 的丢失量大于产生量，需要使用碱性物质治疗。碱性治疗也可以作为肾功能衰竭患者代谢性酸中毒准备透析前的临时措施，这类患者肾无法代偿来增加碳酸氢盐及排泄酸性物质。当人体摄入大量的外源性酸超过了机体的代偿能力，如水杨酸及乙醇中毒时，碱治疗也可以使用。在这种情况下，由碳酸氢钠提供的额外的 CO_2 运输能力可能是一个临时性措施，同时采用血液透析以清除外源性酸性物质。

如果决定给予碳酸氢钠，应该是部分纠正严重酸中毒的，目标 pH 值不大于 7.2，以防止矫正后反跳性碱中毒。内源性碳酸氢钠相对于钠离子的总量而言是微不足道的。而商业化生产的溶液是可用的，在实践中，液体通常是由混合 15 mg（三个标准的 50 mg 安瓿）在 1 L 5% 葡萄糖水（D5W）中或 100 mg（两个标准的 50 mg 安瓿）在 1 L 0.25% 氯化钠溶液（0.25%NaCl）中，产生一个接近等渗的液体[21]。碳酸氢盐的分布根据酸中毒的程度而不同，在正常 pH 为净体重的 50%，但严重酸中毒（pH＜7.10）占到了 70% 以上[10]。如果我们认为只有在严重酸中毒时应用碳酸氢钠治疗，目标 pH 值不超过 7.20，我们可以用 60% 或 0.6，估算碳酸氢盐的分布，我们的目标矫正 pH 值不超过 7.20，其中，根据 Henderson Hasselbalch 方程，碳酸氢钠的丢失可以根据以下公式计算：

$$丢失\ HCO_3^-（mmol/L）= 0.6 × 净体重（kg）\\ ×（10-测得\ [HCO_3^-]）$$

计算出的总丢失量应缓慢静脉给药。药物效果在静脉用药 30 分钟以上才会显示。旨在重点强调碳酸氢盐持续给药直到 pH 值正常，往往将导致不能耐受性的"反跳性"碱中毒。因此，只需补充计算出的剂量，随后的血气和电解质分析指导进一步的治疗。

碱替代治疗理论上优于碳酸氢钠，包括"Carbicarb"（碳酸氢钠和碳酸钠 1∶1 的溶液）和"THAM"（0.3 N 氨基丁三醇）。但没有临床试验证明它们优于碳酸氢钠，其临床应用尚不明确[10,23]。

（田 慈 译）

参考文献

1. Kassirer JP, Bleich HL. Rapid estimation of plasma carbon dioxide from pH and total carbon dioxide content. *N Engl J Med*. 1965; 272:1067–1068.
2. Narins RG, Emmett M. Simple and mixed acid–base disorders: a practical approach. *Medicine (Baltimore)*. 1980; 59(3):161–187.
3. Pon S. *Medical Calculators: Calculated Bicarbonate & Base Excess*. New York, NY; 2001. Available at: http://www-users.med.cornell.edu/~spon/picu/calc/basecalc.htm. Accessed August 18, 2016.
4. Sherman SC. *Acid–Base Made Easy. Lecture Materials*. Seattle, WA; 2007.
5. Rutecki GW, Whittier FC. An approach to clinical acid–base problem solving. *Compr Ther*. 1998; 24(11-12):553–559.
6. Morganroth M. Six steps to acid base analysis: clinical applications. *J Crit Illness*. 1990; 5(5):460–469.
7. Morganroth M. An analytic approach to diagnosing acid–base disorders. *J Crit Illness*. 1990; 5(2):138–150.
8. Haber RJ. A practical approach to acid base disorders. *West J Med*. 1991; 155(2):146–151.
9. Albert MS, Dell RB, Winters RW. Quantitative displacement of acid–base equilibrium in metabolic acidosis. *Ann Intern Med*. 1967; 66(2):312–322.
10. Rose BD, Post TW. Introduction to simple and mixed acid–base disorders. In: *Clinical Physiology of Acid–Base and Electrolyte Disorders*. 5th ed. New York: McGraw-Hill; 2001:535.
11. Wren K. The delta (delta) gap: an approach to mixed acid–base disorders. *Ann Emerg Med*. 1990; 19(11):1310–1313.
12. Androge HJ, Madias NE. Management of life threatening acid–base disorders: part 2. *N Engl J Med*. 1998; 338(2):107–111.
13. Marino PL. *Metabolic Alkalosis in the ICU Book*. 3rd ed. Philadelphia, PA: Lippincott Williams and Wilkins; 2007:551.
14. Winter SD, Pearson JR, Gabow PA, et al. The fall of the serum anion gap. *Medicine*. 1990; 150:311.
15. Levrant J, Bounatirou T, Ichai C, et al. Reliability of the anion gap as an indicator of blood lactate in critically ill patients. *Intensive Care Med*. 1997; 23(4):417–422.
16. Mikaulaschek A, Henry SM, Donovan R, et al. Serum lactate is not predicted by anion gap or base excess after trauma resuscitation. *J Trauma*. 1996; 40(2):218–222; discussion 222-224.
17. Iberti TS, Lieboitz AB, Papadakos PJ, et al. Low sensitivity of the anion gap as a screen to detect hyperlactatemia in critically ill patients. *Crit Care Med*. 1990; 18(3):275–277.
18. Nicolaou DD, Kelen GD. Acid–base disorders. In: Kelen GD, Stapcztnski JS, Tintinalli JE, eds. *Emergency Medicine, A Comprehensive Study Guide*. 6th ed. New York, NY: McGraw-Hill; 2004:149.
19. Casaletto JJ. Differential diagnosis of metabolic acidosis. *Emerg Med Clin North Am*. 2005; 23(3):771–787.
20. Sonnett J, Pagani FD, Baker LS, et al. Correction of intramyocardial hypercarbic acidosis with sodium bicabonate. *Circ Shock*. 1994; 42(4):163–173.
21. Androge HJ, Madias NE. Management of life-threatening acid–base disorders: the first of two parts. *N Engl J Med*. 1998; 338(1):26–34.
22. Gores GJ, Nieminen AL, Fleischman KE, Dawson TL, Herman B, Lemasters JJ. Extracellular acidosis delays the onset of cell death in ATP-depleted hepatocytes. *Am J Physiol*. 1988; 225(3 Pt 1):C315–C322.
23. Gehlbach BK, Schmidt GA. Bench-to-bedside review: treating acid–base abnormalities in the intensive care unit—the role of buffers. *Crit Care*. 2004; 8(4):259–265

第 28 章　电解质紊乱

Kevin M. Jones • Samantha L. Wood • William C. Chiu

引言

电解质紊乱可能是危重症和急诊医师面临的最复杂的临床情况。保持对电解质的监测来避免遗漏这些紊乱是必要的。并且许多电解质紊乱是继发于其他严重疾病状态。

钠的紊乱

钠离子紊乱在临床工作中常常遇到。低钠血症和高钠血症都有多种潜在原因，可能是急性发生或者慢性进展。如果患者存在急性或者严重的钠离子紊乱，意味着患者病情危重，需要快速积极的纠正，同时积极治疗可能导致严重液体转移的慢性、代偿的低钠血症或者高钠血症。急诊医师了解如何识别、分类和治疗钠离子紊乱是至关重要的。

低钠血症

引言

低钠血症定义为血钠低于 135 mmol/L。经常出现在住院患者和门诊患者中[1]。低钠血症会增加内科病房和重症监护病房住院患者的发病率和死亡率[2]。门诊患者轻度低钠血症也会导致不良的临床结局[3]。高风险的低钠患者包括住院患者、老年患者及最近开始应用噻嗪类利尿剂的患者[4]。

临床表现

低钠血症引起的症状严重程度取决于钠的下降程度以及绝对水平。轻度低钠血症患者通常无症状。中度低钠血症患者（125 ~ 130 mmol/L）可能出现恶心、头痛、不适和肌痛，以及有腱反射抑制。严重低钠血症（Na<125 mmol/L）导致精神状态变化；癫痫发作，昏迷，Na<120 mmol/L 会导致死亡。发生在 48 小时以内的急性低钠血症，很可能继发脑水肿的神经系统表现。在慢性低钠血症中，由于有时间来代偿以及大脑的体积正常，神经系统的影响相对较小。当低钠被迅速纠正时，这种代偿措施使患者出现脱髓鞘综合征而处于危险之中。

评估

低钠血症的评估鉴别诊断基于病史、体征和实验室检查，逐步缩小范围[1,5-8]（见图 28-1）。

高渗性或等渗性低钠血症

非低渗状态的低钠血症是称为假性低钠血症。高渗性低钠血症发生在大量的高渗性物质（如甘露醇、葡萄糖或静脉造影剂）将水分吸收入血管的同时稀释了钠离子浓度。继发于高血糖症的假性低钠血症，通常葡萄糖每升高 100 mg/dl，钠离子降低 1.6 mmol/L；然而，实验证据表明 2.4 mmol/L 可能

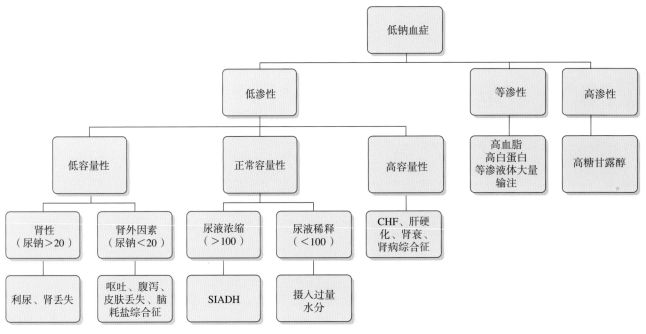

图 28-1　低钠血症病因

更准确[9]。

　　等渗性低钠血症可能是由于严重的高脂血症或高蛋白血症，使实验室测得的血清含水量偏高。大量使用无钠液体如山梨醇冲洗，常用于经尿道前列腺电切术切除，可引起等渗或低渗性低钠血症[8]。

低渗性低钠血症

　　低渗性低钠血症是由于相对于溶质自由水过剩。当水的摄入量超过了肾的排泄能力，或继发于实际容量消耗无法抑制抗利尿激素（antidiuretic hormone，ADH）分泌，有效循环容量减少，或不恰当释放抗利尿激素时可能发生。

　　对于低渗性低钠血症患者评估从容量状态开始，基于基本生命体征评估包括体位、皮肤弹性、黏膜、颈静脉怒张（jugular venous distention，JVD）、是否存在水肿和腹水。由于体格检查结果在评估容量状态方面可能不可靠[9]。患者病史、并发症、药物和实验室检查也应纳入评估中。

　　低血容量性低钠血症时出现失钠超过失水。血容量不足促使 ADH 释放及引起口渴；因此患者进一步保留水分，导致低钠血症恶化。

　　肾或肾外因素均可导致钠和水的丢失；基于病史和尿钠的测量可区分二者。低尿钠（＜20 mmol/L）表示肾适当地吸收钠；因此，丢失是发生在肾外的。肾外丢失的原因包括呕吐、腹泻和烧伤患者的皮肤丢失。急诊患者的低钠血症最常见于这一类[12]。如果尿钠升高（＞20 mmol/L），那么就是肾丢失钠的比例超过了丢失水的比例。最常见的原因是使用利尿剂；急诊科医师必须特别警惕最近开始使用氢氯噻嗪的老年患者出现这种情况，因为这种药物容易引起低钠血症[13]。其他原因包括钠消耗性肾病或低醛固酮症。

　　继发于颅脑外伤及神经系统手术后的脑耗盐综合征（cerebral salt wasting syndrome，CSW）是引起低容量性低钠血症的一个原因。区分它和可能发生在相同的临床情况下的抗利尿激素分泌异常综合征（syndrome of inappropriate antidiuretic hormone，SIADH）至关重要。治疗 CSW（使用等渗盐水）可能加重 SIADH。评估患者的容量状况可能有助于区分两者：CSW 患者容易出现低血容量，而 SIADH 患者很可能容量正常[7]。另外，CSW 患者通常产生具有高流速的低比重尿，不像 SIADH 的低流速的浓缩尿。测量尿钠不能区分这两种疾病，需附加上对容量状况的评估，如血液浓缩程度、BUN 和肌酐水平、中心静脉压（CVP）[14]。

　　正常容量性低钠血症的出现在水分保留且钠丢

失最小时。SIADH 的诊断包括：低渗性低钠血症伴有不恰当的尿液浓缩（尿渗透压＞100 mOsm/kg）；血容量正常；未使用利尿剂；肾、心脏、肾上腺和甲状腺功能正常。它是住院患者低钠血症的常见原因，可能是由于恶性肿瘤、肺部疾病、中枢神经系统疾病或药物导致[15]（见表 28-1）。甲状腺功能减退和肾上腺皮质功能不全可能引起类似的临床表现。

表 28-1　SIADH 的原因	
恶性肿瘤	肺癌（小细胞性或间皮瘤）
	口咽肿瘤
	胃肠肿瘤
	泌尿生殖系肿瘤
	内分泌胸腺瘤
	淋巴瘤
	尤因肉瘤
肺部疾病	肺炎（细菌或病毒）
	肺结核
	曲霉病
	哮喘
	囊性纤维化
	COPD
中枢神经系统疾病	脑炎
	脑膜炎
	出血（硬膜下出血、蛛网膜下腔、卒中）
	颅内占位
	近期神经外科手术
	多发性硬化症
	格林 - 巴利综合征
	脑静脉窦血栓形成
	震颤性谵妄
	急性间歇性卟啉病
药物	氯磺丙脲
	抗抑郁药
	卡马西平
	尼古丁
	毒品
	非甾体类抗炎药
	抗肿瘤的药物
	"摇头丸"
	AVP 类似物：去氨加压素、抗利尿激素、催产素
其他	遗传性
	特发性
	短暂性（耐力运动、恶心、疼痛、压力）

正常容量性低钠血症可能发生在肾功能正常，水分消耗量过大（通常＞4 L/d）的患者中。病因包括精神性多饮和酗酒。适当的尿液稀释（＜100 mOsm/kg）提示肾尝试排出游离水分。

长时间耐力运动时，由于水的过度消耗和（或）不适当的精氨酸加压素（arginine vasopressin，AVP）分泌，运动性低钠血症经常发生。风险因素包括运动时过量的水分消耗和液体的高利用性，在女性、低体重、长时间运动（＞4 小时）和无经验的运动员中容易发生[16]。

高容量性低钠血症发生在总容量超载但有效容量不足的情况下，常继发于心力衰竭、肝硬化、肾功能衰竭、肾病综合征。低钠血症在诊断为心力衰竭[17]和肝硬化[18]患者中提示预后不良。

治疗

低钠血症的治疗取决于病因和疾病的严重程度。渗透性脱髓鞘综合征是治疗过程中一个可怕的并发症，由于大量高渗性液体的使用，脑细胞水分快速移动。过快矫正低钠血症，使患者处于渗透性脱髓鞘风险之中，在急诊患者中常见[19]。急诊医师必须权衡风险并需要迅速应对可疑脑水肿。

出现癫痫发作或昏迷的危重低钠血症患者应迅速积极逆转脑细胞水肿，纠正低钠血症 4～6 mmol/L。虽然证据有限，但指南表明在 10 分钟内给予 100 ml 3% 生理盐水，如果需要重复可每 15 分钟一次[20]。严重低钠血症的发生可能是由于钠离子下降过于迅速（＜24～48 小时）（如急性水中毒或体力运动），大脑尚无时间代偿；因此，快速纠正这些患者的低钠血症而出现脱髓鞘综合征的可能性低于慢性低钠血症患者。另外，在此类患者中，因为加压素的分泌被适当抑制，自发纠正速度可能很快。如果低钠血症的发生仅在数小时之内，那么患者是可以耐受如此快的纠正速度的。如果患者低钠血症存在时间较长，超过 24 小时则纠正程度应限制在 10～12 mmol/L。超过 48 小时则应限制在 18 mmol/L[20]。

以往稳定的慢性低钠血症患者应以不超过 0.5 mmol/(L·h) 和不超过 10～12 mmol/(L·24 h) 的速度进行纠正以使脱髓鞘风险最小化。不过最近的研究强调了脱髓鞘综合征的风险，并提出更保守目标：在低风险的渗透性脱髓鞘患者应为 4～8 mmol/(L·d)，高风险的患者（酒精中毒、肝病、低钾血症、营养不良或血清钠＜105 mmol/L）4～6 mmol/(L·d)[20-22]。

通过以下计算方程，估算 1 L 静脉注射液体的使用血清钠的变化：

$$\text{静脉应用 1 L 液体 Na 的变化量}$$

$$= \frac{\text{静脉液体含 Na 量（mmol/L）} - \text{血清钠含量（mmol/L）}}{TBW + 1}$$

体内含水量（TBW）= 校正系数 × 体重（kg）

校正系数：

男性	
非老年	0.6
老年	0.5
女性	
非老年	0.5
老年	0.45

常见的静脉注射溶液的钠含量在表 28-2 列出。在治疗期间，由于对治疗的反应是变化的，血清钠应定时监测（至少每 4 ~ 6 小时）[23]。特别是低钠血症有可逆原因的患者（即容量消耗、皮质醇不足、噻嗪类利尿剂），一旦潜在的原因解除，可能会很快就会纠正。如果矫正过多，可以通过口服或静注游离水或静注去氨加压素来逆转[20]。

SIADH 患者静脉应用等渗液体低钠血症通常不会纠正，甚至可能恶化。对于这些患者推荐限制液体入量。在低钠血症与甲状腺功能减退相关或肾上腺功能不全相关的患者中，治疗应该针对潜在的病因。

考尼伐坦和托伐普坦，是血管加压素受体拮抗剂，已被证明在正常血容量或高血容量性低钠血症的

表 28-2　常规静脉液体中钠离子浓度

液体	钠离子浓度（mmol/L）
5% 氯化钠	855
3% 氯化钠	513
0.9% 氯化钠	154
乳酸盐	130
0.45% 氯化钠	77
0.25% 氯化钠	38
5% 葡萄糖	0
8.5% 碳酸氢钠	50 mmol/ 50 ml 安瓿（1 mmol/ml）

患者中可以增加血清钠[24]。然而，它们的使用在严重的低钠血症中是有限的，因为大部分患者没有反应，并且过度矫正风险高[22]。另外，不推荐用于治疗低血容量性低钠血症或有神经系统症状的患者[25]。

高钠血症

引言

高钠血症定义为血清钠大于 145 mmol/L。潜在的病因是水分摄入不足。在具有完备口渴感觉的人群中，这种情况很少发生。在依赖他人进行水分摄入的人群中更为普遍。60 岁以上的患者风险较高，因为口渴和 ADH 释放的保护性反应在年龄较大时变得迟钝。大多数门诊患者高钠血症都是高龄，无论年龄如何，住院患者或精神状态出现改变的高钠血症患者存在风险[26]。

临床表现

高钠血症可出现无力、躁动、肌肉抽搐、反射亢进、共济失调、嗜睡、昏迷。与低钠血症类似，高钠血症的症状与钠升高的严重程度和速度相关。急性或严重高钠血症可出现脑萎缩可能导致血管破裂脑出血。慢性高钠血症，大脑随着时间而适应电解质的变化；因此，神经系统症状可能不那么明显。然而，这种自我适应可能导致治疗复杂化，快速纠正高钠血症可能出现脑水肿[26]。

评估

与低钠血症一样，对患者的容量状态评估有助于明确高钠血症的病因（见图 28-2）。

低容量性高钠血症患者水的丢失超过钠的丢失。类似于低血容量性低钠血症的相对低钠。水分丢失可能由于肾或肾外因素。肾丢失是由于高糖、甘露醇或阻塞状态造成渗透利尿。这种情况下，尿液稀释（尿渗透压 < 700 mOsm/kg）、尿钠丢失（尿 Na > 20 mmol/L）。肾外丢失可能是由于腹泻、鼻胃管引流、呕吐、第三间隙或烧伤患者皮肤丢失等；尿液浓缩（尿渗透压浓度大于 700 mOsm/kg）、尿钠偏低（< 10 mmol/L）。

正常容量高钠血症是水分丢失而不伴有显著的钠丢失。原因可能是尿崩症或肾外因素。

尿崩症是由于肾无法浓缩尿液（尿渗透压 < 700 mOsm/kg）而导致的，如果不及时补充足够的水分就会出现高钠血症。中枢性的尿崩症是由于颅脑损伤、手术、全身性及特发性疾病导致的 ADH 释

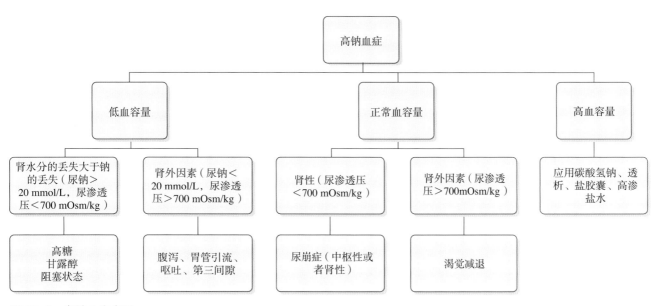

图 28-2 高钠血症病因

放减少。使用外源性 ADH 可使得尿液浓缩。然而在肾源性尿崩症中，集合小管对 ADH 有拮抗性，因此外源性 ADH 无效。这种情况多数与药物相关，最常见的是锂、膦甲酸和氯氮平。其他原因包括高钙血症、低钾血症、低蛋白饮食和输尿管阻塞再通[27]。

肾外原因包括渴感减退，伴有尿液浓缩（尿渗透压＞700 mOsm/kg）。

高容量性高钠血症是由过量的钠摄入引起。它常常是医源性的，可能是由于过量给予碳酸氢钠、透析、盐胶囊或高渗盐水导致过度纠正。

治疗

如果高钠血症患者由于低血容量病情不稳定，则应用正常生理盐水积极液体复苏使患者血流动力学稳定。稳定后液体应更换为 0.45% 盐水，纠正速度应该按稍后所描述的监测。虽然在快速纠正高钠血症时应警惕脑水肿，但容量状态纠正的重要性超过了它的副作用。此外，急性高钠血症的患者，代偿时间短，导致脑水肿的风险降低。应降低对存在神经功能缺失的高钠血症患者行头颅 CT 检查的阈值，因为这些患者可能因为脑血管的收缩和牵拉而继发脑出血。

与低钠血症一样，治疗稳定高钠血症患者将依赖于可疑病因和容量状态。正常血容量的患者可以使用低渗性盐水治疗；如果怀疑中枢性尿崩症，可使用加压素。高容量性高钠血患者需要袢利尿剂和水分替代。

稳定的高钠血症的患者应予以逐渐纠正以减少脑水肿的风险，目标速度 0.5 mmol/(L·h)，24 小时最大降低为 10 mmol/L。预期 1 L 液体钠的变化可以通过用于低钠血症的相同公式计算：

静脉应用 1L 液体 Na 的变化量

$$= \frac{\text{静脉液体含 Na 量（mmol/L）} - \text{血清钠含量（mmol/L）}}{\text{TBW}+1}$$

体内含水量（TBW）= 校正系数 × 体重（kg）

校正系数

男性	
非老年	0.6
老年	0.5
女性	
非老年	0.5
老年	0.45

总的水分丢失可以通过以下公式计算：

$$\text{水分丢失} = \text{计算的 TBW} \times \left(\frac{\text{血清 Na}}{140} - 1 \right)$$

常见静脉溶液的钠含量在表 28-2 中列出。前 24 小时补充水分丢失不超过一半的，其余部分在接下来的 2～3 天内纠正。这个公式不计算正在进行的无形丢失。如果在矫正低钠血症，这个预测计算可能不准确。因此，应该频繁地监测血钠。经常评估神经系统状况，若果出现急性变化可能表明脑水肿发展。

钾离子紊乱

钾离子紊乱是住院患者最常见的电解质紊乱[28]。急诊也同样常见[29]。钾离子主要分布在细胞内。相应，无法真正很快纠正血清钾水平，治疗钾离子紊乱需要持久努力。

正常成人体内所含钾总量平均为50~55 mmol/kg。其中98%存在于细胞内，约75%的细胞内钾存在于肌肉组织[29]。其余的2%是细胞外的，只有约0.4%钾可以在血浆中发现。血钾的浓度保持在3.5~5.0 mmol/L相对窄的范围内。细胞内钾浓度平均约为150 mmol/L。该悬殊的钾离子梯度是通过细胞膜钠钾ATP泵维持。细胞膜内外钾离子浓度梯度维持了静息电位。

细胞内外钾浓度比值的变化，$[K^+]_c/[K^+]_e$，反过来影响静息膜电位[30]。细胞膜的兴奋性被视为静息电位和阈电位之间的差值。如果$[K^+]_c/[K^+]_e$改变，静息电位和阈电位之间的差距增大，兴奋性降低。同样，如果随着$[K^+]_c/[K^+]_e$的变化减小了两者之间的差距，兴奋性增高。

低钾血症或高钾血症影响静息膜电位，相应，相比血清钾浓度，发生症状或并发症的程度更直接的与$[K^+]_c/[K^+]_e$相关。全身钾离子逐渐减少，细胞内外钾离子浓度成比例降低，对细胞膜兴奋性的影响小于血清钾的急性改变，在后者中细胞内钾离子无法达到平衡状态。因此，相比单纯钾离子的逐渐减少或累积，细胞内外钾离子转移的变化更容易引起临床症状。

低钾血症

低钾血症定义为血清钾浓度小于3.5 mmol/L。轻度低钾血症，血钾为3.0~3.5 mmol/L，通常健康的人具有良好的耐受性。涉及心脏病患者特别是心力衰竭即使轻度低钾血症也已被证明会增加发病率和死亡率[31-33]。更严重的低钾血症可能出现乏力、肌无力和便秘。在2.5 mmol/L以下，可能发生肌肉坏死；若低于2.0 mmol/L，可能发展为上行性麻痹，包括呼吸衰竭。虽然健康人通常不会导致心律失常，但潜在心血管疾病的人群中，低钾血症可诱发心律失常。众所周知低血钾可恶化地高辛所致的心律失常[33]。

低钾血症可由钾摄入不足、钾的排泄增加、细胞外钾向细胞内转移引起。有关低钾血症的潜在原因的列表，请参见表28-3。

典型的美国饮食中包含了过多的钾；因此，由于摄入减少而导致的低钾血症是罕见的。在贫穷饥饿地区，或在危重患者经常没有适当的饮食补充时，在几天之内，有可能引起低钾血症。故足够的补给是预防的关键。

血清钾水平降低可能是由全身消耗造成的。过多的钾丢失与摄入量不匹配。钾丢失通常发生在肾或消化道。应用利尿剂是肾丢失钾的最常见的原因。鼻胃管引流可通过消耗氯化物导致低钾血症。随之而来的低镁抑制远端肾小管对钾离子的重吸收。评估尿氯化物水平有助于区分造成肾丢失钾离子的原因：尿中氯化物（>25 mmol/L）表明低钾与镁缺乏有关或利尿剂应用相关，而氯化物降低（<15 mmol/L）与鼻胃管引流或碱中毒诱导的钾丢失有关。

腹泻引起胃肠道钾的丢失。大便的钾浓度约为75 mmol/L。过多的排便导致容量不足，可能迅速出现钾的丢失。

有些因素可以促进钾从细胞外进入细胞内，导致全身钾水平正常而血清钾水平低，包括低温、中毒、药物（如胰岛素和任何的拟交感神经药物）。深度低温也可能立即出现或者由于组织坏死导致的迟发性高钾血症。

许多药物引起低钾血症。在急诊或重症监护病房，β受体激动剂是最常见的原因，虽然在治疗剂量下的作用很小，通常导致血清钾降低小于0.5 mmol/L[34]。其他会导致低钾血症的药物包括袢

● 表 28-3　低钾血症的潜在病因

摄入不足	引起低钾的药物
钾向细胞内转移	拟交感神经
碱血症	袢和噻嗪类利尿剂
胰岛素	渗透性利尿剂
亚低温	碳酸酐酶抑制剂
β-肾上腺素激动	肾上腺皮质类固醇
钾丢失过多	氨基糖苷类
胃管引流/呕吐	两性霉素B
腹泻	阳离子交换树脂
利尿	
低镁血症	

和噻嗪类利尿剂、渗透利尿剂、碳酸酐酶抑制剂、肾上腺皮质类固醇、天然青霉素、氨基糖苷类和两性霉素 B[35]。低钾血症的潜在原因见表 28-3。

低钾血症患者的治疗

低钾血症患者的治疗应识别和纠正任何细胞内钾转移的原因。应测量镁含量，并在补钾之前纠正低镁血症，因为低镁血症将妨碍有效的钾离子补充。如果考虑存在真正的钾耗竭，应该确定潜在的原因，从全面检查患者的用药情况开始。如果这样做可以使持续的钾丢失减轻，则表明是由于患者基础疾病治疗过程中医源性钾镁耗竭所致。在这种情况下，应设法给予足够的钾进行补充，以防止低钾血症反复发作。补钾必须相对缓慢才能稳定细胞内和细胞外的钾离子平衡。钾的快速补充会引起血清钾浓度迅速上升，急剧增加 $[K^+]_c/[K^+]_e$。静脉补充钾常规使用氯化钾溶液速率不超过 20 mmol/h。在严重低钾的情况下高达 100 mmol/h，无不良影响[36]。由于钾离子对血管的刺激性，优先选用中心静脉输注。

口服补钾更适合正在进行补充而不是快速补充。口服优点是胃肠道的吸收率限制了血清钾的快速变化。可以口服氯化钾，或者在伴随低磷血症时，补充磷酸钾。

鉴于很难从血清钾水平估计体内总钾水平，计算钾离子的补充需要量很困难就不足为奇了。此外，血清钾离子浓度与全身钾离子不是线性关系。在尝试补充期间持续的钾丢失使计算总补充剂量需要更加困难。由于钾的细胞内分布较大，并且需要缓慢的补充，为了安全地使血清浓度正常化通常需要连续几天的补充，持续补充所需的最佳方式是反复监测血钾浓度，由于血清钾与全身钾的非线性关系特征，早期补充可能对血清浓度影响很小。当总体钾离子浓度接近正常，较小剂量的补充将对患者血清钾有显著影响。然而，作为一般规则，共计 175 mmol 的钾，多次给药，需要每 0.5 mmol/L 递减[37]。

高钾血症

血清钾水平可能由于其对心肌细胞膜的不稳定作用导致心律失常。高钾血症的潜在原因如表 28-4 所示。

高钾血症可能是由于无法排泄过量的钾，如肾功能衰竭，或由于细胞内的钾转移到细胞外。细胞内钾释放发生可以是细胞内外转移的结果，如前所述；也可以是由于细胞缺血坏死导致。由于肌肉细

胞中钾浓度过高，急性骨骼肌、肠道缺血会引起钾离子的大量释放。高钾血症的快速进展而继发的并发症被视为挤压伤综合征死亡的直接原因。除了肾功能衰竭外，高钾血症很少因摄入过多所致。如果钾补充过快，没有时间让细胞内外钾离子达到平衡状态，那么高钾血症的影响是一过性的。多种药物可引起高钾血症，包括阳离子交换树脂、柠檬酸、螺内酯/安体舒通、氨苯蝶啶、甲氧苄氨嘧啶、地高辛、血管紧张素转化酶抑制剂、血管紧张素受体阻滞剂、肝素和琥珀酰胆碱[35]。高钾血症的潜在病因见表 28-4。

高钾血症识别后应立即关注的潜在原因。稳定心肌细胞膜以防止心律失常发生。应获得 12 导联的 EKG，并检查有无细胞膜不稳定的表现。轻度高钾血症心电图 T 波高尖；中度高钾血症可导致 PR 间期延长，P 波振幅降低或消失，QRS 波增宽，以及传导阻滞；严重的高钾血症可出现正弦波型，心室颤动，最终心脏停搏[38]（参见图 28-3）。

如果高钾血症产生了心肌细胞膜不稳定的心电图表现，则应立即使用含钙盐溶液，因为钙有助于稳定心肌膜，同时积极使血清钾浓度正常化。钙通常可用于氯化钙和葡萄糖酸钙溶液。氯化钙只能通过大的中心静脉输注，因为它是极为高渗的。使用 10 ml 10%氯化钙或 30 ml 10%葡萄糖酸钙可在数分钟内发挥作用，但这些作用只能维持 30～60 分钟，需要在该期间内进行其他积极干预措施。

高钾血症的治疗可以分为通过诱导钾向细胞内

● 表 28-4　高钾血症的潜在病因

钾排泄减少	引起高钾的药物
肾功能衰竭	柠檬酸
Ⅳ型肾小管酸中毒	青霉素 G
醛固酮减少	螺内酯
钾离子向细胞外转移	氨苯蝶啶
酸血症	甲氧苄氨嘧啶
β- 肾上腺素阻断	β 受体阻断剂
高钾周期性麻痹	地高辛
药物继发	血管紧张素转化酶抑制剂
细胞完整性破坏	琥珀酰胆碱
溶血	肝素
缺血	
坏死	

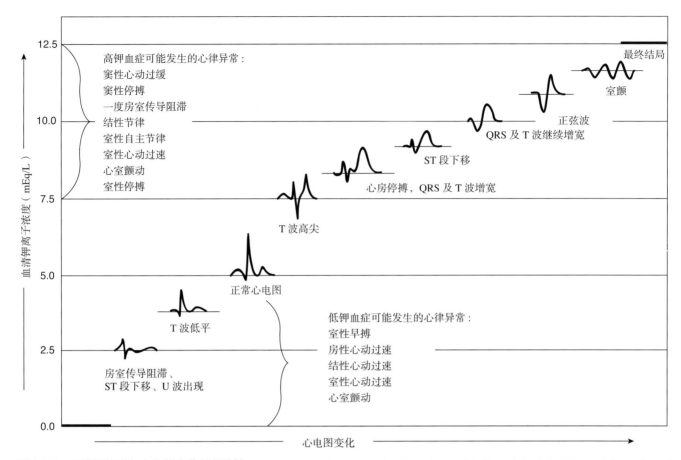

图 28-3 血清钾浓度与心电图变化的相关性。(Reproduced with permission from Stone CK, Humphries RL: *Current Diagnosis and Treatment: Emergency Medicine*, 6th edition. New York: McGraw-Hill, Inc; 2008.)

转移和降低全身钾离子浓度两种方式。如果怀疑高钾血症是由于钾的跨细胞转移而不是钾的过量导致，则前者可能更合适。

积极静脉输注等渗生理盐水溶液水化可以稀释血清钾，同时促进利尿、肾排钾。在缺血的情况下，积极的复苏将有助于通过恢复灌注来减少持续的钾释放。

碳酸氢钠诱导相对碱血症促使钾向细胞内转移。因为碳酸氢钠和钙盐溶液合用时会出现沉淀，一些学者主张正在进行钙盐给药时，则不使用碳酸氢钠。可以通过将单独的静脉通路给药和（或）在时间上间隔给药来使得碳酸氢钠和钙盐共同使用的风险最小化。

β 受体激动剂引起钾的细胞内转移。因为 β 受体激动剂本身具有致心律失常作用，因此在使用中需谨慎，特别是在高钾血症心电图变化的情况下。使用 β2 受体激动剂，尤其是沙丁胺醇可以急剧降低血清钾浓度。

胰岛素导致钾向细胞内转移。由于胰岛素对血糖的影响明显，因此通常需要联合使用含葡萄糖的溶液来预防低血糖。通常剂量为 10 U 胰岛素配伍一或两个 50% 葡萄糖水溶液安瓿（25 ~ 50 g D50）。

聚苯乙烯磺酸钠（SPS）是一种胃肠道结合树脂，能够将肠道内钾离子交换为钠离子，增加钾离子随粪便排出，它不会迅速起效，因为肠黏膜两侧的钾离子浓度达到平衡需要时间。通常在 4~6 小时内起效。SPS 的保留灌肠可以更快起效。在慢性肾功能衰竭患者中为了防止高钾血症更常用。急性高钾血症患者早期应用时，SPS 可能有助于防止其他急性干预的效果开始减弱后的反跳高钾血症。

利尿剂是低钾血症的常见原因；因此，它无疑是高钾血症的治疗手段。非保钾利尿剂，最常见的呋塞米，促进肾排钾。当使用利尿剂排出多余的钾时，输注等渗液体补充尿液的输出。

血液透析会明显降低血清钾水平以及纠正高钾血症诱导的代谢酸中毒，是治疗急性严重高钾血症的选择。清除率将取决于透析剂量的选择。血液透析后应密切监测电解质，因为反跳高钾血症可能发生，重复血液透析或持续的肾替代治疗是必要的。进行血液透析往往需要大量的时间，不排除早期使用其他可用的干预措施。

镁离子紊乱

镁是仅次于钾的第二大细胞内阳离子，它作为腺苷三磷酸（ATP）酶反应的辅因子，包括钠钾ATP泵维持细胞膜电位。镁也参与了钙转运至平滑肌细胞。

成人全身镁储存量约24 g。只有约1%位于细胞外，使全身镁的量从血清测量非常困难[39]。

低镁血症

低镁血症的影响

低镁血症没有特征性临床表现。低钾血症和（或）低钙血症表明可能存在低镁血症。低镁可能阻碍肾对钾离子的重吸收和甲状旁腺激素（parathyroid hormone，PTH）的分泌。

心律失常与低镁有关，由于镁是钠钾ATP酶中的辅因子。镁的丢失可以导致肌细胞的去极化并易于发生心律失常。低镁会恶化洋地黄的毒性，因为这两种药物对钠钾ATP酶都有作用[40]。特别指出的是，洋地黄患者常常也使用指定的利尿剂，低镁与尖端扭转型室速相关，并且镁是一线用药。

镁对平滑肌的作用使其作为严重哮喘的辅助治疗，但镁离子低至何种程度可能导致这种疾病恶化尚不清楚。

低镁血症的原因

如同钾一样，低镁血症可能是由于细胞内镁的转移或由于肾、胃肠道丢失过多。非保钾利尿剂，特别是袢利尿剂，阻碍镁的重吸收，导致肾丢失。胃肠道的丢失多源于腹泻，使镁离子随粪便排出。然而与钾不同，上消化道由于呕吐或引流很少导致显著失镁。药物原因引起的肾丢失，除利尿剂外还包括使用氨基糖苷类、两性霉素、喷他脒、顺铂、环孢素[35]。洋地黄，胰岛素和肾上腺素可以都引起镁的细胞内转移。除了丢失过多，在发达国家低镁血症由于摄入不足导致很少见。饮酒人群除外，此类人群由于进食/营养状况差导致镁缺乏可能会影响硫胺素（维生素B_1）的补充。因为镁是硫胺素转化成焦磷酸硫胺素代谢中的辅助因子[41]。镁缺乏的潜

表28-5 低镁血症的潜在病因	
胃肠道丢失	**引起低镁的药物**
腹泻	氨基糖苷类
肾丢失	两性霉素B
药物因素	顺铂
酗酒	环孢素
高钙血症	地高辛
	利尿剂
	羟基噻吩青霉素
	磷甲酸
	甲氨蝶呤

在原因见表28-5。

低镁血症的诊断

与钾离子相比，血清镁离子更难以衡量全身镁离子的储存。大多数镁是细胞内的或在骨骼内，细胞外的镁绝大多数是与蛋白结合的和惰性的。血清镁含量不区分离子镁和结合镁，而且与钙不同，大多数实验室不能常规测定镁离子[42]。

血清镁含量降低几乎均反映出镁离子缺乏且需要补充，但许多镁缺乏患者血清镁水平正常。在没有肾疾病或肾丢失镁离子的情况下，尿镁水平通常可能是一个有意义的指标。

鉴于易感因素下的临床怀疑可能是需要补充镁的唯一征象。长期使用利尿剂、难治性低钾血症或低钙血症、任何使用渗透性利尿及由于腹泻引起的胃肠道丢失的患者和进行硫胺素补充治疗的酗酒者无论其血清镁水平是否正常，均可根据临床情况补镁。

低镁血症的治疗

尽管由于不同的原因，镁的补充和钾一样，必须随着时间的推移而进行。一旦体内补充了镁，从细胞外向细胞内之间的转移是渐进的，感知到镁过量后，肾几乎在用药后立即开始排泄。因此，单剂量的镁可能对血清镁离子浓度仅产生30分钟的影响，除非随时间的推移逐渐达到稳态。口服镁剂在门诊患者中很有用，可以饮食补充，防止因利尿作用而产生的丢失，但这在急性发作时很难充分发挥作用。

50%硫酸镁（$MgSO_4$）的静脉溶液是最常用的试剂。此溶液包含4 mmol/ml镁元素。50% $MgSO_4$溶

液极为高渗（4000 mOsm/L），应在注射前与生理盐水以 5∶1 的比例稀释至 10%。

低镁血症患者应根据其消耗的严重程度不同而进行不同的治疗[42-43]。对于轻度无症状低镁血症，假定总镁缺乏量为 1～2 mmol/kg。因为在细胞内平衡之前，大约 50% 补充的镁将在尿液中丢失，所以补充两倍的预计丢失量。在接下来的 3～4 天内，在前 24 小时内每天补充 1 mmol/kg，然后每天补充 0.5 mmol/kg。如果胃肠功能正常，可以口服补镁。

对于中度低镁血症（＜1 mmol/L），在 250 ml 生理盐水中加入 6 g $MgSO_4$ 输注（时间大于 3 小时），然后在 250 ml 生理盐水中加入 5 g $MgSO_4$ 输注（时间大于 6 小时），在接下来的 5 天，每隔 12 小时加入 5 g $MgSO_4$。

对于严重的威胁生命的低镁血症或在尖端扭转室速、癫痫发作情况下，在 2～5 分钟内静脉注射 2 g $MgSO_4$，可以重复该剂量。在 250 ml 生理盐水中加入 5 g $MgSO_4$ 输注（时间大于 6 小时），然后接下来的 5 天，每隔 12 小时加入 5 g $MgSO_4$。

高镁血症

镁离子升高很少是由肾以外的问题导致，因为过量的镁大部分可以经过肾排出。一般在 4 mmol/L 左右的水平出现症状，约 5 mmol/L 水平出现一度房室传导阻滞，10 mmol/L 左右出现完全房室传导阻滞，13 mmol/L 左右出现心脏停搏[44]。除非正在进行镁的摄入，否则在肾功能衰竭的情况下，若不先出现临床显著的高钾血症，将难以达到临床有问题的高镁水平。血液透析是治疗恶性高镁血症的首选方法。可以使用钙盐（氯化钙或葡萄糖酸钙）来暂时避免由于过量的镁而导致的传导阻滞，同时进行血液透析。

钙的紊乱

钙是人体中最丰富的电解质，但其绝大多数（99%）存在于骨骼中。血清中钙的含量是根据常规的钙浓度来测量的，它部分存在于白蛋白或其他蛋白质中，部分是螯合钙，部分是游离钙。只有离子钙在代谢上是活跃的，并且在临床上是有意义的。遗憾的是，常规的实验室测量无法区分不同形式的血清钙。由于白蛋白浓度的变化以及钙与白蛋白结合程度的变化，直接影响到游离钙的比例，试图从钙的总体水平来估算游离钙水平是最困难的。已经提出了

一些基于血清白蛋白浓度来调整血清钙浓度的计算方法；但这在急性病患者中并不可靠[45]。唯一能有效获得活性离子钙浓度的方法是直接使用离子特异性探针测量钙离子。幸运的是，现在大多数实验室都可以定期对离子钙浓度进行实时测量。血清离子钙的正常值在 1.1～1.3 mmol/L（4.5～5.0 mg/dl）。

低钙血症

低钙血症的影响

低钙血症会增加肌肉组织的兴奋性，导致心脏兴奋和肌肉抽搐（在文献中已被证明，如 Chvostek 征和 Trousseau 征）。由于钙在肌动蛋白/肌球蛋白链相互作用的影响，低钙血症也会减弱肌肉收缩的强度。其结果是进行性的抽搐，最终导致手足搐搦和腱反射亢进。可能出现喉肌痉挛，造成气道紧急情况。心血管效应包括增强兴奋性和降低心肌功能。

低钙血症的原因

低血钙症常见于急性病患者。尽管甲状旁腺功能紊乱是门诊患者最常见的低钙血症原因，很少是危重患者的罪魁祸首。低血钙症往往是多因素的。低钙血症的潜在原因有关列表，请参见表 28-6。

可引起低钙血症的药物包括氟化物中毒、双膦酸盐、降钙素、两性霉素 B、西咪替丁、乙醇、膦甲酸、柠檬酸盐、白蛋白、肝素、苯妥英、利福平、氨基糖苷类、袢利尿剂、异烟肼和硫尿嘧啶[35]。

低镁血症也可以阻碍骨化三醇的产生及使靶器官对骨化三醇的反应迟钝。因此存在低镁及难治性低钙血症的情况下建议补充镁离子。在肾功能衰竭时高磷血症可导致钙离子螯合。大量输入含有柠檬酸盐（用作储存的抗凝剂）的库存血时也会发生钙离子的螯合，降低钙离子含量。因此，在进行大规模输血，特别是出现顽固性低血压时，必须监测和补充钙离子[46]。

脓毒症和全身炎症反应综合征（SIRS）与低钙血症相关，可能是由于减少甲状旁腺激素（PTH）和骨化三醇的产生[47]。在脓毒症中，如果患者没有症状，则补充钙离子没有临床效果。并不清楚脓毒症相关低钙血症是保护性的还是有害的。

低钙血症治疗

低钙血症治疗包括两个方面：①鉴别并治疗引起低钙血症的潜在病因；②症状明显或严重低钙血

表 28-6 低钙血症的潜在病因

非药物诱导	药物诱导	
甲状旁腺功能减退	氟中毒	苯巴比妥
维生素 D 缺乏	磷酸盐	肝素
慢性肾功能衰竭	降钙素	化疗药物
胰腺炎	两性霉素 B	袢利尿剂
柠檬酸过多	西咪替丁	异烟肼
溶瘤综合征	苯妥英钠	
高磷血症	酮康唑	
低镁血症	去氧苯巴比妥	
脓毒症 / 全身炎性反应综合征	氨基糖苷类	

症（小于 0.8 mmol/L）。只有存在症状或接近极低水平的情况下才需要紧急恢复钙离子水平。之前的研究表明无症状性低钙血症，血钙在 0.65 mmol/L 水平以上并没有太大益处[48]。然而最近的一项研究表明，只有在患者血钙低于 0.8 mmol/L 时才会增加不良后果的发生率[49]。在组织缺氧的情况下，钙的补充并没有益处，会加重细胞的损伤[50]。钙溶液的快速注入会引起心动过缓、低血压和血管舒张。静脉补钙应使用葡萄糖酸钙或氯化钙进行。葡萄糖酸钙和氯化钙均是 10 ml/ 瓶，分别含有 100 mg 各自的化合物。然而，氯化钙含有钙元素含量是葡萄糖酸钙的 3 倍（27 mg/ml vs. 9 mg/ml）。氯化钙比葡萄糖酸钙更高渗（2000 mOsm/L vs. 680 mOsm/L），因此只能通过中心静脉输注。两种溶液应在给药前用生理盐水或 5% 葡萄糖稀释。随着静脉用药，钙离子会在细胞内外达到平衡；除非后续继续补充，否则输液后立即出现的效果会在 30 分钟内逐渐减弱[48]。输入 200 mg 钙元素（相当于约 8 ml 的 10% 氯化钙或 22 ml 的 10% 葡萄糖酸钙）钙离子增加 0.1 mmol/L。

高钙血症

高钙血症，被定义为钙离子增加大于 2.6 mmol/L，在危重患者中是罕见的。急诊患者中高钙血症的最常见原因，如同门诊患者一样，是原发性甲状旁腺功能亢进，可以通过 PTH 水平诊断。危重症患者，高钙血症最常见与恶性肿瘤相关，也可见于其他引起骨吸收增加的疾病如结节病等。某些药物可引起高钙血症，包括噻嗪类利尿剂、锂和补充维生素 D 或 A[35]。

高血钙的影响

轻度高钙血症通常无症状。胃肠道由于平滑肌松弛，会出现以下症状包括肠梗阻、便秘、恶心和呕吐。患者经常嗜睡，由于多尿而引起的脱水，甚至昏迷。心脏的功能包括 QT 间期缩短、T 波增宽和一度房室传导阻滞。血清钙水平和症状的严重程度无明显相关性[51]。

高钙血症的治疗

如果患者存在临床症状或者血钙水平大于 3.5 mmol/L，静脉液体水化和稀释促进肾排泄钙离子[52]。疑似恶性肿瘤，使用鲑鱼降钙素或双膦酸盐可能是效的。氢化可的松对多发性骨髓瘤可能有效[53]。

磷代谢紊乱

磷（PO_4）主要存在于骨中，并且是游离的在细胞内。所有与 ATP 相关的细胞活动中 PO_4 是至关重要的，如糖酵解和高能磷酸键形成。正常血清水平的 PO_4 为 2.5 ~ 5.0 mg/dl 或 0.8 ~ 1.6 mmol/L。

低磷血症

低磷血症可能是细胞内 PO_4 转移、PO_4 排出过多或 PO_4 摄入量的不足的结果。

低磷血症的影响

除非出现严重的低磷血症，否则通常没有临床症状。低磷血症的影响几乎均与细胞能量相关。包括心衰患者心输出量的减少，骨骼肌肌力下降，由于呼吸肌无力脱机困难[54-55]。许多与急诊相关的文献指出，心脏停搏、心力衰竭、脑血管病与低磷血症密切相关。在 DKA 中，大剂量应用胰岛素与细胞内磷的转移相关[56-58]。

低磷血症的原因

葡萄糖进入细胞内是伴随磷协同转运的主动运输。因此，营养不良的患者和积极应用胰岛素控制血糖的患者可能随着葡萄糖的转移而发生磷的转移。任何时候对患者的初始营养支持需要逐渐增加热量，并且时常监测磷的水平。

碱中毒可引起 PO_4 向细胞内转移。可能是因为随着细胞 pH 值的增加而糖酵解增加，这一影响在呼吸性碱中毒中比代谢性碱中毒更明显，导致 COPD 患者低磷血症发生率的增加[59]。

使用 β 受体拟交感神经药物与 PO_4 一过性细胞内移位相关，虽然具体临床机制尚不清楚[60]。在脓毒症或者 SIRS 中，同样可以看到因为交感神经紧张而导致低磷血症。

使用抗酸化合物，如硫糖铝或氢氧化铝，可以结合上消化道的磷酸盐并阻碍其吸收。

可能引起低磷血症的其他药物包括糖皮质激素、胰岛素、过量的对乙酰氨基酚、过量的阿司匹林和过量的茶碱[35]。

渗透性利尿无论是由于高血糖或渗透利尿剂的使用可以阻碍肾的再吸收，并导致尿液排出磷酸盐。

有关低磷血症的潜在原因，请参见表 28-7。

低磷血症治疗

PO_4 可以用任何形式磷酸钠盐或磷酸钾盐静脉补充。患者血清 PO_4 小于 2.0 mg/dl 时应在 100 ml 氯化钠中放 15 mmol 的磷酸钠，输注超过 2 小时。如果伴有低钾血症存在，可以以相同的剂量的磷酸钾盐代替。如果 6 小时后的血清 PO_4 仍小于 2 mg/dl，重复相同剂量，在 24 小时内最多可使用 45 mmol PO_4[61]。如果没有中心静脉通路，上述剂量应该在 250 ml 的生理盐水中稀释，以防止静脉注射高渗溶液出现并发症。口服 PO_4 溶液，如磷酸钾或磷酸钠，不能满足严重的低磷血症（<1.0 mg/dl）的大剂量的 PO_4 的补充。因为它们容易导致腹泻，但待静脉补充完成时或者轻度的低磷血症可以通过口服补充来维持 PO_4 水平[62]。在急诊，轻到中度的低磷血症可能通过补充 2~3 g 的磷酸钠或者磷酸钾来实现。其制剂单剂量包含 8 mmol PO_4。70kg 的成人每日 PO_4 摄入量要求口服不超过 1200 mg（38 mmol），静脉约 800 mg（25 mmol）。

高磷血症

高磷血症是由于肾功能衰竭而发生的广泛的细胞坏死，如缺血/再灌注、横纹肌溶解或溶瘤综合征。主要的问题是形成磷酸钙的不溶性物和随后发生的低钙血症。治疗主要是静脉水化，通过胃肠道形成磷酸的复合物，如硫糖铝、含铝的抗酸剂或醋酸钙。血液透析一般不是必要的，但它可以用来清除肾衰患者体内过量的磷[55]。

（田 慈 译）

表 28-7 低磷血症的潜在病因

体内重新分配	引起低磷的药物
再喂养综合征	抑酸药
呼吸性碱中毒	硫糖铝
脓毒症 /SIRS	磷酸盐结合剂
肠道吸收减少	阿司匹林（过量）
摄入不足	儿茶酚胺
慢性腹泻	对乙酰氨基酚（过量）
肾排泄增加	糖皮质激素
高血糖	利尿剂
渗透性利尿	茶碱（过量）

参考文献

1. Lin M, Liu SJ, Lim IT. Disorders of water imbalance. *Emerg Med Clin North Am.* 2005; 23(3):749–770, ix.
2. Verbalis JG, Goldsmith SR, Greenberg A, et al. Diagnosis, evaluation, and treatment of hyponatremia: expert panel recommendations. *Am J Med.* 2013; 126(10 Suppl 1):S1–S42.
3. Sajadieh A, Binici Z, Maridsen MK, Nielsen OW, Hansen JF, Haugaard SB. Mild hyponatremia carries a poor prognosis in community subjects. *Am J Med.* 2009; 122(7):679–686.
4. Palmer BF, Gates JR, Lader M. Causes and management of hyponatremia. *Ann Pharmacother.* 2003; 37(11):1694–1702.
5. Lien YH, Shapiro JI. Hyponatremia: clinical diagnosis and management. *Am J Med.* 2007; 120(8):653–658.
6. Biswas M, Davies JS. Hyponatremia in clinical practice. *Postgrad Med J.* 2007; 83(980):373–378.
7. Verbalis JG, Goldsmith SR, Greenberg A, Schrier RW, Sterns RH. Hyponatremia treatment guidelines 2007: expert panel recommenda-

tions. *Am J Med*. 2007; 120(11 Suppl 1):S1–S21.

8. Reynolds RM, Padfield PL, Seckl JR. Disorders of sodium balance. *BMJ*. 2006; 332(7543):702–705.

9. Hillier TA, Abbott RD, Barrett EJ. Hyponatremia: evaluating the correction factor for hyperglycemia. *Am J Med*. 1999; 106(4):399–403.

10. Hahn RG. Fluid absorption in endoscopic surgery. *Br J Anaesth*. 2006; 96(1):8–20.

11. McGee S, Abernathy WB III, Simel DL. The rational clinical examination. Is this patient hypovolemic? *JAMA*. 1999; 281(11):1022–1029.

12. Lee C, Guo H, Chen J. Hyponatremia in the emergency department. *Am J Emerg Med*. 2000; 18(3):264–268.

13. Rodenburg EM, Hoorn EJ, Ruiter R, et al. Thiazide-associated hyponatremia: a population based study. *Am J Kidney Dis*. 2013; 62(1);67–72.

14. Rahman M, Friedman WA. Hyponatremia in neurosurgical patients: clinical guidelines development. *Neurosurgery*. 2009; 65(5):925–935; discussion 935–936.

15. Ellison DH, Berl T. Clinical practice. The syndrome of inappropriate antidiuresis. *N Engl J Med*. 2007; 356(20):2064–2072.

16. Hew-Butler T, Ayus JC, Kipps C, et al. Statement of the Second International Exercise-Associated Hyponatremia Consensus Development Conference, New Zealand, 2007. *Clin J Sport Med*. 2008; 18(2):111–121.

17. Hamaguchi S, Kinugawa S, Tsuchihashi-Makaya M, et al. Hyponatremia is an independent predictor of adverse clinical outcomes in hospitalized patients due to worsening heart failure. *J Cardiol*. 2014; 63(3):182–188.

18. Kim WR, Biggins SW, Kremers WK, et al. Hyponatremia and mortality among patients on the liver-transplant waiting list. *N Engl J Med*. 2008; 359(10):1018–1026.

19. Olsson K, Öhlin B, Melander O. Epidemiology and characteristics of hyponatremia in the emergency department. *Eur J Int Med*. 2013; 24(2):110–116.

20. Verbalis JG, Goldsmith SR, Greenberg A, et al. Diagnosis, evaluation, and treatment of hyponatremia: expert panel recommendations. *Am J Med*. 2013; 126(10 Suppl 1):S1–S42.

21. Tzamaloukas AH, Malhotra D, Rosen BH, Raj DS, Murata GH, Shapiro JI. Principles of management of severe hyponatremia. *J Am Heart Assoc*. 2013; 2(1):e005199.

22. Sterns RH, Hix JK, Silver SM. Management of hyponatremia in the ICU. *Chest*. 2013; 144(2):672–679.

23. Nguyen MK, Kurtz I. Analysis of current formulas used for treatment of the dysnatremias. *Clin Exp Nephrol*. 2004; 8(1):12–16.

24. Annane D, Decaux G, Smith N; Conivaptan Study Group. Efficacy and safety of oral conivaptan, a vasopressin-receptor antagonist, evaluated in a randomized, controlled trial in patients with euvolemic or hypervolemic hyponatremia. *Am J Med Sci*. 2009; 337(1):28–36.

25. Lehrich RW, Ortiz-Melo DI, Patel MB, Greenberg A. Role of vaptans in the management of hyponatremia. *Am J Kidney Dis*. 2013; 62(2):364–376.

26. Adrogué HJ, Madias NE. Hypernatremia. *N Engl J Med*. 2000; 342(20):1493–1499.

27. Sands JM, Bichet DG; American College of Physicians; American Physiological Society. Nephrogenic diabetes insipidus. *Ann Int Med*. 2006; 144(3):186–194.

28. Acker CG, Johnson JP, Palevsky PM, Greenberg A. Hyperkalemia in hospitalized patients: cause, adequacy of treatment, and results of an attempt to improve physician compliance with published therapy guidelines. *Arch Intern Med*. 1998; 158(8):917–924.

29. Schaefer TJ, Wolford RW. Disorders of potassium. *Emerg Med Clin North Am*. 2005; 23(3):723–747, viii–ix.

30. Rose DB, Post TW. Introduction to disorders of potassium balance. In: *Clinical Physiology of Acid–Base and Electrolyte Disorders*. 5th ed. New York, NY: McGraw-Hill; 2001:822.

31. Gennari FJ. Hypokalemia. *N Engl J Med*. 1998; 339(7):451–458.

32. Bowling CB, Pitt B, Ahmed MI, et al. Hypokalemia and outcomes in patients with chronic heart failure and chronic kidney disease: findings from propensity matches studies. *Circ Heart Fail*. 2010; 3(2):253–260.

33. Kjeldsen K. Hypokalemia and sudden cardiac death. *Exp Clin Cardiol*. 2010; 15(4):e96–e99.

34. Allon M, Copkney C. Albuterol and insulin for treatment of hyperkalemia in hemodialysis patients. *Kidney Int*. 1990; 38(5):869–872.

35. Buckley MS, LeBlanc JM, Cawley MJ. Electrolyte disturbances associated with commonly prescribed medications in the intensive care unit. *Crit Care Med*. 2010; 38(6 Suppl):S253–S264.

36. Kim GH, Han JS. Therapeutic approach to hypokalemia. *Nephron*. 2002; 92(Suppl 1):28–32.

37. Marino PL. *Potassium. The ICU Book*. 3rd ed. Philadelphia, PA: Lippincott Williams & Wilkins; 2007.

38. Diercks DB, Shumaik GM, Harrigan RA, Brady WJ, Chan TC. Electrocardiographic manifestations: electrolyte abnormalities. *J Emerg Med*. 2004; 27:153–160.

39. Elin RJ. Assessment of magnesium status. *Clin Chem*. 1987; 33:1965–1970.

40. Cohen L, Kitzes R. Magnesium sulfate and digitalis-toxic arrhythmias. *JAMA*. 1983; 249(20):2808–2810.

41. Dyckner T, Ek B, Nyhlin H, Wester PO. Aggravation of thiamine deficiency by magnesium depletion: A case report. *Acta Med Scand*. 1985; 218(1):129–131.

42. Mareno P. *Magnesium. The ICU Book*. 3rd ed. Philadelphia, PA: Lippincott Williams & Wilkins; 2007:611.

43. Oster JR, Epstein M. Management of magnesium depletion. *Am J Nephrol*. 1988; 8(5):349–354.

44. Van Hook JW. Hypermagnesemia. Endocrine crises. *Crit Care Clin*. 1991; 7(1):215–223.

45. Slomp J, van der Voort PH, Gerritsen RT, Berk JA, Bakker AJ. Albumin-adjusted calcium is not suitable for diagnosis of hyper- and hypocalcemia in the critically ill. *Crit Care Med*. 2003; 31(5):1389–393.

46. Lier H, Böttiger BW, Hinkelbein J, Krep H, Bernhard M. Coagulation management in multiple trauma: a systematic review. *Intensive Care Med*. 2011;37(4):572–582.

47. Jankowski S, Vincent JL. Calcium administration for cardiovascular support in critically ill patients: when is it indicated? *J Intensive Care Med*. 1995; 10(2):91–100.

48. Zaloge GP. Hypocalcemia in critically ill patients. *Crit Care Med*. 1992; 20(2):251–262.

49. Egi M1, Kim I, Nichol A, et al. Ionized calcium concentration and outcome in critical illness. *Crit Care Med*. 2011; 39(2):314–321.

50. Vincent J-L, Bredas P, Jankowski S, Kahn RJ. Correction of hypocalcaemia in the critically ill: what is the haemodynamic benefit? *Intensive Care Med*. 1995; 21(10):838–841.

51. Kacprowicz RF, Lloyd JD. Electrolyte complications of malignancy. *Emerg Med Clin North Am*. 2009; 27(2):257–269.

52. Forster J, Querusio L, Burchard KW, Gann DS. Hypercalcemia in critically ill surgical patients. *Ann Surg*. 1985; 202(4):512–528.

53. Stewart AF. Clinical practice. Hypercalcemia associated with cancer. *N Engl J Med*. 2005; 352(4):373–379.

54. Aubier M, Murciano D, Lecocguic Y, et al. Effect of hypophosphatemia on diaphragmatic contractility in patients with acute respiratory failure. *N Engl J Med*. 1985; 313(7):420–424.

55. Knochel JP. The pathophysiology and clinical characteristics of severe hypophosphatemia. *Arch Intern Med*. 1977; 137(2):203–220.

56. Osuka A, Matsuoka T, Idoguchi K. Is this the worst outcome of metabolic syndrome? Hypophosphatemia and resulting cardiac arrest during the treatment of diabetic ketoacidosis with hypertriglyceridemia. *Intern Med*. 2009; 48(16):1391–1395.

57. Mégarbane B, Guerrier G, Blancher A, Meas T, Guillausseau PJ, Baud FJ. A possible hypophosphatemia-induced, life threatening encephalopathy in diabetic ketoacidosis: a case report. *Am J Med Sci*. 2007;

333(6):384–386.

58. Bohannon NJ. Large phosphate shifts with treatment for hyperglycemia. *Arch Intern Med.* 1989; 149(6):1423–1425.

59. Shiber JR, Mattu A. Serum phosphate abnormalities in the emergency department. *J Emerg Med.* 2002; 23(4):395–400.

60. Bodenhamer J, Bergstrom R, Brown D, Gabow P, Marx JA, Lowenstein SR. Frequently nebulized beta-agonists for asthma: effects on serum electrolytes. *Ann Emerg Med.* 1992; 21(11):1337–1342.

61. Rosen GH, Boullata JI, O'Rangers EA, Enow NB, Shin B. Intravenous phosphate repletion regimen for critically ill patients with moderate hypophosphatemia. *Crit Care Med.* 1995; 23(7):1204–1210.

62. Miller DW, Slovis CM. Hypophosphatemia in the emergency department therapeutics. *Am J Emerg Med.* 2000; 18(4):457–461.

63. Rutecki GW, Whittier FC. Life-threatening phosphate imbalance: when to suspect, how to treat. *J Crit Illness.* 1997; 12:699.

第29章 急性肾损伤

Kimberly A. Boswell • Jay A. Menaker

简介

急性肾损伤（acute kidney injury，AKI），也称急性肾衰竭（acute renal failure，ARF），通常根据急剧下降的肾小球滤过率（glomerular filtration rate，GFR）进行分类，其最终会导致机体水、电解质和毒素代谢失衡。该病病因众多，本章节主要讲述一些急诊科医师常见且适用的病因。每一种疾病病因还分为以下三类，即肾前性、肾实质性及肾后性。每种病因因人而异，住院患者多存在肾实质性疾病，如脓毒症、缺血及应用肾毒性药物等导致急性肾小管坏死[1]；而急诊患者除了肾实质性疾病如肾炎及肾病之外，更多见肾前性和肾后性因素。

AKI既与危重患者病死率相关，又对不同病因的患者住院天数、长期疾病状态和死亡风险等有重要影响。

定义

AKI以往称为急性肾衰竭，具有多种不同定义标准。在2004年，急性透析质量组（Acute Dialysis Quality Initiative，ADQI）成员Bellomo等人提出了一种AKI的简单定义，它可以通过数据评估来管理AKI补液及设定最终治疗目标。通过这种评估最终产生了目前广泛应用的急性肾损伤分级系统——RIFLE标准[2]（图29-1）。根据GFR和尿量的不同，

每个首字母缩写分别代表不同的肾损伤严重程度。目前急性肾衰竭多用来特指AKI的最严重程度，这时通常需要肾替代治疗。自制订以来，RIFLE标准多用于重症监护室管理，并与疾病预后相关[3-5]。目前该标准已经过多家组织机构修订、改正，包括急性肾损伤网络工作组（AKIN）、改善全球肾病预后组织（KDIGO）等。不过，目前仅有小部分内容更改，大部分仍沿用原标准，最终仍依据血清肌酐值及尿量作为判断标准[6-7]。

监测GFR和血、肌酐水平是评估肾功能变化的可靠方法。然而，由于急诊患者血肌酐值基础水平各不相同，故监测尿量便成为诊断肾功能不全的可靠办法，任何个体均可以计算尿量，因此尿量监测便成为一种最简便的办法。

病因学

尽管描述肾功能不全的词语有所改变，但我们评估肾损害的病因学方法仍保持不变。通常肾功能不全分为肾前性、肾实质性及肾后性等因素。

肾前性因素

肾前性肾损伤通常是由于各种原因导致的有效循环血容量减少，即低血容量导致的，这些原因有脱水、出血、收缩性心力衰竭或肝衰竭等，最终导致肾血流量减少，这些因素通常可以被及时发现和

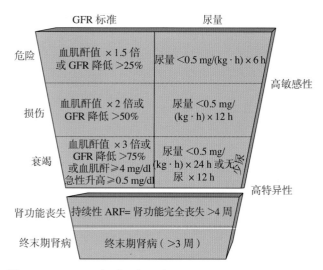

图 29-1　RIFLE标准。（Reproduced with permission from Acute Dialysis Quality Initiative [ADQI], http://www.adqi.net.）

迅速纠正，因此肾损伤多可以完全恢复。

由脱水或低血容量导致的肾前性肾损伤可通过补充晶体液增加血容量来评估和治疗，呕吐和腹泻是常见的导致急诊患者低血容量的原因。出血相关的肾前性肾损伤应该补充适当比例的血制品，这样既可以增加血管容量，同时也有助于止血。

心衰或肝衰的患者通常机体液体负荷过重，但由于其本身疾病的潜在发展导致心脏前向血流，或称心输出量下降。在这里将讨论其相应的治疗策略及治疗目标。

心肾综合征

心肾综合征（cardiorenal syndrome，CRS）见于收缩性心力衰竭患者，也会导致GFR下降，具体机制将在下文中讲述。根据症状缓急或是否存在其他诱发因素（如糖尿病或脓毒症）而被分成多种类型[8]（表29-1）。心衰患者中GFR下降会导致预后不良及死亡率增加，所以对于诊断和治疗非常关键。

尽管具体机制尚未完全明确，但目前通常认为在失代偿心衰中肾损伤的机制是多因素的。在一项ESCAPE研究的亚组分析中，Nohria利用心指数作为评估肾功能恶化程度的指标，发现心指数降低对于预测肾功能不全并没有明显影响，而GFR是评估肾灌注较好的指标，对于诊断CRS有很大帮助[9]。

在心衰患者中，目前已知多种机制可能导致GFR下降，比如肾灌注减少、肾静脉压力增高或者右心衰竭等。正如之前讲过的，在失代偿心衰中存在液体负荷过重情况，结果导致机体静脉压增

表 29-1　心肾综合征分类

1 型	急性病程，由急性心力衰竭导致急性肾损害
2 型	慢性病程，由慢性心力衰竭导致慢性肾病
3 型	由于急性肾功能恶化如肾缺血或肾小球肾炎，导致急性心功能失代偿甚至心衰
4 型	由慢性肾病导致心脏疾病（如心衰、心律失常或冠状动脉性心脏病）
5 型	由系统性疾病引起心脏和肾功能不全

数据来自Ronco C, Haapio M, House A, et al. Cardiorenal Syndrome, *J Am Coll Cardiol*. 2008 Nov 4; 52(19):1527–1539

高，右心功能下降导致左心室前负荷降低，最终导致心输出量下降；肾静脉压增高多见于中心静脉压（CVP）升高时，尽管因肾静脉压下降导致GFR降低的机制尚未阐明，但很多研究均发现CVP和GFR存在负相关[10-12]。

CRS患者的治疗目标应以增加心功能为目的，因为心功能增加可适当改善GFR。因此，当临床上患者出现液体负荷过重如颈静脉怒张或外周明显水肿的表现时，应该合理使用利尿剂。2013年美国心脏协会依据其心衰指南指出，CRS患者应持续应用利尿剂，直至液体负荷表现消失，如果患者出现轻中度低血压表现而无明显不适症状时也应继续应用[13]。许多研究指出尽管体内液体减少可能增加肾功能不全，但在CRS患者中可以改善预后，尤其是对改善死亡率有帮助[14-15]。

肝肾综合征

肝肾综合征（hepatorenal syndrome，HRS）预后极差，通常见于因暴发性酒精性肝炎、肝硬化或慢性肝病等疾病导致的继发性门脉高压患者，也可见于各种原因导致的肝功能衰竭患者。HRS是一种排除性诊断，患者必须具备特定的标准才能诊断。应该仔细评估并排除其他可能导致急性肾损伤的原因，尤其是当导致肾衰竭的原因出现在HRS之前时。这些标准包括肝病合并门脉高压、少尿、血肌酐值增高、尿蛋白（500 mg/d）、尿钠浓度<10 mmol/L及尿沉渣正常等情况（表29-2）。HRS通常都存在一些急性诱因，比如消化道出血、细菌感染等。自发性细菌性腹膜炎也被认为是重要的诱发因素。

HRS分两型，1型起病急骤，病情相对危重，2型症状缓慢进展，表现为血肌酐升高，多与利尿剂不敏感的难治性腹水相关。慢性肝病患者即使血肌酐值正常，但仍有可能出现GFR下降，这主要与患

表 29-2　肝肾综合征临床表现
少尿
尿沉渣正常
尿蛋白微量
尿钠浓度低（<10 mmol/L）
血肌酐值升高

者的基础情况，如蛋白摄入量下降、机体肌肉含量下降等有关[16-17]。

根据病因不同，HRS 治疗也不同。急性失代偿性肝功能衰竭时，如果是急性酒精性肝炎应及时戒酒，急性暴发性病毒性感染应及时给予抗病毒药物治疗。初始治疗目标包括使用血管收缩剂增加平均动脉压，入住 ICU 的患者可应用去甲肾上腺素或血管加压素，非 ICU 患者可选择米多君或奥曲肽，并适当补充白蛋白扩容、补充血容量。有时，在病因治疗的同时进行连续性肾替代治疗（CRRT），对于肾功能的恢复也具有很大帮助。对于药物治疗不敏感的患者，也可尝试经颈静脉肝内门体静脉分流术（TIPS），通常 TIPS 技术仅在其他办法无效时最后选择尝试，因为其存在一系列并发症，并且需要注射造影剂，而很多患者因为疾病晚期状态差而无法耐受。另外，还有一种办法是肝移植。唯一可能纠正肾损伤的办法是通过治疗肝原发病或者肝移植来改善肝功能。

肾实质性病变

肾实质性病变病因复杂，需要详细评估。肾实质病变包括肾间质、肾小球和肾小管疾病。在危重患者和住院患者急性肾损伤的最常见原因是急性肾小管坏死。尿蛋白尽管不能准确诊断肾小球疾病，但对于鉴别诊断具有很大帮助。

肾小球疾病

判断 AKI 是否是由肾小球疾病（如急性肾小球肾炎）引起，可以通过尿液化验来首先区分其是否为肾病或肾炎，每一种类型都有许多病因，通常不同病因之间可存在交叉。肾病综合征特点为大量蛋白尿（>3.5 g/d）、尿管型、沉渣减少，而并无肾组织学改变；肾炎表现为多种管型，如红细胞、白细胞和颗粒管型等，同时尿沉渣增多，而蛋白尿的多少存在变异（表 29-3）。对于肾小球疾病的病因推

断主要依靠全面的实验室检查，且通常需要肾穿刺活检，这一操作多在住院情况下进行，而非在急诊室中。

药物因素

非甾体类消炎药（NSAID）或血管紧张素转化酶抑制剂（ACEI）是两种常应用的药物，也会导致假性肾前性因素，其机制是通过改变肾自身调节机制来降低小动脉血流速，从而降低 GFR。应用 NSAID 也会导致血钠排泄降低。在本身具有肾损伤和血容量不足的患者中应用以上具有肾损伤副作用的药物时风险更高。

药物相关性 AKI 最简单的治疗就是停药，在不需要其他任何干预下肾功能可在接下来的数天至数周内恢复。NSAID 或 ACEI 相关的 AKI 很少需要住院治疗。

造影剂相关肾病

目前造影剂相关肾病（contrast-induced nephropathy，CIN）越来越受到重视，它是指患者在静脉注射造影剂 48~72 小时之后出现的肾功能下降，表现为血 Cr 比基础值升高 25%，或绝对值增加 0.5 mg/dl。大多数就诊于急诊的 AKI 患者行影像学检查时多不再会被静脉注射造影剂，但急诊药师应该掌握造影剂相关的风险。导致患者造影剂肾病的危险因素包括高龄、慢性肾病史、高血压或糖尿病史、肾移植史以及低血压或全身低灌注等。多次或大剂量应用造影剂也会导致 CIN 风险增加。通常 CIN 都是暂时的，一般持续 7~14 天，但在某些患者中，可能需要血液透析治疗，尤其是有糖尿病和既往存在肾功能不全的患者，其风险将会增加。没有相关危险因素的患者需要血液透析的风险很小，低于 1%。而有糖尿病或慢性肾病的患者其风险增加至 12%[20]。

表 29-3　肾病和肾炎	
肾病	肾炎
• 大量尿蛋白（>3.5g/d）	• 尿蛋白变异
• 尿管型少	• 常见红细胞、白细胞管型
• 尿沉渣少	• 组织学多有炎性改变表现
• 水肿	
• 高脂血症	

脓毒症

脓毒症是危重患者出现 AKI 的常见原因[21]。关于脓毒症导致肾损伤的机制有很多，但迄今仍未完全阐明。由于 AKI 是脓毒症患者死亡的独立预测因子，因此应该加以重视。

具有脓毒症表现的患者通常都表现出低血压和低灌注。因此，不难理解低灌注导致缺血性 ATN 并导致 AKI。另外还有其他阐述脓毒症相关 AKI 机制的理论。脓毒症时内炎症因子释放内毒素，导致内皮损伤和肾血管收缩（包括微血管和大血管），均会使肾功能恶化。

肾后性因素

通常导致 AKI 的肾后性因素多是由梗阻造成的，跟肾前性因素一样，多可以很快解除。社区肾后性 AKI 主要是尿路梗阻。导致梗阻性肾病最常见的原因是前列腺疾病（前列腺增生或肿瘤）。只有双侧输尿管梗阻才会导致 GFR 改变，因此一侧肾梗阻通常并不会导致肾功能损害。梗阻性肾后性 AKI，需要考虑到所有肾内和肾外性因素。肾内性因素例如以下，多发性骨髓瘤产生管型，造成肾小管阻塞，乙二醇大量摄入导致尿晶体形成，以及溶瘤综合征等。大多数社区的患者是因为肾外性因素导致梗阻，如前列腺疾病或骨盆、腹膜后疾病等，导致泌尿生殖系受压迫或造成其他严重的影响等。

综合管理

急诊治疗 AKI 的目标在于逆转某些可能或确定的病因，纠正代谢紊乱，给予支持治疗预防并发症，并决策是否需要急诊透析治疗等。

Foley 尿管的留置在任何 AKI 中都有必要，而且可以解决梗阻性因素。放置导尿管可以帮助密切监测尿量，评估治疗反应性，并协助临床医师进一步评估 AKI 的病情严重度。

完善胸片和心电图来评估有无肺水肿及电解质紊乱，如高钾血症等。初始评估 AKI 的实验室检查应该包括血 BUN 和 Cr，测定肌红蛋白和肌酸激酶评估有无横纹肌溶解，计算尿钠排泄分数（FeNa）来帮助判断有无 ATN 或低血容量及了解血磷、离子钙和血浆碳酸氢盐水平等。尿液检查了解有无蛋白、管型和潜血，来进一步评估肾实质性疾病。

保持患者容量稳定是治疗 AKI 的首要目标。通常患者的病史和临床实验室检查都是反映容量的可靠指标。通常，肾前性 AKI 多是由于低血容量（如难治性恶心、呕吐、腹泻及脓毒症等），此时应静脉补液。及时干预和治疗有助于防止肾损害进行性加重，帮助减轻 ATN 恶化。初始液体复苏首选晶体液。也可以适当应用胶体，但文献表明，胶体与晶体相比在改善预后或其他优势上并无区别。尽量不用含钾晶体溶液。根据患者的需要决定补液总量，同时需考虑患者有无并发症。最终利用尿量和 MAP，或者是心输出量或心指数（在有创监测时）来反映液体复苏是否充分。脓毒症休克时除了持续和充分的液体复苏外，应用血管收缩剂也是有必要的。

有明显液体负荷过重表现或心衰患者应该使用利尿剂而非静脉补液，此时静脉补液可能会进一步加重 AKI。如果分析可能的病因是 CRS 或 HRS，那么在机体容量负荷过重和导致 GFR 下降以及 AKI 的血管内容量不足之间寻求平衡将是一大难题。应该慎重补液，并全面评估液体反应性。怀疑 CRS 或 HRS 的患者，在给予干预治疗前应该多与同事交流（如临床医师或重症护理人员）。

代谢性酸中毒在 AKI 中并不少见，此时机体不能正常的分泌和排泄酸，从而被碳酸氢钠缓冲。结果导致低碳酸氢钠水平和阴离子间隙升高的代谢性酸中毒。酸血症对机体有很多副作用，如精神状态改变，为了代偿而过度通气，降低心肌收缩力，降低血管收缩剂/儿茶酚胺敏感性等。大多数情况下，代谢性酸中毒程度较轻，可随 AKI 潜在病因的治疗而改善。应根据疾病严重程度来决策代谢性酸中毒的治疗。一般，当 pH 值 <7.15 可以开始应用碳酸氢钠。给予小剂量碳酸氢钠，使血 pH 值不超过 7.25 或血清碳酸氢根不超过 15 mg 当量 /L。在补充碳酸氢盐时监测血钾水平是非常必要的，因为随着 pH 值的升高，血钾值有可能降低。

影像学检查

当怀疑梗阻性因素导致 AKI 时行影像学检查会有帮助。可以完善腹部平片检查，但在平片上肾结石很少能够被明显发现。如果肾结石是导致梗阻的因素，那么主要选择非造影剂 CT。尽管评估结石并不需要造影剂，但 AKI 患者行 CT 检查是否需要应用造影剂还是需要慎重决定的。如果认为十分有必要，那么患者必须补充晶体液进行充分水化，防止肾额外损伤。CT 也可以用于腹膜后检查了解有无导致 AKI 的原因。

　　肾超声可以床旁获得及操作，用于了解有无肾盂积水及尿路出口梗阻等因素。这项检查为非侵入性，患者不需要暴露于辐射中，并且操作快捷。肾超声具有部分局限性，如部分依赖操作者的经验，受腹腔气体影响会降低成像质量或导致图像识别困难等，而最重要的是，超声灵敏度及特异性不及 CT。如果考虑到孕妇及儿童的辐射暴露，那么对于诊断有无梗阻或肾盂积水时，超声就是个很好的选择。

药物剂量

　　为了避免肾损伤加重，选择适当的药物剂量对于 AKI 患者至关重要。如果怀疑有脓毒症，那么要仔细考虑应用适当的抗生素剂量，多与你的药师沟通、咨询，对于肾毒性药要尽量避免。

肾替代治疗

　　初始肾替代治疗（RRT）在急诊中相对少见；然而，出现以下情况时表明紧急 RRT 在 AKI 患者中是必要的，这些情况包括严重的电解质紊乱，如高钾血症，会导致血流动力学不稳定或心律失常，而且对药物治疗无效时，危及生命的液体负荷过重导致呼吸或循环衰竭，尿毒症（表现为心包炎或意识状态改变），严重代谢性酸中毒（pH <7.1），有症状的乙二醇摄入，以及严重的横纹肌溶解等。有研究表明需要进行 RRT 的 AKI，是慢性肾病的独立危险因素，尤其是慢性肾病 4 期或 5 期时，同时会导致患者死亡率增加两倍[22]。

　　关于肾替代治疗适应证、具体操作和管理的额外说明，请见第 30 章。

小结

　　AKI 是一种复杂、多因素的疾病，鉴别诊断可能会相当复杂，通常在急诊室，有一些主要的病因。最基本的治疗首先取决于液体情况，这一点可很快通过有经验的临床医师得到确认。不仅需要对血流动力学进行评估和治疗，还应该快速判断是否需要紧急血液透析等。RRT 使得死亡率显著增加，但它同时也是终身肾病发展的重要危险因素。

（郭治国　陈玉娇　译）

参考文献

1. Nash K, Hafeez A, Hou S. Hospital-acquired renal insufficiency. *Am J Kidney Dis*. 2002; 39(5):930–936.
2. Bellomo R, Ronco C, Kellum JA, Mehta RL, Palevsky P; Acute Dialysis Quality Initiative workgroup. Acute renal failure – definition, outcome measures, animal models, fluid therapy and information technology needs: the Second International Conference of the Acute Dialysis Quality Initiative (ADQI) Group. *Crit Care*. 2004; 8(4):R204–R212.
3. Ostermann M, Chang RW. Acute kidney injury in the intensive care unit according to RIFLE. *Crit Care Med*. 2007; 35(8):1837–1843; quiz 1852.
4. Ricci Z, Cruz D, Ronco C. The RIFLE criteria and mortality in acute kidney injury: A systematic review. *Kidney Int*. 2008; 73(5):538–546.
5. Thakar CV, Christianson A, Freyberg R, Almenoff P, Render ML. Incidence and outcomes of acute kidney injury in intensive care units: A Veterans Administration study. *Crit Care Med*. 2009; 37(9):2552–2558.
6. Mehta RL, Kellum JA, Shah SV, et al. Acute Kidney Injury Network: report of an initiative to improve outcomes in acute kidney injury. *Crit Care*. 2007; 11(2):R31.
7. Kidney Disease: Improving Global Outcomes (KDIGO), Acute Kidney Injury Work Group. KDIGO Clinical Practice Guideline for Acute Kidney Injury. *Kidney Inter. Suppl*. 2012; 2(1):1–138. Available at: http://www.kdigo.org/clinical_practice_guidelines/pdf/KDIGO%20AKI%20Guideline.pdf. Accessed July 27, 2016.
8. Ronco C, Haapio M, House A, Anavekar N, Bellomo R. Cardiorenal Syndrome. *J Am Coll of Cardiol*. 2008; 52(19):1527–1539.
9. Nohria A, Hasselblad V, Stebbins A, et al. Cardiorenal interactions: insights from the ESCAPE trial. *J Am Coll Cardiol*. 2008; 51(13):1268–1274.
10. Mullens W, Abrahams Z, Francis GS, et al. Importance of venous congestion for worsening of renal function in advanced decompensated heart failure. *J Am Coll Cardiol*. 2009;53(7):589–596.
11. Mullens W, Abrahams Z, Skouri H, et al. Elevated intra-abdominal pressure in acute decompensated heart failure; a potential contributor to worsening renal function? *J Am Coll Cardiol*. 2008; 51(3):300–306.
12. Damman K, van Deursen VM, Navis G, Voors AA, van Veldhuisen DJ, Hillege HL. Increased central venous pressure is associated with impaired renal function and mortality in a broad spectrum of patients with cardiovascular disease. *J Am Coll Cardiol*. 2009; 53(7):582–588.
13. Yancy CW, Jessup M, Bozkurt B, et al. 2013 ACCF/AHA guideline for the management of heart failure: executive summary: a report of the American College of Cardiology Foundation/American Heart Association Task Force on practice guidelines. *Circulation*. 2013; 128(16):1810–1852.
14. Testani JM, Brisco MA, Chen J, et al. Timing of hemoconcentration during treatment of acute decompensated heart failure and subsequent survival: importance of sustained decongestion. *J Am Coll Cardiol*. 2013; 62(6):516–524.
15. Testani JM, Chen J, McCauley BD, et al. Potential effects of aggressive decongestion during the treatment of decompensated heart failure on renal function and survival. *Circulation*. 2010; 122(3):265–272.
16. Arroyo V, Gines P, Gerbes AL, et al. Definition and diagnostic criteria of refractory ascites and hepatorenal syndrome in cirrhosis. International Ascites Club. *Hepatology*. 1996; 23(1):164–176.
17. Salerno F, Gerbes A, Gines P, Wong F, Arroyo V. Diagnosis, prevention, and treatment of hepatorenal syndrome in cirrhosis. *Postgrad Med J*. 2008; 84(998):662–670.
18. Arroyo V, Guevera M, Gines P. Hepatorenal syndrome in cirrhosis: pathogenesis and treatment. *Gastroenterology*. 2002; 122(6):1658–1676.
19. Gonwa TA, Morris CA, Goldstein RM, et al. Long-term survival and renal function following liver transplantation in patients with and with-

out hepatorenal syndrome- experience in 300 patients. *Transplantation*. 1991; 51(2):428–430.

20. Maioli M, Toso A, Leoncini M, et al. Persistent renal damage after contrast-induced acute kidney injury: incidence, evolution, risk factors, and prognosis. *Circulation*. 2012; 125(25):3099–3107.

21. Bagshaw SM, George C, Dinu I, Bellomo R. A multi-centre evaluation of the RIFLE criteria for early acute kidney injury in critically ill patients. *Nephrol Dial Transplant*. 2008; 23(4):1203–1210.

22. Lo LJ, Go AS, Chertow GM, et al. Dialysis-requiring acute renal failure increases the risk of progressive chronic kidney disease. *Kidney Int*. 2009; 76(8):893–899.

第 30 章　肾替代治疗

Tara A. Paterson · Denborah M.Stein

前言

　　重症监护医师通常的职责是提供器官功能支持，比如为肺支持提供呼吸机管理、为心血管支持给予收缩血管和强心药物，同样他们也为衰竭的肾提供支持。本章将讨论的是何时以及如何提供这种支持。

　　在多种体内恒定机制方面，正常功能的肾发挥着重要作用。

　　1.产生激素，比如红细胞生成素和肾素。

　　2.局部结合以激活维生素 D，肠道钙吸收必须活化维生素 D。

　　3.调节酸碱状态。

　　4.血液过滤和调整溶质浓度，比如钠和钾。

　　5.清除液体和废物，比如尿素。

　　本章的重点是描述如何恰当地辅助或替代肾的后 3 种功能，即正常的酸碱状态维持、溶质清除、容量和废物的清除。

肾衰竭

　　依据研究，急性肾功能衰竭（ARF）在 ICU 患者中的发病率报道高达 25%[1-2]。然而，在临床与文献中，ARF 的定义是不一致的。这导致肾支持开始于肾功能的不同水平，从而很难比较研究、构建研究或把研究结果推广到日常实践中。此外，以前所谓的 ARF 现在被描述为一个连续的肾功能不全的疾病谱，更恰当的名字叫急性肾损伤（AKI）。

　　急性透析质量倡议组织（ADQI），成立于 2000年，对透析和相关治疗的现有文献提供客观公正的提炼[3]，提出了现在常用的诊断急性肾衰竭的分类方法[4]。通常被称为 RIFLE 标准，这个缩略词本身代表了肾功能不全的水平。

R- 肾功能不全危险

I- 肾损伤

F- 肾功能衰竭

L- 肾功能丧失

E- 终末期肾病

肾功能不全的每一个水平（R-I-F-L-E）都能通过肾小球滤过率（GFR）和（或）血清肌酐或尿量（urine output，UO）减少的改变来分类或诊断。

通常认为肾小球滤过率是较好的测量肾功能/衰竭的方法。虽然，常用如肌酐清除率来代替肾小球滤过率。解释肾小球滤过率的改变需要肌酐的基线水平，而这常常不可获得。然而，假设正常的肾功能基线水平，ADQI 已经为给定患者建立了理论血清肌酐基线值，该值是基于年龄、种族、性别、标化体表面积而定的[5]。如果不能假定正常肌酐的基线水平，尿量也能用来定义急性肾功能不全。尿量的优点是能被除之前已无尿（也就是那些已行透析的终末期肾病患者）或者尿量不能准确测量（也就是那些膀胱有损伤或持续尿瘘的患者）以外的所有患者使用。ADQI 组织给出了这个标准的图解，如图 29-1 所示。这个图涉及 AKI 和分类标准的灵敏度（sensitivity，Sn）。在图底部，这标准有更低的灵敏度，可能有更高的假阴性风险。然而这标准有较高的特异度（specificity，Sp），更可能是真正的 AKI 和有较低的假阳性风险。

随着更多的研究应用 ADQI 的 RIFLE 标准，使研究间比较，鉴定哪些研究与自己的研究人群相近变得更容易，从而形成更好的基于证据的方法。

开始肾支持的时间

肾支持的适应证可以通过使用助记字母 AEIOU RSI 来记忆。

A- 酸中毒

E- 电解质紊乱

I- 中毒、摄入、免疫调节（仍有争论）

O- 液体过负荷

U- 尿毒症

R- 横纹肌溶解

S- 脓毒症（和多器官功能衰竭，仍有争论）

I- 静脉造影剂[伴有肾功能不全（renal insufficiency，RI）和 ARF][6-8]

如果患者有这些适应证中任何一条，应该开始肾支持治疗。如果患者使用静脉造影剂，特别是存在基础 RI 又对保守治疗如静脉水化抵抗就更应如此。

肾支持的背景

肾替代治疗（RRT）是一种治疗方案，被设计用来清除正常肾清除的血中溶质和容量。被 RRT 清除的，可被测量的最常用物质是钾和尿素氮。RRT 有两大类：间断肾替代治疗（IRRT）和持续肾脏替代治疗（CRRT）。最常用是 IRRT 或间断血液透析（intermittent hemodialysis，IHD）。

在慢性肾功能衰竭（chronic renal failure，CRF）和终末期肾脏病（end-stage renal disease，ESRD）中应用的 IHD，是在门诊或透析中心按规律的时间进行的。通常患者接受每周 3 次，每次 3 小时的 IHD。通过遵循一种特定的生活方式，比如"肾"饮食和限制液体摄入量，这样的替代治疗足以清除溶质和液体量，而这接近正常人类肾在持续正常肾血流下所做的量。当这些患者入院（因为肾或其他问题），患者应该接受正常的 IHD 治疗，同时根据急性疾病做出适当调整。这样的治疗可以在床旁进行，或者如果患者病情稳定耐受转运，则可以到透析中心进行。

IHD 的优势在于成本，无论是在时间还是资源上。IHD 需要一个专业的护士，但每周只需要最多 9 小时。IHD 通常的劣势是需要大的血管通路（经常最初使用一个可长期留置的双腔血管导管或者一个外科手术构建的动静脉血管瘘或移植血管，也就是分流）以及在透析中心进行透析所需要的每周 3 次，每次 3 小时的时间承诺。另一个主要的缺点是：IHD 治疗间期，随时间增加，物质比如钾尿素氮和体液如血容量外周水肿积累增加，而之后又通过单次的 IHD 来快速解决。这种变化明显不像患者自身肾所做的持续清除那样是生理性的，但是总的来说绝大多数 CRF 和 ESRD 患者能很好耐受。

急诊医师清醒意识到了这个问题，因为这些透析失衡的患者可能出现在急诊。除了较轻的症状比如头疼、眩晕和无力，透析失衡也可能导致癫痫、脑出血、脑水肿和死亡[9]。

然而，在患 CRF 的门诊患者中，替代传统 IHD 的另一种选择是腹膜透析（peritoneal dialysis，PD）。有 2 个版本：持续不卧床腹膜透析（continuous ambulatory peritoneal dialysis，CAPD）（需手动进行）和自动腹膜透析（automated peritoneal dialysis，

APD）（使用一个叫做 cycler 机器完成）。那些适合进行 PD 的典型患者是无法维持足够的血管通路、不能耐受与 IHD 相关的液体平衡的快速变化，行动不便或居住在偏远地区不易到达 IHD 中心的患者。为进行 PD，需要通过外科手术的方法将一根导管置入患者腹腔。患者、健康护理助手或自动化的机器（在夜晚，患者入睡时）通过进口加入液体。腹透液保留在腹部，与患者组织间液进行平衡，叫做留腹。液体连同溶质和电解质（比如尿素氮和钾）被抽出后丢弃，然后新的液体再加入。这必须每天手动进行几次或使用 APD 通宵自动进行几次。PD 有 2 个主要的优点。第一，避免了传统血液透析间期所积累的化学物质和液体，通过此后的 IHD 在数小时内快速清除转换。第二，这很方便，因为一个可靠的患者可以在家中自行进行这种治疗。PD 主要的缺点是导管相关的并发症，局部的感染（蜂窝织炎）或腹膜炎，可能导致极度严重的疾病状态以及心力衰竭和呼吸衰竭，这与过多的腹腔积液影响膈肌移动的副作用相关[10]。

然而由于种种原因，门诊模式经常不适合在 ICU 环境下应用。就像之前所说，因为多达 25% 的 ICU 患者在疾病的某个时点将发展为 ARF，所以危重症医师需要有足够的知识，就像支持其他脏器那样懂得如何支持肾。

无论 AKI 是短暂的，还是随着临床改善而缓解或变成持久的，ARF 患者经常需要一些肾支持。如果 AKI 进展为肾功能丧失或终末期肾病，患者可能最终需要如前所述的门诊 IHD。然而，在疾病急性期很难确定患者的肾功能是否将恢复。此外，即使对于已经进行 IHD 的患者，危重的疾病状态可能阻碍了 IHD 能安全进行。

在危重患者中，IHD 不作为首选治疗的一个原因是，危重患者常常存在营养不良的事实。对于一个患者来说，为了维持隔日一次的 IHD，就必须限制液体和同等重要的蛋白摄入。进行 CRRT 时，患者可以接受自由的容量管理，在不用考虑尿素氮的积累情况下，既可肠内也可肠外进行喂养。换句话说，进行 CRRT 患者不需要限制喂养，而接受 IHD 的患者的确有这样的限制。

有效的 IHD 需要很高的血流量，在治疗初期，这可能导致低血压。虽然血流动力学不稳定是短暂的，但有报道称，这导致了意识丧失、心肌梗死、甚至 RI 的患者进展为完全的肾衰竭[11]。此外，对于伴有血流动力学不稳定的患者，IHD 可能是禁忌。

过去，这样的患者中，有一些进行了 PD，但是溶质的清除可能不充分。腹部损伤和感染的患者也不适合 PD[12]。

此外，ICU 的患者存在基础的颅内事件 [也就是创伤性的脑损伤（traumatic brain injury，TBI）、卒中、非创伤性的颅内出血] 或者存在颅内压升高的风险（也就是脑水肿、肝性脑病、肝衰竭），不建议 IHD 治疗。IHD 导致了血管内容量的急剧变化，低血压改变了颅内压和脑灌注压[13-14]。

最终的争论

尽管许多危重症患者可能存在 IHD 禁忌，很多人认为只要可以耐受，就首选 IHD，这主要是考虑到成本。尽管无数研究试图证明使用 CRRT 能减少发病率和死亡率，但具有结论性的益处并没有得到证实[15-18]。如果由于资源所限不能进行 IHD，使用单次批处理透析系统的持续性低效透析（sustained low efficiency dialysis using a single-pass batch dialysis system，SLED-BD）可能更好[19]。

如前述，由于在 RRT 开始、模式设置和终止治疗的临床指标方面缺乏标准化，使得文献回顾面临挑战。然而，CRRT 的潜在益处的几个关键概念可以从文献中获得。Kellum 等完成了一项 meta 分析，将入组患者 APACHE Ⅱ 评分相近的几个研究合并分析后发现，使用 CRRT 治疗患者的死亡率更低[20]。而且，在对研究质量和疾病严重程度进行调整后，在接受 CRRT 治疗患者中死亡率仍更低，有显著性差异。然而，被评估的研究质量并不能得出 CRRT 优于 IHD 的明确结论。这项研究的另一个主要结论是由于研究中 CRRT 管理的质量和多样性，不可能确定最佳的 CRRT 开始时机、模式、剂量。关于死亡率收益的最令人信服的证据是来自 Jacka 等发现的意外结论[21]。在这项研究中，观察者发现，从危重症中存活下来的患者，与 IHD 比较，接受持续静脉 RRT 的患者更可能恢复肾功能，不需要长期或永久使用 IHD[21]。虽然他们的研究不足以确切证实这个结论，但 Waldrop 等也得出相似的结论[22]。这项研究的确得出两个重要结论：①继发于危重症的 ARF 患者有相当高的因激发事件所致的死亡率，巨大的死亡风险掩盖了 CRRT 带来的任何小益处；②也许研究一直在评估错误的终点。应着力研究 CRRT 对比 IHD 治疗后，肾功能恢复而不是死亡率的收益。

最后，在所有研究中都有一个共同突出的主题：

血流动力学。优于 IHD，CRRT 的一个绝对适应证是血流动力学不稳定（也就是低血压），血流动力学不稳定阻碍了 IHD 治疗能安全开始。像这种程度的低血压显然是一个病情更严重患者的标志。因此，所有的文献都受到这个事实的限制，那就是因为这种差异以及临床上这些患者就适合 CRRT 而不是 IHD，所以很难随机选择患者进行 CRRT 或 IHD。CRRT 可能证明自身是一种更加优越的模式的解释是，通过 CRRT 治疗的危重患者存活率比得上使用 IHD 治疗的相对健康患者存活率。

持续肾替代治疗基础

根本来说，CRRT 和 IHD 非常相似。都是将血液从患者体内移出后，被滤过或"被净化"，清除过多的液体，然后血液再返回患者体内。

CRRT 的最基本设置，见图 30-1，血液以一定速度从患者体内移出，这个速度叫血流速或 Q_B。血液穿过包含有多孔滤器的静液压泵。如果对流力产生，就像持续的静静脉血液滤过（continuous venovenous hemofiltration，CVVH），或者液体相反流动，弥散力产生，就像持续的静静脉血液透析（continuous venovenous hemodialysis，CVVHD），任何溶解或悬浮在液体中溶质，只要尺寸小于孔径（比如钾离子和尿素氮）都将能被滤过。不同的滤器有不同的孔径，但总的来说孔径尺寸是 500～50,000 道尔顿，充分大允许液体和溶质通过，足够小防止血浆蛋白比如白蛋白（80000 道尔顿）通过。这就允许了液体和小溶质被清除，而不清除血浆蛋白和细胞。剩余的血液再返回患者体内。

血液经中心静脉返回；然而，血液的抽出通路可以是动脉也可以是静脉。如果血液从动脉抽出，这叫持续动静脉肾替代治疗（continuous arteriovenous renal replacement therapy，CAVRRT），经常简写为 CAVRT 或 CAVH，这里 H 代表血液滤过（hemofiltration，HF）。如果血液从静脉抽出，叫做 CVVRRT（经常简写为 CVVRT 或 CVVH）。

RRT 首次开发时，使用 CAVRT，血液取自动脉。由于不使用泵，这就允许了一个更加简单的机制。这个系统使用患者血压作为血液驱动力保持血液在系统中移动。然而，CAVRT 有许多并发症，大多数是由于动脉插管所致。Tominaga 等报道，比如动静脉毗邻的股血管插管时动静脉瘘的产生、假性动脉瘤、深静脉血栓形成（deep vein thromboses，DVT）、插管动脉继发栓塞使其肢体远端缺血、需要手术干预的持续出血[23]。人们注意到 CAVRT 血管并发症的发生率与经动脉通路血管造影的发生率相似，提示并发症的产生与插管本身相关，而与导管留置长短无关。除了 Tominaga 等报道的并发症外，Bellomo 等报道了需要重新修正的分流失败、感染、来自分流本身的出血、需要侵入性干预的再发凝血和动脉插管失败所致的血肿[24]。

更重要的是，接受 CAVRT 的患者已经显示出较之接受 CVVRT 患者更高的死亡率[25]。我们假定这可能是由于 CAVRT 较之 CVVRT 清除率更低的结果。事实上，许多置入 CAVRT 的患者需要额外的 IHD 清除溶质[19,24-26]。最后，CAVRT 需要患者心脏做所有的工作。对于已经低血压的（患者进行 CRRT 而不是 IHD 的主要原因之一）患者来说，这时对心脏的需求更旺盛，但心脏已"心力交瘁"了，导致了更低的血流量。这是使用 CAVRT 治疗清除率较小的一个重要因素[19,25]。

CVVRT 代替 CAVRT 的主要障碍是泵和循环技术。特别是，设置 CVVRT 需要空气探测器和气泡捕获以防止气体栓子到肺，且需要更密切的监测[23]。一旦技术发展到能安全包含一个泵时，CVVRT 就变成首选模式。在这种模式下，血液从中心静脉被引出，通过 CRRT 的方式净化，然后再回到中心静脉。

血管通路

CVVRT 血管通路是一个大孔径的双腔导管，被置入中心血管，同一根导管上提供一个"摄血"通路和一个"回血"通路。如果没有这种导管，CVVRT 也可使用两根大孔径单腔中心导管进行。然而，很显然插管并发症的风险就加倍了[24]。

CRRT 导管有多种长度和内腔尺寸。一般来说，内腔尺寸越大，血流速越高。炎症介质或肌红蛋白清除需要更高的血流速，内腔更大的 French 导管是首选。然而，这种益处是需要权衡的，因为这也

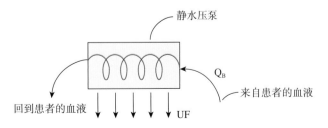

图 30-1 缓慢持续超滤（SCUF）。UF，超滤；Q_B，血流速

增加了血管并发症的风险，比如血栓形成和血管损伤。导管的长度应和插管的血管相匹配，较长的导管（长达 24 cm）一般用在股静脉位置，较短的导管（16 cm）用在颈静脉位置。应该调整导管的长度和宽度以适应患者的尺寸。根据 KIDIGO 指南，伴有最好血流的直接通路是右颈内静脉[5]。次选右侧股静脉，然后是左侧颈内静脉，最后是占优势的锁骨下静脉。导管应在超声引导下放置。置入位置应尽可能远离另一个药物输注通路。当 CRRT 循环与中心静脉导管连接时，特别注意摄血通路应位于回血通路的上游，否则治疗的有效性将极大减低。

对于依赖其他体外循环技术的患者来说，CRRT 也能通过借用这些体外循环来安全完成，比如那些使用体外膜肺氧合（ECMO）或心肺旁路的患者。一个血液浓缩器和全套的循环管路能够安全的引入，摄血通路可以不再使用额外的泵[10]。血液也能直接回到使用这种装置的患者体内。

最简单的循环——缓慢持续超滤

在图 30-1 中的这个设置叫做缓慢持续超滤（slow continuous ultrafiltration，SCUF），是 CRRT 的最基本形式。血液在设置的速率（Q_B）下被移出，然后通过滤器。考虑要持续清除液体，就要设定一定 ml/h 的超滤液速率（ultrafiltrate flow rate，QUF）或患者液体移除速率（fluid removal rate，PFR）。设计 SCUF 仅仅是为了清除液体，因为低超滤（UF）速率不能产生足够的对流力量，经溶质拖拽作用从而显著清除小分子和中分子或溶质。这是一种非常有效的方法，可以提供温和而持续的容量清除，如用于可能使用利尿剂的充血性心力衰竭（CHF）或容量过负荷患者。提取的液体是血浆的超滤液。所有其他的 CRRT 设置是在 SCUF 的基础上构建的。

持续静静脉血液滤过

图 30-1 中的 SCUF 限制用于最单纯的液体清除。而图 30-2 的设置，如同 SCUF 一样，血液以 Q_B 的速率从患者体内移出。穿过滤器的总液流率（total flow rate，QUF）决定了经对流清除小分子和中分子物质的程度。在 SCUF 中，为产生对流而达到充分高的液流速率（通常是 >1～2 L/h），则血容量会变得不可接受得低，血液也将不可接受地被浓缩。因此，在 CVVH 中，为补足因产生对流力而必须清除

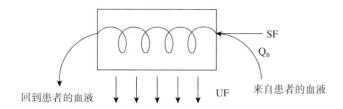

图 30-2 持续静静脉血液滤过（CVVHF）。置换液（SF）"滤器前"运行。UF，超滤；Q_B，血流速

的液体容量，需将替换液（substitution fluid，SF）或置换液（replacement fluid，RF）加入到血液循环中（通常是 2～6 L/h）。通过滤器的血液与加入的 SF 或 RF 结合回到患者体内。溶质经"溶质拖拽"被清除，即当达到足够高的 UF 液流速时，通过对流作用，溶质连同液体一起被拖拽出来并被强制离开系统。此外，通过选择 SF 完成对溶质浓度的维持（表 30-1）。

例如，对两个完全相同的患者考虑实行 CRRT。第一个患者使用 SCUF 进行支持治疗，就像图 30-1，设置 Q_B 为 100 ml/min。单独使用 SCUF，清除的溶质量最小，像 PFR 所表示的仅达 100ml/h。第二个患者，使用图 30-2 设置进行支持，同样 Q_B 设为 100 ml/min，QSF 设为 2 L/h，以充分产生对流力和溶质拖曳。在血流速 100 ml/min 时，设定 QUF 或 PFR 为 100 ml/h 以清除相同的 100 ml/h 的液体量，但是现在随着提供了 2 L/h 的 QSF，这总的跨滤器液流量为 2.1 L/h，而物质的清除也是相应增加的。

一个更加有效的 CVVH 的设置

图 30-2 中，在混合液通过滤器前，将 SF 加入到血液（叫做"前滤过"）。这个方法的问题是 SF 稀释了血液，然后滤器滤过这种混合液（血液＋SF）。关于另一种替代设置见图 30-3。

在这种情况下，Q_B 仍然是 100 ml/min。但是现在，与先前的设置相反，血液在足够浓缩的状态被

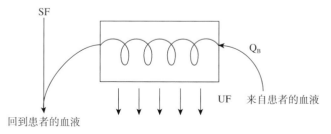

图 30-3 持续静静脉血液滤过（CVVHF）。置换液（SF）"滤器后"运行。UF，超滤；Q_B，血流速

表30-1　与血浆比较常可获得的溶质

	人类血浆	0.9%氯化钠	PlasmaLyte A	无菌液含150(mEq)碳酸氢根（3安瓿）	0.45%氯化钠含75(mEq)碳酸氢钠（1.5安瓿）	PrismaSATE® BK0/3.5	PrismaSATE® BGK4/2.5	PrismaSATE® BGK2/0	PrismaSATE® B22K4/0
钠离子（mEq/L）	135~145	154	140	150	152	140	140	140	140
氯离子（mEq/L）	95~105	154	98	0	77	109.5	113	108	120.5
钾离子（mEq/L）	3.5~5	0	5	0	0	0	4	2	4
镁离子（mEq/L）	1.5~2	0	3	0	0	1	1.5	1	1.5
乳酸盐（mEq/L）	0.5~2	0	0	0	0	3	3	3	3
碳酸氢根（mEq/L）	22~26	0	0	150	75	32	32	32	22
葡萄糖（mEq/L）	70~110	0	0	0	0	0	110	110	110
醋酸盐（mEq/L）	0	0	27	0	0	0	0	0	0
钙离子（mEq/L）	8.5~10.5	0	0	0	0	3.5	2.5	0	0
渗透压（mOsm/L）	275~295	308	294	300	300	287	300	292	296

滤过。设定高 QSF 而非 PFR 来清除物质同时维持液体平衡。这种设置的优势是更有效的滤过（也就是更多清除溶质和分子）。这种设置的缺点在于通过滤器的溶质越是浓缩，滤器越容易堵塞。虽然解决方法好像很简单"仅需换滤器"，但实现这个技术需要停止系统（在这期间患者不能接受治疗），移除旧滤器，再循环，然后系统再开始工作。包括感染、空气栓子等导致的并发症，可在任何一个步骤中引入。系统停止的次数增加使并发症的发生次数也增加，而在系统接口和其他部分进行操作增加了并发症的风险。它也降低了滤过血液的有效性。

两全其美：滤器前与滤器后

图 30-4 所展示的设置是滤器前和滤器后置换液的简单联合（图 30-2 和图 30-3）。在这种情况下，一些 SF 在滤器前运行而另一些在滤器后运行。通过一些 SF 在滤器前运行，溶质被稀释，减少了溶质清除的有效性但延长了滤器寿命。如前述那样，这也就减少了滤器必须被更换的次数，增加了有效治疗的时间，减少了并发症可能出现的次数。相反，如果顾及虽然改善了滤器寿命但溶质清除较少这点，应该使一些 SF 在滤器后运行。

将 SF 在滤器前和滤器后联合运行，可能提供对于溶质清除和滤器使用寿命最好的折中方案。然而，这种联合没有被很深入研究，也没有研究证明两者如何配比更合理（比如 30% 滤器前和 70% 滤器后）。另外，这样的联合使原本已经复杂的设置变得更复杂了。

持续静静脉血液透析（CVVHD）

设置 CRRT 的另一种方式是使用滤器作为弥散"膜"而不是单纯的滤过（见图 30-5），叫做持续静静脉血液透析（continuous venovenous hemodialysis，CVVHD）。

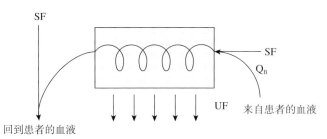

图 30-4 持续静静脉血液滤过（CVVHF）。置换液（SF）"滤器前"和"滤器后"运行。UF：超滤；Q_B：血流速

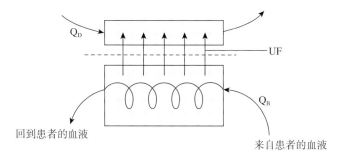

图 30-5 持续静静脉血液透析（CVVHD）。Q_D，透析液流速；UF，超滤；Q_B，血流速

在这种情况下，血液还是以 Q_B 的速率从患者体内抽出。不是血液单纯通过膜滤过，而是提供一个设定液体流速 Q_D 的逆向流动的透析液。这些透析液并不进入患者血流，考虑到需要产生弥散力使溶质从浓度高的液体一侧向浓度低的液体一侧移动，则透析液就需逆向运行。可弥散的物质如钾离子和尿素氮，通过膜到达浓度梯度低透析液中，然后作为废液丢弃。这些透析液运行在膜的另一侧，通常这些液体类型与先前所述的 CVVH 所使用的相同（图 30-2）。像在 SCUF 或 CVVH 中一样，仍能通过设定 PFR 来移除容量。记住，因为在 CVVHD 中没有明显的液体滤过滤器，仅能清除的溶质不包括像肌红蛋白或炎症介质这样的中大分子的物质。因此对于绝大多数的毒物、药物、炎症介质的清除，必须应用血液滤过，像 CVVH 或 CVVHDF（在下面的章节描述）。

持续静静脉血液透析滤过（CVVHDF）

为获得最大程度的清除，CVVH 和 CVVHD 可以同时进行。对于某些患者来说，可能需要对流力和弥散力来共同清除溶质和其他分子。这种情况下，可轻易将 CVVH 和 CVVHD 结合成 CVVHDF，而为结合 2 种模式需要设定 Q_{SF} 和 Q_D。SF 直接加入患者血循环，补充通过滤器所失的容量。像在 CVVHD 中一样，透析液用在膜的另一侧，在废液中被丢弃。设定 PFR 为清除额外的液体。像这样的设置，包括滤器前和滤器后 SF、肝素抗凝以及为充分抗凝在滤器前后取血采样，见图 30-6。注意图 30-6 虚线下的部分就是一个 CVVH 循环，见图 30-7。图 30-6 去掉滤器前后 SF 和附加的 UF 就是图 30-5 的 CVVHD 循环。

表 30-2 显示了 CVVH 对比 CVVHD 和 CVVHDF 的相应清除能力。如你所见，CVVHDF 导致了更高的清除率，但不是指数级的。

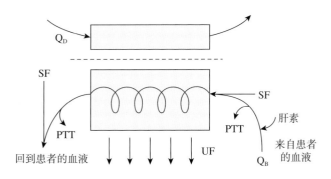

图 30-6 持续静静脉血液透析滤过（CVVHDF）。Q_D，透析液流速；PTT，部分凝血活酶时间；SF，置换液；UF，超滤；Q_B，血流速

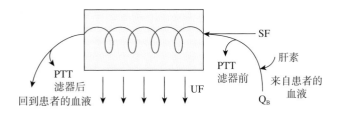

图 30-7 CVVHF—显示肝素抗凝和化验部分凝血活酶时间的抽血位置。SF，置换液；UF，超滤；Q_B，血流速

置换液和透析液

从一些基本原则开始，选择 SF 和透析液，之后的选择就是医学的"艺术"了。它受到特定机构可获得的液体、患者先前存在的电解质紊乱和代谢失衡状态的强烈影响。

理论上，随着 Q_B 和 SF 输注速率增大，无论 CVVH 还是 CVVHDF，溶质的血浆浓度就逐渐近似于这些液体浓度了。因此，在选择 SF 或透析液时，就要考虑到患者的当前状态。比如，患者存在高钾血症，使用不含钾的液体开始就是明智的。含钾离子 0 的液体将很快降低患者钾水平，同时一旦患者钾离子水平正常化，为了防止同样危险的低钾状态，必须对液体进行调整。此外，大多数患者在缺乏心脏效应情况下，不会从给予外源性碳酸氢盐中获益。

表 30-2　CRRT 不同模式的清除能力		
	尿素氮清除率	中分子
模式	（g/d）	清除率
SCUF	1~4	+
CVVHF	22~24	++
CVVHD	24~30	-
CVVHDF	36~38	+++

然而，继发于摄入毒物所致低 pH，进而造成心脏不稳定的患者，可以从带有大量碳酸氢盐的 SF 中获益。一些常见的可获得的 SF 在表 30-1 中列出。

这里还有另外三个问题值得一提：

1. 医院的药剂师应该能够配制任何溶质浓度（比如钠、钾、碳酸氢盐等）的 SF 或透析液。然而，这是一种劳动密集型的工作，因为经常使用的液体速率是 2~6 L/h。由于没有标准化和必须临时配制，这也带来了另一种错误的可能性。显然，它比使用"成品"液更贵。通常，定制液仅用于极少数情况，这种情况下需要额外的控制。比如，定制液可用在儿科，但无论液体成分如何，较小的体重限制了给予的液体量。

2. 考虑使用的液体是否使机器的运行变得更简单。比如，可获得的 PrismaSATE® 溶液通常是 5 L 包装的，而正常的盐水仅 1 L 包装。因此如果患者使用 PrismaSATE® 溶液，由于仅需要每 5 L 换 1 个包，而不是 1 L，护士的执行会变得更容易。这也减少了在系统管路上的操作，从而减少了出错的机会。

3. 最后，液体可以联合使用。对于一个处于危险的高钾状态的患者来说，一开始使用 PrismaSATE® 0 K 溶液，以便尽快将钾降低至安全的范围内。当血钾降低到正常水平，但仍然偏高时，一包 PrismaSATE® 0 K 溶液和一包 PrismaSATE® 4 K 溶液可以通过一个 Y 型管相连接，实际上是给予了一个新液体即 PrismaSATE® 2 K 溶液。也可以在滤器前使用 0 K 液，在滤器后使用 4 K 液。这也能降低血钾，同时使危险的低血钾发生风险最小化。当患者血钾水平正常化后，单独使用 4 K 的液体以保持患者血钾在正常范围内。

滤器

虽然 CRRT 有不同的滤器配置，但考虑到成本，一般一个医疗机构可能仅有 1~2 种滤器。如果想要一个不同的滤器，或者甚至在考虑中，那么了解滤器间的区别是很重要的。举例说，对于一个横纹肌溶解患者，可能需要选择一个较大孔径的滤器，以便能将较大尺寸的分子滤出。另一个例子是木炭滤器，可能是在摄入毒物或药物过量的情况下使用。

组成 CRRT 滤器的膜是由聚砜、聚酰胺、聚丙烯腈（polyacrylonitrile，PAN）或聚甲基丙烯酸甲酯构成的高通量合成膜。在结构上这些膜可能是对称或不对称的，厚度范围在 40～100 um[27]。PAN 或聚甲基丙烯酸甲酯是对称结构的，而聚砜、聚酰胺是不对称结构的。这些膜是疏水的，允许通过的分子是 10～30000 道尔顿[27]。这个孔径允许了在相对低的压力下的高超滤。对广泛分子量范围内（0～20000道尔顿）的溶质，这些膜拥有高筛分系数 / 饱和系数（coefficient/saturation coefficients，Sc/Sd），有助于高效的药物和代谢清除[27]。电荷影响着药物和抗生素的吸附；PAN 带有负电荷。

PAN 滤器膜表面积是 0.6 m²，聚酰胺膜是 0.9 m²，聚砜膜是 0.8～2.2 m²。PAN 膜的吸附水平明显高于聚酰胺膜。在 CVVH 中，药物和毒性物质比如肌红蛋白吸附到滤器上再联合纯粹的对流清除明显改善了清除能力。在一项研究中，观察使用 PAN 或聚酰胺滤器对阿米卡星剂量的影响，阿米卡星被这些滤器吸附是不可逆的，且与这种抗生素的剂量、滤器材料相关，但与滤器表面积无关[28]。滤器的吸附能力对物质的清除有很大影响，这也缩短了滤器寿命，需要更频繁的更换滤器，因为经过一段时间的大量吸附后会堵塞滤器。

最后的步骤：抗凝

就像在任何体外循环中一样（心脏旁路、ECMO），在 CRRT 循环中，血液也将凝固。因此，通常 CRRT 循环需要一些抗凝剂。目的是对这个循环进行抗凝而不是对患者进行抗凝。实际上，患者总是一定程度上受到影响，所以对患者的抗凝作用最小化是我们的目标。

为了对循环管路而不是患者进行抗凝，将抗凝剂注入患者体内引出的血液中，但是是在 CRRT 泵前（滤器前）。为确保 CRRT 循环的充分抗凝，应该采取滤器前给药方式。对于滤器后方式，无论是给药在滤器后循环管路还是患者都必须考虑到对患者影响的最小化，以及在这种情况下，抗凝剂返回人体而消减了对 CRRT 循环管路的抗凝作用。

最常使用的抗凝剂是肝素。为测量肝素的有效性并对剂量做出指导，应该测量滤器前和后（或患者）的部分凝血活酶时间（partial thromboplastin time，PTT）。图 30-7 显示了带有滤器前置换液和肝素抗凝的完整 CRRT 循环。应该建立流程以便护士能根据滤器前和后患者测量的 PTT 或活化凝血时间（activated clotting time，ACT）来独立调整肝素

剂量。然而，肝素有几个明显的禁忌。如果患者或发展为肝素诱导的血小板减少症（heparin-induced thrombocytopenia，HIT），或对肝素过敏就不能再用肝素了。同样，如果患者存在出血或出血风险比如外伤或近期手术，可能要考虑使用其他的抗凝剂。

下一个最常用的是柠檬酸三钠（trisodium citrate，TSC）。就像在库存血中加入柠檬酸盐以防凝血一样，在 TSC 中的柠檬酸盐螯合钙离子，防止血小板的腺苷二磷酸（adenosine diphosphate，ADP）激活，从而防止了血小板聚集和凝血瀑布的开始[29]。就像 CRRT 中所有的抗凝剂一样，TSC 也应加入到被抽出的血液中（也就是当从患者身体抽出来的时候），以确保能使整个 CRRT 循环管路抗凝。当使用 TSC 时，必须恢复患者体内的钙离子水平，以防出现全身性的低钙血症。如果患者游离钙（iCa²⁺）水平正常，避免进行全身性抗凝[29]。因此，必须同时注入钙离子。相似于使用肝素时要检测 PTT，使用 TSC 时要检测滤器和患者体内游离钙离子（iCa²⁺）水平，以便据此调整注入的 TSC 和钙离子。建立流程以便护士可以独立对注入的 TSC 和钙离子进行调整。注意钙离子（常常是氯化钙）的注入需要中心静脉通路。而且，钙离子几乎不能和其他药物或注射液相兼容，所以常需要自身专用的中心静脉口。

TSC 有两个重要的潜在缺点。第一，一个柠檬酸盐分子伴 3 个钠分子，如果不仔细监控溶质平衡，可能导致高钠血症。使用低钠 SF，在一定程度上能抵消这效应，但是许多患者还是会变成高钠血症，需要仔细监控。第二，肝将代谢 TSC 中的柠檬酸盐为碳酸氢盐，这将导致代谢性碱中毒。这种情况时，应该调整 TSC 和 SF 抵消代谢紊乱，或者如果 SF 或透析液操作不能有效处理这种状况时，换抗凝药。

还有一些较少使用的抗凝药，包括水蛭素、阿加曲班、比伐卢定及其他。事实上，如果患者不能耐受任何抗凝，循环运行甚至可以使用高血流速、滤器前高 SF 流速、改变滤器前后 SF 比例（不同于50/50%）、反复生理盐水冲洗的方法以使凝血最小化。

不需要抗凝的特定情况

一些情况不需要为 CRRT 循环单独使用抗凝。这些情况就是因为其他适应证患者正在接受全身抗凝。因此，就不需要对 CRRT 循环专门抗凝了。还没有以非 CRRT 循环原因（比如血栓栓塞、房颤、机械心脏瓣膜原因）而抗凝患者的专门研究，但是

这些患者很可能不需要为 CRRT 循环单独抗凝。在这种情况下，仅进行全身抗凝是合理的，就像是为那些没有进行 CRRT 治疗的患者一样。如果由于全身抗凝，患者出现出血并发症，必须停止全身抗凝，恢复到一种不影响患者仅对 CRRT 循环进行抗凝的方法。另外，很多的危重患者存在凝血障碍，这是一种异常的有利条件，使进行 CRRT 时不需要抗凝。

开始 CRRT

做出要开始 CRRT 的选择后，必须考虑模式、滤过速率、血流速率和溶液方面的问题。模式的选择必须基于治疗目标。在进行 CVVH 时，小分子和中分子物质比如尿素氮、肌酐和氨基酸可通过对流被清除，而溶质则通过溶质拖曳清除。给定的 SF 及其内容物在很大程度上影响着血浆溶质浓度。对于标准溶质清除、电解质失衡和代谢紊乱的纠正，可通过设定 Q_B、Q_{SF}、选取置换液和设定 PFR 来进行操作。

CVVHD 能有效清除中小分子，透析使特定物质迅速弥散。它提供的溶质清除不包括像毒物和药物这些中小分子的清除。它也能用来逆转酸中毒。

CVVHDF 结合血液透析和血液滤过，低分子量的蛋白质（5000～50000 道尔顿）比如炎症介质能通过对流和吸附的方式清除[30]。

无论 IHD 还是 CRRT，在开始每次 RRT 治疗前，都应该处方要给予的 RRT 剂量[5]。KIDIGO 建议要经常评估实际给予的剂量以便调整处方。RRT 的模式和处方应该达到电解质、酸碱、溶质和液体平衡的目标，从而满足患者的需要。可以计算出 CRRT 处方剂量的有效性：K（清除）*t（透析时间）/V（分布容量）。对 AKI 来说，当使用间歇或延长 RRT 时，应该给予每周 3.9 L 容量。AKI 时，如果使用 CRRT，推荐流出液或超滤液量 20～25 ml/(kg·h)。推荐的流出液量或超滤液量与实际的流出液量或超滤液量可能不同，这是由于 RRT 治疗中断所致，比如滤器凝血、治疗、手术、拍片等。因此，必须处方更高的剂量比如 30 ml/(kg·h)[5]。在 CRRT 中，处方一个有效的滤过分数（filtration fraction，FF）是重要的，以便效率最大化。FF 等于超滤除以血浆流速（plasma flow rate，Qp）（FF=Q_{UF}/Qp）。血浆流速（plasma flow rate，PFR）等于 Q_B 乘以 1 减红细胞压积（hematocrit，hct）除以 100，[Qp=Q_B*（1-hct/100）]。虽然实际上，经常使用没有被 hct 调整的 Q_B。Q_{UF} 等于 PFR 加上置换液流速（Q_{SF}）。为获得最大效率又防止滤器凝血，FF 不应超过 20%～30%。一个有功能肾正常的

FF 是 20%，这等于 GFR/肾血浆流量（renal plasma flow，RPF）。在脓毒症，为清除可溶性的炎症介质，除使用高截留滤器，还要应用高血流速 >300 ml/min 和高 UF 速率以维持 FF。

接下来是启动 CRRT 的分步指南[30]：

1. 根据适应证和清除目标 / 容量清除，选择 CRRT 模式。
2. 决定抗凝需求，并相应订购。
3. 如果使用抗凝，用 0.9% 生理盐水 1 升加肝素 5000 单位对机器进行预冲。
4. 选择滤器类型。推荐使用生物相容性膜，以防血液成分激活 / 生物不相容。
5. 设定血流速（Q_B），使 UF/Q_B（FF）<25%。
6. 如果使用 CVVH 或 CVVHDF，选择置换液并设置流速（Q_{SF}）。
7. 如果使用 CVVHD 或 CVVHDF，选择透析液流速（Q_D）。
8. 设置液体移除速率（PFR 或 UF）。在 CVVH 或 CVVHDF，如果没有液体被清除，置换速率等于超滤速率。
9. 向 CRRT 实验室订购包含钠、氯、血尿素氮（BUN）、肌酐、碳酸氢盐、钾离子的化学检测板。
10. 在进行 CRRT 时，和药剂师讨论药代动力学或回顾药物制造商对药品剂量调整的推荐。

终止肾支持

正像 CRRT 的开始时间和如何开始，相对缺乏强有力的证据支持一样，何时撤除 CRRT 也缺乏证据指导。Uchino 等报道了 23 个国家的 54 个 ICU 的现行做法[31]。虽然没有一个前瞻性推断的治疗规则，到目前为止，尿量是成功停止肾支持最好的指示，也就是肾功能恢复最好的指标[31-32]。下一个最好指示剂是肌酐清除率，但是它的预测能力远远不如尿量。一些重症专家停止 CRRT 类似于他们停止呼吸机的方式，另一些仅是当患者的肾化学分析不断改善或尿量恢复正常时，停止治疗。

如 Gibney 等人建议的，可以使用下述标准终止 CRRT[33]：

1. 自发尿量 >400 ml/d。
2. 电解质紊乱纠正。
3. 不需要溶质清除。
4. 液体平衡稳定。

不同的机器

注意有些机器对于不同的设定有不同的术语。一些机器如前所述使用 Q_B、SF、PFR 和 UF，而另一些机器则使用其他术语。关键是，熟悉你医疗机构所使用的机器对于护理人员和开处方者都是至关重要的。这包括知道按惯例哪些用 ml/min（Q_B）来表示，哪些用 L/h（Q_{SF}）来表示，哪些用 ml/h（PFR 和 Q_{UF}）来表示。标准化的设定大有益处。

供应商和护士之间应该存在很强的工作关系，以至于每个人都使用同样的词汇表。所有的开处方者都必须使用相同的术语，评估和书写治疗处方或推荐。包括危重症专家、肾病咨询服务者甚至心脏病咨询专家都需要知道患者液体治疗的细节。

应随时能够为职员提供关于哪些机器正在使用、如何设置、如何排除故障的教育服务。这应该是所有直接参与整个治疗的护士和医师（危重症专家、肾病学专家）都需要的，也应提供给所有可能需要了解这个治疗的其他人员（比如心脏病学专家）。在线模块是大有帮助的，事实上，对后者来说是完全足够的。

药物剂量

CRRT 患者的药物剂量超越了本文范畴。计算复杂且没有被充分研究。计算适当的剂量，就必须考虑到以下条目对物质清除的作用[34]：

1. 药物的分布容积和是否需要负荷量。
2. 弥散（CVVHD）和对流（CVVH）哪种方式能更多清除这种药物。
3. 患者正在运行哪种模式：CVVH、CVVHD、CVVHDF。
4. 如果运行 CVVH，SF 是滤器前、滤器后，还是两者都有。
5. 滤过分数。
6. 筛分系数（该药物通过膜的难易度）。

考虑了这些因素后，要与药物咨询密切协商患者的用药剂量。

特殊考虑：发热

CRRT 患者发热的评估是复杂的，这是由于所有 CRRT 模式都涉及体外循环。许多 CRRT 机虽然都有额外的加热器以保持血温，但是血液又必须通过暴露于外界环境中的管路。这就意味着血液管路"流失"了来自患者的热量。这些热量丧失可能

使正常体温的患者变成低体温，发热的患者变成正常体温。更重要的是，CVVHD 或 CVVHDF（而不是 CVVHD）通过清除产热的中分子物质比如炎症介质，可能阻止了脓毒症患者表现为发热。因此，调低作为真正发热的温度升高阈值是明智的，比如 100 ℉（37.8 ℃）替代更传统的 100.4 ℉（38 ℃）。根据患者状况和当地实际，按预先设定的间隔送检血培养是明智的。目前，还没有研究能确定送检血培养合理的间隔时间。

特殊考虑：脓毒症

对于严重脓毒症患者来说，CVVH 有希望作为调节免疫的治疗措施。特别是血液滤过，清除中分子，也清除与脓毒症有害的免疫反应相关的细胞因子和炎症介质。与溶质和液体容量通过对流清除不同，细胞因子被认为主要是通过滤器吸附来清除。然而，由于细胞因子作用在组织水平，滤器也不能清除所有的细胞因子，所以清除细胞因子能否真正调节脓毒症反应还需要进一步确定[35-36]。一些人也认为，CVVH 除了清除像这样有害的细胞因子，也清除了抑制性或有益的细胞因子。而事实是，脓毒症患者的平衡更加倾向于有害的细胞因子。直到出现能够选择性清除有害的细胞因子前，非选择性移除细胞因子似乎是合理的治疗方式。在脓毒症休克时，为了达到清除细胞因子必要的清除率，CVVH 必须在高 SF 速率下运行，并且由于滤器的吸附能力下降，必须每隔 6 小时换一个滤器。那时，滤器仍能清除溶质，但不能清除额外的细胞因子。对于脓毒症休克的未来治疗来说，这仍然是最有希望的一个。观察应用有选择的滤器和抗生素比如多黏菌素浸渍的滤器进行灌流治疗的几个试验正在进行中。

前景

CRRT 作为"更友善、温和"的 RRT，将持续发展。不像传统透析，CRRT 不需要水源，不仅可以为不适合 IHD 的患者，也可以在没有设置 IHD 的地方进行。然而，它是劳动密集型的，需要特殊训练的护士和开处方人员，不能普遍获得。

随着重症护理战线的前移，过度拥挤和 ED 就诊变得越发频繁，以及早期目标指导治疗成为常规治疗的一部分，在 ED 进行 CRRT 治疗也可能成为一个有益开始的实例。急诊医师更懂 AKI 和透析的紧急适应证。因此，在 ED 为血流动力学不稳定的

患者开始 CRRT 是目前临床实践的延伸。设施必须满足需求、设置和模式选择。这包括订制大孔径双腔静脉导管、订购机器、订购必需的液体（SF、抗凝药等）和重新安排工作人员（或叫额外的人员）以便空出一名能运行 CRRT 的护士。"肝透析"是另一个可行的治疗范畴。虽然不太可能成为急诊的初始治疗，但在疾病的肝支持和肝移植的过渡方面都有广阔前景。它从 RRT 的基础上汲取大量信息。急诊医师需要逐渐熟悉这些正在发展的治疗，特别当早期开始这些治疗是必要和有益的时候。

（郭治国 译）

参考文献

1. De Mendonça A, Vincent JL, Suter PM, et al. Acute renal failure in the ICU: risk factors and outcome evaluated by the SOFA score. *Intensive Care Med*. 2000; 26(7):915–921.
2. Schwilk B, Wiedeck H, Stein B, Reinelt H, Treiber H, Bothner U. Epidemiology of acute renal failure and outcome of haemodiafiltration in intensive care. *Intensive Care Med*. 1997; 23(12):1204–1211.
3. Acute Dialysis Quality Initiative (ADQI). Available at: http://www.adqi.net. Accessed August 8, 2016.
4. Bellomo R. Defining, quantifying, and classifying acute renal failure. *Crit Care Clin*. 2005; 21(2):223–237.
5. National Kidney Foundation. K/DOQI Clinical practice guidelines for chronic kidney disease: evaluation, classification and stratification. *Am J Kidney Dis*. 2002; 39(2 Suppl 1):S76–S92.
6. Marenzi G, Bartorelli AL. Recent advances in the prevention of radiocontrast-induced nephropathy. *Curr Opin Crit Care*. 2004; 10(6):505–509.
7. Stacul F, Adam A, Becker CR. Strategies to reduce the risk of contrast-induced nephropathy. *Am J Cardiol*. 2006; 98(6A):59K–77K.
8. Meschi M, Detrenis S, Musini S, Strada E, Savazzi G. Facts and fallacies concerning the prevention of contrast medium-induced nephropathy. *Crit Care Med*. 2006; 34(8):2060–2068.
9. Meiera P, Vogtb P, Blanc E. Ventricular arrhythmias and sudden cardiac death in end-stage renal disease patients on chronic hemodialysis. *Nephron*. 2001; 87(3):199–214.
10. Ronco C, Bellomo R, Ricci Z. Continuous renal replacement therapy in critically ill patients. *Nephrol Dial Transplant*. 2001; 16(5 Suppl):67–72.
11. Manns M, Sigler MH, Teehan BP. Intradialytic renal haemodynamics—potential consequences for the management of the patient with acute renal failure. *Nephrol Dial Transplant*. 1997; 12(5):870–872.
12. Lauer A, Saccaggi A, Ronco C, Belledonne M, Glabman S, Bosch JP. Continuous arteriovenous hemofiltration in the critically ill patient. Clinical use and operational characteristics. *Ann Intern Med*. 1983; 99(4):455–460.
13. McCunn M, Reynolds HN, Reuter J, McQuillan K, McCourt T, Stein D. Continuous renal replacement therapy in patients following traumatic injury. *Int J Artif Organs*. 2006; 29(2):166–186.
14. Davenport A. Renal replacement therapy in the patient with acute brain injury. *Am J Kidney Dis*. 2001; 37(3):457–466.
15. Vinsonneau C, Camus C, Combes A, et al. Continuous venovenous haemodiafiltration versus intermittent haemodialysis for acute renal failure in patients with multiple-organ dysfunction syndrome: a multicentre randomized trial. *Lancet*. 2006; 368(9533):379–385.
16. Bagshaw SM, Berthiaume LR, Delaney A, Bellomo R. Continuous versus intermittent renal replacement therapy for critically ill patients with acute kidney injury: a meta-analysis. *Crit Care Med*. 2008; 36(2):610–617.
17. Guérin C, Girard R, Selli JM, Ayzac L. Intermittent versus continuous renal replacement therapy for acute renal failure in intensive care units: results from a multicenter prospective epidemiological survey. *Intensive Care Med*. 2002; 28(10):1411–1418.
18. Lins RL, Elseviers MM, Van der Niepen P, et al. Intermittent versus continuous renal replacement therapy for acute kidney injury patients admitted to the intensive care unit: results of a randomized clinical trial. *Nephrol Dial Transplant*. 2009; 24(2):512–518.
19. Schwenger V, Weigand MA, Hoffmann O, et al. Sustained low efficiency dialysis using a single-pass batch system in acute kidney injury—a randomized interventional trial: the Renal Replacement Therapy Study in Intensive Care Unit Patients. *Crit Care*. 2012; 16(4):R140.
20. Kellum JA, Angus DC, Johnson JP. Continuous versus intermittent renal replacement therapy: a meta-analysis. *Intensive Care Med*. 2002; 28(1):29–37.
21. Jacka MJ, Ivancinova X, Gibney RT. Continuous renal replacement therapy improves renal recovery from acute renal failure. *Can J Anaesth*. 2005; 52(3):327–332.
22. Waldrop J, Ciraulo DL, Milner TP, et al. A comparison of continuous renal replacement therapy to intermittent dialysis in the management of renal insufficiency in the acutely ill surgical patient. *Am Surg*. 2005; 71(1):36–39.
23. Tominaga GT, Ingegno M, Ceraldi C, Waxman K. Vascular complications of continuous arteriovenous hemofiltration in trauma patients. *J Trauma*. 1993; 35(2):285–288; discussion 288–289.
24. Bellomo R, Parkin G, Love J, Boyce N. A prospective comparative study of continuous arteriovenous hemodiafiltration and continuous venovenous hemodiafiltration in critically ill patients. *Am J Kidney Dis*. 1993; 21(4):400–404.
25. Storck M, Hartl WH, Zimmerer E, Inthorn D. Comparison of pump-driven and spontaneous continuous haemofiltration in postoperative acute renal failure. *Lancet*. 1991; 337(8739):452–455.
26. Kierdorf H. Continuous versus intermittent treatment: clinical results in acute renal failure. *Contrib Nephrol*. 1991; 93:1–12.
27. Jörres A, John S, Lewington A, et al. A European Renal Best Practice (ERBP) position statement on the Kidney Disease Improving Global Outcomes (KDIGO) Clinical Practice Guidelines on Acute Kidney Injury: part 2: renal replacement therapy. *Nephrol Dial Transplant*. 2013; 28(12):2940–2945.
28. Tian Q, Gomersall CD, Ip M, Tan PE, Joynt GM, Choi GY. Adsorption of amikacin, a significant mechanism of elimination by hemofiltration. *Antimicrob Agents Chemother*. 2008; 52(3):1009–1013.
29. Monchi M, Berghmans D, Ledoux D, Canivet JL, Dubois B, Damas P. Citrate vs. heparin for anticoagulation in continuous venovenous hemofiltration: a prospective randomized study. *Intensive Care Med*. 2004; 30(2):260–265.
30. Galvagno SM Jr, Hong CM, Lissauer ME, et al. Practical considerations for the dosing and adjustment of continuous renal replacement therapy in the intensive care unit. *J Crit Care*. 2013; (6):1019–1026.
31. Uchino S, Bellomo R, Morimatsu H, et al. Discontinuation of continuous renal replacement therapy: a post hoc analysis of a prospective multicenter observational study. *Crit Care Med*. 2009; 37(9):2576–2582.
32. Finkel KW, Podoll AS. Discontinuation of continuous renal replacement therapy: when is enough enough? *Crit Care Med*. 2009; 37(9):2664–2665.
33. Gibney RT, Bagshaw SM, Kutsogiannis DJ, Johnston C. When should renal replacement therapy for acute kidney injury be initiated and discontinued? *Blood Purif*. 2008; 26(5):473–484.
34. Choi G, Gomersall CD, Tian Q, Joynt GM, Freebairn R, Lipman J. Principles of antibacterial dosing in continuous renal replacement therapy. *Crit Care Med*. 2009; 37(7):2268–2282.
35. De Vriese AS, Colardyn FA, Philippé JJ, Vanholder RC, De Sutter JH, Lameire NH. Cytokine removal during continuous hemofiltration in septic patients. *J Am Soc Nephrol*. 1999; 10(4):846–853.
36. Piccinni P, Dan M, Barbacini S, et al. Early isovolaemic haemofiltration in oliguric patients with septic shock. *Intensive Care Med*. 2006; 32(1):80–86.

第六部分　神经及神经外科疾病

第31章 意识状态的改变

Wan-Tsu W. Chang • Paul McCarthy

人的大脑，是我们已知的最复杂的器官。

——艾萨克·阿西莫夫

导言

大脑的复杂性使得它正常的功能，尤其是产生意识的功能，非常容易受到急性代谢紊乱和结构受损变化的影响。由于对葡萄糖和氧气的持续高水平需求，大脑对于能量平衡的突然改变极其不耐受，能量缺失几分钟就会导致神经细胞的死亡。同样，由于意识状态的产生和维持依赖于大脑中广泛密布、错综复杂的神经反射回路的正常运行。两个大脑半球以及脑干网状激活系统中任何一处的解剖学损伤均足以损扰意识状态。无论病因如何，意识状态的改变（altered mental status，AMS）或者整体大脑功能的障碍经常会延长住院时间，使重症护理单元患者的预后变差。要立即区分危及生命的脑损伤和良性的、可逆转的脑损伤，快速诊断是必要的。结合循证实践和临床经验，本章重点讨论重症患者 AMS 的诊断和治疗难题。

意识和意识状态检查

AMS 是一种包括觉醒（arousal）和觉知（awareness）的意识障碍，觉醒是指大脑整体的唤醒状态，而觉知决定了个体对自身存在和周围环境的感知。觉知需要有一定程度的觉醒，但二者也可能是不相关的，比如在持续植物状态下，患者维持一定程度的觉醒但无临床自我觉知现象[2]。

意识状态是所有神经学检查的核心。检查者应避免将患者笼统判定为"无应答"，而应该在物理检查的基础上进行更详尽描述：嗜睡、迟钝、木僵和昏迷（表 31-1）[3-4]。嗜睡患者警觉度降低，但保留对环境的觉知。迟钝患者需要刺激才能唤醒和遵循简单的指令，但丧失对即时周围环境的觉知。木僵患者无法遵循指令，需要持续的疼痛刺激才能表现出唤醒的指征。昏迷来源于双侧脑半球损伤或脑干网状激活系统的功能障碍；通常情况下，单侧半球病变（比如大脑中动脉卒中）并不会导致昏迷，除非伴随中线移位和继发对侧半球功能障碍。尽管这些分类可以定性描述意识障碍的程度，但由于缺乏标准定义，这些术语很容易产生多种解读和误用。

格拉斯哥昏迷量表（Glasgow Coma Scale，GCS）是意识状态最重要的定量测量方法之一（表 31-2）。最初在 1974 年由神经外科医师发明，用来对创伤性脑损伤（traumatic brain injury，TBI）的患者进行分类。如今，GCS 已成为急重症监护病房的常用语言。由于其使用简便、观测者之分歧程度最小以及判断预后能力可信而历久不衰[5-7]。GCS 现在不只是 TBI 分类工具，也用于对其他诊断的预测，

⬤ 表 31-1　意识状态改变的描述分类

意识混浊	缺乏大脑信息处理，表现出注意力不集中；轻度至中度脑损伤后出现，可持续数月。近期记忆可能消失，但保留长期记忆。
嗜睡	警觉度下降，无法执行正常情况下毫不费力的工作。在刺激下可被暂时唤醒，之后重回无活动状态。保留对即时周围环境的觉知。
迟钝	接受刺激时觉知和警觉度下降，患者在刺激下唤醒缓慢，可执行简单指令，但对即时周围环境无觉知。唤醒后又慢慢恢复无活动状态。
木僵	只在持续伤害性刺激下可被唤醒，但无法进行有意义的互动。唤醒或只体现在对疼痛刺激的躲避。刺激一经移除，又恢复无活动状态。
昏迷	对强烈刺激无反应。

比如脑出血、蛛网膜下腔出血、颅内硬膜下血肿、缺血性脑卒中、阿尔茨海默病、中毒等。

GCS 量表包括运动、言语和睁眼的测量，有研究表明其中运动反应的得分最有用（可以应用于气管插管患者）、最具预测性[14-15]。但其应用也有限制，比如插管患者无法进行言语测量，言语得分标为"T"。另外，GCS 由于没有包括脑干反射而受到批评[16]。尽管如此，GCS 仍然是全世界常用的意识量表，一直在辅助临床研究和临床决策。

GCS 中的运动指标尤其值得关注，因为它包含了最多的信息。运动信息通过物理检查获得，通常

⬤ 表 31-2　格拉斯哥昏迷量表（GCS）

睁眼

自发睁眼	4
呼唤时可睁眼	3
疼痛刺激时可睁眼	2
对任何刺激无睁眼反应	1

语言反应

正常交谈	5
可应答，言语错乱	4
只可说出单字	3
仅可发出声音	2
无发音	1

运动反应

按吩咐动作	6
疼痛刺激定位反应	5
疼痛逃避反应	4
屈曲反应（去皮质状态）	3
伸展反应（去大脑状态）	2
无反应	1

也需要最多的精力。为了达到评判标准，我们建议患者必须在口头指令下伸出两个手指或者扭动拇指。对失语症患者常出现误判，因他们会模仿测试者的手势示范使他们被误判为遵从指令。同样，我们建议使用严格的标准，来区分判定具体疼痛刺激的部位，包括头端和尾端的刺激定位。最后，逃避反应应该是一个肢体对疼痛刺激做出的复杂的肢端非立体典型的移动，而非简单的摆出伸展和屈曲的姿势。

全面无反应性量表（Full Outline of Unresponsiveness，FOUR）是对昏迷进行评测的替代性量表，它可以提供关于脑干反射和呼吸模式的更多细节信息，包含四项指标：睁眼、运动、脑干反射和呼吸情况。每个指标最高分为 4 分（表 31-3）。与 GCS 相比，FOUR 具有相似的不同判定者的一致程度和死亡预测价值，并且可以用于林林总总不同类型重症神经系统疾病患者[17-18]。尽管 FOUR 比 GCS 提供更多的神经病学信息，二者尚都不能取代全面的神经系统检查。

意识状态改变的鉴别诊断

重症监护室中的 AMS 有很多原因，可分为解剖和代谢两类。医师可以依靠临床观察来判断患者认知储备的类型。认知储备被定义为大脑抵御损伤的能力，与患者的年龄、脑功能基线、脑容量、并发症及在重症监护室的时间长短有关[19]。比如说，我们可能认为尿道感染会造成重症监护室里的一名 82 岁女性迟钝，但不会造成一名 30 岁的患者迟钝。患者家属提供的病史有助于评估认知储备，比如帮助我们确定脑功能基线值以及是否有潜在痴呆征象，从而有利于 AMS 的诊断，同时也有助于确定药物毒品等物质滥用性疾病，比如最常见的酒精依赖。尽管发热、低钠血症及脓毒症脑病越来越被认为是

表31-3　全面无反应性量表（FOUR）

眼睛反应

在指令下张开，跟随目标，眨眼	4
张开但不能跟随目标	3
闭眼状态，听到大声说话时张开	2
闭眼状态，疼痛时张开	1
疼痛时保持闭眼状态	0

运动反应

在指令下做出拇指朝上，握拳，V字手势	4
疼痛定位	3
屈曲反应	2
伸展反应	1
无反应或全身性肌阵挛	0

脑干反应

瞳孔和角膜反射存在	4
一侧瞳孔散大和固定	3
瞳孔或角膜反射消失	2
瞳孔和角膜反射均消失	1
瞳孔、角膜和呛咳反射均消失	0

呼吸

未插管，正常呼吸	4
未插管，潮式呼吸	3
未插管，呼吸节律不规律	2
自主呼吸频率高于呼吸机设置频率	1
自主呼吸频率等于呼吸机频率或无自主呼吸	0

增加发病率和死亡率的重要因素，但一般情况下，AMS的解剖学上有改变的病因例如脑出血、缺血性脑卒中、蛛网膜下腔出血、脑静脉窦血栓形成、血管痉挛、脑积水，起病更急，GCS评分也显著降低。

瞳孔大小、对光反应以及运动检查的对称性是代谢性脑病的经典指征。在非去极化神经肌肉阻滞情况下，即使运动测试不能进行，依然会保留瞳孔反应测试[20]。瞳孔扩张和光反应性丧失通常预示第三脑神经压迫；在极少的情况下，癫痫发作也会造成同样的现象[21]。前瞻性研究证实双侧瞳孔不等大和瞳孔对光反射消失对结构性昏迷有高的阳性预测价值[22]。瞳孔对称、对光有反应、针尖样瞳孔则可能是脑桥病变造成的。而且，代谢性脑病会放大或加重运动不对称，例如，低钠血症会加重卒中引起的偏瘫，但是却很少产生出新的运动不对称。由于大脑对葡萄糖的依赖，低血糖会造成代谢性脑病和急性昏迷，从而引发局灶性神经功能缺损和AMS。

因为糖尿病的低血糖发作常被误诊为卒中，因此任何AMS的急性评价都需要同时进行血糖测定[23-24]。

重症监护室里导致AMS各病因的组成百分比取决于监护病房的类型。多个研究表明AMS会延长住院时间，并且是重症监护室死亡率的一个独立危险因素[25-29]。在一项纳入1758名以非神经性疾病住进重症监护室患者的研究中，AMS的主要病因是代谢性脑病，其次是癫痫发作。在代谢性脑病中，脓毒性脑病是主要因素，其次是肝性脑病和肾性脑病[30]。

Isensee等人对重症监护室患者研究表明，代谢性脑病是AMS最常见原因，AMS患者的死亡率比非AMS患者高2倍多[31]。

脓毒症脑病

脓毒症脑病是重症患者AMS的主要原因，但全脑功能障碍在脓毒血症情况下发病机制尚不明确，可能是多因素、因人而异的。诱发电位异常是全脑功能障碍的神经生理指标。在某一项研究中，84%脓毒血症重症患者都出现了诱发电位异常[32]。关于脂多糖诱导性脑病最新小鼠实验表明，肿瘤坏死因子在引发和维持大脑的炎症状态中起重要作用[33]。脓毒性脑病的发病机制包括脑微小脓肿、异常氨基酸代谢、脑神经递质浓度的改变、脑部血容量和耗氧量的降低、血脑屏障功能减弱继发脑水肿[34-37]。脑脊液检查正常或轻度蛋白升高；脑电图是脓毒症脑病最敏感的检测方法，通常显示与代谢性脑病相一致的、以δ波为主的、弥散性三相慢波。在极少情况下，除了AMS之外，脓毒性脑病还会表现出局部神经功能缺损[38]。不论病因为何，重症监护室内的脓毒血症会引起急性AMS，甚至造成长期认知功能障碍。动物模型实验正在探索脓毒症脑衰竭背后的发病机制，从而为制订相应治疗方案提供思路。但是，目前唯一的防御手段是早发现、早治疗高度怀疑有合并神经损伤的感染。

非惊厥性癫痫持续状态

对于重症监护中的癫痫发作，流行病学上几乎没有相关的研究数据。但在重症监护病房里，成年患者的哪怕一次癫痫发作都会导致其死亡率成倍增长[28]。尽管ICU专业人员很熟悉如何处理某一患者的癫痫单纯部分性发作、癫痫全身性发作或癫痫持续状态等情况，但对亚临床的癫痫发作和非惊厥性癫痫持续状态（nonconvulsive status epilepticus，NCSE）的关注要少许多。现如今国际上并没有以脑电图为基础的 NCSE 的定义或分类。通常人们将它定义为一种脑电图上表现为长时程癫痫样改变的 AMS，但没有表现出（抽搐等）运动肌肉的任何征象[39]。不幸的是，NCSE 的诊断受制于缺少特征性的脑电图波形表现。依据脑电图波形可以确定癫痫发作是局部性发作还是全身性发作，其脑电波形通常呈现棘慢波或多棘慢波放电（频率通常 <2 ~ 3 Hz）。NCSE 患者的脑电图形波种类通常分为 5 种：持续性局部棘慢波、持续性泛化棘慢波、持续性泛化尖慢波、持续性局部尖慢波以及周期性一侧性癫痫样放电[40]。据估计，昏迷患者中 NCSE 的患病率可高达 3% ~ 8%，甚至可能更高，因为相较于长程连续脑电图，常用的 20 ~ 30 分钟常规脑电图对惊厥性和非惊厥性癫痫活动更不容易察觉[41]，因此可能造成漏诊，这也是一些人支持在重症监护病房进行连续脑电监护的一大论据。而无论哪种原因导致的 NCSE 都会使患者的患病率和死亡率大大升高[42-43]。现今 NCSE 的治疗手段主要包括苯二氮䓬类药物（特别是劳拉西泮和咪达唑仑）、抗癫痫药（苯妥英钠、左乙拉西坦、磷苯妥英钠、2- 丙基戊酸钠和镇静安眠剂）以及静脉注射麻醉剂（例如丙泊酚和氯胺酮），这些药物的主要目的是抑制脑电图的异常活动[44]。

闭锁综合征

闭锁综合征（locked-in syndrome，LIS）是一种以构音不全、四肢麻痹和水平注视麻痹为主要症状的综合征，这些症状通常是由于脑桥腹侧的缺血性伤害所致[45]（图 31-1）。患者只能通过眨眼和垂直的眼睛运动与外界交流。LIS 不是一种意识障碍，但是容易被误认为是昏迷状态，因为患者几乎完全无法进行自主活动。特别是对于那些脑干异常状态的患者，医师在诊断他们昏迷之前必须评估垂直眼动。尽管 LIS 是一种十分严重的疾病，仍有必要将这种疾病识别出来并与昏迷区分开来。因为在支持性护理和积极的康复训练下，患者仍然有恢复健康、不易预测的潜力[46]。

持续的植物人状态和最低意识状态

最近，一些外行媒体的案例报道使得持续的植物人状态（persistent vegetative state，PVS）进入到公众视野当中。PVS 是 AMS 的一种形式，患者可以保持警觉性，拥有睡眠–唤醒周期和自主控制，但

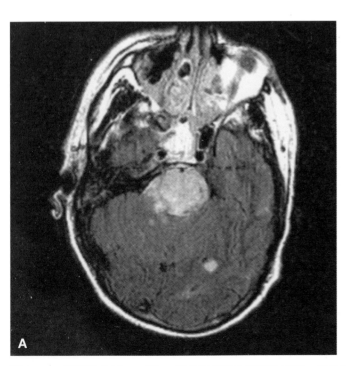
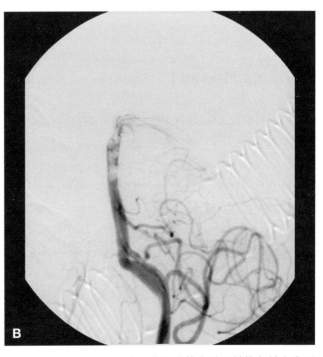

图 31-1 闭锁综合征。一例 46 岁的闭锁综合征男性患者，继发于基底动脉血栓，图 A 为该患者的液体衰减反转恢复轴向序列磁共振图像，显示大面积的脑桥梗死；图 B 为该患者的脑血管造影，显示血栓位于基底动脉的远段

是失去意识，只保留反射性的动作[47]。如果这样的患者被观察到也有一定的非反射性的动作，那么他们就处于最低意识状态（minimally conscious state，MCS）。患者从昏迷中恢复之后，就有可能进入PVS 或 MCS 状态。伴随泛发性轴突损伤和缺氧的头部创伤是导致 PVS 的主要原因。磁共振功能成像（functional magnetic resonance imaging，FMRI）等神经影像学手段或许会证明患者保留意识认知的一些征象，这些征象引发了有关 PVS 的伦理学辩论[48]。不过，PVS 仍旧是一个致命性的疾病，一旦发生几乎不可逆。诸如深度脑刺激等新近兴起技术提供了增强患者意识的可能性[49]。

脑缺血和脑死亡

体外研究已经证明，中枢神经系统的神经元可以耐受完全缺血缺氧 20～60 分钟而未产生不可逆损伤[50]。而在体内，神经元出现损伤更为严重，出现更早。大脑停止血液供应之后，在周围环境因素和升高的 $PaCO_2$ 的作用下脑血管即刻开始舒张。因为大脑没有葡萄糖储备，细胞代谢会快速停止。营养物质和氧的流失使得那些最敏感结构的细胞完整性遭到破坏。这进而会导致毛细血管渗漏、水肿和细胞破裂，使得溶酶体释放，蛋白酶和其他有害化合物进入周围组织[51]。而这些反过来又会造成微循环阻塞、淤滞，加重循环系统的损伤，造成恶性循环。如果此过程持续发展或长或短的一段时间，而此时血流重新建立。由于受损部位压力梯度增加，导致受损部位结构被冲塌压垮。就好像胡佛水坝（Hoover Dam）的突然倒塌，向下倾泻的水对下游社区产生的损害。其结果往往会是复苏后进行性血液灌注不足状态，其血流量在再灌注后 90 分钟内降至 20% 以下，并保持在该低水平长达 18 小时[52-53]。

有两种理论可以解释这一现象。①在此不可逆损伤的初始阶段，细胞钙离子（Ca^{2+}）负荷超载[54]。正常情况下，细胞外 Ca^{2+} 浓度较高而细胞内浓度较低。而病理状态下，由于缺血和营养物质的流失，细胞膜遭到破坏，浓度梯度因此发生了改变，Ca^{2+}进入细胞，影响了酶、DNA、RNA 和线粒体的正常功能。大量 Ca^{2+} 流入毛细血管前小动脉引发血管痉挛，导致血液流动减少、氧气和营养物质消耗增多等恶性循环。②在缺血期间，代谢异常可产生氧自由基，攻击 DNA、RNA 和线粒体，造成不可逆的损伤[55]。

在美国，由于与脑死亡相关，对于生命和死亡意义的哲学辩论偶尔会被某些州遏制[56]。脑死亡，作为法律规定的死亡标准，是相对较难去解释的[57]。判断脑死亡通常是在正常体温下，没有抑制中枢神经系统或神经肌肉接头的药物作用的前提下，根据患者脑干的情况确定。这一诊断应当是确定的，而不是某种可能性[58]。简单来说，脑死亡就等同于法律承认的死亡。脑死亡的概念相对较新，是在诸如机械通气等生命维持设备发展的基础上出现的，这一概念也由于器官移植技术的发展而变得十分重要。一旦体格检查结果符合客观标准，医生就可以宣布患者脑死亡。一些州法律规定必须要一个以上的医师共同在场宣布患者的脑死亡。患者家属会被告知患者已经死亡。如果患者不是器官捐献志愿者，生命维持设备将会被移除，医师会以与其他死亡患者相同的方式出具死亡证明。如果患者是一位器官捐献志愿者，出具死亡证明后，国家器官采购机构将管理捐赠者直到捐献手术进行为止。总的来说，世界范围内脑死亡的标准都是相似的，由临床检查确定诊断。在某些情况下会使用一些附加的检查测定，本节后面会有所介绍。

以下为一个典型脑死亡的扼要处理方案[59-60]。

首先必须知道伤害发生的原因，必须有明确的证据证明有急性、严重、不可逆转的脑损伤存在，这极其重要。脑 CT 和脑 MRI 检查显示的客观损伤证据必须与体格检查结果相符合。单纯根据体格检查结果并不足以确定脑死亡，因为媒体上有许多假定脑死亡患者苏醒的案例。

必须排除可能混淆脑死亡临床诊断的、可逆的情况，包括：

- 体温过低；体温必须 >36°C
- 药物中毒或其他药物的神经肌肉阻滞作用
- 低血流灌注和休克；收缩压必须≥100 mm Hg

体格检查结果：

- 对口头或视觉指令无反应
- 对疼痛无骨骼肌肉运动反应
- 瞳孔固定、无反应
- 无角膜反射
- 无眼头反射
- 眼前庭反射阴性
- 无呕吐或咳嗽反射
- 无自主呼吸

呼吸暂停测试：这一测试应当最后进行，且应当在临床检查确定脑干功能停止后进行。患者与呼吸机断开，而肺部仍在继续被动充氧。在不缺氧的情况下，通过 $PaCO_2$ 上升的累计，患者可以累计上升到 60 mmHg 以上。计算方法：$PaCO_2$ 在第一分钟上升 4 mmHg，此后每分钟上升 3 mmHg。如果患者没有呼吸尝试，则结果证实为脑死亡 [61]。

脑电图：对于确定脑死亡，脑电图并非必要，因为小的伪差可能会混淆结果。因此，许多机构认为不应该给怀疑脑死亡的患者做脑电图检查。如果进行了脑电图检查，那么结果应当显示为至少 30 分钟的脑电波静息状态，并且必须符合既定的脑死亡标准 [62]。

当无法确切地判断死因时，可考虑脑血管造影或核医学闪烁扫描检查。若四根血管脑血管造影未能显示，或大脑半球中未能见到核素显示颅内动脉循环，则可证实脑死亡 [63]。

通常情况下会进行两次单独的临床检查，其中一项由一名神经病学家或神经外科医师进行，另一项由重症医学专家进行，然后进行呼吸暂停测试或其他确认检查。但有些机构允许通过单次检查确定脑死亡。如果经过这一全面的临床检查，患者没有显示神经功能的迹象，且损伤原因确定，就可以根据神经系统标准宣布其死亡，并完成死亡证明的签署，证明上面的死亡时间应为检查流程完成的时间。

（张玉梅　译）

参考文献

1. Plum F, Posner JB. *The Diagnosis of Stupor and Coma*. 3rd ed. Philadelphia, PA: FA Davis Company; 1982:1–86.
2. Kinney HC, Samuels MA. Neuropathology of the persistent vegetative state. A review. *J Neuropathol Exp Neurol*. 1994; 53(6):548–558.
3. Crippen D. Brain failure and brain death. In: *ACS Surgery: Principles and Practice*. New York: WebMD Inc.; 2005.
4. Crippen DW. Neurologic monitoring in the intensive care unit. *New Horiz*. 1994; 2(1):107–120.
5. Gabbe BJ, Cameron PA, Finch CF. The status of the Glasgow Coma Scale. *Emerg Med (Fremantle)*. 2003; 15(4):353–360.
6. Matis G, Birbilis T. The Glasgow Coma Scale—a brief review. Past, present, future. *Acta Neurol Belg*. 2008; 108(3):75–89.
7. Bastos PG, Sun X, Wagner DP, Wu AW, Knaus WA. Glasgow Coma Scale score in the evaluation of outcome in the intensive care unit: findings from the acute physiology and chronic health evaluation III study. *Crit Care Med*. 1993; 21(10):1459–1465.
8. Davies JO, Eddleston M, Buckley NA. Predicting outcome in acute organophosphorus poisoning with a poison severity score or the Glasgow Coma Scale. *QJM*. 2008; 101(5):371–379.
9. Amirjamshidi A, Abouzari M, Rashidi A. Glasgow Coma Scale on admission is correlated with postoperative Glasgow outcome scale in chronic subdural hematoma. *J Clin Neurosci*. 2007; 14(12):1240–1241.
10. Cho DY, Chen CC, Lee HC, Lee WY, Lin HL. Glasgow Coma Scale and hematoma volume as criteria for treatment of putaminal and thalamic intracerebral hemorrhage. *Surg Neurol*. 2008; 70(6):628–633.
11. Weingarten S, Bolus R, Riedinger MS, Maldonado L, Stein S, Ellrodt AG. The principle of parsimony: Glasgow Coma Scale score predicts mortality as well as the APACHE II score for stroke patients. *Stroke*. 1990; 21(9):1280–1282.
12. Benesch CG, McDaniel KD, Cox C, Hamill RW. End-stage Alzheimer's disease. Glasgow Coma Scale and the neurologic examination. *Arch Neurol*. 1993; 50(12):1309–1315.
13. Oshiro EM, Walter KA, Piantadosi S, Witham TF, Tamargo RJ. A new subarachnoid hemorrhage grading system based on the Glasgow Coma Scale: a comparison with the Hunt and Hess and World Federation of Neurological Surgeons Scales in a clinical series. *Neurosurgery*. 1997; 41(1):147–148.
14. Healey C, Osler TM, Rogers FB, et al. Improving the Glasgow Coma Scale score: motor score alone is a better predictor. *J Trauma*. 2003; 54(4):671–678.
15. Ross SE, Leipold C, Terregino C, O'Malley KF. Efficacy of the motor component of the Glasgow Coma Scale in trauma triage. *J Trauma*. 1998; 45(1):42–44.
16. Sternback GL. The Glasgow Coma Scale. *J Emerg Med*. 2000; 19(1):67–71.
17. Wijdicks EF, Bamlet WR, Maramattom BV, Manno EM, McClelland RL. Validation of a new coma scale: The FOUR score. *Ann Neurol*. 2005; 58(4):585–593.
18. Fischer M, Rüegg S, Czaplinski A, et al. Inter-rater reliability of the Full Outline of UnResponsiveness score and the Glasgow Coma Scale in critically ill patients: a prospective observational study. *Crit Care*. 2010; 14(2):R64.
19. Stern Y. What is cognitive reserve? Theory and research application of the reserve concept. *J Int Neuropsychol Soc*. 2002; 8(3):448–460.
20. Schmidt JE, Tamburro RF, Hoffman GM. Dilated nonreactive pupils secondary to neuromuscular blockade. *Anesthesiology*. 2000; 92(5):1476–1480.
21. Gadoth N, Margalith D, Bechar M. Unilateral pupillary dilation during focal seizures. *J Neurol*. 1981; 225(3):227–230.
22. Tokuda Y, Nakazato N, Stein GH. Pupillary evaluation for differential diagnosis of coma. *Postgrad Med J*. 2003; 79(927):49–51.
23. Carter F, Taylor C. Transient hypoglycemia hemiparesis. *J Natl Med Assoc*. 2002; 94(11):999–1001.
24. Boylan-Starks L. Hypoglycemia hemiplegia: a case study. *Heart Lung*. 1995; 24(4):330–332.
25. Stevens RD, Pronovost PJ. The spectrum of encephalopathy in critical illness. *Semin Neurol*. 2006; 26(4):440–451.
26. Ely EW, Shintani A, Truman B, et al. Delirium as a predictor of mortality in mechanically ventilated patients in the intensive care unit. *JAMA*. 2004; 291(14):1753–1762.
27. Ely EW, Gautam S, Margolin R, et al. The impact of delirium in the intensive care unit on hospital length of stay. *Intensive Care Med*. 2001; 27(12):1892–1900.
28. Ropper AH, Green DR, Diringer MN, Green DM, Mayer SA, Bleck TP. *Neurological Complications of Critical Medical Illness in Neurological and Neurosurgical Intensive Care*. 4th ed. Philadelphia, PA: Lippincott Williams and Wilkins; 2004:190.
29. Consales G, De Gaudio AR. Sepsis associated encephalopathy. *Minerva Anesthesiol*. 2005; 71(1-2):39–52.
30. Bleck TP, Smith MC, Pierre-Louis SJ, Jares JJ, Murray J, Hansen CA. Neurologic complications of critical medical illness. *Crit Care Med*. 1993; 21(1):98–103.
31. Isensee LM, Weiner LJ, Hart RG. Neurological disorders in a medical intensive care unit: A prospective survey. *J Crit Care*. 1989; 4(3):208–210.
32. Zauner C, Gendo A, Kramer L, et al. Impaired subcortical and cortical sensory evoked potential pathways in septic patients. *Crit Care Med*.

2002; 30(5):1136–1139.

33. Alexander JJ, Jacob A, Cunningham P, et al. TNF is a key mediator of septic encephalopathy acting through its receptor, TNF receptor-1. *Neurochem Int*. 2008; 52(3):447–456.

34. Davies DC. Blood–brain barrier breakdown in septic encephalopathy and brain tumours. *J Anat*. 2002; 200(6):639–646.

35. Papadopoulos MC, Davies DC, Moss RF, Tighe D, Bennett ED. Pathophysiology of septic encephalopathy: a review. *Crit Care Med*. 2000; 28(8):3019–3024.

36. Hamed SA, Hamed EA, Abdella MM. Septic encephalopathy: relationship to serum and cerebrospinal fluid levels of adhesion molecules, lipid peroxidases and S-100B protein. *Neuropediatrics*. 2009; 40(2):66–72.

37. Bowton DL. CNS effects of sepsis. *Crit Care Clin*. 1989; 5(4):785–792.

38. Bello JH, Park M. Sepsis-associated encephalopathy as a differential diagnosis with motor deficit plus altered mental status. *Clinics (Sao Paulo)*. 2007; 62(2):199–202.

39. Epstein D, Diu E, Abeysekera T, Kam D, Chan Y. Review of non-convulsive status epilepticus and an illustrative case history manifesting as delirium. *Australas J Ageing*. 2009; 28(3):110–115.

40. Siddiqui M, Jamil N, Malik A Bano A, Khan FS, Siddiqui K. Frequency of non-convulsive status epilepticus in patients with impaired level of consciousness. *J Pak Med Assoc*. 2009; 59(5):296–298.

41. Alroughani R, Javidan M, Qasem A, Alotaibi N. Non-convulsive status epilepticus: the rate of occurrence in a general hospital. *Seizure*. 2009; 18(1):38–42.

42. Hirsch LJ. Continuous EEG monitoring in the intensive care unit: an overview. *J Clin Neurophysiol*. 2004; 21(5):332–340.

43. DeLorenzo RJ, Waterhouse EJ, Towne AR, et al. Persistent nonconvulsive status epilepticus after the control of convulsive status epilepticus. *Epilepsia*. 1998; 39(8):833–840.

44. Murthy JM. Nonconvulsive status epilepticus: an under diagnosed and potentially treatable condition. *Neurol India*. 2003; 51(4):453–454.

45. Patterson JR, Grabois M. Locked-in syndrome: a review of 139 cases. *Stroke*. 1986; 17(4):758–764.

46. Tomycz ND, Holm MB, Horowitz MB, et al. Extensive brainstem ischemia on neuroimaging does not preclude meaningful recovery from locked-in syndrome: two cases of endovascularly managed basilar thrombosis. *J Neuroimaging*. 2008; 18(1):15–17.

47. Medical aspects of the persistent vegetative state (1). The Multi-Society Task Force on PVS. *N Engl J Med*. 1994; 330(21):1499–1508.

48. Owen AM, Coleman MR, Boly M, et al. Detecting awareness in the vegetative state. *Science*. 2006; 313(5792):1402.

49. Yamamoto T, Katayama Y, Kobayashi K, Kasai M, Oshima H, Fukaya C. DBS therapy for a persistent vegetative state: ten years follow-up results. *Acta Neurochir Suppl*. 2003; 87:15–18.

50. Safar P, Bircher N. *Cardiopulmonary Cerebral Resuscitation*. 3rd ed. Philadelphia, PA: WB Saunders Co.; 1988.

51. Steen PA, Milde JH, Michenfelder JD. No barbiturate protection in a dog model of complete cerebral ischemia. *Ann Neurol*. 1979; 5(4):343–349.

52. Nozari A, Rubertsson S, Wiklund L. Improved cerebral blood supply and oxygenation by aortic balloon occlusion combined with intra-aortic vasopressin administration during experimental cardiopulmonary resuscitation. *Acta Anaesthesiol Scand*. 2000; 44(10):1209–1219.

53. Shaffner DH, Eleff SM, Koehler RC, Traystman RJ. Effect of the no-flow interval and hypothermia on cerebral blood flow and metabolism during cardiopulmonary resuscitation in dogs. *Stroke*. 1998; 29(12):2607–2615.

54. Bowersox SS, Singh T, Luther RR. Selective blockade of N-type voltage-sensitive calcium channels protects against brain injury after transient focal cerebral ischemia in rats. *Brain Res*. 1997; 747(2):343–347.

55. Maragos WF, Korde AS. Mitochondrial uncoupling as a potential therapeutic target in acute central nervous system injury. *J Neurochem*. 2004; 91(2):257–262.

56. Searle J, Collins C. A brain-death protocol. *Lancet*. 1980; 1(8169):641–643.

57. Kaste M, Palo J. Criteria of brain death and removal of cadaveric organs. *Ann Clin Res*. 1981; 13(4-5):313–317.

58. Jastremski M, Powner D, Snyder J, Smith J, Grenvik A. Problems in brain death determination. *Forensic Sci*. 1978; 11(3):201–212.

59. Bernat JL, Culver CM, Gert B. On the definition and criteria of death. *Ann Intern Med*. 1981; 94(3):389–394.

60. Wijdicks EF, Varelas PN, Gronseth GS, Greer DM; American Academy of Neurology. Evidence-based guideline update: determining brain death in adults: report of the Quality Standards Subcommittee of the American Academy of Neurology. *Neurology*. 2010; 74(23):1911–1918.

61. Jeret JS, Wijdicks EF. Pronouncing brain death: contemporary practice and safety of the apnea test. *Neurology*. 2009; 73(2):159–160.

62. Guérit JM, Amantini A, Amodio P, et al. Consensus on the use of neurophysiological tests in the intensive care unit (ICU): electroencephalogram (EEG), evoked potentials (EP), and electroneuromyography (ENMG). *Neurophysiol Clin*. 2009; 39(2):71–83.

63. Escudero D, Otero J, Marqués L, et al. Diagnosing brain death by CT perfusion and multislice CT angiography. *Neurocrit Care*. 2009; 11(2):261–271. Epub June 30, 2009.

第 32 章　急性颅内压增高的管理策略

Asma Zakaria • Imoigele P. Aisiku

颅腔是内含脑、血液和脑脊髓液（CSF）的刚性结构。根据 Monro-Kellie 学说,颅腔的容量固定不变,任何内容物的增加一定伴随着其他空间被占据。本章的目的是简要概述颅腔容量变化的病理生理过程以及可用于识别和治疗这些情况的措施。

什么是颅内压?

颅内压（intracranial pressure,ICP）被定义为颅内容物作用于硬脑膜的压力[1]。它包含三部分的压力: $ICP = P_{脑组织} + P_{血液} + P_{脑脊液}$。任一分压增加会导致其他分压下降以维持恒定的 ICP。颅内顺应性被定义为 ICP 变化除以容量变化。最初,颅内体积的增加由颅腔代偿,没有相应的压力增加。一旦"代偿储备"[2]耗尽,颅内容物体积增加时 ICP 迅速升高（图 32-1）。

正常 ICP 范围为 5～15 mmHg 或 7.5～20 cmH_2O[3]。

ICP 升高可能会损害脑灌注压（cerebral perfusion pressure,CPP）,后者定义为: CPP = MAP–ICP,其中 MAP 是平均动脉压,因此脑血流量（cerebral blood flow,CBF）= CPP / 脑血管阻力（cerebral vascular resistance,CVR）。

虽然实验条件下人脑可以耐受 ICP 一过性升高到 100cmH_2O,但在脑外伤患者,ICP 持续升高到超

过 20 mmHg 与预后不良相关[4]。CPP 高于 60 mmHg 时对神经系统预后的预测效力差[5]。

脑的自动调节

正常生理状态下,CBF 保持稳定或在 CPP 波动很大时通过收缩或舒张脑小动脉实现"自动调节"[6]。CPP 和 ICP 在临床上可以替代 CBF,因此被用作临床诊断和治疗的指标。自动调节功能良好时 CVR 增加或减少取决于 CPP 的改变。当 CBF 的下降超出自动调节范围时,大脑会增加氧摄取分数（oxygen extraction fraction,OEF）以代偿减少的血流量。在神经损伤的脑中,自动调节机制被破坏,因此正常的代偿机制可能不存在。在开始任何针对改善脑或其他器官系统损伤的治疗措施前应考虑到这一病理生理过程或概念。

颅内压增高的临床表现

颅内压增高的临床表现取决于病因,差异很大。症状包括嗜睡、视盘水肿、复杂症状的头痛、恶心呕吐、视力模糊、复视或库欣三联征（即心动过缓、不规则呼吸和脉压增大）[7]。库欣提出在严重 ICP 增高患者中出现的这些症状是延髓缺血的表现。然而,即使在 ICP 正常的情况下,脑干变形的患者都会有

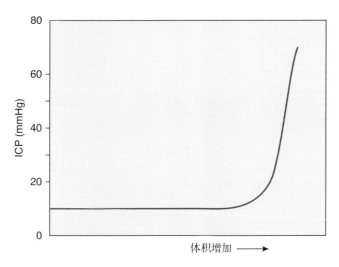

图 32-1 压力 – 容积曲线：在临界值前，颅腔可以适应颅内容物体积增加而没有显著的压力变化。超过该点后，任何的体积增加会使 ICP 迅速增高

上述表现[8]，应视为病情恶化的趋势，与 ICP 增高没有特定的临床相关性。

硬膜外血肿、蛛网膜下腔出血（subarachnoid hemorrhage，SAH）或严重脑创伤导致的 ICP 急剧升高，通常表现为更广泛的大脑功能损伤，如低格拉斯哥昏迷量表（GCS）评分、头痛、恶心和呕吐。静脉出血、硬膜下血肿、脑肿瘤和恶性脑卒中则更可能呈现为局灶性神经功能损害，进而发展为某种类型的疝和颅内压增高。对于这类患者，监测有无瘫痪加重、脑神经麻痹（尤其是第三和第六对脑神经）和瞳孔变化非常重要。

颅内压增高的影像学征象

任何疑似颅内压增高的患者均应接受急诊神经影像学检查。相关发现包括：

- 急性脑室、蛛网膜下腔、硬膜外或硬膜下出血
- 第三脑室或基底池闭塞消失[9]
- 对侧颞角扩大[10]
- 阻塞性脑积水伴侧脑室扩大和室旁水肿[3]
- 中线移位
- 弥漫性或局灶性脑水肿，灰质白质分界不清、大血管缺血或大面积血管性水肿导致脑沟消失

脑疝综合征

由于容量效应，颅内容物从一个颅内分腔转移到另一分腔称为脑疝[11]。脑疝综合征分为以下不同类型：①小脑幕切迹疝；②中线疝；③小脑扁桃体疝；④大脑镰下疝（图 32-2）。

ICP 监测指征

当怀疑患者颅内压增高时，应进行 ICP 测量，患者将因此获益。目前没有足够的 I 级证据支持 ICP 监测标准或确认其改善预后。根据最新的创伤性脑损伤（TBI）指南[12]，有 II 级证据表明所有 GCS 评分在 3～8 和 CT 扫描异常的患者应有某种形式的 ICP 监测。有 III 级证据支持严重的 TBI 以及 CT 正常的 TBI 但存在以下两点者应进行监测：年龄 >40 岁，单侧或双侧去大脑强直状态，或者收缩压 <90 mm Hg。虽然在蛛网膜下腔出血、心室内出血、脑实质内出血、脑膜炎、急性肝衰竭、脑积水等情况下行 ICP 监测，但除了以上指南，指征都不太明确。

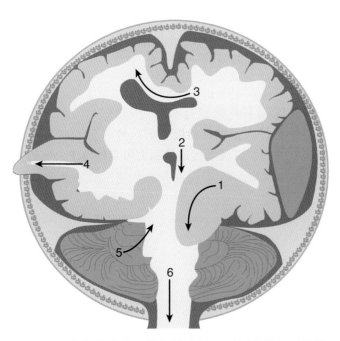

图 32-2 脑疝综合征：①海马沟回疝可压迫第三对脑神经、大脑后动脉和中脑；②中线疝可引起整个脑干向下移位，伴有侧视麻痹；③大脑镰下疝可挤压大脑前动脉；④颅外疝发生在创伤性颅骨缺损或治疗性颅骨切除术的患者；⑤后颅窝肿块可导致幕上疝；⑥小脑扁桃体疝可导致脑干受压、瞳孔散大和心脏呼吸停止

2012 年，Chestnut 等发表一篇有争议的文章[13]，在发展中国家针对接受延迟、非标准化的院前护理的患者试验表明，严重 TBI 患者在压力指导下的进行 ICP 管理与仅依赖临床和影像学发现治疗相比，其生存或功能状态没有差异。这项研究因未解决伦理和全系统的问题受到广泛批评，其研究结果也未纳入发达国家的标准实践中。

ICP 的测量

ICP 监测的金标准是直接测量侧脑室压力（图 32-3），此法有利于连续监测，并能引流脑脊液以控制 ICP。体外脑室引流器（external ventricular drain，EVD）通过一个小孔插入侧脑室内，并与一个传感器和集液袋连接。传感器和排水袋置于耳屏上方的一定高度处以维持合适的 ICP。一定要记住集液袋与耳屏间的高度通常以 cm H_2O 为单位，而 ICP 以 mm Hg 测量。EVD 的最大并发症是故障和感染。文献中记载的感染率从 5% ～ 20% 不等[14]，与手术技术、EVD 放置时间、操作频率和导管冲洗有关。一般来说，应避免放置 EVD 3 次以上和因故障冲洗管道 2 次以上[1]。不推荐常规更换导管和预防性抗生素以减少感染发生[15]。

颅内压监测侵入性较小而且与头位无关。一旦置入不能重新调零，尽管较新的型号较少发生漂移，即使不能重新调零也不成问题[16]。这些设备测量的是所在解剖部位的局部压力，而不能精确测量整体 ICP（室内压）。

蛛网膜下腔螺栓是中空结构，内有盐水填充，通过钻孔拧入。因螺栓腔中的液体与蛛网膜下腔中的脑脊液连续，螺栓传递的压力可看作 ICP。它的主要优点是易于置入，而且感染和出血风险低。但不能引流脑脊液，不如 EVD 精确，而且容易因脑组织水肿而堵塞[17]。

硬膜外的装置是放置在颅骨和硬脑膜之间的纤维导管，虽然发生感染和出血的风险较低，但往往不够精确。

最近，研究焦点转移到无创 ICP 监测技术。也许其中最可行的是眼部超声。有几项小型研究表明测量眼球后 3 mm 处视神经鞘直径（optic nerve sheath diameter，ONSD）可以有效识别影像学上有 ICP 升高证据的患者[18]。通过脑实质内探针评估 ONSD 和 ICP 的相关性研究显示脑创伤患者 ICP> 20 mmHg 时，ONSD 增加[19]。

颅内压增高的管理

一旦颅内压增高的诊断确立，可行针对病因的治疗：如脑积水患者可行脑脊液分流术，颅内肿瘤可用类固醇和肿瘤切除，卒中患者可行骨瓣切除术。实施明确的治疗前或患者不适用于任何列出的治疗方法时继续 ICP 的一般处理。与所有紧急情况一样，采取进一步措施之前气道、呼吸和循环必须稳定下来。

位置

头位置从 0 变到 60° 时，增加了静脉回流并降低了脑脊液静水压，ICP 显著下降[20]。不幸的是，这一过程伴随着 MAP 和 CPP 的下降[21]，可能会对脑自动调节功能受损的患者造成不良影响。头正中位确保颈静脉开放和回流。应特别注意戴颈托和气管内插管（ETT）的患者，它们可能会压迫颈部并损害静脉回流。

过度通气

PCO_2 的下降通过引起脑小动脉收缩、减少脑血容量，从而可以有效降低 ICP[22]。其效果通常持续少于 24 小时，应避免长时间的过度通气。考虑到全脑缺血的风险，Ⅱ级证据不建议 TBI 患者的 PCO_2 水平低于 25 mmHg[23]。一般来说，应保持血碳酸正常，避免过度通气或仅用作临时手段。

血流动力学

随着 ICP 上升，MAP 反射性升高以维持 CPP。目前更多方案采用 CPP 靶向治疗，使其下限高于

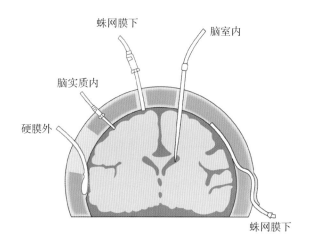

图 32-3 ICP 监测导管位置

蛛网膜下
脑室内
脑实质内
硬膜外
蛛网膜下

60 mmHg。与 ICP 驱动的脑损伤治疗相比，它减少了升压药的使用，肺部并发症更少[24]。

高渗治疗

甘露醇是颅内压增高治疗中最常用的渗透剂，通常以 0.25 ~ 1.0 g/kg 体重的剂量输注。它不能穿过未损伤脑组织血脑屏障（blood brain barrier，BBB），但可以透过受损区域血脑屏障从而产生反向渗透作用。甘露醇急剧膨胀血管内容量，增加 CBF，从而增加大脑氧运输，并导致自动调节良好的区域血管收缩，导致 ICP 下降。甘露醇还在细胞和血浆间产生渗透性梯度，导致脑体积的减小、ICP 下降。随后的渗透利尿作用丢失的液体应由静脉补充，以避免脱水、低血压和肾衰竭。当频繁、持续、大量使用甘露醇，尤其是血浆渗透压高于 320 mOsm 时，上述副作用更常见[25]。肾毒性是使用甘露醇时主要关注的问题之一，特别是定期给药方案或连续静脉注射中，其发生与甘露醇累积有关，因此渗透压差应以多剂量形式计算：

渗透压差 = 测量的血浆渗透压 - 计算的血浆渗透压

血浆渗透压（POsm）=2[Na]+[血糖]/18+[BUN]/2.8

目前没有随机对照试验证明甘露醇与其他药物相比有优越性或使预后改善。

高渗盐水（hypertonic saline，HS）通过产生跨 BBB 的高渗梯度来降低 ICP，ICP 下降持续 ≤2 小时，但连续输注可能会维持更长时间[26]。副作用包括电解质紊乱、心力衰竭和静脉炎。在最近一个等渗甘露醇和 7.5% HS 的比较中，二者均降低 ICP，但甘露醇具有提高 CPP 的附加益处。从那时起，对一系列甘露醇治疗无效患者用 7.5% HS 处理，ICP 显著下降，脑组织氧张力（PbtO$_2$）、脑和全身血流动力学改善[27]。实验也发现 30 ml 和 60 ml 的 23.4% 盐水作为单一渗透剂，大于 15 分钟滴完，在降低 ICP 和提高 CPP、PbtO$_2$ 方面是安全有效的[28]。

温度

发热与各种形式脑损伤患者的不良预后相关，很可能是脑代谢需求继发增加所致。诱导中度低体温（32 ~ 34 ℃）已用于减轻脑水肿，但仅在心脏停搏缺氧损伤中有明确益处。结果受低体温的深度、持续时间以及复温速度影响[29]。到达医院后低体温患者被动复温与维持低体温的患者相比，预后更差[30]。寒战，一个常见的副作用，会使 ICP 增高，可能需要更多的镇静剂或神经肌肉阻滞剂。其他副作用包括凝血病、心律失常和免疫反应受抑制。目前，低温作为神经保护剂的优点尚未被证明大于风险，治疗应维持正常体温。需要回答的问题包括：哪些患者可能受益，低体温应到何种程度，低体温应当维持的时间。

巴比妥类、镇痛药和麻痹

巴比妥类药物通过降低脑代谢，从而降低 CBF 和脑体积，进而降低 ICP。因半衰期时间适中（约 20 小时），戊巴比妥更为常用，通常首次用 10 ~ 30 mg/kg，然后滴注 0.5 ~ 3 mg/(kg·h)，以实现突发抑制。与甘露醇相比，巴比妥类药物单独应用很少能控制 ICP[31]。它们有很多副作用，包括持久心脏抑制、血管舒张和免疫抑制。低血压和相关的 CPP 下降通常抵消了控制 ICP 的任何优点，患者通常需要升压剂以维持血流动力学稳定。因此，巴比妥类药物的使用应限于标准药物和外科手术治疗无效的 ICP 增高患者[32]。异丙酚因半衰期极短、降低脑代谢和抗惊厥的性质而被用作巴比妥类替代物[33]。其使用受到低血压及其为脂溶剂的限制，因可能导致严重的高甘油三酯血症和增加产生 CO$_2$。异丙酚输注综合征虽然较少发生，但其风险却阻碍了许多从业人员长期使用。

疼痛、焦虑和寒战可导致脑代谢需求增加和颅内压增高，患者应服用足量阿片类止痛药避免这种情况发生。当寒战或去大脑强直难以治疗时，可使用非去极化型氨基甾体类神经肌肉阻滞剂。这些药剂的药代动力学可能会在低体温条件下发生变化，应根据情况给药。

去骨瓣减压术

去除部分颅骨后大脑可从颅骨缺损中膨胀出来，使 Monro-Kellie 固定体积学说失效，从而控制 ICP[34]。骨瓣切除用于卒中、SAH、TBI 和脑出血所致的难治性颅内压增高。有大量的 I 级证据支持恶性卒中应用减压术[35]。TBI 的数据仅限于一些个案，直到最近，当 DECRA 试验研究者将有弥漫性脑损伤和难治性颅内压增高患者随机分为双额颞顶去骨瓣减压术或标准护理两组[36]。虽然与标准护理相比，骨瓣切除有效降低 ICP、缩短患者在 ICU 治疗时间，但 6 个月后他们在扩展格拉斯哥结局量表上得分较低（优势比 1.84）。6 个月时两组死亡率相似。如果考虑手术减压，应在一级治疗失败后尽快完成。

（傅　瑜　译）

参考文献

1. Jantzen JP. Prevention and treatment of intracranial hypertension. *Best Pract Res Clin Anaesthesiol*. 2007; 21(4):517–538.
2. Czosnyka M, Smielewski P, Timofeev I, et al. Intracranial pressure: more than a number. *Neurosurg Focus*. 2007; 22(5):E10.
3. Eccher M, Suarez JI. Cerebral edema and intracranial dynamics—monitoring and management of intracranial pressure. In: Suarez JI, ed. *Critical Care Neurology and Neurosurgery*. Totowa, NJ: Humana Press; 2004.
4. Ryder HW, Espey FF, Kimbell FD, et al. The mechanism of the change in cerebrospinal fluid pressure following an induced change in the volume of the fluid space. *J Lab Clin Med*. 1953; 41(3):428–435.
5. Juuls N, Morris GF, Marshall SB, Marshall LF. Intracranial hypertension and cerebral perfusion pressure: influence on neurological deterioration and outcome in severe head injury. The Executive Committee of the International Selfotel Trial. *J Neurosurg*. 2000; 92(1):1–6.
6. Diringer MN, Axelrod Y. Hemodynamic manipulation in the neurointensive care unit: cerebral perfusion pressure therapy in head injury and hemodynamic augmentation for cerebral vasospasm. *Curr Opin Crit Care*. 2007; 13(2):156–162.
7. Stern WE. Intracranial fluid dynamics: the relationship of intracranial pressure to the Monro–Kellie doctrine and the reliability of pressure assessment. *J R Coll Surg Edinb*. 1963; 9:18–36.
8. Stern WE. Studies in experimental brain swelling and brain compression. *J Neurosurg*. 1959; 16:676–704.
9. Teasdale E, Cardoso E, Galbraith S, Teasdale G. CT scan in severe diffuse brain injury: physiological and clinical correlations. *J Neurol Neurosurg Psychiatry*. 1984; 47(6):600–603.
10. Sadhu VK, Sampson J, Haar FL, Pinto RS, Handel SF. Correlation between computed tomography and intracranial pressure monitoring in acute head trauma patients. *Radiology*. 1979; 133(2):507–509.
11. Blumenfeld H. Brain and environs: cranium, ventricles and meninges. In: Blumenfeld H, ed. *Neuroanatomy through Clinical Cases*. Sunderland, MA: Sinauer Associates Inc.; 2002.
12. Brain Trauma Foundation; American Association of Neurological Surgeons; Congress of Neurological Surgeons, et al. Guidelines for the management of severe traumatic brain injury. VI. Indications for intracranial pressure monitoring. *J Neurotrauma*. 2007; 24(Suppl 1):S37–S44.
13. Chestnut RM, Temkin N, Carney N, et al. A trial of intracranial-pressure monitoring in traumatic brain injury. *N Engl J Med*. 2012; 367(26):2471–2481.
14. Beer R, Lackner P, Pfausler B, Schmutzhard E. Nosocomial ventriculitis and meningitis in neurocritical care patients. *J Neurol*. 2008; 255(11):1617–1624.
15. Lozier AP, Sciacca RR, Romagnoli MF, Connolly ES Jr. Ventriculostomy-related infections: a critical review of the literature. *Neurosurgery*. 2002; 51(1):170–181; discussion 181–182.
16. Czosnyka M, Pickard J. Monitoring and interpretation of intracranial pressure. *J Neurol Neurosurg Psychiatry*. 2004; 75(6):813–821.
17. North B, Reilly P. Comparison among three methods of intracranial pressure recording. *Neurosurgery*. 1986; 18(6):730–732.
18. Blaivas M, Theodoro D, Sierzenski PR. Elevated intracranial pressure detected by bedside emergency ultrasonography of the optic nerve sheath. *Acad Emer Med*. 2003; 10(4):376–381.
19. Cammarata G, Ristagno G, Cammarata A, Mannanici G, Denaro C, Gullo A. Ocular ultrasound to detect intracranial hypertension in trauma patients. *J Trauma*. 2011; 71(3):779–781.
20. Schwarz S, Georgiadia D, Aschoff A, Schwab S. Effects of body position on intracranial pressure and cerebral perfusion in patients with large hemispheric stroke. *Stroke*. 2002; 33(2):497–501.
21. Oertel M, Kelly DF, Lee JH, et al. Efficacy of hyperventilation, blood pressure elevation, and metabolic suppression therapy in controlling intracranial pressure after head injury. *J Neurosurg*. 2002; 97(5):1045–1053.
22. Brain Trauma Foundation; American Association of Neurological Surgeons; Congress of Neurological Surgeons, et al. Guidelines for the management of severe traumatic brain injury. XIV. Hyperventilation. *J Neurotrauma*. 2007; 24(Suppl 1):S87–S90.
23. Huang SJ, Hong WC, Han YY, et al. Clinical outcome of severe head injury using three different ICP and CPP protocol-driven therapies. *J Clin Neurosci*. 2006; 13(8):818–822.
24. Allen CH, Ward JD. An evidence-based approach to management of increased intracranial pressure. *Crit Care Clin*. 1998; 14(3):485–495.
25. Qureshi AI, Suarez JI. Use of hypertonic saline solutions in treatment of cerebral edema and intracranial hypertension. *Crit Care Med*. 2000; 28(9):3301–3313.
26. Francony G, Fauvage B, Falcon D, et al. Equimolar doses of mannitol and hypertonic saline in the treatment of increased intracranial pressure. *Crit Care Med*. 2008; 36(3):795–800.
27. Oddo M, Levine JM, Frangos S, et al. Effect of mannitol and hypertonic saline on cerebral oxygenation in patients with severe traumatic brain injury and refractory intracranial hypertension. *J Neurol Neurosurg Psychiatry*. 2009; 80(8):916–920.
28. Rockswold GL, Solid CA, Paredes-Andrade E, Rockswold SB, Jancik JT, Quickel RR. Hypertonic saline and its effect on intracranial pressure, cerebral perfusion pressure, and brain tissue oxygen. *Neurosurgery*. 2009; 65(6):1035–1041; discussion 1041–1042.
29. McIntyre LA, Fergusson DA, Hébert PC, Moher D, Hutchison JS. Prolonged therapeutic hypothermia after traumatic brain injury in adults: a systematic review. *JAMA*. 2003; 289(22):2992–2999.
30. Clifton GL, Miller ER, Choi SC, et al. Hypothermia on admission in patients with severe brain injury. *J Neurotrauma*. 2002; 19(3):293–301.
31. Roberts I. Barbiturates for acute traumatic brain injury. *Cochrane Database Syst Rev*. 2000; (2)CD000033.
32. Brain Trauma Foundation; American Association of Neurological Surgeons; Congress of Neurological Surgeons, et al. Guidelines for the management of severe traumatic brain injury. XI. Anesthetics, analgesics, and sedatives. *J Neurotrauma*. 2007; 24(Suppl 1):S71–S76.
33. Raslan A. Bhardwaj A. Medical management of cerebral edema. *Neurosurg Focus*. 2007; 22(5):E12.
34. Rangel-Castilla L, Gopinath S, Robertson CS. Management of intracranial hypertension. *Neurol Clin*. 2008; 26(2):521–541, x.
35. Kakar V, Nagaria J, John Kirkpatrick P. The current status of decompressive craniectomy. *Br J Neurosurg*. 2009; 23(2):147–157.
36. Cooper DJ, Rosenfeld JV, Murray L. Decompressive craniectomy in diffuse traumatic brain injury. *N Engl J Med*. 2011; 364(16):1493–1502.

第 33 章　卒中

Evie G. Marcolini

概论

卒中仍是全球成人发病和死亡的主要原因。每年仅美国就有超过 795000 人被诊断为新发或复发的卒中，是仅次于心脏病、癌症和慢性下呼吸道疾病的第四位成人常见死因[1]。缺血性卒中占所有卒中的 87%，是成人致残的主要原因。超过 50% 的卒中患者将遗留永久性残疾，25% 的患者日常生活需要协助，25% 的患者在卒中后 6 个月需待在公共医疗机构[2]。

1995 年之前急性卒中的处理仍是严格的对症支持治疗，直到美国国立神经病及卒中研究所（National Institute of Neurological Disorders and Stroke，NINDS）的 rt-PA 卒中研究组发表了关于重组组织纤溶酶原激活物（recombinant tissue plasminogen activator，rt-PA）治疗急性缺血性卒中的试验[3]。这一有效治疗的可用性重新引发了人们对治疗急性缺血性脑梗死的兴趣，并专门开发出"卒中中心"以改善缺血性脑梗死患者的预后。尽管这些干预措施改善了急性缺血性脑梗死患者的预后，然而，急性卒中 30 天后的死亡率仍高达 15%～30%[4]。最近，多个血管内试验的阳性结果给近端血管闭塞和有明显半暗带的缺血性卒中的治疗带来新模式。全身性溶栓药联合动脉内治疗被看作是最佳的治疗趋势。

目前对急诊医师来说更重要的是能识别急性缺血性梗死，给予恰当的影像学检查，展开静脉溶栓治疗，并迅速请神经和介入专家会诊。这个模式类似于治疗 ST 段抬高型心肌梗死（ST-elevation myocardial infarction，STEMI）。本章将回顾①根据不同血管分布区的基本神经征候，作为识别大血管梗死的简化手段［如大脑前动脉（anterior cerebral artery，ACA）、大脑中动脉（middle cerebral artery，MCA）、大脑后动脉（posterior cerebral artery，PCA）、基底动脉等；②新成像方式；③初步医疗处理；④介入治疗。

急性缺血性脑梗死的识别

因为计算机断层扫描（CT）不能"排除"急性缺血性梗死，非神经病学专业的医师必须进行详细神经系统检查。识别这些模式可以帮助鉴别能用溶栓治疗的卒中综合征。相反，那些不遵循血管分布的，如出血、静脉梗死（极少见）或由血糖极端范围、癫痫或脑肿瘤引起的卒中样发作，则不能溶栓。突发神经功能缺损的病史和发病时间对诊断和治疗至关重要。

急性卒中的表现遵循独特的解剖学模式，可用来推断病变的动脉。下面是每一根大血管的解剖结构和相关的症状：

- ACA：ACA 的第一段（A1）发出 Huebner 回返动脉供应尾状核头部、内囊前肢、壳核和苍白球的前方（会有一些变异）。这部分结构梗死可导致意识障碍、上肢和面部肌肉无力。ACA 的其余部分供应大脑半球内侧面和额顶叶的背面。这些区域梗死可导致缺乏主动性、反应不良、伸展过度（"非自主抵抗"，额叶前部）、对侧腿瘫痪（运动皮质的上面，中央前回）以及相对较少出现的上肢瘫痪（尤其是肩膀）。在双侧额叶梗死中，可出现无动性缄默、截瘫、二便失禁和伴有遗忘的淡漠。如果中央后回受累，对侧下肢远端可出现感觉缺失。ACA 供血范围的梗死也可出现一些其他细微差别，不再详述。

- MCA：MCA 是缺血性卒中最常见的发生部位，也是颈内动脉（internal carotid artery，ICA）的最大分支。它供应大脑半球的大部分侧表面以及额叶、岛叶及顶叶的深部结构。豆纹动脉从 M1 段发出，供应放射冠、外囊、屏状核、壳核、苍白球的一部分、尾状核体部、内囊前肢及后肢上部。MCA 梗死的临床表现取决于梗死部位。当中央前回（初级运动皮质）受累时，会出现对侧面部、上肢和下肢的无力；当中央后回（初级感觉皮质）受累时，会出现对侧面部、上肢和下肢的感觉丧失。当额叶眼动侧视区受损时，会出现向患侧的凝视。优势半球的 Wernicke 区、Broca 区或沟通纤维受损时会出现各种失语。大脑中动脉供血区域后部发生梗死时，会有复杂感觉综合征如失读和失写（左角回），合并手指失认、计算不能、左右侧识别不能和失写（Gerstmann 综合征）。顶叶梗死时会有忽视、否认（病觉缺失）、失用、突发意识模糊和活跃型谵妄。如果顶叶辐射受损，会出现对侧视野限制（同向性偏盲或同向性下象限盲）。豆状核纹状体梗死的临床表现包括偏瘫和比较少见的、单独出现的发音困难和上肢笨拙。当然，MCA 范围的梗死也可出现一些其他细微差别，不再描述。

- PCA：PCA 是基底动脉的终末支。然而，还有 25% 的 PCA 起源来自胚胎期的 ICA（又称胚胎期 PCA）。PCA 供应枕叶和颞叶中下部。中脑、丘脑及相邻结构由 P1 段的许多小分支供血，有时由基底动脉顶部供血。PCA 近段闭塞可出现类似 MCA 闭塞时的表现：偏瘫、偏盲、偏侧空间忽视症、失语和感觉丧失。丘脑受损时，可出现以皮质表现的假定位征。PCA 发出至压部的分支（胼胝体压部），与 ACA 形成吻合。压部梗死会导致不伴失写的失读，"纯字盲"，有

时有颜色命名障碍和（或）物体图片命名障碍。PCA 的皮质分支包括颞前、颞后、顶枕和距状动脉。它们供应颞叶下部、顶叶辐射并终止于距状裂分支供应视觉皮质。皮质 PCA 分支闭塞几乎总是伴有对侧视野缺失。距状动脉的参与可能与同侧眼痛有关。两边 PCA 病变可导致皮层失明，但患者常常意识不到失明（安东综合征，Anton's syndrome）。

- 椎动脉和基底动脉：椎动脉发出小脑下后动脉（posterior inferior cerebellar arteries，PICA）供应小脑下部和蚓部下部，该区域梗死会导致共济失调。左右椎动脉在椎基底连接处（vertebral–basilar junction，VBJ）汇合成基底动脉。基底动脉发出小脑前下动脉（anterior inferior cerebellar arteries，AICA），梗死时会导致共济失调，如

● 表 33-1 后循环综合征

1. 同侧动眼神经麻痹、对侧小脑共济失调（Nothnagel 综合征）

2. 同侧动眼神经麻痹、对侧偏瘫（Weber 综合征）

3. 同侧动眼神经麻痹、对侧共济失调、半身舞蹈手足徐动症（Benedikt 综合征）

4. 核性动眼神经麻痹（罕见），其特征在于：
   a. 单侧眼动肌无力伴对侧上直肌无力
   b. 双侧眼动肌无力，上睑提肌正常

5. 单侧核间性眼肌麻痹（internuclear ophthalmoplegia，INO）：患侧眼不能越过中线

6. 双侧核间性眼肌麻痹（wall-eyed bilateral internuclear ophthalmoplegia，WEBINO 综合征）：双眼均不能越过中线

7. 中脑背侧综合征（Parinaud 综合征），特征为：
   a. 核上性上视麻痹
   b. 聚合障碍
   c. 会聚 - 回缩性眼震
   d. 瞳孔对光 - 近反射分离
   e. Collier 征（眼睑回缩）
   f. 倾斜偏离

8. 假性展神经麻痹：患侧眼无侧视运动

9. 中脑瞳孔异位

10. 大脑脚幻觉，主要是移动物体的幻觉，通常生动、色彩鲜艳，而且经常是愉快的：大脑脚或双侧内侧黑质网状体中部和头侧病变时没有幻觉

11. 去皮质强直

12. 闭锁综合征

13. 意识障碍

果迷路动脉由 AICA 发出，梗死时听力可能受损。小脑上动脉（superior cerebellar artery, SCA）接近基底动脉顶部，供应上蚓部和小脑上部。此处梗死可以出现肢体共济失调或躯干共济失调或两者兼有。基底动脉的中段和顶部分别发出至脑干（延髓和脑桥）和丘脑 / 中脑的穿支，其顶部分支与 PCA 在 P1 段发出的分支有重叠。正是这些穿支的存在，才有了很多的"后循环综合征"（表 33-1）。

急性卒中的影像学

仅凭病史和体格检查不能区分急性脑梗死和脑出血。因此，必须行 CT 检查排除出血，以便使用 rt-PA。一定要注意，急性缺血卒中早期（一般 <6h）通常在 CT 上无阳性发现，但在某些情况下可以看到 MCA 近段衰减增加。这种"大脑中动脉高密度征"与血栓有关。

影像学在一些方面取得了进展。磁共振成像（MRI）中有弥散加权成像（DWI）序列，梗死数分钟内即可检测到急性缺血性卒中。在急诊，CT 因快速、易得，应用广泛。目前，CT 扫描进展包括 CT 血管造影（CTA）和 CT 灌注（CTP）。MRI 进展也包括灌注序列。

应用 CTA，可以在几秒内识别颅内大血管闭塞。另外，通过颈部 CTA 可找出一部分卒中的病因。行头颅 CTA 后几分钟即可确定颈动脉狭窄和颅内血管完整性（闭塞、血管病变、夹层或狭窄）。

灌注研究被称为"生理成像"。简单来说，灌注成像可以确定所怀疑的血管有无对比剂（血液）延迟。如果某个区域有延迟，比如右侧 MCA，可以花更多的时间来分析包括右侧 MCA 及其起源的血管系统，并希望识别①可治疗的来源（如颈动脉狭窄）和②导致卒中的实际血栓或闭塞（图 33-1）。

通过对"不匹配"概念的分析，使生理成像技术进一步发展。MRI 的 DWI 序列可显示梗死或其他原因的死亡组织。灌注缺损可能与坏死组织面积一样，或者可能更大一些，从而产生一个新的半暗带定义：有坏死风险、适合治疗的低灌注区域（图 33-2 和图 33-3）。

一些中心在急性卒中患者的决策中包括 CT/MRI 多模式选项。这种影像学组合可为卒中性质以及缺血的急性过程（包括可逆性）提供相关信息，从而帮助患者进行系统性或介入治疗的危险分层[5]。

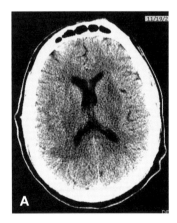
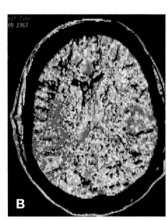
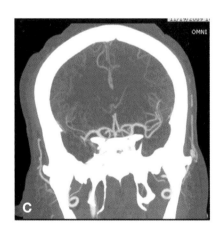

图 33-1 （A~D）一名 46 岁男子出现左侧面部、上肢和下肢偏瘫（NIHSS 20）。CT 显示无出血。CT 灌注显示右侧 MCA 区域平均通行时间（mean transit time, MTT）延长。CTA 显示右侧 M1 段远端 / M2 段近端闭塞。尽管已使用静脉 rt-PA 治疗，血管造影证实血管仍闭塞。动脉内用 11 mg rt-PA 和导丝碎裂血栓后，闭塞血管成功再通。治疗后患者的后遗症为鼻唇沟变浅

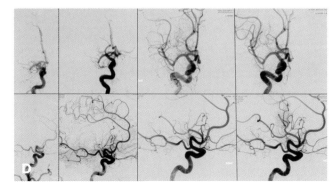

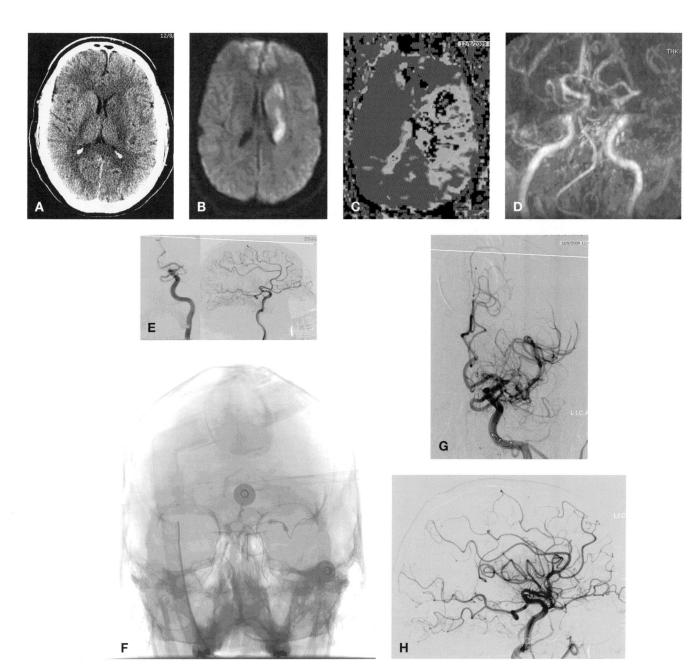

图 33-2 （A~H）一名 45 岁男子发病 3.5 小时，突发完全性失语，轻瘫（2/5）。尽管鉴于 ECASS Ⅲ 试验，有适应证，但患者没有使用静脉 rt-PA，。CT 显示无出血。在 MRI 的 DWI 序列中，尾状核的早期改变非常明显。MRI 灌注显示 MCA 区域完全灌注缺损。本病例充分证实了弥散灌注不匹配的概念。很明显，有可以挽救的脑组织（半暗带）。MRA 显示左 MCA M1 段的闭塞。血管造影证认左侧 M1 段闭塞。动脉内应用 rt-PA 和 MERCI 装置也未能使血管再通。血管成形术成功，遗留轻度狭窄。这与病理生理有关，因为患者在前一天晚上使用了可卡因。回想一下，可卡因会引起一过性血小板聚集、血管痉挛和继发于交感反应的心律失常。患者的后遗症与最初的 MRI/DWI 相关：缺损位于尾状核区。这是一个灌注缺损与可逆性缺损相关的清晰证明——挽救半暗带概念的证据

急性缺血性卒中的医疗管理

　　1995 年的 NINDS 试验为干预缺血性卒中的可行性提供了证据。3 小时内静脉给予 rt-PA，30％ 的患者得到改善，在 3 个月时评估接近正常，而脑出血（intracranial hemorrhage，ICH）的风险只有 6％。然而，只有一小部分患者适合静脉 rt-PA 治疗。即使在接受溶栓治疗的亚组中，适当的支持治疗可以显著降低发病率。

ABC 方案

　　尽管大多数急性缺血性卒中患者不需要插管或

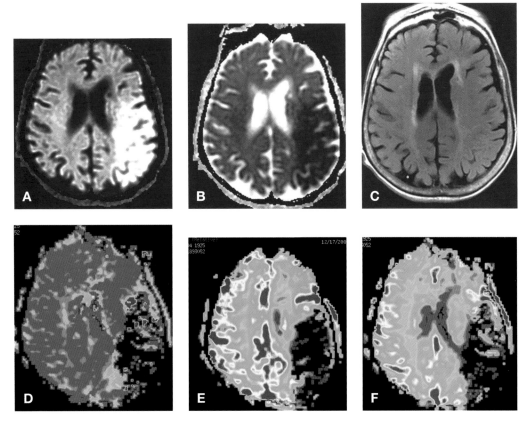

图 33-3（A~F）弥散与灌注缺损区域匹配。该患者不适合做介入，静脉溶栓治疗也存在争议。因为梗死区域（DWI 上的高信号）与灌注缺损区域匹配，是一个"完全梗死"。该患者为 84 岁女性，房颤、突发性失语、右侧偏瘫、右侧偏身感觉丧失、右侧同向性偏盲

通气支持，那些反应迟钝或失去气道保护反射的患者应该考虑插管。此外，许多患者口咽运动受损，导致他们有误吸的风险。因为肺炎已被证明是脑血管事件后死亡的重要原因[6]，所以应在他们吞咽能力得到评估前应谨慎保持这些患者 NPO。

急性缺血性卒中后，立刻进行血压管理仍有争议。在卒中后短期内血压高非常常见，被看作是一种保护性反应——试图给急性梗死区周围的缺血半暗带提供充分的血流灌注。有证据表明卒中后 24 小时的高血压与死亡率升高有关[7-8]，也有证据提示血压下降过快可能会导致卒中后的伤害[9]。一般认为血压极度增高会导致卒中的不良结局，但没有证据明确界定需要开始治疗的血压上限。接受溶栓治疗患者并非如此，其有明确界限［收缩压（SBP）<185 mmHg 和舒张压（DBP）<110 mmHg］，超出范围时 ICH 风险增加[10]。

目前美国心脏协会/美国卒中协会（AHA/ASA）急性卒中高血压管理指南如下：

- 除急性卒中外，所有显示高血压导致的终末器官衰竭证据者应考虑积极管理血压，包括高血压性脑病、急性肾功能衰竭、主动脉夹层、急性心肌梗死（MI）或急性充血性心力衰竭患者。

- 如果患者行溶栓或其他再灌注介入治疗，血压应降至 SBP<185 mmHg，DBP <110 mmHg。

- 不符合介入条件者，推荐保守方案。SBP 在 220 mmHg 以上或 DBP 在 120 mmHg 以上者应给予降压药。

在所有情况下，建议选择易于滴定的试剂以防止血压快速持续下降。目前指南推荐静推拉贝洛尔 10 mg，每 10~20 分钟重复一次，最大剂量 200 mg；静推拉贝洛尔 10 mg 后，以 2~8 mg/min 静滴；或尼卡地平 5 mg/h 静滴，滴定至目标 BP 或至最大剂量 15 mg/h[11]。急性卒中患者低血压并不常见，如果出现低血压，应积极寻求原因，如主动脉夹层、急性心肌梗死等。心脏性心律失常、失血或容量丢失也需考虑。治疗应针对潜在病因，如果低血压持续存在，可能需要扩容和升压药。动脉狭窄和低血压时，患者可能会发生持续性缺血性梗死。神经血管成像（头颈部 CTA 或 MRA）是必要的。

血糖管理

卒中后高血糖很常见，已被证明与不良结局相关，在非糖尿病人群中，相关性最强。重症患者的高血糖通常被称为应激性高血糖，其特征在于儿茶酚胺、皮质醇、生长激素、胰高血糖素、胰岛素水平、胰岛素抵抗和胰岛素样生长因子-1（IGF-1）蛋白的升高。有证据表明，高血糖使预后恶化，并增加接受 rt-PA 治疗患者 ICH 的风险[12]。尽管目前证据表明，卒中后高血糖使患者预后恶化，但没有确凿的证据指导治疗方式或血糖控制水平。大多数研究血糖控制的随机对照试验（RCT）是研究重症监护病房（ICU）非卒中患者的胰岛素治疗。这些研究表明，严格的血糖控制可以带来不同程度的益处，治疗组有显著的低血糖及预后恶化的风险[13]。专门针对卒中患者中严格血糖控制的最大 RCT 是 GIST-UK 试验。维持灌注和监测血糖的方法需要大量劳动力，但对发病率和死亡率没有影响[14]。目前的 AHA/ASA 指南是在血糖 >140 ~ 185 mg/dl 开始干预，尝试将血糖维持在 80 ~ 140 mg/dl。治疗包括重复静推胰岛素或静脉输注[11]。在所有情况下，都需要仔细监测，应避免低血糖，因为它对患者预后有负面影响。

急性卒中的溶栓治疗

急性缺血的治疗目标是使在治疗窗内的患者快速再灌注。必须快速评估每个缺血性卒中患者。时间非常重要。卒中治疗越早，预后越好[15]。一旦做出缺血性梗死的诊断，应立即开始治疗，换句话说，一旦 CT 扫描排除出血就应立即启动治疗。服用阿司匹林。许多试验已经显示阿司匹林可减少后续缺血事件的发生率[16]。吞咽或面部无力的患者直肠应用阿司匹林比较安全。

随着 1995 年 NINDS 试验的发表，溶栓治疗成为焦点。该研究显示治疗组显著获益，但治疗组也有 6% ICH 风险。这在急诊医学界引起重大争议。溶栓的好处超过了风险吗？ rt-PA 可以在社区环境中安全使用吗？没有神经病学家的情况下，溶栓治疗可以安全开始吗？大量研究随之而来。

截至 2015 年，溶栓治疗被广泛接受，并在美国和欧洲得到广泛应用。然而，在这种情况下并不是所有医院都已启动使用 rt-PA 的协议。可能是因为许多国家地区缺乏神经病学覆盖，据估计，服务 20%

人口的急诊部门缺乏找到神经科医师的快速途径。文献支持即使在没有神经科医师的情况下也可使用溶栓剂。远程神经会诊变得越来越流行，并且被证明是安全有效的[17-18]。此外，尽管卒中表现有细微差别，急诊医师诊断的准确性已得到证明[19]，即使没有神经内科医师在场，他们也可使用标准方案安全启动溶栓治疗[20]。目前循证医学表明，只要严格遵守流程，rt-PA 可以在社区环境中安全应用。大多数研究中，ICH 发病率仍为 6%，但 SITS-MOST 观察性研究中 ICH 发生率较低（1.7%）[21]。AHA/ASA 指南目前推荐[11]符合以下特征的缺血性卒中患者可使用 rt-PA 治疗：患者必须有可测量的神经功能缺陷，不能自发缓解，不是轻微和孤立的。对有更严重神经功能缺损者，国立卫生研究院卒中量表（NIHSS）>22 分，需要小心，因为虽然治疗可能有一些获益，但 ICH 发生率显著增加。rt-PA 治疗禁忌证见表 33-2。

年龄大本身并不是溶栓治疗的禁忌证。既往 80 岁以上患者不应行 rt-PA 溶栓的建议受到质疑，数据分析显示该年龄段的治疗有些益处。总的来说，这些患者患急性卒中时预后比年轻患者差，但溶栓后 ICH 发生率不高于年轻患者[22-23]。

急性卒中 rt-PA 推荐剂量为 0.9 mg/kg，最大剂量为 90 mg。最初 10% 的剂量在大于 1 分钟的时间内静脉推注，剩余剂量在超过 60 分钟的时间内静脉

表 33-2　重组组织纤溶酶原激活物（rt-PA）治疗的禁忌证

1. 3 个月内头部创伤
2. 3 个月内心肌梗死
3. 21 天内胃肠道或尿路出血
4. 14 天内的大手术
5. 任何 ICH 史
6. 过去 7 天内不可压迫部位的动脉穿刺
7. 活动性出血或目前身体检查部位急性创伤或骨折
8. APTT 升高或 INR> 1.7
9. 血小板计数低于 100000/mm³
10. 低血糖（<50 mg/dl）
11. 癫痫发作伴神经功能缺陷
12. CT 示多叶梗死 CT（>1/3 脑半球）
13. 高血压［SBP>185 mm Hg 和（或）DBP> 110 mmHg］

滴入。获取拟行溶栓患者的体重非常重要。研究认为高估体重以及随后 rt-PA 过量使用，是一种很常见的违反医疗方案的行为，也显著增加了这群人 ICH 的发病率[24]。另一个常见的是违反医疗方案的行为是未能控制好 BP。这些患者应经常监测 BP，若 SBP≥180 mmHg 且 DBP≥105 mmHg 时应使用降压药物。

患者是否采用溶栓治疗取决于时间。在最初的 NINDS 试验中，症状出现后超过 3 小时应用 rt-PA，ICH 风险显著增加。"3 小时时间窗"是多年来的金标准。在过去的 5 年中，许多研究提出了以下问题：是否可能安全扩大这个治疗窗？最权威的是 2008 年 9 月发表的欧洲协作性急性卒中研究（ECASS）Ⅲ 期试验。该试验是多中心、随机、安慰剂–对照试验，入组卒中发生后 3～4.5 小时时间窗的患者。治疗组 90 天时神经系统结局显著改善。治疗组 ICH 发病率也较大，接受溶栓治疗者症状性 ICH 发生率为 2.7%。两组间死亡率无明显差异[25]。基于这项试验，AHA /ASA 修改了急性卒中溶栓指南。目前症状出现后 4.5 小时内用溶栓药是 Ⅰ B 类推荐[26]。自 2009 指南出版以来，在 0～3 和 3～4.5 小时时间窗内应用静脉 rt-PA 和动脉 rt-PA 文献报道有所增加，总体自发性 ICH 文献报道有所下降[27]。

即便如此，仍有不适合 IV 溶栓的患者，也有症状发作后就医耽误很久的患者。这些患者落入仅能支持治疗的类别。过去 15 年，一个完整的专业，介入神经放射学，发展起来，并且在治疗手段中已添加了很多技术。

卒中的介入管理

21 世纪以来，急性缺血性梗死的介入治疗是神经内科医师和神经介入医师的希望。随着 2015 年四项随机试验的发表，大血管前部闭塞的急性卒中患者接受血管内治疗和全身 rt-PA 是阳性结果，这种治疗模式才得到阳性结果的数据支持。这些试验的成功与以前使用老技术的试验不同。新技术的联合，支架置入和基于影像学表现选出有小的缺血核心和大的可以通过再灌注改善的缺血半暗带的患者，可能是这些试验成功的最可能原因。这开创了治疗急性缺血性卒中的新范例，并可能会给区域卒中系统带来新的变化[28-31]。

（傅　瑜　译）

参考文献

1. Lloyd-Jones D, Adams R, Carnethon M, et al. Heart disease and stroke statistics 2009 update: a report from the American Heart Association Statistics Committee and Stroke Statistics Subcommittee. *Circulation*. 2009; 119(3):480–486.
2. Petrea RE, Biser AS, Sashadri S, et al. Gender differences in stroke incidence and poststroke disability in the Framingham Heart Study. *Stroke*. 2009; 40(4):4 1032–1037.
3. Tissue plasminogen activator for acute ischemic stroke. The National Institute of Neurological Disorders and Stroke rt-PA Stroke Study Group. *N Engl J Med*. 1995; 333(24):1581–1587.
4. Carandang R, Seshadri S, Beiser A, et al. Trends in incidence, lifetime risk, severity, and 30-day mortality of stroke over the past 50 years. *JAMA*. 2006; 296(24):2939–2946.
5. Liebeskind DS, Alexandrov AV Advanced multimodal CT/MRI approaches to hyperacute stroke diagnosis, treatment, and monitoring. *Ann NY Acad Sci*. 2012; 1268:1–7.
6. Katzan IL, Cebul RD, Husak SH, Dawson NV, Baker DW. The effect of pneumonia on mortality among patients hospitalized for acute stroke. *Neurology*. 2003; 60(4):620–625.
7. Vemmos KN, Spengos K, Tsivgoulis G, et al. Factors influencing acute blood pressure values in stroke subtypes. *J Hum Hypertens*. 2004; 18(4):253–259.
8. Aslanyan S, Weir CJ, Lees KR; GAIN International Steering Committee and Investigators. Elevated pulse pressure during the acute period of ischemic stroke is associated with poor stroke outcome. *Stroke*. 2004; 35(6):e153–e155.
9. Castillo J, Leira R, Garcia MM, García MM, Serena J, Blanco M, Dávalos A. Blood pressure decrease during the acute phase of ischemic stroke is associated with brain injury and poor stroke outcome. *Stroke*. 2004; 35(2):520–526.
10. Brott T, Lu M, Kothari R, et al. Hypertension and its treatment in the NINDS rt-PA Stroke Trial. *Stroke*. 198; 29(8):1504–1509.
11. Adams HP Jr, del Zoppo G, Alberts MJ, et al. Guidelines for the early management of adults with ischemic stroke: a guideline from the American Heart Association/American Stroke Association Stroke Council, Clinical Cardiology Council, Cardiovascular Radiology and Intervention Council, and the Atherosclerotic Peripheral Vascular Disease and Quality of Care Outcomes in Research and Interdisciplinary Working Groups: the American Academy of Neurology affirms the value of this guideline as an educational tool for neurologists. *Stroke*. 2007; 38(5); 1655–1711.
12. Bruno A, Levine SR, Frankel MR, et al, Admission glucose level and clinical outcomes in the NINDS rt-PA Stroke Trial. *Neurology*. 2002; 59(5):669–674.
13. Brunkhorst FM. Intensive insulin therapy in patients with severe sepsis and septic shock is associated with an increased rate of hypoglycemia—results from a multicenter randomized controlled study (VISEP). *Infection*. 2005; 33:19.
14. Gray CS, Hildreth AJ, Sandercock PA, et al. Glucose–potassium–insulin infusions in the management of post-stroke hyperglycemia: the UK Glucose Insulin in Stroke Trial (GIST-UK). *Lancet Neurol*. 2007; 6(5):397–406.
15. Fonarow GC, Zhao X, Smith EE, et al. Door-to-needle times for tissue plasminogen activator administration and clinical outcomes in acute ischemic stroke before and after a quality improvement initiative. *JAMA*. 2014; 311(16):1632–1640.
16. Mohr JP, Choi DW, Grotta JC, Weir B, Wolf PA, eds. *Stroke: Pathophysiology, Diagnosis, and Management*, 4th ed. New York: Churchill Livingston; 2004.
17. Shafquat S, Kvedar JC, Guanci MM, Chang Y, Schwamm LH. Role for telemedicine in acute stroke. Feasibility and reliability of remote administration of the NIH stroke scale. *Stroke*. 1999; 30(10); 2141–2145.

18. Wiborg A, Widder B. Teleneurology to improve stroke care in rural areas: The Telemedicine in Stroke in Swabia (TESS) Project. *Stroke*. 2003; 34(12); 2951–2956.

19. Hemmen TM, Meyer BC, McClean TL Lyden PD. Identification of nonischemic stroke mimics among 411 code strokes at the University of California, San Diego, Stroke Center. *J Stroke Cerebrovasc Dis*. 2008; 17(1):23–25.

20. Batmanian JJ, Lam M, Matthews C, et al. A protocol-driven model for the rapid initiation of stroke thrombolysis in the emergency department. *Med J Aust*. 2007; 187(10):567–570.

21. Wahlgren N, Ahmed N, Dávalos A, Ford GA, et al. Thrombolysis with alteplase for acute ischaemic stroke in the Safe Implementation of Thrombolysis in Stroke-Monitoring Study (SITS-MOST): an observational study. *Lancet*. 2007; 369(9558):275–282.

22. DeKeyser JD, Gdovinová Z, Uyttenboogaart M, Vroomen PC, Luijckx GJ. Intravenous alteplase for stroke: beyond the guidelines and in particular clinical situations. *Stroke*. 2007; 38(9):2612–2618.

23. Engelter ST, Bonati LH, Lyrer PA. Intravenous thrombolysis in stroke patients of > or = 80 versus < 80 years of age–a systematic review across cohort studies. *Age Ageing*. 2006; 35(6):572–580.

24. Lopez-Yunez AM, Runo A, Williams LS, Yilmaz E, Zurrú C, Biller J. Protocol violations in community based rTPA stroke treatment are associated with symptomatic intracranial hemorrhage. *Stroke*. 2001; 32(1); 12–16.

25. Hacke W, Kaste M, Bluhmki E, et al. Thrombolysis with alteplase 3 to 4.5 hours after acute ischemic stroke. *N Engl J Med*. 2008; 359(13):1317–1329.

26. Del Zoppo GJ, Saver JL, Jauch EC, Adams HP Jr; American Heart Association Stroke Council, et al. Expansion of the time window for treatment of acute ischemic stroke with intravenous tissue plasminogen activator: a science advisory from the American Heart Association/American Stroke Association. *Stroke*. 2009; 40(8):2945–2948.

27. Asaithambi G, Tong X, George MG, et al. Acute stroke reperfusion therapy trends in the expanded treatment window era. *J Stroke Cerebrovasc Dis*. 2014; 23(9):2316–2321.

28. Berkhemer OA, Fransen PS, Beumer D, et al. A randomized trial of intraarterial treatment for acute ischemic stroke. *N Engl J Med*. 2015; 372(11):11–20.

29. Goyal M, Demchuk AM, Menon BK, et al. Randomized assessment of rapid endovascular treatment of ischemic stroke. *N Engl J Med*. 2015; 372(11):1019–1030.

30. Campbell BC, Mitchell PJ, Kleinig TJ, et al. Endovascular therapy for ischemic stroke with perfusion-imaging selection. *N Engl J Med*. 2015; 372(11):1009–1018.

31. Saver J, Goyal M, Bonafe A, et al. Solitaire FR with the intention for thrombectomy as primary endovascular treatment for acute stroke. *American Heart Association International Stroke Congress*, February 2015; Nashville, TN.

第34章 颅内出血

Katherine A. Pollard • Timothy J. Ellender

自发性颅内出血

颅内出血（intracerebral hemorrhage，ICH）在美国约占全部卒中的 10% 以上，每年约有 79000 例[1]。这些患者的死亡率很高（>25%），幸存者通常遗留严重的神经系统后遗症，只有少数患者神经功能在 6 个月时能够恢复[2-3]。

ICH 的发病率随年龄呈指数增长，男性高于女性。ICH 的独立危险因素包括高血压（最重要的危险因素，出现率 > 75%）、滥用酒精、溶栓治疗、使用可卡因或安非他明、吸烟和糖尿病[4-5]。

抗凝治疗和每天使用阿司匹林也是 ICH 的独立危险因素。在文献 meta 分析中，每 1000 名接受阿司匹林治疗 5 年的患者，会有一人因这种干预引发 ICH。但在另一方面，在同一人群中将会使 14 人免于患急性心肌梗死，因此治疗的好处远远超过风险[6]。ICH 的发生率在抗凝治疗的患者中增加 7 ~ 10 倍[7]。抗凝人群中 ICH 的死亡率约为 60%，几乎是普通人群的两倍[8-9]。每年每 10 万例抗凝治疗的患者中有 2 ~ 9 例 ICH[10]。尽管过度抗凝和 ICH 之间存在强关联性；但是大多数出血发生在国际标准化比值比（INR）正常的患者中[8-9]。

本章将讨论自发性 ICH 的诊断和治疗，随后再阐述蛛网膜下腔出血（subarachnoid hemorrhage，SAH）的诊断和治疗策略。

临床表现及诊断

ICH 的患者一般表现为突发的神经功能障碍（图 34-1）。这些症状往往快速进展。在急诊室就诊时应该全面进行神经系统查体并记录，包括精神状态、脑神经、肌力、感觉、反射和小脑协调等，随后按顺序每小时进行核查。查体结果可以帮助定位诊断，但更重要的是，可以成为评估症状恶化的基线。大脑半球皮质下白质或壳核的出血可出现凝视麻痹（累及视野，双眼注视病灶）和（或）对侧偏瘫/瘫痪，失语（优势半球，外侧裂皮质下白质），忽视或失认（顶叶皮质下白质）和对侧偏盲（枕叶皮质下白质）。丘脑出血可出现失语症（优势侧）、忽视（非优势侧）、对侧感觉或运动障碍（如果临近的内囊运动纤维受累）、眼球运动障碍、视野变小和（或）瞳孔反射迟钝。脑干病变可出现昏迷、四肢瘫痪、闭锁综合征、水平注视麻痹、眼睛浮动、针尖样瞳孔、眼震、高热和呼吸模式异常。瞳孔和虹膜居中固定提示累及中脑。小脑出血可以出现肢体或躯干共济失调、眼球震颤、斜视，脑干的体征继发于脑干的占位效应，以及颅压增高（intracranial pressure，ICP）/来自第四脑室或中脑导水管完全消失的脑积水体征。

此时应选择的确诊检查仍是非增强的计算机断层扫描（computed tomography，CT）。CT 血管造影（CT angiography，CTA）被用来鉴别动脉瘤或血管畸形。

一些研究发现（图 34-2），渗入血肿中的血管造影剂，即"点样征"，通常提示有活动性出血（图 34-2）。入院一小时内，26% 的患者出现血肿增大[11]。慢性高血压性脑出血通常发生在基底节、丘

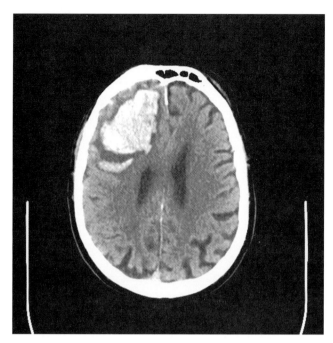

图 34-1 CT 脑叶出血。患者表现为突发的左侧肢体无力伴意识改变

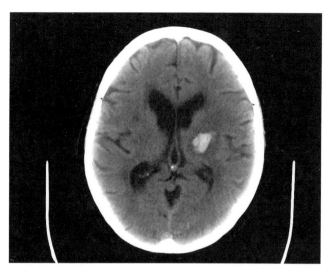

图 34-3 CT 高血压脑出血。注意左侧丘脑出血；最常见的是大脑后动脉的穿支动脉损伤。高血压脑出血最常见的位置在穿支血管的供血范围内（基底节 - 豆纹动脉；脑桥 - 基底动脉穿支；丘脑 - 丘脑穿通动脉）

脑、脑桥、小脑及其他区域（图 34-3 ）。这些部位由穿支血管供血，当慢性高血压时，容易出现管壁脂肪玻璃样变、纤维素样坏死以及 Charcot–Bouchard 微动脉瘤。淀粉样血管病的出血通常发生在脑叶。这种以中小型血管中的 β- 淀粉样蛋白沉积为特征的

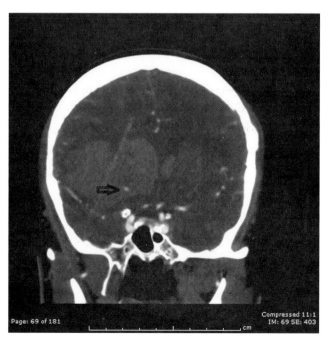

图 34-2 CTA 额叶脑出血的"点样征"。患者出现突发头痛，恶心呕吐，精神状态改变和左侧半身异常（左侧偏身瘫、左侧面瘫和左侧忽视）。冠状位序列对显示海马钩回疝特别有用

疾病，可自发出血或与阿尔茨海默病、复发性血肿（各种类型包括硬膜下、蛛网膜下腔等）、与 Apo E2 和 E4 等位基因有关的遗传性综合征相关。血管病变的出血通常是由于中小型血管破裂引起的。病史对于这种诊断至关重要，因为通常在典型的出血前数月会出现头痛和神经功能缺损，如来自多发小卒中的认知下降和精神症状。血管病变也可在感染性疾病（疱疹、肺结核、细菌 / 真菌 / 病毒引起的血炎、梅毒）、全身性疾病（如结节性多动脉炎、Wegner 肉芽肿、Churg–Strauss 综合征、系统性红斑狼疮、类风湿性关节炎、Sjögren 病、肝炎、Behçet 病、结节病）、药物诱导（可卡因）和其他疾病中看到。

ICH 患者的医疗管理

气道管理

　　脑出血患者的病情经常迅速恶化，因此需要仔细监测气道。对格拉斯哥昏迷评分（Glasgow Coma Scale，GCS）评分小于等于 8 或无法控制分泌物的患者应进行气管插管。如果患者需要从重症监测室转出或转移到其他的设施中，要意识到这些患者可能会出现气道受压，对于反应迟钝的患者需要考虑插管。至少有 20% 的患者从院前急救评估到急诊室最初评估≥GCS 下降超过 2 分[12]。

　　插管前应进行快速诱导。使用利多卡因虽未证

实会增加 ICP，但是否获益也有争议[13]。选用的诱导剂应短效，不增加 ICP。目前在急性 ICH 处置中推荐使用依托咪酯和丙泊酚。异丙酚会导致血压迅速降低，但可通过注射等渗液体进行纠正。米达唑仑因对 ICP 产生不利影响，应避免使用[14]。在 ICP 风险增加的患者中，短效非极化剂如罗库溴铵优于短效琥珀酰胆碱。尽管证据不完整，但确实表明，琥珀酰胆碱可增加颅内占位病变的 ICP[15-16]。如果决定使用琥珀酰胆碱，应使用一个肌纤维收缩量的非去极化剂如潘库溴铵或维库溴铵来进行预处理，已经证实这种方法可以防止 ICP 增加[15-16]。

急性脑出血患者的呼吸机管理无特殊要求。不需要高氧合，可保留过度换气，作为患者 ICP 升高的临时措施。维持呼气末正压（positive end-expiratory pressure，PEEP）到 12mmHg 都是安全的，只要保证平均动脉压（mean arterial pressure，MAP）就不会增加 ICP[17]。

血压管理

自发性 ICH 后，患者开始高血压治疗的明确界限仍有争议。以前的文献表明：发病率和死亡率可能随着高血压的积极管理而增加。然而，最近的两项试验，INTERACT 和 ATACH 试验表明，在 ICH 患者中积极降低 BP 是安全的[18-19]。但这些研究既没有充分地建立起 BP 控制的参数，也不足以提供足够的证据，以证实早期积极降低 BP 的患者预后有改善。随后的 INTERACT Ⅱ 期和 ATACH-Ⅱ 期试验正在进一步探索这些争议[20-21]。因此，美国心脏协会／美国卒中协会（AHA/ASA）继续支持 2010 年的建议[22]，建议如下：

- 如果收缩压（SBP）>200 mmHg 或 MAP>150 mmHg，应考虑使用静脉输液积极降压。
- 当 SBP>180 mmHg 或 MAP>130 mmHg 时可能会增加 CIP，可通过连续或间断静脉用药降低血压，同时监测 ICP，并保持颅内灌注压≥60 mmHg。
- 对于 ICP 没有增高的患者，如果 SBP>180 mmHg 或 MAP>130 mmHg 时，可将血压降至 160/90 mmHg 或 MAP 到 100 mmHg。可连续或间断Ⅳ输注给药。

指南还包括以下内容：如果患者 SBP 达到 150～220 mmHg，迅速降低 SBP 至 140 mmHg 是安全的。

总之，在血压控制上，应选择易于滴定，并且作用时间较短的药物。最常推荐的药物有静脉的尼卡地平、拉贝洛尔或艾司洛尔。

减少血肿扩大

众所周知，ICH 后 6 个小时内的血肿扩大常提示预后不良[23]。无论是自身的还是医源性的凝血功能障碍患者，应使用药物纠正凝血功能异常，从而限制血肿扩大。患有严重凝血因子缺乏或严重血小板减少症的患者应补充适当的因子或血小板[22]。

对于使用重组组织纤溶酶激活物（rt-PA）导致症状性 ICH 的患者，没有可靠的指南。目前的建议是注入含有因子Ⅷ的冷沉淀物[24]。

在使用肝素的 ICH 患者中，可用硫酸鱼精蛋白逆转，每 100 u 肝素给药 1 mg（肝素给药在 30 分钟内）；在 31～60 分钟内，鱼精蛋白含量为 0.5～0.75 mg/100 u 肝素；61～120 分钟内为 0.375～0.5 mg/100 u 肝素；肝素给药、超过 2 小时的，鱼精蛋白为 0.25～0.325 mg /100 u 肝素。请记住，肝素的半衰期为 2 小时。鱼精蛋白的总剂量不应超过 50 mg，应缓慢静脉注射，因为快速输注可引起低血压[25]。

ICH 患者中有 12%～14% 是因为口服抗凝药，如华法林[26]。目前，对于 INR 升高的患者，AHA/ASA 指南是：①停止使用华法林；②静脉给予维生素 K（剂量 2 mg，缓慢静脉注入），当静脉注入维生素 K 时，应预防可能的过敏反应；③使用新鲜冰冻血浆（fresh frozen plasma，FFP）15ml/kg 或凝血酶原复合物浓缩浆（prothrombin complex concentrates，PCC）50～150 ml，以提供维生素 K 依赖性凝血因子。PCC 在某些方面优于 FFP，比如容积负荷少，而且已被证明 PCC 可更迅速降低 INR。然而，目前还没有研究证实使用这种方法可改善预后，而且费用昂贵。目前 AHA/ASA 的指南建议两种产品都可以选择[22]。

在急性出血中使用凝血因子Ⅶ a 曾引起广泛的兴趣。然而，在Ⅲ期实验中，接受 rFⅦ a 治疗的脑出血患者预后没有改善，而且注射药物的肢体形成动脉血栓风险升高[27-28]。目前 AHA/ASA 的指南认为，除非是特殊的患者，否则没有依据表明应该使用 rFⅦ a。

颅内压增高的处理

颅内大血肿或脑室受累的患者，出现 ICP 的风险增加。目前 AHA/ASA 的指南建议对 GCS <8、小

脑幕切迹疝、显著的 IVF、脑积水的患者应进行 ICP 监测和治疗[22]。

由于研究收集的大多数数据来自头外伤患者，在处理 ICP 时，没有专门针对 ICH 患者的特殊方法。标准的治疗包括：①保持床头抬起 30 度；②优化镇痛和镇静，如有需要，可采用包括巴比妥诱导昏迷和神经肌肉阻滞；③利用渗透性利尿剂，如甘露醇或高渗盐水[25]。过度换气使 PCO_2 达到 30～35 mmHg 可暂时降低 ICP，但这种效应是短暂的[29]。

目前 AHA/ASA 指南还建议：当脑积水患者出现意识水平下降时，治疗上可考虑脑脊液造影与脑脊液（CSF）引流[22]。尽管脑室内 rt-PA 给药的 IVH 患者，其并发症发生率低[30]，但目前 AHA/ASA 指南需要进一步证实其疗效和安全性后，才会考虑这种治疗方法[22]。

其他处置

减少 ICH 后的继发脑损伤至关重要。研究发现，在神经重症监护病房（neuroscience intensive care unit，NICU）的患者预后较好；因此应尽量为这些患者提供最合适的治疗设施[31]。

入院高血糖是脑出血患者 30 天死亡率的一个强预测指标[32-34]。2001 年的一个随机试验表明，对于外科重症监护的患者，严格控制血糖（80～110 mg/dl），可改善预后[35]。然而，最近的研究已经证实，随着血糖的严格控制，低血糖事件的发生率增加，可能会增加死亡的风险[36-38]。目前 AHA/ASA 指南要求应维持血糖正常（110～150 mg/dl），避免低血糖的发生[22]。

已经证实发热可以使脑出血患者病情恶化[39]。相反，也没有证据表明温度控制可改善这些患者的预后。建议使用退热剂和低温毯保持温度适中[22]。

脑叶出血患者癫痫发作的风险增加[34]。已经证实，预防性抗癫痫药物可显著减少这群患者的癫痫发作[34]。然而，癫痫的临床发作与预后差或死亡率无关[40-42]。因此，目前 AHA/ASA 不推荐预防性使用抗癫痫药物[22]。如果患者有临床发作，或患者的精神状态改变且脑电图（EEG）证实为痫样放电，再开始治疗。在精神状态抑郁水平与脑损伤严重程度不符的患者中应考虑进行动态脑电监测。癫痫发作的初始治疗应从苯二氮䓬类药物开始，如先给劳拉西泮，0.1 mg/kg，随后给负荷剂量的苯妥英钠（20 mg/kg）。

在 NICU 时，患者血栓栓塞性事件的风险增加。

建议所有的患者应将下肢放置在有间歇性充气加压装置的弹力袜中。小型研究发现，患者 ICH 后第 4 天或第 10 天给予低剂量肝素，不增加出血，但深静脉血栓形成（DVT）发生率也无差异[43-44]。另一个脑出血 2 天或 4 天后患者接受肝素的回顾性研究，在 CT 上没有发现血肿明显增加[45]。目前的 AHA/ASA 指南建议，脑出血后 1～4 天，当证明出血停止后，如果肢体不能活动，应考虑皮下注射小剂量低分子肝素或普通肝素预防静脉血栓栓塞[22]。

目前关于外科手术的建议主要是基于 STICH 试验，没有证实脑叶表浅出血的患者接受手术治疗可以获益[46]。研究发现，深部脑出血患者术后病情恶化。目前的 AHA/ASA 指南确实建议，伴有病情迅速恶化、脑干压迫和（或）脑积水的小脑出血患者，应尽快进行手术治疗，不推荐单纯脑室引流（图 34-4）[22]。出血量＞30 ml 且距离表面 1 cm 内的患者应考虑开颅手术。最后，使用微创技术的清除血块仍值得进一步研究。

当前 AHA/ASA 指南也强调了 ICH 患者死亡率的问题。据报道，大多数死于 ICH 的患者，死亡多发生在最初的急性住院期间。近期针对 ICH 初始治疗阶段缺乏干预［不使用（DNR）命令］的研究已经表明，"早期护理限制"可能是该人群死亡率的独立危险因素[47-48]。AHA/ASA 现在建议，在入院第二天之前不要对尚未启动 DNR 的患者执行该指令[22]。

蛛网膜下腔出血

蛛网膜下腔出血（SAH）约占全部卒中的 3%，

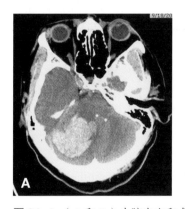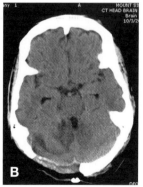

图 34-4　（A 和 B）小脑出血和术后 2 周的 CT。注意血肿对第四脑室的影响（完全压迫），四叠体池和脑干完全消失。颅骨减压 2 周后，复查 CT，第四脑室恢复，脑干的压迫效应随着残存出血面区域的脑软化得到缓解。外科干预的目标是立即减轻血肿压迫效应

占头疼患者的 1%～3%[1,49-50]。SAH 发病率变化不大，死亡率显著下降，为 25%～45%[3,51]。颅内动脉瘤破裂是非外伤性蛛网膜下腔出血最常见的病因，本文将重点讨论。SAH 还有许多其他原因，包括颅内动脉夹层、动静脉畸形（arteriovenous malformation，AVM）、硬膜动静脉瘘（dural arteriovenous fistula，AVF）、感染性动脉瘤、感染性心内膜炎、创伤、凝血障碍、可卡因的滥用、颈椎起源（来自脊髓 AVM 或 AVF）、海绵状畸形、血管炎、血管病变、颅内肿瘤、镰状细胞性贫血、垂体卒中和颅内静脉窦血栓形成。

SAH 的独立危险因素包括女性、高血压、使用拟交感神经药物（如可卡因）以及烟草或酒精滥用[52-53]。某些遗传综合征也与动脉瘤和 SAH 的形成有关。这些包括 α_1 抗胰蛋白酶缺乏症、常染色体显性多囊肾病、IV 型 Ehlers-Danlos 综合征和家族性颅内动脉瘤综合征[54-57]。家族性颅内动脉瘤综合征通常定义为两个或更多个兄弟姐妹或三个或更多的家庭成员中出现颅内动脉瘤[58]。有这种疾病的患者倾向于有多个动脉瘤，与匹配的对照组相比，破裂率增加 17 倍，并且患者在早年就会出现动脉瘤破裂[59-61]。

临床表现和诊断

需要对自发 SAH 的诊断高度敏感。据估计，5%～12% 的这种类型的出血患者第一次到专业人员处就诊仍未被确诊[62-63]。误诊的患者在疾病最初很少有或无神经系统缺陷，因此在 1 年内，死亡或致残的风险特别高[63]。

SAH 最常见的症状是头痛。患者可能将头痛描述为"我一生中最严重的头痛"。患者也可能出现恶心、呕吐、颈部疼痛或精神状态或局灶性神经功能障碍，通常是脑神经麻痹[64]。应牢记，即使头痛通过常规治疗方法得到缓解也不能排除 SAH，这是个陷阱，要注意避免[65]。初步神经系统检查可预测 SAH 的预后，这已经通过使用经过验证的分级量表所证实，如 Hunt-Hess 量表或世界神经外科医师联盟 量表（World Federation of Neurological Surgeons，WFNS）[66]。

SAH 的诊断应从放射学分析开始。非增强的 CT 仍然是首选的检查，在头痛发作后的头 6 小时内灵敏度至少为 97%[67]。敏感度随着头疼症状的消失而下降。CTA 有助于确定动脉瘤，对 >3 mm 的动脉瘤敏感度高；然而，对检测较小的动脉瘤，灵敏度较低[68-69]。磁共振成像（MRI）也能有助于识别脑动

瘤，但通常由于费用和时间限制而被认为是次要成像模式[66]。

由于这些原因，用于排除疑似 SAH 和非诊断成像 SAH 的黄金标准仍然是腰椎穿刺（lumbar puncture，LP）[65-66]。当正确操作和解读时，LP 联合 CT 阴性的敏感性接近 100%，具有 99% 的阴性预测值[70]。然而，关于诊断 SAH 所需的黄染和红细胞（red blood cell，RBC）数量的 LP 数据解释仍是需要研究的领域。黄染描述了继发于 RBC 裂解的脑脊液上清液的褪色，并且可以诊断 SAH。然而，红细胞可能需要 12 小时才能充分裂解以产生这一现象。另外，在英国，分光光度法被认为是黄变的诊断标准，但美国对黄染的诊断仅仅是通过目测检查。究竟分析光度法还是目测检查是检测黄染最合适的方法，有待进一步研究[71-72]。

由于难以区分穿刺伤和真正的 SAH，因此对于通过 LP 诊断 SAH 所需的 RBC 数量没有明确的指南。收集到的 RBC 数量从第一管到第四管的下降，常常预示是穿刺伤而不是 SAH。然而，有研究发现，即使是 SAH，在第一管和最后一管之间 RBC 数量的下降也会 >25%[73-74]。大多数研究表明，终管中红细胞 <100 个可以有效地排除 SAH，而终管红细胞 >10000 个会显著增加 SAH 的概率[74-75]。

动脉瘤性蛛网膜下腔出血的治疗

动脉瘤性 SAH 治疗的目的是防止动脉瘤的破裂。动脉瘤再出血伴随着高死亡率和神经功能预后差[66-67]。在最初的 6 小时内，再出血的风险最高，在最初的 24 小时内，文献报道的再出血发病率为 4%～14%[66,77-78]。如果不及时治疗，在头 6 个月有 50% 的再破裂风险[76]。建议尽早治疗（48 小时内），以预防与再出血有关的高死亡率[66]。可以通过显微外科技术（夹闭）或血管内技术（弹簧圈栓塞）（图 34-5），治疗动脉瘤。

一个国际蛛网膜下腔动脉瘤试验（international subarachnoid aneurysm trial，ISAT），随机入组 2143 例自发性 SAH 患者。在 SAH 发病 28 天内进行夹闭或者弹簧圈栓塞手术。尽管这项研究受到了批评，但在一年的时间内，血管内弹簧圈栓塞与外科手术夹闭相比，无残疾的存活率明显提高[79]。在 7 年的随访中，这两组患者的无残疾生存率仍有显著差异。在血管内技术组中，癫痫的风险明显降低，但晚期出血的风险较高[80]。根据动脉瘤的形态学、位置和患者的特征，对每个患者的最佳治疗方法仍然是因

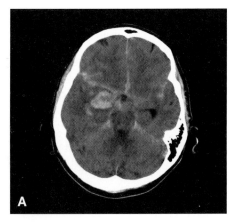
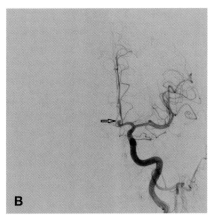
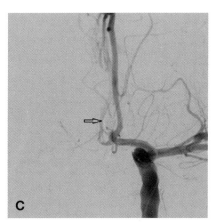

图34-5　（A～C）CT扫描显示弥漫性蛛网膜下腔出血。CTA显示右前上方的前交通动脉瘤，脑血管造影显示动脉瘤栓塞的血管。注意动脉瘤内充盈不足

人而异的，但是对于患有破裂的动脉瘤的患者来说，从技术上讲，它可以接受经血管内弹簧圈栓塞和神经外科的手术夹闭，AHA/ASA 的指导方针建议考虑经血管内的治疗方法[66]。

蛛网膜下腔出血的治疗

需要气道或呼吸支持的患者应该像之前对 ICH 患者的讨论那样进行管理。所有 SAH 的患者最好是进入 NICU，特别是方便接触到神经血管介入的专家进行治疗[66]。治疗 SAH 患者有两个主要目标：防止再出血，并限制脑内的血管痉挛。

与再出血相关的因素包括较大的动脉瘤、就诊时神经系统状态差、最初的意识丧失和 SBP>160 mmHg[76-78]。AHA/ ASA 建议，急性高血压应该控制，直到破裂的动脉瘤已通过弹簧圈栓塞或夹闭消除，但没有设定血压控制参数。目前的指南表明，将 SBP 降低到小于 160 mmHg 是合理的，建议使用滴定剂，如尼可地平或拉贝他罗[66]。目前正在调查关于使用抗纤溶药物防止动脉瘤再出血[81-83]。对于那些在动脉瘤夹闭上无法避免延迟的患者，再出血风险很大，如果没有明显的医学禁忌证，AHA/ASA 建议短期的（<72 小时）用氨甲环酸或氨基己酸的治疗是合理的，可以降低早期动脉瘤再出血的风险[66]。

脑动脉血管痉挛导致的迟发性脑缺血（delayed cerebral ischemia，DCI）是导致 SAH 患者发病和死亡的主要原因。血管痉挛的危险因素包括 CT 上血液厚、吸烟、高血压和神经系统状况不好[84-86]。血管痉挛一般发生在动脉瘤破裂后 7～10 天，并在 21 天后自行缓解[66]。30%～70% 的患者中，血管造影可

以看到血管痉挛的证据，但只有一半的患者会表现出神经系统的症状[87-88]。其中，有约 20% 的患者将会出现永久的缺血性梗死或死亡[89-90]。尼莫地平，一种钙通道阻滞剂，已被证实可以改善神经系统的预后，减少血管痉挛的发生，AHA/ASA 建议对所有 SAH 的患者口服尼莫地平治疗[91-92]。现行指南还建议维持正常血容量和正常循环血流量，以防止血管痉挛和 DCI[66]。

DCI 的诊断可能很困难，特别是在神经系统状态不佳的患者中。可以通过经颅多普勒测量血流速度的变化，特别是大脑中动脉，因而 AHA/ASA 指南，建议使用经颅多普勒监测动脉血管痉挛的发生[66,93]。灌注成像 CT 或 MR 也可用于确定潜在的脑缺血区域[66,94]。一旦确定是 DCI，应启动增加血流动力学以改善脑灌注。这种增加包括血液稀释、血容量增加和高血压治疗，统称为"3H 疗法"。然而，这些干预措施没有进行随机试验。基于最近关于正常血容量和诱导性血压升高的研究结果，AHA/ASA 建议对 DCI 诱导血压升高，除非患者有高血压或心脏状态不能承受[66,95-96]。对于血流动力学增加不能改善或血管造影时具有突发局灶性缺损和损伤的患者，通常采用气囊成形术的血管介入治疗和（或）动脉注射血管扩张剂，通常为钙通道阻滞剂[97]。

最后，SAH 患者面临其他并发症的风险，包括高血糖、高热、癫痫发作、DVT、脑积水和低钠血症。高血糖与 SAH 患者的临床预后不良相关[98]。AHA/ASA 指南建议严格避免血糖低下，慎重服药[66]。发热是 SAH 最常见的并发症，与损伤严重程度、出血量和血管痉挛的发展有关[99-101]。发热也与 SAH 的认知差和死亡率独立相关，已证实有效控

制发热可以改善功能预后[101-103]。在 SAH 的急性期，通过使用温度调节系统，积极控制发热，使体温正常[66]。

在 SAH，预防性使用抗惊厥药仍有争议，但在出血后可立即考虑使用[66]。在 SAH，癫痫的处理与其他原因导致的癫痫处理相同。先使用劳拉西泮或另一种苯二氮䓬类药物，随后使用抗惊厥药如苯妥英钠或磷苯妥英。SAH 患者的 DVT 风险增加，最近一次队列研究显示，发生率为 18%[104]。应采用弹力袜和间歇充气加压装置来预防 DVT 的发展。一旦动脉瘤安全夹闭后，可以皮下给予抗凝剂。

当患者出现脑积水或 ICP 增高时，应放置脑室外引流（external ventricular drain，EVD）。急性脑积水发生在 15%～87% 的 SAH 患者中，通常的处理是 EVD 或腰穿[66]。适当的镇痛和止吐剂也可以预防 ICP 增高。

最后，在 10%～30% 的 SAH 患者中会发生低钠血症，这与血管痉挛有关[66,105-106]。SAH 后低钠血症可由多种不同的机制引起。脑耗盐（cerebral salt wasting，CSW）被认为是由于中枢过度分泌利钠肽导致低钠血症和过度肾盐耗导致的血容量变低。相反，抗利尿激素分泌异常综合征（syndrome of inappropriate antidiuretic hormone，SIADH）的患者通常会表现为正常或高容量，伴浓缩的低尿量。已经证明氟氢可的松可以纠正 SAH 的低钠血症和体液平衡[107-109]。也可以使用高渗盐水[110]。必须注意不要太快矫正低钠血症[＞8 mEq/(L·d)]。因为过快纠正可导致脑桥髓鞘中央溶解症。然而，这在不到 24 小时的低钠血症患者中非常罕见。目前的 AHA/ASA 指南建议，使用氟氢可的松和高渗盐水溶液是合理的，以预防和纠正低钠血症[66]。

（傅　瑜　译）

参考文献

1. Go AS, Mozaffarian D, Roger VL, et al. Heart disease and stroke statistics–2014 update: a report from the American Heart Association. *Circulation.* 2014; 129(3):e28–e292.
2. van Asch CJ, Luitse MJ, Rinkel GJ, van der Tweel I, Algra A, Klijn CJ. Incidence, case fatality, and functional outcome of intracerebral haemorrhage over time, according to age, sex, and ethnic origin: a systematic review and meta-analysis. *Lancet Neurol.* 2010; 9(2):167–176.
3. Feigin VL, Lawes CM, Bennett DA, Barker-Collo SL, Parag V. Worldwide stroke incidence and early case fatality reported in 56 population-based studies: a systematic review. *Lancet Neurol.* 2009; 8(4):355–369.
4. Ariesen MJ, Claus SP, Rinkel GJ, Algra A. Risk factors for intracerebral hemorrhage in the general population: a systematic review. *Stroke.* 2003; 34(8):2060–2065.
5. Petitti DB, Sidney S, Quesenberry C, Bernstein A. Stroke and cocaine or amphetamine use. *Epidemiology.* 1998; 9(6):596–600.
6. Gorelick PB, Weisman SM. Risk of hemorrhagic stroke with aspirin use: an update. *Stroke.* 2005; 36(8):1801–1807.
7. Franke CL, de Jonge J, van Swieten JC, Op de Coul AA, van Gijn J. Intracerebral hematomas during anticoagulant treatment. *Stroke.* 1990; 21(5):726–730.
8. Rosand J, Eckman MH, Knudsen KA, Singer DE, Greenberg SM. The effect of warfarin and intensity of anticoagulation on outcome of intracerebral hemorrhage. *Arch Intern Med.* 2004; 164(8):880–884.
9. Flaherty ML, Kissela B, Woo D, et al. The increasing incidence of anticoagulant-associated intracerebral hemorrhage. *Neurology.* 2007; 68(2):116–121.
10. Steiner T, Rosand J, Diringer M. Intracerebral hemorrhage associated with oral anticoagulant therapy: current practices and unresolved questions. *Stroke.* 2006; 37(1):256–262.
11. Brott T, Broderick J, Kothari R, et al. Early hemorrhage growth in patients with intracerebral hemorrhage. *Stroke.* 1997; 28(1):1–5.
12. Moon JS, Janjua N, Ahmed S, et al. Prehospital neurologic deterioration in patients with intracerebral hemorrhage. *Crit Care Med.* 2008; 36(1):172–175.
13. Robinson N, Clancy M. In patients with head injury undergoing rapid sequence intubation, does pretreatment with intravenous lignocaine/lidocaine lead to an improved neurological outcome? A review of the literature. *Emerg Med J.* 2001; 18(6):453–457.
14. Papazian L, Albanese J, Thirion X, Perrin G, Durbec O, Martin C. Effect of bolus doses of midazolam on intracranial pressure and cerebral perfusion pressure in patients with severe head injury. *Br J Anaesth.* 1993; 71(2):267–271.
15. Minton MD, Grosslight K, Stirt JA, Bedford RF. Increases in intracranial pressure from succinylcholine: prevention by prior nondepolarizing blockade. *Anesthesiology.* 1986; 65(2):165–169.
16. Stirt JA, Grosslight KR, Bedford RF, Vollmer D. "Defasciculation" with metocurine prevents succinylcholine-induced increases in intracranial pressure. *Anesthesiology.* 1987; 67(1):50–53.
17. Georgiadis D, Schwarz S, Baumgartner RW, Veltkamp R, Schwab S. Influence of positive end-expiratory pressure on intracranial pressure and cerebral perfusion pressure in patients with acute stroke. *Stroke.* 2001; 32(9):2088–2092.
18. Anderson CS, Huang Y, Wang JG, et al. Intensive blood pressure reduction in acute cerebral haemorrhage trial (INTERACT): a randomised pilot trial. *Lancet Neurol.* 2008; 7(5):391–399.
19. Qureshi AI, Palesch YY, Martin R, et al. Effect of systolic blood pressure reduction on hematoma expansion, perihematomal edema, and 3-month outcome among patients with intracerebral hemorrhage: results from the antihypertensive treatment of acute cerebral hemorrhage study. *Arch Neurol.* 2010; 67(5):570–576.
20. Qureshi AI, Palesch YY. Antihypertensive Treatment of Acute Cerebral Hemorrhage (ATACH) II: design, methods, and rationale. *Neurocrit Care.* 2011; 15(3):559–576.
21. Qureshi AI, Palesch YY, Martin R, et al. Interpretation and Implementation of Intensive Blood Pressure Reduction in Acute Cerebral Hemorrhage Trial (INTERACT II). *J Vasc Interv Neurol.* 2014; 7(2):34–40.
22. Morgenstern LB, Hemphill JC III, Anderson C, et al. Guidelines for the management of spontaneous intracerebral hemorrhage: a guideline for healthcare professionals from the American Heart Association/American Stroke Association. *Stroke.* 2010; 41(9):2108–2129.
23. Fujii Y, Tanaka R, Takeuchi S, Koike T, Minakawa T, Sasaki O. Hematoma enlargement in spontaneous intracerebral hemorrhage. *J Neurosurg.* 1994; 80(1):51–57.
24. Jauch EC, Saver JL, Adams HP Jr, et al. Guidelines for the early management of patients with acute ischemic stroke: a guideline for healthcare professionals from the American Heart Association/American Stroke Association. *Stroke.* 2013; 44(3):870–947.

25. Broderick J, Connolly S, Feldmann E, et al. Guidelines for the management of spontaneous intracerebral hemorrhage in adults: 2007 update: a guideline from the American Heart Association/American Stroke Association Stroke Council, High Blood Pressure Research Council, and the Quality of Care and Outcomes in Research Interdisciplinary Working Group. *Stroke.* 2007; 38(6):2001–2023.

26. Nilsson OG, Lindgren A, Ståhl N, Brandt L, Säveland H. Incidence of intracerebral and subarachnoid haemorrhage in southern Sweden. *J Neurol Neurosurg Psychiatry.* 2000; 69(5):601–607.

27. Mayer SA, Brun NC, Begtrup K, et al. Recombinant activated factor VII for acute intracerebral hemorrhage. *N Engl J Med.* 2005; 352(8):777–785.

28. Mayer SA, Brun NC, Begtrup K, et al. Efficacy and safety of recombinant activated factor VII for acute intracerebral hemorrhage. *N Engl J Med.* 2008; 358(20):2127–2137.

29. Stocchetti N, Maas AI, Chieregato A, van der Plas AA. Hyperventilation in head injury: a review. *Chest.* 2005; 127(5):1812–1827.

30. Morgan T, Awad I, Keyl P, Lane K, Hanley D. Preliminary report of the clot lysis evaluating accelerated resolution of intraventricular hemorrhage (CLEAR-IVH) clinical trial. *Acta Neurochir Suppl.* 2008; 105:217–220.

31. Diringer MN, Edwards DF. Admission to a neurologic/neurosurgical intensive care unit is associated with reduced mortality rate after intracerebral hemorrhage. *Crit Care Med.* 2001; 29(3):635–640.

32. Fogelholm R, Murros K, Rissanen A, Avikainen S. Admission blood glucose and short term survival in primary intracerebral haemorrhage: a population based study. *J Neurol Neurosurg Psychiatry.* 2005; 76(3):349–353.

33. Kimura K, Iguchi Y, Inoue T, et al. Hyperglycemia independently increases the risk of early death in acute spontaneous intracerebral hemorrhage. *J Neurol Sci.* 2007; 255(1-2):90–94.

34. Passero S, Rocchi R, Rossi S, Ulivelli M, Vatti G. Seizures after spontaneous supratentorial intracerebral hemorrhage. *Epilepsia.* 2002; 43(10):1175–1180.

35. van den Berghe G, Wouters P, Weekers F, et al. Intensive insulin therapy in critically ill patients. *N Engl J Med.* 2001; 345(19):1359–1367.

36. Oddo M, Schmidt JM, Carrera E, et al. Impact of tight glycemic control on cerebral glucose metabolism after severe brain injury: a microdialysis study. *Crit Care Med.* 2008; 36(12):3233–3238.

37. NICE-SUGAR Study Investigators; Finfer S, Chittock DR, et al. Intensive versus conventional glucose control in critically ill patients. *N Engl J Med.* 2009; 360(13):1283–1297.

38. Investigators N-SS, Finfer S, Liu B, et al. Hypoglycemia and risk of death in critically ill patients. *NEJM.* 2012; 367:1108–1118.

39. Schwarz S, Häfner K, Aschoff A, Schwab S. Incidence and prognostic significance of fever following intracerebral hemorrhage. *Neurology.* 2000; 54(2):354–361.

40. Bladin CF, Bornstein N. Post-stroke seizures. *Handb Clin Neurol.* 2009; 93:613–621.

41. Andaluz N, Zuccarello M. Recent trends in the treatment of spontaneous intracerebral hemorrhage: analysis of a nationwide inpatient database. *J Neurosurg.* 2009; 110(3):403–410.

42. Szaflarski JP, Rackley AY, Kleindorfer DO, et al. Incidence of seizures in the acute phase of stroke: a population-based study. *Epilepsia.* 2008; 49(6):974–981.

43. Boeer A, Voth E, Henze T, Prange HW. Early heparin therapy in patients with spontaneous intracerebral haemorrhage. *J Neurol Neurosurg Psychiatry.* 1991; 54(5):466–467.

44. Dickmann U, Voth E, Schicha H, Henze T, Prange H, Emrich D. Heparin therapy, deep-vein thrombosis and pulmonary embolism after intracerebral hemorrhage. *Klin Wochenschr.* 1988; 66(23):1182–1183.

45. Wu TC, Kasam M, Harun N, et al. Pharmacological deep vein thrombosis prophylaxis does not lead to hematoma expansion in intracerebral hemorrhage with intraventricular extension. *Stroke.* 2011; 42(3):705–709.

46. Mendelow AD, Gregson BA, Fernandes HM, et al. Early surgery versus initial conservative treatment in patients with spontaneous supratentorial intracerebral haematomas in the International Surgical Trial in Intracerebral Haemorrhage (STICH): a randomised trial. *Lancet.* 2005; 365(9457):387–397.

47. Zahuranec DB, Brown DL, Lisabeth LD, et al. Early care limitations independently predict mortality after intracerebral hemorrhage. *Neurology.* 2007; 68(20):1651–1657.

48. Zurasky JA, Aiyagari V, Zazulia AR, Shackelford A, Diringer MN. Early mortality following spontaneous intracerebral hemorrhage. *Neurology.* 2005; 64(4):725–727.

49. Perry JJ, Stiell I, Wells G, Spacek A. Diagnostic test utilization in the emergency department for alert headache patients with possible subarachnoid hemorrhage. *CJEM.* 2002; 4(5):333–337.

50. Morgenstern LB, Huber JC, Luna-Gonzales H, et al. Headache in the emergency department. *Headache.* 2001; 41(6):537–541.

51. Nieuwkamp DJ, Setz LE, Algra A, Linn FH, de Rooij NK, Rinkel GJ. Changes in case fatality of aneurysmal subarachnoid haemorrhage over time, according to age, sex, and region: a meta-analysis. *Lancet Neurol.* 2009; 8(7):635–642.

52. Feigin VL, Rinkel GJ, Lawes CM, et al. Risk factors for subarachnoid hemorrhage: an updated systematic review of epidemiological studies. *Stroke.* 2005; 36(12):2773–2780.

53. Broderick JP, Viscoli CM, Brott T, et al. Major risk factors for aneurysmal subarachnoid hemorrhage in the young are modifiable. *Stroke.* 2003; 34(6):1375–1381.

54. Schievink WI, Katzmann JA, Piepgras DG, Schaid DJ. Alpha-1-antitrypsin phenotypes among patients with intracranial aneurysms. *J Neurosurg.* 1996; 84(5):781–784.

55. Schievink WI, Torres VE, Piepgras DG, Wiebers DO. Saccular intracranial aneurysms in autosomal dominant polycystic kidney disease. *J Am Soc Nephrol.* 1992; 3(1):88–95.

56. Gieteling EW, Rinkel GJ. Characteristics of intracranial aneurysms and subarachnoid haemorrhage in patients with polycystic kidney disease. *J Neurol.* 2003; 250(4):418–423.

57. Pepin M, Schwarze U, Superti-Furga A, Byers PH. Clinical and genetic features of Ehlers-Danlos syndrome type IV, the vascular type. *N Engl J Med.* 2000; 342(10):673–680.

58. Broderick JP, Sauerbeck LR, Foroud T, et al. The Familial Intracranial Aneurysm (FIA) study protocol. *BMC Med Genet.* 2005; 6:17.

59. Mackey J, Brown RD Jr, Moomaw CJ, et al. Unruptured intracranial aneurysms in the Familial Intracranial Aneurysm and International Study of Unruptured Intracranial Aneurysms cohorts: differences in multiplicity and location. *J Neurosurg.* 2012; 117(1):60–64.

60. Broderick JP, Brown RD Jr, Sauerbeck L, et al. Greater rupture risk for familial as compared to sporadic unruptured intracranial aneurysms. *Stroke.* 2009; 40(6):1952–1957.

61. Bromberg JE, Rinkel GJ, Algra A, et al. Familial subarachnoid hemorrhage: distinctive features and patterns of inheritance. *Ann Neurol.* 1995; 38(6):929–934.

62. Vermeulen MJ, Schull MJ. Missed diagnosis of subarachnoid hemorrhage in the emergency department. *Stroke.* 2007; 38(4):1216–1221.

63. Kowalski RG, Claassen J, Kreiter KT, et al. Initial misdiagnosis and outcome after subarachnoid hemorrhage. *JAMA.* 2004; 291(7):866–869.

64. Perry JJ, Stiell IG, Sivilotti ML, et al. High risk clinical characteristics for subarachnoid haemorrhage in patients with acute headache: prospective cohort study. *BMJ.* 2010; 341:c5204.

65. Edlow JA, Panagos PD, Godwin SA, Thomas TL, Decker WW. Clinical policy: critical issues in the evaluation and management of adult patients presenting to the emergency department with acute headache. *Ann Emerg Med.* 2008; 52(4):407–436.

66. Connolly ES Jr, Rabinstein AA, Carhuapoma JR, et al. Guidelines for the management of aneurysmal subarachnoid hemorrhage: a guideline for healthcare professionals from the American Heart Association/

american Stroke Association. *Stroke*. 2012; 43(6):1711–1737.

67. Perry JJ, Stiell IG, Sivilotti ML, et al. Sensitivity of computed tomography performed within six hours of onset of headache for diagnosis of subarachnoid haemorrhage: prospective cohort study. *BMJ*. 2011; 343:d4277.

68. Donmez H, Serifov E, Kahriman G, Mavili E, Durak AC, Menkü A. Comparison of 16-row multislice CT angiography with conventional angiography for detection and evaluation of intracranial aneurysms. *Eur J Radiol*. 2011; 80(2):455–461.

69. McKinney AM, Palmer CS, Truwit CL, Karagulle A, Teksam M. Detection of aneurysms by 64-section multidetector CT angiography in patients acutely suspected of having an intracranial aneurysm and comparison with digital subtraction and 3D rotational angiography. *AJNR Am J Neuroradiol*. 2008; 29(3):594–602.

70. Perry JJ, Spacek A, Forbes M, et al. Is the combination of negative computed tomography result and negative lumbar puncture result sufficient to rule out subarachnoid hemorrhage? *Ann Emerg Med*. 2008; 51(6):707–713.

71. Dupont SA, Wijdicks EF, Manno EM, Rabinstein AA. Thunderclap headache and normal computed tomographic results: value of cerebrospinal fluid analysis. *Mayo Clin Proc*. 2008; 83(12):1326–1331.

72. Chu K, Hann A, Greenslade J, Williams J, Brown A. Spectrophotometry or visual inspection to most reliably detect xanthochromia in subarachnoid hemorrhage: systematic review. *Ann Emerg Med*. 2014; 64(3):256–264.e5.

73. Heasley DC, Mohamed MA, Yousem DM. Clearing of red blood cells in lumbar puncture does not rule out ruptured aneurysm in patients with suspected subarachnoid hemorrhage but negative head CT findings. *AJNR Am J Neuroradiol*. 2005; 26(4):820–824.

74. Czuczman AD, Thomas LE, Boulanger AB, et al. Interpreting red blood cells in lumbar puncture: distinguishing true subarachnoid hemorrhage from traumatic tap. *Acad Emerg Med*. 2013; 20(3):247–256.

75. Gorchynski J, Oman J, Newton T. Interpretation of traumatic lumbar punctures in the setting of possible subarachnoid hemorrhage: who can be safely discharged? *Calif J Emerg Med*. 2007; 8(1):3–7.

76. Naidech AM, Janjua N, Kreiter KT, et al. Predictors and impact of aneurysm rebleeding after subarachnoid hemorrhage. *Arch Neurol*. 2005; 62(3):410–416.

77. Tang C, Zhang TS, Zhou LF. Risk factors for rebleeding of aneurysmal subarachnoid hemorrhage: a meta-analysis. *PloS One*. 2014; 9(6):e99536.

78. Ohkuma H, Tsurutani H, Suzuki S. Incidence and significance of early aneurysmal rebleeding before neurosurgical or neurological management. *Stroke*. 2001; 32(5):1176–1180.

79. Molyneux A, Kerr R, Stratton I, et al. International Subarachnoid Aneurysm Trial (ISAT) of neurosurgical clipping versus endovascular coiling in 2143 patients with ruptured intracranial aneurysms: a randomised trial. *Lancet*. 2002; 360(9342):1267–1274.

80. Molyneux AJ, Kerr RS, Yu LM, et al. International subarachnoid aneurysm trial (ISAT) of neurosurgical clipping versus endovascular coiling in 2143 patients with ruptured intracranial aneurysms: a randomised comparison of effects on survival, dependency, seizures, rebleeding, subgroups, and aneurysm occlusion. *Lancet*. 2005; 366(9488):809–817.

81. Hillman J, Fridriksson S, Nilsson O, Yu Z, Saveland H, Jakobsson KE. Immediate administration of tranexamic acid and reduced incidence of early rebleeding after aneurysmal subarachnoid hemorrhage: a prospective randomized study. *J Neurosurg*. 2002; 97(4):771–778.

82. Starke RM, Kim GH, Fernandez A, et al. Impact of a protocol for acute antifibrinolytic therapy on aneurysm rebleeding after subarachnoid hemorrhage. *Stroke*. 2008; 39(9):2617–2621.

83. Baharoglu MI, Germans MR, Rinkel GJ, et al. Antifibrinolytic therapy for aneurysmal subarachnoid haemorrhage. *Cochrane Database Syst Rev*. 2013; (8):CD001245.

84. Fisher CM, Kistler JP, Davis JM. Relation of cerebral vasospasm to subarachnoid hemorrhage visualized by computerized tomographic scanning. *Neurosurgery*. 1980; 6(1):1–9.

85. Claassen J, Bernardini GL, Kreiter K, et al. Effect of cisternal and ventricular blood on risk of delayed cerebral ischemia after subarachnoid hemorrhage: the Fisher scale revisited. *Stroke*. 2001; 32(9):2012–2020.

86. Lasner TM, Weil RJ, Riina HA, et al. Cigarette smoking-induced increase in the risk of symptomatic vasospasm after aneurysmal subarachnoid hemorrhage. *J Neurosurg*. 1997; 87(3):381–384.

87. Heros RC, Zervas NT, Varsos V. Cerebral vasospasm after subarachnoid hemorrhage: an update. *Ann Neurol*. 1983; 14(6):599–608.

88. Fisher CM, Roberson GH, Ojemann RG. Cerebral vasospasm with ruptured saccular aneurysm–the clinical manifestations. *Neurosurgery*. 1977; 1(3):245–248.

89. Haley EC Jr, Kassell NF, Torner JC. The International Cooperative Study on the Timing of Aneurysm Surgery. The North American experience. *Stroke*. 1992; 23(2):205–214.

90. Longstreth WT Jr, Nelson LM, Koepsell TD, van Belle G. Clinical course of spontaneous subarachnoid hemorrhage: a population-based study in King County, Washington. *Neurology*. 1993; 43(4):712–718.

91. Dorhout Mees SM, Rinkel GJ, Feigin VL, et al. Calcium antagonists for aneurysmal subarachnoid haemorrhage. *Cochrane Database Syst Rev*. 2007; (3):CD000277.

92. Allen GS, Ahn HS, Preziosi TJ, et al. Cerebral arterial spasm– a controlled trial of nimodipine in patients with subarachnoid hemorrhage. *N Engl J Med*. 1983; 308(11):619–624.

93. Lysakowski C, Walder B, Costanza MC, Tramèr MR. Transcranial Doppler versus angiography in patients with vasospasm due to a ruptured cerebral aneurysm: A systematic review. *Stroke*. 2001; 32(10):2292–2298.

94. Mir DI, Gupta A, Dunning A, et al. CT perfusion for detection of delayed cerebral ischemia in aneurysmal subarachnoid hemorrhage: a systematic review and meta-analysis. *AJNR Am J Neuroradiol*. 2014; 35(5):866–871.

95. Dhar R, Scalfani MT, Zazulia AR, Videen TO, Derdeyn CP, Diringer MN. Comparison of induced hypertension, fluid bolus, and blood transfusion to augment cerebral oxygen delivery after subarachnoid hemorrhage. *J Neurosurg*. 2012; 116(3):648–656.

96. Dankbaar JW, Slooter AJ, Rinkel GJ, Schaaf IC. Effect of different components of triple-H therapy on cerebral perfusion in patients with aneurysmal subarachnoid haemorrhage: a systematic review. *Crit care*. 2010; 14(1):R23.

97. Jun P, Ko NU, English JD, et al. Endovascular treatment of medically refractory cerebral vasospasm following aneurysmal subarachnoid hemorrhage. *AJNR Am J Neuroradiol*. 2010; 31(10):1911–1916.

98. Kruyt ND, Biessels GJ, de Haan RJ, et al. Hyperglycemia and clinical outcome in aneurysmal subarachnoid hemorrhage: a meta-analysis. *Stroke*. 2009; 40(6):e424–e430.

99. Kilpatrick MM, Lowry DW, Firlik AD, Yonas H, Marion DW. Hyperthermia in the neurosurgical intensive care unit. *Neurosurgery*. 2000; 47(4):850–855; discussion 855–856.

100. Rabinstein AA, Sandhu K. Non-infectious fever in the neurological intensive care unit: incidence, causes and predictors. *J Neurol Neurosurg Psychiatry*. 2007; 78(11):1278–1280.

101. Fernandez A, Schmidt JM, Claassen J, et al. Fever after subarachnoid hemorrhage: risk factors and impact on outcome. *Neurology*. 2007; 68(13):1013–1019.

102. Zhang G, Zhang JH, Qin X. Fever increased in-hospital mortality after subarachnoid hemorrhage. *Acta Neurochir Suppl* 2011; 110(Pt 1):239–243.

103. Badjatia N, Fernandez L, Schmidt JM, et al. Impact of induced normothermia on outcome after subarachnoid hemorrhage: a case-control study. *Neurosurgery*. 2010; 66(4):696–700; discussion 700–701.

104. Ray WZ, Strom RG, Blackburn SL, Ashley WW, Sicard GA, Rich KM. Incidence of deep venous thrombosis after subarachnoid hemorrhage. *J Neurosurg*. 2009; 110(5):1010–1014.

105. Chandy D, Sy R, Aronow WS, Lee WN, Maguire G, Murali R. Hyponatremia and cerebrovascular spasm in aneurysmal subarachnoid hemorrhage. *Neurol India*. 2006; 54(3):273–275.

106. Nakagawa I, Kurokawa S, Takayama K, Wada T, Nakase H. [Increased urinary sodium excretion in the early phase of aneurysmal subarachnoid hemorrhage as a predictor of cerebral salt wasting syndrome]. *Brain Nerve*. 2009; 61(12):1419–1423.

107. Hasan D, Lindsay KW, Wijdicks EF, et al. Effect of fludrocortisone acetate in patients with subarachnoid hemorrhage. *Stroke*. 1989; 20(9):1156–1161.

108. Mori T, Katayama Y, Kawamata T, Hirayama T. Improved efficiency of hypervolemic therapy with inhibition of natriuresis by fludrocortisone in patients with aneurysmal subarachnoid hemorrhage. *J Neurosurg*. 1999; 91(6):947–952.

109. Nakagawa I, Hironaka Y, Nishimura F, et al. Early inhibition of natriuresis suppresses symptomatic cerebral vasospasm in patients with aneurysmal subarachnoid hemorrhage. *Cerebrovasc Dis*. 2013; 35(12):131–137.

110. Qureshi AI, Suarez JI, Castro A, Bhardwaj A. Use of hypertonic saline/acetate infusion in treatment of cerebral edema in patients with head trauma: experience at a single center. *J Trauma*. 1999; 47(4):659–665.

第 35 章　创伤性脑损伤

Daniel J. Haase • Deborah M. Stein

引言

流行病学

根据疾病控制及预防中心（Centers for Disease Control and Prevention，CDC）估计，2009 年至少有 240 万人口遭受创伤性脑损伤（traumatic brain injury，TBI）[1]。然而 TBI 的实际数量并不明确，因为许多患者在现场接受救治或未行进一步诊治，而且 TBI 近 3/4 的患者为轻度损伤或脑震荡[2]。

各年龄段的 TBI 病因包括摔伤（35.2%）、交通事故（17.3%）、外物撞击（16.5%）、殴打（10%）及其他原因或不明原因（21%）[3]。所有年龄段中，男性的发病率较女性高出约 1.4 倍。CDC 统计以下三个年龄组：儿童（0～4 岁）、青少年（15～19 岁）、成人（65 岁及以上）最易出现 TBI[3]。TBI 相关的急诊患者中 0～4 岁儿童所占比例最高（1256/100 万人口），而 75 岁及以上的老年人有最高的住院率（339/100 万）及死亡率（57/100 万）[3]。TBI 相关死亡率近 30 年持续下降，这归功于初始预防措施。1989 — 1998 年，交通事故相关的 TBI 死亡率下降 22%，火器伤相关的 TBI 死亡率下降 14%[4]。自 1998 年以后，死亡率有更明显的下降[5]。

2010 年 TBI 的经济成本大约为 765 亿美元，其中 115 亿美元是直接医药费用，另外 648 亿美元是间接费用（例如误工费等）。这些数据尚不包括 2010 年 31000 退役军人的医药费用[6]。大约有 530 万美国人遭受着 TBI 相关的身体、认知及精神损害[7]。

病理生理学

理解 TBI 后的病理生理机制，对开发及制订有效的临床决策非常重要。TBI 引起的损伤包括神经系统原发性和继发性损伤。原发性损伤表示由损伤时能量传递引起的机械性损伤，而继发性损伤是由于破坏性机体组织损伤及身体各系统对原发性损伤的反应。原发性损伤不能逆转，但可以预防其发生（安全带、头盔等），并作为公共卫生干预目标。

继发性损伤包括继发于原发损伤的水肿及炎性反应。继发性损伤可由灌注减低引起，包括脑梗死、充血或血管痉挛，扩张性出血，低氧血症，低血压，惊厥，代谢紊乱，如高血糖、低血糖及低钠血症等。详细的分子细胞学机制已有研究[8-10]，TBI 治疗的基础是预防继发损伤，并进行修饰治疗[11]。

初始评估

神经外伤患者的初始评估从熟悉的创伤复苏 ABC 开始：评估气道，确认呼吸是否能有效通气，评估循环状态。所有钝器伤的患者必须用颈托及身体背板固定，尽管近期文献对该要求提出质疑。临床病情恶化及格拉斯哥昏迷评分（GCS）≤8 分需及时气管插管，由于上述患者不能自主维持气道通畅。

表 35-1　格拉斯哥评分			
分值	睁眼反应	语言反应	肢体运动
6	-	-	可依指令动作
5	-	定向力完整	可定位疼痛位置
4	自主睁眼	答非所问	有回避反应
3	呼唤可睁眼	只能说出单字	疼痛刺激时肢体过屈（去皮质强直）
2	疼痛刺激可睁眼	只能发出声音	疼痛刺激时肢体过伸（去大脑强直）
1	无刺激反应	无言语反应	无任何反应

在排除脊椎损伤之前，预防措施例如插管时内固定等措施都应非常谨慎[12]。所有中度及重度 TBI 患者心脏、血流动力学、呼吸及脉氧饱和度监测都非常必要[11-12]。避免 TBI 患者出现低氧血症（$SaO_2 < 90\%$）和低血压（收缩压 <90 mmHg），TBI 患者合并低氧血症或低血压，预后往往更差[11,13]。气管插管、静脉输液或输血扩容、血管活性药物的应用可能是实现这些初步目标所必需的。

应对患者的一般身体状况进行视诊。应注意基底颅骨骨折（眶周或眶后瘀斑、脑脊液鼻漏/耳漏）、面部骨折或脊柱畸形的证据。初始神经学检查至少应包括以下评估：

- 确定 GCS 的意识水平（表 35-1）
- 脑神经功能，特别注意瞳孔的大小、对称性和反应性
- 四肢总体运动和感觉检查

如怀疑患者存在脊髓损伤，应进一步详细检查运动功能及特定感觉功能。另外，还应进行直肠指诊检查自主肛门括约肌收缩，并评定美国脊髓损伤协会（American Spinal Injury Association，ASIA）损伤量表（见下文）[12]。

在急性期，所有 TBI 患者应定期进行神经学检查，至少在前 24 小时（超急性期）每小时检查一次，然后根据临床表现逐渐减少检查频率。一般来说，损伤后 48~96 小时脑水肿最明显。此后，水肿逐渐消退，大多数患者临床症状有一定程度的改善。

脑损伤的临床严重程度

GCS≤8 的患者被认为具有严重的 TBI，并且将需要在院前进行高级医疗护理以及神经重症监护管理。严重的 TBI 与明显的神经损伤有关，通常神经影响学检查提示有结构性病变（例如头部 CT 扫描显示颅骨骨折、颅内出血和早期弥漫性脑水肿）。在

初步复苏和稳定后，重症 TBI 患者应撤离至最近的具有神经外科能力的 1 级创伤中心。患有中度 TBI（GCS 9~12）的患者也应在重症监护室进行治疗，而轻度 TBI（GCS 13~15）的患者可能需要或不需要入院[14-17]。

应该注意的是，除了 GCS 量表外，轻度 TBI 被定义为意识丧失≤30 分钟，创伤后遗忘不超过 24 小时，损伤时心理状态发生变化，局灶性神经功能缺损[18]。在临床实践中，脑震荡和轻度 TBI 通常可互换使用；然而，如果这些术语有细微不同，只是因为这些是由不同的专家小组独立定义的。美国神经病学学会（American Academy of Neurology，AAN）将脑震荡定义为创伤引发的精神状态改变、混乱和遗忘等特征性病变[19]。因为 GCS 没有提供足够的细节，在轻度 TBI 或脑震荡的情况下给出有用的临床参考，因此已有更多量表作为参考（表 35-2）[19-20]。

表 35-2　Cantu 与美国神经病学学会（AAN）脑震荡量表		
等级	Cantu	AAN
1	a.无意识丧失	a.无意识丧失
	b.创伤后遗忘 <30 分钟	b.短暂性意识混乱
		c.症状持续时间 <15 分钟
2	a.意识丧失 <5 分钟	a.无意识丧失
	b.创伤后遗忘 > 30 分钟（<24 小时）	b.短暂性意识混乱
		c.症状持续时间 >15 分钟
3	a.意识丧失 >5 分钟	a.任何意识丧失
	b.创伤后遗忘 <24 小时	

影像学评估及分级

头部外伤影像学

头颅平扫 CT 应该是用于评估 TBI 患者的初始成像模式。已有轻度 TBI 患者头颅 CT 的标准（例如，新奥尔良和加拿大头颅 CT 评分）[21-22]。最近的验证显示，加拿大头颅 CT 评分与新奥尔良评分相比，阳性结果检出率更高，更易于判断神经外科手术治疗的适应证[23]。Marshall CT 评分是在分析弥漫性脑损伤预后中有用的指南（表 35-3），但目前使用并不普遍[24]。

在穿透性脑损伤（penetrating brain injury，PBI）的情况下，应当对主要的可疑损伤血管进行 CT 血管造影或常规血管造影术[25]。然而 PBI 患者中血管损伤（例如夹层血管瘤、血栓形成、假性动脉瘤）的真实发生率是未知的，因此应常规对血流动力学稳定的患者进行脑血管评估。一般不在急性期行脑磁共振成像（MRI），但在患者住院后完善 MRI 可能有助于进一步评估和预后。

硬膜外血肿

当血液聚集在硬脑膜和颅骨内侧之间时，称为急性硬膜外血肿（acute epidural hematoma，EDH）。虽然少数患者因头颅外伤入院，但由于大多数 EDH 是脑膜中动脉的出血，所以发病率和死亡率相对较高。

EDH 通常会发生短暂的意识丧失，接着是暂时清醒数分钟至数小时，然后是神经系统状态的急性代偿失调。这个表现通常被称为"谈话和死亡"综合征。

在头部 CT 上，EDH 表现为位于颅骨和大脑之间的双凸或透镜样病变（图 35-2）。这些通常不跨颅缝。不论患者的 GCS 评分如何，体积 >30 ml 的 EDH 应考虑手术清除血肿。在严重 TBI、瞳孔异常或其他局限性神经功能缺损的患者中，应尽快进行开颅手术清除血肿。在 GCS>8 的患者中，体积 <30 ml，厚度 <15 mm，中线移位 <5 mm 的 EDH 可以间断行头部 CT 和密切观察而非手术治疗[26]。

硬膜下血肿

当血液聚集在硬脑膜内层与蛛网膜之间时，会出现急性硬膜下血肿（subdural hematoma，SDH）（图 35-3），这些通常是由于皮质桥静脉的损伤。SDH 在脑萎缩的老年人中更常见。

SDH 有多种临床表现，甚至可以隐匿数天到数周不等。与类似大小的 EDH 相比，SDH 具有更高的死亡率，主要是因为引起 SDH 和对脑实质的损伤所需的外力更大。对于所有 SDH，死亡率可能高达 90%，但可以通过早期干预来改善[27-28]。

无论患者的 GCS 评分如何，SDH 厚度 >10 mm 或中线移位 >5 mm 均可进行手术清除血肿。如果患者昏迷（GCS<9），瞳孔异常或 ICP>20 mm Hg 或临床下降 2 个或更多 GCS 分值，则尽快清除血肿[26]。

脑实质损伤和弥漫性损伤

创伤性脑实质损伤包括局灶和非局灶病变。局灶性病变发生在冲击（coup）或对冲部位（contercoup），包括脑内血肿（intracerebral

---

● 表 35-3　弥漫性脑损伤 Marshall 分级

分类	平扫 CT 特征	出院率
Ⅰ级弥漫损伤	a. 无病变	27% 恢复好
		34.6% 恢复中等
Ⅱ级弥漫损伤	a. 中线移位 0～5 mm，可见脚间池	8.5% 恢复好
	b. 无 >25 cm³ 的高密度或混合密度病变	26% 恢复中等
Ⅲ级弥漫损伤	a. 中线移位 0～5 mm，脚间池受压或消失	3.3% 恢复好
	b. 无 >25 cm³ 的高密度或混合密度病变	3.1% 恢复中等
Ⅳ级弥漫损伤	a. 中线移位 >5 mm	3.1% 恢复好
	b. 无 >25 cm³ 的高密度或混合密度病变	3.1% 恢复中等

数据来源于Marshall L, Marshall S, Klauber M, et al: A new classification of head injury based on computerized tomography, *J Neurosurg* 1991; 75(suppl):S14–S20 hematoma，ICH）、脑组织挫伤和脑梗死。非局灶性病变包括弥漫性损伤（图 35-6），通常导致半球或全脑水肿。

外伤性实质性病变引起神经系统症状恶化，顽固性颅内高压或 CT 提示有占位效应的患者应手术治疗。类似，>50 ml 的任何病变都应手术治疗。在 GCS 6～8 分的患者中，如果血肿 >20 ml，位于额叶或颞部且中线移位 >5 mm 和（或）脑室受压者，应行手术治疗[26]。必须特别注意通常影响眶额叶和颞前叶的挫伤。可能在数小时至数天内出现或加重的延迟性血肿常需要紧急去骨瓣减压术（图 35-1）。

最近的 DECRA 试验在严重弥漫性 TBI 的去骨瓣减压术中治疗领域引起了巨大的争议[29]。该研究

表明，接受去骨瓣减压术的患者预后较差，但该试验的不足包括：非随机分组，手术技术不符合标准，手术适应证不严格。此外，这项研究包括对占位性病变减压。许多专家认为，这项研究的结果无法推广，去骨瓣减压术仍然是难治性高颅压的潜在疗法。最近完成的研究（RESCUE-ICP），虽结果尚未公布，可能会为这一争议提供更多的答案。难治性高颅压的去骨瓣减压术在本章稍后讨论。

后颅窝占位性病变

如果存在占位效应的影像学证据或神经功能障碍提示后颅窝病变，则应通过枕下骨瓣开颅术清除血肿。因为这些病变的患者神经系统症状可能会突

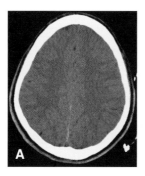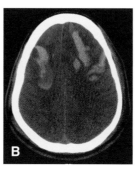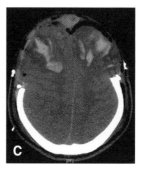

图 35-1 双侧额叶内血肿扩张。27 岁男性患者，骑摩托车后头外伤，GCS 3 分。额叶挫裂伤患者头颅平扫 CT，最明显的表现是双侧额叶脑沟变浅消失（A）。9 小时后复查头颅平扫 CT，双侧脑实质明显血肿（B）。患者随后发展为难治性高颅压，从而进行双侧额颞骨切除、硬脑膜成形术控制 ICP（C）

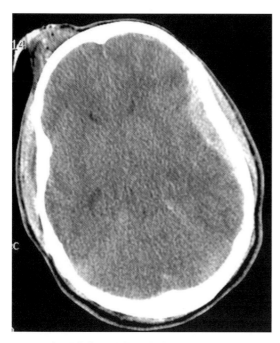

图 35-2 左侧硬膜外血肿伴占位效应

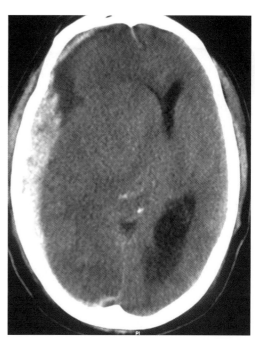

图 35-3 右侧硬膜下血肿伴明显中线移位及脑积水

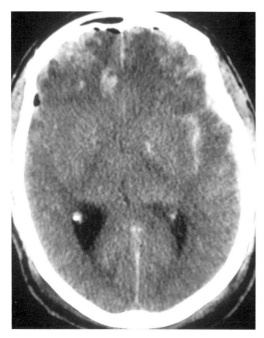

图 35-4 双侧额叶挫裂伤伴多发蛛网膜下腔出血

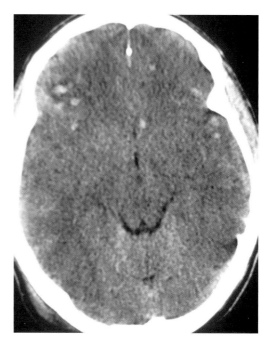

图 35-6 弥漫性轴索损伤与散点状出血

然加重，病变直接压迫中脑导致呼吸抑制或阻塞第四脑室导致急性脑积水，应尽快进行手术[26]。

颅骨凹陷性骨折

闭合性（单纯性）非凹陷性骨折，通常为线性的颅骨骨折，非手术适应证，除非合并脑实质占位性

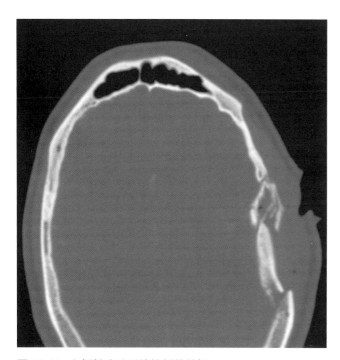

图 35-5 左侧粉碎及压缩性颅骨骨折

病变。而凹陷性颅骨骨折需根据患者具体情况手术或非手术治疗。

开放（复合）颅骨骨折通常凹陷范围超过正常颅骨厚度，应早期移除骨折碎片并清创（图 35-5）。开放性颅骨骨折且凹陷 <1cm，未穿透硬脑膜，无明显颅内血肿、额窦受累、头颅畸形、伤口感染、脑积水或严重伤口感染均可以非手术治疗。静脉窦附近骨折是手术的相对禁忌证。此外，如果临床怀疑静脉窦血栓形成可能，应及时通过 CT 静脉成像（CT venogram，CTV）进行评估[26]。

尽管文献中没有特别推荐，但是如果闭合性凹陷性颅骨骨折凹陷的程度大于相邻颅骨的厚度，则通常选择手术治疗，以达美观、降低创伤后癫痫发作率（posttraumatic seizure，PTS）和神经功能缺损等目的。然而，这些患者的非手术治疗也是一种选择[26]。

穿透性脑损伤

穿透性脑损伤包括脑部的火器伤和非火器伤（图35-7）。没有指南明确规定手术清创、血肿清除及移除异物等手术时机。在一项针对头部枪支伤的研究中，有文献建议所有 GCS 9~15 患者均应进行积极的手术治疗；如果没有穿透血管、累及多个脑叶或显性半球损伤，GCS 6~8 患者应进行手术治疗；GCS 3~5 患者只有在出现大的血肿引起中线移位时才进行手术治疗[26,30]。

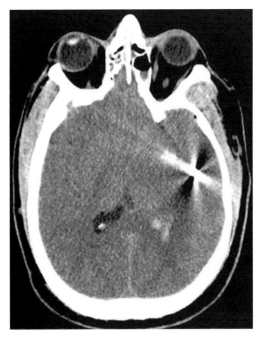

图 35-7　子弹碎片及局部水肿，合并左侧脑室内出血

应给予广谱抗生素预防治疗，其中最常见的方案为万古霉素、头孢噻肟和甲硝唑[30]。虽然用药持续时间不明确，但治疗持续时间较长似乎没有明显获益，我们推荐短期预防性应用抗生素，以预防耐药[31]。

重症监护措施

急诊护理、外科护理和神经损伤患者的重症护理之间不存在明显的区别。TBI 患者的重症监护管理从现场首位救治者开始，并持续到患者病情平稳由重症监护病房（ICU）出院为止。在所有治疗阶段，主要目标是防止继发性脑损伤。这些建议刊登于脑外伤基金会发表的严重创伤性脑损伤管理指南[11]。脑创伤基金会已经发布了其他指南，旨在优化住院和神经外科护理[26,33]。

血压和血氧

如前所述，应避免低血压（收缩压 <90 mmHg）和低氧血症（SaO_2<90% 或 PaO_2<60 mmHg），即使单发低血压或缺氧，预后也会恶化[11]。严重 TBI，我们建议放置动脉导管用于连续血压测量和中心静脉通路（优选位置为锁骨下静脉）用于给药和液体复苏。

颅内压监测和脑灌注压

许多设备可用于颅内压（ICP）监控。侧脑室引流可提供最准确可靠的 ICP 测量，并且还可以治疗性引流脑脊液。然而，在弥漫性脑水肿与侧脑室破坏的情况下，脑室造瘘较困难。在脑室造瘘术不可行时，脑实质性 ICP 监测仪也是准确和有用的，但不够理想的是不能控制 CSF 分流。蛛网膜下腔、硬膜下和硬膜外 ICP 监测器等装置一般不推荐[11]。

在重度 TBI（GCS 3~8）患者和部分 GCS>8 不能连续行神经系统检查评估病情的患者中，ICP 监测应用较多。该指南建议在有生命危险的严重 TBI（GCS≤8）患者，如满足以下两项中的任意一项，需进行 ICP 监测[11]：

（1）头部 CT 异常
（2）头部 CT 正常，满足以下两个或以上
　　（A）年龄 >40 岁
　　（B）单侧或双侧去大脑强直状态
　　（C）收缩压 <90 mmHg

脑灌注压（cerebral perfusion pressure，CPP）定义为平均动脉压（MAP）和 ICP 之差。CPP 稳定是一个重要的临床参数，可用于预防与不良预后相关的脑血流量（CBF）减少。脑损伤患者脑血管系统失去自我调节能力，因此需要进行更多的侵入性监测和干预。虽然文献指出没有明确的最佳 CPP 目标值，但是多项研究表明严重 TBI 人群 CPP 维持在 50~70 mmHg，目标值是 60 mmHg[11]。CPP <50 mmHg 和 >70 mmHg 存在更高的发病率和死亡率[11]。CPP 可以定义为：

$$CPP = MAP - ICP$$

最近发表的一篇文章将侵入性 ICP 监测方案与使用严格成像和临床检查的方案进行了比较[34]。ICP 监测组虽然没有显示统计学意义上的显著优势，但有更优的趋势。此外，成像组比 ICP 监测组具有更多的干预（例如高渗治疗、过度通气）。本文虽对 ICP 监测的优势提出质疑，但并未改变监护标准。最近的一次专家会议得出结论为 ICP 监测有可能改善预后，但仍需要更多证据证明[35]。

脑氧监测

通过颈静脉血氧饱和度（$S_{jv}O_2$）或局部由脑组织氧分压（$P_{bt}O_2$）全局测量的脑部低氧饱和度与不良预后相关[11]。$S_{jv}O_2$ 值 <50% 表明各种缺血诱发

的病理改变，如升高的 ICP、低碳酸血症、动脉低氧血症、全身低血压和脑血管痉挛。Sheinberg 等显示有多次 $SjvO_2$ 去饱和的 TBI 患者死亡率增加的趋势[36]。同样，$P_{bt}O_2<15$ mmHg 的时间长度也与死亡率增加有关[37]。在最近的一项回顾性研究中，TBI 患者用 $P_{bt}O_2$ 指导治疗比用标准 ICP/CPP 指导治疗管理的患者有更好的疗效[38]。有趣的是，$S_{jv}O_2$ 水平升高（>75%）与不良结局相关，可能预示脑部充血或梗死[39]。因此，脑氧合监测不仅提供关于脑状态的信息，而且还提供可以了另一个理想的临床参数。

控制颅内压

基于 II 级证据的共识表明，如患者 ICP 持续 >20 mmHg，应启动干预治疗[11]。然而，重要的是要记住，ICP 和 CPP 的绝对值可能与患者的临床状态无关，但如有病情恶化，即使 ICP 不升高，也应进一步检查及干预。这里详细介绍了治疗脑外伤患者颅高压的方法（表 35-4）。在降低 ICP 治疗逐步得到认可的各个阶段，怀疑有颅内迅速增大的血肿等占位性病变的患者应尽可能完善头颅 CT（表 35-5）。脑电图（EEG）也应该考虑，因为癫痫发作也可能是难治性高 ICP 的原因。

一般措施

降低 ICP 的一般措施包括确保头颈部的居中位置，将床头抬升至 30°~45°，给予足够的镇静和止痛，并避免发热。头颈部的居中位置保证从颅内静脉引流通畅，从而降低脑血容量和 ICP。保持床头升高到 30°~45° 还可以通过重力作用增强静脉流出。由于发热增加脑代谢率和 ICP，因此维持正常体温以及防止寒战是很重要的。虽然单纯 TBI 可以引起发热，但这应该是排除性诊断。发热的患者必须完善全血细胞计数、胸部 X 线检查、尿常规、血液和尿液培养等各项检查进行评估。并应用对乙酰氨基酚，冰毯或背心，或血管内装置来对症降低体温。如果患者出现严重的寒战，应考虑服用哌替啶、丁螺环酮、镁等药物，物理降温或加用伴或不伴肌松作用的镇静药。

一线治疗

镇静和镇痛：焦虑、不适、气管内导管引起的咳嗽、牵拉腹部肌肉组织和增加交感神经张力都会增加 ICP。使用足够的镇静和镇痛剂如异丙酚和芬太尼等药物有助于缓解以上因素，其中丙泊酚是一线药物。

脑脊液引流：ICP 监测与脑室内导管（或 EVD）的主要优点之一是允许 CSF 分流。松开脑室内导管并排出 3~5 ml 脑脊液是降低 ICP 的最快最有效的方法之一。

渗透疗法：甘露醇是 TBI 治疗中常用于降低 ICP 的渗透剂。它是渗透利尿剂，通过流变学和渗透作用降低 ICP。输注甘露醇首先扩容，降低血液黏度，增加 CBF，增加大脑供氧。渗透作用进一步使细胞内脱水，并减少脑脊液，从而产生净利尿作用，这在低血压患者中可能是不利的。此外，ICP 反弹性升高已有报道[40-41]。0.25~1 g/kg 剂量的弹丸式给药是有效的[11]。为了预防肾毒性，经常选用血浆渗透压 320 mOsm 为界值；然而，在 ICP 急剧升高的危象中，可以将甘露醇用于伴有更高的血浆渗透压患者。甘露醇应用常引起急性肾毒性[40]。

高渗盐水也是有效降低 ICP 的渗透剂。用于临床的高渗盐水浓度为 1.5%~23.4%，它可能是替代甘露醇用于控制 ICP 的重要方法[42]。血流动力学不稳定或需要持续扩容的患者首选高渗盐水。避免严重的高钠血症（Na>160 mEq/L）也是需要注意的，因为这与死亡率增加有关[43]。不管使用何种渗透剂，

表 35-4 重度 TBI 患者 ICP 和 CCP 的控制

初始干预	一线治疗	二线治疗
抬高床头保证头颈的居中位置	适当镇静和镇痛	短期过度通气
保证体温在正常范围	CSF 引流	开颅减压术
保持 $PaO_2>70$ mmHg 或 $SpO_2>94\%$	甘露醇或高渗盐水渗透性脱水	巴比妥药物治疗
严格将 $PaCO_2$ 控制在 35 mmHg 左右		亚低温治疗
		开腹减压治疗

● 表 35-5 神志状态改变	
神经系统病变	评估
颅内病变	头颅 CT
癫痫	脑电图
血管痉挛	CT 血管造影或经颅多普勒
低氧血症或低 / 高碳酸血症	动脉血气分析
低血糖或电解质异常	指尖血糖、血浆渗透压
药物作用或撤药反应	临床评估
低血压或发热	标准 ICU 血流动力学监测

维持血浆渗透压对 TBI 治疗至关重要。

二线治疗

过度通气：过度通气通过引起脑血管收缩并因此降低颅内血容量来减少 ICP，但血管收缩也显著降低脑血流量。在唯一的一项随机对照试验中，试验组 $PaCO_2$ 过度通气至 25 mmHg，与对照组 $PaCO_2$ 过度通气至 35 mmHg 相比，6 个月的预后有显著恶化[44]。不推荐 TBI 患者进行预防性过度通气[11]。我们建议连续 $ETCO_2$ 监测和连续动脉血气分析监测 $PaCO_2$。

然而，过度通气可以简单地用作急性情况的临时措施，其临床效果快，持续时间从几分钟到几小时。使用时，建议监测 S_jO_2 或 $P_{bt}O_2$[11]。

开颅减压术：10%～15% 的严重 TBI 患者都有难治性高颅压[45]。外科减压术通常与清除血肿手术同时进行[26]，但双侧开颅减压术对弥漫性脑损伤的适应证尚不清楚[29]。当然，这有助于降低 ICP，但可能不会影响死亡率。对于药物治疗难治的患者，应考虑采取开颅减压术。

巴比妥治疗：TBI 患者伴有药物难治性或不适合手术的高颅压时可以用高剂量的巴比妥类药物治疗[11]。巴比妥类可诱导脑血管收缩，降低脑代谢和 CBF 的能力，并可清除自由基。然而，由于低血压的常见不良副作用，严重 TBI 还没有足够的证据常规或预防性使用巴比妥，这可能通过降低 MAP 抵消降低 ICP 从而改善 CCP 的作用[11]。

如果使用巴比妥类昏迷作为次级药物，戊巴妥可以 10 mg/kg 的计量在 30 分钟内以静脉注射，然后以 1～3 mg/(kg·h) 的速度静脉泵入，滴定至脑电图信号的突发抑制[11]。巴比妥类药物有心肌抑制作用，因此需要积极的血流动力学支持（常用血管加压剂）保持全身血压。

亚低温治疗：当然，亚低温治疗已被证明可以改善因心脏停搏导致的缺氧性脑损伤的结局[46-47]，但作为严重 TBI 患者预防措施的效果尚不明确。尽管有一些趋势（尽管没有统计学意义）可改善预后，目前的文献和后续指南并不支持广泛使用[11]。

然而，难治性高 ICP 的患者应考虑亚低温治疗。通过降低脑代谢需求减少炎症、水肿和细胞死亡。32～35 ℃ 的目标温度先前已用于神经损伤患者，低温诱导至少 48 小时，缓慢恢复体温并密切监测相关副作用[11]。

最近有研究在心脏停搏患者中应用亚低温治疗，目标值为 36 ℃[48]，更积极的发热预防措施（或受控的正常体温）可能替代亚低温治疗，但尚未得到充分的研究。

开腹减压治疗：有多例开腹减压治疗用于难治性高 ICP 有效的报道[49-50]。即使这些患者没有诊断出腹腔综合征，大约 2/3 的患者在 ICP 的持续下降中获益，增加了生存率。目前尚不清楚哪些患者可能从开腹减压治疗中获益，但在腹内压升高和其他疗法难治的高 ICP 的患者中应考虑开腹减压治疗。

糖皮质激素

糖皮质在严重 TBI 的治疗中没有任何作用。来自大型随机对照研究的 Ⅰ 类证据表明，糖皮质激素既不改善预后，也不降低 ICP[11,52]。的确，数据表明，在 TBI 患者中使用糖皮质激素是有害的。

预防癫痫

TBI 患者在受伤的最初 7 天内 25% 可有癫痫，其后可高达 42%[11]。文献目前支持预防性使用抗癫痫药物减少早期（损伤后 7 天内）创伤后癫痫发作（PTS），但不适用于晚期 PTS。因此，如果 TBI 后第一周内无癫痫发作，不建议在 TBI 后 1 周以上的患者中继续使用抗惊厥药物[11]。

虽然苯妥英曾用于治疗 TBI 患者，但左乙拉西坦有可能有类似疗效，而且副作用更少，具有较少的药物相互作用，并且不需要监测血药浓度[53-54]。

（郭治国　赵　鸿　译）

参考文献

1. Coronado VG, McGuire LC, Sarmiento K, et al. Trends in Traumatic Brain Injury in the U.S. and the public health response: 1995-2009. *J Safety Res*. 2012; 43(4):299–307. Erratum in: *J Safety Res*. 2014 Feb; 48:117.

2. CDC. Report to Congress on mild traumatic brain injury in the United States: steps to prevent a serious public health problem. Atlanta, GA: US Department of Health and Human Services. CDC; 2003. Available at https://www.cdc.gov/traumaticbraininjury/pdf/mtbireport-a.pdf. Accessed August 16, 2016.

3. Faul M, Xu L, Wald MM, Coronado VG. Traumatic brain injury in the United States: emergency department visits, hospitalizations and deaths 2002–2006. Atlanta, GA: US Department of Health and Human Services, CDC; 2010. Available at http://www.cdc.gov/traumaticbraininjury/pdf/blue_book.pdf. Accessed August 16, 2016.

4. Adekoya N, Thurman DJ, White DD, Webb KW. Surveillance for traumatic brain injury deaths—United States, 1989–1998. *MMWR Surveill Summ*. 2002; 51(10):1–14.

5. Miller T, Zaloshnja E, Hendrie D. Cost of traumatic brain injury and return on helmet investment in the United States. In: Jallo J, Loftus C, eds. *Neurotrauma and Critical Care of the Brain*. New York: Thieme; 2009.

6. Coronado VG, McGuire LC, Faul MF, Sugerman DE, Pearson WS. Traumatic brain injury epidemiology and public health issues. In: Zasler ND, Katz DI, Zafonte RD, eds. Brain injury medicine: principles and practice. 2nd ed. New York: Demos Medical Publishing; 2012:84–100.

7. Selassie AW, Zaloshnja E, Langlois JA, Miller T, Jones P, Steiner C. Incidence of long-term disability following traumatic brain injury hospitalization, United States, 2003. *J Head Trauma Rehabil*. 2008; 23(2):123–131.

8. Bullock M, Gugliotta M. Pathophysiology. In: Jallo J, Loftus C, eds. *Neurotrauma and Critical Care of the Brain*. New York: Thieme; 2009.

9. Werner C, Engelhard K. Pathophysiology of traumatic brain injury. *Br J Anaesth*. 2007; 99(1):4–9.

10. Ropper A, Gress D, Diringer M, et al. *Neurological and Neurosurgical Intensive Care*. Philadelphia: Lippincott Williams & Wilkins; 2004.

11. Brain Trauma Foundation; American Association of Neurological Surgeons; Congress of Neurological Surgeons. Guidelines for the management of severe traumatic brain injury. XV. *J Neurotrauma*. 2007; 24 (Suppl 1):S1–S106.

12. Walters BC, Hadley MN, Hurlbert RJ, et al. Guidelines for the management of acute cervical spine and spinal cord injuries: 2013 update. *Neurosurgery*. 2013; 60(Suppl 1):82–91.

13. Oteir AO, Smith K, Stoelwinder JU, et al. Should suspected cervical spinal cord injury be immobilised? A systematic review. *Injury*. 2015; 46(4):528–535.

14. Jagoda AS, Bazarian JJ, Bruns JJ Jr, et al. Clinical policy: neuroimaging and decision making in adult mild traumatic brain injury in the acute setting. *Ann Emerg Med*. 2008; 52(6):714–748.

15. Heller J, Maas A. Severe brain injury. In: Jallo J, Loftus C, eds. *Neurotrauma and Critical Care of the Brain*. New York: Thieme; 2009.

16. Miele V, Bailes J. Mild brain injury. In: Jallo J, Loftus C, eds. *Neurotrauma and Critical Care of the Brain*. New York: Thieme; 2009.

17. Timmons S, Winestone J. Moderate brain injury. In: Jallo J, Loftus C, eds. *Neurotrauma and Critical Care of the Brain*. New York: Thieme; 2009.

18. Kay T, Harrington D, Adams R, et al. Definition of mild traumatic brain injury. *J Head Trauma Rehabil*. 1993; 8(3):86–87.

19. Practice parameter: the management of concussion in sports (summary statement). Report of the Quality Standards Subcommittee. *Neurology*. 1997; 48(3):581–585.

20. Cantu RC. Head injuries in sport. *Br J Sports Med*. 1996; 30(4):289–296.

21. Haydel MJ, Preston CA, Mills TJ, Luber S, Blaudeau E, DeBlieux PM. Indications for computed tomography in patients with minor head injury. *N Engl J Med*. 2000; 343(2):100–105.

22. Stiell IG, Wells GA, Vandemheen K, et al. The Canadian CT Head Rule for patients with minor head injury. *Lancet*. 2001; 357(9266):1391–1396.

23. Bouida W, Marghli S, Souissi S, et al. Prediction value of the Canadian CT head rule and the New Orleans criteria for positive head CT scan and acute neurosurgical procedures in minor head trauma: a multicenter external validation study. *Ann Emerg Med*. 2013; 61(5):521–527.

24. Marshall L, Marshall S, Klauber M, et al. A new classification of head injury based on computerized tomography. *J Neurosurg*. 1991; 75(Suppl):S14–S20.

25. Bodanapally UK, Shanmuganathan K, Boscak AR, et al. Vascular complications of penetrating brain injury: comparison of helical CT angiography and conventional angiography. *J Neurosurg*. 2014; 121(5):1275–1283.

26. Bullock M, Chesnut R, Ghajar J, et al. Guidelines for the surgical management of traumatic brain injury. *Neurosurgery*. 2006; 58(3 Suppl):S1–S62.

27. Wilberger JE Jr, Harris M, Diamond DL. Acute subdural hematoma: morbidity, mortality, and operative timing. *J Neurosurg*. 1991; 74(2):212–218.

28. Seelig JM, Becker DP, Miller JD, Greenberg RP, Ward JD, Choi SC. Traumatic acute subdural hematoma: major mortality reduction in comatose patients treated within four hours. *N Engl J Med*. 1981; 304(25):1511–1518.

29. Cooper DJ, Rosenfeld JV, Murray L, et al. Decompressive craniectomy in diffuse traumatic brain injury. *N Engl J Med*. 2011; 364(16):1493–1502. Erratum in: *N Engl J Med*. 2011 Nov 24; 365(21):2040.

30. Grahm TW, Williams FC Jr, Harrington T, Spetzler RF. Civilian gunshot wounds to the head: a prospective study. *Neurosurgery*. 1990; 27(5):696–700.

31. Esposito DP, Walker JP. Contemporary management of penetrating brain injury. *Neurosurg Q*. 2009; 19(4):249–254.

32. Bayston R, de Louvois J, Brown EM, et al. Use of antibiotics in penetrating craniocerebral injuries. "Infection in Neurosurgery" Working Party of British Society for Antimicrobial Chemotherapy. *Lancet*. 2000; 355(9217):1813–1817.

33. Badjatia N, Carney N, Crocco TJ, et al. Guidelines for prehospital management of traumatic brain injury 2nd edition. *Prehosp Emerg Care*. 2008; 12(Suppl 1):S1–S52.

34. Chesnut R, Videtta W, Vespa P, Le Roux P; Participants in the International Multidisciplinary Consensus Conference on Multimodality Monitoring. Intracranial Pressure Monitoring: Fundamental Considerations and Rationale for Monitoring. *Neurocrit Care*. 2014 ; 21(Suppl 2):S64-S84.

35. Chesnut RM, Temkin N, Carney N, et al.; A trial of intracranial-pressure monitoring in traumatic brain injury. *N Engl J Med*. 2012; 367(26):2471–2481. Erratum in: *N Engl J Med*. 2013 Dec 19; 369(25):2465.

36. Sheinberg M, Kanter MJ, Robertson CS, Contant CF, Narayan RK, Grossman RG. Continuous monitoring of jugular venous oxygen saturation in head-injured patients. *J Neurosurg*. 1992; 76(2):212–217.

37. Valadka AB, Gopinath SP, Contant CF, Uzura M, Robertson CS. Relationship of brain tissue PO_2 to outcome after severe head injury. *Crit Care Med*. 1998; 26(9): 1576–1581.

38. Spiotta AM, Stiefel MF, Gracias VH, et al. Brain tissue oxygen-directed management and outcome in patients with severe traumatic brain injury. *J Neurosurg*. 2010; 113(3):571–580.

39. Cormio M, Valadka AB, Robertson CS. Elevated jugular venous oxygen saturation after severe head injury. *J Neurosurg*. 1999; 90(1):9–15.

40. Diringer MN, Zazulia AR. Osmotic therapy: fact and fiction. *Neurocrit Care*. 2004; 1(2):219–233.

41. Javid M, Gilboe D, Cesario T. The rebound phenomenon and hyper-

tonic solutions. *J Neurosurg*. 1964; 21:1059–1066.

42. Ogden AT, Mayer SA, Connolly ES Jr. Hyperosmolar agents in neurosurgical practice: the evolving role of hypertonic saline. *Neurosurgery*. 2005; 57(2):207–215; discussion 207–215.

43. Aiyagari V, Deibert E, Diringer MN. Hypernatremia in the neurologic intensive care unit: how high is too high? *J Crit Care*. 2006; 21(2):163–172.

44. Muizelaar JP, Marmarou A, Ward JD, et al. Adverse effects of prolonged hyperventilation in patients with severe head injury: a randomized clinical trial. *J Neurosurg*. 1991; 75(5):731–739.

45. Aarabi B, Hesdorffer DC, Ahn ES, et al. Outcome following decompressive craniectomy for malignant swelling due to severe head injury. *J Neurosurg*. 2006; 104(4):469–479.

46. Bernard SA, Gray TW, Buist MD, et al. Treatment of comatose survivors of out-of-hospital cardiac arrest with induced hypothermia. *N Engl J Med*. 2002; 346(8):557–563.

47. The Hypothermia after Cardiac Arrest Study Group. Mild therapeutic hypothermia to improve the neurologic outcome after cardiac arrest. *N Engl J Med*. 2002; 346(8):549–556. [Erratum, *NEJM*. 2002; 346:1756.]

48. Nielsen N, Wetterslev J, Cronberg T, et al.; Targeted temperature management at 33° C versus 36° C after cardiac arrest. *N Engl J Med*. 2013; 369(23):2197–2206.

49. Scalea TM, Bochicchio GV, Habashi N, et al. Increased intra-abdominal, intrathoracic, and intracranial pressure after severe brain injury: multiple compartment syndrome. *J Trauma*. 2007; 62(3):647–656.

50. Joseph DK, Dutton RP, Aarabi B, Scalea TM. Decompressive laparotomy to treat intractable intracranial hypertension after traumatic brain injury. *J Trauma*. 2004; 57:687–693; discussion 693–695.

51. Dorfman JD, Burns JD, Green DM, DeFusco C, Agarwal S. Decompressive laparotomy for refractory intracranial hypertension after traumatic brain injury. *Neurocrit Care*. 2011 Dec; 15(3):516–518.

52. Edwards P, Arango M, Balica L, et al. Final results of MRC CRASH, a randomised placebo-controlled trial of intravenous corticosteroid in adults with head injury—outcomes at 6 months. *Lancet*. 2005; 365(9475):1957–1959.

53. Jones KE, Puccio AM, Harshman KJ, et al. Levetiracetam versus phenytoin for seizure prophylaxis in severe traumatic brain injury. *Neurosurg Focus*. 2008; 25(4):E3.

54. Szaflarski JP, Sangha KS, Lindsell CJ, Shutter LA. Prospective, randomized, single-blinded comparative trial of intravenous levetiracetam versus phenytoin for seizure prophylaxis. *Neurocrit Care*. 2010; 12(2):165–172.

第 36 章 脊髓损伤

Erin E. Sabolick • Jay A. Menaker

引言

创伤性脊髓损伤（traumatic spinal cord injury，TSI）是指因一系列原发性创伤引起的中枢神经系统（central nervous system，CNS）病理改变。TSI 在美国的发病率约 12000 例 / 年，其中大多数是青年或健康人群[1-2]。由于患者常常需经受长期的身体残疾及创伤后社会心理障碍，因此 TSI 的经济负担巨大。目前美国每年需支出 56 亿美元用于治疗脊髓损伤。据估算，一位 25 岁的患者一生因脊髓损伤直接导致的开销约超过 300 万美元[1]。

对创伤后中枢神经系统损伤的病理生理机制充分理解，将有助于 TSI 患者的重症护理。对于伴有脊髓损伤的患者来说，最关键的是从一开始就需要多学科合作诊治。与 TBI 患者的治疗方法类似，尽管外伤已导致中枢神经系统原发性损伤，但是 TSI 处理的首要原则仍是尽可能减少继发性脊髓损伤。适当及时的急救固定、重症监护措施以及外科干预都有助于延缓继发性 CNS 损伤。最后，临床医师在治疗 TSI 患者时需要发现、监测并治疗精神异常，它可能是由 CNS 损伤引起的，也可能进一步导致 CNS 损伤。

在本章节，我们将一同回顾 TSI 的流行病学、病理生理及重症监护措施。因为不论在床旁或手术室，神经外科干预通常是必要的治疗手段，所以急诊或重症监护过程中的手术指征也将一并介绍。

流行病学

美国国家脊髓损伤统计中心（NSCISC）收集并公布最权威的流行病学数据显示，每年发生脊髓损伤的发生率为 40 例 / 100 万人口，即美国每年有 12000 例新发的病例[1,3]，其中大约 80% 为男性。最常见的脊髓损伤原因分别为交通事故（占 41.3%）、坠落伤（27.3%）及暴力损伤（15%）。颈部脊髓损伤约占脊髓损伤的 50%，其次是胸椎、腰椎及骶椎损伤。在所有脊髓节段中，颈椎损伤导致的呼吸机依赖与发病率及死亡率显著相关，因此预后最差。脊髓损伤患者死亡最常见的原因是呼吸系统感染、泌尿系感染相关的菌血症及褥疮。尽管医学不断进步，但脊髓创伤的患者预期寿命自 20 世纪 80 年代至今仍无明显延长[1,3]。

病理生理学

充分理解 TSI 的病理生理学机制对制订有效的临床决策至关重要。TSI 导致的损伤包括原发性或继发性神经组织损伤。原发性损伤是指由外界能量传递直接产生的损伤，而继发性损伤是由受损组织进一步引起的，或身体内环境对原发性损伤的反应。目前医学发展并未找到能够修复中枢神经系统原发性损伤的方法。因此，TSI 危重监护的关键是减少继发损害。TSI 具体分子及细胞学机制已有研究[4-7]。

在此，我们将对 TSI 的病理生理机制进行简短回顾，着重描述临床相关的病理过程。

血流

TSI 通常引起局灶或整体脊髓的低灌注[5,8-9]。低灌注由一系列的机制引起，包括微血管和大血管病变、血管痉挛、神经源性或脊髓休克、代偿能力丧失或机体组织破坏。神经系统血流减少可能出现脑缺血，当细胞代谢所需物质耗竭后即发展为脑梗死。很多动物模型的研究显示缺血时间与恢复呈负相关[3,10-14]。证据证明人群 TSI 的机制可能与此类似，但仍待更多研究证实[15-16]。

矛盾的是，增加神经系统急性损伤部位的局部血流灌注可能出现充血。再灌注的充血状态与低灌注对脊髓的损害类似。理论上来说，缺血与充血损害机制都是由于血流供应和细胞代谢不匹配。而且充血状态会加重细胞的氧化损伤和组织水肿，从而出现急性继发损伤[4-5]。

代谢

由于 TSI 影响氧气及葡萄糖的运输及摄取，导致脊髓受损部位代谢功能异常[4-5]。由于神经细胞高度依赖有氧代谢，即使轻度减少氧气及葡萄糖供应都会引起细胞不能耐受[4]。细胞离子通道的损伤进而影响细胞膜运输，打破细胞内外的动态平衡。当能量储备耗竭，尤其是位于缺血半暗带的细胞将坏死[4]。

炎症反应

脊髓损伤中最强烈的炎症反应主要包括两个方面：负性的继发损伤过程和正性的修复过程[4-5]。在损伤部位，白细胞聚集伴大量炎症因子表达，例如肿瘤坏死因子（TNF-a）、白介素和补体等，介导血管通透性增加、水肿、进行性组织破坏等。抑制这种细胞毒性反应是神经保护性治疗发展的主要目标。

兴奋性毒性反应

TSI 引起组织缺氧，引起释放大量兴奋性神经递质谷氨酸[4-5]。反过来促进细胞内外钠、钾、钙离子交换，特别是细胞内钙离子蓄积会引发脂质过氧化、过氧化物酶激活及自由基生成等多种细胞毒性反应。

损伤的病因学

创伤性脊髓损伤主要为钝器伤，其中最常见的原因是交通事故及坠落伤。复杂的受力方向会导致不同类型的损伤，也有部分损伤是外伤时由某一特殊外力直接导致的。身体屈曲的损伤包括脊椎前楔形骨折、泪滴样骨折、clay shoveler 骨折、半脱位、双侧小关节突脱位、寰枕脱位、寰枢椎脱位等。身体过伸的损伤包括 hangman 骨折、过伸位泪滴样骨折等，压缩性损伤包括爆裂样骨折及 Jefferson 骨折。

初步评估和分类

所有涉及神经损伤的患者初始评估应从以下类似 ABC 的方式开始：评估气道（airway）、确认呼吸是否为有效通气（breath）、评估循环状态（circulation）。临床症状恶化的患者或格拉斯哥评分（GCS）≤8 分需及时气管插管，由于上述患者不能自主维持气道通畅。更新的研究着眼于能否由 EMS（紧急医疗服务）提供帮助，或患者能否在快速到达创伤中心前利用活瓣面罩辅助通气[15-18]。这些研究表明，即使意识水平有所下降，但转运途中易获得面罩等呼吸支持的患者会因保证氧气供应而获益。患者到达创伤中心后会接收再评估，届时气管插管操作会在更安全可控的环境下进行[15-18]。还有一些研究着眼于气管插管的装置，或比较普通喉镜与电子喉镜及可视喉镜的区别[13-14]。大多数研究表明利用电子喉镜可以减少颈椎运动、提高插管成功率，然而也有少数研究表明在外伤患者中利用可视喉镜协助气管插管更易成功[17-18]。总之，何种方式及何时插管能取得最佳预后，仍需要更多研究。

排除脊椎损伤之前，预防措施例如插管时内固定等措施都应非常谨慎[19-24]。过去建议所有脊髓创伤患者使用硬质颈托固定或将患者固定于硬质背板[20]。最新的指南提出，若患者无意识障碍、颈椎脱位、颈部正中疼痛、神经功能缺损无须常规应用颈托或背板固定[21]。上述决策的运输需要 EMS 协助解决。确保 EMS 团队接受适当的教育及培训是至关重要的，这样才能确保疑似脊髓受损的患者在最近的创伤中心得到适当的救治。

所有 TSI 患者都必须接收心脏、血流动力学、呼吸、脉氧饱和度监测[16-17]。避免 TSI 患者出现低氧血症（$SaO_2 < 90\%$）和低血压（收缩压 <90 mmHg），目前已知的证据表明，类似于合并低氧血症或低血压的颅脑损伤患者，预后往往更差[16-17,24]。TSI 患者应持续监测呼吸功能、氧合及灌注情况，因为受外伤影响，患者通常已丧失代偿功能。TSI 患者，尤其是合并神经源性休克的，通常需要气管插管、静脉补体或输血扩容、应用血管活性药物等措施以达到初始治疗目标。

在患者生命体征稳定、ABC 评估完毕后，进行全面查体。应注意有无颅底骨折的征象（眶周及而后淤斑、脑脊液鼻漏或耳漏），面部骨折或脊柱畸形等异常。以上患者病情复杂，通常需要气管插管。神经系统查体需要及时完善。如果患者到达创伤中心已行气管插管，在镇静或麻醉之前应及时完善神经系统查体。最基本的神经系统查体包括以下几个步骤：①根据 GCS 评估意识水平（表 36-1）；②脑神经功能检查包括双侧瞳孔大小、是否对称及对光反射；③粗略的四肢运动及感觉功能检查。更详细的运动及感觉查体应在患者病情稳定后进一步完善。此外根据美国脊髓损伤协会（ASIA）发表的损伤评分直肠指检评估肛门括约肌收缩功能[25-30]。

通常认为 TSI 急性期患者应在第一个 24 小时（超急性期）每小时接受一次神经系统检查，超急性期之后根据临床病情适当减少检查次数。例如一个单纯脊髓伤患者的神经系统检查就比较容易完成，而且并不会中断治疗过程。然而很多脊髓损伤的患者通常会合并复杂的创伤，例如脑外伤等，那么如果对这些患者进行全面细致的神经系统检查则需要中止镇静，而后者会频繁地升高颅内压。如果我们认为脊髓损伤患者的手术干预时机非常重要，那么复合伤患者的病情评估时机就更重要，超急性期的每小时评估是否必要，这是否是最理想的治疗方式值得思考。

影像学评估

可疑脊髓损伤的患者应完善全脊椎 CT 扫描，在评估已知损伤的同时，筛查有无其他隐匿的、不连续的脊柱损伤[27]。进一步根据查体及临床怀疑的诊断完善其他影像学检查，但是需要谨记，脊髓损伤的患者应尽可能减少搬动。一旦患者病情稳定适合转移时，建议完善受伤部位的磁共振现象（MRI）检

查明确诊断。MRI 与 CT 相比，对创伤性椎间盘突出、脊柱韧带断裂、硬膜外血肿（EDH）更敏感。

颈椎损伤排查

TBI 患者中 2% ~ 6% 合并颈椎损伤。因此，所有患者都需用颈托固定颈椎，直到临床或影像学检查除外颈椎损伤[31-38]。利用 Nexus 标准或加拿大 C-spine 标准合理临床筛查部分外伤患者。对于其他患者，例如反应迟钝或醉酒的患者，或清醒的有症状的患者，初始影像学检查应包括颈椎 CT 检查。通常颈椎 X 线平片包括三种体位（正位、侧位、张口位）用以筛查全段颈椎有无病变，但新的证据表明所有需要筛查颈椎的患者都应行 CT 检查。如果 CT 检查结果未见明显异常，但患者有持续的中线压痛或其他异常，有必要进一步行过伸过屈位 X 线或颈椎 MRI 检查。部分研究显示，如果没有神经系统局灶体征，单纯 CT 检查筛查颈椎即可。关于 CT 和颈椎损伤仍有待更多研究提供证据及指导[39-55]。

脊髓损伤综合征

脊髓损伤可分为完全性和不完全性损伤（表 36-2）。两种急性脊髓损伤的患者都需要在重症监护室监测治疗[20-22]。

完全性脊髓损伤（ASIA A）导致损伤平面及以下的运动、感觉功能完全丧失。急性期出现脊髓休克，表现为脊髓损伤平面以下的弛缓性瘫痪、腱反射消失、自主功能障碍[34-35]。颈髓损伤导致交感神经传出通路受阻，出现缓慢性心律失常、传导阻滞、低血压，这就是神经源性休克。尽管脊髓横断综合征通常都会有相应的临床表现，但脊髓休克时解剖学横断性表现很少见[34]。

与完全性脊髓损伤不同，不完全性脊髓损伤（ASIA B ~ D）有不同程度的运动和感觉异常表现。以下介绍常见的脊髓损伤综合征。

- 中央束综合征：表现为上肢肌力弱于下肢、尿失禁、不同程度的感觉异常。通常是由于颈部过伸性损伤引起的颈椎病变。
- Brown-Séquard 综合征：穿透性损伤导致脊髓半切是最常见的原因。临床表现为：①病变平面以下同侧肢体瘫痪及深感觉障碍（位置觉与震动觉）；②对侧分离性感觉障碍，痛温觉障碍，但轻触觉保留。
- 前索综合征：由于脊髓前动脉供血区域梗死出现前索综合征，外伤性病因包括椎间盘突出、锥体骨折碎片后移堵塞脊髓前动脉，引起病变

分值	睁眼反应	语言反应	肢体运动
6	—	—	可依指令动作
5	—	定向力完整	可定位疼痛位置
4	自主睁眼	答非所问	有回避反应
3	呼唤可睁眼	只能说出单字	疼痛刺激时肢体过屈（去皮质强直）
2	疼痛刺激可睁眼	只能发出声音	疼痛刺激时肢体过伸（去大脑强直）
1	无刺激反应	无言语反应	无任何反应

表 36-1 格拉斯哥评分

表 36-2 美国脊髓损伤协会（ASIA）损伤量表

分级	特征
A	完全性损伤。病变平面以下感觉、运动功能均消失
B	不完全性损伤。病变平面以下感觉保留但运动功能障碍
C	不完全性损伤。病变平面以下一半以上的关键肌群肌力小于 3 级
D	不完全性损伤。病变平面以下一半以上的关键肌群肌力 3 级或以上
E	感觉、运动功能均正常

平面以下双侧分离性感觉障碍，痛温觉丧失，位置觉保留。

- 圆锥综合征：脊髓最末端受累，表现为膀胱及括约肌功能障碍、阳痿、鞍区感觉异常。下肢肌力下降较少见。圆锥综合征应与马尾综合征相鉴别，后者影响腰骶神经根而非脊髓，并且疼痛及下肢无力更突出。
- 后索综合征：较少见于 TSI 患者。病变影响脊髓后索，导致本体感觉障碍、感觉异常或异常的（烧灼样）疼痛。如果合并皮质脊髓束通路受影响，则出现病变以下肢体无力。

外科适应证

TSI 初期管理通过急诊手术干预达到固定和明确病理类型的目的。掌握常见神经外科病变的手术适应证，是治疗 TSI 患者的每个内科医师需要掌握的。

不同类型 TSI 患者的损伤有其特殊的手术适应证，一些损伤适合固定包扎，而另一些适合减压术及外科手术固定[56-64]。部分颈椎损伤倾向于固定，包括枕骨髁骨折、C1 稳定性骨折、1 型及 3 型齿状突骨折、棘突骨折、孤立的楔形骨折、过伸位泪滴性骨折[63-64]。压缩性骨折，对固定治疗的反应较好，但如果锥体压缩程度 >25%，骨折碎片后移可能伴有神经局灶体征[63-64]。在上述病例中，手术通常很有必要。

然而决定这些患者是否手术或手术时机通常都很复杂，由于它们多合并多发伤，这将使得外科手术方案更加复杂。早期请神经外科专家指导治疗，制订个体化治疗方案是必要的。

脊柱减压及固定

TSI 患者急诊减压和固定的适应证尚未明确[56-57]，

神经外科学会召集联合委员会回顾文献，试图更清晰地阐述确切的适应证。部分动物实验表明早期减压能够获益，但已发表的人体实验并未得出类似结论。一篇近期发表的系统评价得出急诊减压术可能适用于神经功能恶化，伴有双侧颈椎小关节交锁的不完全性四肢瘫痪或颈髓损伤[58]。仍需要更多的研究或文献回顾阐述急诊手术干预在 TSI 患者治疗中扮演的角色。

重症监护治疗

急诊护理、外科护理及严格神经外伤患者护理之间没有严格界限。TSI 患者的重症监护从首诊医师开始，直到患者病情稳定，由 ICU 出院为止。在护理的每个时期，目标都是预防原发性损伤加重，最大程度减少 CNS 的继发损害。美国神经外科协会脊髓及周围神经分会提出急性颈椎及脊髓损伤治疗管理指南[63-64]是临床有价值的详细参考资料。更多关于优化院前急救、战后急救及神经外科治疗的指南有待发表。

血压及血氧

如前文（初始评估及分级）提到，应避免低血压（收缩压 <90 mmHg）和低氧血症（SaO_2<90% 或 PaO_2<60 mmHg）[8, 21-23]。TSI 患者的保证脊髓灌注的另一个重要的参考指标是受伤后 7 天之内平均动脉压（MAP）>85 mmHg[8, 21-23]。通常需动脉或中心静脉压力监测导管，动脉导管监测、Swan-Ganz 导管留置、动态监测超声心动图等对血流动力学监测均可选择。

亚低温治疗

治疗神经外伤的患者常用到全身目标体温 33～35℃的亚低温治疗。理论上来说 TSI 患者亚低温治疗的获益是较肯定的，但是目前缺乏前瞻性研究的结果。AANS 及 CNS 联合指出目前没有充足的证据证明局部或全身体温疗法在急性脊髓损伤的作用[65-66]。

糖皮质激素

第二次美国国家急性脊髓损伤研究（NASCIS Ⅱ）发表了许多 TSI 应用糖皮质激素治疗的依据[66-68]。最近多个研究显示皮质激素不能改善神经损伤的预后，甚至还有副作用[69-72]。目前没有 1～2 级证据显示糖皮质激素治疗脊髓损伤有效，因此 FDA 并未批准糖皮质激素治疗脊髓损伤。近期发表的所有指南均未提及糖皮质激素的治疗作用。

其他治疗

其他神经保护性药物制剂或治疗仍在研制中[73-74]，但尚未提供脊髓损伤治疗的进展。最近，一项关于嗅觉细胞及施万细胞移植展示少数几例有效的结果，但仍需更多研究证实其疗效[73-74]。

结论

外伤性脊髓损伤是一种常见的威胁生命的疾病，目前，减少继发损伤是最佳治疗手段，最大程度保护神经功能、促进损伤康复。治疗团队包括院前急救人员、急诊医务人员、ICU 团队、神经外科医师、康复医师及社工等。仍需要更多关于治疗进展、神经保护及神经再生的新方法等研究。

（郭治国　赵　鸿　译）

参考文献

1. Spinal cord injury facts and figures at a glance. National Spinal Cord Injury Statistical Center (NSCISC); February 2013. Available at: https://www.nscisc.uab.edu. Accessed August 12, 2016.
2. Coronado V, Thurman D, Greenspan A, Weissman B. Epidemiology. In: Jallo J, Loftus C, eds. *Neurotrauma and Critical Care of the Brain*. New York: Thieme; 2009. Available at: https://www.nscisc.uab.edu/PublicDocuments/reports/pdf. Accessed August 12, 2016.
3. *Annual Report for the Spinal Cord Injury Model Systems*. National Spinal Cord Injury Statistical Center (NSCISC); Birmingham, AL; 2012.
4. Berkowitz M. Assessing the socioeconomic impact of improved treatment of head and spinal cord injuries. *J Emerg Med*. 1993; 11(Suppl 1):63–67.
5. Skelton F, Hoffman JM, Reyes M, Burns SP. Examining health-care utilization in the first year following spinal cord injury. *J Spinal Cord Med*. 2015; 38(6):690–695.
6. Brodell DW, Jain A, Elfar J, Mesfin A. National trends in the management of central cord syndrome: an analysis of 16,134 patients. *Spine J*. 2015; 15(3):435–442.
7. Bullock M, Gugliotta M. Pathophysiology. In: Jallo J, Loftus C, eds. *Neurotrauma and Critical Care of the Brain*. New York: Thieme; 2009.
8. Kwon BK, Tetzlaff W, Grauer JN, Beiner J, Vaccaro AR. Pathophysiology and pharmacologic treatment of acute spinal cord injury. *Spine J*. 2004; 4(4):451–464.
9. Ropper A, Gress D, Diringer M, et al. *Neurological and Neurosurgical Intensive Care*. Philadelphia: Lippincott Williams & Wilkins; 2004.
10. Mortazavi MM, Verma K, Harmon OA, et al. The microanatomy of spinal cord injury: a review. *Clin Anat*. 2015; 28(1):27–36.
11. American Association of Neurological Surgeons/Congress of Neurological Surgeons Joint Section on Disorders of the Spine and Peripheral Nerves. Blood pressure management after acute spinal cord injury. *Neurosurgery*. 2002; 50(3 Suppl):S58–S62.
12. American Association of Neurological Surgeons/Congress of Neurological Surgeons Joint Section on Disorders of the Spine and Peripheral Nerves. Prehospital cervical spine immobilization after trauma *Neurosurgery*. 2013; 72:22–34.
13. Yeatts DJ, Dutton RP, Hu PF, et al. Effect of video laryngoscopy on trauma patient survival: a randomized controlled trial. *J Trauma Acute Care Surg*. 2013; 75(2):212–219.
14. Kill C, Risse J, Wallot P, Seidl P, Steinfeldt T, Wulf H. Videolaryngoscopy with glidescope reduces cervical spine movement in patients with unsecured cervical spine. *J Emerg Med*. 2013; 44(4):750–756.
15. Al-Thani H, El-Menyar A, Latifi R. Prehospital versus Emergency Room Intubation of Trauma Patients in Qatar. *N Am J Med Sci*. 2014; 6(1):12–18.
16. Abe T, Takahashi O, Saitoh D, Tokuda Y. Association between helicopter with physician versus ground emergency medical services and survival of adults with major trauma in Japan. *Crit Care*. 2014; 18(4):R146.
17. Stockinger ZT, Mcswain NE Jr. Prehospital endotracheal intubation for trauma does not improve survival over bag-valve-mask ventilation. *J Trauma*. 2004; 56(3):531–536.
18. Eckstein M, Chan L, Schneir A, Palmer R. Effect of prehospital advanced life support on outcomes of major trauma patients. *J Trauma*. 2000; 48(4):643–648.
19. Theodore N, Aarabi B, Dhall SS, et al. Transportation of patients with acute traumatic cervical spine injuries. *Neurosurgery*. 2013; 72(Suppl 2):35–39.
20. American Association of Neurological Surgeons/Congress of Neurological Surgeons Joint Section on Disorders of the Spine and Peripheral Nerves. Management of acute spinal cord injuries in an intensive care unit or other monitored setting. *Neurosurgery*. 2002; 50(3 suppl):S51–S57.
21. Ryken TC, Hurlbert RJ, Hadley MN, et al. The acute cardiopulmonary management of patients with cervical spinal cord injuries. *Neurosurgery*. 2013; 72(Suppl 2):84–92.
22. Delamarter RB, Sherman J, Carr JB. Pathophysiology of spinal cord injury. Recovery after immediate and delayed decompression. *J Bone Joint Surg Am*. 1995; 77(7):1042–1049.
23. Dolan EJ, Tator CH, Endrenyl L. The value of decompression for acute experimental spinal cord injury. *J Neurosurg*. 1980; 53(6):749–755.
24. Dolan EJ, Transfeldt EE, Tator CH, Simmons EH, Hughes KF. The effect of spinal distraction on regional spinal cord blood flow in cats. *J Neurosurg*. 1980; 53(6):756–764.
25. Ducker TB, Salcman M, Daniell HB. Experimental spinal cord trauma, III: Therapeutic effect of immobilization and pharmacologic agents. *Surg Neurol*. 1978; 10(1):71–76.
26. Carlson GD, Gordon CD, Oliff HS, Pillai JJ, LaManna JC. Sustained spinal cord compression: part 1: time-dependent effect on long-term pathophysiology. *J Bone Joint Surg Am*. 2003; 83–A(1):86–94.
27. Consortium for Spinal Cord Medicine. Early acute management in adults with spinal cord injury: a clinical practice guideline for healthcare professionals. *J Spinal Cord Med*. 2008; 31(4):403–479.
28. O'Dowd JK, Basic principles of management for cervical spine trauma. *Eur Spine J*. Mar 2010; 19(Suppl 1):18–22.
29. Ploumis A, Yadlapalli N, Fehlings MG, et al. A systematic review of the evidence supporting a role for vasopressor support in acute SCI. *Spinal Cord*. 2010; 48(5):356–362.
30. American Association of Neurological Surgeons/Congress of Neurological Surgeons Joint Section on Disorders of the Spine and Peripheral Nerves. Cervical spine immobilization before admission to the hospital. *Neurosurgery*. 2002; 50(3 suppl):S7–S17.
31. American Association of Neurological Surgeons/Congress of Neurological Surgeons Joint Section on Disorders of the Spine and Peripheral Nerves. Initial closed reduction of cervical-spinal fracture-dislocation injuries *Neurosurgery*. 2013; 72:73–83.
32. American Association of Neurological Surgeons/Congress of Neurological Surgeons Joint Section on Disorders of the Spine and Peripheral Nerves. Clinical assessment after acute cervical spinal cord injury. *Neurosurgery*. 2002; 50(3 suppl):S21–S29.
33. Hadley MN, Walters BC, Aarabi B, et al. Clinical assessment following acute spinal cord injury. *Neurosurgery*. 2013; 72(Suppl 2):40–53.
34. Atkinson PP, Atkinson JL. Spinal shock. *Mayo Clin Proc*. 1996; 71(4):384–389.
35. Ditunno JF, Little JW, Tessler A, Burns AS. Spinal shock revisited: a four-phase model. *Spinal Cord*. 2004; 42(7):383–395.
36. American Association of Neurological Surgeons/Congress of Neurological Surgeons Joint Section on Disorders of the Spine and Peripheral Nerves. Radiographic assessment of the cervical spine in symptomatic

trauma patients. *Neurosurgery*. 2002; 50(3 suppl):S36–S43.

37. American Association of Neurological Surgeons/Congress of Neurological Surgeons Joint Section on Disorders of the Spine and Peripheral Nerves. Radiographic assessment of the cervical spine in asymptomatic trauma patients. *Neurosurgery*. 2002; 50(3 suppl):S30–S35.

38. Ryken TC, Hadley MN, Walters BC, et al. Radiographic assessment. *Neurosurgery*. 2013; 72(Suppl 2):54–72.

39. Ackland HM, Cameron PA, Varma DK, et al. Cervical spine magnetic resonance imaging in alert, neurologically intact trauma patients with persistent midline tenderness and negative computed tomography results. *Ann Emerg Med*. 2011; 58(6):521–530.

40. Menakar J, Philip A, Boswell S, Scalea TM. Computed tomography alone for cervical spine clearance in the unreliable patient—are we there yet? *J Trauma*. 2008; 64(4):898–903; discussion 903–904.

41. Resnick S, Inaba K, Karamanos E, et al. Clinical relevance of magnetic resonance imaging in cervical spine clearance: a prospective study. *JAMA Surg*. 2014; 149(9):934–939.

42. Tan LA, Kasliwal MK, Traynelis VC. Comparison of CT and MRI findings for cervical spine clearance in obtunded patients without high impact trauma. *Clin Neurol Neurosurg*. 2014; 120:23–26.

43. Theologis AA, Dionisio R, Mackersie R, McClellan RT, Pekmezci M. Cervical spine clearance protocols in level 1 trauma centers in the United States. *Spine* (Phila Pa 1976). 2014; 39(5):356–361.

44. Kanji HD, Neitzel A, Sekhon M, McCallum J, Griesdale DE. Sixty-four-slice computed tomographic scanner to clear traumatic cervical spine injury: systematic review of the literature. *J Crit Care*. 2014; 29(2):314.e9–e13.

45. Rose MK, Rosal LM, Gonzalez RP, et al. Clinical clearance of the cervical spine in patients with distracting injuries: It is time to dispel the myth. *J Trauma Acute Care Surg*. 2012; 73(2):498–502.

46. Chew BG, Swartz C, Quigley MR, Altman DT, Daffner RH, Wilberger JE. Cervical spine clearance in the traumatically injured patient: is multidetector CT scanning sufficient alone? *J Neurosurg Spine*. 2013; 19(5):576–581.

47. Raza M, Elkhodair S, Zaheer A, Yousaf S. Safe cervical spine clearance in adult obtunded blunt trauma patients on the basis of a normal multidetector CT scan–a meta-analysis and cohort study. *Injury*. 2013; 44(11):1589–1595.

48. Tran B, Saxe JM, Ekeh AP. Are flexion extension films necessary for cervical spine clearance in patients with neck pain after negative cervical CT scan? *J Surg Res*. 2013; 184(1):411–413.

49. Edwards MA, Verwey J, Herbert S, Horne S, Smith JE. Cervical spine clearance in the elderly: do elderly patients get a bad deal? *Emerg Med J*. 2013 May 23; Epub ahead of print.

50. Gargas J, Yaszay B, Kruk P, Bastrom T, Shellington D, Khanna S. An analysis of cervical spine magnetic resonance imaging findings after normal computed tomographic imaging findings in pediatric trauma patients: ten-year experience of a level I pediatric trauma center. *J Trauma Acute Care Surg*. 2013; 74(4):1102–1107.

51. McCracken B, Klineberg E, Pickard B, Wisner DH. Flexion and extension radiographic evaluation for the clearance of potential cervical spine injures in trauma patients. *Eur Spine J*. 2013; 22(7):1467–1473.

52. Griffen MM, Frykberg ER, Kerwin AJ, et al. Radiographic clearance of blunt cervical spine injury: plain radiograph or computed tomography scan? *J Trauma*. 2003; 55(2):222–226; discussion 226–227.

53. Schenarts PJ, Diaz J, Kaiser C, Carrillo Y, Eddy V, Morris JA Jr. Prospective comparison of admission computed tomographic scan and plain films of the upper cervical spine in trauma patients with altered mental status. *J Trauma*. 2001; 51(4):663–668; discussion 668-669.

54. Blackmore CC, Ramsey SD, Mann FA, Deyo RA. Cervical spine screening with CT in trauma patients: a cost-effectiveness analysis. *Radiology*. 1999; 212:117–125.

55. Grogan EL, Morris JA Jr, Dittus RS, et al. Cervical spine evaluation in urban trauma centers: lowering institutional costs and complications through helical CT scan. *J Am Coll Surg*. 2005; 200(2):160–165.

56. Fehlings MG, Tator CH. An evidence-based review of decompressive surgery in acute spinal cord injury: rationale, indications, and timing based on experimental and clinical studies. *J Neurosurg*. 1999; 91(1 suppl):1–11.

57. Baisden J, Maiman D, Ducker T. Timing of spinal surgery: argument for elective surgery. In: Benzel E, ed. *Spine Surgery: Techniques, Complication Avoidance, and Management*. Philadelphia: Elsevier; 2005.

58. Fehlings MG, Perrin RG. The timing of surgical intervention in the treatment of spinal cord injury: a systematic review of recent clinical evidence. *Spine (Phila Pa 1976)*. 2006; 31(11 suppl):S28–S35; discussion S36.

59. Rahimi-Movaghar V, Niakan A, Hagnegahdar A, Shahlaee A, Saadat S, Barzideh E. Early versus late surgical decompression for traumatic thoracic/thoracomlumbar (T1-L1) spinal cord injured patients. Primary results of a randomized control trial at one year follow-up. *Neurosciences*. 2014; 19(3):183–191.

60. Fehlings MG, Vaccaro A, Wilson JR, et al. Early versus delayed decompression for traumatic cervical spinal cord injury: results of the Surgical Timing in Acute Spinal Cord Injury Study (STASCIS). *PLoS One*. 2012:7(2):e32037

61. Furlan JC, Noonan V, Cadotte DW, Fehlings MG. Timing of decompressive surgery of spinal cord after traumatic spinal cord injury: an evidence-based examination of pre-clinical and clinical studies. *J Neurotrauma*. 2011 Aug; 28(8):1371–1399.

62. Dvorak MF, Noonan VK, Fallah N, et al. The influence of time from injury to surgery on motor recovery and length of hospital stay in acute traumatic spinal cord injury: an observational Canadian cohort study. *J Neurotrauma*. 2015; 32(9):645–654.

63. American Association of Neurological Surgeons/Congress of Neurological Surgeons Joint Section on Disorders of the Spine and Peripheral Nerves. Guidelines for the management of acute cervical spine and spinal cord injuries. *Neurosurgery*. 2002; 50(3 suppl):S1–S124.

64. Walters BC, Hadley MN, Hurlbert RJ, et al. Guidelines for the management of acute cervical spine and spinal cord injuries. *Neurosurgery*. 2013; 60(Suppl 1):82–91. 65. Levi AD, Casella G, Green BA, et al. Clinical outcomes using modest intravascular hypothermia after acute cervical spinal cord injury. *Neurosurgery*. 2010; 66(4):670–677.

66. Resnick D, Kaiser M, Fehlings M, McCormick P. Hypothermia and human spinal cord injury: position statement and evidence based recommendations from the AANS/CNS Joint Sections on Disorders of the Spine and the AANS/CNS Joint Section on Trauma; 2007. Available at: http://www.spinesection.org/hypothermia.php. Accessed August 12, 2016.

67. Hansebout RR, Hansebout CR. Local cooling for traumatic spinal cord injury: outcomes in 20 patients and review of literature. *J Neurosurg Spine*. 2014 May; 20(5):550–561.

68. Bracken MB, Shepard MJ, Collins WF, et al. A randomized, controlled trial of methylprednisolone or naloxone in the treatment of acute spinal-cord injury. Results of the Second National Acute Spinal Cord Injury Study. *N Engl J Med*. 1990; 322(20):1405–1411.

69. Bracken MB, Shepard MJ, Holford TR, et al. Administration of methylprednisolone for 24 or 48 hours or tirilazad mesylate for 48 hours in the treatment of acute spinal cord injury. Results of the Third National Acute Spinal Cord Injury Randomized Controlled Trial. National Acute Spinal Cord Injury Study. *JAMA*. 1997; 277(20):1597–1604.

70. American Association of Neurological Surgeons/Congress of Neurological Surgeons Joint Section on Disorders of the Spine and Peripheral Nerves. Pharmacological therapy after acute cervical spinal cord injury. *Neurosurgery*. 2002; 50(3 suppl):S63–S72.

71. Hurlbert RJ1, Hadley MN, Walters BC, et al. Pharmacological therapy for acute spinal cord injury. *Neurosurgery*. 2013; 72(Suppl 2):93–105.

72. Bracken MB. Steroids for acute spinal cord injury. *Cochrane Database Syst Rev*. 2012; 1:CD001046.

73. Chen L, Huang H, Xi H, et al. A prospective randomized double blind clinical trial using a combination of olfactory ensheathing cells and Schwann cell for the treatment of chronic complete spinal cord injuries. *Cell Transplant*. 2014; 23(Suppl 1):S35–S44.

74. Grossman RG, Fehlings MG, Frankowski RF, et al. A prospective, multicenter, phase I matched-comparison group trial of safety, pharmacokinetics, and preliminary efficacy of riluzole in patients with traumatic spinal cord injury. *J Neurotrauma*. 2014; 31(3):239–255.

第 37 章　脑死亡

Jacob S. Towns • Nadh Whitaker • Timothy J. Ellender

引言

　　脑死亡被定义为维持生命所必需的大脑皮质功能和不自主活动（脑干功能）的完全和不可逆转的丧失[1]。"死亡"的概念是模糊的，因为它包含生物、道德观念和法律/政治内涵。虽然对脑死亡的定义不一致，但是许多国家仍将它作为法律上死亡的标志[1-8]。临床上，一些损伤和疾病可能会不可逆地伤害大脑的各个部分，导致神经元死亡，而脑组织的其他部分可能仍然存活。因此，从历史上看，术语"脑死亡"被用来（有时是不正确的）指各种功能障碍的组合[9-11]。脑死亡不同于持续的植物人状态，植物状态下的人保留了生命所必需的不自主活动，因此仍是"存活"。为了清晰地提供脑死亡标准，1980年，美国医学协会（American Medical Association，AMA）和美国律师协会（American Bar Association，ABA）共同批准总统委员会研究脑死亡起草统一死亡判定法案（Uniform Determination of Death Act，UDDA）[12-14]。UDDA 概述了确定死亡的两种方法：第一个是"不可逆循环和呼吸功能的停止"，第二个是脑死亡[13]。UDDA 是基于哲学的理念，生物体作为一个整体，不需要全部器官衰竭才被宣布死亡，而只要负责整合各系统的器官衰竭即可定义为死亡[2,9,15]。这一原则是我们目前器官捐赠实践的基础，因此可以合法地获取[12]。

　　判定脑死亡需要确定昏迷的原因，评估其可逆性，消除混杂因素，评估一系列神经系统功能，有必要进行影像学的确认和试验证实[12]。区分重度脑损伤和脑死亡属于急救医师执业范围，但是神经病理学错综复杂的专业知识可能超出急救医学的范围。以下章节重点介绍脑死亡的临床检测、临床测定中重要的陷阱和误区，针对最常用的诊断试验进行综述。

临床检测

　　临床神经学检查是脑死亡判定的基础（图37-1）；然而，目前还没有公认的检测准则。评估医师的专业性、观察的时间、确定的检测方法、观察者和（或）检查的数量在国际上有很大的不同[5-6,8,12,16]。在美国，一般不要求有特定宣布脑死亡的专业医师，对于成年患者来讲，一个医师的检查即可宣布脑死亡。根据州和（或）医院的规定，测试的时间和内容往往差别很大[3,8-10]。

　　为了确定脑死亡进行床旁神经系统检查之前，必须对患者进行评估，排除混杂的医疗因素。包括低温（核心温度≤32 ℃）、低血压、药物中毒、神经肌肉阻滞、中毒，以及严重的电解质紊乱、酸中毒和内分泌紊乱[12,17]。在临床神经学评估之前，应进行必要的检查，以排除可能存在的上述情况。

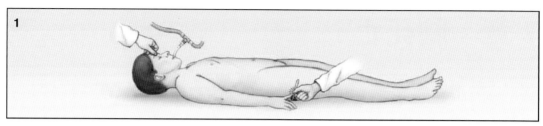

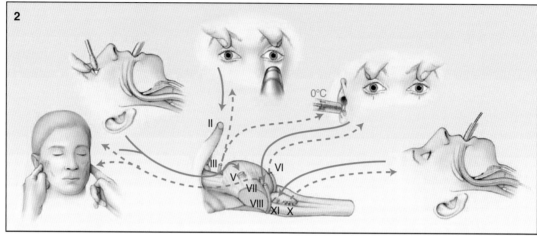

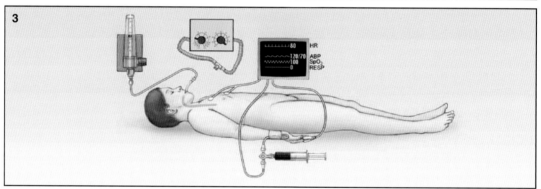

图 37-1　评估脑死亡的临床检查。脑神经由罗马数字表示；传入肢体通路由实心箭头表示和传出肢体通路由虚线断箭表示。第一步：确认昏迷的存在；确定疼痛刺激至中心位置时，没有运动反应和眼睛不能睁开（眶上神经、甲床及颞下颌关节中心）。表现的是不能做鬼脸和在颞下颌关节水平对髁状突深压时眼睛不能睁开（传入神经 V 和传出神经Ⅶ）。第二步：脑干反射的临床评估。表现的是角膜反射丧失（V 和Ⅶ）；光反射丧失（Ⅱ 和Ⅲ）；冷刺激（冰水）时眼前庭反射丧失（Ⅷ、Ⅲ 和Ⅵ）；通过在气管内引入吸痰管引起咳嗽反射丧失（Ⅸ 和 X）。第三步：进行呼吸暂停试验。开始之前需要达到以下标准：核心温度应≥36.5℃；收缩压≥90 mmHg；达到 6 个小时的液体平衡。准备测试前给予吸入氧浓度 100% 通气 10 分钟和降低呼吸频率。如果动脉血氧分压≥200 mmHg 和动脉血二氧化碳分压≥40 mmHg（PCO_2 第一分钟升高 4 mmHg 和之后每分钟升高 3 mmHg）不使用呼吸机是安全的。断开呼吸机并将氧气导管插入隆突水平（以每分钟 6L 的速度输送氧气）。观察 8~10 分钟胸腹壁呼吸运动和监控的重要功能的变化（如果患者呼吸费力或血流动力学不稳定停止测试）。如果患者动脉血二氧化碳分压上升到≥60 mmHg 或比正常基线值增加>20 mmHg，证实呼吸停止了。By permission of Mayo Foundation for Medical Education and Research. EFM Wijdicks: The diagnosis of brain death, *N Engl J Med* 2001; 344:1215–1221 (April 19)

1995 年，美国神经病学学会公布了脑死亡指南[18]。强调了三项临床发现以确认所有脑功能的不可逆丧失：昏迷（原因明确）、脑干反射丧失和呼吸停止[8,18]。当脑死亡发生，从头侧到骶尾方向的反射通路被阻断，最终延髓功能丢失[12]。脑干延髓水平保留的功能有气管吸痰后引起咳嗽反应（脑死亡测试），阿托品（1mg）用药后心动过速，血压正常[12]。不幸的是，延髓会受到局部的损害，导致脑干和大脑的完整性受损。因此，必须仔细协调逐步评估，以避免不准确的诊断（图 37-2）。

昏迷

昏迷采用传统地评估方法格拉斯哥昏迷评分（Glasgow Coma Scale，GCS），即视觉、语言和运动对刺激的反应分级，或完整轮廓的无应答（FOUR）评分以评估眼的运动反应、脑干反射反应和呼吸模式[19]。深昏迷可以通过是否存在疼痛刺激的运动反应来评估，包括睁眼动作和眼球运动。虽然经常测试外周上肢和下肢来评估运动反应，但专家认为，为了评估脑死亡，疼痛刺激应位于中心位置（眶上或颞下颌关节给予疼痛刺激）[12,20-22]。外周刺激更可能导致脊髓反射，而这不是脑组织仍存在功能的证据，这样会混淆脑死亡检查的诠释[12]。

脑干反射

一旦确定昏迷，需要进行神经系统检查评估脑干反射。为了避免错误，必须进行系统检查。通过脑神经核来评估，从中脑到脑桥再到延髓。这项检查并没有测试脑干中枢如网状激活系统的"综合"特性。相反，它集中在临界区域的反射中枢，并假设反射丧失也意味着邻近功能的丧失[1,23]。

检查开始时，向每个人的眼睛照射一道明亮的光线。这不仅测试了眼神经的接收功能，而且测试了动眼神经支配的瞳孔反射。脑神经（cranial nerve，CN）2 和 3 的神经核位于中脑[1,15,23]。记录双侧反射性收缩均丧失以证实该检查。角膜反射通路的传入神经是三叉神经（CN 5）的鼻支，传出神经是面神经（CN 7）的颞颧分支[1,13]。双侧的神经核都位于脑桥[15,23]。这个检查是通过用一块棉或薄纸接触角膜而引起的。如果脑干功能在脑桥水平以上就丧失，则不应出现反射性眼睑运动。

眼脑反射，即"洋娃娃头眼现象"，是下一个检查项目。检查之前，必须排除颈椎损伤。该反射包括前庭蜗神经的传入信号，CN8（位于下脑桥和延髓上

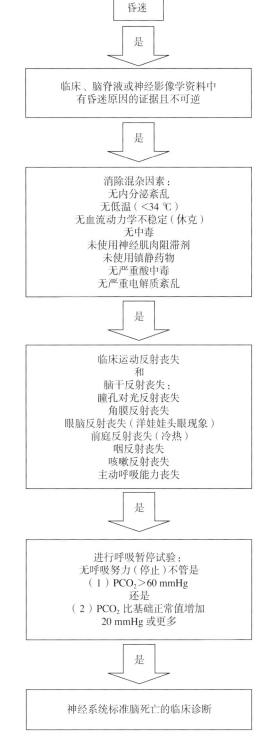

图 37-2 脑死亡法则

部的神经核）是右动眼神经传出神经（CN 3）和滑车神经（CN 4）后发出的[1,23]。两侧神经通路通过中脑内侧纵束[23]。这项检查是通过在每个方向上轻快地旋转头部来完成的。如果患者的眼睛保持在相对于头部的固定位置，这样患者似乎总是注视着头部的方向，那么这种检查与脑死亡是一致的。也应该对

每个鼓膜进行冷热刺激（眼前庭反射）来进行验证性试验。检查外耳道通畅后，头部相对于水平高度上升到 30 度，分别用 50 ml 冰水冲洗每个耳道。眼球运动应观察至少 1 分钟[12]。

最后的脑干反射检查咽和气管对刺激的反应，分别通过咽反射和咳嗽反射。咽反射弧检查的是舌咽神经（CN 9）的传入纤维和迷走神经（CN 10）的传出神经，神经核均位于髓核[1, 23]。脑死亡患者不应进行咽反射刺激。最好进行咳嗽反射，导管应插入气管于隆突水平引发反射[12]。该反射丧失意味着延髓的损伤[12]。

窒息

窒息检查应在脑干反射消失后进行。窒息检查评估低位延髓水平保留的功能[12]。此外，在窒息检查开始之前必须完成某些条件。患者必须常温（体温 >36.5℃），血压正常（收缩压大于 90 mmHg），血碳酸水平正常（动脉血二氧化碳 35 ~ 45 mmHg），血容量和含氧量正常[12]。100% O_2 预氧合 10 分钟或直到 PaO_2 >200 mmHg 允许氮冲洗。这有两个目的：①氮冲洗可以在保证窒息时氧气供应的情况下最大程度减少人体 CO_2 与 O_2 多次产生的负压。②一个大的储氧装置可以在 CO_2 浓度上升时最大化窒息时间[12]。一旦这些参数达标，就可以获得动脉血气基线值。

然后患者脱离呼吸机（现代呼吸机的灵敏度使医师无法准确评估呼吸困难的存在），通过在气管内的隆突水平放置一个充气导管（经常改良鼻套管）被动给氧。100% 氧气以 6 L/min 的速度通过导管输送[12, 24]。应密切注意患者有无呼吸运动（胸部或腹部上升或下降）的任何证据。患者的 $PaCO_2$ 上升速度应约 3 mmHg/min[12, 25]。没有呼吸运动时，8 ~ 10 分钟的呼吸暂停后，应重复检查动脉血气[12, 25]。如果 $PaCO_2$ 上升 >60 mmHg（或大于患者动脉基线的 20 mmHg），这项窒息检查支持脑死亡的临床诊断[12, 24]。

脑死亡陷阱

脑死亡诊断的两个最重要的要求：①灾难性脑损伤原因的认知；②排除可能出现类似脑死亡的可逆性情况[18]。值得报道的是一些常见密切相关的脑部疾病和脑死亡陷阱。

闭锁综合征

闭锁综合征是脑桥基底破坏导致几乎完全瘫痪

的结果。患者由于网状结构保持完整而存留意识，保留自发眨眼的能力，并保持垂直的眼球运动[7, 15]。虽然这种综合征一般不可逆，但患者仍有活力，可以与他或她的周围环境互动。一个非常彻底的临床检查是必要的，以区分这种情况是昏迷还是脑死亡；因此，彻底临床检查的重要性怎么强调都不为过。

昏迷

如前所述，昏迷被定义为无意识状态，对任何刺激完全没有反应[15]。导致昏迷的结构性原因不包括脑死亡，包括局部损伤的网状结构和 / 或大脑皮质的损伤[21]。可逆性昏迷的患者仍然"活着"，因此，也必须排除导致昏迷的可逆原因（代谢、内分泌和酸碱紊乱）（表 37-1）。

持续植物状态

持续植物状态（PVS）的定义是双侧大脑皮质破坏的不可逆转的状态[21]。它与脑死亡不同，尽管患者不能与环境进行有意义的交流，但脑干功能正常，保留呼吸和循环功能[15]。尽管这种状态不可逆，PVS 并没有被普遍接受为死亡，因此这种不幸情况的患者不具备诊断脑死亡的资格。

低温

脑死亡不能在核心体温 <32℃ 的情况下确定[12, 15]。在 32℃ 以下，瞳孔对光收缩消失，低于 28 ℃时脑干反射开始消失[12]。这些变化不是不可逆转的，因此必须排除低温。

药物中毒 / 神经肌肉阻滞

巴比妥酸盐过量可能是脑死亡的最知名的陷阱，但全身麻醉、酒精或药物过量、三环类药物过量和巴氯芬过量也是临床脑死亡检查较常见的干扰因素。结合脑电图（EEG）的四种测试可用于确认或排除神经肌肉阻断剂的存在[15, 17, 26]。药物浓度水平是常见的陷阱，在脑死亡临床检查程序中，专家建议等待药物半衰期的五倍时间（设定为功能器官的清除时间）[8]。此外，应在排除混杂因素后进行临床脑死亡检查，验证性测试可能是最终诊断的唯一选择[8]。

医疗条件

几种不同的自身免疫性、一般性、医学性和神经变性疾病可表现为深昏迷或脑死亡陷阱。例如，格林 - 巴利综合征其极端形式可表现为深度昏迷，仅在临床检查时出现假阳性。这种情况给予适当的护理可以自我解决，专业的临床医师应警惕缓慢进展性神经病变病史，并通过确认与测试（腰椎穿刺、肌电图）以进行诊断。肌萎缩侧索硬化症也可以模拟极端的脑死亡，尽管这种疾病通常是缓慢渐进的，很少表现为急性的未知状态。癫痫发作，特别是亚临床癫痫持续状态，是导致深度昏迷的另一常见原因。对当前疾病病史的深入回顾应该能引起癫痫发作的怀疑，而脑电图应该很容易诊断出它的存在。

脑死亡相关的反射和自发行为

有许多记载脊髓反射（如 Babinski 征）或明显的自发运动，可能混淆临床脑死亡检查，导致假阴性结果[22]。数个反射可以自发地出现或刺激后出现［触觉和（或）有害的操作，例如拔管］[7, 22, 27-28]。临床医师应该意识到这些自动反应，这些不应该排除脑死亡的诊断。"拉撒路现象"是一种反射性、无目的的运动，它模仿了患者抓住气管导管的表现。当被刺激时，患者靠一侧或双侧手臂用于将肘部加到床上，由大脚趾的跖屈肌组成，第二到第五脚趾的短暂的跖屈形成的"脚趾标志"是另一种没有目的动作序列，可以模拟运动对疼痛的反应[22]。患者可能会有中枢运动反应 - 肩关节外展以及伴随的肋间的扩张运动，可以模拟类似呼吸运动，这些反应不会产生显著的潮气量，应该与自发的呼吸运动区分开。需要注意的是，这些反应通常在临床脑死亡 72h 内停止，但是引起人严重怀疑的运动（无法将其视作反射性的反应）会导致确认脑死亡诊断延迟[7, 17, 22]。

脑死亡的证实检查

辅助诊断脑死亡的检查仍然是一个有争议的领域[17, 29-30]。虽然没有公认的单项最佳测试，但有几种常见和可能值得注意的选择。出现以下三种情况时可能需要进行辅助检查。第一种情况，亚洲、欧洲、美国中部和南美洲的许多国家在宣布脑死亡之前要求证明"全脑死亡"（脑干和大脑），因此需要进行辅助检查[3, 5, 10, 16]。具有临床解剖缺陷的患者是第二种情况，可能需要进行辅助检查。这组患者可能包括耳聋患者（或那些听觉结构受损患者）、眼睛失明的患者，那些创伤后严重的面部肿胀，慢性高二氧化碳，有着混杂的医疗条件如瘫痪、镇静剂使用的患者，或不容易逆转内分泌 / 代谢紊乱的患者[17]。第三种情况是幼儿。儿童对脑死亡的确定提出了许

表 37-1　昏迷或意识障碍的常见可逆原因

病因	临床示例
局灶的	
结构损伤	脑脓肿
	脑结节
	脑干梗死
	头部外伤（脑挫伤、硬膜外或硬膜下血肿）
	脑积水（急性）
	脑实质出血
	蛛网膜下腔出血
无结构性损伤	癫痫
	中枢神经系统感染
	脑水肿
全身系统的	
毒物	酒精
	抗癫痫药物
	巴氯芬
	胆碱能药物
	游离的药物
	异烟肼
	阿片类药物
	精神病药物（抗精神病药、5- 羟色胺摄取抑制剂、三环 - 抗抑郁药）
	镇静药
内分泌 / 代谢	糖尿病酮症酸中毒
	肝功能衰竭 / 肝性脑病
	高钙血症
	高碳酸血症
	高血糖
	高钠血症
	甲状腺功能亢进（危象）
	低血糖
	低钠血症
	缺氧
	甲状腺功能减退症
	尿毒症
	Wernicke 脑病
感染	脑炎
	脑膜炎
	脓毒症
其他 / 环境因素	脑水肿
	弥漫性轴索损伤
	高血压脑病
	高热
	低温
	神经变性 / 自身免疫性综合征（脊髓侧索硬化、格林 - 巴利综合征）
	迟发性缺氧（综合征）
毒素	窒息性气体（氩、氮）
	一氧化碳
	吸入剂
	高铁血红蛋白血症
	摇头丸

多挑战，并规定了多次检查和确认的既定任务[31, 32]。

检查可以大致分为两类：①评估中枢神经电活动；②评估颅内血流量[17, 31]。电活动检查包括脑电图、体感诱发电位和听觉诱发电位。血流研究包括脑血管造影、经颅多普勒（transcranial doppler，TCD）、计算机断层血管造影（computerized tomographic angiography，CTA）、核脑扫描和磁共振血管造影（magnetic resonance angiography，MRA）。

脑电图

脑电图是评估大脑皮质功能的一种广泛应用的工具，重要的是，它不评估皮质下结构，包括脑干[12, 33]。广义电压抑制是支持脑死亡的重要证据，在实际脑死亡检查中对传感器放置和设备设置有特殊要求[12]。尽管存在持续的脑干或皮质下活动，皮质信号有可能消失脑电图有缺陷[12, 29]。此外，临床脑死亡患者 EEG 上也可以有活动，而且某些可逆性情况，如巴比妥酸盐过量，EEG 错误地显示脑死亡[29]。

诱发电位

诱发电位是由触发活动的特异性受体区别开来的[31]。脑干听觉诱发电位（BAER）测试利用听觉刺激，测量五波反应[17]。波 1 和 2 分别由听觉神经和耳蜗核产生，并在脑干外。波 3～5 评估脑干和脑死亡[17]。体感诱发电位（SSEP）是由正中神经电刺激引起。波 N18～N20 目前通过初级感觉皮质在髓质活动[17]。波 N9 由臂丛神经生成，N9 缺失是测试无效的指标之一。影响脑电活动情况的情况（镇静药、

麻醉药，代谢紊乱）会影响脑电图检测检查结果。此外，尽管大脑持续活动，影响受试区域的局部病变可以产生与脑死亡相一致的结果[17]。

经颅多普勒超声

经颅多普勒超声（TCD）是非侵入性的，价格低廉，可在床边评估。一个 2Hz 的脉冲波探头被用来评估双侧大脑中动脉和椎动脉的血流[31]。技术获取和定时挑战严重限制了这项技术，而且在完全缺乏血流的情况下，脑死亡不能仅用 TCD 可靠确定。只有在所有四种血管中都能找到混响模式或收缩期，并无前舒张期，TCD 才具有决定性[15]。

脑血管造影（CTA 和 MRA）

脑血管造影研究侧重于双侧颈动脉和椎动脉的成像，被认为优于其他证实检查，因为它们不受中枢神经抑制剂或低体温的影响[17, 29]。颈动脉分叉处或 Willis 环内脑内充盈缺损与脑死亡一致[8]。经证实，颈外循环及上矢状窦左右延迟充盈[31]。对 Willis 环或分支血管循环维持无效都能证实脑死亡（图 37-3 A～C）。

核素脑扫描

放射性核素扫描依靠放射性追踪剂进入脑实质，用 γ 射线评估脑灌注。脑特异性或亲脂性示踪剂穿过脑屏障（例如锝 -tc-99m[心]）或 Tc-^{99}mECD）优于非特异性或亲脂性示踪剂（如 Tc-99 m DTPA）；后者被认为是血管造影放射性核素[34]。Tc-^{99}m HMPAO

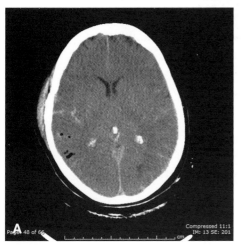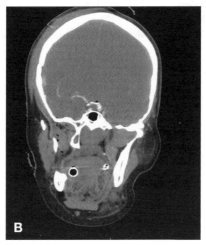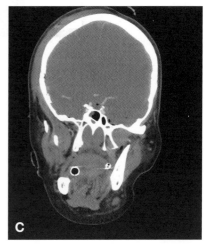

图 37-3 （A~C）头颅 CT 与 CT 血管造影。该患者被一辆汽车撞倒。CT 显示弥漫性急性蛛网膜下腔出血累及基底和鞍上池、侧裂、多沟。沿纵裂、天幕有急性硬膜下血肿，且有颅内多发病灶。降低的灰白质密度比可能是缺氧缺血性损伤引起。患者的临床过程和检查与深度昏迷一致，但临床检查被大量面部损伤所掩盖。CTA 可进一步评估血流。CTA 显示弥散性脑水肿、颅内压增高、远端分支血管流量减少；然而，血流维持在双侧颈动脉和基底动脉的水平，进入 Willis 的循环，不支持"全脑死亡"

渗透脑实质与局部血流量成正比以测量脑实质血流量，不只是脑循环[34]。基本准则要求注射或造影阶段在注射后几分钟获得延迟相。一项表明脑内灌注不足的研究显示追踪剂流经颈动脉到颅底，追踪剂的流动停止。据推测，这是由于颅内压增高（图37-4 A~C）。在脑死亡的临床诊断中，大脑中动脉、大脑前动脉和基底动脉的放射性核素定位缺如证实脑死亡[34]。所有研究显示追踪剂流经颈动脉到颅底，然后进入脑区（脑）可否认脑死亡。

总结

诊断脑死亡必然是一个严格的过程。虽然在美国，临床检查足以证实成人的脑死亡，但一些国家规定了可以宣布脑死亡的特定人群，需要多次检查或推迟，并要求进行验证性研究。此外，一些国家

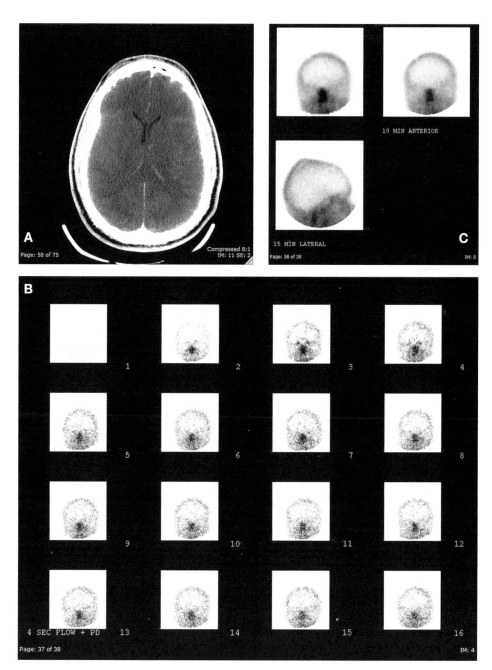

图37-4（A~C）头颅CT与放射性核素脑血流显像。患者出现汽车碰撞事故。CT表现为弥漫性蛛网膜下腔出血、枕角急性脑室出血、灰质白质减少、侧脑室大小减少，加重脑水肿。临床检查进展与脑死亡一致。放射性核素Tc-99 m HMPAO静脉注射前血（血管）获得的静态的脑图像进行头部和颈部血流图像。γ射线显示没有颅内血流。大脑前动脉和大脑中动脉没有血流，大脑半球、小脑半球和脑干没有活动。"热鼻征"存在于颈外循环的血液循环中

为那些有宗教豁免权的人提供了脑死亡的临床诊断的例外。因此，除了了解检查本身的细节外，还必须了解国家和州的法律以及关于脑死亡宣布的机构政策[1-2]。有关脑死亡法律的重要性不能低估，因为这一诊断标志着脑保护护理和器官保护护理之间的转变。从事脑死亡诊断的医师，可以通过使用操作清单和流程加强对政策的遵守（图 37-5）。

（郭治国　冯　璐　译）

先决条件（所有项目必须检查）

□ 昏迷，原因已知且不可逆

□ 影像学可解释昏迷。

□ 中枢神经系统抑制药的作用（如果没有显示的毒理学影像；如果巴比妥类药物血清水平＜10 μg/ml）

□ 没有证据的残余瘫痪（如果患者使用电刺激）

□ 严重的酸碱失衡，电解质、内分泌紊乱。

□ 常温或轻度低温（温度＞36 ℃）

□ 收缩压≥100 mmHg

□ 没有自主呼吸

检查（所有项目必须检查）

□ 伤害性刺激眶上神经、颞下颌关节时没有面部运动。

□ 伤害性刺激四肢时运动反应缺失（脊髓介导的反应是允许的）

□ 瞳孔对光反射消失

□ 角膜反射消失

□ 眼脑反射消失（保证颈椎完整性情况下）

□ 眼前庭反射消失

□ 咽反射消失

□ 气管吸痰时咳嗽反射消失

窒息检查（所有项目必须检查）

□ 患者血流动力学稳定

□ 调整呼吸机至血二氧化碳水平正常（$PaCO_2$ 35~45 mmHg）

□ 100% 吸入氧浓度预氧合 ＞10 分钟使 PaO_2＞200 mmHg

□ 给予 5 cmH_2O PEEP 确认患者有良好的氧合

□ 断开呼吸机

□ 通过隆突水平的气管导管以 6 L/min 提供氧气或附加 T 管给予 10 cmH_2O CPAP

□ 自主呼吸消失

□ 患者上呼吸机时后 8～10 分钟行动脉血气检查

□ PCO_2≥60 mmHg 或超过正常基线值 20 mmHg

如果所有这些检查和结果一致，那么窒息可以证实脑死亡

否则

□ 中止窒息试验

辅助检查（只有由于患者自身因素，临床检查不能完全可靠进行，如窒息试验无法进行或被迫中止，法律/政策要求时，辅助检查才需要进行）。

□ 脑血管造影

□ 放射性核素 Tc-^{99}m HMPAO 扫描

□ EEG

□ TCD

图 37-5　脑死亡检查清单

参考文献

1. Wijdicks EF. Brain death. *Handb Clin Neurol*. 2013; 118:191–203.

2. Burkle CM, Schipper AM, Wijdicks EF. Brain death and the courts. *Neurology*. 2011; 76(9):837–841.

3. Burkle CM, Sharp RR, Wijdicks EF. Why brain death is considered death and why there should be no confusion. *Neurology*. 2014;83(16):1464–1469.

4. Nair-Collins M. Death, brain death, and the limits of science: why the whole-brain concept of death is a flawed public policy. *J Law Med Ethics*. 2010; 38(3):667–683.

5. Wijdicks EF. Brain death worldwide: accepted fact but no global consensus in diagnostic criteria. *Neurology*. 2002; 58(1):20–25.

6. Wijdicks EF. The clinical criteria of brain death throughout the world: why has it come to this? *Can J Anaesth*. 2006; 53(6):540–543.

7. Wijdicks EF. Pitfalls and slip-ups in brain death determination. *Neurol Res*. 2013; 35(2):169–173.

8. Wijdicks EF, Varelas PN, Gronseth GS, Greer DM; American Academy of Neurology. Evidence-based guideline update: determining brain death in adults: report of the Quality Standards Subcommittee of the American Academy of Neurology. *Neurology*. 2010; 74(23):1911–1918.

9. Greer DM, Varelas PN, Haque S, Wijdicks EF. Variability of brain death determination guidelines in leading US neurologic institutions. *Neurology*. 2008; 70(4):284–289.

10. Whetstine LM. Bench-to-bedside review: when is dead really dead—on the legitimacy of using neurologic criteria to determine death. *Crit Care*. 2007; 11(2):208.

11. Wijdicks EF. Topsy turvydom in brain death determination. *Transplantation*. 2001; 72(2):355.

12. Wijdicks EF. The diagnosis of brain death. *N Engl J Med*. 2001; 344(16): 1215–1221.

13. Uniform Determination of Death Act. In: Laws NCoCoUS, ed. Chicago, IL: National conference of Commissioners of Uniform State Laws; 1980.

14. Guidelines for the determination of death. Report of the medical consultants on the diagnosis of death to the President's Commission for the Study of Ethical Problems in Medicine and Biomedical and Behavioral Research. *JAMA*. 1981; 246(19):2184–2186.

15. Hammer MD, Crippen D. Brain death and withdrawal of support. *Surg Clin North Am*. 2006; 86(6):1541–1551.

16. Wijdicks EF. The transatlantic divide over brain death determination and the debate. *Brain*. 2012; 135(Pt 4):1321–1331.

17. Young GB, Shemie SD, Doig CJ, Teitelbaum J. Brief review: the role of ancillary tests in the neurological determination of death. *Can J Anaesth*. 2006; 53(6):620–627.

18. Practice parameters for determining brain death in adults (summary statement). The Quality Standards Subcommittee of the American Academy of Neurology. *Neurology*. 1995; 45(5):1012–1014.

19. Edlow JA, Rabinstein A, Traub SJ, Wijdicks EF. Diagnosis of reversible causes of coma. *Lancet*. 2015; 385(9974):1179–1180.

20. Wijdicks EF. Determining brain death in adults. *Neurology*. 1995; 45(5):1003–1011.

21. Booth CM, Boone RH, Tomlinson G, Detsky AS. Is this patient dead, vegetative, or severely neurologically impaired? Assessing outcome for comatose survivors of cardiac arrest. *JAMA*. 2004; 291(7):870–879.

22. Jain S, DeGeorgia M. Brain death-associated reflexes and automatisms. *Neurocritical Care*. 2005; 3(2):122–126.

23. Wijdicks EF, Pfeifer EA. Neuropathology of brain death in the modern transplant era. *Neurology*. 2008; 70(15):1234–1237.

24. Sharpe MD, Young GB, Harris C. The apnea test for brain death determination: an alternative approach. *Neurocritical Care*. 2004; 1(3):363–366.

25. Wijdicks EF, Rabinstein AA, Manno EM, Atkinson JD. Pronouncing brain death: Contemporary practice and safety of the apnea test. *Neurology*. 2008; 71(16):1240–1244.

26. Wijdicks EF. What anesthesiologists should know about what neurologists should know about declaring brain death. *Anesthesiology*. 2000; 92 (4):1203–1204; author reply 1205–1206.

27. Wijdicks EF. 10 questions about the clinical determination of brain death. *Neurologist*. 2007; 13(6):380–381.

28. Zubkov AY, Wijdicks EF. Plantar flexion and flexion synergy in brain death. *Neurology*. 2008; 70(19):e74.

29. Wijdicks EF. The case against confirmatory tests for determining brain death in adults. *Neurology*. 2010; 75(1):77–83.

30. Egea-Guerrero JJ, Revuelto-Rey J, Latronico N, Rasulo FA, Wijdicks EF. The case against confirmatory tests for determining brain death in adults. *Neurology*. 2011; 76(5):489; author reply 489–490.

31. Young GB, Lee D. A critique of ancillary tests for brain death. *Neurocrit Care*. 2004; 1(4):499–508.

32. Wijdicks EF, Smith WS. Brain death in children: why does it have to be so complicated? *Ann Neurol*. 2012; 71(4):442–443.

33. Kompanje EJ, Epker JL, de Groot Y, Wijdicks EF, van der Jagt M. [Determination of brain death in organ donation: is EEG required?]. *Ned Tijdschr Geneeskd*. 2013; 157(42):A6444.

34. Zuckier LS, Kolano J. Radionuclide studies in the determination of brain death: criteria, concepts, and controversies. *Semin Nucl Med*. 2008; 38(4):262–273.

第七部分　血液和内分泌系统疾病

第38章 危重患者输血

Julie A. Mayglothling • Therese M. Duane

介绍

新鲜、温暖的全血能够有效地补充红细胞数量、血浆容量、凝血因子和血小板。然而，由于血液制品短缺，使用全血输注是不现实的。血库和输血实践主要使用成分输血。当把匹配的血液成分输注给特定需要的患者时，也就有效利用了这一稀缺资源。全血通常在捐献后不久，被分为袋装红细胞（PRBC）、新鲜冰冻血浆（FFP）和浓缩血小板。血浆能被进一步分离为冷沉淀物、缺乏冷沉淀的血浆，或是进一步分离为人血浆蛋白。

成分输血治疗的适应证主要包括两类：①通过增加红细胞（RBC）数量来提高携氧能力；②补充替代由于丢失、功能障碍或消耗的凝血成分。

贫血和袋装红细胞输注

在危重患者中，贫血是最常见的实验室检查异常之一。贫血对结局的影响以及决定输血的时机是近期文献争论的主题。

历史上的观点是根据血红蛋白（Hb）浓度来指导输血决策，通常是 10 mg/dl。然而，考虑到输注袋装红细胞（PRBC）的相关风险，以及文献支持"较低的输血时机带来更好或相似的结果"，所以为患者输血的最佳 Hb 浓度仍不清楚。

输红细胞的益处

红细胞的主要功能是将氧气从肺部输送到外周组织。心脏输出量（CO）乘以动脉血氧含量（CaO_2）计算出氧输送（DO_2）。

$$DO_2 = CO \times CaO_2,$$

DO_2 的单位是 ml/min，CO 单位是 dl/min，CaO_2 单位是 ml/dl。CaO_2 计算公式是

$$CaO_2 = (SaO_2 \times 1.34 \times [Hb]) + (0.0031 \times PaO_2),$$

SaO_2 是动脉氧饱和度（%），1.34 是血红蛋白的携氧能力（ml/g），[Hb] 是血红蛋白浓度（g/dl），0.0031 是在 37℃时血浆中氧气溶解度，而 PaO_2 则以 mmHg 测量。

正常情况下，DO_2 超过氧消耗（VO_2）的 3~5 倍。然而，在外周组织耗氧量大大增加的情况下，或由于贫血或 CO 下降使 DO_2 降低，VO_2 会超过 DO_2 造成组织缺氧。增加 [Hb] 是提高血液的携氧能力的方法之一，从而提高 DO_2。此外，输血可以增加急性失血或出血患者的血容量，减轻诸如呼吸困难、虚弱和疲劳等贫血症状。

输红细胞的弊端

尽管上文描述了理论上输血的益处，但它与多种相关风险有关。人为误差所导致的输血反应，最常见的是接受不匹配血型所致的急性溶血反应。发

热反应，也就是继发于白细胞抗体的非溶血性 / 非感染性反应，也可能出现在高达 7% 的受血者中。输血也存在变态反应风险，范畴包含从荨麻疹到弗兰克过敏，这通常是敏化抗体被动转移的结果。此外，尽管随着现代血库技术发展，现今传播传染病的风险非常小，但输血仍可能感染如人类免疫缺陷病毒（HIV）和病毒性肝炎等[1]。最后，输血亦可能引起如低钙血症和高钾血症等代谢紊乱。

更为常见的，特别是在危重患者中，输注 PRBC 与多种风险增加相关：感染风险包括伤口感染、脓毒症、肺炎[2-3]，多器官功能衰竭的发生风险[4]，急性肺损伤（ALI）的风险和急性呼吸窘迫综合征（ARDS）的风险[5]。此外，输血与更长的住 ICU 时间和住院时间、更多并发症、增加的死亡率相关[6]。这些效应是剂量依赖性的，意味着输血的单位越多，并发症发生的风险就越高。

虽然近期已将其可能机制的关注点放在了输注红细胞的免疫调节效应和红细胞存储病变（输注红细胞的寿命）上，但是接受 PRBC 患者的发病率和死亡率增加原因仍不完全清楚。有人提出去白细胞的血液可能有较少的免疫调节特性，从而减少了与输注去白细胞血相关的并发症[7-9]，但仍有相当多的争论是关于输注少白细胞血的益处，以及哪些患者能从中获益最大[10]。同样，输注红细胞的年龄也被认为是对红细胞输血相关不良反应的可能解释。红细胞产品在体外存储过程中发生了有据可查的变化，包括红细胞变形能力下降，红细胞的黏附性和聚集性的改变，以及 2，3- 二磷酸甘油酸和腺苷三磷酸（ATP）的减少。这些变化降低了红细胞输注后的存活能力，限制了 DO_2[11]。但这些改变的临床效应是不确定的。然而一些研究表明，"老年"红细胞输注可能与不良反应有关[12-14]。但 2009 年的一篇包含术后、ICU、创伤患者在内的 27 篇研究的综述表明，除外伤者接受大量输血外，无法确立在成人患者中输注红细胞的年龄与预后之间的明确关系。

输血阈值

已经有多个回顾性以及观察性研究表明，在血流动力学稳定危重患者中，因贫血而进行的输血治疗与改善预后之间不相关。在美国进行并于 2004 年发表的 CRIT 研究表明，44% 的患者接受了输血，输血的单位数量与不良结局有着独立相关性[16]。类似，Vincent 等人进行的一项欧洲研究显示，ICU 患者的输血率为 37%。在这项研究中，尽管器官功能障碍程度相似，与那些未接受输血的患者相比，接受输血的患者有更高的死亡率[17]。

加拿大进行的危重患者输血需要（TRICC）试验是唯一的前瞻性且有充足动力的研究，将患者随机分配到限制性输血策略组（Hb 低于 7 g/dl 则输血，并保持 Hb 在 7 ~ 9 g/dl）或自由策略组（Hb 低于 10 g/dl 则输血并维持在 10 ~ 12 g/dl）。限制性输血组的总体住院死亡率更低且有显著性意义（22.2% vs 28.1%，P=0.05），虽然两组 30 天死亡率相似（18.7% vs 23.3%，P=0.11），但在限制性输血组中，55 岁以下的以及病情相对轻的患者死亡率更低且有显著性意义。作者的结论是，对血流动力学稳定的危重成人患者而言，限制红细胞输注的策略至少和自由输血策略阈值一样有效，而且可能优于自由输血策略阈值[18]。鉴于此项研究及其他相关研究，已接收将血流动力学稳定危重患者的输血阈值定为 7 g/dl。

心肌缺血或处于心肌缺血风险中的这部分患者，可能从稍高的输血阈值中获益[19]。但具体阈值仍不清楚。

脓毒症

2013 年拯救脓毒症运动建议，脓毒症或感染性休克的液体复苏的头 6 个小时内，经过液体复苏至中心静脉血氧饱和度达到 70%，中心静脉压（CVP）为 8 ~ 12 mmHg，如果组织低灌注仍然持续存在，应给予多巴酚丁胺输注或输注 PRBC，以使血细胞比容 ≥30% 且中心静脉血氧饱和度达标[20]。这个推荐是基于 Rivers 等人关于脓毒症早期目标指导治疗的研究[21]。在没有心肌缺血的情况下，一旦组织缺氧的初始复苏目标完成，限制性输血阈值就应该成为下一个目标。由于在这种情况下输注红细胞的实际益处仍有争议，虽然在 2013 年指南继续给予推荐，但相比于 2008 年指南而言，语气有所缓和。

创伤

无论血红蛋白浓度如何，失血性休克的创伤患者应予输血。然而，在没有持续失血或失血性休克的情况下，"自由"输血阈值对血流动力学稳定的创伤患者没有益处[22]。在对超过 15000 名创伤患者的前瞻性研究中，输血被认为是死亡率、ICU 入院、ICU 住院时间和住院时间的独立预测因子。那些在头 24 小时内接受输血的患者死亡的可能性超过 3 倍[23]。

建议

1997—2007 年期间，出版了一些关于 RBC 输血指征的指南。最近，东方外科创伤协会（EAST）和重症医学学会（SCCM）所属美国重症医学院（ACCM）组成的联合工作组对该专题进行了广泛的文献综述，并用科学评估方法对证据进行了分级评估。表 38-1 包括他们 2009 年关于在成人创伤及危重症中使用 RBC 输血的循证建议的摘要[24]。

危重患者中贫血是非常常见的，高达 40% 的 ICU 患者将在住院期间输血。医师必须权衡输血的风险和获益。PRBC 输血会增加感染、多器官衰竭、ALI 和 ARDS 的发生率。基于现有文献，没有一个输血阈值应该被所有患者使用。然而，有充分的证据表明，在没有急性失血的情况下，当 Hb 水平超过 10 g/dl（HCT>30%）时，输血很少有益，而在血流动力学稳定的重症患者使用限制性输血策略（当 Hb 浓度低于 7 mg/dl 输注 PRBC）同样有效，甚至可能优于自由输血策略。

新鲜冰冻血浆

新鲜冰冻血浆（FFP）是与全血中的红细胞和血小板分离的血浆，采血 8 小时内在 -18℃或以下放置。根据定义，FFP 的"一个单位"具有与一个单位全血相等效凝血因子，一袋约含 200～250 ml。一旦解冻，因子 V 和Ⅷ的数量开始下降，所以 FFP 必须在 24 小时内使用。FFP 不是浓缩的，ABO 血型必须相容。

表 38-1 2009 年 ACCM/SCCM 和 EAST 实践管理工作组成人创伤和危重症红细胞输血临床实践指南摘要[26]

A. 总的危重症患者 RBC 输血的适应证
- 对于有出血性休克证据的患者，应使用 RBC 输血。（Ⅰ级）
- 对于急性出血、血流动力学不稳定或氧供不足的患者，可予以红细胞输血。（Ⅰ级）
- 血流动力学稳定贫血的危重症患者，红细胞输血的"限制性"策略（Hb <7 g/dl 输血）与"自由"策略（Hb <10 g/dl 输血）同样有效，但急性心肌缺血患者除外。（Ⅰ级）
- 应该避免仅使用 Hb 浓度作为输血的指标。（Ⅱ级）
- 在没有急性出血的情况下，RBC 输血应为 1 个单位。（Ⅱ级）
- 红细胞输血不应被视为改善重症患者组织耗氧量的绝对方法。（Ⅱ级）

B. 脓毒症患者的 RBC 输血
- 每个脓毒症患者的输血需要都必须个体化评估。（Ⅱ级）

C. 在伴有 ALI 和 ARDS 或处于其风险的患者中进行 RBC 输血
- 完成液体复苏后，应采取一切措施避免处于 ALI 和 ARDS 风险患者进行红细胞输注。（Ⅱ级）

D. 神经损伤与疾病患者的 RBC 输血
- 对于中度至重度创伤性脑损伤患者，采用"自由"输血策略是没有好处的。（Ⅱ级）

E. 输红细胞的风险
- 红细胞输血与医院感染增加有关。（Ⅱ级）
- 红细胞输注是多器官衰竭和 SIRS 的独立危险因素。（Ⅱ级）
- 没有确切的证据表明，储备前的去白细胞的 RBC 输血减少并发症的发生率。（Ⅱ级）
- RBC 输血与 ICU 和住院时间延长、并发症增加、死亡率增加独立相关。（Ⅱ级）
- 输血与 ALI 和 ARDS 有关系。（Ⅱ级）

F. RBC 输血的替代品
- 给予重组人促红细胞生成素（rHuEpo）改善网织红细胞增多症和血细胞比容，并可能降低整体输血需求。（Ⅱ级）
- 正在观察血红蛋白携氧载体（HBOC）在危重和创伤患者中的应用，但美国尚未批准使用。（Ⅱ级）

G. 减少 RBC 输血的策略
- 使用低容量成人或儿科采血管，以减少相关的放血量和输血。（Ⅱ级）
- 减少诊断实验室检测，以减少相关的放血量和输血。（Ⅱ级）

适应证

输注 FFP 适用于：存在活动性出血或在大手术前，已知或怀疑由于多种凝血因子产生不足、功能不全、丢失或消耗所致的凝血异常[25-28]。肝功能衰竭、华法林过量、维生素 K 缺乏和稀释性凝血病也是血浆输注的适应证。具有单一凝血因子缺乏症的患者更适合输注凝血因子浓缩物或冷沉淀物。

凝血酶原时间（PT）或国际标准化比值（INR）>正常 1.5 倍，或活化部分凝血活酶时间（aPTT）>正常上限 1.5，支持为凝血功能障碍[29]。即使在华法林过量时，如果没有出血，也不应该输注血浆制品以纠正 INR 的升高，除非需要紧急侵入性操作或外科手术[30]。

轻中度凝血功能障碍

已经证明，FFP 在改善轻中度的凝血功能异常（INR1.1~2）方面效果不佳[31-32]。无论输注 FFP 数量多少，INR 被纠正到正常水平的可能都很低[33]。确切地说，目前的证据不支持：对于轻度凝血试验异常的患者，在如穿刺、胸腔穿刺[26]、中心静脉置管等微创操作前进行预防性的血浆输注[34]。

止血需要大约 25% 凝血活性。在没有进行性丢失或消耗的情况下，鉴于人类的血浆量通常为 40 ml/kg，所以需要的数量 10~15 ml/kg，或 FFP 2~3 单位。总的指导原则是，临床医师应根据临床病程和凝血参数来指导输血，记住 FFP 可能无法纠正轻度凝血功能障碍。

大量输血

大量输血通常被定义为 24 小时内输血大于 10 个单位。已经有很多的讨论和研究致力于发现在这类患者中输注的 PRBC 与 FFP 和血小板之间的最佳比例。既往的观点认为，FFP : PRBC 比为 1 : 4~1 : 10，几乎所有使用多种不同比例的大量输血方案都被证明改善了死亡率[35]。而最近一项军民创伤研究支持使用更高比例的 FFP。FFP : PRBC 最佳比例似乎是 1 : 1~1 : 3[36-38]，所以寻找最佳比例仍是需要持续研究的原因。

冷沉淀

冷沉淀是从冷冻血浆解冻后的沉淀物中获得的。其含有高度浓缩的凝血因子Ⅷ、纤维蛋白原、因子Ⅷ和 von Willebrand 因子，但冷沉淀的容量较小，大约 10 ml，多单位经常联合输血。尽管冷沉淀物体积小，但它带来的感染风险与 FFP 的相同。冷沉淀输注的适应证包括纤维蛋白原<100 mg/dl，主要在大出血或消耗凝血病时发生，血管性血友病，血友病 A 而没有因子 VIII 浓缩物时。

血小板

血小板是初级止血所必要的，循环中的正常数量为 150×10^9 ~ 400×10^9/L。每个浓缩的血小板包含大约 5.5×10^{10}/L 的血小板，它来源于一个单位的全血或捐赠的机采血小板。在输血前，血小板是来自多个献血者所合并的浓集物，采集后可以储存 5 天。ABO 血型相容不是必要的，但最好是，因为供体少量的白细胞和血浆会与血小板一起被输注。预计 1 单位血小板在没有消耗或持续损失的情况下，能提升血小板计数 5×10^9 ~ 10×10^9/L，血小板通常剂量为每 10 kg 体重 1 个单位。

没有单一的血小板计数的输注目标推荐给所有患者。当血小板计数降至 5×10^9/L 以下时，有自发性出血可能，且创伤或侵入性操作有高出血风险[39]。鉴于这些风险，无论有无出血，血小板低于这个水平就应该给予输注血小板[40]。当血小板计数大于 50×10^9/L，不可能由于血小板缺乏导致出血，预防性输血通常无适应证。对于有活动性出血、接受侵入性或外科操作的患者，目前推荐，血小板计数应维持在 50×10^9/L 以上[29]。而对于多发伤或颅内出血，一些推荐的目标是 100×10^9/L[41]。

由于血小板减少症而血小板计数在 5×10^9 ~ 50×10^9/L 时，有不同程度的出血风险。在这个范围内，是否预防性输注血小板存在争议。临床观察以及对患者其他出血危险因素的评估必须用来指导输血实践。先前推荐当血小板计数小于 20×10^9/L 输注血小板，但最近的文献建议降至 10×10^9/L[42-43]。

对于血小板破坏而导致的血小板减少的疾病，输注血小板的作用不大，因为输注的血小板将迅速被破坏。特发性血小板减少性紫癜（ITP）、脾功能亢进、弥散性血管内凝血（DIC）、脓毒症，或血小板抗体，或那些体外循环心脏手术后的患者属于这一类。在危及生命的出血或手术的情况下，输血可能对于短期疗效是有益的。由于更差的结果，在诸如血栓性血小板减少性紫癜（TTP）[44]和溶血性尿毒综合征（HUS）这类疾病中，禁忌输注血小板。

也因此只有当这些疾病出现威胁生命的出血时保留输注血小板的可能。肝素诱导血小板减少症（HIT）也被认为是血小板输注的禁忌证。然而，最近的指南得出结论，血小板输注可以用于有明显出血或那些有高出血风险的患者[45]。

促红细胞生成素

已经证明，使用重组促红细胞生成素（EPO）可以减少慢性肾功能衰竭患者和那些慢性病贫血患者如癌症以及获得性免疫缺陷综合征（AIDS）输注RBC的需求[46]。尽管危重症患者内源性EPO产生下降[47]，但在危重症患者中使用重组EPO一直存在争议。多个使用重组EPO的研究显示出相互矛盾的结果[48-49]。重组EPO的使用可能会导致一些患者的红细胞输注减少，但在大多数危重患者中，并没有显示出总体死亡率的益处，而且似乎血栓事件的风险超过受益[49]。可能受益于重组EPO的那部分患者是多发伤患者[50]，但原因尚不清楚，而且这种做法仍存在争议。

结论

成分输血是危重患者治疗必不可少的组成部分。尽管越来越多的证据给出了明确的输血阈值和更为审慎使用血液制品的推荐，然而许多输血习惯仍然植根于传统。每一单位的成分输血都带来了多种风险，包括感染、多器官功能衰竭（MOF）、ALI及患者的死亡率风险的增加。医师必须清楚地知道这些风险，以便安全有效地使用成分输血治疗。

（郭治国　尚　文　译）

参考文献

1. Busch MP, Kleinman SH, Nemo GJ. Current and emerging infectious risks of blood transfusions. *JAMA.* 2003; 289(8):959–962.
2. Edna TH, Bjerkeset T. Association between blood transfusion and infection in injured patients. *J Trauma.* 1992; 33(5):659–661.
3. Hill GE, Frawley WH, Griffith KE, Forestner JE, Minei JP. Allogenic blood transfusion increases the risk of post operative bacterial infections: a meta analysis. *J Trauma.* 2003; 54(5):908–914.
4. Moore FA, Moore EE, Sauaia A. Blood transfusion. An independent risk factor for postinjury multiple organ failure. *Arch Surg.* 1997; 132(6):620–624; discussion 624-625.
5. Looney MR, Gropper MA, Matthey MA. Transfusion related acute lung injury: a review. *Chest.* 2004; 126(1):249–258.
6. Blumberg N. Allogenic transfusion and infection: economic and clinical implications. *Semin Hematol.* 1997; 34(3 Suppl 2):34–40.
7. Raghavan M, Marik PE. Anemia, allogenic blood transfusion, and immunomodulation in the critically ill. *Chest.* 2005; 127(1):295–307.
8. Fergusson D, Khanna MP, Tinmouth A, Hébert PC. Transfusion of leukoreduced red blood cells may decrease postoperative infections: two meta-analyses of randomized controlled trials. *Can J Anaesth.* 2004; 51:417–424.
9. Hébert PC, Tinmouth A, Corwin HL. Controversies in RBC transfusion in the critically ill. *Chest.* 2007; 131(5):1583–1590.
10. Corwin HL, AuBuchon JP. Is leukoreduction of blood components for everyone? *JAMA.* 2003; 289(15):1993–1995.
11. Ho J, Sibbald WJ, Chin-Yee IH. Effects of storage on efficacy of red cell transfusion: when is it not safe? *Crit Care Med.* 2003; 31(12 Suppl): S687–S697.
12. Marik PE, Sibbald WJ. Effect of stored-blood transfusion on oxygen delivery in patients with sepsis. *JAMA.* 1993; 269(23):3024–3029.
13. Fitzgerald RD, Martin CM, Dietz GE, Doig GS, Potter RF, Sibbald WJ. Transfusion red blood cells stored in citrate phosphate dextrose adenine-1 for 28 days fails to improve tissue oxygenation in rats. *Crit Care Med.* 1997; 25(5):726–732.
14. Tinmouth A, Chin-Yee I. The clinical consequences of the red cell storage lesion. *Tranfus Med Rev.* 2001; 15(2):91–107.
15. Lelubre C, Piagnerelli, M, Vincent JL. Association between duration of storage of transfused red blood cells and morbidity and mortality in adult patients: myth or reality? *Transfusion.* 2009; 49(7):1384–1394.
16. Corwin HL, Gettinger A, Pearl RG, et al. The CRIT Study: Anemia and blood transfusion in the critically ill—Current clinical practice in the United States. *Crit Care Med.* 2004; 32(1):39–52.
17. Vincent JL, Baron JF, Reinhart K, et al. Anemia and blood transfusion in critically ill patients. *JAMA.* 2002; 288(12):1499–1507.
18. Hébert PC, Wells G, Blajchman MA, et al. A multicenter, randomized, controlled clinical trial of transfusion requirements in critical care. Transfusion Requirements in Critical Care Investigators, Canadian Critical Care Trials Group. *N Engl J Med.* 1999; 340(6):409–417.
19. Hebert PC, Tinmouth A, Corwin H. Anemia and red cell transfusion in critically ill patients. *Crit Care Med.* 2003; 31(12 Suppl):S672–S677.
20. Dellinger RP, Levy MM, Rhodes A, et al. Surviving sepsis campaign: international guidelines for management of severe sepsis and septic shock: 2012. *Crit Care Med.* 2013; 41(2):580–637.
21. Rivers E, Nguyen B, Havstad S, et al. Early goal-directed therapy in the treatment of severe sepsis and septic shock. *N Engl J Med.* 2001; 345(19):1368–1377.
22. McIntyre L, Hebert PC, Wells G, et al. Is a restrictive transfusion strategy safe for resuscitated and critically ill trauma patients? *J Trauma.* 2004; 57(3):563–568; discussion 568.
23. Malone DL, Dunne J, Tracey JK, Putnam AT, Scalea TM, Napolitano LM. Blood transfusion, independent of shock severity, is associated with worse outcome in trauma. *J Trauma.* 2003; 54(5):898–905; discussion 905–907.
24. Napolitano LM, Kurek S, Luchette FA, et al. Clinical practice guideline: red blood cell transfusion in adult trauma and critical care. *Crit Care Med.* 2009; 37(12):3124–3157.
25. From the Office of Medical Applications of Research, National Institutes of Health. Consensus conference. Fresh-frozen plasma. Indications and risks. *JAMA.* 1985; 253(4):551–553.
26. McVay PA, Toy PT. Lack of increased bleeding after paracentesis and thoracentesis in patients with mild coagulation abnormalities. *Transfusion.* 1991; 31(2)164–171.
27. Shanberge JN, Quattrochiocchi-Longe T. Analysis of fresh frozen plasma administration with suggestions for ways to reduce usage. *Transfus Med.* 1992; 2(3):189–194.
28. Gajic O, Dzik WH, Toy P. Fresh frozen plasma and platelet transfusion for nonbleeding patients in the intensive care unit: benefit or harm? *Crit Care Med.* 2006; 34(5 Suppl):S170–S173.
29. Practice parameter for the use of fresh-frozen plasma, cryoprecipitate, and platelets. Fresh-Frozen Plasma, Cryoprecipitate, and Platelets Administration Practice Guidelines Development Task Force of the College of American Pathologists. *JAMA.* 1994; 271(10):777–781.

30. Ansell J, Hirsh J, Hylek E, et al. Pharmacology and management of the vitamin K antagonists: American College of Chest Physicians Evidence-Based Clinical Practice Guidelines (8th Edition). *Chest.* 2008; 133(6 Suppl):160S–198S.

31. Stanworth SJ, Brunskill SJ, Hyde CJ, McClelland DB, Murphy MF. Is fresh frozen plasma clinically effective? A systematic review of randomized controlled trials. *Br J Haematol.* 2004; 126(1):139–152.

32. Holland LL, Brooks JP. Toward rational fresh frozen plasma transfusion: The effect of plasma transfusion on coagulation test results. *Am J Clin Pathol.* 2006; 126(1):133–139.

33. Abdel-Wahab OI, Healy B, Dzik WH. Effect of fresh-frozen plasma transfusion on prothrombin time and bleeding in patients with mild coagulation abnormalities. *Transfusion.* 2006; 46(8):1279–1285.

34. Doerfler ME, Kaufman B, Goldenberg AS. Central venous catheter placement in patients with disorders of hemostasis. *Chest.* 1996; 110(1):185–188.

35. Cotton BA, Au BK, Nunez TC, Gunter OL, Robertson AM, Young PP. Predefined massive transfusion protocols are associated with a reduction in organ failure and postinjury complications. *J Trauma.* 2009; 66(1):41–48; discussion 48–49.

36. Holcomb JB, Wade CE, Michalek JE, et al. Increased plasma and platelet to red blood cell ratios improves outcome in 466 massively transfused civilian trauma patients. *Ann Surg.* 2008; 248(3):447–458.

37. Zink KA, Sambasivan CN, Holcomb JB, Chisholm G, Schreiber MA. A high ratio of plasma and platelets to packed red blood cells in the first 6 hours of massive transfusion improves outcomes in a large multicenter study. *Amer J Surg.* 2009; 197(5):565–570; discussion 570.

38. Snyder CW, Weinberg JA, McGwin G, et al. The relationship of blood product ratio to mortality: survival benefit or bias? *J Trauma.* 2009; 66(2):358–362; discussion 362–364.

39. Slichter SJ. Controversies in platelet transfusion therapy. *Annu Rev Med.* 1980; 31:509–540.

40. From the Office of Medical Applications of Research, National Institutes of Health. Consensus Conference. Platelet transfusion therapy. *JAMA.* 1987; 257(13):1777–1780.

41. British Committee for Standards in Haematology, Blood Transfusion Task Force. Guidelines for the use of platelet transfusions. *Br J Haematol.* 2003; 122(1):10–23.

42. Beutler E. Platelet transfusion: the 20,000/microL trigger. *Blood.* 1993; 81(6):1411–1413.

43. Heckman K, Weiner GJ, Strauss RG, et al. Randomized evaluation of the optimal platelet count for prophylactic platelet transfusion in patients undergoing induction therapy for acute leukemia. *Blood.* 1993; 82(S1):192a.

44. Harkness DR, Byrnes JJ, Lian EC, Williams WD, Hensley GT. Hazard of platelet transfusion in thrombotic thrombocytopenic purpura. *JAMA.* 1981; 246(17):1931–1933.

45. Warkentin TE, Greinacher A, Koster A, Lincoff AM; American College of Chest Physicians. Treatment and prevention of heparin-induced thrombocytopenia: American College of Chest Physicians Evidence-Based Clinical Practice Guidelines (8th Edition). *Chest.* 2008; 133(6 Suppl):340S–380S.

46. Eschbach JW, Egrie IC, Downing MR, Browne JK, Adamson JW. Correction of the anemia of end-stage renal disease with recombinant human erythropoietin. Results of a combined phase I and II clinical trial. *N Engl J Med.* 1987; 316(2):73–78.

47. Rogiers P, Zhang H, Leeman M, et al. Erythropoietin response is blunted in critically ill patients. *Intensive Care Med.* 1997; 23(2):159–162.

48. Corwin HL, Gettinger A, Pearl RG, et al. Efficacy of recombinant human erythropoietin in critically ill patients: a randomized controlled trial. *JAMA.* 2002; 288(22):2827–2835.

49. Corwin HL, Gettinger A, Fabian TC, et al. Efficacy and safety of epoetin alfa in critically ill patients. *N Engl J Med.* 2007; 357(10):965–976.

50. Napolitano LM, Fabian TC, Kelly KM, et al. Improved survival of critically ill trauma patients treated with recombinant human erythropoietin. *J Trauma.* 2008; 65(2):285–297; discussion 297–299.

第39章 深静脉血栓

Amy Tortorich • David R. Gens

概述

据估计，美国每年大约有 100/100000 人新发静脉血栓栓塞症（VTE），其中 2/3 的患者是由深静脉血栓（DVT）引起的 [1]。许多文献报道，VTE 见于住院治疗的患者及术后恢复的患者。但也有不少患者因 VTE 的相关症状而就诊于急诊及门诊。本章将着重阐述目前 DVT 的评估及诊断流程，并希望通过现有的临床实践指南，指导急诊医师抗血栓及溶栓治疗 [2-3]。

本书的第二版更新主要集中在以下四个方面：支持急诊医师使用床旁超声的最新文献；上肢 DVT 的诊断和治疗；2012 年美国胸科学会（ACCP）更新的关于 VTE 诊断和治疗的指南；治疗 DVT 的直接口服凝血酶抑制剂和口服 Xa 因子抑制剂。

解剖和病理生理学

下肢 DVT 分为近端（大腿）静脉血栓和远端（小腿）静脉血栓。下肢近端 DVT 更常见于严重疾病，且有潜在致命风险，故而具有更重要的临床意义。

静脉血栓主要由纤维蛋白和红细胞组成，血小板和白细胞的数量是可变的。VTE 的发生、进展和溶解反映了血栓形成刺激因素和保护机制之间的平衡。19 世纪，Virchow 确认并描述了血栓形成的刺激因素。Virchow 提出 VTE 形成的三因素：高凝状态、内皮损伤、血液瘀滞 [4]。这些因素改变了内源性纤维蛋白溶解和纤维蛋白形成之间的平衡，从而促使血栓的形成和聚集 [1]。防止血栓形成的保护机制是：通过循环抑制剂，例如抗凝血酶和活化蛋白 C 等使活化的凝血因子失活，通过单核巨噬细胞和肝清除活化的凝血因子和可溶性的纤维蛋白聚合体复合物，血浆和内皮细胞源性纤溶酶溶解纤维蛋白 [5]。

利用 Virchow 三要素为框架，你可以更好理解静脉血栓形成的易患因素，以及对抗血栓刺激因素的保护机制。从而更好地理解静脉血栓形成的各种危险因素及治疗。

高凝状态

在血液中的活化凝血因子是通过内皮细胞表面的抑制因子和循环抗蛋白酶调节的。高凝状态打破平衡，造成纤维蛋白和血凝块形成方向上的凝血级联反应。这可以看做是抑制剂水平降低或活化凝血因子增加的结果。凝血激活可能是 XII 因子与受损血管所暴露的内皮下胶原相接触的结果 [6]。恶性细胞中的半胱氨酸蛋白酶，可直接激活 X 因子。这可能是恶性肿瘤可诱发血栓形成的一个机制[7]。获得性的高凝状态增强了纤维蛋白的形成。遗传性血栓形成倾向和肿瘤性病变增加纤维蛋白的形成，或减少纤维蛋白溶解。

血管损伤

静脉血栓形成的启动过程不那么确定，但与启动动脉血栓形成的过程大不相同。在动脉血栓形成中，血管损伤和血栓形成之间有明确的关系。动脉粥样硬化斑块破裂后，血管内皮层消失，从而使 von Willebrand 因子（VWF）和胶原等内皮下配体暴露。血小板有能与这些配体结合的特异受体，从而与之结合，给额外的辅因子发信号，并启动凝血酶形成[8-9]。

静脉血管壁损伤启动血栓形成的机制还不太清楚。显而易见的血管壁损伤不是静脉血栓形成的先决条件。尸检研究中，50 例下肢静脉血栓的患者中，49 例未发现任何明显的血管壁损伤[10]。然而，血管内皮可能通过其他方式受损：内毒素、炎性细胞因子和缺氧。

炎症导致内皮细胞活化，导致含 VWF 和膜结合 P- 选择素的颗粒释放。这些蛋白可以附着在内皮细胞表面，也可以与白细胞结合[8]。白细胞，特别是单核细胞，能够合成组织因子（TF）[11]。

此外，动物数据表明含 TF 微泡可能参与形成深静脉血栓。已证明，在小鼠模型中，白细胞衍生微泡的增高水平与更大的血栓量相关[12]。另一些研究也表明，在肿瘤患者中 TF 抗原水平和 TF-VIIa 活力升高[13]。含 TF 微泡数量的增加可能在相关高凝状态中起重要作用。尸检研究支持这一理论，证明 DVT 通常是双侧的，与血管损伤无关[14]。

此外，动脉血栓的组成成分不同于静脉血栓。血小板是动脉血栓的核心，是附着于血管壁的主要成分[15]。静脉血栓主要由纤维蛋白组成，血栓黏附于血管壁的部分通常富含纤维蛋白[10]。静脉血栓附着部位缺乏血小板，这可以解释为什么抗血小板药物对静脉血栓形成的疗效有限。

静脉淤血

静脉血液淤滞导致纤维蛋白交联增加[16]。小腿肌肉的收缩促进下肢的静脉回流。血液向上推进，防止下肢血液淤积。相反，静止不动会导致静脉血流减少。血流量的减少会导致促血栓形成物质（如凝血酶）的积累，如果适当活动的情况下，这些物质会

表 39-1　VTE 的危险因素

患者因素

静脉血栓栓塞前期

年龄的增加

肥胖

雌激素的增加

（妊娠或产褥期、口服避孕药、激素治疗）

静止不动

（瘫痪、旅行、医院或疗养院居住者）

遗传性易栓症

因子 V 莱顿突变

凝血酶原基因突变

蛋白 S 缺乏症

蛋白 C 缺乏症

抗凝血酶（AT）缺乏

高同型半胱氨酸血症

内科状况

脑卒中

充血性心力衰竭

慢性阻塞性肺疾病

神经肌肉无力综合征（如格林 - 巴利综合征）

心肌梗死

烧伤

恶性肿瘤（化疗和放疗时的高风险）

药物：他莫昔芬、贝伐单抗、沙利度胺、来那度胺

狼疮抗凝 / 抗磷脂抗体综合征

外科

大手术：腹部、妇科、泌尿外科、矫形外科、神经外科

癌症相关手术

创伤

多系统创伤

髋和骨盆骨折

大骨折

脊髓损伤

脊柱骨折

其他

留置中央静脉导管

长时间机械通气

消耗性凝血功能障碍

肝素诱导的血小板减少

数据来源于Data from Fields JM and Goyal M. Venothromboembolism. *Emerg Med Clin North Am*. 2008; 26:649–683, viii; Ogawa S, Gerlach H, Esposito C, et al. Hypoxia modulates the barrier and coagulant function of cultured bovine endothelium. Increased monolayer permeability and induction of procoagulant properties. *J Clin Invest*. 1990; 85:1090–1098; and Closse C, Seigneur M, Renard M, et al. Influence of hypoxia and hypoxia-reoxygenation on endothelial P-selectin expression. *Thromb Res*. 1997; 85:159–164

被血流冲至下游，也不会激活。一般来说，下肢的凝血酶会通过血流到达肺的毛细血管床，而肺表面覆盖着大量的抗栓物质[8]。

静脉淤血也可能导致局部缺氧。由于血液淤滞，红细胞中的血红蛋白携氧饱和度下降，从而刺激白细胞、血小板和内皮细胞的缺氧反应[17]。缺氧可导致局部缺血，这已被证明能激活 P- 选择素在内皮细胞上的表达[18]。已有研究表明，P- 选择素的表达可以使 TF 微泡启动凝血过程和导致血栓形成[9]。

危险因素

有许多的危险因素会促进 VTE 的形成。表 39-1 列出了主要的危险因素[1, 19-20]。种族被证实是 VTE 的危险因素。西班牙人和亚洲人罹患 VTE 的风险低于白种人和非洲裔美国人[21-22]。年龄增长血栓的发病率会增加。在 60 岁以上人群，每 10 年 VTE 的发生率就有所增加[5]。小于 15 岁的人，VTE 的发病率小于 5/100000，而年龄超过 80 岁，发病率会增加到 500/100000[23-24]。

因子 V Leiden 突变目前被公认是最常见的静脉血栓形成的遗传异常。在因子 V 的 506 残基上，谷氨酰胺替代了精氨酸，使因子 V 能够抵抗活化蛋白 C 的水解作用[5]。基因突变遵循常染色体显性遗传，在白种人中更为普遍[14]。一名纯合的因子 V Leiden 突变的患者血栓栓塞风险明显增加（估计增加 80 倍），比那些杂合的基因突变患者更早出现[25]。图 39-1 显示了凝血途径，其中循环中抑制剂的作用是防止血栓形成。循环抑制剂缺乏导致血栓形成。

美国国立卫生研究所（NIH）采用健康与退休研究数据库进行病例交叉研究进一步揭示危险因素。这项研究是一项纵向研究，收集了医疗保险受益人的数据，并将其与医疗保险和医疗补助服务中心（CMS）的文件相关联，研究了 VTE 住院的诱因。这项研究指出，感染、促红细胞生成药物、输血是 VTE 的额外危险因素[26]。作者指出，静脉淤滞被公认是炎症反应的一个组成部分，能够使白细胞向感染部位迁移。由于输注库存血的增加，输注的红细胞表现出对内皮细胞更大的黏附性。目前促红细胞生成药物对于治疗癌症患者已有了黑框警告，而美国食品和药物管理局（FDA）也发布了关于慢性肾病患者使用该药物的安全通信。这项研究与急诊科关系密切，因为它也提到抗精神病药物可能使 VTE 的风险增加，特别是注射的抗精神病药物。

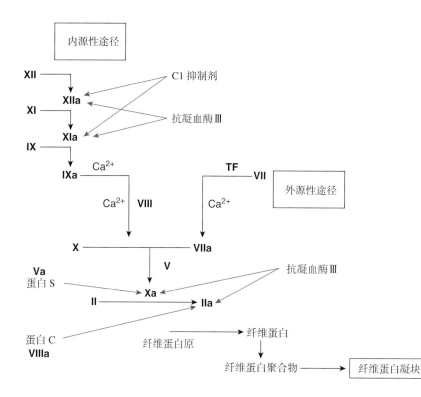

图 39-1 凝血级联。黑色箭头表示促凝，红色箭头表示抗凝。凝血抑制剂的缺乏促进凝血

诊断

临床表现

深静脉血栓形成的初期症状是不确定而且非特异性的，主要有抽筋、胀痛、感觉异常、大腿或小腿疼痛。体格检查可显示单侧肿胀、红斑或颜色改变、患肢温暖；触痛；浅静脉侧支扩张；可触及的静脉索。经典的 Homan 征（在足被动背屈时小腿后侧或膝盖后尖锐的疼痛）是既不敏感也不特异的[27]。体征和症状轻微的患者可能有广泛的深静脉血栓形成，而严重的腿部疼痛和肿胀的人可能没有客观检查证实的 DVT。临床查体只有约 50% 是判断正确的。

微妙和不典型的 DVT 症状使临床鉴别诊断困难。因此，客观的检查是必要的，以确认或排除 DVT 的诊断。一些客观的检查可用于明确 DVT 的诊断。

客观检查

D- 二聚体

D- 二聚体（DD）是由于纤溶系统降解交联纤维蛋白而产生的。而纤维蛋白是由凝血因子 XIIIa 激活纤维蛋白单体和聚合物产生的。DD 检测中由单克隆抗体识别曾发生交联的纤维蛋白片段。血浆纤维蛋白原的一小部分生理上转化为纤维蛋白，然后降解。因此，健康人中存在少量的 DD。然而，DD 浓度增加认为是纤维蛋白的形成增多，随后被纤溶系统降解。在 DVT 时，血浆 DD 水平平均升高为正常值 8 倍，DD 水平降低与症状持续时间及抗凝治疗的开始相平行[28]。DD 血浆半衰期约为 8 小时，其片段由肾和网状内皮系统清除[29]。

通过各种技术进行单克隆抗体 DD 片段复合物的检测：酶联免疫吸附测定（ELISA）、免疫过滤、三明治型或凝集技术。关于各种商业 DD 检测的描述超出了本文的范畴。每一种诊断系统都有自己的截断值。临床医师应该熟悉其设施使用的测试方法，并仅使用在前瞻性的结果研究中已适当验证的检测方法[29]。

许多临床情况会使 DD 水平升高，如感染、炎症、癌症、手术、创伤、大面积烧伤或擦伤、缺血性心脏病、脑卒中、外周动脉疾病、动脉瘤破裂或主动脉夹层、怀孕、颅内静脉窦血栓形成[28]。因为正常老年人群 DD 的浓度升高，故老年人 DD 的诊断价值较低。在对 1029 名患者进行的一项成本效益分析中，研究人员对 DD 进行了分析，结果是在小于 79 岁的人群中检测节约成本[30]。

值得注意的是，与诊断下肢 DVT 相比，没有高质量的前瞻性研究证实敏感性高的 DD 在诊断上肢 DVT 中的作用，因此低定量（或阴性定性）DD 不能用于排除上肢 DVT（UEDVT）[31-32]。

目前用于诊断 DVT 最有用的影像检查是超声成像和静脉造影。两项检查都通过临床试验进行了验证，包括长期随访的前瞻性研究，明确了检查结果为阴性的患者停用抗凝药物的安全性。

超声

静脉超声（US）已成为怀疑 DVT 患者的标准诊断性检查。两种常用于评估 DVT 的 US 方法是加压超声和双重功能超声。

2005 年的 meta 分析检验了 US 对 DVT 诊断的准确性，并对不同的超声技术进行了单独的分析：单独的加压 US，单独的彩色多普勒，单独的连续波多普勒，双重功能 US（组合压缩和彩色多普勒 US）和三重功能 US 检查（组合加压 US、彩色多普勒和连续波多普勒 US）[33]。这项研究确定了诊断的准确性根据使用的技术不同而异。使用双重功能或三重功能 US 检查敏感度最佳。使用单独的加压 US 特异性最佳。作者得出结论，加压超声单独使用是检测低可能性 DVT 的最适当技术，而当评估 DVT 高风险患者或识别远端 DVT 时，双重功能或三重功能 US 是合适的。

加压 US 检查评估静脉血栓形成，包括确定静脉通畅或是否有静脉血栓形成（图 39-2）。确定静脉通畅的黄金标准是静脉在压力下完全塌陷。当管腔完全消失，可以由超声直接显示（图 39-3 和图 39-4）。连续波多普勒还可评估血流和方向，但是以图形方式描述的[34]。

双重功能 US 组合了彩色多普勒与加压 US。彩色多普勒可显示静脉内的血流。特定颜色的图像表明血流速度和方向（朝向或远离超声探头）[34]。

增强是一种确认血液经过一段肢体的技术。它使用脉冲波或彩色多普勒。当评估静脉近端时，例如常见的股总静脉，超声医师会挤压小腿，此时静脉内血流将快速流过探头所在部位。如果多普勒检测到增加的血流，表明没有血栓使血管完全闭塞。如果患者有静脉疾病或者其他并发症，可能没有明

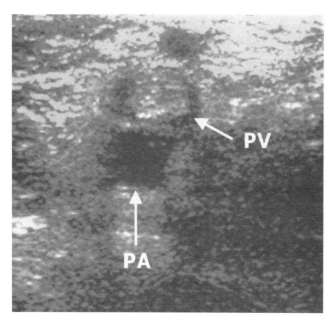

图 39-2 在腘静脉可见回声血栓。PV，腘静脉 PA，腘动脉。（经允许转载自 Ma OJ, Mateer, JR, & Blaivas M: *Emergency Ultrasound*, 2nd edition. New York: McGraw-Hill Publishing; 2007.）

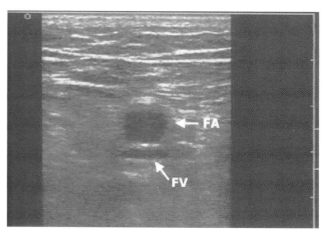

图 39-4 股静脉不完全塌陷。如果给予足够的压力，这一现象可能表明存在股静脉血栓。FV，股静脉；FA，股动脉。（经允许转载自 Ma OJ, Mateer, JR, & Blaivas M: *Emergency Ultrasound*, 2nd edition. New York: McGraw-Hill Publishing; 2007.）

显的增强。另外，如果部分阻塞或者已经有侧支循环生成，仍可以有增强的表现[35]。

当对 DVT 进行风险分层时，需要权重其他的诊断工具比如 DD 和临床综合判断等。有人建议 DVT 高风险的患者，如果加压 US 阴性而 DD 阳性，应在接下来的一周内复查加压 US[36]。同一篇文章提到，DD 检测的价值在纤溶发生的第一周后可能会下降，

因此如果症状持续超过一周或高风险患者即使 DD 检测阴性也需要 US 成像[36]。

超声是怀疑 UEDVT 最常用的初始测试。然而，直接手动加压不能用于评估近中心位置的头臂静脉和上腔静脉（SVC），也不能用于锁骨下静脉的内侧段[31]。因此，当临床高度怀疑时，正常的超声结果不排除 UEDVT，需要额外的检查。一个很好的综述文章提出了以下用于疑似 UEDVT 的诊断流程（表 39-2）。另一项研究表明，28 例急性血栓形成的危重症患者中，有 20 例在二维影像中出现了特异性超声征象：在血栓和静脉壁之间的界面处存在双重的高回声线[37]（图 39-5）。他们推测双重高回声线可能是纤维蛋白纤维覆盖急性血栓的超声表现。这一发现可能有助于推测血栓形成的时间。区别急性与慢性血栓形成的其他超声特征如下。慢性血栓形成：静脉段收缩、血栓黏附于静脉壁、血栓呈强回声和血栓异质性外观、血管部分再通、存在静脉侧支循环。急性血栓形成：静脉扩张、管腔部分可压缩或不可压缩、强回声、血栓同质性外观和存在自由浮动的血栓。

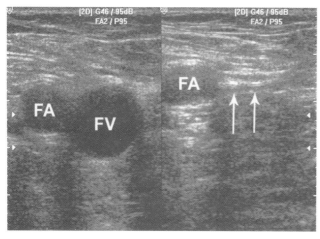

图 39-3 分屏显示常见的股动脉（FA）和股静脉（FV）。左边是无加压。右边是通过超声探头加压，使静脉完全塌陷，静脉壁几乎不可见（箭头）。（经允许转载 Ma OJ, Mateer, JR, & Blaivas M: *Emergency Ultrasound*, 2nd edition. New York: McGraw-Hill Publishing; 2007.）

急诊医师在 DVT 的 US 诊断中的作用

这个领域的原始研究和综述文章相当多[36, 38-41]。急诊医师对床边 US 检查的应用已经从临床需求演进到提高患者的护理效率。许多医院在休息时间不提供血管检查服务。美国训练有素的急诊医师能够在

表 39-2　疑似 UEDVT 的诊断

	多普勒超声			
	阴性	阳性	未完成 / 不能诊断	
临床可疑（低度）*	临床可疑（高度）*	治疗	没有其他诊断	有其他诊断
- DVT 除外	- 系列多普勒超声		- CV（CTV 或 MRV）£	- 评估其他诊断
	- CV（CTV 或 MRV）£			- 除外其他诊断
				- CV（CTV 或 MRV）£

US：超声；CV，静脉造影术；CTV，CT静脉造影；MRV，磁共振静脉成像
*可疑是基于临床综合判断，作为正式的临床预测工具来预测UEDVT的验前概率没有得到很好的验证
£CTV或MRV可基于机构的经验和患者的具体因素选择（如造影剂过敏可选择MRV）

初步评估过程中快速获得和解读图像，而无须超声技术人员所需的额外费用和时间[36]。然而，美国的急诊医师培训在全国范围内依然存在变数。

在本书的第一版中，被引用的一项研究证明急诊医学住院医师在有限时间（90 分钟）的指导后，能够执行特定内容的双重多普勒超声检查，并有很好的准确性[42]。现在的一些研究显示急诊医师接受10 分钟的使用分辨率较低的便携式超声机的训练和2 点（只在股总静脉、腘静脉）加压技术就能够准确地诊断近端 DVT[39]。但这篇文章的社论中，作者提

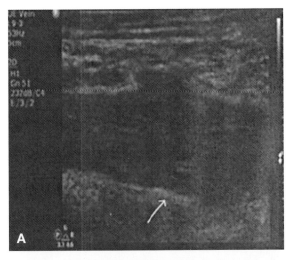
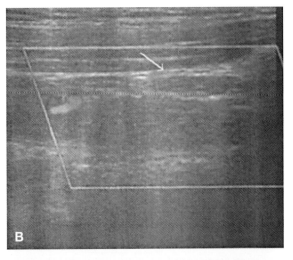
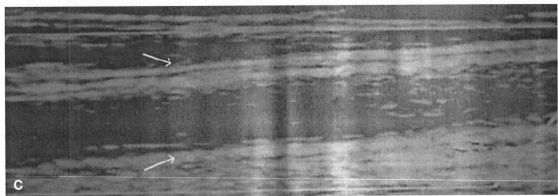

图 39-5　在锁骨下静脉（A 和 B）的和左侧肱静脉的延长段（全景视野）（C）内沿新鲜血栓 / 静脉壁（箭头）的双重高回声线。经允许转载自 Blaivas M, Stefanidis K, Nanas S, et al. Sonographic and clinical features of upper extremity deep venous thrombosis in critical care patients, *Crit Care Res Pract*. 2012; 2012:489135

到 2 点：我们的目标是通过加压短段的血管，在股总静脉和腘静脉中取样，通常 3 cm 或 4 cm，约有 3 个或 4 个加压[38]。这篇社论评论还说，理想情况下，还应扫描股总静脉与大隐静脉的交界处，以识别近端大隐静脉血栓，它将可能把血栓播种到股总静脉[38]。这样的血栓应被当做深静脉血栓来治疗及处理，因为其延展至深静脉系统的可能性很高[38]。

需要多少培训和练习急诊医师才能完成床旁下肢静脉超声以安全排除 DVT 仍未可知。美国急诊医师学院（ACEP）推荐的 DVT 诊断流程见图 39-6，但并未确定急诊医师床边超声检查所需的训练量。采集图像时，建议患者仰卧头高脚低位[36]。

临床医师应该意识到下肢 US 的局限性。尽管罕见，孤立的骨盆静脉血栓约占所有 DVT 病例的 2%[40, 43]。一篇关于急诊医师行下肢近端加压 US 病例报道显示：在腹股沟韧带水平的股总静脉搏动减弱，而在右髂外静脉发现了血栓[40]。遗漏髂外 DVT 意义重大，因为盆腔静脉 / 髂股静脉血栓具有造成栓塞和血栓后综合征的高度风险[34, 40, 44]。这篇文章指出，需要识别可能存在更近端血栓的线索，例如血管扩张、湍流或检查时需要极大的力量压缩静脉结构[40]。进行床旁 US 的医师需要对其局限性有充分认识，并接受那些提示异常病理的微小发现内容

的培训。

经验性的抗凝治疗涉及风险问题，特别是对抗凝药物不耐受的患者。研究表明，急诊医师自己进行下肢 US，减少了患者处置的时间[45]。随着急诊医师进行床边 US 能力的增强，有希望减少经验性抗凝治疗，从而让患者更快地出院。

CT 静脉造影

使用计算机断层扫描（CT）诊断 DVT 是一个活跃的研究领域。其中一个是 PIOPED II 研究，这个包含了 711 例患者的前瞻性多中心研究，多排螺旋 CT（MDCT）血管造影（CTA）后比较 CT 静脉造影（CTV）与静脉压缩超声检查诊断 VTE 方面的临床价值[46]。观察者证实了 CTV 与超声检查在诊断或排除 DVT 的方面 95.5% 的一致性。他们得出结论，两项检查技术能得出等价的诊断结果，而成像技术的选择应在综合了安全性、费用和时间限制后做出。

理想的草案应该是：显示肺动脉和膈下深静脉（包括下肢）所用造影剂剂量不超过 CT 肺血管造影的剂量。然而，不是所有被评估 DVT 的患者都需要 CT 肺动脉造影。如果仅使用 CT 评估 DVT，患者将会暴露于较大的辐射剂量，并有造影剂潜在的肾毒性和 CT 高费用的问题。

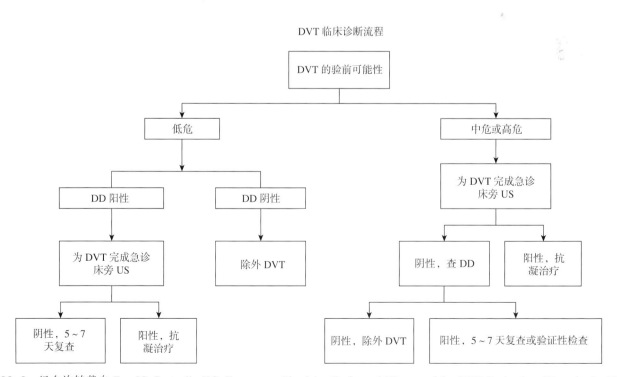

图 39-6 经允许转载自 Fox JC, Bertoglio KC: Emergency Physician Performed Ultrasound for DVT Evaluation, *Thrombosis*. 2011; 2011:938709

MR 静脉造影

磁共振成像（MR）的诊断准确性与静脉造影术（CV）相当，但缺乏预后数据。此外，MR 的高成本限制它广泛使用。与超声不同的是，磁共振成像（MRI）能够成像盆腔血管和腔静脉。MRI 不需要使用电离辐射，这对某些患者是有吸引力的选择，如疑似 VTE 的孕妇。

一项前瞻性的单中心研究，随机选取 24 例患者，将真正的稳态快速成像（FISP）MR 血管造影与造影剂增强静脉造影相比较[47]。作者得出结论 MR 静脉造影在骨盆和大腿诊断 DVT 是敏感和特异的，但在腘静脉以下的敏感性较差。此外，14 例无 DVT 的患者可依据 MR 静脉造影诊断为：肌肉撕裂，继发于先前 DVT 的慢性静脉功能不全，水肿，与临床确定的充血性心力衰竭或蜂窝织炎相关的皮下脂肪 / 液体伪影。MR 可以鉴别诊断的能力是个额外的优点。MR 也有一些缺点：转运一位危重患者去做 MR 很困难，有些呼吸机与 MR 不兼容，而清醒的患者可能遭受幽闭恐惧的痛苦。

静脉造影术

CV 一直被认为是 DVT 首选的诊断性检查。然而，由于患者的不适和难以获得足够研究证实，因此不推荐静脉造影作为初始筛选试验。等效诊断准确性的无创检查可能显著减少静脉造影的使用。目前，静脉造影是为非侵入性检测难以诊断或不可能执行的情况而保留的。对于数据足够的 CV 研究来说，必须获得深静脉系统（从小腿到盆腔静脉和下腔静脉）的完整可视化[48]：髂内静脉系统（髂内静脉）难以可视化，除非导管引导进入这个系统。两个或多个视图中存在的恒定的腔内灌注缺损是诊断急性 DVT 的最可靠标准[49]。

DVT 诊断策略的建议

ACCP 制订的 DVT 抗凝治疗和预防血栓形成指南第 9 版的内容摘要给出了怀疑 DVT 的相关诊断建议[2]。根据证据高质量（A 级）、中等质量（B 级）和低质量（C 级），推荐建议强度为强（1 级）和弱（2 级）。下文中除非另有说明，否则所有建议均来自第 9 版 ACCP 循证临床实践指南[2-3]。他们建议：对初次被怀疑下肢 DVT 的所有患者，诊断检查方法的选择要根据临床验前可能性评估做出，而不是完成同样的诊断检查（2B 级推荐）。

怀疑初次下肢 DVT 的低度验前可能性患者

ACCP 指南推荐了以下的初始测试之一：中度敏感的 DD、高度敏感的 DD 或加压 US（1B 级）。建议最初使用 DD 测试而不是近端加压静脉 US。他们指出：如果患者有与 DD 水平升高相关的并存疾病，并因此可能使 DD 阳性（见先前的推荐或参考文献 28），那么首选 US 为初始检查。在一些疑似 DVT 的患者中，US 是难以进行的（例如腿部铸型、过多皮下组织或液体妨碍可压缩性）或难以诊断，CT 静脉造影、MR 静脉造影或 MR 直接血栓显像是静脉超声的替代方法。

如果 DD 为阴性，则不建议进一步检查。如果近端加压 US 是阴性，也不建议进一步检查（1B 级）。如果 DD 是阳性，建议进一步检测近端加压静脉 US，而不是全腿静脉超声（2C 级）。

怀疑初次下肢 DVT 的中度验前可能性患者

指南推荐下列测试之一：高度敏感的 DD、近端加压 US 或全腿静脉超声（1B 级）。建议最初使用高度敏感的 DD，而不是 US（2C 级）。应用高度敏感的 DD 测试还是静脉超声将取决于当地的可获得性、提供的检查、检查的花费，以及如果不存在 DVT 获得一个阴性 DD 的可能性。如上所述，有些患者患有与 DD 水平升高有关的并存疾病。全腿静脉 US 作为首选可能用于那些不能返回进行系列检查的患者和那些有与小腿 DVT 严重症状一致的患者。如上所述，在静脉超声是不适用或难以诊断的患者中，CT 静脉造影、MR 静脉造影或 MR 直接血栓显像被认为是静脉超声的替代方法。

如果高度敏感的 DD 为阴性，则不建议进一步检查（1B 级）。如果 DD 为阳性，则推荐近端加压 US 或全腿静脉 US（1B 级）。

如果选择近端加压静脉 US 作为初始检查并结果为阴性，则建议在 1 周内重复进行该检查，或用中度或高度敏感的 DD 进行检测（1C 级）。在近端加压静脉超声阴性但 DD 阳性的患者中，指南建议在 1 周内重复近端加压静脉 US（1B 级）。加压静脉 US 连续阴性或近端加压静脉 US 阴性和 DD 阴性，指南建议不行进一步检查（1B 级）。如果全腿静脉 US 是阴性，也不建议进一步的检查（1B 级）。如果在全腿静脉超声中检测到一个孤立的远端 DVT，建议继续系列检查排除血栓向近端延展，优于治疗（2C）。指南中确实提到，有严重症状和延展危险因素的患者更有可能受益于治疗，优于重复静脉 US。

怀疑初次下肢 DVT 的高度验前可能性患者

在那些具有高度验前可能性的患者，无论是中度还是高度敏感的 DD 检测都不能作为独立测试来排除 DVT（1B 级）。指南建议采用近端加压 US、全腿静脉 US 或静脉造影（1B 级）。在某些患者（不能返回进行系列检查，严重症状提示小腿 DVT 的患者）中，全腿静脉 US 可能更优于近端加压静脉 US。在不明原因的广泛腿肿胀而没有 DVT 或没有近端或全腿静脉 US，以及没有 DD 检测或 DD 阳性，建议进行髂静脉成像以排除孤立的髂内 DVT。如上所述，在静脉 US 不适用或难以诊断的患者中，CT 扫描静脉造影、MR 静脉造影或 MR 直接血栓性显像被认为是静脉超声的替代方法。

在近端加压静脉 US 阴性的患者中，建议额外检查包括高度敏感的 DD，全腿静脉 US，在 1 周内重复近端加压静脉 US（所有级别 1B），静脉造影术（2B 级）。单次近端加压静脉 US 阴性和 DD 阳性的患者建议采用全腿静脉 US，在 1 周内重复近端加压静脉 US（均为 1B 级），静脉造影术（2B 级）。在系列静脉加压 US 阴性、单次近端压迫静脉 US 阴性、高敏感 DD 阴性或全腿静脉 US 阴性的患者中，指南建议不进一步检查（对于阴性全腿静脉 US 为 2B 级，其余为 1B 级）。

怀疑初次下肢深静脉血栓的没有进行危险分层患者

以下为初始检查选项：近端加压静脉 US（1B 级）、全腿静脉 US（1B 级）、静脉造影术（1B 级）或 DD 检测（2B 级）。

在近端加压静脉 US 阴性的患者中，推荐采用中度或高灵敏度的 DD、全腿静脉 US，或在 1 周内重复近端压迫静脉 US 检查（1B 级）或选择静脉造影术（2B 级）。在单次近端加压静脉 US 阴性和 DD 阳性的患者中，建议进一步行重复近端加压静脉 US 或全腿静脉 US（1B 级）。在以下情况下，不建议进一步的检查：系列近端加压静脉 US 阴性、DD 阴性和初次近端加压静脉 US 阴性，或全腿静脉 US 阴性（1B 级）。

怀疑复发 DVT 的患者

指南建议最初的评估采用近端加压静脉 US 或高度敏感的 DD，优于静脉血管造影术、CT 静脉造影术或 MRI（全部 1B）。他们提出：如果先前静脉超声不能获得而用于比较的话，首选高灵敏度 DD 检

测为初始检测。如果高度敏感的 DD 是阳性，推荐近端加压静脉 US（1B 级）。在怀疑下肢 DVT 复发，但初始近端加压静脉 US 阴性，推荐后续近端加压静脉 US（7±1 天）或测试中度或高度敏感的 DD（如果阳性，推荐后续近端加压静脉 US7±1 天）（2B 级）。如果正常或残余管腔直径增加 <2 mm，则认为近端加压静脉 US 为阴性。

对于异常但静脉 US 难以诊断的患者（残余静脉直径增加 <4 mm，但 ≥2 mm），推荐进一步行静脉造影（如果可获得）（1B 级），系列近端加压静脉 US（2B 级），中度或高度敏感的 DD 联合系列近端加压超声。

对于怀疑复发同侧 DVT 并有异常静脉 US 的患者，如果没有先前的结果进行比较，则建议行进一步的检查：如果可获得行静脉造影（B 级）或高度敏感的 DD（2B 级），优于系列近端加压静脉 US。如果高度敏感的 DD 是阴性的，则建议不进一步检查（2C）。如果高度敏感的 DD 是阳性的，则建议进行静脉造影（如果可获得），优于经验性治疗（2C）。

怀疑妊娠相关 DVT 的患者

建议采用近端加压静脉 US 进行初始评估。如果初始近端压迫静脉 US 为阴性，建议进一步检查：系列近端加压静脉 US（第 3 天和第 7 天）（1B 级）或敏感的 DD（2B 级）。如果初始加压静脉 US 和 DD 为阴性，或系列近端加压静脉 US 阴性，则建议不进一步检查（1B 级）。DD 阳性的患者建议追加随访近端加压静脉 US（第 3 天和第 7 天），而不是静脉造影（1B 级）或全腿静脉 US（2C 级）。如果可疑髂静脉血栓形成（整个腿肿胀，有或无侧腹、臀部或背部疼痛），而标准的近端加压 US 无 DVT 的证据，则建议进一步做髂静脉的多普勒 US（2C 级）、静脉造影（2C 级）或直接 MRI（2C 级）检查，优于标准的系列近端深静脉加压 US。

怀疑上肢 DVT 的患者

建议采用（加压 US 联合多普勒或彩色多普勒）的联合模式 US 进行初始评估（2C 级）。那些被怀疑 UEDVT 的患者，如果初始静脉 US 阴性并临床高度怀疑 DVT，则建议进一步检查：中度或高度敏感 DD、系列 US 或静脉造影成像（传统的 CT 扫描或 MR）（2C 级）。如果 DD、CT、或 MR 阴性，推荐不再进行检查（1C 级）。如果 DD 阳性，症状又无其他疾病可以解释，建议进行静脉造影（2B 级）。如果症状有其他疾病可以解释，那么确诊检查和其

他疾病的治疗比静脉造影更重要（2C级）。和下肢DVT一样，那些患有使DD水平升高并发症的患者，应该行进一步影像学检查。

静脉血栓栓塞的其他来源
上肢深静脉血栓

虽然大多数DVT发生在下肢，但上肢DVT比以前认识的更多见。UEDVT可涉及锁骨下静脉、腋窝或肱静脉。UEDVT最常见的位置是颈内静脉（IJV）和上腔静脉（SVC）[37]。左侧更多发。临床表现与下肢深静脉血栓形成相似，包括水肿，手臂、颈部或胸部侧支静脉扩张，肢体疼痛和变色。

上肢DVT可能的并发症包括肺栓塞（PE）、反复UEDVT，罕有血栓后（静脉炎）综合征（post-thrombotic syndrome，PTS）[2]。UEDVT继发有症状的PE据报道发生率在3%-12.4%[31, 50, 51-54]。在一个注册研究（RIETE）中，9%的UEDVT存在有症状的PE，而29%的DVT存在有症状的PE[31, 55]。在随访期间，两组新的PE发生率相似。然而，UEDVT有更高的3个月死亡率（11%vs.下肢DVT的7%）。

上肢DVT有两种形式：①原发性或②继发性血栓形成。

大多数原发性UEDVT病例是由肋骨锁骨交界处的解剖异常引起的。劳力性血栓形成（Paget–von Schrötter综合征）是由于胸廓出口的肌肉骨骼变异引起的潜在慢性静脉压迫。锁骨下静脉在做Valsalva动作时，可被颈肋或运动员（特别是举重运动员）肥大的颈部肌肉压迫（因此叫"劳力性"血栓形成）：突然的血液瘀滞造成血栓形成。这在右臂更常见，可能是因为右侧经常是优势侧，因而涉及更剧烈的活动[56]。

在继发性血栓形成中，UEDVT发病率的增加，最可能是由于使用中央静脉导管（CVC）、起搏器导线和恶性肿瘤的治疗增加的结果[56]。CVC是继发性UEDVT的主要原因，因此UEDVT的总发病率随着CVC的使用而增加，尤其是通过外周静脉穿刺的中心静脉导管（PICC）的增加。大约一半的UEDVT患者存在静脉导管[31, 57-59]。CVC通过血液瘀滞、血小板黏附和内皮损伤引起血栓形成[31, 50]。导管直径和类型（腔的数量）、尖端位置、是否并发感染均影响DVT形成的风险。大管径的三腔PICC比单腔PICC的UEDVT风险高20倍[31, 60]。CVC尖端周围的错位与46%的血栓形成率有关，而合并感染则会

使相关风险增加到17.6倍[31]。恶性肿瘤是UEDVT的独立危险因子[61]。报告了多例在辅助生殖技术和卵巢过度刺激综合征环境下的妊娠期UEDVT[31, 62]。全胃肠外营养（TPN）输注本身可能是一个危险因素。推测TPN可能是通过引起血管损伤和炎症的方式促进血栓的，是血栓的刺激因素[37, 63]。

颈内静脉和锁骨下静脉在血栓并发症方面没有发现显著差异[61]，而股静脉通路则证明有更多血栓形成。

在植入CVC时，有一些因素应考虑到以减少血栓形成。应选择满足应用的最小直径导管，确保导管尖端在SVC的适当位置，不再需要时立即将导管取出。在儿科人群中，有一些研究显示肝素结合导管展示出在导管相关的血栓形成方面的益处[31, 64-65]。关于药物预防，ACCP指南不推荐仅仅由于置入CVC而常规使用抗凝来预防[2]。

May-Thurner综合征

May-Thurner综合征是这样一种解剖样式：左髂总静脉在右髂总动脉和下方的椎体之间，血流动力学上明显受压。最常见的是20～50岁的女性。典型的表现是，存在慢性静脉功能不全或大的髂股DVT。复发性左下肢DVT或慢性、难治性DVT（左下肢）的患者应考虑此诊断。与May-Thurner综合征相关的DVT可反复发作和（或）单独的抗凝治疗无效。治疗需要导管溶栓、静脉血管成形术和（或）血管内支架[66]。

股青肿

股青肿是一种罕见的大型近端（髂股）静脉血栓形成。静脉阻塞导致静脉压力急剧上升，大量的间质液体转移，炎症引起血管痉挛而动脉灌注减少，筋膜室综合征和坏疽形成[1]。临床表现为下肢皮肤紧绷、发冷、肿胀、疼痛、发绀（图39-7）[67]。由此产生的坏疽、筋膜室综合征和动脉受损导致了循环衰竭和休克。因为可能会导致死亡或截肢，应立即给予全身抗凝治疗。静脉溶栓治疗在治疗中的作用是有争议的。应考虑紧急血栓切除术。

治疗

在1986年，ACCP发表了第一个关于抗血栓治疗的共识声明。最新的ACCP指南于2012年发布。本篇总结2012年ACCP指南在VTE治疗方面有关

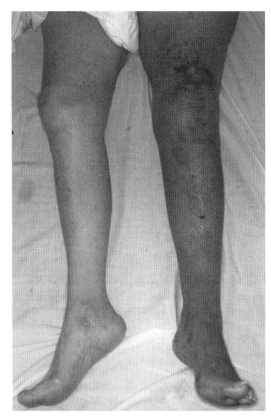

图 39-7　股青肿。左腿有蓝色的变色和肿胀。（经允许转载　自 Knoop KJ, Stack LB, Storrow AB: *Atlas of Emergency Medicine*, 2nd edition. New York: McGraw-Hill Professional; 2002.）

急诊医师的应用。除非另有说明，所有建议均来自于第 9 版的 ACCP 循证临床实践指南[2-3]。建议的强（1 级）和弱（2 级）都是基于高质量（A 级）、中度（B 级）和低度质量（C 级）证据。

简单地说，在考虑使用抗凝治疗之前，必须考虑患者是否有抗凝禁忌。抗凝治疗的绝对禁忌包括严重的活血性出血、颅内出血，最近的脑、眼、脊髓手术，恶性高血压。相对禁忌证包括最近的脑血管意外、活动性消化道出血、最近的大手术、严重高血压、严重的肾或肝功能衰竭、严重的血小板减少症（血小板＜ 50000 /µl）[5]。

下肢急性 DVT 的初始抗凝

下肢急性 DVT 的主要治疗是抗凝。对临床高度怀疑急性 VTE 的患者，在等待检查结果时，建议采用胃肠外抗凝剂治疗（2C 级）。对临床中度怀疑 VTE 的和诊断测试结果预计延迟＞4 小时的患者，建议胃肠外抗凝剂治疗（2C 级）。对于临床低度怀疑急性 VTE 的患者，预计在 24 小时内可获得检查

结果，不建议治疗（2C 级）。

初始治疗深静脉血栓形成的药物：① SC 低分子量肝素（LMWH），无须监测；②静脉注射肝素（UFH），需要监测；③ SC 注射肝素，初始应用需要根据体重计算剂量并监测。④ SC 注射肝素，初始应用需要根据体重计算剂量，无需监测；⑤ SC 磺达肝素，无需监测；⑥口服达比加群、利伐沙班或阿哌沙班。

该病的初始治疗目的是防止血栓延展，预防VTE 早期和后期复发。由于降低的蛋白 C 和 S 水平引起的初始高凝状态，单独使用维生素 K 拮抗剂（VKA）治疗的患者复发 / 延展率高，建议在诊断时肝素（或 LMWH 或磺达肝素）与 VKA 一起治疗[68]。急性下肢 DVT 患者，推荐早期开始 VKA（比如和胃肠外治疗同一天开始）。关于 VKA 在门诊患者中的治疗，指南建议前两天使用华法林 10 mg，然后剂量根据测量的国际标准化比（INR）进行给药（2C 级）。持续胃肠外抗凝至少 5 天，直到 INR ≥ 2.0 至少 24 小时（1B 级）。这个推荐是基于观察到，无论 INR 的水平如何，在应用华法林后 5 天内，Ⅱ因子活性没有显著降低。如果过早的停止肝素 / 低分子肝素或磺达肝素，Ⅱ因子相对长的半衰期和蛋白 C 和 S 短的半衰期的组合被认为将激起反常的高凝状态[68]。

在近端 DVT 患者初始抗凝选择中，指南建议LMWH 或磺达肝素，优于 IV UFH（2C 级）和 SC UFH（LMWH 为 2B 级，磺达肝素为 2C 级）。

低分子肝素

指南推荐使用 LMWH SC 优于 IV UFH。指南建议 LMWH 给药一天一次优于一天两次（2C 级）。对于存在严重肾功能不全的患者（计算的肌酐清除率＜ 30 ml/min），在接受 LMWH 治疗时，建议减少用药剂量（2C 级）。

静脉 UFH 方案

指南推荐：注射或输注剂量根据体重进行调整。80 u/kg 推注，然后按照 18 u/(kg·h) 维持。或应用固定剂量推注 5000 u，然后 1000 u/h 维持，而非其他方案（2C 级）。

SC 肝素方案

对于接受 SC UFH 治疗的 VTE 门诊患者，我们推荐按照体重调整剂量（首剂 333 u/kg，然后 250 u/kg）而无须监测。这优于固定剂量或根据体重调节剂量

并需监测的 UFH 方案（2C 级）。

磺达肝素

磺达肝素是一种合成的戊多糖。和 LMWH 一样，它可以 SC，不需监测，并且已经被证实治疗急性 DVT 有效。磺达肝素的缺点是半衰期长（17 小时），而且没有拮抗药物。对于体重＞100 kg 的患者，推荐磺达肝素增加剂量从常规剂量 7.5～10 mg 开始（2C 级）。

直接口服抗凝血剂

直接口服抗凝剂（DOAC）是 DVT 的治疗是一个新的发展领域。新一代口服抗凝剂包括直接凝血酶抑制剂（DTI）如达比加群和直接的凝血因子 Ｘa 抑制剂如利伐沙班、阿哌沙、依度沙班。这些药物会影响促凝血酶的活性，而 VKA 则会影响凝血因子的肝合成。这些药物并不依赖于内源性的抗凝血酶，而肝素和肝素类似物如磺达肝素依赖于内源性的抗凝血酶[69]。DTI 和因子 Ｘa 抑制剂 "一般显示药物的血浆浓度与抗凝血活性之间具有线性关系，具有可靠的药物动力学和药效学[69]"。

与肝素不同，它们的半衰期短，没有肝素的相关特性，因此不会出现肝素诱发的血小板减少（HIT）。较早期 HIT 患者可使用达比加群、利伐沙班、阿哌沙班。然而，由于缺乏临床试验、数据和这个适应证的推荐剂量，目前关于新确诊的急性 HIT 的治疗方法是令人沮丧的[69]。

2012 年 ACCP 指南关于直接口服抗凝剂的信息非常少。很可能未来的更新指南将会有更多关于它们的使用信息和建议。此外，我在文献回顾中发现，Cochrane 协作组似乎正在对口服 DTI 或口服因子Ｘa 抑制剂在治疗 DVT 方面的内容进行综述。在我发表这篇文章的时候，所有这些都是他们的协议草案[70]。下面的部分主要来自于 Cochrane 的协议草案文章。

口服直接凝血酶抑制剂

口服 DTI 直接与凝血酶结合，不需要联合因子如抗凝血酶。DTI 抑制可溶性的凝血酶和纤维蛋白结合的凝血酶[70-71]。因为它们缺乏与其他蛋白的结合、抗血小板作用和没有 HIT，它们的抗凝作用更可以预期[70, 72]。Cochrane 协议草案提到两种 DTI，包括达比加群和希美加群，因希美加群有不可接受的肝毒性，因此未得到使用许可。

达比加群

达比加群酯是一种可逆转的口服 DTI，在胃肠道中被代谢为其活性成分达比加群。它能有效地结合游离凝血酶和血栓结合的凝血酶[69]。达比加群需要酸性 pH 值，不需要监测凝血功能。与 VKA 比较，颅内出血的发生率低，但消化不良、烧心和消化道出血发生率更高[70]。它主要经肾排泄。不像其他 DOAC，血液透析可以清除体内的达比加群。禁忌证是肌酐清除率＜30 ml/min。

对于静脉血栓的治疗，达比加群的剂量是 150 mg 每日两次[69, 74]。达比加群被批准用于预防和治疗 DVT/PE。

口服Ｘa 抑制剂

口服 Ｘa 因子抑制剂直接与 Ｘa 因子的活性位点结合，从而阻断凝血因子的活性。与间接 Ｘa 因子抑制剂（例如磺达肝素）不同，直接 Ｘa 因子抑制剂可以失活游离 FXa 和与凝血酶原酶复合物结合 FXa，不需要与抑制剂抗凝血酶相互作用[70, 75]。它们不需要定期的凝血功能监测，已经被证明效果不劣于 VKA，与 VKA 相比似乎药物的相互作用更少，而且没有食物和酒精的相互作用[70]。

利伐沙班

利伐沙班是一种可逆的口服 Xa 因子抑制剂。经批准用于治疗急性 DVT。推荐剂量：前 21 天 15 mg 每日两次，之后 20 mg 每日一次持续治疗并预防复发[70, 76]。肾功能受损会增强利伐沙班的作用。肌酐清除率 15～50 ml/min，剂量减少至 15 mg 每日，肌酐清除率＜15 ml/min 禁止使用[69]。利伐沙班被批准用于 DVT 预防、DVT/PE 预防、再发 DVT/PE 预防和 DVT/PE 的治疗。

阿哌沙班

阿哌沙班（艾乐妥）以活性形式被吸收，不需要生物转化[69, 77]。每日两次给药，抗凝效果稳定，波动更少[69, 77]。若患者有至少以下两个特点：年龄≥80 岁、体重≤60 公斤或血肌酐≥1.5 mg/dl，推荐降低剂量为 2.5 mg 每日两次[69]。肌酐清除率＜15 ml/min 或透析患者不推荐使用。艾乐妥被批准用于预防深静脉血栓预防、预防 DVT/PE 复发和 DVT/PE 治疗。

另外，在 Cochrane 的协议草案中，贝曲西班和依度沙班被列为口服 X a 因子抑制剂，但是由于在本书发表时未被批准使用，不做进一步的讨论。

所有的 DOAC 都需要更多的研究，特别是在老年人、青少年、肾功能受损者、极端的躯体疼痛和应用可能的干扰药物如非甾体抗炎药和抗血小板治疗的特殊人群。此外，在远端 DVT、上肢 DVT、血栓性浅静脉炎、导管相关血栓和进行溶栓治疗的患者中尚未有研究[78]。此外，许多医师都强烈关注新的 DOAC，在患者发生出血（如重大创伤、颅内出血、消化道出血）时，能迅速逆转它们的作用。

长期抗凝治疗的选择

- 无肿瘤的下肢 DVT：建议使用 VKA 优于 LMWH 进行长期治疗（2C 级）。若没有接受 VKA 治疗，建议 LMWH 优于达比加群或利伐沙班进行长期治疗（2C 级）。
- 下肢 DVT 合并肿瘤：建议 LMWH 优于 VKA 治疗（2B 级）。如果不使用 LMWH 治疗，建议 VKA 优于达比加群或利伐沙班进行长期治疗（2B 级）。
- 这篇 ACCP 指南是在 2011 年 10 月制订的，当时还没有足够的数据；然而，作者指出：新的数据正在迅速出现，特别是关于 DOAC。
- 在有症状的下肢急性 DVT 患者中，指南建议使用加压弹力袜（2B 级）。如果患者已经出现了 PTS，加压弹力袜将穿着 2 年甚至更久。

孤立的远端 DVT

如果患者没有严重的症状或血栓进展的危险因素，建议 2 周后复查下肢静脉 US 优于初始抗凝（2C 级）。然而，如果患者有严重的症状或血栓进展的危险因素，那么初始抗凝治疗优于系列深静脉 US 检查（2C 级）。然而有人提到，高出血风险的患者更可能受益于系列 US 检查。对于那些接受初始抗凝治疗的急性下肢远端 DVT 患者，采用同样的方法治疗急性近端 DVT（1B 级）。对急性孤立的下肢远端 DVT 患者，经系列影像检查，如果血栓没有进展，则不用抗凝（1B 级）。如果血栓进展了，但仍局限于远端静脉，建议进行抗凝（2C 级）。如果血栓延伸到近端静脉，建议抗凝治疗（1B 级）。

浅静脉血栓形成

指南建议对于长度大于 5 cm 的下肢浅静脉血栓，使用预防剂量的的磺达肝素或 LMWH 疗程至少 45 天（2B 级）。指南建议磺达肝素每日 2.5 mg 优于预防剂量的 LMWH（2C 级）。

孕期急性 DVT

指南推荐调整剂量的 SC LMWH 优于调整剂量 UFH（1B 级）。产前，建议 LMWH 优于 VKA（1A 级）。产后至少要持续 6 周（最低总疗程为 3 个月）（2C 级）。指南还提到了 VTE 合并怀孕的其他情况，如反复的 VTE、易栓症和机械心脏瓣膜。我将不会在这些方面进行阐述，因为在急诊医师诊断的 VTE 中，这些情况出现概率很低。

儿童 VTE

对于首次 VTE、中心静脉通路装置（CVAD）和非中心静脉通路装置相关的儿童患者，建议使用 UFH 或 LMWH（1B 级）进行紧急抗凝。初始处理至少使用 UFH 或 LMWH 5 天（1B 级）。考虑到进行性的治疗，UFH 或 LMWH 也被推荐。对于随后将开始 VKA 治疗的患者，建议在第 1 天开始口服治疗，如果 INR 未超过 2.0，则在第 6 天或更晚停止肝素治疗（1B 级）。对于特发性 VTE 患儿，建议抗凝治疗 6 ~ 12 个月（2C 级）。对于继发性 VTE（与临床危险因素相关的 VTE）并且危险因素已解决，建议 3 个月抗凝治疗（2C 级）。对于有持续但可能可逆的危险因素的儿童，建议在治疗或预防性剂量下持续抗凝治疗超过 3 个月，直到危险因素得到解决（2C 级）。对于反复发作的特发性 VTE，我们建议使用 VKA（1A 级）进行无限期治疗。对存在可逆危险因素的复发的继发性 VTE，建议抗凝直到诱发因素消除至少 3 个月（2C 级）。

在有 CVAD 的 VTE 的儿童中，CAVD 只建议在不能使用或不再需要的情况下才可拔除（1B 级）。建议在拔除 CVAD 之前至少进行 3 ~ 5 天的抗凝治疗。如果仍需要 CVAD，且导管仍可使用，则指南建议 CVAD 保持原位，并给予患者抗凝剂（2C 级）。如果 CVAD 在治疗 3 个月后仍有必要，则给予预防剂量的 VKA（INR 范围 1.5 ~ 1.9）或 LMWH（0.1 ~ 0.3 单位 /ml，直到 CVAD 被拔除（2C 级）。

儿童溶栓治疗建议仅用于危及生命或肢体安全的血栓形成（2C 级）。此外，在危及生命的 VTE 中，建议切除血栓（2C 级）。对于做过血栓切除术的儿童，采用抗凝治疗遵循癌症 VTE 儿童的常规抗凝治疗建议（2C 级）。

INR 过量

- 无出血的 INR 过量给予维生素 K
  - INR 在 4.5～10：建议反对常规使用维生素 K（2B 级）。
  - INR>10：建议口服维生素 K（2C 级）
- 抗凝相关的出血的治疗
  - 治疗 VKA 相关的大出血：建议用凝血酶原复合物浓缩物而不是血浆治疗（2C 级）
  - 另外，建议应用维生素 K 5～10 mg 缓慢静脉注射优于单用凝血因子逆转。（2C 级）。

急性下肢 DVT 清除的治疗策略

积极消除血栓可减少急性症状和潜在 PTS 的风险，可以在出现股青肿时保护肢体。通过去除血栓，可以逆转静脉阻塞和恢复瓣膜功能，可防止后期发展为静脉瓣膜功能不全。该指南进一步推测，血栓清除和随后静脉阻塞的缓解可能会降低 VTE 复发的风险。累及髂和股总静脉的 DVT 发生 PTS 的风险最高，因此被认为是最有可能从去除血栓治疗中获益的 [3, 79]。

最近 Cochrane 于 2014 年发表综述 [80]，列举了溶栓治疗优于标准抗凝治疗的几个优点：溶栓治疗后更频繁的完整血块分解，使静脉通畅，血流更好维持，发生 PTS 更少。溶栓治疗使 PTS 减少显著，减少了 1/3，需要治疗减少了 1/5。这篇综述指出，经导管溶栓是目前最受青睐的，因为可以减少全身出血的风险。对于溶栓的不同制剂，链激酶是研究最广泛的。正如设想的那样，溶栓使出血的风险增加，但随着时间的推移，使用更严格的排除标准，出血风险也已降低。然而，ACCP 指南建议单独使用抗凝剂治疗优于溶栓 [2-3]。

导管溶栓

对于急性下肢近端 DVT 患者，指南建议单独抗凝治疗优于导管溶栓（CDT）（2C 级）。文章指出，CDT 风险和获益是不确定的，单独抗凝治疗是可以接受的。最有可能受益 CDT 患者是那些有高度 PTS 预防价值，而与 CDT 相关的复杂性、花费、出血风险方面有较低的附加价值的患者。指南指出 CDT 可能对某些患者有益：症状<14 天、髂股 DVT、预期生存时间≥1 年、功能状态良好、显示低出血风险。急性 DVT 的患者，在成功进行经导管溶栓治疗后，推荐进行抗凝治疗，强度和持续时间与未经导管溶栓治疗的患者相同（1B 级）

全身溶栓治疗

建议单独抗凝治疗优于全身溶栓（2C 级）。本文提到的全身溶栓有降低 PTS 的能力，是以增加大出血为代价的。指南声明"我们相信仅对满足以下所有条件的患者考虑全身溶栓：髂股 DVT、症状<14 天、良好功能状态、预期生存时间≥1 年和低度出血风险。"

静脉血栓切除术

除非是髂股 DVT，急性近端 DVT 不建议静脉血栓切除术。对于急性髂股静脉 DVT、良好功能状态、预期生存时间≥1 年和症状<7 天的患者，指南建议在有恰当的专家和资源的机构行静脉血栓切除术，以减少急性症状和血栓后发病率。如这些患者没有高出血风险，指南建议 CDT 一般优于静脉血栓切除术。对于行静脉血栓切除术的患者，推荐给予与未行血栓切除术患者同样强度和时间的抗凝治疗（1B 级）

DVT 患者的腔静脉滤器

置入下腔静脉（IVC）滤器不是没有风险的。IVC 血栓形成出现在滤器置入后 5% 患者 [68]。目前没有随机试验评估了在急性 DVT 患者单独使用 IVC 滤器（不同时抗凝）预防 PE 的有效性。指南基于利用抗凝的能力，区分了腔静脉滤器置入的推荐。

- 对于急性下肢 DVT 的患者，指南不推荐在抗凝治疗基础上应用 IVC 滤器（1B 级）。
- 对于急性下肢近端 DVT 患者，有抗凝禁忌证时，推荐置入 IVC 滤器（1B 级）。
- 对于急性下肢近端 DVT 患者，已有 IVC 滤器置入替代抗凝，推荐当出血的风险消除后，应当续以常规的抗凝治疗（2B 级）。
- 不考虑永久 IVC 滤器置入，也不应把滤器作为延长抗凝的指征。

抗凝治疗持续时间

对于急性 VTE 患者，推荐长期治疗优于初始治疗 1 周后停止抗凝（1B 级）。文中提到的抗凝治疗应持续，直到①再发 VTE 的风险减小，此风险不再超越增加的出血风险；或②患者意愿（指南提出可能被经济负担影响）。再发风险很大程度上由两个因素决定：①是否 VTE 的急性发作已被有效治疗；②患者再次发作 VTE 的固有风险。VTE 复发的最重要的影响因素是可逆的诱发危险因素的存在、无缘无故的 VTE 和活动性肿瘤。在那些由可逆因素引发的 VTE 患者中，近期手术因素与非手术触发因素（雌激素治疗、妊娠、腿部损伤、飞行 8 小时以上）比较，诱发 VTE 再发的风险要小得多。

- 由手术引发的下肢近端 DVT 患者，推荐抗凝治疗 3 个月（1B 级）。
- 由非手术的短暂危险因素引发的下肢近端 DVT 患者，推荐抗凝 3 个月（1B 级）。
- 由手术或非手术的短暂危险因素引发的下肢远端 DVT 患者，推荐抗凝 3 个月（1B 级）。
- 无缘无故的下肢（远端或近端）DVT 患者，推荐抗凝治疗至少 3 个月（1B 级）。3 个月后，应该评估延长治疗的风险收益比。
- 初次无缘无故的 VTE 并有高度出血风险的患者，指南推荐抗凝 3 个月。
- 无缘无故的初次 VTE 伴孤立的下肢远端 DVT 患者，无论出血风险低或中度（2B 级）或高度（1B 级）推荐抗凝 3 个月。
- 无缘无故的再发 VTE 患者，抗凝推荐基于出血风险。
  - 低出血风险，推荐延长抗凝超过 3 个月（1B 级）。
  - 中度出血风险，推荐延长抗凝超过 3 个月（2B 级）。
  - 高度出血风险，推荐抗凝 3 个月（2B 级）。
- 下肢 DVT 伴有活动性肿瘤患者，如果出血风险不高，推荐延长抗凝超过 3 个月（1B 级）。如果出血风险高，仍然推荐延长抗凝，但仅是 2B 级推荐。
- 下肢 DVT 不伴肿瘤患者，推荐 VKA 长期治疗优于 LMWH（2C 级）。如果没有 VKA 治疗，推荐 LMWH 长期治疗优于达比加群或利伐沙班（2C 级）。
- 下肢 DVT 伴肿瘤患者，推荐 LMWH 优于 VKA 治疗（2B 级）。如果不能 LMWH 治疗，推荐 VKA 长期治疗优于达比加群或利伐沙班（2B 级）。

抗凝效应的强度

- 指南推荐：在整个治疗期间，应调整 VKA 剂量以保持 INR 的目标值 2.5（范围为 2.0～3.0）（1B 级）。
- 对于先前 VTE 伴抗磷脂综合征的患者，推荐 VKA 治疗小心调整剂量使达中度 INR 水平（INR2.0～3.0 而不是更高强度 INR3.0～4.5）（2B 级）。

急性上肢 DVT 的治疗

像下肢 DVT 一样，推荐急性 UEDVT 患者使用治疗剂量的 LMWH、UFH 或磺达肝素完成 3 个月抗凝疗程。UEDVT 如果涉及腋静脉或更近端的静脉，指南推荐胃肠外抗凝治疗（LMWH、磺达肝素、IV UFH 或 UFH）（1B 级）。推荐 LMWH 或磺达肝素优于 IV UFH（2C 级）和 SC UFH（2B 级）。而且，推荐单独抗凝治疗优于溶栓（2C 级）。对于确实溶栓的患者，推荐抗凝强度和没有溶栓的患者一样（1B 级）。

UEDVT 的绝大多数患者和 CVC 相关，如果导管有功能和持续需要，不推荐移除导管（2C 级）。无论导管放置在恰当位置，还是已移除，最小的抗凝持续时间都是 3 个月。与 CVC 相关的 UEDVT 患者，不伴癌症（1B 级）和伴有癌症（2C 级）都推荐抗凝 3 个月。

不确定是否需要给血栓局限在肱静脉的患者使用抗凝剂。可接受的替代全量抗凝的方法是：当停止抗凝时进行临床或 US 监测以发现 UEDVT 的进展，预防剂量的抗凝治疗或治疗剂量的抗凝治疗小于 3 个月。如果孤立的腋静脉血栓是有症状的，与仍然留置的 CVC 相关，或与癌症相关，指南支持抗凝治疗。

NOAC，如 DTI 或 X a 抑制剂尚未被研究用于治疗 UEDVT。关于 UEDVT 的溶栓治疗，指南建议考虑溶栓"仅当患者满足以下所有条件时：严重的症状、血栓涉及最多的是锁骨下静脉和腋静脉、症状 <14 天、良好功能状态、预期生存时间≥1 年、低度出血风险"。导管溶栓优于全身溶栓。

DVT 患者住院与家庭治疗

2007 年的 Cochrane 综述得出结论，家庭管理既符合成本效益，也更受患者青睐[81]。6 项随机对照试验（RCT）涉及 1708 名患者，比较家庭（LMWH）与住院（LMWH 或 UFH）治疗 DVT。得出结论，在家中接受 LMWH 治疗的患者较少出现复发性 VTE，大出血更少，死亡率更低。然而，家庭治疗的患者比在医院接受治疗的患者微出血多。2012 年的一项研究表明，使用 LMWH 的 DVT 患者进行门诊治疗是具有成本效益的，并没有发现患者的疗效有显著差异[82]。住院治疗平均费用为 4338 美元，门诊费用平均为 1750 美元。

　　根据这些患者的家庭情况来决定是适当的，ACCP 指南推荐最初在家庭治疗优于医院治疗（1B级）。建议早期下床活动优于卧床休息（2C 级）。如果有严重的肢体水肿和疼痛，需要推迟活动，建议弹力袜治疗。

血栓形成后综合征

　　PTS 是下肢深静脉血栓形成的常见并发症。患者主诉患肢疼痛、肿胀、沉重、抽筋、发痒或刺痛，可发生溃疡。站立和行走通常会加重症状，而休息和抬高患肢则会改善症状。同侧复发性静脉血栓形成与随后发生中度或严重血栓后综合征密切相关[83]。因此，预防血栓复发可能减少 PTS。在诊断时使用合适的加压弹力袜并持续穿戴至少 2 年，可以有效地减少 PTS[84]。可为患者定制特定的压力梯度的弹力袜。

　　有报道称，在 UEDVT 后上肢 PTS 的发生率为7%～46%[31, 38]。该指南指出，没有随机试验评估弹力绷带、弹力袖或静脉活性药物在 UEDVT 后预防PTS 的作用，因此不建议对急性有症状的 UEDVT（2C 级）患者使用弹力袖或静脉活性药物。然而，他们确实提到了一些传闻证据，即弹力设备治疗对部分上肢 PTS 的患者有好处，效益超过危害和费用。因此，有上肢 PTS 的患者，建议尝试用弹力绷带或弹力袖来减轻症状（2C 级）。

（郭治国　尚　文　译）

参考文献

1. Fields JM and Goyal M. Venothromboembolism. *Emerg Med Clin North Am.* 2008; 26:649–683, viii.
2. Guyatt G, Akl E, Crowther M, et al. Executive summary, antithrombotic therapy and prevention of thrombosis, 9th ed.: American College of Chest Physicians evidence-based clinical practice guidelines. *Chest.* 2012; 141 (2)(Suppl):7S–47S.
3. Kearon C, Akl E, Comerota A, et al. Antithrombotic therapy and prevention of thrombosis, 9th ed.: American College of chest physicians evidence-based clinical practice guidelines. *Chest.* 2012; 141(2)(Suppl):e419S–e494S.
4. Virchow R. *Gesammalte abhandlungen zur wissenschaftlichen medtzin.* Frankfurt: Medinger Sohn & Company; 1856.
5. Lichtman MA, Williams WJ, Beutler E, et al. *Williams hematology.* New York: McGraw-Hill Professional; 2005.
6. Merli GJ. Pathophysiology of venous thrombosis, thrombophilia, and the diagnosis of deep vein thrombosis-pulmonary embolism in the elderly. *Clin Geriatr Med.* 2006; 22:75–92, viii–ix.
7. Gordon SG, Franks JJ, Lewis B. Cancer procoagulant A: a factor X activating procoagulant from malignant tissue. *Thromb Res.* 1975; 6:127–137.
8. Lopez JA, Chen J. Pathophysiology of venous thrombosis. *Thromb Res.* 2009; 123 Suppl 4:S30–34.
9. Lopez JA, Kearon C, Lee AY. Deep venous thrombosis. *Hematology Am Soc Hematol Educ Program.* 2004; 439–456.
10. Sevitt S. The structure and growth of valve-pocket thrombi in femoral veins. *J Clin Pathol.* 1974; 27:517–5281974.
11. Osterud B, Bjorklid E. The tissue factor pathway in disseminated intravascular coagulation. *Semin Thromb Hemost.* 2001; 27:605–617.
12. Myers DD, Hawley AE, Farris DM, et al. P-selectin and leukocyte microparticles are associated with venous thrombogenesis. *J Vasc Surg.* 2003; 38:1075–1089.
13. Rao LV. Tissue factor as a tumor procoagulant. *Cancer Metastasis Rev.* 1992; 11:249–266.
14. Mazza JJ. Hypercoagulability and venous thromboembolism: a review. *WMJ.* 2004; 103:41–49.
15. Friedman MH, Brinkman AM, Qin JJ, et al. Relation between coronary artery geometry and the distribution of early sudanophilic lesions. *Atherosclerosis.* 1993; 98:193–1993.
16. Bockenstedt P. D-dimer in venous thromboembolism. *NEJM.* 2003; 349:1203–1204.
17. Ogawa S, Gerlach H, Esposito C, et al. Hypoxia modulates the barrier and coagulant function of cultured bovine endothelium. Increased monolayer permeability and induction of procoagulant properties. *J Clin Invest.* 1990; 85:1090–1098.
18. Closse C, Seigneur M, Renard M, et al. Influence of hypoxia and hypoxia-reoxygenation on endothelial P-selectin expression. *Thromb Res.* 1997; 85:159–164.
19. Bongard FS, Sue DY, Vintch JRE. *Current critical care diagnosis and treatment.* New York: McGraw-Hill; 2008: 640.
20. Marino PL, Sutin KM. *The ICU book.* Philadelphia, PA: Williams & Wilkins; 2006: 82.
21. White RH. The epidemiology of venous thromboembolism. *Circulation.* 2003; 107:14–18.
22. Klatsky AL, Armstrong MA, Poggi J. Risk of pulmonary embolism and/or deep venous thrombosis in Asian-Americans. *Am J Cardiol.* 2000; 85:1334–1337.
23. Anderson FA Jr, Wheeler HB, Goldberg RJ, et al. A population-based perspective of the hospital incidence and case-fatality rates of deep vein thrombosis and pulmonary embolism. The Worcester DVT Study. *Arch Intern Med.* 1991; 151:933–938.
24. Silverstein MD, Heit JA, Mohr DN, et al. Trends in the incidence of deep vein thrombosis and pulmonary embolism: a 25-year population-based study. *Arch Intern Med.* 1998; 158:585–593.
25. Rosendaal FR, Koster T, Vandenbroucke JP, et al. High risk of thrombosis in patients homozygous for factor V Leiden (activated protein C resistance). *Blood.* 1995; 85:1504–1508.
26. Rogers, M, Levine, DA, Blumberg N, et al. Triggers of hospitalization for venous thromboembolism. *Circulation.* 2012; 125(17):2092–2099.
27. Vaccaro P, Van Aman M, Miller S, et al. Shortcomings of physical examination and impedance plethysmography in the diagnosis of lower extremity deep venous thrombosis. *Angiology.* 1987; 38:232–235.
28. Righini M, Perrier A, De Moerloose P, et al. D-Dimer for venous thromboembolism diagnosis: 20 years later. *J Thromb Haemost.* 2008; 6:1059–1071.
29. Hager K, Platt D. Fibrin degeneration product concentrations (D-dimers) in the course of ageing. *Gerontology.* 1995; 41:159–165.
30. Righini M, Nendaz M, Le Gal G, et al. Influence of age on the cost-effectiveness of diagnostic strategies for suspected pulmonary embolism. *J Thromb Haemost.* 2007; 5:1869–1877.

31. Grant JD, Stevens SM, Woller SC, et al. Diagnosis and management of upper extremity deep-vein thrombosis. *Thrombosis Haemostasis.* 2012; 108(6):1097–1108.

32. Merminod T, Pellicciotta S, Bounameaux H. Limited usefulness of D-dimer in suspected deep vein thrombosis of the upper extremitis. *Blood Coagul Fibrinolysis.* 2006; 17:225–226.

33. Goodacre S, Sampson F, Thomas S, et al. Systematic review and meta-analysis of the diagnostic accuracy of ultrasonography for deep vein thrombosis. *BMC Med Imaging.* 2005; 5:6.

34. Blaivas M. Ultrasound in the detection of venous thromboembolism. *Crit Care Med.* 2007; 35:S224–234.

35. Blaivas M, Lambert MJ, Harwood RA, et al. Lower-extremity Doppler for deep venous thrombosis: can emergency physicians be accurate and fast? *Acad Emerg Med.* 2000; 7:120–126.

36. Fox JC, Bertoglio KC. Emergency physician performed ultrasound for DVT evaluation. *Thrombosis.* 2011; Article ID 938709.

37. Blaivas M, Stefanidis K, Nanas S, et al. Sonographic and clinical features of upper extremity deep venous thrombosis in critical care patients. *Crit Care Res Pract.* 2012; Article ID 489135.

38. Blaivas M. Point of care ultrasonographic deep venous thrombosis evaluation after just ten minutes training: Is this offer too good to be true? *Ann Emerg Med.* 2010; 56(6):611–613.

39. Crisp JG, Lovato LM, Jang TB. Compression ultrasonography of the lower extremity with portable vascular ultrasonography can accurately detect deep venous thrombosis in the emergency department. *Ann Emerg Med.* 2010; 56(6) 601–610.

40. Bramante RM, Raio CC. Near-miss in focused lower-extremity ultrasound for deep venous thrombosis. *J Emerg Med.* 2013; 45(2):236–239.

41. Budhram G, Elia T, Rathlev N. Implementation of a successful incentive-based ultrasound credentialing program for emergency physicians. *West J Emerg Med.* 2013; 14(6):602–608.

42. Jacoby J, Cesta M, Axelband J, et al. Can emergency medicine residents detect acute deep venous thrombosis with a limited, two-site ultrasound examination? *J Emerg Med.* 2007; 32:197–200.

43. Spritzer CE, Arata MA, Freed KS. Isolated pelvic deep venous thrombosis: relative frequency as detected with MR imaging. *Radiology.* 2001; 219:521–5252001.

44. Kearon C, Julian JA, Newman TE, et al. Noninvasive thromboembolism. *Ann Intern Med.* 1998; 128:663–677.

45. Theodoro D, Blaivas M, Duggal S, et al. Real-time B-mode ultrasound in the ED saves time in the diagnosis of deep vein thrombosis (DVT). *Am J Emerg Med.* 2004; 22:197–200.

46. Goodman LR, Stein PD, Matta F, et al. CT venography and compression sonography are diagnostically equivalent: data from PIOPED II. *AJR Am J Roentgenol.* 2007; 189:1071–1076.

47. Cantwell CP, Cradock A, Bruzzi J, et al. MR venography with true fast imaging with steady-state precession for suspected lower-limb deep vein thrombosis. *J Vasc Interv Radiol.* 2006; 17:1763–1769.

48. Tapson VF, Carroll BA, Davidson BL, et al. The diagnostic approach to acute venous thromboembolism. Clinical practice guideline. American Thoracic Society. *Am J Respir Crit Care Med.* 1999; 160:1043–1066.

49. Rabinov K, Paulin S. Roentgen diagnosis of venous thrombosis in the leg. *Arch Surg.* 1972; 104:134–144.

50. Kuter DJ. Thrombotic complications of central venous catheters in cancer patients. *Oncologist.* 2004; 9:207–216.

51. Prandoni P, et al. The long term clinical course of acute deep vein thrombosis of the arm: prospective cohort study. *Br Med J.* 2004; 329:484–485.

52. Horattas MC, Wright DJ, Fenton AH. Changing concepts of deep venous thrombosis of the upper extremity—report of a series and review of the literature. *Surgery.* 1988; 104:561–567.

53. Kooij JD, van der Zant FM, van Beek EJ, Reekers JA. Pulmonary embolism in deep venous thrombosis of the upper extremity: more often in catheter-related thrombosis. *Netherl J Med.* 1997; 50:238–242.

54. Kerr TM, Lutter KS, Moeller DM, et al. Upper extremity venous thrombosis diagnosed by duplex scanning. *Am J Surg.* 1990; 160:202–206.

55. Munoz FJ, Mismetti P, Poggio R, et al. Clinical outcome of patients with upper-extremity deep vein thrombosis: results for the RIETE Registry. *Chest.* 2008; 133:143–148.

56. Rosen T, Chang B, Kaufman M, et al. Emergency department diagnosis of upper extremity deep venous thrombosis using bedside ultrasonography. *Crit Ultrasound J.* 2012; 4:4.

57. Owens CA, Bui JT, Knuttinen MG, et al. Pulmonary embolism from upper extremity deep vein thrombosis and the role of superior vena cava filters: a review of the literature. *J Vasc Interv Radiol.* 2010; 21:779–787.

58. Spencer FA, Lessard D, Emery C, et al. Upper extremity deep vein thrombosis: a community-based perspective. *Am J Med.* 120:678–684.

59. Joff HV, Kucher N, Tapson VF, Goldhaber SZ. Upper-extremity deep vein thrombosis: a prospective registry of 592 patients. *Circulation.* 2004; 110:1605–1611.

60. Evans RS, Sharp JH, Linford LH, et al. Risk of symptomatic DVT associated with peripherally inserted central catheters. *Chest.* 2010; 138:803–810.

61. Ge X, Cavallazzi R, Li C, et al. Central venous access sites for the prevention of venous thrombosis, stenosis and infection (review). *Cochrane Database Syst Rev.* 2012; 3:CD004084.

62. Chan WS, Ginsberg JS. A review of upper extremity deep vein thrombosis in pregnancy: unmasking the "ART" behind the clot. *J Thromb Haemost.* 2006; 4:1673–1677.

63. Newall F, Barnes C, Savoia J, et al. Warfarin therapy in children who require long-term total parenteral nutrition. *Pediatrics.* 2003; 112 (5) e386.

64. Krafte-Jacobs B, Sivit CJ, Mejia R, et al. Catheter-related thrombosis in critically ill children: comparison of catheters with and without heparin bonding. *J Pediatr.* 1995; 126:50–54.

65. Pierce CM, Wade A, Mok Q. Heparin-bonded central venous lines reduce thrombotic and infective complications in critically ill children. *Inten Care Med.* 2000; 26:967–972.

66. Fazel R, Froehlich JB, Williams DM, et al. Clinical problem-solving. A sinister development: a 35-year-old woman presented to the emergency department with a 2-day history of progressive swelling and pain in her left leg, without antecedent trauma. *NEJM.* 2007; 357:53–59.

67. Suner S, Savitt D. Extremity conditions. In: *Atlas of emergency medicine,* Knoop KJ, Stack LB, Storrow AB (eds.). New York: McGraw-Hill Professional; 2002: 370.

68. Houman Fekrazad M, Lopes RD, Stashenko GJ, et al. Treatment of venous thromboembolism: guidelines translated for the clinician. *J Thromb Thrombolysis.* 2009; 28:270–275.

69. Dempfle C-E. Direct oral anticoagulants- pharmacology, drug interactions, and side effects. *Semin Hematol.* 2014; 51(2):89–97.

70. Robertson L, Kesteven P. Oral direct thrombin inhibitors or oral factor Xa inhibitors for the treatment of deep vein thrombosis. *Cochrane Database Syst Rev.* 2014; 2:CD010956.

71. Kam PC, Kaur N, Thong CL. Direct thrombin inhibitors: pharmacology and clinical relevance. *Anaesthesia.* 2005; 60(6):565–574.

72. Lee CJ, Ansell JE. Direct thrombin inhibitors. *Br J Clin Pharmacol.* 2011; 72(4):581–592.

73. Ageno W, Gallu AS, Wittkowsky A, et al. American college of chest physicians. Oral anticoagulant therapy: antithrombotic therapy and prevention of thrombosis, 9th ed: American college of chest physicians evidence-based clinic practice guidelines. *Chest.* 2012; 141(2):e44S–88S.

74. Schulman S, Kearon C, Kakkar AK, et al. Dabigatran versus warfarin in the treatment of acute venous thromboembolism. *NEJM.* 2009; 361:2342–2352.

75. Eriksoon BI, Quinlan DJ, Weitz JI. Comparative pharmacodynamics and pharmacokinetics of oral direct thrombin and factor Xa inhibitors in development. *Clin Pharmacokinetics.* 2009; 48(1):1–22.

76. National Institute for Health and Care Excellence. Venous thromboem-

bolic diseases and the role of thrombophilia testing, 2012. Guidance. nice.org.uk/CG144.

77. Frost C, Nepal S, Wang J, et al. Safety, pharmacokinetics and pharmacodynamics of multiple oral doses of apixaban, a factor Xa inhibitor, in healthy subjects. *Br J Clin Pharmacol*. 2013; 76:776–786.

78. Verhamme, P, Bounameaux. Direct oral anticoagulants for acute venous thromboembolism. *Circulation*. 2014; 129:725–727.

79. Kahn SR, Shrier I, Julian JA, et al. Determinants and time course of the postthrombotic syndrome after acute deep venous thrombosis. *Ann Intern Med*. 2008; 149(10):698–707.

80. Watson L, Broderick C, Armon MP. Thrombolysis for acute deep vein thrombosis (review). *Cochrane Database Syst Rev*. 2014; 1:CD002783.

81. Othieno R, Abu Affan M, Okpo E. Home versus in-patient treatment for deep vein thrombosis. *Cochrane Database Syst Rev*. 2007; 3:CD003076.

82. Algahtani, F, Aseri AL, AlDiab A, et al. Hospital versus home treatment of deep vein thrombosis in a tertiary care hospital in Saudi Arabia: Are we ready? *Saudi Pharmaceut J*. 2013; 21:165–168.

83. Prandoni P, Lensing AW, Cogo A, et al. The long-term clinical course of acute deep venous thrombosis. *Ann Intern Med*. 1996; 125:1–7.

84. Brandjes DP, Buller HR, Heijboer H, et al. Randomised trial of effect of compression stockings in patients with symptomatic proximal-vein thrombosis. *Lancet*. 1997; 349:759–762.

85. Elman EE, Kahn SR. The post-thrombotic syndrome after upper extremity deep venous thrombosis in adults: a systematic review. *Thromb Res*. 2006; 117:609–614.

第 40 章　高血糖急症

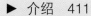

Grace S. Lee • Shyko Honiden

介绍

糖尿病酮症酸中毒（diabetic ketoacidosis，DKA）和高血糖高渗状态（hyperosmolar hyperglycemic，HHS）是糖尿病（DM）的两个严重并发症。在美国发病率稳步上升，尽管努力预防和教育，2009 年仍有 14 万人因 DKA 住院，这在 20 年里大约增加了 75%[1]。护理变得更加高效，2009 年 DKA 的平均治疗时间（LOS）减少了约 2 天[1]，平均住院时间约 3.4 天。同期，DKA 的出院率每 1,000 名糖尿病患者，44 岁以下、45～64 岁、65 岁以上者分别为 32.4、3.3 和 1.4[1]。虽然高血糖危象的住院率持续上升，DKA 和 HHS 的死亡率一直在下降。特别是 75 岁以上的患者死亡率在 20 年内急剧下降（图 40-1）。2009 年有 2,417 人由这两个并发症导致死亡，低于 1980 年 20%[1]。一般来说，HHS 的住院率较低（5%）但死亡率高达 20%[2-3]。而 DKA 的住院花费则更加巨大，约 8.5 亿美元[4]。

DKA 和 HHS 的定义

DKA 由以下标准定义（表 40-1）：血浆葡萄糖 >250 mg/dl，动脉 pH≤7.30，血清碳酸氢盐≤18 mEq/ L，尿和血清酮体存在，阴离子间隙 >10 mEq/L[2]。进一步基于酸血症程度和血清碳酸氢盐水平分为轻度、中度和重度[2]。HHS 由以下标准定义：血浆葡萄糖 >600 mg/dl，动脉 pH>7.30，血清碳酸氢盐 >18 mEq/L，有效血清渗透压浓度 >320 mOsm/kg，其中有效血清渗透压浓度 =2[测量 Na+（mEq/L）]+ 葡萄糖 [mg/dL]/18[2, 5]。HHS 以前被称为高血糖高渗性非酮症状态，其实在这种情况下可以出现少量的血清和尿酮体；因此，酮体存在并不排除 HHS 的诊断[2]。实际上，DKA 和 HHS 处于疾病发展的连续过程中；高达 33% 的患者可能有两个并发症的临床表现，表现为程度不同[3]。

传统上认为 DKA 只发生在 1 型 DM，而 HHS 发生在在 2 型 DM。然而，有一个新的认识，存在酮症倾向型 2 型 DM[6]。这类患者由于胰岛素分泌和作用减少，而易于发生酮症酸中毒，但 β- 胰岛细胞功能可在几个月内恢复[5-6]。长期随访中，高达 40% 的患者在首次发生 DKA 10 年以后仍然没有外源性胰岛素的需求[5-7]。酮症倾向型 2 型 DM 患可能有肥胖，DM 家族史，缺乏遗传性 HLA 关联，自身免疫标志物阳性率低[6]。新发糖尿病酮症易发于非洲人种、非洲裔美国人和西班牙裔患者，发病率 20%～50%，但其他人种也有（美国本土人、日本人、中国人、白人）报道[6]。

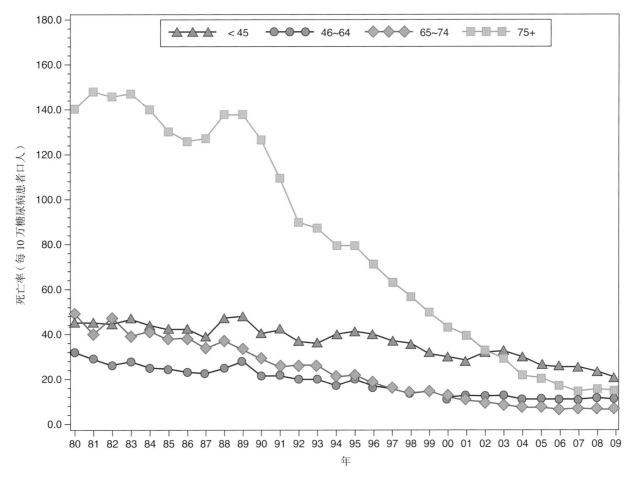

图 40-1 1980 — 2009 年高血糖急症是美国糖尿病患者群的潜在死亡原因，在不同年龄的人群死亡率的变化。蓝色曲线代表 44 岁及以下年龄。红色代表 45～64 岁。灰色代表 65～74 岁。黄色代表 75 岁以上。(Data from Division of Vital Statistics [National Vital Statistics System] and Division of Health Interview Statistics [National Health Interview Survey]. Available at http://www.cdc.gov/diabetes/statistics/mortalitydka/fRateDKADiabByAge.htm)

⬤ 表 40-1   DKA 和 HHS 的诊断要点

	DKA		
	轻中度	重度	**HHS**
血糖 [a]	>250 mg/dl		>600 mg/dl
动脉血 pH	7.0～<7.3	<7.0	>7.3
血碳酸氢根 (mEq/L)	10～<18	<10	>18
酮症	有	有	轻微
血浆渗透压	<320 mOsm/kg	不确定	>320 mOsm/kg
阴离子间隙	>10	>12	不确定
神志	清醒 / 嗜睡	迟钝 / 昏迷	迟钝 / 昏迷

DKA，糖尿病酮症酸中毒；HHS，高渗性高血糖状态
[a] 极少数情况下患者会出现血糖正常的酮症酸中毒

DKA 和 HHS 的发病机制

DKA 的特征是胰岛素相对缺乏状态，同时反调节激素（如胰高血糖素、皮质醇、儿茶酚胺和生长激素）增加[2,5]。由于糖异生和糖原分解增加，肝、肌肉和脂肪细胞的外周葡萄糖利用率下降，发生高血糖[5]。胰岛素缺乏和皮质醇水平升高导致①蛋白水解增加，其进一步产生氨基酸底物促进糖异生；②脂肪分解增加，产生甘油和游离脂肪酸（FFA）[5]。后者经过肝的 β- 氧化又产生 β- 羟基丁酸和乙酰乙酸等酮体[5]。这些酮体弱酸性导致特征性阴离子间隙代谢性酸中毒[5]。甘油可进一步进行糖异生[5]。相对于胰岛素过量的胰高血糖素导致 a 丙二酰辅酶 A 降低，导致肉碱棕榈酰基转移酶Ⅰ（CPTⅠ）的活化[8]。CPTⅠ促进通过运输 FFA 进入线粒体产生酮体，由于体液消耗引起肾前性氮血症，排泄葡萄糖和酮体的能力下降[9]。

除了早期概述的已知代谢紊乱外，高血糖紧急状态患者也表现出高凝状态和炎症的迹象[8,10-11]。凝血、纤维蛋白溶解和血小板活性的标志物升高，临床表现为血栓形成、心肌梗死（MI）和弥散性血管内凝血（DIC）[8,10]。在 DKA 和 HHS 两者中，促炎环境可以促使细胞因子生成，导致心血管风险和氧化应激标志物升高[11]。

HHS 的病理生理学不是完全清楚，但与 DKA 相似，渗透利尿导致电解质丢失和体内水缺乏[5]。HHS 时机体缺水量极大，可能超过 9L，而在 DKA 中通常约 6 L[5]。这导致显著的高渗、血容量不足和血管内、外脱水，触发反调节激素的增加，进一步恶化高血糖和胰岛素抵抗[5,8]。HHS 时基本不产生或者只产生极少量的酮体，因为机体存在足够的胰岛素以抑制脂肪分解[5,12]。

诊断和评估

患者通常存在疲劳、虚弱、多尿、烦渴、体重减轻和精神状态的改变，取决于临床表现的严重性[2]。除了酮症酸中毒的常见症状，还可以表现为广泛的腹痛、恶心、呕吐，这往往可以反映酸中毒的严重程度[2,13]。由于腹痛剧烈，有 50%～75% 的患者被诊断为急腹症[5,13]。DKA 一般在 24 小时内迅速变化，而 HHS 通常在数天或数周内缓慢发展[2]。

在 DKA 患者中，查体可能会显示心动过速、低血压、嗜睡、黏膜干燥、皮肤缺水、呼吸有水果味、Kussmaul 呼吸和腹部压痛[2]。精神状态的改变、嗜睡甚至昏迷在两种并发症都可以发生，但更多见于 HHS，与其高渗程度有关[3,14]。特别是，当渗透压大于 330 mOsm/kg，通常会出现反应迟钝和昏迷[5]。如果患者渗透压小于 320 mOsm/kg[5]，但出现了反应迟钝，需要考虑其他原因导致精神状态的改变[2,5]。在 HHS 时，体格检查结果可能包括脱水迹象以及神经系统表现，如癫痫发作或偏瘫，做一个彻底的神经系统评价至关重要[2]。

初始诊断和评估需要对诱因进行了解。DKA 和 HHS 最常见的诱因是感染[2]。其他还包括胰岛素治疗不规律、胰腺炎、脑血管意外、MI 和药物（例如，皮质类固醇、利尿剂、β 受体阻滞剂、钙通道阻滞剂、西咪替丁、二氮嗪、苯妥英、拟交感神经药、戊脒、典型或非典型抗精神病药）[2-3,15]。高龄患者由于其对口渴的反应性差，依赖他人提供水饮用，具有 HHS 的高风险[2-3]。其他 DKA 危险因素包括：精神疾病、进食障碍、滥用可卡因[2,16]。还有一些内分泌紊乱与高血糖相关：肢端肥大症、糖皮质激素过量、嗜铬细胞瘤、甲状腺毒症、醛固酮增多症[15]。一些患者患有库欣综合征合并糖尿病可能发展为 HHS[15]。

初始客观数据应包括通过指尖葡萄糖获得的血糖评估和用于评估酮体的尿分析。应该指出的是，在有些患者，高血糖的程度可以比较轻微（例如，<300 mg/dl），甚至可以看到正常血糖 DKA；因此，需要怀疑是否有不明原因导致的代谢性酸中毒。详细的初步实验室评估在表 40-2 中概述。值得注意的是，通常 DKA 会出现白细胞增多，无论是否合并感染[2]。如果患者的白细胞计数较大，超过 $25 \times 10^3/mm^3$ 或者杆状核粒细胞为 10% 及以上，应该怀疑存在感染[2,17]。脂肪酶和淀粉酶非特异性升高，高达正常值的三倍以上，可见于高达 25% 的 DKA 患者，因此，不能仅通过实验室检验诊断急性胰腺炎[18]。动脉血气（ABG）可用来确定酸血症的程度[2]。一般来说，如果有证据表明出现了呼吸道的紧急情况，血流动力学不稳定，严重的酸血症或任何其他发现表明机体即将失代偿（例如可疑胃扩张、急腹症），有必要进入重症监护室治疗。

由于细胞内的水分转移到细胞外，患者可能存在假性低钠血症。对于血糖高于 100 mg/dL 的患者，血糖每升高 100 mg/dl，血钠需在测定的数值加上 1.6 mEq/L 以达到正确的水平[3]。虽然这是传统认知，目前研究重新评估这一措施显示，对于血清葡萄糖

● 表 40-2　DKA 和 HHS 的初始评估

代谢评估	感染评估	影像
血糖	血常规	胸片
尿液分析（酮体）	尿液分析	心电图
血气分析	尿培养	腹平片 c
电解质	血培养	
• 钠 a	鼻咽拭子	
• 钾		
• 氯 a		
• 碳酸氢根 a		
• 钙		
• 镁		
• 磷		
血酮体		
尿素氮		
肌酐		
乳酸		
渗透压		
药物过量检验 b		
尿毒理学检验 b		
脂肪酶		
肝功能		

DKA，糖尿病酮症酸中毒；HHS，高血糖高渗状态
a 计算阴离子间隙：AG = 钠 –（氯+碳酸氢根）
b 如果患者有DKA表现时应考虑的检验
c 如果患者有可疑的腹部病变应考虑进行的检查

大于 400 mg/dl，2.4 mEq/L 的修正参数更为合适，更适用于 HHS 的患者[3, 8]。

患者的血钾水平最初可能是升高或接近正常，这是一种假象，体内钾总量通常已经很低[3]。胰岛素通常驱动钾进入细胞内，在绝对或相对胰岛素缺乏的情况下，钾转移到细胞外[9]。随着胰岛素应用的开始，有经验的临床医师必须做好血清钾水平会迅速下降的准备。患者有发生心律失常的风险，应予以监测[9]。

治疗

治疗 DKA 和 HHS 的目标是治疗血容量不足、体内液体减少、高血糖、电解质紊乱和诱发因素。2009 年，ADA 共识声明提出修订 DKA 和 HHS 的处理方法（图 40-2）[2]。近期回顾性研究表明，基于

这个共识声明的方案治疗与不使用该方案治疗的患者相比，DKA 或 HHS 的治疗时间缩短[19]。HHS 需要经常监测精神状态、生命体征和尿量。实验室监测可能需要以 2~4 小时的间隔重复，直到化验异常得以纠正[2]。

DKA 和 HHS 中使用静脉注射液（IVF）进行初步治疗是必要的，以补充血管内和血管外液体丢失。补液纠正高渗状态有益于改善患者对胰岛素的反应[20]。首先，生理盐水（0.9 % NaCl）应以 15~20 ml/kg.h 的速率给予或 第 1 小时 1~1.5 L。此时，根据患者的血流动力学、水合状态、血钠水平和尿量，如图 40-2 所示确定下一步 IVF 的组成。如果患者持续低血压，则继续等渗液体。直至血流动力学稳定后才开始胰岛素输注，因为给予胰岛素时，水从细胞外移动到细胞内，从而可能恶化低血压[8]。一旦患者血压正常，输注胰岛素应以 0.1 U/(kg·h) 开始。当确定复苏速率时，患者的心脏和肾功能也需要考虑。DKA 时血浆葡萄糖达到 200~250 mg/dl（HHS 中 300 mg/dl）时静脉输注含糖液，防止低血糖。胰岛素继续以较低的速度继续，因为酮症酸中毒持续时间将长于高血糖。继续胰岛素治疗很重要，控制高血糖后才能抑制脂肪分解和随后的酮体的产生。

通常使用常规静脉注射（IV）胰岛素，因其有相对较短的半衰期（5~17 分钟）和易于管理。然而，研究表明胰岛素经静脉注射、皮下注射，或肌内注射效果均很好[21]。特别是治疗轻度和中度 DKA，非 ICU 患者每 2 小时应用一次速效胰岛素与 ICU 中的常规静脉泵入胰岛素治疗一样有效[2, 22]。使用静脉注射胰岛素，传统治疗方案包括给予 0.1 U/kg 体重推注，随后连续输注 0.1 U/(kg·h)[2]。然而，一项研究表明，不需要初次推注胰岛素，只需要给予 0.14 U/(kg·h) 静脉泵入[23]。另一个更近期的前瞻观察性队列研究显示无论患者是否接受初始胰岛素推注治疗，预后并无明显不同[24]。因此，似乎可以使用任一种方法开始胰岛素治疗。一般来说，血糖应该以 50~75 mg/(dL·h) 的稳定速率下降。为了使血糖以该速率下降，胰岛素输注的速度可能需要每小时增加 1 倍[25]。

鉴于开始胰岛素治疗后血清钾水平会下降，如果患者钾离子浓度小于 3.3 mEq/L，胰岛素导致钾向细胞内的转移可能进一步恶化低钾血症，并将患者置于心律失常的风险之中。补钾的目标是维持在 4~5 mEq/L 的水平。当血钾水平为正常值上限时就

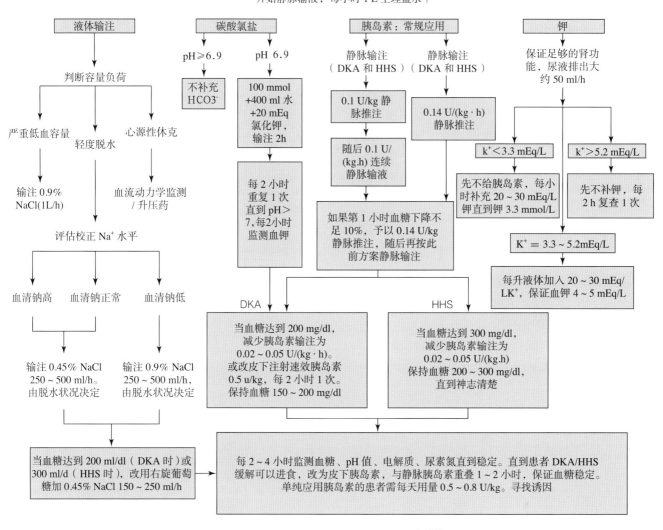

完整的初始评估、检查患者的静脉血糖和血／尿酮体来确诊高血糖状态和酮症或酮尿症。抽血进行生化检测，开始静脉输液，每小时 1 L 生理盐水 †

†15 ～ 20ml/(kg·h)；‡Na⁺ 应为矫正后的 Na⁺ 浓度，等于测量的 Na⁺ 数值 + 1.6 mEq × $\dfrac{\text{血糖值 -100 mg/dl}}{100\ mg/dl}$；

B.Wt，体重；IV，静脉内；SC，皮下的

图 40-2　成人 DKA 和 HHS 的治疗。(Reproduced with permission from Kitabchi AE, et al: Hyperglycemic crises in adult patients with diabetes. *Diabetes Care*. Jul; 32(7):1335–1343, 2009.)

应该开始补充。通常，每升 IVF 中加入 20 ～ 30 mEq 的钾将有助于防止低钾血症[2]。26 例 DKA 治疗的小前瞻性研究显示，2/3 的患者发生低钾血症，需要补充钾，补钾量平均 145 mEq[26]。

DKA 患者会合并全身磷酸盐消耗。然而，相关研究表明，并未见到在这些患者中积极地补充磷酸盐的益处，因为可能会导致低钙血症的风险[2, 25, 27]。但是，如果血清磷酸盐水平低于 1 mEq/L，或者患者有临床表现，包括呼吸抑制、心脏或呼吸道急症、贫血，需要补充磷酸盐[2, 25]。

DKA 的消除发生在血糖 <200 mg/dl 时，同时具备以下其中 2 个条件：血清碳酸氢盐水平 ≥15 mEq/L，动脉 pH>7.3 和（或）阴离子间隙 ≤12 mEq/L。HHS 的治愈发生在渗透压和精神状态正常时。此时皮下胰岛素可以与静脉输注胰岛素重叠 1 ～ 2 小时，防止血糖反跳。如果患者在发生 HHS 之前应用家中皮下胰岛素治疗效果良好，可继续使用此前剂量。在新诊断的糖尿病患者中，剂量应以 0.5 ～ 0.8 U/kg 每天开始。全天应用总量剂量应分为基础和餐前皮下注射方案，方法是将总日剂量的 50% 作为长效胰岛素（如甘精胰岛素）分配，并将其余部分分成三次相等的速效胰岛素（例如，门冬或赖脯胰岛素）[2]。

碳酸氢盐在 DKA 治疗中是有争议的。治疗 DKA 时，酮症酸中毒因为酮体在柠檬酸循环中被代谢产

生二氧化碳和水，这导致碳酸氢盐的再生[8]。目前没有研究证明碳酸氢盐治疗在改善严重 DKA 患者（pH 6.9～7.1）的并发症和死亡率的任何益处[2, 28]。没有随机对照研究明确碳酸氢盐治疗 pH <6.9 的 DKA 患者的作用[9]。但是严重的代谢性酸中毒患者有发生脑血管扩张、昏迷、心肌收缩力降低和胃肠道（GI）并发症的风险，目前的建议是对 pH <6.9 的 DKA 患者进行碳酸氢盐治疗[2, 29]。要特别注意碳酸氢盐治疗可能恶化低钾血症、细胞内酸中毒、脑水肿和反常性中枢神经系统酸中毒[2]。给药剂量见图 40-1。

并发症

　　治疗 DKA 和 HHS 期间的潜在并发症包括脑水肿，低血糖、低钾血症、代谢性酸中毒、液体超载、急性呼吸窘迫综合征（ARDS）、血栓栓塞和由于胃轻瘫引起的急性胃扩张[2, 3, 8, 30]。

　　DKA 成人患者脑水肿很少见，多数文献报道为儿科患者，确切机制尚不完全清楚。以下因素可能与脑水肿发生相关：炎症介质、脑缺血、缺氧、快速补液导致血清渗透压迅速下降[2]。患者可能出现头痛、意识改变、视盘水肿、心动过缓、高血压、癫痫发作、失禁或甚至呼吸停止[2-3, 30]。治疗包括给予甘露醇和机械通气[30]。

　　更常见的并发症是高氯性代谢性酸中毒，与酮症酸中毒治疗过程中大量输注生理盐水有关[9]。液体超载可能导致 ARDS 发生；因此，心肺评估是至关重要的[9]。胃轻瘫或者胃扩张也可能发生，所以如果出现症状，需要腹部检查和腹部平片评估[8]。

总结

　　DKA 和 HHS 是一个疾病的连续过程，也是常见的糖尿病急性并发症，给公共卫生造成巨大经济负担，但可以通过及时诊断、认真管理将其治愈，并改善患者的预后。

（苏文亭　译）

参考文献

1. Centers for Disease Control. National Diabetes Surveillance System. Available at: http://www.cdc.gov/diabetes/statistics/complications_national.htm. Accessed August 16, 2016.
2. Kitabchi AE, Umpierrez GE, Miles JM, Fisher JN. Hyperglycemic crises in adult patients with diabetes. *Diabetes Care*. 2009; 32(7):1335–1343.
3. Ennis ED, Kreisberg RA. Diabetic ketoacidosis and the hyperglycemic hyperosmolar syndrome. In: LeRoith D, Taylor SI, Olefsky JM, eds. *Diabetes Mellitus*. 3rd ed. Philadelphia, PA: Lippincott Williams & Wilkins; 2004:627.
4. Agency for Healthcare Research and Quality. Healthcare Cost & Utilization Project (HCUP). Available at: http://hcupnet.ahrq.gov/HCUP.net.jsp. Accessed August 16, 2016.
5. Kitabchi AE, Nyenwe EA. Hyperglycemic crises in diabetes mellitus: diabetic ketoacidosis and hyperglycemic hyperosmolar state. *Endocrinol Metab Clin North Am*. 2006; 35(4):725–751, viii.
6. Umpierrez GE, Smiley D, Kitabchi AE. Narrative review: ketosis-prone type 2 diabetes mellitus. *Ann Intern Med*. 2006; 144(5):350–357.
7. Mauvais-Jarvis F, Sobngwi E, Porcher R, et al. Ketosis-prone type 2 diabetes in patients with sub-Saharan African origin: clinical pathophysiology and natural history of beta-cell dysfunction and insulin resistance. *Diabetes*. 2004; 53(3):645–653.
8. Magee MF, Bhatt BA. Management of decompensated diabetes. Diabetic ketoacidosis and hyperglycemic hyperosmolar syndrome. *Crit Care Clin*. 2001; 17(1):75–106.
9. Kitabchi AE, Umpierrez GE, Murphy MB, et al. Management of hyperglycemic crises in patients with diabetes. *Diabetes Care*. 2001; 24(1):131–153.
10. Büyükaik Y, Ileri NS, Haznedaroğlu IC, et al. Enhanced subclinical coagulation activation during diabetic ketoacidosis. *Diabetes Care*. 1998; 21(5):868–870.
11. Stentz FB, Umpierrez GE, Cuervo R, Kitabchi AE. Proinflammatory cytokines, markers of cardiovascular risks, oxidative stress, and lipid peroxidation in patients with hyperglycemic crises. *Diabetes*. 2004; 53(8):2079–2086.
12. Kitabchi AE, Fisher JN, Murphy MB, et al. Diabetic ketoacidosis and the hyperglycemic, hyperosmolar nonketotic state. In: Kahn CR, Weir GC, eds. *Joslin's Diabetes Mellitus*. 13th ed. Philadelphia, PA: Lea & Febiger; 1994:738.
13. Umpierrez G, Freire AX. Abdominal pain in patients with hyperglycemic crises. *J Crit Care*. 2002; 17(1):63–67.
14. Umpierrez GE, Kelly JP, Navarrete JE, Casals MM, Kitabchi AE. Hyperglycemic crises in urban blacks. *Arch Intern Med*. 1997; 157(6):669–675.
15. Trence DL, Hirsch IB. Hyperglycemic crises in diabetes mellitus type 2. *Endocrinol Metab Clin North Am*. 2001; 30(4):817–831.
16. Nyenwe EA, Loganathan RS, Blum S, et al. Active use of cocaine: an independent risk factor for recurrent diabetic ketoacidosis in a city hospital. *Endocr Pract*. 2007; 13(1):22–29.
17. Slovis CM, Mork VG, Slovis RJ, Bain RP. Diabetic ketoacidosis and infection: leukocyte count and differential as early predictors of serious infection. *Am J Emerg Med*. 1987; 5(1):1–5.
18. Yadav D, Nair S, Norkus EP, Pitchumoni CS. Nonspecific hyperamylasemia and hyperlipasemia in diabetic ketoacidosis: incidence and correlation with biochemical abnormalities. *Am J Gastroenterol*. 2000; 95(11):3123–3128.
19. Hara JS, Rahbar AJ, Jeffres MN, Izuora KE. Impact of a hyperglycemic crises protocol. *Endocr Pract*. 2013; 19(6):953–962.
20. Bratusch-Marrain PR, DeFronzo RA. Impairment of insulin-mediated glucose metabolism by hyperosmolality in man. *Diabetes*. 1983; 32(11):1028–1034.
21. Fisher JN, Shahshahani MN, Kitabchi AE. Diabetic ketoacidosis: low-dose insulin therapy by various routes. *N Engl J Med*. 1977; 297(5):238–241.
22. Umpierrez GE, Latif K, Stoever J, et al. Efficacy of subcutaneous insulin lispro versus continuous intravenous regular insulin for the treatment of patients with diabetic ketoacidosis. *Am J Med*. 2004; 117(5):291–296.
23. Kitabchi AE, Murphy MB, Spencer J, Matteri R, Karas J. Is a priming dose of insulin necessary in a low-dose insulin protocol for the treatment of diabetic ketoacidosis? *Diabetes Care*. 2008; 31(11):2081–

2085.

24. Goyal N, Miller JB, Sankey SS, Mossallam U. Utility of initial bolus insulin in the treatment of diabetic ketoacidosis. *J Emerg Med.* 2010; 38(4):422–427.

25. Kitabchi AE, Umpierrez GE, Murphy MB, Kreisberg RA. Hyperglycemic crises in adult patients with diabetes: a consensus statement from the American Diabetes Association. *Diabetes Care.* 2006; 29(12):2739–2748.

26. Martin HE, Smith K, Wilson ML. The fluid and electrolyte therapy of severe diabetic acidosis and ketosis; a study of twenty-nine episodes (twenty-six patients). *Am J Med.* 1958; 24(3):376–389.

27. Fisher JN, Kitabchi AE. A randomized study of phosphate therapy in the treatment of diabetic ketoacidosis. *J Clin Endocrinol Metab.* 1983; 57(1):177–180.

28. Morris LR, Murphy MB, Kitabchi AE. Bicarbonate therapy in severe diabetic ketoacidosis. *Ann Intern Med.* 1986; 105(6):836–840.

29. Mitchell JH, Wildenthal K, Johnson RL jr. The effects of acid–base disturbances on cardiovascular and pulmonary function. *Kidney Int.* 1972; 1(5):375–389.

30. Roberts MD, Slover RH, Chase HP. Diabetic ketoacidosis with intracerebral complications. *Pediatr Diabetes.* 2001; 2(3):109–114.

第41章　重症监护室的血糖管理

Ari Ciment • Joseph Romero • Debjit Saha

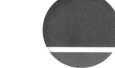

介绍

美国糖尿病学会定义的住院高血糖是指空腹血糖高于 126 mg/dl 或随机血糖高于 200 mg/dl，而出院以后血糖可以恢复正常[1]。在 ICU 危重患者中高血糖的发病率高达 83%[2]。重症患者发生高血糖的原因可能为应激状态导致的激素分泌失调、先前已经患有糖尿病、糖耐量受损以及胰岛素抵抗。高血糖是需要干预的情况，疾病严重程度的标志，并且被认为是 ICU 死亡率增加的独立危险因素[3]。尽管有这种关联，但严格的血糖控制（tight glycemic control，TGC）并未见到对患者预后的持续改善，甚至在一些亚组是有危害的。本章节将综合研究背景、病理生理学、主要临床研究和现行治疗策略以及指南推荐进行阐述。

历史背景

150 多年前，在乙醚麻醉的患者中首次发现高血糖症是糖尿病。Bernard1877 年描述了失血性休克犬模型中的高血糖[4]。重症患者的高血糖被认为是对应激状态的适应，因此没有被认真对待。事实上，一些早期 ICU 从业者意识到胰岛素抵抗以及升

高的血糖水平（160～200 mg/dl）可能增加细胞对糖的摄取。2001 年 Van den Berghe 的研究显示 ICU 患者 TGC 可以带来有统计学意义的死亡率降低[4]。随后许多专业学会，包括拯救脓毒症运动（SSC）在 2004 年认可了 TGC[5]。2006 年 Leuven 研究[6]，2008 年 VISEP 研究[7]NICE-SUGAR 研究[8]和 2009 年 Glucontrol[9]研究对危重患者血糖管理问题的认识不断发展做出很多贡献。

ICU 患者高血糖的发病机制

出现高血糖的危险因素包括先前存在的糖尿病、高龄、儿茶酚胺血管活性药物的输注、糖皮质激素、肥胖症、过量葡萄糖液复苏、败血症、体温过低、缺氧、尿毒症和肝硬化[10]。这些已证实的危险因素表明 ICU 患者高血糖的发病机制是多因素的。

在危重患者中，高血糖原因是葡萄糖产生增多和外周摄取减少（胰岛素抵抗；图 41-1）。

葡萄糖产生增加：调节激素和儿茶酚胺（如胰高血糖素、生长激素、皮质醇和肾上腺素）增加脂肪分解和骨骼肌蛋白水解。这些过程的终产物甘油、丙氨酸和乳酸随后成为肝糖异生的原料。这些激素还可以同时增加肝糖原分解，进一步升高血糖。细

胞糖原合成功能受损是另外一个导致血糖升高的原因。

外周摄取减少：在健康受试者中，胰岛素与其受体结合，触发信号转导通路，最终导致细胞内Glut4蛋白转移到质膜，在这里它辅助完成葡萄糖摄取。虽然还没有被充分了解，但是目前已经认为严重疾病状态可能抑制Glut4蛋白的运动，从而导致血糖升高。拮抗激素和细胞因子也被认为在这个过程中起了重要作用。

胰岛素抵抗的定义是尽管胰岛素水平正常或升高，但糖原异生、糖原分解、脂肪分解、蛋白分解仍在进行，此过程直接或间接通过促炎因子如TNF-α、白细胞介素（IL）-1和IL-6调节。

高血糖与不良预后之间的关系

早在2001年由Van den Berghe进行的随机对照研究报道了超过30%的死亡率以前，已经有许多回顾性研究表明高血糖与ICU不良预后之间的强相关性[11]。例如，Sung等人表明创伤患者的入院高血糖是死亡率上升、ICU停留时间（LOS）和感染的独立预测因素[12]。Young等的研究显示在创伤性脑损伤患者中，如果血糖水平＞200 mg/dl，3个月和1年预后更差[13]。Weir等人的研究表明在调整年龄和卒中严重程度之后，血浆葡萄糖浓度高于144 mg/dL，在缺血和出血性脑卒中患者可预测更差的生存率和功能情况[14]。

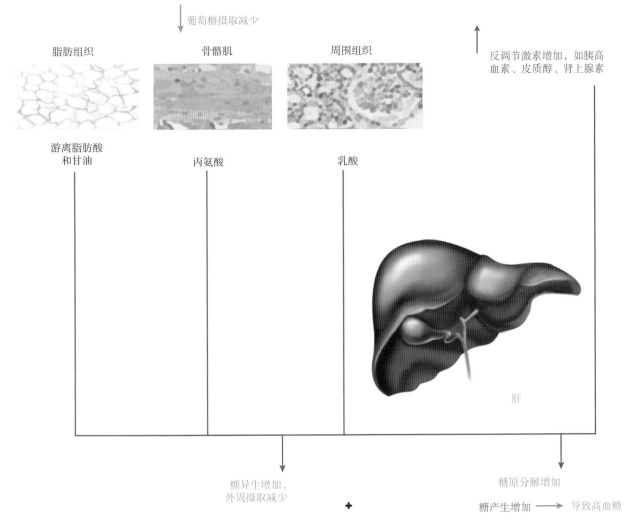

图41-1 危重疾病对葡萄糖代谢的影响。危重疾病导致脂肪细胞，骨骼肌和外周组织血糖摄取减少，尽管胰岛素水平正常或高于正常，即所谓的胰岛素抵抗。反调节激素刺激脂肪分解，蛋白水解和糖酵解。然后将终产物甘油、丙氨酸和乳酸经过肝进行糖异生。同时激素诱导的糖原分解进一步加重高血糖状态

在重点关注 ICU 的患者群体异质性的回顾性研究中也发现了类似的结果。最值得注意的是，Krinsley 连续入选了 1826 例 ICU 患者（约 80% 治疗和 20% 手术）发现随着血糖值增加，住院死亡率逐渐上升，平均血糖值超过 300mg/dl 的患者群体住院死亡率达 43%[3]。

在手术患者中，胰岛素改善预后的关键机制可能是通过减少感染。有一些支持此结论的研究表明高血糖的 ICU 患者术后伤口感染的风险增加了三倍，血源性感染发生率增加了四倍[5, 10]。

ICU 患者血糖控制的重要临床试验

最初 Leuven 手术试验提出强化血糖控制，但随后的四个随机对照试验表明，强化血糖控制不仅无益，甚至可能有潜在的风险。

Leuven 手术试验的亚组分析表明，死亡率获益最大的是 ICU 停留时间超过 5 天的患者[15]，因此，随后的 Leuven 药物治疗试验专门针对了 ICU 停留时间超过 3 天的患者。尽管在该亚组中仍然得到了生存率的获益，但是该试验最终没有得到整个试验人群的获益，不过该试验表明各个亚组经过严格控制血糖，并发症减少[6]。

VISEP 试验的目的是确定严格控制葡萄糖对脓毒症和败血性休克的重症患者是否有益处。由于过高的低血糖发生率，VISEP 试验过早终止，没有达到预定的入选目标。该研究的设计本身使其具有较多的潜在混杂因素，再加上执行的困难，可以解释该研究的 IIT 组没能显示死亡率和并发症的获益。

GluControl 试验得到阴性结果值得注意的一点是该试验制订了较低的血糖控制目标水平（140～180 mg/dlvs.180～200 mg/dl）。虽然因协议违规该试验提前终止，并且未能达到目标血糖水平，但是这些强化控制血糖的患者与常规控制组相比，达到目标水平的患者仍然没有死亡率的获益[9]。

迄今为止最大的也是结果最明确的试验，NICE-SUGAR 显示出强化控制血糖组 90 天死亡率显著增加，并发症方面也无益处。原因不是特别明确，过高的死亡率可能由于心血管疾病导致。尽管死亡率更高，但是，ICU 与非 ICU 患者在器官功能衰竭、呼吸机使用时间、菌血症、输血要求方面并无显著差异。值得注意的是，约 33% 的 NICE-SUGAR 患者是手术患者，与 Leuven 手术试验不同，在这个亚组中没有死亡率的获益[8]。

最近法国的一个随机对照研究 CGAO-REA，用来调查计算机支持决策系统是否可以通过更严格的血糖控制来改善 ICU 患者的预后。这是继 NICE-SUGAR 之后血糖控制领域最大规模的随机对照试验，该研究显示，通过计算机决策的更严格的血糖控制组（4.4～6.1 mmol/L）与常规血糖控制组（<10 mmol/L）相比并没有显著的结果差异[16]。值得注意的是，TGC 组尽管发生了更高的中度及严重低血糖，但死亡率并没有增高。

重要研究的要点，如研究人群、终点事件、不良影响及评论见表 41-1。

特定的亚组人群

除了上述关键的随机对照试验，在急性心肌梗死、冠心病冠状动脉旁路移植术（CABG）以及脑血管意外（CVA）方面，还有许多关于严格血糖控制的研究。

心肌梗死与 CABG 患者

高血糖已经被认为是急性心肌梗死死亡率的危险因素。在一个 16781 例患者的 AMI 研究中，当血糖超过 120 mg/dl，每升高 10 mg/dl，死亡率也随之上升[17]。研究显示心肌缺血合并高血糖与侧支循环减少、梗死面积扩大和 QT 间期延长相关[18]。由于高血糖与冠脉介入前更低的 TIMI 血流相关，所以高血糖可能是强烈的促血栓形成和抑制血栓溶解的因素[19]。胰岛素除了抵消以上有害的促凝作用外，还可以减少由缺血诱导的心肌无氧代谢所致游离脂肪酸的积累，进一步减少氧债和心律失常发生率[20]。

首先开始糖尿病患者心肌梗死研究的是随机对照试验 DIGAMI。葡萄糖、胰岛素和钾（GIK）输注组死亡率下降 30%[21]，但在 2005 年更大规模的后续研究 DIGAMI-2 中并没有出现以上结果[22]。类似，CREATEECLA 研究，ST 段抬高型心肌梗死随机输注 GIK 在死亡率、心脏停搏、心源性休克方面并无显著差异[23]。在 2006 年的 HI-5 研究中同样没有见到糖尿病合并急性心肌梗死患者输注 GIK 的死亡率减低，但在输注组心衰发生率和再梗死率有显著降低[24]。

值得注意的是，与 TGC 研究的代表 NICE-SUGAR 和 Leuven 试验不同，急性心肌梗死输注 GIK 研究，如 CREATE-ECLA 和 DIGAMI 试验，没有真正实现 TGC。这些试验更多关注的是胰岛素治

● 表 41-1　评估危重患者血糖控制的前瞻性随机试验 [11-16]

研究/年	人群/入选中心	目标血糖水平	初级终点/预后	副反应	主要发现/评价	主要评论
Leuven Surgical 2001	外科 ICU 患者 1548 例 单中心	TGC80～110 mg/dl 对照组 180～200 mg/dl	ICU 死亡率 TGC: 4.6% 对照组 : 8% P< 0.04	低血糖 TGC: 5% 对照组 : 0.7%	TGC 降低死亡率、发病率、肾衰竭、高胆红素血症、血流感染、机械通气持续时间和 ICU/住院时间	应用肠外营养实现两组的热量控制 对照组死亡率高（8%）
Leuven Medical 2006	ICU 药物治疗患者 1200 例 单中心	TGC80～110 mg/dl 对照组 180～215 mg/dl	住院死亡率 TGC: 37.3% 对照组 : 40.0% P= 0.33	低血糖 TGC: 18.7% 对照组 : 3.1%	ICU 住院 <3 天 TGC 组死亡率无显著下降。持续机械通气时间，ICU 和住院时间减少 ICU 住院 <3 天，TGC 组住院和 90 天死亡率降低，机械通气持续时间，ICU 和住院时间减少	纳入标准（ICU 住院时间 <3 天） TGC 组低血糖发生率高
VISEP 2008	药物治疗和手术合并 ICU 患者合并脓毒症 537 例 18 个中心	TGC 80～110 mg/dl 对照组 180～200 mg/dl	28 天死亡率 TGC: 24.7% 对照组 26% P= 0.74	低血糖 TGC:17% 对照组 :4.1%	因低血糖发生率过高提前终止，终止前数据 28 天和 90 天死亡率无显著差别	TGC 组低血糖发生比例高
GLUCONTROL 2006	药物治疗和手术的 ICU 患者 1101 例 21 个中心	TGC110～140 mg/dl 对照组 140～180 mg/dl	ICU 死亡率 TGC: 17.2% 对照组 15.3% P= 0.41	低血糖 TGC: 8.7% 对照组 : 2.7%	第一次中期分析未达到目标血糖，但低血糖发生率高，提前终止	未达到目标血糖水平，低血糖发生率高
NICE-SUGAR 2009	药物治疗和手术的 ICU 患者 6104 例 42 个中心	TGC 81～108 mg/dl 对照组 <180 mg/dl	90 天死亡率 TGC: 27.5% 对照组 24.9% P= 0.02	低血糖 TGC: 6.8% 对照组 0.5%	TGC90 天死亡率升高。两组透析率、机械通气时间及住院时间无差别	入选 ICU 大于 3 天的特定人群，TGC 组大部分血糖控制略高于目标值
CGAO-REA 2014	药物治疗和手术的 ICU 患者 2684 例 34 个中心	TGC 4.4～6.1 mmol/l 对照组 <10 mmol/l	90 天死亡率 TGC: 32.3% 对照组 34.1% P= 0.3	低血糖 <2.2 mmol/L TGC: 13.2% 对照组 : 6.2%	TGC 组 90 天死亡率与对照组无区别，但有更高的严重低血糖发生率	入选 ICU 大于 3 天的特定人群。对照组的血糖较低。对照两组差别不大，以致两组较多低血糖发生

TGC = Tight Glucose Control; Conv = Conventional Control.

疗而不是高血糖的控制。

高血糖是死亡率、胸骨伤口感染、进行 CABG 患者住院时间延长的危险因素。正在进行的大型波特兰糖尿病项目，这是一个前瞻性、非随机的、观察性的研究，包括 5510 例糖尿病患者，显示当使用连续胰岛素输注时，死亡率和感染风险显著降低 60%～77%[25]。

脑血管意外患者

急性脑卒中患者［脑血管意外（CVA）］合并高血糖预后更差。高血糖的不利影响可能包括加重继发于糖酵解的组织酸中毒、乳酸性酸中毒、自由基生成以及通过对血脑屏障的影响加重脑水肿[26]。在缺血性卒中患者应用 rt-PA 溶栓治疗时合并高血糖会使出血性脑卒中的发生风险增加 3 倍。一个 2001 年回顾性研究显示显示 CVA 后合并高血糖 30 天死亡率增加 3 倍[27]、入院时 BG>140 mg/dl 与长期死亡率增加相关。Baird 发现卒中后第一个 24 小时内持续高血糖（BG>200 mg/dl）可以独立预测缺血性卒中面积的扩大以及更差的神经功能[28]。在包括 2009 例入选者的急性脑卒中合并高血糖研究中发现 BG>155 mg/dl 的患者在第一个 48 小时内预后更差，独立于卒中严重程度、梗死面积、糖尿病和年龄[29]。

迄今为止，脑卒中后血糖控制的随机对照试验发表较少。其中 2008 年发表的 GIST-UK 并没有显示强化胰岛素治疗在生存率和并发症发面的收益，但治疗时间较短（24 小时）[30]。另外，GIST-UK 试验中强化胰岛素治疗组平均血糖仅 10.3 mg/dl，明显低于对照组。由于这个研究提示更低的血糖下降水平可能带来临床收益，最近的两个随机对照试验重点关注更强化的胰岛素治疗策略的可行性和安全性。这些研究的人群是预先存在糖尿病的患者，提示有临床益处，但是没有显示有明确的改善[31-32]。上述前瞻性随机对照试验排除了非糖尿病患者，因为这类患者高血糖往往可以自身调节，并进入目标范围，无需干预。

鉴于随机对照试验的缺乏，血糖控制指南在 CVA 患者中有许多版本，并且不断改进。欧洲卒中组织指南建议当 BG>10 mmol/L（181 mg/dl）时，开始胰岛素治疗[33]。美国卒中学会卒中委员会，2003 年推荐当 BG>300 mg/dl，开始 BG 控制。最近改变了 BG 目标至 140～185 mg/dl（7.7～10.2 mmol/L）[34]。

有关 MI 和 CVA 研究的详细总结，请参见表 41-2。

ICU 低血糖的风险

Leuven 手术和药物试验、NICE-SUGAR、VISEP、Glucontrol 试验以及上述 RCT 选择的亚群在强化血糖控制和对照组中都显示出低血糖的风险。症状性的低血糖，如头痛、疲劳、谵妄、构音障碍，在 ICU 患者身上常常被掩盖，直到 BG<40 mg/dl 才能显现。严重低血糖并发症包括昏迷、癫痫发作甚至心跳骤停。2007 年，Krinsley 发现 ICU 患者的严重低血糖是死亡率的独立预测因素。事实上，孤立的严重低血糖事件可以使死亡率显著升高超过 2 倍。继发于低血糖的死亡风险最大的人群，是预先存在糖尿病、机械通气、脓毒症休克、APACHE 评分高分的患者[35]。NICE-SUGAR 试验事后观察分析表明中度（41～70 mg/dl）和严重低血糖（≤40 mg/dl）与死亡风险增加密切相关，特别是极为危重的患者和分布性休克的患者[36]。已经有研究提示，如果胰岛素治疗的目标过于激进，其获益可能被风险所抵消，因此，寻找到合适的平衡点是当务之急。值得注意的是，指尖血糖监测从而指导胰岛素应用剂量，可能过高估计了静脉血糖的浓度，原因可能与贫血、乏氧或血液内氧含量过高有关[37-38]。因此在严格血糖控制的人群，应考虑到低血糖发生又难以发现的风险。

治疗和指南的推荐

综上所述，虽然严重的高血糖与不良预后相关这个事实很明确，但没有令人信服的数据建议最严格的血糖控制（80～110 mg/dl）可以得到生存率的获益。一个早期单中心的外科手术研究显示胰岛素治疗使并发症和死亡率均得到了改善，于是强化的胰岛素治疗被大力提倡。而在随后的研究中，包括药物治疗患者和异质性更高的 ICU 患者，则无法重复以上的获益。

更新的脓毒症拯救运动（SSC）指南建议严重脓毒症合并高血糖症患者应用静脉注射胰岛素降低 BG 水平，目标是<150 mg/d[39]。2009 年 6 月，SSC 鉴于 NICE-SUGAR 结果，建议严重败血症患者不推荐目标为 BG 80～110 mg/dl 的胰岛素强化治疗，当血糖水平超过 180 mg/dl 时考虑葡萄糖控制，目标 BG 近似 150 mg/dl[40]。2009 年，ADA 和美国临床内分泌学家协会（AACE）指南倡导了 140～180 mg/dl 的

表 41-2　心肌梗死和脑血管意外患者的血糖控制随机对照试验 [21,24,30]

研究/年	人群/入选中心	目标血糖水平	干预	初级终点事件/预后	主要发现/评价	主要评论
DIGAMI 1999	入院血糖>198 mg/dl 的心肌梗死患者 620 例 19 个中心	TGC126~180 mg/dl 对照组：医师酌情决定	糖加胰岛素静脉滴注 >24 h，皮下注射胰岛素超过 3 个月	死亡率，平均随访 1.6~5.6 年 TGC: 33% 对照：44% P=0.011	TGC 降低死亡率	对照组为医师决定的血糖控制，无控制的非持续性的
DIGAMI 2 2005 RAD	入院血糖>198 mg/dl 的心肌梗死患者 1253 例 48 个中心	TGC（1 和 2） 126~180 mg/dl 对照组：医师酌情决定	TGC1 糖加胰岛素静脉滴注 >24 h，长期皮下注射胰岛素 TGC2 糖加胰岛素静脉滴注 >24 h，随后血糖控制由医师决定 对照组：医师酌情决定	2年死亡率 TGC（1）:23.4% TGC（2）:21.2% 对照组（3）:17.9% P值 1:2=0.832 1:3=0.157 2:3=0.203	3组之间发病率和死亡率没有明显的区别	对照组者并非持续血糖控制，且无控制血糖目标，约14%患者应用胰岛素。3组患者特征差异较大。因患者入组速度慢，研究提前终止
CREATEECLA 2005	STEMI 患者 20201 例 470 个中心	未设定控制目标	试验组入院后输注 GIK 超过 24 小时，7 天低分子量肝素 对照组：常规治疗	30 天死亡率 GIK: 10% 对照:9.7% P=0.45	死亡率，心脏停搏，心源性休克等两组无差异	与此前小规模的 GIK 输注的研究无相关性。GIK 组在输注胰岛素时，也输注了葡萄糖，可能是得到阴性结果的原因
HI-5 2006	心肌梗死患者 入院血糖 >140 mg/dl 240 例 6 个中心	TGC72~180 mg/dl 对照组未设置血糖控制目标	TGC 入院后应用糖加胰岛素滴注至少 24 小时 对照组 延续每日治疗，包括皮下胰岛素。二甲双胍停用，如血糖>228 mg/dl，可以皮下注射胰岛素	3个月死亡率 TGC:7.1% 对照组:4.4% P=0.42 6 个月死亡率 TGC: 7.9% 对照组: 6.1% P=0.62	死亡率无差别。TGC 组 3 个月心力衰竭和再梗死发生率更低	TGC 组和对照组血糖控制水平无显著差异 TGC 组从症状出现至胰岛素滴注的平均时间为 13 小时
GIST-UK 2007	急性脑卒中患者 除外胰岛素依赖型糖尿病和血糖>306 mg/dL1 933 例 多中心	GIK 组 72~126 mg/dl 对照组未设置目标 如血糖>306 mg/dl 输注胰岛素，由医师决定	GIK 组入院后应用 GIK 滴注至少 24 小时 对照组：0.9%氯化钠每小时 100 ml	90 天死亡率 GIK: 30% 对照组 27.3% P=0.37	死亡率无差别 GIK 组平均血糖降低 10 mg/dl，血压下降 9 mmHg	由于人组缓慢研究提前终止。大部分患者入院时仅有血糖轻度升高，而明显升高的患者被排除掉。输注 GIK 液组高耗费劳力，并且有 15.7%低血糖发生率，需要立即处理

BG 目标，当 BG>180 mg/dl 时开始胰岛素治疗[41]，至 2014 年仍然保持这一共识[1]。

ICU 的血糖控制可以通过静脉内（IV）和（或）皮下注射（SQ）胰岛素。Meijering 在 2006 年的系统文献综述中提到，IV 途径比单独皮下注射使更多患者达到目标 BG 水平[42]。ICU 标准治疗是在可行的情况下使用 IV 输注，而不是 SQ 和 IV 共同使用。

目前至少有 18 种胰岛素治疗方案可用，但概念是一样的：实现最好的 BG 控制，同时最大限度地降低低血糖的风险[43]。一种典型的"滑动"方案，如 Leuven 手术试验所示，设定预定量的胰岛素，使最终 BG 值下降在可控范围内。另一方面，"动态"方案，如戈德堡耶鲁（Goldberg Yale）方案，建议基于血糖水平、变化率和胰岛素抵抗程度，进行胰岛素治疗。

从 ICU 转为医院内部一般治疗病房，BG 控制仍然是针对性的，但控制目标略有松弛。在非 ICU 患者中使用基础推注方案较传统滑动方案达到目标血糖有效率超过 2 倍[44]。

ICU 高血糖控制的展望

目前 ICU 患者高血糖控制的焦点在于关注这些患者是否患有糖尿病。例如，Egi 等在回顾性研究中展示其 ICU 中，血糖水平为 180～198 mg/dl 非糖尿病患者的死亡率是同等血糖水平糖尿病患者的 3.3 倍[45]。Krinsley 等发现非糖尿病患者中，血糖水平≥180 mg/dl 的死亡率是血糖 70～99 mg/dl 的患者的 5 倍以上[46]。与对照组相比，平均血糖水平≥180 mg/dl的糖尿病患者死亡率是对照组的2倍。由此看来单一的血糖控制目标值并不适用于所有 ICU 危重患者。最近 Lanspa 等进行的大型回顾性研究发现在 ICU 非糖尿病患者中，中度血糖控制（90～140 mg/dl）与严格血糖控制（80～110 mg/dl）相比死亡率更高[47]。即将到来的 RCT 可能会将糖尿病和非糖尿病 ICU 患者分开进行研究和分析。

目前和将来的研究重点在于开发评估高血糖指标的新方法来代替平均值，如血糖变异性。正在进行的一些研究旨在避免或减少胰岛素的使用，而使用胰岛素样生长因子 -1（IGF-1）、胰高血糖素样肽 -1（GLP-1），甚至简单地限制碳水化合物的摄入[48]。进一步通过计算机改进降糖方案，提供更好和更安全的目标 BG 水平，并通过留置静脉或动脉导管置入先进的连续葡萄糖监测装置，也是未来研究激动人心的事情，可能推动 ICU 患者血糖控制的发展。

利益冲突：该文章作者没有接受个人或组织的赞助，与研究相关的组织无利益关联。无利益冲突。

（苏文亭　译）

参考文献

1. American Diabetes Association. Standards of medical care in diabetes 2014. *Diabetes Care*. 2014; 37(Suppl 1):S14–S80.
2. Saberi F, Heyland D, Lam L, Rapson D, Jeejeebhoy K. Prevalence, incidence, and clinical resolution of insulin resistance in critically ill patients: an observational study. *JPEN J Parenter Enteral Nutr*. 2008; 32(3):227–235.
3. Krinsley JS. Association between hyperglycemia and increased hospital mortality in a heterogenous population of critically ill patients. *Mayo Clinic Proc*. 2003; 78(12):1471–1478.
4. Van den Berghe G. How does blood glucose control with insulin save lives in intensive care? *J Clin Invest*. 2004; 114(9):1187–1195.
5. Dellinger RP, Carlet JM, Masur H, et al. Surviving Sepsis Campaign guidelines for management of severe sepsis and septic shock. *Crit Care Med*. 2004; 32(3):858–873.
6. Van den Berghe G, Wilmer A, Hermans G, et al. Intensive insulin therapy in the medical ICU. *N Engl J Med*. 2006; 354(5):449–461.
7. Brunkhorst FM, Engel C, Bloos F, et al. Intensive insulin therapy and pentastarch resuscitation in severe sepsis. *N Engl J Med*. 2008; 358(2):125–139.
8. NICE-SUGAR Study Investigators, Finfer S, Chittock DR, et al. Intensive versus conventional glucose control in critically ill patients. *N Engl J Med*. 2009; 360(13):1283–1297.
9. Preiser JC, Devos P, Ruiz-Santana S, et al. A prospective randomised multi-centre controlled trial on tight glucose control by intensive insulin therapy in adult intensive care units: the Glucontrol study. *Intensive Care Med*. 2009; 35(10):1738–1748.
10. McCowen KC, Malhotra A, Bistrian BR. Stress-induced hyperglycemia. *Crit Care Clin*. 2001; 17(1):107–124.
11. Van den Berghe G, Wouters PJ, Bouillon R, et al. Outcome benefit of intensive insulin therapy in the critically ill: Insulin dose versus glycemic control. *Crit Care Med*. 2003; 31(2):359–366.
12. Sung J, Bochicchio GV, Joshi M, Bochicchio K, Tracy K, Scalea TM. Admission hyperglycemia is predictive of outcome in critically ill trauma patients. *J Trauma*. 2005; 59(1):80–83.
13. Young B, Ott L, Dempsy R, Haack D, Tibbs P. Relationship between admission hyperglycemia and neurologic outcome of severely brain-injured patients. *Ann Surg*. 1989; 210(4):466–472; discussion 472–473.
14. Weir CJ, Murray GD, Dyker AG, Lees KR. Is hyperglycemia an independent risk predictor of poor outcome after acute stroke? Results of a long-term follow up study. *BMJ*. 1997; 314(7090):1303–1306.
15. van den Berghe G, Wouters P, Weekers F, et al. Intensive insulin therapy in the critically ill patients. *N Engl J Med*. 2001; 345(19):1359–1367.
16. Kalfon P, Giraudeau B, Ichai C, et al. Tight computerized versus conventional glucose control in the ICU: a randomized controlled trial. *Intensive Care Med*. 2014; 40(2):171–181.
17. Kosiborod M, Inzucchi SE, Krumholz HM, et al. Glucometrics in patients with acute myocardial infarction. Defining the optimal outcome-based measure of risk. *Circulation*. 2008; 117(8):1018–1027.
18. Deedwania P, Kosiborod M, Barret E, et al. Hyperglycemia and acute coronary syndrome: a scientific statement from the American Heart Association Diabetes Committee of the Council on Nutrition, Physical Activity, and Metabolism. *Circulation*. 2008; 117(12):1610–1619.
19. Timmer JR, Ottervanger JP, de Boer MJ, et al. Hyperglycemia is an important predictor of impaired coronary flow before reperfusion therapy in ST-segment elevation myocardial infarction. *J Am Coll*

Cardiol. 2005; 45(7):999–1002.

20. Oliver MF and Opie LH. Effects of glucose and fatty acids on myocardial ischemia and arrhythmias. *Lancet.* 1994; 343(8890):155–158.

21. Malmberg K, Norhammar A, Wedel H, Rydén L. Glycometabolic state at admission: important risk marker of mortality in conventionally treated patients with diabetes mellitus and acute myocardial infarction: long-term results from the Diabetes and Insulin-Glucose Infusion in Acute Myocardial Infarction (DIGAMI) study. *Circulation.* 1999; 99(20):2626–2632.

22. Maimberg K, Rydén L, Wedel H, et al. Intense metabolic control by means of insulin in patients with diabetes mellitus and acute myocardial infarction (DIGAMI 2): effects on mortality and morbidity. *Eur Heart J.* 2005; 26(7):650–661.

23. Mehta SR, Yusuf S, Díaz R, et al. Effect of glucose-insulin-potassium infusion on mortality in patients with acute ST-segment elevation myocardial infarction: the CREATE-ECLA randomized controlled trial. *JAMA.* 2005; 293(4):437–446.

24. Cheung NW, Wong VW, McLean M. The Hyperglycemia: Intensive Insulin Infusion in Infarction (HI-5) study. A randomized controlled trial of insulin infusion therapy for myocardial infarction. *Diabetes Care.* 2006; 29(4):765–770.

25. Furnary AP. Rationale for glycemic control in cardiac surgical patients: The portland diabetic project. *Insulin.* 2006; 1(Suppl A):S24–S29.

26. Lindsberg PJ, Roine RO. Hyperglycemia in acute stroke. *Stroke.* 2004; 35(2):363–364.

27. Capes SE, Hunt D, Malmberg K, Pathak P, Gerstein HC. Stress hyperglycemia and prognosis of stroke in nondiabetic and diabetic patients: a systematic overview. *Stroke.* 2001; 32(10):2426–2432.

28. Baird TA, Parsons MW, Phanh T, et al. Persistent poststroke hyperglycemia is independently associated with infarct expansion and worse clinical outcome. *Stroke.* 2003; 34(9):2208–2214.

29. Fuentes B, Castillo J, San José B, et al. The prognostic value of capillary glucose levels in acute stroke. The GLycemia in Acute Stroke (GLIAS) study. *Stroke.* 2009; 40(2):562–568.

30. Gray CS, Hildreth AJ, Sandercock PA, et al. Glucose-potassium-insulin infusions in the management of post-stroke hyperglycaemia: the UK Glucose Insulin in Stroke Trial (GIST-UK). *Lancet Neurology.* 2007; 6(5):397–406.

31. Bruno A, Kent TA, Coull BM, et al. Treatment of hyperglycemia in ischemic stroke (THIS): a randomized pilot trial. *Stroke.* 2008; 39(2):384–389.

32. Johnston KC, Hall CE, Kissela BM; Bleck TP, Conaway MR; GRASP Investigators. Glucose Regulation in Acute Stroke Patients (GRASP) trial: a randomized pilot trial. *Stroke.* 2009; 40(12):3804–3809.

33. European Stroke Organization (ESO) Executive Committee and the ESO Writing Committee. Guidelines for Management of Ischaemic Stroke and Transient Ischaemic Attack 2008. Available at: http://www.eso-stroke.org/eso-stroke/education/guidelines.html. Accessed July 19, 2016.

34. Adams HP Jr, del Zoppo G, Alberts MJ, et al. Guidelines for the early management of adults with ischemic stroke. *Stroke.* 2007; 38(5):1655–1711.

35. Krinsley JS, Grover A. Severe hypoglycemia in critically ill patients: risk factors and outcomes. *Crit Care Med.* 2007; 35(10):2262–2267.

36. NICE-SUGAR Study Investigators; Finfer S, Liu B, Chittock DR, et al. Hypoglycemia and risk of death in critically ill patients. *N Engl J Med.* 2012; 367(12):1108–1118.

37. Scott MG, Bruns DE, Boyd JC, Sacks DB. Tight glucose control in the intensive care unit: are glucose meters up to the task? *Clin Chem.* 2009; 55(1):18–20.

38. Hoedemaekers CW, Klein Gunnewiek JM, Prinsen MA, Willems JL, Van der Hoeven JG. Accuracy of bedside glucose measurement from three glucometers in critically ill patients. *Crit Care Med.* 2008; 36(11):3062–3066.

39. Dellinger RP, Levy MM, Carlet JM, et al. Surviving Sepsis Campaign: international guidelines for management of severe sepsis and septic shock: 2008. *Crit Care Med.* 2008; 36(1):296–327.

40. Surviving Sepsis Guidelines. Surviving Sepsis Campaign Statement on Glucose Control in Severe Sepsis. 2016. Available at: http://www.survivingsepsis.org/Guidelines/Documents/Other%20supportive%20therapy.pdf. Accessed July 19, 2016.

41. Moghissi ES, Korytkowski MT, DiNardo M, et al. American Association of Clinical Endocrinologists and American Diabetes Association consensus statement on inpatient glycemic control. *Diabetes Care.* 2009; 32(6):1119–1131.

42. Meijering S, Corstjens AM, Tulleken JE, Meertens JH, Zijlstra JG, Ligtenberg JJ. Towards a feasible algorithm for tight glycaemic control in critically ill patients: a systematic review of the literature. *Crit Care.* 2006; 10(1):R19. Available at: http://www.ncbi.nlm.nih.gov/pmc/articles/PMC1550808/. Accessed July 19, 2016.

43. Nazer LH, Chow SL, Moghissi ES. Infusion protocols for critically ill patients: a highlight of differences and similarities. *Endocr Pract.* 2007; 13(2):137–146.

44. Umpierrez GE, Smiley D, Zisman A, et al. Randomized study of basal-bolus insulin therapy in the inpatient management of patients with type 2 diabetes (RABBIT 2 trial). *Diabetes Care.* 2007; 30(9):2181–2186.

45. Egi M, Bellomo R, Stachowski E, et al. Blood glucose concentration and outcome of critical illness: the impact of diabetes. *Crit Care Med.* 2008; 36(8):2249–2255.

46. Krinsley JS. Glycemic control, diabetic status, and mortality in a heterogeneous population of critically ill patients before and during the era of intensive glycemic management: six and one-half years experience at a university-affiliated community hospital. *Semin Thorac Cardiovasc Surg.* 2006; 18(4):317–325.

47. Lanspa MJ, Hirshberg EL, Phillips GD, Holmen J, Stoddard G, Orme J. Moderate glucose control is associated with increased mortality compared with tight glucose control in critically ill patients without diabetes. *Chest.* 2013; 143(5):1226–1234.

48. Clinical Trials. Comparison of Two Strategies for Glycemic Control in Acute Ischemic Stroke. Available at: https://clinicaltrials.gov/ct2/show/NCT00747279?term=NCT00747279&rank=1. Accessed July 19, 2016.

第 42 章　肾上腺功能不全

Evie G. Marcolini • William C. Chiu

背景

肾上腺功能为调查和争议提供了很好的学术材料。直到 1937 年 17- 羟基 -11- 脱氢皮质酮或皮质醇，才被 Reichstein 从肾上腺皮质中分离出来。到 1947 年，人工合成的皮质醇发展起来。与此同时，人们发现除了对于肾上腺功能衰退症有效，这个化合物通过抑制应激和炎症对类风湿痛患者有治疗作用。

肾上腺功能不全可以呈现为慢性的原发疾病（约 5/100 万）或继发疾病（约 1/200 万）。这两个群体在女性中更常见，诊断的高峰是 40 ~ 60 岁。历史上，肾上腺功能不全最常见原因是结核性肾上腺炎。在发达国家，自身免疫性肾上腺炎已成为引起肾上腺机能不全的更为常见的原因，而结核性肾上腺炎在发展中国家中仍然扮演着重要的角色[1]。

肾上腺分为两个解剖部位。髓质分泌儿茶酚胺，包括肾上腺素和去甲肾上腺素；皮质产生盐皮质激素（通过肾素 - 血管紧张素系统）和糖皮质激素。重症疾病和应激激活下丘脑 - 垂体 - 肾上腺（hypothalamic-pituitary-adrenal，HPA）轴并刺激下丘脑促肾上腺皮质激素释放激素（corticotropin releasing hormone，CRH）和垂体促肾上腺皮质激素 激 素（adrenocorticotropic hormone ACTH）[2]。ACTH 分泌到到效应器官，肾上腺皮质，刺激糖皮质激素、盐皮质激素以及肾上腺雄激素的合成和分泌。应激条件下 ACTH 分泌的调节机制是多因素的，包含 CRH 的刺激作用和皮质醇的抑制作用。皮质醇对 HPA 轴的负反馈闭合环路抑制 CRH、ACTH 和皮质醇本身的分泌（图 42-1）。

生理的 ACTH 和皮质醇的分泌有一个昼夜模式，晚上 10 点和凌晨 2 点达低谷，上午 8 点达高峰。在感染和炎症状态下，皮质醇增多症水平的增加是通过细胞因子对下丘脑和垂体的刺激作用和负反馈环的抑制引起的。皮质醇分泌昼夜变化的消失使得资源从糖皮质激素和盐皮质激素的产生转化为性激素的产生。ACTH 释放增加也可以通过内啡肽路径和快速的（不是慢性）吗啡摄入。虽然存在负反馈回路，在高度应激期（如大手术后、感染性休克），肾上腺皮质也受到旁分泌途径、内皮素、心房钠尿肽或细胞因子的直接影响。

肾上腺皮质对应激的反应有几种机制。90% 的皮质醇结合到皮质醇结合球蛋白上，不到 10% 的皮质醇是可生物利用的自由形式。在急性疾病过程中，特别是脓毒症，皮质醇结合球白降解多达 50% 从而使更多的皮质醇成为可利用的自由形式。皮质醇显示通过正反馈形式上调细胞内糖皮质激素受体。糖皮质激素受体在骨骼肌的结合水平也显示上升。

所有这些机制都允许在急性应激时期糖皮质激素的产量从而使机体能够形成生理代偿。糖皮质激素通过肝糖异生和抑制脂肪组织摄取葡萄糖来提高血糖水平。它们动员游离脂肪酸和氨基酸，同时增加蛋白质水解为应激反应提供能量和底物。

糖皮质激素促进儿茶酚胺的形成，使得心肌收缩力、血管张力和血压得以维持。它们还减少了一氧化氮和前列腺素的产生，结果维持血流动力学稳定性。糖皮质激素也能通过对淋巴细胞、自然杀伤

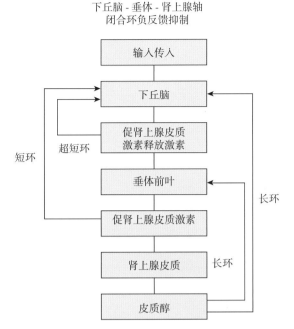

图 42-1　在下丘脑 - 垂体 - 肾上腺轴（HPA），有三种负反馈系统"闭合环"。在超短环中促肾上腺皮质激素释放激素（CRH）直接作用于下丘脑来控制它的分泌。在短环中促肾上腺皮质激素（ACTH）负反馈作用于下丘脑。在长环中糖皮质激素负反馈作用于垂体前叶和下丘脑

细胞、单核细胞、巨噬细胞、嗜酸性粒细胞、中性粒细胞、肥大细胞和嗜碱性粒细胞的下调作用发挥抗炎和免疫抑制作用。

尽管细胞因子和细胞介质在急性应激反应过程中有有益的作用，但有证据表明这些细胞因子和细胞介质也有相反的作用，导致 ACTH 产量下降、皮质醇产生受损和皮质醇半衰期的延长，这些可能代表了皮质激素受体数量、表达和功能的下降。总之脓毒症患者中介质的释放对肾上腺反应有积极或消极的影响，这净效应可能是根据时间、疾病的严重性或介质产生的程度而变化的。

在原发性肾上腺功能不全，肾上腺不能产生皮质醇，除了自身免疫性和感染性原因，还可能是由双侧肾上腺出血、转移癌、结节病、淀粉样变、肾上腺切除（如抗库欣综合征）、获得性免疫缺陷综合征（AIDS）、抗磷脂抗体综合征或药物（如抗肿瘤药、依托咪酯、酮康唑和米非司酮）诱导的作用[3]。继发性肾上腺功能不全是由于垂体释放 ACTH 不足引起的，通常是由于垂体区域肿瘤、自身免疫原因、基因突变、产后垂体卒中（Sheehan 综合征）、头部外伤或慢性外源性糖皮质激素摄入引起的。

急性肾上腺功能不全危及生命时的典型表现是严重低血压、急性腹痛、呕吐和发热。儿童可能发生低血糖抽搐或 1 型糖尿病患者反复发作低血糖。慢性肾上腺功能不全的常见临床表现包括疲劳、能量丢失、肌肉乏力、易怒、体重减轻、恶心、厌食。由于 ACTH 刺激黑色素细胞的作用，原发性肾上腺衰竭很有可能导致色素沉着。然而继发性肾上腺衰竭将表现为皮肤颜色苍白。盐皮质激素不足也可能存在，从而导致低钠血症、高钾血症、脱水、血容量减少、低血压和肾前性肾功能衰竭。

与皮质醇不足相关的重要疾病

肾上腺功能不全的重症疾病患者的关键环节是如何评估肾上腺功能的问题。尽管 HPA 轴受轴胞因子和介质影响产生无数作用，我们仍然无法检测皮质醇的终末器官效应，因此，诊断的确立通常基于血清皮质醇水平。这导致了许多研究和观念是关于评估血清皮质醇水平最准确的方法及其随后的临床影响[4]。过去促皮质素试验用于评价注射前和注射后 30 分钟和 60 分钟血清皮质醇不足的水平，但拯救脓毒症运动（Surviving Sepsis Campaign，SSC）的最新指南建议不要使用促皮质素试验，因为它在识别摄入皮质醇获益的感染性休克患者方面尚未证实其准确性[5]。

认识到刺激试验后皮质醇的增加指示的是残留皮质醇的水平，而不是肾上腺功能，是很重要的。确定 HPA 轴是否充分发挥作用的最佳途径是检测整个轴，这在严重应激的重症患者中已经通过低血压、低氧血症、发热和低血糖的应激受体来进行。因此，在重症疾病随机皮质醇水平应提供足够的肾上腺功能不全信息。随机皮质醇水平超过 25 mcg/dl 意味着足够的 HPA 轴功能，这是基于在创伤、外科手术和危重病患者皮质醇水平波动在 30 ~ 50 mcg/dl 一周左右的事实。还值得注意的是，危重患者失去皮质醇分泌的昼夜节律性，因此随机水平时间就不会成问题。

根据标准，重症患者的肾上腺功能不全发生率可达 77%。以前的类固醇使用，不管剂量和使用时间，可能促进了 HPA 轴的抑制[6]。免疫抑制和其他感染，虽在门诊患者中不一定导致原发性肾上腺功能不全，但已经成为重症疾病患者最重要的原因。同样也值得注意的是，脓毒症或全身炎症反应综合征（Systemic Inflammatory Response Syndrome，SIRS）患者，标准通常表现为原发性肾上腺功能衰

竭，包括 HPA 轴和糖皮质激素受体表达的抑制。这在脓毒症恢复期被证实是可逆的。

目前普遍认为肾上腺皮质功能不全的重症疾病患者死亡率高，某种程度上的激素治疗可以提高预后。难以阐述的问题变成了怎样评估肾上腺功能不全，在哪个临界值水平患者需要皮质醇，需要使用多大剂量。目前对成人感染性休克患者的建议是除非在液体管理和血管活性药物没有有效治疗低血压的情况下，否则不能摄入激素治疗[5]。如果需要激素治疗，建议的剂量是氢化可的松 200 mg/d，连续或分剂量输注[5]。每个重症监护病房（ICU）应该有一个标准化的草案，以决定什么时候应该开始使用激素以及如何管理。

值得注意的是在给予激素治疗后可能产生许多药物 - 药物之间的相互作用。糖皮质激素可以降低阿司匹林、华法林、胰岛素、异烟肼和口服降糖药的血药浓度，但可以增加环磷酰胺和环孢素的水平。能降低糖皮质激素血药浓度的药物包括制酸剂、卡马西平、消胆胺、考来替泊、麻黄碱、米托坦、苯巴比妥、苯妥英、利福平，然而环孢素、红霉素、口服避孕药和三乙酰竹桃霉素能提高它们的血药浓度。

随着重症疾病患者临床状况的改善激素的使用应该被限制，以避免血流动力学和免疫方面的反弹。

氢化可的松是首选的皮质类固醇，因为大多数研究是使用这种制剂进行的，它是最接近生理学特征的可的松。氢化可的松也有盐皮质激素活性，如果有其他糖皮质激素可以利用，它必须被考虑和替换。

总之，重症疾病相关的皮质醇功能不全（critical illness–related corticosteroid insufficiency，CIRCI））是重症疾病患者疾病进展的重要因素。但是仍有问题尚未得到解答，在这些患者照料过程中要模式化，并且参与和跟踪这个重要课题的进展是很重要的。

（郭治国 乜 丽 译）

参考文献

1. Oelkers W. Adrenal insufficiency. *N Engl J Med.* 1996; 335(16):1206–1212.
2. Marik PE, Zaloga GP. Adrenal insufficiency in the critically ill: a new look at an old problem. *Chest.* 2002; 122(5):1784–1796.
3. Arlt W, Allolio B. Adrenal insufficiency. *Lancet.* 2003; 361(9372):1881–1893.
4. Jacobi J. Corticosteroid replacement in critically ill patients. *Crit Care Clin.* 2006; 22(2):245–253, vi.
5. Dellinger RP, Levy MM, Rhodes A, et al. Surviving Sepsis Campaign: International Guidelines for Management of Severe Sepsis and Septic Shock: 2012. *Crit Care Med.* 2013; 41(2):580–637.
6. Broersen LH, Pereira AM, Jørgensen JO, Dekkers OM. Adrenal Insufficiency in Corticosteroids Use: Systematic Review and Meta-Analysis. *J Clin Endocrinol Metab.* 2015; 100(6):2171–2180.

第八部分　感染性疾病

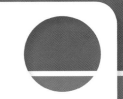

第43章 重症疾病中发热的处理

Marnie E. Rosenthal

第一部分 重症监护病房的发热：背景和发病机制

前言

发热是机体对内外环境应激反应的适应机制，是免疫系统激活的重要指标。正常的身体温度是由周围神经维持的，这些神经将信号传到下丘脑。当细胞因子引起体温升高时，与下丘脑体温调定点的升高有关，包括三个临床阶段：寒战、发热和潮红。体温升高可分为感染性和非感染性高热综合征（表43-1）。当热调节机制失效时，高热就会发生；当机体产热过多或热散失减少时，热生产超过热散失。这样的热量过剩的例子包括甲亢、嗜铬细胞瘤、肾上腺危象，或通过阻断柠檬酸循环和氧化磷酸化解偶联中断而导致的水杨酸中毒、中暑或抗胆碱能毒性介导机制散热不足。一些高温综合征分为两类，如麻醉术后精神抑制药所致的恶性综合征，并可能导致严重的高热。重要的是要将发热和热调节功能障碍区分开来，因为后者通过物理机制（传导、对流、蒸发）降低体温的调节失效；退烧药是无效的。ICU 里非感染性和传染性的体温升高将在下面的章节中详细讨论。

发热的定义

人体平均温度设定点是 37 ℃（98.6 ℉），根据一天的时间或激素环境，可能会变化 0.5 ~ 1.0 ℃，最高的早上 6:00 和女性排卵期。发热的定义是多种多样的：单次核心体温 > 38 ℃（100.4 ℉）或连续两次大于 38.3 ℃（101 ℉）。中性粒细胞减少的患者，发热可能被定义为单次温度大于 38.3 ℉（101 ℉）或大于 38 ℃（100.4 ℉），持续 60 分钟。美国的重症监护学院和美国传染病学会（ACCM/IDSA）定义发热为：体温超过 38.3 ℃（101 ℉），并建议对任何新的发热进行调查[1]。然而，在免疫功能低下或老年人，一个较低的截点可能合适些，因为这些患者可能无法承受大量的发热反应。此外，氮质血症、充血性心力衰竭（CHF）患者可因解热退烧药或联合使用解热镇痛药，可减弱发热反应。

流行病学

发热在危重患者中很常见，值得引起注意。感染是住院患者体温升高的主要原因，而下丘脑疾病则不那么常见。在有严重脓毒症的重症监护病房的患者中，发热的发生率接近 90%[2]。前瞻性和回顾性研究描述了在重症监护病房中广泛的发热发生率，30% ~ 70%，一项研究显示在非心脏外科手术中的患者发生率最高[3-4]。

在神经重症监护病房中，发热的发生率可能接近 70%，只有一半的发热是由于感染引起的，主要是肺部感染[5]。因麻醉引起的恶性高热的发病率估计为 1：250 ~ 1：25000，最近的一项研究评估 2001 — 2005 年纽约州的出院数据将当地发热发病率

433

表 43-1　ICU 里发热的原因	
产热过多	震颤性谵妄，运动，中暑， 恶性高热，精神抑制药 恶性综合征，嗜铬细胞瘤， 毒品（可卡因、安非他明）， 甲烯二氧甲苯丙胺 麦角酸酰二乙胺 [迷幻药] ）水杨酸盐， 羟色胺综合征，癫痫发作，破伤风，毒物
散热调节紊乱	抗胆碱能药物，脱水、中暑 神经阻滞剂恶性综合征
下丘脑	脑炎，肉芽肿性疾病（结节病 和肺结核），恶性 综合征，血栓性疾病，创伤，肿瘤
感染	菌血症、导管相关性感染、中枢 神经系统感染、难辨梭状芽孢杆菌 相关性腹泻，真菌感染，寄生虫 感染，肺炎，术后发热， 感染性血栓性静脉炎，鼻窦炎，手术部位 感染、尿路感染、病毒血症

确定为 1/10 万[8]。

发病机理

　　最早发表的关于温度调节的观测是在 1912 年发表的，描述了下丘脑区域的热敏感性[7]。进一步的发现是在 20 世纪 60 年代，有三篇有影响力的论文描述了下丘脑前区的视前区的体温调节作用[8-10]。

　　在肝和心脏的基础代谢活动占据了人体大部分的热量生产，而皮肤则占了大部分热量的消耗。肺通过传导和蒸发增加少量的基础代谢热量。温度的调节，不是由一个单一的神经区域调节的，而是由包括下丘脑、脑干和脊髓的反馈回路所调节的，这些回路与自主、身体和内分泌系统（图 43-1）相互作用。下丘脑前部的刺激会导致血管收缩和出汗，而下丘脑后部的应激会导致颤抖。当下丘脑体温调定点上升时，血管收缩就会从手和脚开始，血液向心回流。寒战是一种增强骨骼肌产热的热保护机制。反应的性质取决于周围的温度；注射了上调体温调定点的外源性物质的动物模型会增加其在寒冷环境中产生的热量，或者在温暖的环境中减少热量的

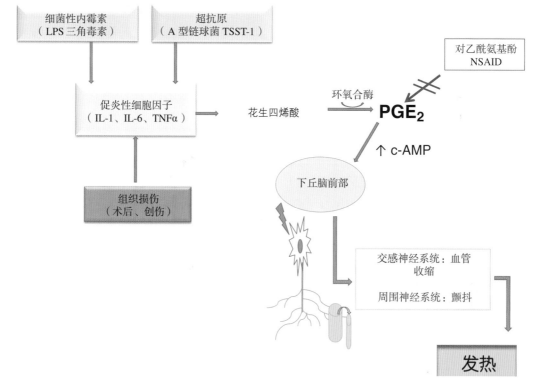

图 43-1　发热的发生机制

散失。

发热是通过激活的免疫细胞释放出的致热源调节下丘脑的体温调节水平来调节的。外源性致热原，如脂多糖（LPS）、内毒素革兰阴性细菌或外毒素，如金黄色葡萄球菌的毒性休克（TSST），引起宿主发热反应。LPS复合物与结合蛋白，附着于巨噬细胞CD14受体上，导致细胞因子释放[11]。细胞因子是可以调节局部和全身免疫的细胞内信号蛋白。作为大分子量的多肽，它们是由单核细胞、大噬细胞和神经胶质细胞应对炎症、感染或损伤产生的[12-13]。白介素（IL）-1和肿瘤坏死因子（TNF）是一种结构不相关、具有惊人相似的生物功能的细胞因子，两者均由抗原提呈细胞分泌，增强T细胞的结合和活化，促进B细胞的生长和分化。TNF-α是由活化的巨噬细胞对革兰阴性菌的脂多糖反应而产生的，而TNF-β是T淋巴细胞的产物，与IL-1、IL-6和TNF一起被统称为促炎细胞因子（表43-2）

内源性致热原，后来被重新定义为淋巴细胞活化因子，最终发现是IL-1家族的一部分，是最早分离的与发热有关的细胞产物[14]。内源性致热原的动物模型表明，发热反应是通过激活钙通道介导的，可通过钙通道阻滞剂如硝苯地平和维拉帕米来减弱[15]。IL-1的基因家族由IL-1α、IL-1β及IL-1受体拮抗剂（IL-1ra）组成，其编码在染色体的长臂上。

在这个受体对抗区域中，可变数目串联重复多态性与自身免疫系统失调综合征有关，如银屑病和炎症性肠病[16]。IL-1β是一种有效诱导IL-6产生的因子，这在发热反应是至关重要的，基因敲除致IL-6缺乏小鼠中没有发热的症状是明显的证据[17-18]。细胞因子结合并激活自己的受体，激活磷脂酶A_2，导致花生四烯酸的释放，这是环氧化酶的底物和前列腺素生物合成的限速酶[19]。

IL-1、IL-6、干扰素γ和肿瘤坏死因α水平的升高，作用于下丘脑，通过延髓与脑室周围器官的

儿茶酚胺细胞提高其固有的体温调定点[20]。终版血管器（organum vasculosum of the lamina terminalus，OVLT）是一种大脑的独特的由毛细血管床组成的血管感觉器官，它缺乏血脑屏障，因此可以监测血液的渗透性、离子性和激素环境[21]。当OVLT检测到致热原时，前列腺素E_2（PGE_2）释放，触发胶质细胞上的PGE_2受体释放环腺苷酸（C-AMP）。这通过丘脑下部反馈回路激活发热反应，涉及血管活性物质和神经递质，如去甲肾上腺素、多巴胺和血清素[22]。此外，这些细胞因子也在组织创伤中释放，尤其是IL-6[23]。

内源性解热镇痛药如IL-10，一个辅助性T细胞的蛋白产物，已在小鼠模型中显示出在LPS诱导的发热抑制内源性IL-1β，IL-6和TNF的产生[18, 24]。此外，精氨酸加压素，α-黑素细胞刺激素、糖皮质激素拮抗并限制发热的持续时间。

温度测量

在ICU，体温可以通过外周或中央测量。通过肺动脉导管、膀胱导管或食管探头的热敏电阻测量时，温度是最准确的（金标准）。直肠探头提供了接近机体的核心温度。总的来说，直肠温度计的读数比核心温度高零点几度。直肠体温计对清醒和警觉的患者有一定的侵袭性，对中性粒细胞减少患者是禁忌的。口腔温度测量方便、安全、微创，尽管读数可能因或热或冷的液体摄入或口腔呼吸而波动。此外，意识水平下降、觉醒状态或精神状态发生改变的患者可能无法遵守体温表在舌下的放置，读数可能会有所不同，根据对舌下体温计放置的位置，一般比直肠温度低0.4 ℃（0.7 °F）[26]。红外线鼓膜体温计比血管内的探针、直肠或口腔体温计更不准确。颞浅动脉温度计以及腋窝或股皮的温度，不应被用来记录ICU患者的温度[27]。

对宿主的影响

对于在重症监护病房中温度升高的结果，存在着矛盾的证据。一项研究表明发热患者的死亡率更高（34.5% vs. 18.7%）。然而，在对患者的严重程度进行调整后，发热不再与死亡率有关（P=0.384）[28]。在重症监护病房中，轻度发热很常见，结果因入院标准而不同[4]。在一篇大型文献综述中，高热与死亡风险增加有关（20% vs. 12%）。

大量的研究发现，在控制了不良预后的基线预测因子后，在急性蛛网膜下腔出血，发热与其发病

表43-2　参与温度调节的细胞因子	
促炎性细胞因子	退热细胞因子
IL-1	IL-4
IL-6	IL-10
IFN-α	精氨酸加压素
TNF-α	促黑素细胞激素 糖皮质激素

率的增加是独立相关的，这其中包括认知障碍和死亡率[29-30]。在卒中患者中，越早出现发热，认知功能障碍的程度就越高，在 24 小时后出现的高热与较差的预后没有关系[31]。

关于治疗发热是否对宿主有益是有争议的。温度升高会导致心动过速、通气量增加、静息能量消耗、氧耗和交感神经紧张。高热与横纹肌溶解、弥散性血管内凝血（DIC）和多器官衰竭有关[32]。在动物模型中，发热已被证明能降低血清铁的水平，铁是许多微生物的生长因子。通过降低最低抑菌浓度，增加宿主反应，可以减少毒力因子的表达，提高生物敏感性[34-35]。在最近创伤 ICU 的一项研究中，将发热体温 >38.5 ℃ 患者随机分为观察组或积极治疗组（予 650mg 对乙酰氨基酚退热），该研究由于在第一次研究中期分析发现积极治疗组死亡率显著增加而停止试验（P=0.06）[36]。尽管缺乏循证的数据，但通常采用的是药物和物理降温的治疗方法。

第二部分　ICU 常见发热的原因
非感染性发热

药物热

药物热是一种常见的基于药物治疗背景下的排他性诊断。药物热显著的特点为停药后发热消失以及重新使用该药物时的再次发热。这通常是超敏反应的结果，一般在给药后持续 7～10 天。药物热常可能伴随红疹、荨麻疹或血清疾病。虽然任何药物都可能引起超敏反应，但抗菌药物（特别是 β- 内酰胺类）、抗分枝杆菌、抗癫痫药、抗心律失常药（如奎尼丁和普鲁卡因胺）和抗高血压药物（甲基多巴和苯妥英）是常见的发热原因[37]。部分药物导致的高热可能是由于中枢体温调节失调造成的。拟交感作用药物、抗胆碱药物、神经递质活性药物如多巴胺拮抗剂、5- 羟色胺能药物和单胺氧化酶抑制剂，还有吸入性麻醉剂等均可破坏热量产生及消耗平衡。应用某种特定药物而产生的恶性高热往往发生在具有高度遗传倾向性的个体身上。这是由于使用吸入性麻醉药物或者琥珀酰胆碱可引起大量钙离子的流出，而其原因是存在一个遗传缺陷，或者是骨骼肌的肌浆网中的钙释放通道缺陷[38]。神经阻滞剂恶性综合征（neuroleptic malignant syndrome，NMS）和抗精神类药物的使用相关，如氟哌啶醇、丙氯拉嗪、

甲氧氯普胺以及多巴胺类药物的撤药过程。NMS 主要表现为肌张力增高、自主神经功能障碍、锥体外系的副作用，还有高热，这被认为是由于下丘脑内的多巴胺拮抗作用[39]。5- 羟色胺综合征具有相似的临床症状，但包括了腹泻、肌震颤、肌阵挛，它是由于过度的激活 5HT1A 受体，在使用了利奈唑胺后可能进一步加重[40]。毒品如苯环己哌啶、摇头丸（MDMA 或亚甲二氧甲基苯丙胺）、麦角酸二酰胺以及可卡因均被认为和高热相关。使用 MDMA 通过兴奋交感神经系统及过度释放去甲肾上腺素、机体散热的减少从而引起会引起产热机制的失调[41]。

颅脑损伤

多种中枢神经损伤（缺血、出血和创伤）通常会出现核心体温升高，在修正并控制了混杂因素，如疾病的严重程度、诊断、年龄及感染，可以明确发热和预后不良的危险因素呈正相关。无论是人或者动物模型均指出发热可以加重神经缺血性损伤，而发热和损伤程度是密切相关的[42]。心肺复苏后的发热往往与不理想的脑复苏相关[43]。发热还与重症监护和总体停留时间（LOS），以及更高的总体死亡率高度相关[44-45]。

中暑

在高热环境下，中暑的开始阶段不一定由体力活动引起，但会随着脱水和抗组胺剂的使用而加重。定义指出，核心温度超过 40 ℃（>104 ℉），老年人和小孩仅在炎热的环境中进行非劳力活动即有较高的风险，原因在于大脑中的热休克蛋白的上调，其可作为分子伴侣，是具有保护细胞作用的修复蛋白[46]。

神经源性发热

尽管在神经重症监护病房的患者中有多达 1/4 的人可能会发热，接近于一半是非感染性的[47]。脑卒中和蛛网膜下腔出血、脑创伤、包括了第三脑室底的神经术后可能引起非感染性患者的发热[48]。

其他

血管炎、甲亢、肠系膜缺血等疾病均可引起非感染性患者发热。低热在 CCU 心肌梗死后的患者中也不少见，由透壁梗死后的心外膜炎症引起。Dressler 综合征可能由心脏抗体介导，可能引起心肌梗死后 2～3 个月的发热和心包摩擦音。

血液是刺激物；当它积累或停滞时，它可能引起发热。血肿和肺栓塞都与发热有关[49]。然而，与之相反的是深静脉血栓形成（DVT），它并不是一种孤立引起发热的常见原因，最近一些对下肢DVT患者发热率的研究就是证明[50-51]。输血过程中或之后可能发生输血反应。

非感染性腹腔疾病如胰腺炎、胆囊炎、肠系膜缺血是危重患者发热的原因；这些实体疾病经常出现相关的临床体征和症状。风湿性疾病如系统性红斑狼疮（SLE）、成人Still病以及隐匿性恶性肿瘤是罕见的，但可能是ICU患者发热的原因[52]。

感染性发热的原因

中枢神经系统感染

中枢神经系统感染通常会发生局部神经异常。然而，在重症患者中，即使没有局部神经异常发现，保持高度的怀疑也是必要的，并且应该获得适当的影像学研究和细菌培养的数据[53]。在儿童中，发热是细菌性脑膜炎最常见的急性表现，在成人和老年人，意识障碍、颈强直、头痛更多见。细菌性脑膜炎可能发生在任何神经外科手术后，但最常见的是与开放性头部创伤有关的手术[54]。

腹泻

为评估重症监护病房的发热，ACCM/IDSA将腹泻定义为大便每天超过两次，粪便应放置在相应的容器中[53]。在重症监护病房中，肠内喂养和药物治疗是导致患者出现便溏或腹泻的常见原因。在ICU，最常见的肠道发热原因是艰难梭状芽孢杆菌，任何发热、白细胞计数升高、60天内的抗生素治疗或化疗开始腹泻的患者都应被怀疑，其他引起发热和腹泻的生物体通常是社区相关的，并且在患者被送入重症监护病房后很少被获得。因此，一般应避免做粪便常规培养或虫卵、寄生虫培养，除非患者因腹泻入院，其人类免疫缺陷病毒（HIV）阳性，或作为疫情爆发排查时[53]。对于艰难梭菌毒素检测阴性的患者，要考虑药物、肠内喂养增加胃肠道运动的副作用或由于克雷伯杆菌引起的出血性肠炎[55-56]。

血管内装置

患者应每天检查导管入口部位感染和静脉炎的迹象，任何化脓性表现应送革兰染色和培养。怀疑短期的外周及中央导管感染是时应予拔除；随着隧道内感染或脓毒症的生理证据明确，当隧道型感染

或脓毒症的证据明确时，导管应予拔除并予（细菌）培养，可在其他位置重新置管。没有必要常规培养ICU患者的全部导管，因为一部分导管常固定在管腔内，这可能与感染无关[53]。

肺炎

肺炎是在重症监护病房获得感染的常见原因，也是引起发热的主要原因，特别是在机械通气的患者中。对于最初的发热评估，便携式胸片就足够了。在气管插管患者中，其抽吸的痰液或鼻内气管吸入物足以评估呼吸道的细菌定植或感染情况[53]；在气管插管的患者中，从支气管镜的内部通道中吸入的痰液反映了上呼吸道的细菌定植情况，可能导致对定植细菌的过度治疗。小支气管肺泡灌洗或盲支气管镜检查，有保护的毛刷，是一种可靠的取样方法[57]，可以获得下呼吸道分泌物，应在收集的2小时内及时进行培养。

术后发热

在手术后的头48小时内，发热是一种常见的现象。最初的病因是非感染性的，但96个小时后，发热通常可以归因于传染[58]。立即手术后伤口感染很少，除了化脓性链球菌、梭状芽孢杆菌感染外，可出现在第一次术后三天。在发热的术后患者中，应每天检查手术部位红斑、脓性或压痛情况；如果预期感染，应打开切口并予细菌培养[53]。在96个小时后，新的或持续的发热需要仔细地进行外科检查，并对其他发热的病因进行调查，包括血栓栓塞、药物反应、恶性热疗或导管相关感染。

鼻窦炎

医源性鼻窦炎颌窦炎是插管患者中常见的一种疾病，应包括在重症监护患者发热的鉴别诊断中[59]。在门诊设置的两种主要标准（咳嗽、脓性鼻分泌物）或一种主要加两种次要标准（头痛、耳痛、面部或牙疼、异味、咽喉痛或喘鸣），提示急性细菌性鼻窦炎。然而，在重症患者，这些症状可能不明显[60]。此外，鼻窦影像可能价值有限，鼻窦CT或磁共振成像扫描可能难以获得有价值的信息。为了明确诊断，应在无菌技术的基础上进行穿刺和取样穿刺[53]。一项前瞻性研究，外科ICU患者新发高烧后排除菌血症、导管相关性感染、肺炎后，由三种视窦膜诊断的鼻窦炎占了24%，主要的微生物是克雷伯杆菌和铜绿假单胞菌[61]。另一项研究发现，上颌窦吸入

的常见病原体是不动杆菌（32%）和厌氧菌（21%），而鼻缩血管剂和外鼻类固醇的联合在减少机械呼吸创伤患者的鼻窦炎的发病率方面是有效的[62]。

尿路感染

尿路感染是 ICU 最常见的医院感染之一，也是经常使用膀胱器械引起发热的常见原因。毫不奇怪，导管持续时间的增加与膀胱炎和肾盂肾炎的风险有关[63]。在 ICU 参与患者尿路感染的主要致病菌包括多重耐药革兰阴性杆菌。培养应从导管的取样口收集，而不是引流袋，并在 1 小时内由微生物学实验室处理。患者 >103 CFU/ml 菌落计数提示真正的感染：泌尿系感染[53]。

免疫功能低下的患者

免疫功能低下患者（如 HIV/AIDS、引起免疫抑制的实体器官或骨髓移植手术、化疗或免疫疗法）都有机会性细菌、病毒和真菌感染风险。必须对有发热的免疫缺陷患者给予特别的考虑。可以看到广泛的传染性生物体，包括巨细胞病毒、肺孢子虫病、曲霉菌和流行的真菌病，如组织胞浆菌和球孢子菌属。

在化疗后中性粒细胞减少患者的发热是一个不断发展的、涉及诊断和管理两方面的研究领域。在免疫系统受损的宿主中，单独口腔温度为 38.3 ℃（101.0 °F）或持续温度大于 38.0 ℃（100.4 °F）1 小时，应立即采取行动，予广谱抗生素，稍后将进一步详细讨论。

第三部分　ICU 内发热的诊断和管理
诊断路径

对于发热患者的管理应该起始于对该患者的正确诊断和对于潜在危险因素的及时处理。假性败血症，其表现包括发热、白细胞计数增加并出现核左移及出现败血症的体征，如：心率上升、低血压等，这些表现与感染性发热表现极为相似，但可能是由于风湿性疾病、内分泌疾病或者神经系统疾病所致。也有报道误诊为败血症的肾上腺功能减退和甲状腺危象病例[63]。体温升高的程度及规律并不能作为病因诊断的依据，体温高于 102.0 °F 的患者既有可能为感染性发热也有可能为非感染性发热。

准确的病史采集和体格检查以及详尽的系统回顾（包括既往的门诊和住院病历）是 ICU 发热患者诊

断和管理的第一步。2008 年 ACCM/IDSA 指南指出：新发的体温小于 36 ℃ 或大于 38.3 ℃ 的患者应予以临床评估[53]。完善详尽的体格检查，包括结膜及眼底镜检查、详细的口咽黏膜检查，仔细进行心肺听诊，如有可能，应详细检查患者背部。如果临床征象有进一步发现或提示的话应完善相关影像学检查。实验室检查方面，根据临床征象，可进行包括：全血计数（包括血细胞分类以及代谢检查）、尿及痰的微生物学检测及培养以及进一步的革兰染色，同时，应该对相关部位的体液进行采集并留取培养。血培养是唯一的必做检查且应该遵循指南要求进行。根据 2008 ACCM/IDSA 指南，对重症患者出现新发发热表现进行评估时，应在发热 24 小时内，且未应用抗菌药物前，自不同穿刺采血部位留取 3 ~ 4 次血培养，穿刺抽血部位抽血前应以 2% 的葡萄糖酸氯己定消毒，或者可用 1% ~ 2% 浓度的碘酊消毒[53]。留置静脉通路的患者应留取管路内的血液标本，同时留取外周血其他穿刺部位的血标本。连接静脉管路的取血装置以及血培养瓶的瓶塞应予以酒精涂抹消毒，并干燥 30s 后再应用于血液培养接种。仅应在病情进展或新发菌血症或作为应用敏感抗菌或抗真菌药物后 48 ~ 96 h 后测试时才再次进行血培养。

特别关注：粒细胞减少症患者

对于 ICU 内或 ICU 外出现发热并粒细胞减少的患者，风险分级是管理该类患者的第一步，也是重要的一部。自 1997 年 IDSA 首次发表对于癌症并粒细胞减少患者的抗菌药物应用指南（该指南分别于 2002 年及 2011 年两次更新）以来，对于该类患者的诊疗技术不断进步[65-67]。对于包括耐万古霉素的屎肠球菌（VRE）、耐甲氧西林的金黄色葡萄球菌（MRSA）、产广谱 β- 内酰胺酶以及耐碳青霉烯类的肠杆菌、产碳青霉烯酶的肺炎克雷伯菌等耐药细菌的可疑病例的诊断，应该基于患者的地域性、耐药模式以及此前的定植菌或感染病史做出诊断。当患者临床表现及微生物学数据允许的情况下，应尽早进行降阶梯治疗。对于持续不明原因发热的粒细胞减少患者，应予以持续经验性应用抗生素直至 ANC（中性粒细胞计数）恢复至 >500/mm³[67]。

退热法

尽管缺乏令人信服的循证医学，但在 ICU 通常通过药物和物理机制来治疗发热，达到患者舒适的效果。治疗高热症的基本原理包括治疗代谢消耗的效果和患者的舒适度。在一项研究中，如果予卒中患者预防寒战治疗，外部冷却治疗能降低发热危重患者氧耗的 20%，但如果不抑制寒战，外部冷却就会增加氧耗量[68]。在一项大型的临床试验中，静脉注射布洛芬的治疗降低了核心温度、心率、耗氧量和乳酸血水平，但并没有减少器官衰竭或 30 天的死亡率[69]。

治疗发热的目的是降低下丘脑体温调定点，恢复产热和散失的平衡。药物治疗包括非甾体消炎药（NSAID）和类固醇，从外部应用的冷却毯、风扇或冰袋，到冷冻静脉输液、洗胃或血管内导管技术。非甾体抗炎药和对乙酰氨基酚、对乙酰氨基酚抑制环氧合酶途径和前列腺素 E_2 的形成，并促进下丘脑体温调定点回归到正常体温状态[70]。阿司匹林和非甾体抗炎药有效降低发热，但有抗血小板的作用。在成人中，乙酰氨基酚是首选的抗炎药，但会增加儿童患 Reye 综合征的风险，因此在儿童中应避免使用。如果是疑似菌血症或感染，应予针对性的抗生素治疗，后结合病原微生物的信息，抗生素可降阶梯。

药物过敏反应应停止药物治疗，恶性高热应立即停用麻醉药物，配合静脉注射丹曲林和普鲁卡因胺，以预防室性心律失常。

特别注意事项：中性粒细胞减少性发热患者的抗生素选择

根据 2011 年更新的实践指南，IDSA 出版的关于中性粒细胞减少肿瘤患者抗菌剂的使用，推荐使用一线单药治疗，如抗铜绿假单胞菌的 β- 内酰胺类抗生素（如头孢吡肟、哌拉西林 / 他唑巴坦或碳青霉烯类）。其他抗菌药物［氨基糖苷类、氟喹诺酮类药物和（或）万古霉素］，根据病情的严重程度和并发症可以添加到初始治疗方案中[67]，如低血压和肺炎，或者怀疑或鉴别出有可能出现高度多重耐药菌的可能性。另外，万古霉素不被普遍推荐为发热和中性的首选抗生素选择的一部分，除了怀疑与导管相关的感染（包括隧道的红斑、导管 - 导尿管的口袋异常或破裂）、皮肤或软组织感染、肺炎或出现血流动力学的不稳定[67]。在持续或复发性发热 5～7 天之后，应考虑经验性的抗真菌治疗。

结论

发热是一种保存良好的自适应机制，可以为宿主提供生存益处。这是在 ICU 中常见的非特异性体征，值得注意的是应避免使用一种自动和拟定降温的治疗方法，因为其病因因患者基础状态或手术因素而有差异。适当的干预措施的范围从严密观察到采取干预手段，并且应该根据具体情况来决定；在所有的患者人群中都不应该实施单一的"热处理"的措施。

致谢

我要感谢凯萨琳·凯西医学博士对这篇文稿的重要评价。

（王 斌 译）

参考文献

1. O'Grady NP, Barie PS, Bartlett JG, et al. Practice guidelines for evaluating new fever in critically ill adult patients. Task Force of the Society of Critical Care Medicine and the Infectious Diseases Society of America. *Clin Infect Dis.* 1998; 26(5):1042–1059.

2. Arons MM, Wheeler AP, Bernard GR, et al. Effects of ibuprofen on the physiology and survival of hypothermic sepsis. Ibuprofen in Sepsis Study Group. *Crit Care Med.* 1999; 27(4):699–707.

3. Circiumaru B, Baldock G, Cohen J. A prospective study of fever in the intensive care unit. *Intensive Care Med.* 1999; 25(7):668–673.

4. Laupland KB, Shahpori R, Kirkpatrick AW, Ross T, Gregson DB, Stelfox HT. Occurrence and outcome of fever in critically ill adults. *Crit Care Med.* 2008; 36(5):1531–1535.

5. Badjatia N. Fever control in the neuro-ICU: why, who, and when? *Curr Opin Crit Care.* 2009; 15(2):79–82.

6. Brady JE, Sun LS, Rosenberg H, Li G. Prevalence of malignant hyperthermia due to anesthesia in New York State, 2001–2005. *Anesth Analg.* 2009; 109(4):1162–1166.

7. Barbour H. Die Wirkung unmittelbärer Erwärmung und Abkülung der Wärmezentra auf die Körpertemperature. *Arch Exp Pathol Pharmakol.* 1912; 70(1):1–36.

8. Hammel HT, Hardy JD, Fusco MM. Thermoregulatory responses to hypothalamic cooling in unanesthetized dogs. *Am J Physiol.* 198:481–486.

9. Hammel HT, Jackson DC, Stolwijk JA, Hardy JD, Stromme SB. Temperature regulation by hypothalamic proportional control with an adjustable set point. *J Appl Physiol.* 18:1146–1154.

10. Hellstrom B, Hammel HT. Some characteristics of temperature regulation in the unanesthetized dog. *Am J Physiol.* 1967; 213(2):547–556.

11. Dentener MA, Bazil V, Von Asmuth EJ, Ceska M, Buurman WA. Involvement of CD14 in lipopolysaccharide-induced tumor necrosis factor-alpha, IL-6 and IL-8 release by human monocytes and alveolar macrophages. *J Immunol.* 1993; 150(7):2885–2891.

12. Dinarello CA, Cannon JG, Wolff SM. New concepts on the pathogenesis of fever. *Rev Infect Dis.* 1988; 10(1):168–189.

13. Dinarello CA. The interleukin-1 family: 10 years of discovery. *Faseb J.* 1994; 8(15):1314–1325.

14. Murphy PA, Simon PL, Willoughby WF. Endogenous pyrogens made by rabbit peritoneal exudate cells are identical with lymphocyte-activating factors made by rabbit alveolar macrophages. *J Immunol.* 1980; 124(5):2498–2501.

15. Stitt JT, Shimada SG. Calcium channel blockers inhibit endogenous pyrogen fever in rats and rabbits. *J Appl Physiol* (1985). 1991;

71(3):951–955.

16. Tarlow JK, Blakemore AI, Lennard A, et al. Polymorphism in human IL-1 receptor antagonist gene intron 2 is caused by variable numbers of an 86-bp tandem repeat. *Hum Genet.* 1993; 91(4):403–404.

17. Chai Z, Gatti S, Toniatti C, Poli V, Bartfai T. Interleukin (IL)-6 gene expression in the central nervous system is necessary for fever response to lipopolysaccharide or IL-1 beta: a study on IL-6-deficient mice. *J Exp Med.* 1996; 183(1):311–316.

18. Kozak W, Kluger MJ, Soszynski D, et al. IL-6 and IL-1 beta in fever. Studies using cytokine-deficient (knockout) mice. *Ann N Y Acad Sci.* 1998; 856:33–47.

19. Cao C, Matsumura K, Ozaki M, Watanabe Y. Lipopolysaccharide injected into the cerebral ventricle evokes fever through induction of cyclooxygenase-2 in brain endothelial cells. *J Neurosci.* 1999; 19(2):716–725.

20. Buller KM. Role of circumventricular organs in pro-inflammatory cytokine-induced activation of the hypothalamic-pituitary-adrenal axis. *Clin Exp Pharmacol Physiol.* 2001; 28(7):581–589.

21. Saper CB, Breder CD. Endogenous pyrogens in the CNS: role in the febrile response. *Prog Brain Res.* 1992; 93:419–428; discussion 428–429.

22. Mallick BN, Jha SK, Islam F. Presence of alpha-1 adrenoreceptors on thermosensitive neurons in the medial preoptico-anterior hypothalamic area in rats. *Neuropharmacology.* 2002; 42(5):697–705.

23. Mitchell JD, Grocott HP, Phillips-Bute B, Mathew JP, Newman MF, Bar-Yosef S. Cytokine secretion after cardiac surgery and its relationship to postoperative fever. *Cytokine.* 2007; 38(1):37–42.

24. Fiorentino DF, Zlotnik A, Mosmann TR, Howard M, O'Garra A. IL-10 inhibits cytokine production by activated macrophages. *J Immunol.* 1991; 147(11):3815–3822.

25. Leon LR. Invited review: cytokine regulation of fever: studies using gene knockout mice. *J Appl Physiol* (1985). 2002; 92(6):2648–2655.

26. Rabinowitz RP, Cookson ST, Wasserman SS, Mackowiak PA. Effects of anatomic site, oral stimulation, and body position on estimates of body temperature. *Arch Intern Med.* 1996; 156(7):777–780.

27. Kistemaker JA, Den Hartog EA, Daanen HA. Reliability of an infrared forehead skin thermometer for core temperature measurements. *J Med Eng Technol.* 2006; 30(4):252–261.

28. Kiekkas P, Filos KS, Karanikolas M, Aretha D, Baltopoulos GI. Relationships between fever and outcome in intensive care unit patients. *Crit Care Med.* 2008; 36(11):3127–3128.

29. Oliveira-Filho J, Ezzeddine MA, Segal AZ, et al. Fever in subarachnoid hemorrhage: relationship to vasospasm and outcome. *Neurology.* 2001; 56(10):1299–1304.

30. Fernandez A, Schmidt JM, Claassen J, et al. Fever after subarachnoid hemorrhage: risk factors and impact on outcome. *Neurology.* 2007; 68(13):1013–1019.

31. Castillo J, Dávalos A, Marrugat J, Noya M. Timing for fever-related brain damage in acute ischemic stroke. *Stroke.* 1998; 29(12):2455–2460.

32. Henry JA, Jeffreys KJ, Dawling S. Toxicity and deaths from 3,4-methylenedioxymethamphetamine ("ecstasy"). *Lancet.* 1992; 340(8816):384–387.

33. Grieger TA, Kluger MJ. Fever and survival: the role of serum iron. *J Physiol.* 1978; 279:187–196.

34. Kluger MJ, Kozak W, Conn CA, Leon LR, Soszynski D. The adaptive value of fever. *Infect Dis Clin North Am.* 1996; 10(1):1–20.

35. Mackowiak PA, Marling-Cason M, Cohen RL. Effects of temperature on antimicrobial susceptibility of bacteria. *J Infect Dis.* 1982; 145(4):550–553.

36. Schulman CI, Namias N, Doherty J, et al. The effect of antipyretic therapy upon outcomes in critically ill patients: a randomized, prospective study. *Surg Infect (Larchmt).* 2005; 6(4):369–375.

37. Mackowiak PA, LeMaistre CF. Drug fever: a critical appraisal of conventional concepts. An analysis of 51 episodes in two Dallas hospitals and 97 episodes reported in the English literature. *Ann Intern*

Med. 1987; 106(5):728–733.

38. Roth J, Rummel C, Barth SW, Gerstberger R, Hübschle T. Molecular aspects of fever and hyperthermia. *Immunol Allergy Clin North Am.* 2009; 29(2):229–245.

39. Henderson VW, Wooten GF. Neuroleptic malignant syndrome: a pathogenetic role for dopamine receptor blockade? *Neurology.* 1981; 31(2):132–137.

40. Lawrence KR, Adra M, Gillman PK. Serotonin toxicity associated with the use of linezolid: a review of postmarketing data. *Clin Infect Dis.* 2006; 42(11):1578–1583.

41. Mills EM, Banks ML, Sprague JE, Finkel T. Pharmacology: uncoupling the agony from ecstasy. *Nature.* 2003; 426(6965):403–404.

42. Stocchetti N, Rossi S, Zanier ER, Colombo A, Beretta L, Citerio G. Pyrexia in head-injured patients admitted to intensive care. *Intensive Care Med.* 2002; 28(11):1555–1562.

43. Zeiner A, Holzer M, Sterz F, et al. Hyperthermia after cardiac arrest is associated with an unfavorable neurologic outcome. *Arch Intern Med.* 2001; 161(16):2007–2012.

44. Diringer MN, Reaven NL, Funk SE, Uman GC. Elevated body temperature independently contributes to increased length of stay in neurologic intensive care unit patients. *Crit Care Med.* 2004; 32(7):1489–1495.

45. Greer DM, Funk SE, Reaven NL, Ouzounelli M, Uman GC. Impact of fever on outcome in patients with stroke and neurologic injury: a comprehensive meta-analysis. *Stroke.* 2008; 39(11):3029–3035.

46. Horowitz M, Robinson SD. Heat shock proteins and the heat shock response during hyperthermia and its modulation by altered physiological conditions. *Prog Brain Res.* 2007; 162:433–446.

47. Commichau C, Scarmeas N, Mayer SA. Risk factors for fever in the neurologic intensive care unit. *Neurology.* 2003; 60(5):837–841.

48. Powers JH, Scheld WM. Fever in neurologic diseases. *Infect Dis Clin North Am.* 1996; 10(1):45–66.

49. Murray HW, Ellis GC, Blumenthal DS, Sos TA. Fever and pulmonary thromboembolism. *Am J Med.* 1979; 67(2):232–235.

50. Diamond PT, Macciocchi SN. Predictive power of clinical symptoms in patients with presumptive deep venous thrombosis. *Am J Phys Med Rehabil.* 1997; 76(1):49–51.

51. Kazmers A, Groehn H, Meeker C. Do patients with acute deep vein thrombosis have fever? *Am Surg.* 2000; 66(6):598–601.

52. Laupland KB. Fever in the critically ill medical patient. *Crit Care Med.* 2009; 37(7 Suppl):S273–S278.

53. O'Grady NP, Barie PS, Bartlett JG, et al. Guidelines for evaluation of new fever in critically ill adult patients: 2008 update from the American College of Critical Care Medicine and the Infectious Diseases Society of America. *Crit Care Med.* 2008; 36(4):1330–1349.

54. Cunha BA, Shea KW. Fever in the intensive care unit. *Infect Dis Clin North Am.* 1996; 10(1):185–209.

55. Ringel AF, Jameson GL, Foster ES. Diarrhea in the intensive care patient. *Crit Care Clin.* 1995; 11(2):465–477.

56. Zollner-Schwetz I, Högenauer C, Joainig M, et al. Role of Klebsiella oxytoca in antibiotic-associated diarrhea. *Clin Infect Dis.* 2008; 47(9):e74–e78.

57. Campbell GD Jr. Blinded invasive diagnostic procedures in ventilator-associated pneumonia. *Chest.* 2000; 117(4 Suppl 2):207S–211S.

58. Garibaldi RA, Brodine S, Matsumiya S, Coleman M. Evidence for the non-infectious etiology of early postoperative fever. *Infect Control.* 1985; 6(7):273–277.

59. Bert F, Lambert-Zechovsky N. Microbiology of nosocomial sinusitis in intensive care unit patients. *J Infect.* 1995; 31(1):5–8.

60. Shapiro GG, Rachelefsky GS. Introduction and definition of sinusitis. *J Allergy Clin Immunol.* 1992; 90(3 Pt 2):417–418.

61. van Zanten AR, Dixon JM, Nipshagen MD, de Bree R, Girbes AR, Polderman KH. Hospital-acquired sinusitis is a common cause of fever of unknown origin in orotracheally intubated critically ill patients. *Crit Care.* 2005; 9(5):R583–R590.

62. Pneumatikos I, Konstantonis D, Tsagaris I, et al. Prevention of nosoco-

mial maxillary sinusitis in the ICU: the effects of topically applied alpha-adrenergic agonists and corticosteroids. *Intensive Care Med.* 2006; 32(4):532–537.

63. Cheadle WG. Current perspectives on antibiotic use in the treatment of surgical infections. *Am J Surg.* 1992; 164(4A Suppl):44S–47S.

64. Marik PE, Zaloga GP. Adrenal insufficiency in the critically ill: a new look at an old problem. *Chest.* 2002; 122(5):1784–1796.

65. Hughes WT, Armstrong D, Bodey GP, et al. 1997 guidelines for the use of antimicrobial agents in neutropenic patients with unexplained fever. Infectious Diseases Society of America. *Clin Infect Dis.* 1997; 25(3):551–573.

66. Hughes WT, Armstrong D, Bodey GP, et al. 2002 guidelines for the use of antimicrobial agents in neutropenic patients with cancer. *Clin Infect Dis.* 2002; 34(6):730–751.

67. Freifeld AG, Bow EJ, Sepkowitz KA, et al. Clinical practice guideline for the use of antimicrobial agents in neutropenic patients with cancer: 2010 update by the infectious diseases society of America. *Clin Infect Dis.* 2011; 52(4):e56–e93.

68. Manthous CA, Hall JB, Olson D, et al. Effect of cooling on oxygen consumption in febrile critically ill patients. *Am J Respir Crit Care Med.* 1995; 151(1):10–14.

69. Bernard GR, Wheeler AP, Russell JA, et al. The effects of ibuprofen on the physiology and survival of patients with sepsis. The Ibuprofen in Sepsis Study Group. *N Engl J Med.* 1997; 336(13):912–918.

70. Plaisance KI, Mackowiak PA. Antipyretic therapy: physiologic rationale, diagnostic implications, and clinical consequences. *Arch Intern Med.* 2000; 160(4):449–456.

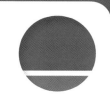

第 44 章　危重症抗微生物药物的使用原则

Patrick J. Cahill • Manjari Joshi

重症疾病患者罹患严重感染的风险很高，比普通病房的发生率高 5~10 倍[1]。2009—2010 年的数据显示，尽管急诊重症监护病房的人数只占总住院人数的 15.1%，却发生了近 43% 的医院获得性感染（healthcare-associated infection，HAI）。近 65% 的仪器设备相关的 HAI 发生于重症监护病房（intensive care unit，ICU）[1-2]。

重症疾病患者的正常宿主防御机制受到很多因素的破坏。外周和（或）中枢通路的设备或伤口经常破坏皮肤的完整性。某些免疫抑制剂降低了机体免疫防御的能力。并且，其他的一些基础疾病，如糖尿病、营养不良以及肾病，更易引发并发症感染。

抗菌药物一直是最重要的和常见的治疗药物之一；需要制订出在 ICU 患者中合理应用原则。2011 年开始的美国抗生素使用的调查中显示将近 50% 的住院患者至少用过一种抗菌药物。在重症监护患者中达到 75%[2-3]。这些药物的成功使用与许多因素相关；因此，医护人员必须明确抗菌药物在重症患者中的使用原则。

重症监护中抗菌药物使用的基本原则如下[3-5]：

• 医护人员需明确并非所有的发热及白细胞升高都是感染引起的。全身炎症反应综合征（SIRS）可能由许多非感染因素引起；因此，经验性使用抗生素并非都是合理的。

▲ 持续进行感染及非感染的病因诊断探索，直到最终获得明确的诊断。

• 常常对出现的症状进行一个诊断。

▲ 当诊断明确且给予靶向治疗后临床结局有所改善。

• 依据特异性的诊断及预测的死亡率开展抗菌药物的经验治疗。

▲ 败血症患者治疗经验性选择广谱抗生素。

▲ 当感染部位及微生物学明确后调整为窄谱抗菌药物。

▲ 最佳的监护方案是感染源控制。

• 调整合适的用药剂量并降低药物的毒性。

▲ 在败血症的患者中，早期调整并选择合适的剂量对于提高生存率是很必要的。

▲ 肝功能或肾功能不全的患者中使用需调整剂量。

▲ 注意与其他药物间的相互作用。

• 明确并持续关注药物使用时间。

▲ 依据微生物学结果及临床应答调整方案。

▲ 有非感染的病因学证据时停止使用抗生素。

▲ 依据明确制定的标准来确定治疗的时间周期。

• 注重抗菌药物耐药性，包括耐药菌的主动筛查。

▲ 需要进行抗生素管理工作。

重症监护中发热评估

评估危重症发热的患者需要考虑多个方面[6]。正常人的体温是 37±0.5~1 ℃，可能受到环境或治疗因素的影响。影响因素可能包括特殊的床垫、空调、光线条件。干预措施例如心肺分流术、血液透析、持续的血过滤会改变患者的体温曲线。再者，有许多患者自身疾病的因素降低机体对发热的有效应答，例如充血性心力衰竭、慢性肾症或肝病以及抗炎或退热药物的使用。

肺动脉导管热敏电阻通常认为是测量患者体温的金标准。不论使用何种仪器，这个方法应是可靠的且仪器需要常规校正。同时使用标准的发热的定义也很重要：一些机构将发热定义为 2 次连续的测量值≥38.3 ℃。中性粒细胞减少症的患者中，单次口腔温度≥38.3 ℃，或体温 >38.0 ℃持续 1 小时则称作发热。

对发热患者深入准确的临床评估是诊断检查中最重要的一种方式。在仔细浏览表格及体格检查后，应开始实验室及影像学的检查。几乎每一个诊断检查都会包括血培养的检测，除非在开始的检查中提示非感染性的病因。在创伤患者中，必须留心可能忽略的损伤及遗留的外来物，例如棉球。特定部位的检查包括：

- 血管内设备是最常见的引起 HAI 最常见的原因之一，所占比例为 40%。仔细评估静脉和动脉导管是很必要的。
- 肺炎，包括呼吸机相关肺炎是另一个发病和致死的原因。
- 尿路感染，尤其是与滞留导管相关的，为可能的风险因素。尿管需每天进行重新评估。
- 胃肠道是需考虑的重要方面，尤其是有腹泻以及近期有使用抗菌药物的患者中。随着艰难梭菌的不断出现，需谨慎使用抗菌药物。
- 鼻窦炎也是 ICU 患者一个风险因素，因常常使用鼻胃管。
- 颅内感染对头颅没有创伤及使用仪器的住院患者是不常见的引起发热的原因。
- 手术切口感染占院内感染的 25%，也是引起发热的常见病因。

急重症患者的发热常源于非感染因素，常见原因包括：

- 药物（药物热）
- 酒精或药物中毒或戒断
- 吸入性肺炎
- 静脉血栓栓塞或肺栓塞
- 动脉闭塞，包括急性心肌梗死和肠缺血
- 出血，包括中枢神经系统出血
- 急性呼吸窘迫综合征（ARDS）

- 无结石胆囊炎

选择合适的抗微生物药物

特定感染中选择合适的抗菌药物需要考虑很多因素。可分为三类：微生物因素、宿主因素及药物因素。

微生物因素

对于医护专业人士来说了解怎样鉴别感染性微生物是很重要的，或者至少根据现有的信息进行合理性的推测。了解哪种微生物在特定 ICU 中引起什么的感染是很重要的。例如，金黄色葡萄球菌和绿脓杆菌在某些病房中是最常见的感染源，例如烧伤病房。微生物的敏感性数据要尽可能保持更新。经微生物室进行定期更新的抗菌谱是选择合适的抗菌药物重要的工具。同时也需要医护专业人士熟悉微生物的重要特征，例如产毒素葡萄球菌、链球菌及梭菌属。在很多情况中，开始使用抗菌药物并未有准确的感染微生物的信息。在这些病例中，熟悉微生物的具体特点能帮助选择合适的抗菌药物治疗。例如，健康人患有急性的蜂窝组织炎最可能是链球菌或产毒素葡萄球菌引起的。治疗应包括手术清创术及抗菌药物治疗，如克林霉素，有针对性作用。

宿主因素

许多宿主因素影响药物的有效性、毒性及药物治疗的选择。

- 即往使用抗菌药物的过敏史
- 年龄：许多生理功能，例如肾功能随年龄减退。某些抗菌药物的吸收，例如青霉素 G 随年龄变化而变化。一些不良反应在老年人中发生概率增加，可能由于特定的疾病状态或者生理过程功能减退。然而，在另一些例子中，年龄是唯一明确的原因，如异烟肼引起的肝毒性与年龄相关 [7]。
- 肾功能、肝功能异常：肾和肝是抗菌药物主要的排泄途径。肾、肝损害的患者抗菌药物一旦蓄积达到毒性水平可能会导致严重的不良反应。
- 妊娠：所有的抗菌药物均可不同程度透过胎盘的程度不同，而且许多抗菌药物也经母乳分泌。因此，胎儿或婴儿可能会受到药物不良反应的影响 [8-9]。
- 基因或代谢异常：在某些人群中，基因或代谢异常的患者发生抗菌药物的毒性反应更显著[10]。例如亚洲人群对某些药物的乙酰化作用以及糖尿病患者磺胺类药物增强磺脲类的降血糖作用。

- 感染部位：有效的抗感染治疗，感染部位必须要达到合适的浓度，一般至少达到最小抑菌浓度（minimum inhibitory concentration，MIC）。其他需要考虑的问题包括[11-13]：
- ▲ 药物的蛋白结合
- ▲ 药物渗透到不同部位的能力，例如脑膜炎患者中透过血脑屏障的程度
- ▲ 局部因素，例如脓液以及坏死组织的出现，会导致某些抗菌药物失活。假体对微生物来说是可依附的病灶且可以产生生物膜，可见于人工关节感染。再者，氧含量及pH值的改变，尤其在尿道中，会增强某些药物的作用，例如氨基糖苷类及呋喃妥英分别在碱性及酸性条件下作用增强

药物因素

抗细菌药物常分为两类：主要抑制细菌生长的及主要起杀菌作用的。抑菌药物需要依靠宿主的抵御能力以清除病原体。若宿主的防御在感染部位缺失或被破坏，例如脑膜炎及心内膜炎，一旦停药，微生物会重新生长。这种情况下需要使用杀菌药物；其他的大部分感染，抑菌剂的治疗是足够有效的。近几十年显示药物的药物代谢动力学（pharmacokinetic，PK）及药效学（pharmacodynamic，PD）是抗菌药物体内有效性的决定性因素[14]。

药效学特性

抗菌药物PD特性通过微生物学及临床效果来评价药物的暴露情况[15]。对于某些抗菌药物，药物杀菌速率与药物浓度保持在折点MIC以上的时间密切相关（时间依赖型）；对于其他抗菌药物，杀菌速率则与折点之上的峰浓度相关（浓度依赖型）[16]。许多抗菌药物当浓度在MIC以下时，仍然有抑制细菌生长的作用，称作抗生素后效应（postantibiotic effect，PAE）。依据此，有三种公认的模式定义主要的抗菌药物的PK/PD[17-19]。

1. 时间依赖型杀菌剂及轻到中度PAE。游离药物浓度保持在MIC之上的时间参数是与药效相关的PK/PD参数。β-内酰胺类药物属于此类。

2. 时间依赖型杀菌剂及延长的PAE。目标是优化药物的总量以及24小时浓度-时间曲线下面积/MIC比值。这是与有效性最相关的指数，代表药物包括利奈唑胺、万古霉素以及替加环素。

3. 浓度依赖型杀菌剂及延长的PAE。峰浓度/MIC比值及AUC_{0-24}/MIC比值是与有效性相关的最好的参数。例如氨基糖苷类、氟喹诺酮类、甲硝唑及达托霉素疗效的预测。

药物代谢动力学特性及危重症监护

PK特性是描述药物浓度在体内随时间的变化，反映了吸收、分布、排泄过程的影响。急重症患者易受到许多病理因素的影响，可能会显著改变抗菌药物的PK特性，因此会影响药物疗效。药物分布容积及肾或肝功能的变化是较为常见的病理状态，可能影响急重症患者的药物分布。

分布容积和药物浓度

急重症的患者中，分布容积常常比非重症患者大。通常由毛细血管通透性增加引起，因为血管内皮损伤以及白蛋白血症胶体渗透压降低使液体外渗。对亲水性抗生素例如β-内酰胺类、氨基糖苷类及万古霉素来说，上述变化是很重要的。这些抗生素主要分布在细胞外液（extracellular fluid，ECF）；若出现明显的间质外渗，血浆浓度大幅度下降致使治疗失败。上述现象已经在氨基糖苷类药物中观察到，原因是其属于浓度依赖型杀菌药物[20-21]。因此监测血药浓度十分必要，且当发生水肿时对大多数亲水抗生素应考虑给予较高的剂量[22-23]。另一方面，亲脂性抗菌药物例如喹诺酮类，因其分布容积很大，组织液体积的改变相关性较小。

肾功能不全与药物浓度

大多数抗菌药物主要经肾清除。重症患者中，许多人有肾功能不全，可能会导致药物的累积。此外许多患者进行肾替代治疗（renal replacement therapies，RRT），例如血液透析或是持续RRT，通过类似于肾功能的系统以肾小球滤过率（glomerular filtration rate，GFR）≤35 ml/min清除药物。而一些药物，例如万古霉素和氨基糖苷类有可以监测血药浓度，可量化的毒性替代指标；许多其他的药物并没有可测量的药物浓度，则药物毒性水平很难确定[24]。

相反，血管活性药物（多巴胺）和早期脓毒症或大面积烧伤高动力期，可调节肾血流使GFR升高，致使大部分亲水及亲脂的抗菌药物清除率增加[25]。

表 44-1   肾病中无需调量及肝病中需调量的抗菌药物

抗细菌		抗真菌	抗病毒
阿奇霉素	利奈唑胺	阿尼芬净	利巴韦林
头孢曲松[a]	米诺环素	卡泊芬净[a]	许多 HIV 药物[a]
氯霉素[a]	萘夫西林[a]	伊曲康唑（溶液）[a]	
克林霉素[a]	乙胺嘧啶	酮康唑	
多西环素	利福昔明	米卡芬净	
甲硝唑	替加环素[a]	伏立康唑（口服）[a]	

[a]需要根据肝功调整的药物

最后，血清肌酐及估算清除率常不能准确评估肾功能，调整剂量可能导致药物过量[26]。表 44-1 列出肾病中无需调整剂量的药物。

肝功能不全与药物浓度

一些抗菌药物对肝功能有明确的影响。常分为诱导剂或抑制剂，会对同时服用的药物有显著的影响。某些肝酶的抑制剂，例如红霉素及环丙沙星，抑制酶 CYP1A2 的活性，会干扰茶碱的代谢，导致药物毒性。其他药物，例如利福平，诱导 CYP450 酶活性，会导致其他药物的浓度降低，例如香豆素（华法林）。肝代谢对大多数抗菌药物的影响是很小的，蛋白结合较低，几乎不会对药效有影响。因此肝功能不全的危重症患者基本无需调整剂量[27]。

抗微生物治疗的初始选择

及时、有效的以及针对性的抗菌药物治疗对重症患者疑似感染的治疗是非常重要的。治疗延迟及不宜的治疗手段可导致较高的死亡率[3-4]。重症患者常常患有非特异性 SIRS，源于感染或非感染因素。为了明确 SIRS 的病因学，需进行深入查证。如果患者是急重症且怀疑感染，根据一些因素应开始经验性使用抗生素。

图 44-1 所示为在抗菌药物治疗时需考虑的变化因素。

选择初始治疗后，很重要的一点是每日评估患者的基本状况。评估应是综合性的且包括以下几个方面：

1. SIRS 的病因是感染性的还是非感染性的。
2. 如果是感染性的，感染的部位及可能的病原体（种类及易感性）是什么？
3. 是否有准确的感染源控制。
4. 治疗的临床效果评估。
5. 依据临床数据及患者状况调整治疗方案。

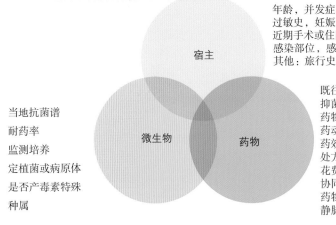

宿主
年龄，并发症
过敏史，妊娠
近期手术或住院史
感染部位，感染类型
其他：旅行史，社会地位，种族，社会福利机构

当地抗菌谱
耐药率
监测培养
定植菌或病原体
是否产毒素特殊
种属

微生物   药物

既往抗菌药物治疗
抑菌药或杀菌药
药物在感染部位的渗透性
药动学
药效学
处方权限
花费及耐药可能性
协同作用、有效性及毒性
药物相互作用
静脉与口服给药比较，相容性

＊并发症：糖尿病、吸烟、肥胖、免疫抑制、透析及器官功能障碍

图 44-1   抗菌药物选择的影响因素

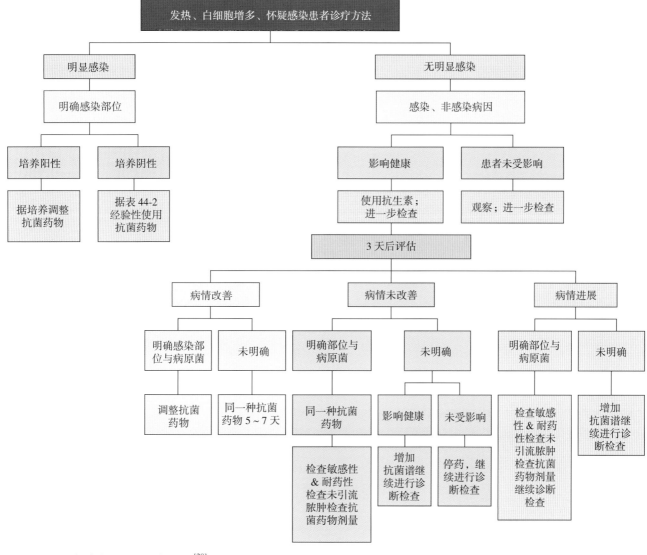

图 44-2 疑似感染患者的诊疗流程[28]

6. 明确抗菌药物的疗程。

7. 如果患者状态平稳无进展，SIRS 无明显感染性证据时，很重要的一点是应当停药。这一观点对于急重症患者来说是最难接受的。大多数的医护工作人员都会更换或升级抗菌药物的治疗。这种方式可能掩盖了 SIRS，延误确诊时间。再者，还会出现与抗菌药物相关的不良反应及耐药性的增加。在抗菌药物停药期间，需密切观察患者出现任何临床失代偿的表现。同时也需一直评估患者 SIRS 的病因学证据。

一旦感染部位及致病菌明确后，则需优化抗菌药物的治疗方案。表 44-2 列出了具体的微生物及相应有主要活性的抗菌药物列表。此外，也列举了备选方案、二线选择以及多药耐药（multidrug-

resistant，MDR）治疗。

抗菌药物联合应用治疗

单药治疗可用于许多感染。然而，某些情况下，需考虑药物的联合治疗。当抗菌药物联合时，药物在体内相互作用表现出的抗菌效果可能是互不影响的、协同或拮抗作用。

急重症中合理的联合用药包括以下几种情形：

• 在免疫抑制或重症患者中的初始治疗，例如中性粒细胞减少伴发热的患者且感染特征不明确

• 危重患者怀疑患有脓毒症但不明确病灶来源需经验性使用广谱抗菌药物来覆盖耐甲氧西林金黄色葡萄球菌（methicillin-resistant *Staphylococcus aureus*，MRSA）、耐药的革兰氏

● 表 44-2　针对病原体推荐的抗菌药物

病原体	推荐药物	备选药物	其他选择
革兰阳性球菌			
葡萄球菌属 （甲氧西林敏感）	苯唑西林 萘夫西林	1 代头孢（头孢唑林） 克林霉素 万古霉素	碳青霉烯类 β 内酰胺类 /β 内酰胺酶抑制 　剂 / 氟喹诺酮类 利奈唑胺 达托霉素 替加环素
葡萄球菌属（耐甲氧西林） （医疗机构相关的）[a]	万古霉素	达托霉素 利奈唑胺 头孢洛林	替加环素 TMP/SMX（一些耐药菌株）
葡萄球菌属（耐甲氧西林）[a] • （社区获得性的） 轻至中度	TMP/SMX 或多西环素 + 利福平	克林霉素（D 试验阴性）	万古霉素 达托霉素 头孢洛林 利奈唑胺 替加环素
葡萄球菌属（耐甲氧西林）[a] • （社区获得性的） 严重感染	万古霉素	达托霉素 利奈唑胺 头孢洛林	
凝固酶阴性葡萄球菌	万古霉素 ± 利福平	TMP/SMX ± 利福平	达托霉素[b] 利奈唑胺[b] 替加环素[b]
肺炎链球菌（青霉素敏感）， 肺炎链球菌（耐青霉素 的）MIC ≥2	青霉素 G 万古霉素 ± 利福平或左氧氟沙星 / 莫西沙星	多种药物	— 对非脑膜炎感染： 3/4 代头孢 利奈唑胺 替加环素[b] 头孢洛林 达托环素
化脓性链球菌（A、B、C、 F、G）	P 青霉素 G 或 V + 克林霉素用 于严重的 A 族感染 + 庆大霉 素用于 B 族链球菌感染庆大 霉素	所有 β– 内酰胺类 所有大环内酯类 1/2 代头孢	大环内酯类耐药率逐渐增加
李斯特菌	氨苄西林	TMP/SMX	青霉素 G（高剂量） 红霉素 APAG（与 β– 内酰胺类协同）
肠球菌（青霉素敏感）	青霉素或氨苄西林 ± 庆大霉素	万古霉素 ± 庆大霉素	—
肠球菌（青霉素耐药 / 万古 霉素敏感）	万古霉素 ± 庆大霉素	利奈唑胺[a]	达托霉素 替加环素
肠球菌（青霉素敏感，万古 霉素 + 链霉素 / 庆大霉素 耐药）[a]	青霉素 G 氨苄西林 呋喃妥英或磷霉素（仅尿路感 　染）	利奈唑胺[a]	达托霉素 替加环素
屎肠球菌（青霉素、氨苄西 林、万古霉素 + 链霉素 / 庆大霉素耐药）[a]	利奈唑胺	奎奴普丁 ± 达福普丁 联合治疗：多西环素或 氯霉素	达托霉素 替加环素

表 44-2 针对病原体推荐的抗菌药物（续表）

病原体	推荐药物	备选药物	其他选择
革兰阴性杆菌			
大肠杆菌 （产 ESBL—与产 ESBL 肺炎克雷伯菌相同）	依据机构特点选择药物		
克雷伯菌属			
肠杆菌属			
肺炎克雷伯菌（产 ESBL）[a]	亚胺培南 美罗培南	4 代头孢	哌拉西林 / 他唑巴坦[a] 替卡西林 / 克拉维酸[a] 氨基糖苷类[a]
肺炎克雷伯菌（产碳青霉烯酶）[a]	多黏菌素		替加环素[a] 氨基糖苷类[a] 联合治疗： 多黏菌素 + 碳青霉烯类 多黏菌素 + 替加环素
黏质沙雷菌	氟喹诺酮类 碳青霉烯类 3/4 代头孢	氨曲南 庆大霉素	哌拉西林 / 他唑巴坦 替卡西林 / 克拉维酸
多重耐药不动杆菌（对亚胺培南、氟喹诺酮、抗铜绿假单胞菌氨基糖苷类、三代头孢及抗铜绿假单胞菌的青霉素类药物耐药）[a]	氨苄西林 - 舒巴坦 - 多黏菌素 阿米卡星	多黏菌素 B 替加环素[b]	
绿脓杆菌	哌拉西林 / 他唑巴坦 头孢他啶 / 头孢吡肟 亚胺培南 / 美罗培南 氨基糖苷类	喹诺酮类（耐药率增加）氨曲南	严重感时染时联合治疗
厌氧菌			
脆弱拟杆菌	甲硝唑	头孢西丁 碳青霉烯 β 内酰胺类 /β 内酰胺酶抑制剂 替加环素	克林霉素[a] 头孢替坦[a]
产气荚膜梭菌	青霉素 G ± 克林霉素	多西环素	头孢西丁、头孢唑啉 红霉素，β 内酰胺类 /β 内酰胺酶抑制剂
艰难梭状芽孢杆菌	甲硝唑	万古霉素（口服）	非达霉素、利福昔明

[a] 其耐药性逐渐增加
[b] 一些研究证明其有效；FDA并未批准相应适应证

阴性杆菌（resistant gram-negative rods，GNR）以及可能的厌氧菌。

- 多种微生物感染：需广谱抗菌药物的覆盖的需氧及厌氧的混合病原菌常引起腹内的、骨盆的及糖尿病足感染。抗感染药物包括碳青霉烯类、β-内酰胺类，β-内酰胺酶抑制剂抗菌谱较广，可使用单药治疗[29-30]。
- 协同作用：仅在特定的临床情况下证实联合使用抗菌药物可产生协同效应。例如联合使用青霉素与氨基糖苷类药物治疗肠球菌引起的心内膜炎，主要由轻度耐药的链球菌感染引起可达到与敏感菌株单药治疗相当的疗效。治疗草绿色链球菌、金黄色葡萄球菌、铜绿假单胞菌引起的感染合并用药可能存在协同作用。

尽管抗生素联合使用是有效的，但不合理的联合使用会导致不良事件的发生，包括拮抗作用、费用增加、不良反应以及耐药菌的出现

危重症中细菌耐药性

目前，耐药性问题越来越普遍，抗感染治疗的发展相比之下停滞不前。这会导致发病率和死亡率的增加，严重感染的风险增加，住院时间延长及增加药物花费[33-34]。因此医护人员应当学习如何在治疗上进行优化以达到临床疗效，而非一味加用，引发耐药问题，进而削弱我们手中的利器。

细菌耐药性发生的机制主要有四个方面：降低渗透性而改变吸收，增加药物的泵出，药物作用靶点改变，水解作用或者抗菌药物的修饰（最主要的机制）。

急重症中耐药性的出现及耐药微生物的传播基于许多因素，包括微生物获得耐药的倾向性，耐药病原体可以生长或定植的人体及导管腔隙等定植部位以及使用抗菌药物使用的制度。急重症患者监护的紧急性，住院时间的延长，使用侵入性的仪器设备，使用史以及慢性病患者在危重病房中人数的增加也对耐药性增加起到重要的作用。此外，耐药微生物常在身体衰弱，需长期入住医疗机构的老年人中传播。当这些患者生病时，常常收入 ICU 治疗，使得在 ICU 中耐药菌株进一步传播。

耐药 GNR-产超广谱 β-内酰胺酶菌株（extended-spectrum β-lactamase，ESBL）及耐碳青霉烯类肠杆菌（carbapenemase-resistant enterobacteriaceae，CREs）的出现已对全球健康产生威胁。针对这些微生物的治疗具有挑战性，因为对现有的抗菌药物产生广泛的耐药性，且与死亡率增加和住院时间延长具有相关性。

ESBL 是引起大部分 β-内酰胺类药物耐药的酶，包括青霉素、头孢菌素与氨曲南[34]。产 ESBL 肠杆菌在社区与医院中普遍存在，引起的感染也很常见。一般来说，碳青霉烯类药物是此类感染的最佳的治疗药物[35]（表 44-2）。

CRE 是产生可水解碳青霉烯的 β-内酰胺酶的革兰阴性菌。这类酶的出现威胁了碳青霉烯类药物的临床使用[36]。这种耐药菌在临床上称为"超级耐药"革兰阴性杆菌，显著限制有效抗菌药物的选择。对此引起的感染，多黏菌素是最好的药物。氨基糖苷类与替加环素可能有一些活性（表 44-2）。CRE 定植的危险因素包括近期使用过抗菌药物，肾病，意识水平的改变，免疫抑制，糖尿病，血管疾病，留置的设备[37]。

预防耐药性传播的一些措施：

- 医护工作人员勤洗手、防护屏障与教育项目的设立
- 患者隔离且使用专用的设备
- 危重症病房进行监测培养及抗菌药物耐药监测
- 感染的早期诊断
- 使用抗菌药物进行有目的性经验性治疗且了解当地致敏谱
- 实现抗菌药物监管以减少耐药菌的出现
抗生素的监管特点如下[7,37-38]：
- 进行前瞻性督查，包括干预及反馈
- 处方集及限制处方权
- 临床路径及指南
- 剂量优化
- 联合治疗指南
- 简化治疗及降阶调整治疗
- 抗菌药物使用周期和方案调整
- 尽快由肠外给药向口服给药过渡

优化抗菌药物治疗的时间

较长的抗菌药物治疗时间能与不良事件发生率的增加相关，包括艰难梭菌相关性腹泻，耐药细菌的出现以及更多的治疗花费。现有的治疗倾向于对严重常见感染，减少抗菌药物的使用天数，仍可以保持较低的复发率和死亡率。对于骨髓炎和心内膜炎，仍遵循目前广泛接受的治疗指南。在某些情况下，短疗程的抗菌药物治疗可能足够。

- 有综述汇总了腔腔感染的最佳疗程，研究显示

5~14 天的抗菌药物疗程的治愈率相仿。许多研究对继发性腹膜炎的感染控制较好[39]。

- 一项 meta 分析关注了 VAP 治疗时间，显示短期治疗（7~8 天）与较长期的治疗（10~15 天）相比，28 天内死亡率、机械通气的时间、无需机械通气的时间以及 ICU 住院日等方面无显著差异[40]。

- 在一篇综述和 meta 分析中，纳入 8 项随机对照试验（randomized controlled trials，RCT），研究显示，有肾盂肾炎及尿路感染并发菌血症的患者中，治疗时间≤7 天或 10~14 天治疗的临床及微生物学治愈失败率无明显差异[41]。

围术期预防使用抗生素

近期由美国卫生系统药师协会（American Society of Health-System Pharmacistst，ASHP），美国感染病协会（Infectious Diseases Society of America，IDSA），外科感染协会（Surgical Infection Society，SIS），美国医疗保健流行病学学会（Society for Healthcare Epidemiology of America，SHEA）联合发布了关于围术期预防使用抗菌药物的共识[42]。

依据共识推荐，选择适宜抗菌药物进行预防的关键点如下：

- 手术切口类型（表 44-3）[43-44]
- 抗菌谱（表 44-3）
- 可能的污染菌
- 患者出现耐药菌的病史
- 当地耐药菌情况
- 过敏史
- 器官功能紊乱
- 抗菌药物渗透到感染部位的能力
- 耐药菌出现的危险因素
- 依据体重剂量调整：PK 特性例如 BMI 高的患者，药物在组织中的浓度可能降低，可能会增加手术部位感染的风险。

同时也需考虑许多的环境因素，例如基本感染控制程序、手术时间以及手术方式的应用。目前指南推荐在手术前 60 分钟内使用抗生素。一些药物（例如喹诺酮类、万古霉素）需要较长的输注时间；因此第一次切皮前 120 分钟给药。对大多数的手术，

表 44-3　抗菌药物在围术期的预防应用及可能感染的病原菌[40-41]

手术类型	手术部位可能存在的微生物菌属	推荐药物	替代药物
心血管 / 胸外科手术	金黄色葡萄球菌，凝固酶阴性葡萄球菌（CoNS）	头孢唑啉或头孢呋辛	万古霉素
胃与十二指肠 / 胆道	GNR，链球菌，口咽厌氧菌	头孢唑啉，头孢呋辛，头孢西丁或头孢替坦	氨苄西林 - 舒巴坦 替卡西林克拉维酸
结肠手术	GNR，厌氧菌	口服：新霉素 + 红霉素或甲硝唑 静脉：头孢西丁 / 头孢唑啉 + 甲硝唑	克林霉素或甲硝唑 + 环丙沙星或氨曲南
头颈部手术	金黄色葡萄球菌，链球菌，口咽厌氧菌	头孢唑啉或克林霉素	联用庆大霉素尚有争议
神经外科手术	CoNS，金黄色葡萄球菌	头孢唑啉或克林霉素	万古霉素
产科 / 妇科手术 •子宫切除 •剖宫产 •流产	GNR，肠球菌，B 族链球菌，厌氧菌	头孢唑啉，头孢呋辛，头孢西丁或头孢替坦 青霉素 G 或头孢唑啉	氨苄西林 - 舒巴坦 多西环素
整形外科	金黄色葡萄球菌，CoNS，链球菌，GNR	头孢唑啉或头孢呋辛 增加对 GNR 的覆盖例如庆大霉素	万古霉素
泌尿系统（手术前菌尿）	GNR	头孢唑啉序贯用呋喃妥因或 TMP/SMX	

单一剂量应足够；而手术时间较长时，一些常见的半衰期短的药物则需追加给药。一般来说，如果手术持续时间超过 2 个半衰期以上，需在手术时追加给药。

危重症中抗病毒药物

病毒感染常见于获得性免疫缺陷综合征 (AIDS)、粒细胞减少及免疫功能不全的患者中。冬季爆发严重的流感会导致呼吸衰竭，可能需要进入重症监护病房治疗。神经氨酸酶抑制剂例如奥司他韦常用来治疗流感。A 型流感重症患者，在症状出现的 2 天内使用奥司他韦是有益的。过去的几十年内，抗病毒治疗有显著的发展。20 世纪 70 年代前，严重感染主要是维持治疗。现在，针对病毒感染有许多可选择的方式，见表 44-4[28]。

危重症抗真菌治疗

过去的 20 年间，真菌性疾病在重症患者的治疗中愈发重要。免疫受损且患有严重真菌感染的患者常需要进入重症监护病房；反之，在重症监护病房的患者也易受到真菌感染。

过去的 10 年里，医院获得性真菌感染发生率增加了两倍且在危重症手术患者中增加的比率最高[46]。

许多因素为重症患者并发侵感性真菌感染的独立预测指标[47-50]，包括：

- ICU 监护的时间及侵入性机械通气的时间
- 糖尿病
- 中性粒细胞减少
- 器官移植和免疫抑制
- 实体瘤和血液恶性肿瘤

- 长期使用中心静脉导管及尿管
- 定植念珠菌
- 使用广谱抗生素
- 皮质类固醇的使用
- 全胃肠外营养
- 烧伤
- 胃肠道手术

重症监护中主要的病原菌是白色念珠菌（念珠菌培养的占 59%）、光滑念珠菌、其他非 - 白色念珠菌属、曲霉属菌及其他真菌，例如接合菌[47,50]。

ICU 中真菌治疗常分为四个阶段：预防、抢先治疗、经验治疗及靶向治疗。预防治疗在危重症患者中几乎不采用，除非患者处在高风险的状态，例如中性粒细胞减少的患者，骨髓移植或是实体器官移植的患者。抢先治疗很少采用，常常在患者有临床或实验室指标提示，存在深部念珠菌感染的高风险时使用。例如严重烧伤的患者，使用体外膜肺氧合系统或左室辅助装置的患者及患有胰腺炎的患者[52]。

经验治疗用于疑似患有深部念珠菌感染，但缺乏微生物学、组织学或血清学的证据，而靶向治疗是对确诊的深部念珠菌感染的治疗。表 44-5 列出了可供选择的抗真菌药物[28]。

总之，抗微生物药物在危重症患者药物治疗中是很重要的一部分。谨慎合理使用，不仅对患者的治疗结局有益，而且对预防耐药性的产生都是至关重要的。

（刘　维　译）

表 44-4　重症监护中抗病毒药物抗菌谱

	HSV-1	HSV-2	CMV	VZV	EBV	流感 A 病毒	流感 B 病毒	RSV	腺病毒
阿昔洛韦 / 泛昔洛韦 / 伐昔洛韦	+++[a]	+++[a]	+/–[a]	+++[a]	+	0	0	0	0
更昔洛韦 / 缬更昔洛韦	++	++	+++[a]	+	++	0	0	0	+/–
西多福韦	++	++	+++	+	++	0	0	0	+
膦甲酸	++	++	+++	++	++	0	0	0	0
利巴韦林	0	0	0	0	0	0	0	1	0
奥司他韦 / 扎那米韦	0	0	0	0	0	++[a]	++[a]	0	0

0，无活性；+/–，可能有活性；+++，一线活性；++，二线活性；+，三线（活性最低的）

表 44-5　危重症监护中的抗真菌药物 [28]

抗真菌药物	可用于的病原体	特殊注意
氟康唑	+++：白色念珠菌、热带念珠菌、近平滑念珠菌、季也蒙念珠菌 +：葡萄牙念珠菌 ±：光滑念珠菌 对曲霉菌、球孢子菌、隐球菌、 芽生菌、组织胞浆菌、孢子丝菌有抑制作用	对曲霉菌、克柔念珠菌、镰刀菌、赛多孢子菌属等无活性
伏立康唑	+++：白色念珠菌、热带念珠菌、近平滑念珠菌、季也蒙念珠菌 ++：克柔念珠菌、葡萄牙念珠菌 +：光滑念珠菌 曲霉菌、镰刀菌、赛多孢子菌、暗色霉菌、球孢子菌、隐球菌、芽生菌、 组织胞浆菌、孢子丝菌	对接合菌无活性（毛霉菌、根霉菌属等）
泊沙康唑	+++：白色念珠菌、热带念珠菌、近平滑念珠菌、季也蒙念珠菌 ++：克柔念珠菌、葡萄牙念珠菌 +：光滑念珠菌 曲霉菌、镰刀菌、赛多孢子菌、暗霉菌、接合菌、球孢子菌、隐球菌、 芽生菌、组织胞浆菌、孢子丝菌	液体制剂，需与脂餐一起服用
卡泊芬净 米卡芬净 阿尼芬净	白色念珠菌、热带念珠菌[a]、光滑念珠菌、近平滑念珠菌、克柔念珠菌、 葡萄牙念珠菌、季也蒙念珠菌[a]	有病例报道与多烯类合用治疗霉菌感染
两性霉素 B • 标准的 • 脂类复合物 • 脂质体	白色念珠菌、热带念珠菌、光滑念珠菌、近平滑念珠菌、克柔念珠菌、 葡萄牙念珠菌、季也蒙念珠菌 曲霉菌、镰刀菌、接合菌、球孢子菌病、隐球菌、 芽生菌、组织胞浆菌、孢子丝菌	标准制剂肾毒性更大 对土霉菌属无活性

+++，较敏感的；++，有活性的（二线）；+，活性最低（三线）；±，可能敏感的

[a]高MIC

参考文献

1. Sievert DM, Ricks P, Edwards JR, et al. Antimicrobial resistant pathogens associated with healthcare-associated infections: summary of data reported to the National Healthcare Safety Network at the Centers for Disease Control and Prevention, 2009–2010. *Infect Control Hosp Epidemiol.* 2013; 34(1):1–14.

2. Magill SS, Edwards JR, Bamberg W, et al. Multistate point-prevalence survey of health care-associated infections. *N Engl J Med.* 2014; 370(13):1198–1208.

3. Rello J. Importance of appropriate initial antibiotic therapy and de-escalation in the treatment of nosocomial pneumonia. *Eur Respir Rev.* 2007; 16(103):33–39.

4. Kollef MH, Sherman G, Ward S, Fraser VJ. Inadequate antimicrobial treatment of infections: a risk factor for hospital mortality among critically ill patients. *Chest.* 1999; 115(2):462–474.

5. Dellit TH, Owens RC, McGowan JE Jr, et al. Infectious Diseases Society of America and the Society for Healthcare Epidemiology of America guidelines for developing an institutional program to enhance antimicrobial stewardship. *Clin Infect Dis.* 2007; 44(2):159–177.

6. O'Grady NP, Barie PS, Bartlett JG, et al. Guidelines for evaluation of new fever in critically ill adult patients: 2008 update from the American College of Critical Care Medicine and the Infectious Diseases Society of America. *Crit Care Med.* 2008; 36(4):1330–1349.

7. Nolan CM, Goldberg SV, Buskin SE. Hepatotoxicity associated with isoniazid preventative therapy: a 7-year survey from a public health tuberculosis clinic. *JAMA.* 1999; 281(11):1014–1018.

8. Nahum GG, Uhl K, Kennedy DL. Antibiotic use in pregnancy and lactation: what is and is not known about teratogenic and toxic risks. *Obstet Gynecol.* 2006; 107(5):1120–1138.

9. Meyer JM, Rodvold KA. Antimicrobials during pregnancy. *Infect Med.* 1995; 12:420.

10. Roy PD, Majumder M, Roy B. Pharmacogenomics of anti-TB drugs-related hepatotoxicity. *Pharmacogenomics.* 2008; 9(3):311–321.

11. Merrikin DJ, Briant J, Rolinson GN. Effect of protein binding on antibiotic activity in vivo. *J Antimicrob Chemother.* 1983; 11(3):233–238.

12. Dickinson GM, Bisno AL. Infections associated with indwelling medical devices: concepts of pathogenesis; infections associated with intravascular devices. *Antimicrob Agents Chemother.* 1989; 33(5):597–601.

13. Pillai SK, Eliopoulos G, Moellering RS. Principles of anti-infective therapy. In: Mandell GL, Bennett JE, Dolin R, eds. *Mandell, Douglas, and Bennett's Principles and Practice of Infectious Diseases.* 7th ed. Philadelphia, Churchill Livingstone; 2009:247.

14. Scaglione F, Paraboni L. Influence of pharmacokinetics/pharmacodynamics of antibacterials in their dosing regimen selection. *Expert Rev Anti Infect Ther.* 2006; 4(3):479–490.

15. Thomas JK, Forrest A, Bhavnani SM, et al. Pharmacodynamic evaluation of factors associated with the development of bacterial resistance in acutely ill patients during therapy. *Antimicrob Agents Chemother.* 1998; 42(3):521–527.

16. Drusano GL. Antimicrobial pharmacodynamics: critical interactions of

"bug and drug." *Nat Rev Microbiol.* 2004; 2(4):289–300.

17. Craig WA. Pharmacokinetic/pharmacodynamic indices: rationale for antibacterial dosing of mice and men. *Clin Infect Dis.* 1998; 26(1):1–10; quiz 11-12.

18. Craig WA. Basic pharmacodynamics of antibacterials with clinical applications to the use of beta-lactams, glycopeptides, and linezolid. *Infect Dis Clin North Am.* 2003; 17(3):479–501.

19. Godke J, Karam G. Principles governing antimicrobial therapy in the intensive care unit. In: Parrillo J, Dellinger PR, eds. *Critical Care Medicine—Principles of Diagnosis and Management in the Adult.* 3rd ed. St. Louis, Mosby; 2008:1074.

20. Udy AA, Roberts JA, Lipman J. Clinical implications of antibiotic pharmacokinetic principles in the critically ill. *Intensive Care Med.* 2013; 39(12):2070–2082.

21. Dasta JF, Armstrong DK. Variability in aminoglycoside pharmacokinetics in critically ill surgical patients. *Crit Care Med.* 1988; 16(4):327–330.

22. De Paepe P, Belpaire FM, Buylaert WA. Pharmacokinetic and pharmacodynamic considerations when treating patients with sepsis and septic shock. *Clin Pharmacokinet.* 2002; 41(14):1135–1151.

23. Gonçalves-Pereira J, Póvoa P. Antibiotics in critically ill patients: a systematic review of the pharmacokinetics of β -lactams. *Crit Care.* 2011; 15(5):R206.

24. Bugge JF. Pharmacokinetics and drug dosing adjustments during continuous venovenous hemofiltration or hemodiafiltration in critically ill patients. *Acta Anaesthesiol Scand.* 2001; 45(8):929–934.

25. Weinbren MJ. Pharmacokinetics of antibiotics in burn patients. *J Antimicrob Chemother.* 1999; 44(3):319–327.

26. Roberts JA, Lipman J. Antibacterial dosing in intensive care: pharmacokinetics, degree of disease and pharmacodynamics of sepsis. *Clin Pharmacokinet.* 2006; 45(8):755–773.

27. Mehrotra R, De Gaudio R, Palazzo M. Antibiotic pharmacokinetic and pharmacodynamic considerations in critical illness. *Intensive Care Med.* 2004; 30(12):2145–2156.

28. Gilbert DN, Chambers HF, Eliopoulos GM, et al. *The Sanford Guide to Antimicrobial Therapy.* 44th ed. Sperryville, VA; Antimicrobial Therapy, Inc., 2014.

29. Babinchak T, Ellis-Grosse E, Dartois N, et al. The efficacy and safety of tigecycline for the treatment of complicated intra-abdominal infections: analysis of pooled clinical trial data. *Clin Infect Dis.* 2005; 41(Suppl 5):S354–S367.

30. Lipsky BA, Armstrong DG, Citron DM, Tice AD, Morgenstern DE, Abramson MA. Ertapenem versus piperacillin/tazobactam for diabetic foot infections (SIDESTEP): prospective, randomised, controlled, double-blinded, multicentre trial. *Lancet.* 2005; 366(9498):1695–1703.

31. Sexton DJ, Tenenbaum MJ, Wilson WR, et al. Ceftriaxone once daily for four weeks compared with ceftriaxone plus gentamicin once daily for two weeks for treatment of endocarditis due to penicillin-susceptible streptococci. Endocarditis Treatment Consortium Group. *Clin Infect Dis.* 1998; 27(6):1470–1474.

32. Falagas ME, Matthaiou DK, Bliziotis IA. The role of aminoglycosides in combination with a beta-lactam for the treatment of bacterial endocarditis: a meta-analysis of comparative trials. *J Antimicrob Chemother.* 2006; 57(4):639–647.

33. McGowan JE Jr. Resistance in nonfermenting gram-negative bacteria: multidrug resistance to the maximum. *Am J Infect Control.* 2006; 34(5 Suppl 1):S29–S37; discussion S64–S73.

34. Bhargava A, Hayakawa K, Silverman E, et al. Risk factors for colonization due to carbapenem-resistant Enterobacteriaceae among patients exposed to long-term acute care and acute care facilities. *Infect Control Hosp Epidemiol.* 2014; 35(4):398–405.

35. Munoz-Price, LS, Jacoby GA. Extended-spectrum beta-lactamases. Uptodate.com December 2014. Available at: http://www.uptodate.com/contents/extended-spectrum-beta-lactamases.

36. Queenan AM, Bush K. Carbapenemases: the versatile beta-lactamases. *Clin Microbiol Rev.* 2007; 20(3):440–458.

37. MacDougall C, Polk RE. Antimicrobial stewardship programs in health care systems. *Clin Microbiol Rev.* 2005; 18(4):638–656.

38. Martin C, Ofotokun I, Rapp R, et al. Results of an antimicrobial control program at a university hospital. *Am J Health Syst Pharm.* 2005; 62(7):732–738.

39. Laterre PF. Progress in medical management of intra-abdominal infection. *Curr Opin Infect Dis.* 2008; 21(4):393–398.

40. Dimopolous G, Poulakou G, Pneumatikos IA, Armaganidis A, Kollef MH, Matthaiou DK. Short- vs long-duration antibiotic regimens for ventilator-associated pneumonia: a systematic review and meta-analysis. *Chest.* 2013; 144(6):1759–1767.

41. Eliakam-Raz N, Yahav D, Paul M, Leibovici L. Duration of antibiotic treatment for acute pyelonephritis and septic urinary tract infection – 7 days or less versus longer treatment: systematic review and meta-analysis of randomized controlled trials. *J Antimicrob Chemother.* 2013; 68(10):2183–2191.

42. (leave this reference in please)

43. Bratzler DW, Dellinger EP, Olsen KM, et al. Clinical practice guidelines for antimicrobial prophylaxis in surgery. *Am J Health Syst Pharm.* 2013; 70(3):195–283.

44. Korinek AM, Golmard JL, Elcheick A, et al. Risk factors for neurosurgical site infection after craniotomy: a critical reappraisal of antibiotics prophylaxis on 4,758 patients. *Br J Neurosurg.* 2005; 19(2):155–162.

45. Rodríguez A, Díaz E, Martín-Loeches I, et al. Impact of early oseltamivir treatment on outcome in critically ill patients with 2009 pandemic influenza A. *J Antimicrob Chemother.* 2011; 66(5):1140–1149.

46. Vincent JL, Anaissie E, Bruining H, et al. Epidemiology, diagnosis and treatment of systemic *Candida* infection in surgical patients under intensive care. *Intensive Care Med.* 1998; 24(3):206–216.

47. Cornwell EE III, Belzberg H, Offne TV, et al. The pattern of fungal infections in critically ill surgical patients. *Am Surg.* 1995; 61(10):847–850.

48. Blumberg HM, Jarvis WR, Soucie JM, et al. Risk factors for candidal bloodstream infections in surgical intensive care unit patients: the NEMIS prospective multicenter study. The National Epidemiology of Mycosis Survey. *Clin Infect Dis.* 2001; 33(2):177–186.

49. Paphitou NI, Ostrosky-Zeichner L, Rex JH. Rules for identifying patients at increased risk for candidal infections in the surgical intensive care unit: approach to developing practical criteria for systematic use in antifungal prophylaxis trials. *Med Mycol.* 2005; 43(3):235–243.

50. Goodman JL, Winston DJ, Greenfield RA, et al. A controlled trial of fluconazole to prevent fungal infections in patients undergoing bone marrow transplantation. *N Engl J Med.* 1992; 326(13):845–851.

51. Marr KA, Seidel K, Slavin MA, et al. Prolonged fluconazole prophylaxis is associated with persistent protection against candidiasis-related death in allogeneic marrow transplant recipients: long-term follow-up of a randomized, placebo-controlled trial. *Blood.* 2000; 96(6):2055–2061.

52. Edwards JE Jr, Bodey GP, Bowden RA, et al. International conference for the development of a consensus on the management and prevention of severe candidal infections. *Clin Infect Dis.* 1997; 25(1):43–59.

第 45 章　脓毒症和脓毒性休克

David A. Farcy • Tiffany M. Osborn

引言

从希波克拉底时代开始，感染就是死亡的首位原因。重要的科学研究和医学研究塑造了我们管理感染的思维方式。严重脓毒症和脓毒性休克仍然是世界范围内的重大卫生保健挑战，估计每 100000 个人中有 56~91 人受影响。每年到美国急诊就诊的患者有 1 亿 2000 万，其中 2.9% 或 600000 以上的人被确诊严重脓毒症或脓毒性休克。脓毒症占每年美国死亡原因的 9%，大约每年 210000 人死亡。相比之下，每年只有 180000 人死于急性心肌梗死（MI），200000 的死于肺癌或乳腺癌。2011 年美国医疗保健总额为 3870 亿美元，败血症是最昂贵的入院诊断，成本超过 203 亿美元，占所有住院治疗总成本的 5.2%。从历史上看，脓毒症、严重脓毒症和脓毒性休克的住院死亡率分别为 15%、20% 和 47%[1-4]。开展拯救脓毒症运动（Surviving Sepsis Campaign，SSC）以来，澳大利亚和新西兰的脓毒症死亡率从 35% 下降到 15.4%，英国从超过 45% 下降到 25%[5-10]。提高脓毒症质量改进措施的服从性和主动性已经降低美国类似死亡风险。在一个 7.5 年的研究期间，观察到 25% 的减少[11]。在没有脓毒症质量控制的国家中，严重脓毒症和脓毒性休克的死亡率为 22%~76%[12,-13]。

超过 50% 的美国脓毒症住院患者来自急诊[14-15]。脓毒症早期阶段的认识已被证明对阻止疾病进展和改善预后至关重要。

与脓毒症和脓毒性休克发病率与死亡率增加有关的危险因素和并发症包括年龄、性别、种族、多重耐药菌和慢性病的严重程度[16]。老年患者受该病影响最严重。在 85 岁以上的患者脓毒症发病率估计是 26.2/1000，在儿童为 0.2/1000[17]。疑似脓毒症患者的平均急诊滞留时间为 4.7 小时，大约有 20.4% 的患者超过 6 小时[3]。出于这些原因，强调提高急诊对脓毒症的管理对于降低该病的发病率和死亡率至关重要。

脓毒症定义

一份 1992 年的共识会议将脓毒症定义为"疑似或已知的感染，符合两个或更多的全身炎症反应标准"，全身炎症反应综合征（systemic inflammatory response syndrome，SIRS）定义为"对感染或非感染因素，比如感染、胰腺炎、肿瘤、烧伤或其他疾病，引发的非特异性损伤造成的炎症过程的一种生理反应"。会议将 SIRS 描述为脓毒症、严重脓毒症和脓毒性休克的连续、恶化和演变（表 45-1 和表 45-2 ）[18]。第一个急诊的 SIRS 标准新用法显示出符合 SIRS 标准的数量与急诊时间、入院概率、住院时间和住院费用呈正相关 [15]。

拯救脓毒症运动

　　SSC 的发起是为了提高对脓毒症、严重脓毒症和脓毒性休克的认识，增加早期和准确诊断的可能性，改进急诊脓毒症患者的监测和治疗的护理流程。目标是对通过筛查、治疗过程改进程序进行国际标准化来改善死亡率，分三阶段。

　　在第一阶段，目标是建立基层医师和公众对严重脓毒症和脓毒性休克的认识。2002 年 10 月在西班牙巴塞罗那举办的欧洲重症医学会会议宣布建立全球性责任体系。一项国际调查对来自 6 个国家的 1058 名医师进行了调查，受访者分为 "intensivist"（50% 临床时间在成人 ICU ）或 "其他"（10% 临床时间在成人 ICU ），其中急诊医师组成 23%（ n=119 ）。总共有 68% 的受访者表示关心脓毒症缺乏共同定义的问题。这些关心定义缺乏的受访者中，83% 表示这可能导致漏诊。小于 17% 的医师同意脓毒症的共同定义，尽管在调查实施前 2 年，2000 年发布了

表 45-1　定义摘要

感染

被定义为由病原微生物对无菌组织、体液或体腔的入侵引起的病理过程。

全身炎症反应综合征（ SIRS ）

被定义为对多种严重临床损伤导致的炎症过程的生理反应。

表现为以下至少两个或更多：

1. 体温 >38℃或 <36℃
2. 心率 >90 次 / 分
3. 呼吸频率 >20 次 / 分或 $PaCO_2$<32 mmHg
4. 白细胞计数 > 12000 或 <4000/mm^3 或不成熟白细胞 > 10%

脓毒症

脓毒症是对感染的全身炎症反应，定义为因感染至少有两种 SIRS 症状。

严重脓毒症

定义为急性脓毒症引起的器官功能障碍、低灌注（乳酸酸中毒、少尿或精神状态的改变）或低血压。

脓毒性休克

定义为脓毒症引起的持续性低血压，尽管充分液体复苏，仍伴随灌注异常的表现，可能包括但不限于乳酸酸中毒、少尿、精神状态改变。

表 45-2　脓毒症诊断标准

已证明的或疑似的感染 [a]，以及下列情况：

一般指标

　　发热（核心温度 >38.3 ℃ ）

　　低体温（核心温度 <36 ℃ ）

　　心率 >90 次 / 分或 > 年龄正常值之上 2 个标准差

呼吸急促

精神状态改变

明显水肿或液体正平衡（ 24 小时超过 20 ml/kg ）

高血糖（既往无糖尿病史，血糖 >120 mg/dl 或 7.7 mmol/L ）

炎症和血液学变量

　　白细胞增多（白细胞计数 >12000/µl ）

　　白细胞减少（白细胞计数 <4000/µl ）

　　白细胞计数正常但不成熟细胞 >10%

　　　Döhle 体，中毒颗粒和空泡

　　血浆 C- 反应蛋白 > 正常值 2 个标准差

　　血浆降钙素原 > 正常值 2 个标准差

　　血液浓缩（脱水）

　　血小板减少

　　纤维蛋白降解产物

血流动力学变量

　　动脉低血压（ SBP<90 mmHg，MAP<70 mmHg，成人收缩压下降幅度 >40 mmHg 或 > 年龄正常值以下 2 个标准差 ）

　　混合静脉血氧饱和度（ SvO_2<70% ）

　　心脏指数 <3.5 L/（ min · m^2 ）

器官功能障碍变量

　　动脉低氧血症（ PaO_2/FiO_2<300 ）

　　急性少尿 [尿量 <0.5 ml/(kg · h) 至少 2 小时]

　　肌酐增加 > 0.5mg/dl

　　凝血功能异常（ INR>1.5 或 APTT>60 s ）

　　肠梗阻（无肠鸣音）

　　血小板减少（血小板计数 <100000/µl ）

　　高胆红素血症（血浆总胆红素 >4 mg/dl 或 70 mmol/L ）

组织灌注变量

　　高乳酸血症（ >2 mmol/L ）

　　毛细血管再充盈时间延长或皮肤出现花斑

[a]感染定义为由微生物介导的病理过程

1992年美国胸科医师协会和重症医学会脓毒症定义共识声明[18-19]。

在第二阶段，来自11个国际专业医学组织的代表回顾了有关严重脓毒症和脓毒性休克管理的文献。目标是要提供给临床医师实际有用的指南。代表们商定了一系列该疾病进程的急性和非急性管理的建议。美国急救医师学会（ACEP）贡献卓著，ACEP临床政策委员会贯穿指南制订过程。75%ACEP认为比较重要的以及100%ACEP认为非常重要的修订和内容，被纳入指南的最终版本[20]。

指南方法和内容随着时间不断改进，此种改进基于推荐等级的评估、制订与评价系统（Grading of Recommendation Assessment, Development and Evaluation, GRADE），一个用于评价证据的质量和推荐等级的系统，证据质量分级从高级或A类证据（即随机对照试验），到极低级或D级证据（即被降级的对照研究或基于其他证据的专家意见）。该系统同样也为证据推荐强度分级，强烈推荐的为1，弱推荐的为2。每个试验都能根据它的局限性、不一致性或对结果的影响来提升或降低证据水平。因此，最高推荐等级应为1A[20]。

SSC和合作者认识到，将需要一个集中的可实施计划，以改善严重脓毒症和脓毒性休克的结局。为了实现这一目标，SSC与医疗保健改进研究所建立了合作关系，该组织是一个非营利组织，致力于通过提高医疗资源的质量和价值来加速医疗保健改善。

这两个合作组织致力于"集束化治疗"来管理严重脓毒症和脓毒性休克。集束化治疗指成组的治疗干预，多个治疗同时干预比单个治疗更有效。集束化治疗，如医疗保健改进研究所定义，包含指南中的几个关键要素，当其同时被执行，将对改善预后起到协同作用。

在第三阶段，更新2004年、2008年和2013年发表的关于严重脓毒症和脓毒性休克的指南和管理意见[20-22]。本章回顾了2012年以来严重脓毒症和脓毒性休克国际指南的推荐意见。然而，指南修订目前正在开始，预计将于2016年发表（译者注：新指南已于2016年发表）。本章中的一些推荐意见在那些指南之前，但在SSC可能没有得到赞同。

脓毒症的发病机制

脓毒症的完整的发病机制还没有完全被阐明，猜测是感染造成的宿主反应变化的结果，由一系列复杂的反应组成，其中促炎症反应和抗炎反应都起到关键作用。这些促炎症和抗炎症途径可以促进清除感染和组织恢复，但也可能引发导致器官损伤和继发感染的过度反应，这取决于病原体的毒力和患者既往的医疗状况[23]。

天然免疫是机体抗病的第一道防线。它由一系列识别和激活免疫应答的反应组成。这种反应可以通过四个主要的受体类型发起：Toll样受体、C型凝集素受体、视黄酸-诱导基因-1样受体、核苷酸结合寡聚域样受体。这些受体的激活会导致组织损伤和坏死细胞凋亡，从而造成所谓的危险分子的释放而导致损伤。这些反应引起凝血功能障碍可导致弥散性血管内凝血（DIC），微血管血栓形成，失去屏障功能的毛细血管渗漏，间质水肿，血管扩张，从而导致组织灌注不足，组织缺氧，引起氧化应激。氧化应激导致线粒体损伤并造成氧气输送和氧耗之间不平衡，从而导致缺氧[24]。

动物和人类的早期脓毒症模型已经反复显示，循环不足产生全身氧供（DO_2）和需求失衡，导致全身组织缺氧（休克）和氧的负债累积。因此，循环障碍是低血容量、血管张力降低、心肌抑制、增加的代谢需求、多器官功能障碍（即缺氧急性肺损伤）、微循环或线粒体紊乱的组合[24-26]。循环不足可以从氧气运输和利用的角度更客观地描述和量化。

DO_2的显著降低之后伴随的是全身氧气摄取率（OER）的增加和中心静脉（$ScvO_2$）或混合静脉血氧饱和度（SvO_2）的降低[27]。OER的这种增加是代偿机制以匹配全身氧气需求，并且与死亡率增加相关[27-29]。这种补偿机制达到极限（氧提取率>50%）产生无氧代谢，导致乳酸生产[30]。在这个关键的DO_2依赖阶段，乳酸浓度与DO_2和$ScvO_2/SvO_2$成反比[25]。

危险分层

在从SIRS到严重疾病的过渡中，早期心脏功能不全是与发病率和死亡率增加相关的最重要的器官功能障碍[31-34]。因此，在SIRS标准加入低血压和升高的血清乳酸水平可改善风险分层，并发现那些处于突然心肺功能失代偿风险的患者。早期危险分层在过去二十年来，改变了脓毒症的临床和血流动力学和死亡率。估计在6小时内简单测定乳酸水平可使死亡率下降12.1%~21.4%。这种死亡率可能部分与突发性心肺并发症减少50%有关[35-43]。

乳酸是全身组织缺氧的标志物,当氧气输送不足以满足氧需求时,是无氧代谢的副产物。几项研究表明,超过 4 mmol/L 的乳酸浓度与创伤、手术和脓毒症患者死亡率增加有关 [31-33]。在某些患有严重脓毒症和脓毒性休克的患者群体中,尽管出现低血压,乳酸水平延迟升高或不升高。因此,乳酸升高有意义,但乳酸不高无意义。

脓毒症的生物标志物与诊断

作为脓毒症诊断、治疗和预后工具的生物标志物持续发展。其他标志物已显示有前景,但是诊断早期脓毒症和脓毒性休克患者时均缺乏敏感性和特异性。虽然降钙素原(PCT)和 C- 反应蛋白(CRP)已被用于区分脓毒症与其他炎症原因,但单独使用这些生物标志物仍缺乏证据,推荐与其他诊断工具结合使用。

脓毒症的筛选和鉴定

脓毒症是时间敏感的诊断;通过早期识别和干预减少严重脓毒症和脓毒性休克进展已被证明在降低死亡率方面发挥关键作用。为了成功进行筛选,不间断的教育和意识至关重要。SSC 网站提供了几个筛选工具的例子 [44]。

脓毒症集束化治疗

推出脓毒症集束化治疗是为了根据最新的证据来促进治疗。随着医疗保健改进研究所的发起,医疗保险和医疗补助服务中心(CMS)采用了集束化治疗。CMS 准则包括 3 小时和 6 小时的集束化治疗(表 45-3)。

3 小时的集束化治疗包括早期识别脓毒症,早期广谱抗生素和培养,早期的乳酸测量,早期静脉输液(低血压或乳酸≥4 mmol/L 时 30 ml/kg 晶体液)。

6 小时集束化治疗包括血管内容量和灌注评估,血管内评估后持续低血容量时增加血容量,持续性休克时的缩血管药物和重复乳酸测量。

抗生素和感染源控制

抗生素治疗仍然是治疗严重脓毒症和脓毒性休克的基石。目标是开始适当的经验性治疗,应用针对最可能的病原体的广谱抗生素 [22]。适时选择适当

表 45-3　SSC 指南的初始复苏 [11]

在暴露时间 a 的 3 小时内完成

1. 测量乳酸水平。

2. 在给予抗生素前获得血培养。

3. 给予广谱抗生素。

4. 当低血压或乳酸≥4 mmol/L 给予 30 ml/kg 晶体液。

6 小时内完成

1.1. 应用缩血管药(对初始液体复苏无反应的低血压)维持平均动脉压(MAP)≥65 mmHg。

2.2. 初始液体治疗后持续低血压的情况下(MAP<65 mmHg)或初始乳酸≥4 mmol/ L,重新评估容量状态和组织灌注。

3. 如果初始乳酸升高,重新测定乳酸。

a "暴露时间"定义为急诊分诊时间,或是发生在其他护理单元的最早诊断严重脓毒症或感染性休克的时间

的抗生素具有显著的转归意义(表 45-4)。在低血压发作的第一个小时之前或之内没有启动抗生素,则抗生素每延迟一小时死亡率增加 7.6% [45]。SSC 指南建议在认识到严重脓毒症和脓毒性休克的第一个小时内启动静脉注射(IV)广谱抗生素 [22]。

在开始抗生素治疗之前,应该获得血培养和其他适当的培养,前提是这样的培养不会导致抗生素启动的显著延迟。目前的指南建议获得培养,以明确致病微生物。建议获得至少两套血培养物质(需氧和厌氧瓶),至少有一个经皮抽取,一个通过每个血管通道(如中心静脉或 PICC),如果这些导管在患者发病之前放置了 48 小时以上。如果在脓毒性休克发作的第一个小时内尚未获得培养,则应考虑在没有它们的情况下启动经验性抗生素治疗。培养应尽快获得。静脉注射抗生素需要静脉通路,所以在注射抗生素之前获得至少一套血培养是合理的。

脓毒症最常见的病因是肺炎(47%)、腹腔内感染(18%)、尿路感染(UTI)(18%)、血液感染(12%)。其他感染来源包括皮肤、院内脑膜炎、留置的导管 [46]。

感染源控制在早期的脓毒症管理中是有战略意义的。这包括感染液体的引流,感染的软组织的清创,被感染的装置或假体的清除,纠正现有的微生物污染导致的解剖紊乱。如果可行的话,应该尽快在诊断后的前 12 个小时内尝试明确来源鉴定和根除的方法 [22]。

在外科脓毒症中,如果在 6 小时内没有控制感

表 45-4 抗生素选择[24-33]

部位	病原体	抗生素
肺炎：医院获得	1. 肠杆菌	1. β- 内酰胺
	2. 铜绿假单胞菌	2. 增加氨基糖苷类
	3. 金黄色葡萄球菌	3. 如果怀疑 MRSA，增加利奈唑胺
肺炎：社区获得性	1. 金黄色葡萄球菌	第三代头孢菌素或大环内酯类
	2. 肺炎链球菌	
	3. 革兰氏阴性菌	
泌尿道感染	1. 肠杆菌科（大肠杆菌）	1. 环丙沙星
	2. 铜绿假单胞菌	2. 头孢曲松或头孢他啶
	3. 肠球菌属	3. 可加氨基糖苷类
腹腔来源	1. 革兰氏阴性杆菌（大肠杆菌、铜绿假单胞菌）	1. 哌拉西林他唑巴坦
	2. 革兰氏阳性球菌（肠球菌属）	2. 头孢曲松、头孢他啶或头孢吡肟加甲硝唑
	3. 厌氧菌（拟杆菌属）	3. 亚胺培南与氟康唑或氨基糖苷类
皮肤来源	1. 链球菌属	1. β- 内酰胺 / 酶抑制剂
	2. 葡萄球菌属	2. 哌拉西林他唑巴坦
	3. 厌氧菌	3. 头孢西丁
留置导管	1. 葡萄球菌属	利奈唑胺与 β- 内酰胺
	2. 肠杆菌科	
	3. 铜绿假单胞菌	
脑膜炎	1. 革兰氏阴性杆菌（不动杆菌属）	1. 美罗培南与糖肽
	2. 葡萄球菌属	2. 头孢噻肟与磷霉素
	3. 链球菌属	

选择取决于每个区域模式，最好咨询当地的抗菌谱。表中给出了最常见的原因

染源，则入院至手术延迟的每小时的生存概率降低了 2.4%，死亡率增加了 16%[37-39]。外科来源控制延迟超过 6 小时的患者有显著升高的 28 天死亡率（42.9% vs.26.7%，P<0.001）；这种延迟是增加死亡风险的一个独立影响因素[37]。

初始复苏

经 SSC 批准的早期定量复苏是在严重脓毒症 / 脓毒性休克头 6 小时内完成的特定临床终点的方案。旨在通过优化前负荷（容量）、后负荷（血压）和心脏收缩性（心搏量）来恢复氧气输送和需求之间的平衡，以保持有效的组织灌注，同时避免心肌耗氧量的过度增加（即避免心动过速和维持冠状动脉灌注压力）和液体超负荷。这涉及纠正低血容量，如果纠正容量后平均动脉压（MAP）仍持续低应用血管活性药物保证 MAP，补充氧气及输红细胞（PRBC）保证 ScvO₂，必要时使用正性肌力药物（多巴酚丁胺）和减少全身氧气需求（机械通气）。

早期目标导向治疗（EGDT）研究是一个单中心，部分盲法（90%，所有 ICU 护理人员）随机对照试验（RCT），EGDT 组报告 28 天和 60 天死亡率分别减少了 15.9% 和 12.6%。数据安全和监测委员会由于安全问题提前终止了试验。不仅 EGDT 组死亡率下降，比试验开始前预期的死亡率下降了 5%。

进展

在 2014 — 2015 年期间，发表了三个相似方案的试验：ProCESS[50]、ARISE[51] 和 ProMISe[10]。这三个试验的结果是一致的。从广义来看，如果早期综合措施到位，包括早期发现、静脉内液体给药、抗生素应用和乳酸测量，随后的 EGDT（由原始试验定义，包括连续监测中心静脉氧合）[41] 并没有改善结果（表 45 -5）。对特定患者群体有益的个别因素可

表 45-5　ProMISe、ARISE 和 ProCESS 研究的比较

研究	ProMISe		ARISE		ProCESS		
	EGDT	UC	EGDT	UC	EGDT	Protocol Based	UC
识别时间 [a]	96	102	84	78	72	66	69
首次抗生素剂量			70	67			
中心静脉（%）	92.10	50.90	13.70	61.90	93.60	56.50	57.90
中心静脉 ScvO$_2$（%）			90.00	0.40	93.20	4.00	3.50
动脉导管（%）	74.20	62.20	91.4	76.30			

[a]从ED发现到符合纳入标准的时间
中位数，分钟

能性仍然存在，需要进一步评估。任何医院不能一贯有效地执行方案，包括早期诊断（分诊 1～2 小时内），早期静脉输液（前 3 小时内 2 L），早期抗生素（在最初 1～2 小时内）和早期乳酸盐测定可能无法达到类似的结果。这些研究与原始 EGDT 研究之间的另外的区别在于，在 ProMISE、PROCESS 和 ARISE 研究中，患者在 2～3 小时内 ICU 住院，而在 EGDT 研究中为 6～8 小时。

一些与原始研究结果差异的潜在原因包括：随机分组更迟一步，患者基础病情较轻，所有患者在随机分组前均接受抗生素治疗（表 45-6），有可能常规护理已受到原始文献 [41] 和已发表的脓毒症指南的影响 [20-21]。这些指南强调了早期诊断、液体治疗、早期抗生素治疗和早期乳酸盐检测，而这些目前被认为是可能改变了脓毒症临床和血流动力学的护理标准。院前急救、脓毒症警报、快速反应系统、远程医疗和姑息治疗都是自 SSC 出现以来脓毒症患者护理进展的例子。

严重脓毒症和脓毒性休克的初始复苏是时间和治疗依赖性的。一份国际脓毒症质量改进计划最近指出控制脓毒症患者的发病率和死亡率需要紧急复苏。严重脓毒症患者最初仅出现低血压（MAP<65 mmHg）、低血压伴高乳酸血症（>4 mmol/L）或单独的高乳酸血症在患病率和死亡率具有显著的差异 [22]（表 45-7）。一份来自英国的 ICU 组合病例的脓毒症评估报导，单独存在难治性低血压、低血压伴高乳酸血症和单独高乳酸血症的发病率分别为 18.2%、44.5% 和 37.3% [10]。两项评价报告均指出伴有低血压和高乳酸血症的患者的死亡率升高，为 37.3% [10]～46.1% [22]。此外，单独的高乳酸血症

表 45-6　脓毒性休克治疗重要研究的差异

研究	Rivers		ProMISe		ARISE		ProCESS		
	EGDT	UC	EGDT	UC	EGDT	UC	EGDT	Protocol Based	UC
随机分组时间 [a]	1.3	1.5	2.8	2.7	2.8	2.7	3.2	3	3
随机分组之前抗生素给药		没有	是		是			是	
APACHE II	20.4	21.4	15.4	15.8	15.4	15.8	20.8	20.6	20.7
基线乳酸（mmol/L）	7.7	6.9	7	6.8	6.7	6.6	4.8	5	4.9
容量 IV 液体（ml）	3499 ± 2938	4981 ± 2984	2226 ± 1443	2022 ± 1271	2515 ± 1244	2591 ± 1331	2805 ± 1957	3285 ± 1743	2279 ± 1881
未调整的死亡率	43.3%（60 天）	56.9%（60 天）	29.5%（90 天）	29.2%（90 天）	18.6%（90 天）	18.8%（90 天）	21%（60 天）	18.2%（60 天）	18.9%（60 天）

[a]ED发现到随机分组。中位数，小时
EGDT，早期目标导向治疗；UC，常规护理

表 45-7　基于报告时严重性的死亡率差异		
	严重脓毒症发病率（%）	严重脓毒症死亡率（%）
仅有乳酸升高 > 4 mmol/L	5.9	30.0
仅有低血压，乳酸正常	49.5	36.7
低血压和乳酸≥4 mmol/L	16.6	46.0

数据来自 Dellinger RP, Levy MM, Rhodes A, et al. Surviving Sepsis Campaign: International guidelines for management of severe sepsis and septic shock: 2012, *Crit Care Med*. 2013 Feb; 41(2):580–637[22]

（26.2%[10] 和 30%[22]）和单独的低血压（31.4%[10] 和 36.7%[22]）的死亡率也升高。

严重脓毒症和脓毒性休克的初始复苏是时间和治疗依赖性的。任何脓毒症质量改进计划都应该包括早期识别、早期静脉输液、抗生素治疗和早期乳酸检测。

根据这三项试验的结果，SSC 的初始集束化治疗已被更新。中心静脉导管（CVC）不必立即放置，除非无法获得外周静脉通路，或者必须启用缩血管药物。及时的抗生素治疗、液体复苏和乳酸正常化是现在初始集束化治疗的主要组成（表 45-3）。

液体疗法

容量减少可能是由口服摄入减少、不显性失水增加、动脉和静脉扩张和（或）液体渗入血管外间隙引起。

早期液体疗法不应与晚期或无限制液体疗法在急性肺损伤中的不良影响相混淆。液体和导管治疗试验（The Fluids and Catheters Treatment Trial, FACTT）追踪进入 ICU 后 43 小时，发生肺损伤后 24 小时的患者。该研究显示，60 天死亡率无差异[52]。保守的液体管理导致肺功能显著改善，减少机械通气的需要，改善中枢神经系统功能，减少复苏后患者的镇静需求[22]。

我们建议液体复苏由动态或静态变量引导，动态优先。动态评估的潜在选择，如超声、超声心动图和生物电抗技术有前景，但每个都有优缺点。中心静脉压可能不是液体复苏的最佳指标；我们建议使用超声波测量下腔静脉指数（如果您的机构可用），但该测试也有其局限性（有关详细信息，请参见第

55 章"液体状态超声评估"）。

推荐使用晶体液在紧急复苏时作为一线复苏药物[22]，没有某个晶体液被认为比其他的好，但诊断的早期阶段首选平衡液。液体在第 57 章"液体管理"中有详细的论述。推荐使用白蛋白作为患者需要大量晶体液的补充[22]。来自 17 个随机试验，包括 1,977 例患者的综合数据的 meta 分析，报告了与接受任何其他液体的患者相比，接受白蛋白治疗的感染性休克患者的生存获益（OR=0.82；95%CI，0.67 ~ 1.00；I^2=0）。在对其中 7 个试验总共 1,441 例患者的白蛋白治疗组与接受晶体液的治疗组进行比较时，再次发现白蛋白是有益的（OR=0.78；95% CI，0.62 ~ 0.99；I^2=0）[53]。在 ARDS 患者中，白蛋白与增加氧合有关而没有影响死亡率[54]。最近的两项 meta 分析报告显示，用白蛋白复苏的感染性休克患者的死亡率降低[55-56]。然而，另外两个 meta 分析结果没有区别[57-59]。我们同意 SSC 指南的解决方案，如果晶体复苏尝试不成功，则补充白蛋白。

羟乙基淀粉（HES）不推荐用于严重脓毒症和脓毒性休克的液体复苏。研究报告使用 HES 时死亡率增加和（或）对肾替代疗法的需求增加。因此，除非有更多的证据可用，否则不建议使用[60]。

缩血管药物

在难治性脓毒性休克中，应使用缩血管药物以达到 MAP>65 mmHg 的目标。去甲肾上腺素是脓毒性休克的一线药物[22]。最近一项关于休克患者的多中心随机试验，分别接受多巴胺或去甲肾上腺素作为一线缩血管药物恢复或维持血压，表明两种缩血管药物之间没有显著的死亡率差异。然而，多巴胺与更多的心律失常有关，特别是房颤。因此，推荐使用去甲肾上腺素作为缩血管药物的首选[61]。多巴胺主要用作正性肌力药[62-63]。鉴于多巴酚丁胺是盲目的与去肾上腺素或多巴胺联合应用，目前尚不清楚致心律失常作用是由于单独的多巴胺，还是由于联合应用正性肌力药物，或两者兼而有之。然而，由于多巴胺的致心律失常效应，应该被那些心肌收缩力低的或容易节律障碍的心动过缓患者作为首选。

当需要额外的缩血管药物以维持足够的血压时，可以将肾上腺素加入或替代去甲肾上腺素。来自四个随机试验（n=540）的信息比较去甲肾上腺素和肾上腺素，发现死亡风险没有差异（RR=0.96；CI，0.77 ~ 1.21；固定效应；I^2=0）[22]。肾上腺素增加乳

酸水平，可能会混淆这个参数的临床效用。

脓毒性休克患者的血管加压素水平据报道低于常人。已经报道了生理性血管加压素缺乏症的替代治疗能有效地提高该类患者的血压。一项 RCT 研究比较了单独应用去甲肾上腺素和去甲肾上腺素联合 0.03 U/min 的血管加压素，总体死亡率无差异。然而，在亚组中，早期使用血管加压素，联合小剂量去甲肾上腺素显示出差异和生存获益。此外，去甲肾上腺素的需求随着血管加压素给药而减少 [64]。在这种情况下，加压素被用作生理替代品，而不是作为一个传统的缩血管药物。不推荐使用低剂量的加压素作为初始治疗药物。大剂量血管加压素（0.03～0.04 U/min 以上），只能作为达到缩血管药物（去甲肾上腺素或肾上腺素）难治性休克的 MAP 目标的最后手段 [64]。糖皮质激素可能与去甲肾上腺素和血管加压素具有协同作用。这种协同作用与单独使用去甲肾上腺素和加压素的死亡率增加有关 [65]。

苯肾上腺素只能作为难治性休克的挽救治疗，作为不能达到目标 MAP 或者应用去甲肾上腺素时有显著的心动过速的患者的额外血管活性药物，推荐所有使用缩血管药物的患者均应留置动脉导管监测动脉血压，通过 CVC 给药 [22]。第 19 章有更多的缩血管药物和正性肌力药物的总结。

正性肌力药物疗法

所有的 3 个同期 EGDT 试验均未显示出标准化应用多巴酚丁胺有益处。从患者个体角度来看，如果考虑存在心肌抑制或心功能衰竭，应进行超声心动图评价心室功能。如果心室功能降低，多巴酚丁胺可能是必要的 [10, 50-51]。

血液制品管理

根据指南，严重脓毒症或脓毒性休克患者血红蛋白 <7 g/dl 时应输血至 7～9 g/dl，而严重冠状动脉疾病、心肌缺血、严重低氧血症、急性出血的患者应维持血红蛋白水平 >10 g/dl [22]。在最近公布的感染性休克多中心随机试验中，保守治疗组血红蛋白 <7 g/dl 时输血积极治疗组血红蛋白 <9 g/dl 时输血结果两组间 90 天死亡率，缺血事件发生率及生命支持使用率无明显差异。而在 <7 g/dl 组中输血量较少 [66]。此分析预计死亡率为 45%，显著高于三项脓毒症试验（ProCESS、ProMISe、ARISE），并且使样本量和结果有效性受到质疑。另一项 2015 年出版

新英格兰医学杂志报告引起进一步辩论，显示心脏手术患者限制输血死亡率明显高于对照组。经过多元敏感性分析，Hb>9 g/dl 生存率高 [67]。

在两项大型随机试验中，存储时间少于 10 天或少于 7 天的 PRBC 与超过 21 天的相比，与死亡率增加或多器官功能障碍评分（multiple organ dysfunction score，MODS）的变化无关 [68-69]。不应输新鲜冰冻血浆纠正凝血功能障碍，除非有出血或有侵入性操作计划。不应输注抗凝血酶。无论有无出血，当血小板计数 <5000/mm³ 时，输血小板；或有明显出血风险时，血小板计数为 5000～30000/mm³，输血小板 [22]。更多详细信息在 38 章，急救输血。

糖皮质激素与脓毒症患者

在脓毒症应激过程中，肾上腺反应也许不够，因此，相对的肾上腺功能不全导致肾上腺功能障碍。虽然早期的研究表明，激素替代治疗没有好处，可能会造成伤害 [70]。Annane 等人在 2002 年研究表明，每 6 小时 50mg 的氢化可的松可改善结果并减少缩血管药的使用 [71]。脓毒性休克糖皮质激素治疗（The Corticosteroid Therapy of Septic Shock，CORTICUS）研究纳入了更广泛的患者以调查这一问题 [72]。具体来说，无论有无使用缩血管药物，收缩压 <90 mmHg 持续 1 小时的患者，来自 ICU 头 72 小时的脓毒性休克患者，使用依托咪酯的患者均参加了。相比之下，Annane 等人，仅收入了持续性低血压 1 小时或以上，头 8 小时的感染性休克患者，并排除了前 6 小时内使用了依托咪酯的患者。CORTICUS 显示的 28 天死亡率在糖皮质激素组和安慰剂组之间没有显著差异 [71-72]。排除率达 50% 以上，死亡率比 Annane 的研究低很多。

在 2013 年最新的 SSC 指南中，建议对持续性脓毒性休克的，对液体治疗无反应，并需要增加缩血管药的成年患者使用 IV 氢化可的松 200mg/d。指南使促肾上腺皮质激素刺激试验具有可选择性，建议不要使用地塞米松作为氢化可的松的替代物 [22]。早期使用激素可能提高存活率 [73]。

活化蛋白 C

活化蛋白 C 不再是脓毒症患者治疗的一个组成部分。由于 PROWESS-SHOCK 试验的结果，这种药物已被淘汰，此试验由于没有证明在死亡率方面受益而被中止 [56]。

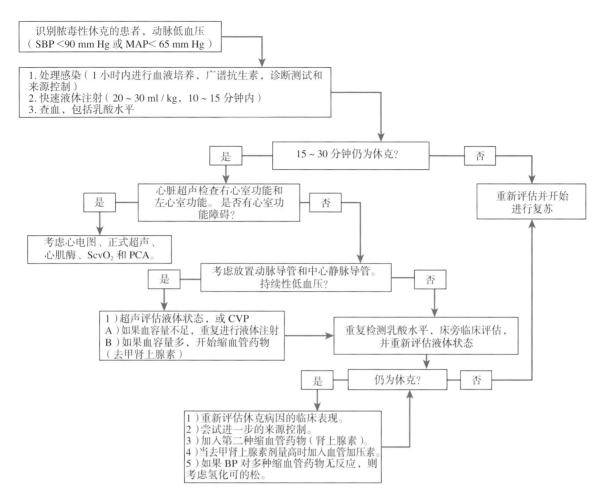

图 45-1　脓毒性休克的流程。（数据来源于 Seymour CW, Rosengart MR: Septic Shock: Advances in Diagnosis and Treatment. JAMA. 2015 Aug 18; 314(7):708–717.）

总结

脓毒性休克的总结如图 45-1 所示[74]。早期脓毒症管理与降低发病率、死亡率和医疗资源消耗有关。与急性心肌梗死、卒中和创伤相似，脓毒症的管理对时间敏感，需要 ED 的专业急救知识。由于脓毒症已经得到许多监管机构的关注，ED 和 ICU 的治疗质量被密切关注，基于指南的治疗的完善正在迅速发展。无论如何，早期识别和抗生素治疗、容量复苏、缩血管药和其他生理支持治疗对于改善这些具有挑战性的患者的预后至关重要。

（李　辉　译）

参考文献

1. Dombrovskiy VY, Martin AA, Sunderram J, Paz HL. Rapid increase in hospitalization and mortality rates for severe sepsis in the United States: a trend analysis from 1993 to 2003. *Crit Care Med.* 2007; 35(5):1244–1250.

2. Ani C, Farshidpanah S, Bellinghausen Stewart A, Nguyen HB. Variations in organism-specific severe sepsis mortality in the United States: 1999–2008. *Crit Care Med.* 2015; 43(1):65–77.

3. Stevenson EK, Rubenstein AR, Radin GT, Wiener RS, Walkey AJ. Two decades of mortality trends among patients with severe sepsis: a comparative meta-analysis. *Crit Care Med.* 2014; 42(3):625–631.

4. Kumar G, Kumar N, Taneja A, et al. Nationwide trends of severe sepsis in the 21st century (2000–2007). *Chest.* 2011; 140(5):1223–1231.

5. Padkin A, Goldfrad C, Brady AR, Young D, Black N, Rowan K. Epidemiology of severe sepsis occurring in the first 24 hrs in intensive care units in England, Wales, and Northern Ireland. *Crit Care Med.* 2003; 31(9):2332–2338.

6. Gao F, Melody T, Daniels DF, Giles S, Fox S. The impact of compliance with 6-hour and 24-hour sepsis bundles on hospital mortality in patients with severe sepsis: a prospective observational study. *Crit Care.* 2005; 9(6):R764–R770.

7. Reuben AD, Appelboam AV, Higginson I. The outcomes of severe sepsis and septic shock in the UK. *Crit Care.* 2006; 10(4):417.

8. Daniels R, Nutbeam T, McNamara G, Galvin C. The sepsis six and the severe sepsis resuscitation bundle: a prospective observational cohort study. *Emerg Med J.* 2011; 28(6):507–512.

9. Sivayoham N, Rhodes A, Jaiganesh T, van Zyl Smit N, Elkhodhair S,

Krishnanandan S. Outcomes from implementing early goal-directed therapy for severe sepsis and septic shock: a 4-year observational cohort study. *Eur J Emerg Med*. 2012; 19(4):235–240.

10. Mouncey PR, Osborn TM, Power GS, et al. Trial of early, goal-directed resuscitation for septic shock. *N Engl J Med*. 2015; 372(14):1301–1311.

11. Kaukonen KM, Bailey M, Suzuki S, Pilcher D, Bellomo R. Mortality related to severe sepsis and septic shock among critically ill patients in Australia and New Zealand, 2000–2012. *JAMA*. 2014; 311(13):1308–1316.

12. Levy MM, Rhodes A, Phillips GS, et al. Surviving Sepsis Campaign: association between performance metrics and outcomes in a 7.5-year study. *Crit Care Med*. 2015; 43(1):3–12.

13. Levy MM, Artigas A, Phillips GS, et al. Outcomes of the Surviving Sepsis Campaign in intensive care units in the USA and Europe: a prospective cohort study. *Lancet Infect Dis*. 2012; 12(12):919–924.

14. Rhodes A, Phillips G, Beale R, et al. The Surviving Sepsis Campaign bundles and outcome: results from the International Multicentre Prevalence Study on Sepsis (the IMPreSS study). *Intensive Care Med*. 2015; 41(9):1620–1628.

15. Tuttle A, Nowak Rm, Grzybowski M, et al. The systemic inflammatory response syndrome at triage: prevalence and association with hospital admissions. *Acad Emergency Medicine*. 1996; 3.

16. McCaig LF, Burt CW. National Hospital Ambulatory Medical Care Survey: 2002 emergency department summary. *Adv Data*. 2004; (340):1–34.

17. Angus D, Linde-Zwirble WT, Lidicker J, Clermont G, Carcillo J, Pinsky MR. Epidemiology of severe sepsis in the United States: analysis of incidence, outcome, and associated costs of care. *Crit Care Med*. 2001; 29(7):1303–1310.

18. Bone RC, Balk RA, Cerra FB, et al. Definitions for sepsis and organ failure and guidelines for the use of innovative therapies in sepsis. The ACCP/SCCM Consensus Conference Committee. American College of Chest Physicians/Society of Critical Care Medicine. *Chest*. 1992; 101(6):1644–1655

19. Levy MM, Fink MP, Marshall JC, et al. 2001 SCCM/ESICM/ACCP/ATS/SIS international sepsis definitions conference. *Crit Care Med*. 2003; 31(4):1250–1256.

20. Dellinger RP, Carlet JM, Masur H, et al. Surviving Sepsis Campaign guidelines for management of severe sepsis and septic shock. *Crit Care Med*. 2004; 32(3):858–873.

21. Dellinger RP, Levy MM, Carlet JM, et al. Surviving Sepsis Campaign: international guidelines for management of severe sepsis and septic shock: 2008. *Crit Care Med*. 2008; 36(1):296–327.

22. Dellinger RP, Levy MM, Rhodes A, et al. Surviving sepsis campaign: international guidelines for management of severe sepsis and septic shock: 2012. *Crit Care Med*. 2013; 41(2):580–637.

23. Angus DC, van der Poll T. Severe sepsis and septic shock. *N Engl J Med*. 2013; 369(9):840–851.

24. Rackow EC, Astiz ME. Pathophysiology and treatment of septic shock. *JAMA*. 1991; 266(4):548–554.

25. Rosário AL, Park M, Brunialti MK, et al. SvO(2)-guided resuscitation for experimental septic shock: effects of fluid infusion and dobutamine on hemodynamics, inflammatory response, and cardiovascular oxidative stress. *Shock*. 2011; 36(6):604–612.

26. Conti-Patara A, de Araújo Caldeira J, de Mattos-Junior E, et al. Changes in tissue perfusion parameters in dogs with severe sepsis/septic shock in response to goal-directed hemodynamic optimization at admission to ICU and the relation to outcome. *J Vet Emerg Crit Care (San Antonio)*. 2012; 22(4):409–418.

27. von Seth M, Sjölin J, Larsson A, Eriksson M, Hillered L, Lipcsey M. Effects of tigecycline and doxycycline on inflammation and hemodynamics in porcine endotoxemia: a prospective, randomized, and placebo-controlled trial. *Shock*. 2015; 43(6):604–611.

28. Boulain T, Garot D, Vignon P, et al. Prevalence of low central venous oxygen saturation in the first hours of intensive care unit admission and

associated mortality in septic shock patients: a prospective multicentre study. *Crit Care*. 2014; 18(6):609.

29. Bracht H, Hänggi M, Jeker B, et al. Incidence of low central venous oxygen saturation during unplanned admissions in a multidisciplinary intensive care unit: an observational study. *Crit Care*. 2007; 11(1):R2.

30. Kasnitz P, Druger GL, Yorra F, Simmons DH. Mixed venous oxygen tension and hyperlactatemia. Survival in severe cardiopulmonary disease. *JAMA*. 1976; 236(6):570–574.

31. Estenssoro E, González F, Laffaire E, et al. Shock on admission day is the best predictor of prolonged mechanical ventilation in the ICU. *Chest*. 2005; 127(2):598–603.

32. Rangel-Frausto MS, Pittet D, Costigan M, Hwang T, Davis CS, Wenzel RP. The natural history of the systemic inflammatory response syndrome (SIRS). A prospective study. *JAMA*. 1995; 273(2):117–123.

33. Brun-Buisson C, Doyon F, Carlet J, et al. Incidence, risk factors, and outcome of severe sepsis and septic shock in adults. A multicenter prospective study in intensive care units. French ICU Group for Severe Sepsis. *JAMA*. 1995; 274(12):968–974.

34. Levy MM, Macias WL, Vincent JL, et al. Early changes in organ function predict eventual survival in severe sepsis. *Crit Care Med*. 2005; 33(10):2194–2201.

35. Singer AJ, Taylor M, Domingo A, et al. Diagnostic characteristics of a clinical screening tool in combination with measuring bedside lactate level in emergency department patients with suspected sepsis. *Acad Emerg Med*. 2014; 21(8):853–857.

36. Singer AJ, Taylor M, LeBlanc D, Williams J, Thode HC Jr. ED bedside point-of-care lactate in patients with suspected sepsis is associated with reduced time to iv fluids and mortality. *Am J Emerg Med*. 2014; 32(9):1120–1124.

37. Arnold R, Zhang Z, Patel S, Smola S, Isserman J, Jackson E. Delayed assessment of serum lactate in sepsis is associated with an increased mortality rate. *Crit Care*. 2014; 18(Suppl 1):P174.

38. Whittaker SA, Fuchs BD, Gaieski DF, et al. Epidemiology and outcomes in patients with severe sepsis admitted to the hospital wards. *J Crit Care*. 2015; 30(1):78–84.

39. Hwang SY, Shin TG, Jo IJ, et al. Association between hemodynamic presentation and outcome in sepsis patients. *Shock*. 2014; 42(3):205–210.

40. Levy MM, Dellinger RP, Townsend SR, et al. The Surviving Sepsis Campaign: results of an international guideline-based performance improvement program targeting severe sepsis. *Crit Care Med*. 2010; 38(2):367–374.

41. Rivers E, Nguyen B, Havstad S, et al. Early goal-directed therapy in the treatment of severe sepsis and septic shock. *N Engl J Med*. 2001; 345(19):1368–1377.

42. Cannon CM, Holthaus CV, Zubrow MT, et al. The GENESIS project (GENeralized Early Sepsis Intervention Strategies): a multicenter quality improvement collaborative. *J Intensive Care Med*. 2013; 28(6):355–368.

43. Lin SM, Huang CD, Lin HC, Liu CY, Wang CH, Kuo HP. A modified goal-directed protocol improves clinical outcomes in intensive care unit patients with septic shock: a randomized controlled trial. *Shock*. 2006; 26(6):551–557.

44. The Surviving Sepsis Campaign. Evaluation for Severe Sepsis Screening Tool. Available at: http://www.survivingsepsis.org/SiteCollectionDocuments/ScreeningTool.pdf. Accessed August 16, 2016.

45. Kumar A, Roberts D, Wood KE, et al. Duration of hypotension before initiation of effective antimicrobial therapy is the critical determinant of survival in human septic shock. *Crit Care Med*. 2006; 34(6):1589–1596.

46. Vincent JL, Bihari DJ, Suter PM, et al. The prevalence of nosocomial infection in intensive care units in Europe. Results of the European Prevalence of Infection in Intensive Care (EPIC) Study. EPIC International Advisory Committee. *JAMA*. 1995; 274(8):639–644.

47. Bloos F, Thomas-Rüddel D, Rüddel H, et al. Impact of compliance

第45章 脓毒症和脓毒性休克　465

with infection management guidelines on outcome in patients with severe sepsis: a prospective observational multi-center study. *Crit Care*. 2014; 18(2):R42.

48. Marshall JC, al Naqbi A. Principles of source control in the management of sepsis. *Crit Care Clin*. 2009; 25(4):753–768, viii–ix.

49. Buck DL, Vester-Andersen M, Møller MH; Danish Clinical Register of Emergency Surgery. Surgical delay is a critical determinant of survival in perforated peptic ulcer. *Br J Surg*. 2013; 100(8):1045–1049.

50. ProCESS Investigators, Yealy DM, Kellum JA, Huang DT, et al. A randomized trial of protocol-based care for early septic shock. *N Engl J Med*. 2014; 370(18):1683–1693.

51. ARISE Investigators; ANZICS Clinical Trials Group; Peake SL, Delaney A, Bailey M, et al. Goal-directed resuscitation for patients with early septic shock. *N Engl J Med*. 2014; 371(16):1496–1506.

52. National Heart, Lung, and Blood Institute Acute Respiratory Distress Syndrome (ARDS) Clinical Trials Network; Wiedemann HP, Wheeler AP, Bernard GR, et al. Comparison of two fluid management strategies in acute lung injuries. *N Engl J Med*. 2006; 354(24):2564–2575.

53. Delaney AP, Dan A, McCaffrey J, Finfer S. The role of albumin as a resuscitation fluid for patients with sepsis: a systematic review and meta-analysis. *Crit Care Med*. 2011; 39(2):386–391.

54. Uhlig C, Silva PL, Deckert S, Schmitt J, de Abreu MG. Albumin versus crystalloid solutions in patients with the acute respiratory distress syndrome: a systematic review and meta-analysis. *Crit Care*. 2014; 18(1):R10.

55. Rochwerg B, Alhazzani W, Sindi A, et al. Fluid resuscitation in sepsis: a systematic review and network meta-analysis. *Ann Intern Med*. 2014; 161(5):347–355.

56. Xu JY, Chen QH, Xie JF, et al. Comparison of the effects of albumin and crystalloid on mortality in adult patients with severe sepsis and septic shock: a meta-analysis of randomized clinical trials. *Crit Care*. 2014; 18(6):702.

57. Jiang L, Jiang S, Zhang M, Zheng Z, Ma Y. Albumin versus other fluids for fluid resuscitation in patients with sepsis: a meta-analysis. *PLoS One*. 2014; 9(12):e114666.

58. Patel A, Laffan MA, Waheed U, Brett SJ. Randomised trials of human albumin for adults with sepsis: systematic review and meta-analysis with trial sequential analysis of all-cause mortality. *BMJ*. 2014; 349:g4561.

59. Caironi P, Tognoni G, Masson S, et al. Albumin replacement in patients with severe sepsis or septic shock. *N Engl J Med*. 2014; 370(15):1412–1421.

60. Myburgh JA, Finfer S, Bellomo R, et al. Hydroxyethyl start or saline for fluid resuscitation in intensive care. *N Engl J Med*. 2012; 367(20):1901–1911.

61. De Backer D, Biston P, Devriendt J, et al. Comparison of dopamine and norepinephrine in the treatment of shock. *N Engl J Med*. 2010; 362(9):779–789.

62. Hollenberg SM. Inotrope and vasopressor therapy of septic shock. *Crit Care Nurs Clin North Am*. 2011; 23(1):127–148.

63. Hollenberg SM, Ahrens TS, Annane D, et al. Practice parameters for hemodynamic support of sepsis in adult patients: 2004 update. *Crit Care Med*. 2004; 32(9):1928–1948.

64. Russell JA, Walley KR, Singer J, et al. Vasopressin versus norepinephrine infusion in patients with septic shock. *N Engl J Med*. 2008; 358(9):877-887

65. Russell JA, Walley KR, Gordon AC, et al. Interaction of vasopressin infusion, corticosteroid treatment, and mortality of septic shock. *Crit Care Med*. 2009; 37(3):811–818.

66. Holst LB, Haase N, Wetterslev J, et al. Lower versus higher hemoglobin threshold for transfusion in septic shock. *N Eng J Med*. 2014; 371(15):1381–1391.

67. Murphy GJ, Pike K, Rogers CA, et al. Liberal or restrictive transfusion after cardiac surgery. *N Engl J Med*. 2015; 372(11):997–1008.

68. Lacroix J, Hébert PC, Fergusson DA, et al, Age of transfused blood in critically ill adults. *N Engl J Med*. 2015; 372(15):1410–1418.

69. Steiner ME, Ness PM, Assmann SF, et al. Effects of red-cell storage duration on patients undergoing cardiac surgery. *N Engl J Med*. 2015; 372(15):1419–1429.

70. Lefering R, Neugebauer EA. Steroid controversy in sepsis and septic shock: a meta-analysis. *Crit Care Med*. 1995; 23(7):1294–1303.

71. Annane D, Sébille V, Charpentier C, et al. Effect of treatment with low doses of hydrocortisone and fludrocortisone on mortality in patients with septic shock. *JAMA*. 2002; 288(7):862–871.

72. Sprung CL, Annane D, Keh D, et al. Hydrocortisone therapy for patients with septic shock. *N Engl J Med*. 2008; 358(2):111–124.

73. Katsenos CS, Antonopoulou AN, Apostolidou EN, et al. Early administration of hydrocortisone replacement after the advent of septic shock: impact on survival and immune response. *Crit Care Med*. 2014; 42(7):1651–1657.

74. Seymour CW, Rosengart MR. Septic shock: advances in diagnosis and treatment. *JAMA*. 2015; 314(7):708–717.

第46章 医院获得性、医疗保健相关性和呼吸机相关性肺炎

Alexandra Franco • Carlos H. Moreno • Claudio Tuda

简介

无论在急诊（ED）还是在重症监护室（ICU），肺炎是一种所有临床医师都必须熟悉的疾病。世界卫生组织（World Health Organization，WHO）指出，急性肺炎是导致全世界所有年龄组患者死亡的第四大病因，也是低收入国家的主要死亡原因[1]。管理这种疾病所面临的挑战，除了在治疗前难以进行病原学诊断之外，最主要的是该病涉及数量巨大的致病微生物。因此，开始必须依赖临床医师的经验性抗生素治疗，然而这可能导致抗生素的滥用，也将承担各种常见病原体发生抗生素耐药的巨大风险。为了准确识别和适当治疗肺炎，医疗工作者必须了解各类肺炎的定义、微生物学、发病机制和不同的治疗指南。

定义

根据患者感染的地点和时间的不同可以将肺炎进行分类。在 2005 年[2] 和 2007 年[3] 美国胸科学会（American Thoracic Society，ATS）与美国感染病学会（Infectious Diseases Society of America，IDSA）联合委员会所制订的最新的指南中，分别重点关注四种不同类型肺炎：社区获得性肺炎（community-acquired pneumonia，CAP）、医院获得性肺炎（hospital-acquired pneumonia，HAP）、医疗保健相关性肺炎（healthcare-associated pneumonia，HCAP）和呼吸机相关性肺炎（ventilator-associated pneumonia，VAP）。CAP 是指在社区中进行正常社会活动时接触肺炎致病菌而获得的下呼吸道感染，本章不讨论。此外，以前被划分为医院内获得性感染的肺炎，现在根据患者暴露的医疗环境和进行的有创性操作的不同，分为三种不同的类型。HAP 定义为患者入院时不存在，也不处于感染潜伏期，在入院后 48 小时或更长时间内出现的肺炎。HCAP 包括以下肺炎患者：最近 90 天内因急性病入住院两天或以上者；在疗养院或提供长期护理的机构生活者；最近 30 天内接受了静脉抗生素治疗、化疗或伤口处理者；接受血液透析治疗者。最后，VAP 包括在气管插管后 48 ~ 72 小时内发生肺炎的所有患者。

如 2005 年 ATS/IDSA 指南所提出的，CAP 和医疗相关性肺炎之间的主要微生物学差异是感染多重耐药（multidrug-resistant，MDR）细菌的风险，从而影响对经验性抗生素治疗的选择并影响结果。一旦患者被诊断出 HAP、HCAP 或 VAP，临床医师必须立即评估患者感染 MDR 病原体的危险因素，这将指导随后的抗生素选择（表 46-1）。

⬤ **表 46-1　导致医院获得性肺炎、医疗保健相关性肺炎和呼吸机相关性肺炎的多重耐药性病原体的危险因素**

- 最近 90 天内进行抗生素治疗
- 目前住院 5 天以上
- 社区或特定 ICU 中的高频抗生素耐药性
- 免疫抑制疾病或治疗
- 存在 HCAP 危险因素
  - ▲ 最近 90 天内住院超过 2 天
  - ▲ 住在护理院或长期护理机构
  - ▲ 家庭输液治疗（包括抗生素）
  - ▲ 30 天内慢性透析
  - ▲ 家庭伤口处理
  - ▲ 家庭成员带有多重耐药病原体

流行病学

2011 年，美国 4% 的住院患者至少有一次医疗保健相关性感染，估计一年出现 721，800 新发感染。HCAP 和手术部位感染是最常见的与医疗保健相关的感染，几乎占 44%。39.1% 的 HCAP 与机械通气有关。HCAP 的三种最常见的病原体是金黄色葡萄球菌、肺炎克雷伯杆菌或产酸克雷伯菌和铜绿假单胞菌。根据全国不同的调查，国家医疗安全网（National Healthcare Safety Network，NHSN）报道，平均每一天，每 25 名入院患者中，约有 1 例会发生至少一种医疗保健相关性感染，HCAP 十分常见[6]。

美国医学协会杂志 2013 年发布的一篇关于医疗成本的 meta 分析显示，一例 VAP 将花费约 40，144 美元，成为除中心静脉相关事件外最贵的医疗保健相关性感染。5 种导致医疗保健相关性感染的病因的年度总成本约为 98 亿美元，其中 HCAP 占了 31.6% 的支出[7]。2010 年在医疗保险受益人中，一项特别的研究显示，每 1000 名患者中有 47.4 例患者出现各种类型的肺炎。在这些病例中，将近 50% 患者收入院治疗，HCAP 患者的 30 天死亡率是 CAP 患者的两倍（13.4% vs. 6.4%）。在医疗保险受益人中，住院治疗肺炎的年度总成本超过 70 亿美元[11]。

一项对 4500 多例住院患者的回顾分析显示，与 CAP 大约 10% 的死亡率相比，HCAP 死亡率为 19.8%，HAP 为 18.8%[8]。

HCAP 患者的死亡率增加是多因素的。临床医师以前认为死亡率与 MDR 病原体发病率高相关。然而，许多研究一致认为，具有多种并发症的老年患者，除了 MDR 病原体感染的几个危险因素之外，与 CAP 患者相比，HCAP 的患者住院时间更长，死亡率更高，临床结果更差[9]。研究表明，即使在抗生素耐药率较低的情况下，与 CAP 患者相比，HCAP 患者的入院预后评分更差，死亡率更高。这一事实表明，MDR 病原体的感染并不像人们所认为的那样重要，而只是导致 HCAP 患者结局更差的许多可变因素之一[10]。最近的观察性队列研究甚至表明并非所有 HCAP 患者都需要使用关于金黄色葡萄球菌和铜绿假单胞菌的经验性治疗方法，并且没有足够的证据来支持经验性广谱抗生素治疗[10, 12]。2005 年的 ATS/IDSA 指南支持不同类型肺炎的分类和 HCAP 患者的早期广谱抗生素治疗，但该指南现在存在争议[20]，新指南正在更新中。

在 10% ~ 27%[13-15] 的插管患者中，VAP 约占 HAP 病例的 40%，发病率估计为每 1000 名机械通气患者中有 4~7 例[6]。2008 年，美国医疗流行病学会（Society for Healthcare Epidemiology of America，SHEA）和 IDSA 发布了急性病医院中预防 VAP 的策略，2014 年最新更新的策略中称与 VAP 单独相关的死亡率难以测定，原因是许多其他并发症通常与 VAP 同时发生，包括急性呼吸窘迫综合征（ARDS）、气胸、肺不张、黏液堵塞、肺塌陷、肺水肿、肺栓塞和其他致命性问题，现在称为呼吸机相关事件（ventilator-associated events，VAE）。尽管不同研究有差异，总体来说 VAP 的死亡率约为 10%[14-15]。到 2002 年，VAP 增加机械通气时间，延长住院时间和 ICU 停留时间，并且每名患者住院费用也增加了 40000 美元[16]。

发病机制

肺部不断暴露于从外部环境吸入的气体、异物和微生物的混合物中。但是，由于人体具有解剖和机械屏障、天然吞噬细胞的活性、细胞免疫和体液免疫等防御机制，下呼吸道仍然是无菌的。当功能正常时，宿主防御机制能有效地保护肺的无菌环境。CAP 和 HCAP 主要发生在宿主防御功能异常，暴露于毒力较强的致病菌环境或接触重要接种物的之后。微生物到达下呼吸道最常见的几种途径：微量吸入定植于鼻或口咽的分泌物，病原体的雾化吸入，附近病灶的直接播散或肺外的微生物通过血流播散。

与宿主防御功能障碍、细菌过度生长相关的其他几个因素也促进了肺炎的发展。常见的例子是免疫抑制；吞咽困难或患者的精神状态改变，使会厌闭合减弱，并倾向于吸入（例如卒中、神经肌肉障碍、酒精滥用、睡眠）；吸烟，对气道解剖和机械屏障的损害；咳嗽反应差，使细菌聚集；以前接受过抗生素治疗，消除胃肠道固有菌群，并刺激耐药菌株的复制；以及增加胃 pH 值，促进细菌过度生长，导致胃反流和微量吸入[4]。

在医院环境中微生物可能会迅速定植于住院患者的体表。不同的研究已发现微生物的定植是如何快速发生的，于危重患者可能仅需要 48 小时[17-19]。暴露于或直接接触污染的设备、储水池、医务人员的手和医疗设备都可能会造成微生物的定植。此外，与药物、疾病或营养不良相关的病理变化也可能增加宿主的易感性。

VAP 的发病机制除了这些相同的病理特征，还包括气管插管（endotracheal tube，ETT），其直接绕过上呼吸道的保护机制并成为一个有利于细菌复制和形成"生物膜"凝胶状物质的湿润介质。生物膜防止抗生素渗透，并稳定细菌复制率，这可以作为复发性肺炎的来源。虽然插管是 VAP 的独立最重要的危险因素[5]，细菌也可以从其他呼吸机设备或鼻管（例如加湿器、过滤器、吸引导管、经鼻气管插管、鼻胃管）进入肺部，导致有害的肺部细菌种植。

微生物学

由于机械通气患者更易获得培养标本，因此与其他形式的肺炎相比，VAP 可获得更多的微生物数据。但是，由于 MDR 生物是多种肺炎共同的危险因素，HAP、HCAP 和 VAP 的致病菌又是非常相似的[2]。

入院 48～72 小时内出现症状的个体被认为有 HAP 风险，但可能表现出的是社区获得性感染的迹象。根据 2005 年 ATS/IDSA 指南，尽管这些患者有社区获得性感染的可能性，但是从一开始就应该进行广谱抗生素治疗。然而，这个概念现在仍有争议[10,12,20]。

HAP、HCAP 和 VAP 具有多种微生物学病因，甚至可以表现为多微生物感染。金黄色葡萄球菌（包括甲氧西林敏感和耐甲氧西林的菌株）是最常见的病原体，其发病率在所有 HCAP 和 VAP 病例中占 17%～47%。高达 50% 的金黄色葡萄球菌感染病例是由耐甲氧西林金黄色葡萄球菌（MRSA）引起的[8,23]。第二和第三最常见的病原体是需氧革兰氏阴性杆菌铜绿假单胞菌和克雷伯氏菌属[2,6,20-22]。2007 年进行的大规模研究结果表明，肺炎链球菌仍是 CAP 和 HCAP 中最常见的病原体，不同之处在于，在 HCAP 病例中观察到更多耐药的肺炎球菌菌株[24]。2013 年在新英格兰医学杂志上发表的一项多中心调查中报道了少数 HAP、HCAP 和 VAP 病例，其中包括嗜麦芽窄食单胞菌（5.5%）、鲍曼不动杆菌（3.6%）、肠杆菌属（2.7%）、枸橼酸杆菌属（1.8%）、沙雷菌属（1.8%）和梭形杆菌属（低于 0.9%）[6]。

随着抗菌药物治疗的不断增多，每个社区医院和 ICU 都有自己的细菌耐药模式；因此，最初的抗生素选择方案必须符合当前的药物敏感性[2,25]。

诊断

评估患者 HAP 或 HCAP 可能性的三个主要内容：确立诊断，严重程度分级，确定微生物学病因[27]。

2005 年的 ATS/IDSA 指南没有提出关于疑似 HAP 和（或）HCAP 的临床诊断标准。根据共识，当患者在影像学上有新的或逐渐恶化的渗出并伴随呼吸道感染的临床表现，包括发热、脓性痰、白细胞增多症和氧气下降时应怀疑 HAP 或 HCAP 的发生[2]。其他文献综述提出，当放射影像资料中符合下列 2 项以上的临床标准时考虑 HAP 或 HCAP 的临床诊断（表 46-2）[2,26]。然而，当缺乏放射学检查时，可能更适合诊断为气管支气管炎[2]。

为了评估肺炎严重程度，已经提出了许多评分系统。20 世纪 90 年代早期提出了一个复杂的 12 分量表称为临床肺部感染评分（CPIS）[28]，但进一步的研究表明只有 60%～77% 的敏感性和 42%～75% 的特异性，使得它成为一个非常不准确的评分工具[29-30]。一个最初为 CAP 开发的临床预测规则，被称为 CURB-65 或 CURB 标准，已被熟练地运用于疑似 CAP 的病例中。最近，这个评分也用于 HAP 和 HCAP 的评估。该评分用于预测需要住院治疗肺炎的可能性，并预测死亡率。该评分是每个测量变量的首字母缩略词，每个变量 1 分，最高分数为 5

表 46-2　HAP 和 HCAP 的临床诊断

• 存在新的或进展的放射影像浸润

加

• 以下三个中至少有两个：

▲ 发热 >38℃

▲ 白细胞增多 >12000/μl 或白细胞减少 <4000/μl

▲ 脓性气管支气管分泌物

表 46-3 评估社区获得性肺炎的死亡率，以帮助确定住院或门诊治疗

CURB-65	PSI	
• 意识障碍（C）：新发病，AMTS 8 分或更低 [a]	**步骤 1：分层风险等级 I 级 vs II ～ V 级**	回答每个项目 是 / 否
• 尿毒症（U）：血尿素氮 >19 mg/dl 或 7 mmol/L	存在	
• 呼吸频率（R）> 30 次 / 分	•50 岁以上	
• 血压（B）：收缩压 <90 mmHg 或舒张压 <60 mmHg	• 精神状态改变	
• 年龄≥65 岁	• 心率 > 125 次 / 分	
	• 呼吸频率 > 30 次 / 分	
	• 收缩压 <90 mmHg	
	• 体温 <35 ℃ 或 > 40 ℃	
	并发症	
	• 肿瘤	
	• 充血性心力衰竭	
	• 脑血管疾病	
	• 肾病	
	• 肝病	
	如果所有答案都是"否"，则分类为风险等级 I 级	
	如果任一项答案为"是"，则进入步骤 2	
	步骤 2：分层风险等级 II、III、IV、V 级	分数分配 [b]
	人群特征	
	• 如果男性	+ 年龄
	• 如果是女性	（+ 年龄）-10
	• 常住养老院	+10
	并发症	
	• 肿瘤	+30
	• 肝病	+20
	• 充血性心力衰竭	+10
	• 脑血管疾病	+10
	• 肾病	+10
	体征	
	• 精神状态改变	+20
	• 心率 >125 次 / 分	+10
	• 呼吸频率 >30 次 / 分	+20
	• 收缩压 <90 mmHg	+20
	• 体温 <35 ℃ 或大于 40 ℃	+15
	实验室和影像学表现	
	• 动脉 pH<7.35	+30
	• 尿素氮 >9 mmol/L 或 30 mg/dl	+20
	• 血清钠 <130 mmol/L	+20
	• 葡萄糖 >250 mg/dl	+10
	• 红细胞比积 <30%	+10
	• 动脉 PO_2<60 mmHg	+10
	• 存在胸腔积液	+10
	Σ<70：风险等级 II，死亡率 0.6%~0.9%。门诊治疗	
	Σ71~90：风险等级 III，死亡率为 0.9%~2.8 %。门诊或住院基于临床判断。	
	Σ91~130：风险等级 IV，死亡率 8.2%~9.3%。根据风险推荐住院。	
	Σ>130：风险等级 V，死亡率为 27.0%~29.2%。推荐住院	

[a] AMTS：简易智力检测量表[32]
[b] 自动计算器将添加分数，并在调查问卷结束时给出最终得分

分（表46-3）。另一个广泛使用的用于评估严重程度的评分系统是肺炎严重指数（PSI），其使用在线自动计算（表46-3）。后者也是为CAP设计的，但也已经在HAP和HCAP患者中得到了应用。关于在HCAP中使用PSI和CURB-65的数据是有限的。临床传染病杂志2013年发表的回顾性分析表明，PSI和CURB-65预测HCAP患者30天死亡率的效果与CAP患者的相当，辨识力较低[31]。

微生物诊断方法试图通过获取和培养病原体来提高特异性。尽管存在大量研究，但是获得下呼吸道细菌标本的最准确方法仍不明确。一些研究主张通过更多的侵入性操作从下呼吸道获取培养样品，如进行支气管镜检查，支气管肺泡灌洗（bronchoalveolar lavage，BAL），或支气管刷检，也称为防污染样本毛刷（protected specimen brush，PSB），来提高样品的特异性。

诊断HAP或HCAP的主要全球性建议包括获得完整和全面的病史，这有助于临床医师排除其他感染源。所有患者均应有胸片，最好有正位和侧位。应持续监测动脉氧合。只有在酸碱紊乱的情况下才获得动脉血气。在开始任何抗生素治疗前，应首先获得血培养标本。应在所有怀疑HAP或HCAP的患者中获得下呼吸道痰标本，理想情况是通过气管内吸痰、BAL或PSB获得样品。怀疑胸腔积液或脓胸并发症后，应进行诊断性胸腔穿刺术。在存在ARDS的情况下，难以评估放射学检查结果，必须存在三项临床标准中的至少两项以怀疑HAP或HCAP（表46-2）[2]。

在定量培养中使用预定的细菌生长对数阈值来区分定植与感染。该诊断阈值根据所使用的取样方法而变化：气管内吸出物 10^6 菌落形成单位（CFU）/ml，BAL 10^4 CFU/ml和PSB 10^3 CFU/ml。尽管如此，由于患者个体差异的存在，涉及的微生物类型、先前暴露于抗生素的经历、样本量、收集技术、获得样本的解剖位置以及细菌分析方法的不同，许多专家认为这些阈值的设定是有缺陷的[33]。

治疗

根据2005年ATS/ IDSA指南，一旦临床和放射学诊断已经完成，临床医师必须根据MDR微生物的不同危险因素启动经验性抗生素治疗[2]。治疗HAP的总体基本方法是如图46-1所示。

尽管有先前的指南推荐，许多研究和临床学者

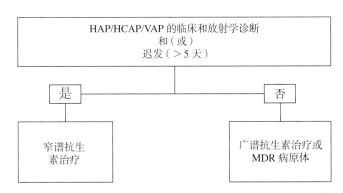

图46-1 2005年ATS/IDSA成人HAP、VAP和HCAP指南[2]。启动经验性抗生素治疗的准则

批判了基于MDR病原体危险因素的早期广谱抗生素治疗方案。几项研究表明，HCAP患者死亡率的增加主要与患者潜在的发病因素和并发症相关，而不是与MDR病原体相关[40]。

在2011年柳叶刀感染病发表的详细评论中[34]描述了MDR病原体相关感染的单项最重要的危险因素是先前接触抗生素。这说明了2005年指南制造的恶性循环和过量使用抗生素的危险，并对疑似HAP和HCAP早期广谱抗生素治疗的风险与收益表示怀疑（图46-2）。

近来，据估计，30%～70%的表现为影像学检查病情进展的和接受广谱抗生素治疗的患者未感染肺炎[35-36]。与之相对的是，美国医疗保险和医疗

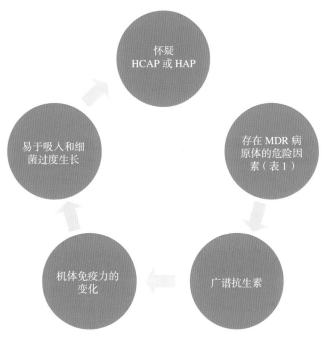

图46-2 广谱抗生素与MDR微生物感染相关危险因素的恶性循环[34]

补助服务中心（Centers for Medicare and Medicaid Services，CMS）对在急诊诊断为 CAP 而 6 小时内没有给予抗生素治疗的急诊内科医师施以处罚。这使得急诊内科医师过度使用抗生素，让患者处于未来 MDR 病原体感染和新的广谱抗生素暴露的高风险之中 [37]。

所有的争议之后，关键是对每一个患者个体化治疗，并相应地对待每个病例。

对于 MDR 病原体风险较低的严重病例，提倡单药治疗，包括第二代或第三代头孢菌素、β- 内酰胺加上 β- 内酰胺酶抑制剂，单环 β- 内酰胺类或氟喹诺酮类。对于已知具有 MDR 病原体感染的患者或高度怀疑 MDR 感染的患者，不建议使用单药疗法。提出的联合治疗是抗假单胞菌头孢菌素，碳青霉烯类或抗假单胞菌 β- 内酰胺 /β- 内酰胺酶抑制剂加氟喹诺酮或氨基糖苷类，如果是基于确认或区域感染模式的考虑，则加上 MRSA 的覆盖。

很多年来，万古霉素是抗 MRSA 的唯一有效抗生素。然而，与万古霉素相比，新的抗生素已经证明有效。在 VAP 中，与万古霉素相比，利奈唑胺显示出更高的存活率和更快的治愈率 [38]。对于 HAP 患者，根据临床经验证实，特拉万星不比万古霉素差 [39]。美国食品药品管理局（FDA）在 2013 年批准了特拉万星，以便用于 MRSA 相关的 HAP、HCAP 和 VAP 治疗。非标签使用对 MRSA 有效的、但尚未被 FDA 批准的药物包括头孢洛林和替加环素。

目前，单药治疗与联合治疗铜绿假单胞菌是有争议的。初步建议至少 5 天的联合用药，用 β- 内酰胺加氨基糖苷类，之后适当降级。

治疗时间应由临床治疗效果决定。治疗方案的主要内容是找到病原体。如果患者在治疗 48 ～ 72 小时内有所改善，病原体已被分离出来，则应降低抗生素覆盖率。超过 7 天的常见病原体定向治疗与长期疗程相比，没有显示出任何益处 [42-43]。总体疗程建议，铜绿假单胞菌是 14 天，MRSA 21 天。

在患者临床改善但未分离到病原体的情况下，建议将覆盖范围缩小，停止绿脓杆菌和 MRSA 的覆盖，并按计划完成 7 天疗程。在无临床改善证据的患者中，必须寻找肺炎并发症或其他感染源。

在 HAP、HCAP 和 VAP 患者中使用降钙素原指导抗生素治疗的新建议具有广大前景。降钙素原水平正常提示医师应停止抗生素或使用短期疗法，以减少广谱治疗的副作用。由于降钙素原的方案对接受较短抗生素疗程的患者的结果没有影响，需要更

多的研究来将此工具纳入治疗指南 [41]。

新的治疗方法

目前正在开发用于治疗 HAP 和 VAP 的新型抗微生物药。头孢托罗是一种广谱头孢菌素，具有抗革兰氏阴性和革兰氏阳性菌（包括 MRSA 和耐药肺炎球菌）的活性。它在美国尚未得到批准，但在欧洲国家，在 HAP 和 CAP 患者的治疗中很有前景，而 VAP 患者则不然 [44, 47]。阿维巴坦——非 β 内酰胺，广谱 β 内酰胺酶抑制剂添加到抗假单胞菌第三代头孢菌素，头孢他啶——目前正在进行 HCAP、HAP 和 VAP 的 3 期试验 [45, 47]。设计用于结合铜绿假单胞菌表位的单克隆抗体也在测试中，假定为减少该微生物的毒力 [46-47]。

预防

通过关注其潜在的发病机制来预防 HAP 和 HCAP，同时将插管次数和机械通气时间最小化来预防 VAP。策略包括使用适合于呼吸支持的最小的侵入性方法，机械通气时间最小化，尽量减少镇静，避免不必要的药物（抗生素、质子泵抑制剂），通过频繁抽吸过量的分泌物来避免微小吸入和口腔细菌汇集，通过早期营养增强免疫力，并促进医护人员手卫生和预防措施的依从性。

如果无法避免插管，临床医师必须尽快尝试脱机，如果拔管不成功，则尽早进行气管造口术。一些简单的措施，例如维持患者处于半卧位，会使结果产生显著差异。

2009 年，一项试验中 6000 名 ICU 患者随机接受局部抗生素净化口腔细菌，证明 28 天发病率和死亡率明显降低。从那时起临床医师一直将常规使用口腔去污作为"呼吸机集束化治疗"的一部分 [48]。但是，更多最新研究表明，除了日常口腔净化方案，在插管前一段时间给予洗必泰，结果没有显著改善 [49]。

为了防止 ETT 附近的声门下分泌物渗漏，气管插管内套囊压力应保持在 20 ～ 30 cmH$_2$O[50-51]。此外，银涂层 ETT 抑制细菌定植，优于无涂层的 ETT[52]。这些预防措施，每一项都缺乏证据，单独使用这些策略可能效果甚微。然而，当作为"呼吸机集束化治疗"的一部分整体实施时，则显示出显著的效果 [53]。

积极应用 HAP、HCAP 和 VAP 的预防措施可以降低发病率和死亡率，同时减少住院时间和 ICU 滞

留时间，大幅度减少医疗支出。

（李　辉　译）

参考文献

1. World Health Organization. The top 10 causes of death. 2014. Available at: http://www.who.int/mediacentre/factsheets/fs310/en/index4.html. Accessed August 16, 2016.

2. American Thoracic Society; Infectious Diseases Society of America. Guidelines for the management of adults with hospital-acquired, ventilator-associated, and healthcare-associated pneumonia. *Am J Respir Crit Care Med*. 2005; 171(4):388-416.

3. Mandell LA, Wunderink RG, Anzueto A, et al. Infectious Diseases Society of America/American Thoracic Society consensus guidelines on the management of community-acquired pneumonia in adults. *Clin Infect Dis*. 2007; 44(Suppl 2):S27–S72.

4. Mandell G, Dolin, R. Bennett, J. Mandell, Douglas, and Bennett's Principles and practice of infectious diseases. 7th ed. Philadelphia, PA: Churchill Livingstone, Elsevier, 2010.

5. Diaz E, Rodríguez AH, Rello J. Ventilator associated pneumonia: issues related to the artificial airway. *Respir Care*. 2005; 50(7):900–906; discussion 906–909.

6. Magill SS, Edwards JR, Bamberg W, et al. Multistate point-prevalence survey of health care-associated infections. *N Engl J Med*. 2014; 370(13):1198–1208.

7. Zimlichman E, Henderson D, Tamir O, et al. Health care-associated infections: a meta-analysis of costs and financial impact on the US health care system. *JAMA Intern Med*. 2013; 173(22):2039–2046.

8. Kollef MH, Shorr A, Tabak YP, Gupta V, Liu LZ, Johannes RS. Epidemiology and outcomes of health-care-associated pneumonia: results from a large US database of culture-positive pneumonia. *Chest*. 2005; 128(6):3854–3862.

9. Attridge RT, Frei CR. Health care-associated pneumonia: an evidence-based review. *Am J Med*. 2011; 124(8):689–697.

10. Bjarnason A, Asgeirsson H, Baldursson O, Kristinsson KG, Gottfredsson M. Mortality in healthcare-associated pneumonia in a low resistance setting: a prospective observational study. *Infect Dis (Lond)*. 2015; 47(3):130–136.

11. Thomas CP, Ryan M, Chapman JD, et al. Incidence and cost of pneumonia in medicare beneficiaries. *Chest*. 2012; 142(4):973–981.

12. Gross AE, Van Schooneveld TC, Olsen KM, et al. Epidemiology and predictors of multidrug-resistant community-acquired and health care-associated pneumonia. *Antimicrob Agents Chemother*. 2014; 58(9):5262–5268.

13. Chastre J, Fagon JY. Ventilator-associated pneumonia. *Am J Respir Crit Care Med*. 2002; 165(7):867–903.

14. Coffin SE, Klompas M, Classen D, et al. Strategies to prevent ventilator-associated pneumonia in acute care hospitals. *Infect Control Hosp Epidemiol*. 2008; 29(Suppl 1):S31–S40.

15. Klompas M, Branson R, Eichenwald EC, et al. Strategies to prevent ventilator-associated pneumonia in acute care hospitals: 2014 update. *Infect Control Hosp Epidemiol*. 2014; 35(Suppl 2):S133–S154.

16. Rello J, Ollendorf DA, Oster G, et al. Epidemiology and outcomes of ventilator-associated pneumonia in a large US database. *Chest*. 2002; 122(6):2115–2121.

17. Scheld WM. Developments in the pathogenesis, diagnosis and treatment of nosocomial pneumonia. *Surg Gynecol Obstet*. 1991; 172(Suppl):42–53.

18. Safdar N, Crnich CJ, Maki DG. The pathogenesis of ventilator-associated pneumonia: its relevance to developing effective strategies for prevention. *Respir Care*. 2005; 50(6):725–739; discussion 739–741.

19. Garrouste-Orgeas M, Chevret S, Arlet G, et al. Oropharyngeal or gastric colonization and nosocomial pneumonia in adult intensive care unit patients. A prospective study based on genomic DNA analysis. *Am J Respir Crit Care Med*. 1997; 156(5):1647–1655.

20. Ewig S, Welte T, Chastre J, Torres A. Rethinking the concepts of community-acquired and health-care-associated pneumonia. *Lancet Infect Dis*. 2010; 10(4):279–287.

21. Falcone M, Venditti M, Corrao S, Serra P; Italian Society of Internal Medicine (SIMI) Study Group. Role of multidrug-resistant pathogens in health-care-associated pneumonia. *Lancet Infect Dis*. 2011; 11(1):11-12; author reply 12-13.

22. Venditti M, Falcone M, Corrao S, et al. Outcomes of patients hospitalized with community-acquired, health care-associated, and hospital-acquired pneumonia. *Ann Intern Med*. 2009; 150(1):19–26.

23. Weber DJ, Rutala WA, Sickbert-Bennett EE, Samsa GP, Brown V, Niederman MS. Microbiology of ventilator-associated pneumonia compared with that of hospital-acquired pneumonia. *Infect Control Hosp Epidemiol*. 2007; 28(7):825–831.

24. Carratalà J, Mykietiuk A, Fernández-Sabé N, et al. Health care-associated pneumonia requiring hospital admission: epidemiology, antibiotic therapy, and clinical outcomes. *Arch Intern Med*. 2007; 167(13):1393–1399.

25. Rello J, Sa-Borges M, Correa H, Leal SR, Baraibar J. Variations in etiology of ventilator-associated pneumonia across four treatment sites: implications for antimicrobial prescribing practices. *Am J Respir Crit Care Med*. 1999; 160(2):608–613.

26. Healthcare Infection Control Practices Advisory Committee; Centers for Disease Control and Prevention (U.S.). Guidelines for preventing health-care-associated pneumonia, 2003 recommendations of the CDC and the Healthcare Infection Control Practices Advisory Committee. *Respir Care*. 2004; 49(8):926–939.

27. Liapikou A, Valencia M, Torres A. Diagnosis and Treatment of Nosocomial Pneumonia. In: Lucangelo U, Pelosi P, Zin W, et al. (eds). *Respiratory System and Artificial Ventilation*. New York: Springer. 2008; 167–188.

28. Pugin J, Auckenthaler R, Mili N, Janssens JP, Lew PD, Suter PM. Diagnosis of ventilator-associated pneumonia by bacteriologic analysis of bronchoscopic and nonbronchoscopic "blind" bronchoalveolar lavage fluid. *Am Rev Respir Dis*. 1991; 143(5 Pt 1):1121–1129.

29. Fàbregas N, Ewig S, Torres A, et al. Clinical diagnosis of ventilator associated pneumonia revisited: comparative validation using immediate post-mortem lung biopsies. *Thorax*. 1999; 54(10):867–873.

30. Fartoukh M, Maitre B, Honoré S, Cerf C, Zahar JR, Brun-Buisson C. Diagnosing pneumonia during mechanical ventilation: the clinical pulmonary infection score revisited. *Am J Respir Crit Care Med*. 2003; 168(2):173–179.

31. Jeong BH, Koh WJ, Yoo H, et al. Performances of prognostic scoring systems in patients with healthcare-associated pneumonia. *Clin Infect Dis*. 2013; 56(5):625–632.

32. Hodkinson HM. Evaluation of a mental test score for assessment of mental impairment in the elderly. *Age Ageing*. 1972; 1(4):233–238.

33. Fujitani S, Yu VL. Quantitative cultures for diagnosing ventilator-associated pneumonia: a critique. *Clin Infect Dis*. 2006; 43(Suppl 2):S106–S113.

34. Yu VL. Guidelines for hospital-acquired pneumonia and health-care-associated pneumonia: a vulnerability, a pitfall, and a fatal flaw. *Lancet Infect Dis*. 2011; 11(3):248–252.

35. Aarts MA, Brun-Buisson C, Cook DJ. Antibiotic management of suspected nosocomial ICU-acquired infection: does prolonged empiric therapy improve outcome? *Intensive Care Med*. 2007; 33(8):1369–1378.

36. Singh N, Falestiny MN, Rogers P. Pulmonary infiltrates in the surgical ICU: prospective assessment of predictors of etiology and mortality. *Chest*. 1998; 114(4):1129–1136.

37. Baum SG, Kaltsas A. Guideline tyranny: primum non nocere. *Clin Infect Dis*. 2008; 46(12):1879–1880.

38. Wunderink RG, Rello J, Cammarata SK, Croos-Dabrera RV, Kollef MH. Linezolid vs vancomycin: analysis of two double-blind studies of

patients with methicillin-resistant *Staphylococcus aureus* nosocomial pneumonia. *Chest.* 2003; 124(5):1789–1797.

39. Rubinstein E, Lalani T, Corey GR, et al. Telavancin versus vancomycin for hospital-acquired pneumonia due to gram-positive pathogens. *Clin Infect Dis.* 2011; 52(1):31–40.

40. Chalmers JD, Taylor JK, Singanayagam A, et al. Epidemiology, antibiotic therapy, and clinical outcomes in health care-associated pneumonia: a UK cohort study. *Clin Infect Dis.* 2011; 53(2):107–113.

41. Pugh R, Grant C, Cooke RP, Dempsey G. Short-course versus prolonged-course antibiotic therapy for hospital-acquired pneumonia in critically ill adults. *Cochrane Database Syst Rev.* 2011; (10):CD007577.

42. Chastre J, Wolff M, Fagon JY, et al. Comparison of 8 vs 15 days of antibiotic therapy for ventilator-associated pneumonia in adults: a randomized trial. *JAMA.* 2003; 290(19):2588–2598.

43. Ibrahim EH, Ward S, Sherman G, Schaiff R, Fraser VJ, Kollef MH. Experience with a clinical guideline for the treatment of ventilator-associated pneumonia. *Crit Care Med.* 2001; 29(6):1109–1115.

44. Awad SS, Rodriguez AH, Chuang YC, et al. A phase 3 randomized double-blind comparison of ceftobiprole medocaril versus ceftazidime plus linezolid for the treatment of hospital-acquired pneumonia. *Clin Infect Dis.* 2014; 59(1):51–61.

45. Zhanel GG, Lawson CD, Adam H, et al. Ceftazidime-avibactam: a novel cephalosporin/ β -lactamase inhibitor combination. *Drugs.* 2013; 73(2):159–177.

46. Hemachandra S, Kamboj K, Copfer J, Pier G, Green LL, Schreiber JR. Human monoclonal antibodies against *Pseudomonas aeruginosa* lipopolysaccharide derived from transgenic mice containing megabase human immunoglobulin loci are opsonic and protective against fatal pseudomonas sepsis. *Infect Immun.* 2001; 69(4): 2223–2229.

47. Schellack N, Schellack G. Hospital acquired pneumonia and its management. *S Afr Pharm J.* 2015; 82(1)26–32.

48. de Smet AM, Kluytmans JA, Cooper BS, et al. Decontamination of the digestive tract and oropharynx in ICU patients. *N Engl J Med.* 2009; 360(1):20–31.

49. Munro CL, Grap MJ, Sessler CN, et al. Preintubation application of oral chlorhexidine does not provide additional benefit in prevention of early-onset ventilator-associated pneumonia. *Chest.* 2015; 147(2):328–334.

50. Rello J, Soñora R, Jubert P, Artigas A, Rué M, Vallés J. Pneumonia in intubated patients: role of respiratory airway care. *Am J Respir Crit Care Med.* 1996; 154(1):111–115.

51. Seegobin RD, van Hasselt GL. Endotracheal cuff pressure and tracheal mucosal blood flow: endoscopic study of effects of four large volume cuffs. *Br Med J (Clin Res Ed).* 1984; 288(6422):965–968.

52. Kollef MH, Afessa B, Anzueto A, et al. Silver-coated endotracheal tubes and incidence of ventilator-associated pneumonia: the NASCENT randomized trial. *JAMA.* 2008; 300(7):805–813.

53. Marra AR, Cal RG, Silva CV, et al. Successful prevention of ventilator-associated pneumonia in an intensive care setting. *Am J Infect Control.* 2009; 37(8):619–625.

第 47 章　感染性心内膜炎

Joseph R. Shiber

介绍

心内膜炎是心室壁内膜的炎症，有很多病因，包括机械性刺激、肿瘤、自体免疫性或感染性疾病 [1-4]。本章将重点讨论感染性病因，通常是细菌、分枝杆菌和真菌。心脏瓣膜是最常见受累部位，其他心室壁内膜、室间隔缺损、腱索，甚至是心室内植入医疗设备（起搏器、除颤器导线或隔膜遮挡装置）也可能是感染部位 [1-6]。感染性心内膜炎（infectious endocarditis，IE）的发病率为每年 3.6/10 万，在美国医院的住院率为 1/1000。患病男性和女性的比例是 2∶1，住院患者死亡率在 11%～26%，但这一数字对于不同的 IE 患者来说可能是截然不同的 [1, 3, 7]。IE 的发病率和死亡率在过去的 30 年里没有变化 [8]。

分类

第一个关于 IE 导致心脏瓣膜损伤的报道是 300 年前 Lazarus Riverius 发表的。大约 200 年前 Jean Baptiste Boulaud 定义了心内膜的解剖结构；150 年前，Sir James Paget 注意到风湿性瓣膜损伤和 IE 的

双尖瓣主动脉瓣 [9-10]。从 1905 年，血液培养应用于临床，IE 的确诊率大约达 50% [10]。20 世纪，IE 有很多分类方法。从 William Osler 先生开始，将 IE 分为"简单"和"恶性"，根据症状发作到死亡的时间长短来分类。在无抗生素时代，这些分类逐渐发展，将 IE 按以下分类：①急性（症状发作至死亡<6 周，由一种具有高度毒性的病原体感染正常的心脏）；②亚急性（症状发作至死亡 6 周到 3 个月，由毒性较低的病原体感染已经存在心内膜损伤的心脏）；③慢性（从症状发作到死亡>3 个月，一种惰性的病原体感染异常心脏或免疫抑制的患者）[10-11]。当前分类包括诊断状态（确定的或可能的），解剖学部位（右或左心瓣膜），瓣膜类型（自身或植入），微生物（细菌或真菌），患者分布［静脉注射 IV、药物滥用者（intravenous drug abuser，IVDA）、老年人、院内感染］。人工瓣膜 IE 进一步分为早期（手术后 2 个月）、中期（2 个月到 1 年）和晚期（手术后 1 年）。早期病例通常是无症状的，而中晚期病例是社区获得的 [11-13]。另一种反映 Osler 早期描述的分类是简单的（感染部分限于瓣膜和腱索）或进展期的（深度组织感染，包括瓣周组织、心脏脓肿或假性动脉瘤形成以及全身

475

感染性栓塞）。这些不同分类的 IE，在发病率、临床表现、微生物病原学和预后方面各不相同[1,3,11,14]。

病因

IE 疾病形成过程需要多个步骤（见图 47-1），起始先天性或继发性心脏病变导致高流速血流引起心脏内皮损伤，或者由于心脏内植入设备或血液异物产生的机械损伤[1,11]。血小板和纤维蛋白在内皮损伤

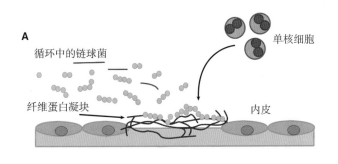

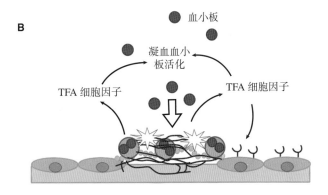

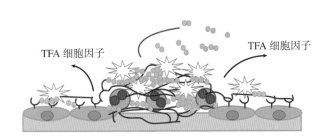

图 47-1 瓣膜细菌定植的发病机制。草绿色链球菌黏附在损伤的心脏内皮（A）部位形成纤维蛋白血小板凝块。纤维蛋白黏附链球菌激活单核细胞以产生组织因子活性（TFA）和细胞因子（B）。这些介质激活凝血途径，导致进一步聚集血小板和赘生物生长（C）。（转载自 McPhee SJ, Ganong WF: *Pathophysiology of Disease: An Introduction to Clinical Medicine*, 5th edition, New York: McGraw-Hill Inc; 2006）

部位形成无菌血栓；某些疾病，如恶性肿瘤、尿毒症和自身免疫性疾病，可以形成无菌心脏疣状赘生物，而不会造成明显的内皮损伤。最初的无菌环境被菌血短暂侵袭，随着额外的纤维蛋白沉积和细菌增殖而成熟。这些结构没有脉管系统，因此，免受激活的吞噬细胞或抗生素渗透而相对被保护[11-12]。

在发展中国家，风湿性心脏病仍然是 IE 的主要风险；在美国和欧洲，由于链球菌性咽炎的治疗得到了改善，心脏后遗症的发病率降低了。因此，在这些地区，先天性（双瓣主动脉瓣、心肌瓣膜增厚、冠状瓣膜脱垂）和退化性病变（主动脉瓣钙化）是 IE 的主要危险因素。其他公认的风险包括糖尿病、血液透析、免疫抑制。大约 50% 的病例没有已知的心脏瓣膜异常，但可能有微小的瓣膜损伤，这些病变容易受到高致命的微生物的攻击，例如金黄色葡萄球菌或肺炎链球菌。

微生物学

虽然链球菌仍然是世界范围内的主要致病菌，但由于较好口腔卫生和牙齿护理以及适当的抗生素预防，发病率一直在下降。另一方面，金黄色葡萄球菌的发病率正在上升，并且是重症监护病房（ICU）患者和 IVDA 患者的主要致病菌。它也是目前西方国家所有 IE 病例的主要原因。在所有因金黄色葡萄球菌引起的感染中，IE 的死亡率最高。美国金黄色葡萄球菌感染的病例，40% 是耐甲氧西林金黄色葡萄球菌（MRSA），60% 是甲氧西林敏感金黄色葡萄球菌（MSSA）[15]。在非 IVDA 自身瓣膜心内膜炎患者中，链球菌通常从口腔和鼻腔进入，占到 17%～36% 的病例。牛链球菌占了 6%，并与消化道（GI）损伤有关。金黄色葡萄球菌占这类病例的 30%，皮肤是主要的来源。然而，在一半的病例中，没有明显的口腔入侵表现，所以鼻腔也是一个来源。在非 IVDA 自身瓣膜心内膜炎患者中，肠球菌引起占 8%～11%，这些患者大多年龄较大，有生殖器病变或近期接受手术。嗜血杆菌、放线杆菌属、心杆菌属、Eikenella 和 Kingella（HACEK）组在这一人群中只占 3% 的病例；尽管革兰氏阴性杆菌是导致败血症的主要原因，但它们缺乏对内皮细胞的附着，减少了 IE 的风险。肺炎链球菌在非 IVDA 患者引起少量的 NVE 病例，患者多合并糖尿病、恶性肿瘤、慢性阻塞性肺病（COPD）或酒精中毒。肺是主要来源，而脑膜炎则占 40%～60% 患者。在非 IVDA NVE 患者中真菌

或多种微生物感染是少见的 [1-2,7,16]。

在 IVDA 人群中，每年有 2%～5% 的风险患 IE。与海洛因相比，可卡因的风险更高，由于可卡因的持续时间短，需要更频繁的注射并且不加热药物。加热海洛因可能会减少细菌的感染。在这类人群中，金黄色葡萄球菌是最重要的致病菌，大多数都是甲氧西林敏感的。真菌，主要是念珠菌属和曲霉菌，在药物滥用者中约占 10% 的病例。如果用未煮的自来水或马桶水冲洗药品用具或者溶解药物用于注射，假单胞菌也是 IE 的一个致病菌。多种微生物 IE 对这一人群来说独一无二的，它占了 2%～5% 的病例。在 IVDA 中，人类免疫缺陷病毒（HIV）感染是 IE 的独立危险因素。CD4 细胞计数越低（低于 200 个 /mm^3），死亡率越高。值得注意的是，IE 通常不被认为是获得性免疫缺陷综合征的并发症。在非 IVDA 艾滋病患者中 IE 是很少见的。当这类患者发展成 IE，非典型病原体沙门菌等微生物是主要致病菌 [17-19]。

临床表现

典型临床表现是发热和心脏杂音，皮肤和结膜病变不一定会出现。由于侵袭性病原体导致的急性 IE 中，经典的皮肤和视网膜病变通常不会出现。尽管 85% 的 IE 患者有杂音，但最初的表现中可能没有杂音，随着疾病的发展才会出现杂音。50% 的病例在体格检查中可发现明显的细菌栓塞的表现（见图 47-2A 和 B ） [1,5]。

并发症

至少有一种并发症发生在 57% 的病例中，26% 病例有两种，14% 的病例有三种或更多的并发症。IE 的并发症分为两类——心脏内和心脏外的，绝大多数并发症出现在病程早期。心脏并发症继发于局部结构破坏和栓塞，包括瓣膜和小叶、腱索、房室（AV）节点和 His-Purkinje 传导组织、心肌（脓肿、间隔或室壁穿孔、动脉瘤）、心包（脓性心包炎或心包积血导致冠状动脉阻塞）和冠状动脉（由于栓子）。充血性心力衰竭（CHF）是 IE 最常见的并发症，由于瓣膜反流导致；但心力衰竭不是一个典型特征。心脏外并发症包括系统性栓塞和器官衰竭。金黄色葡萄球菌 IE 经常合并栓塞事件 [20]。栓塞可能是无菌的，引起靶器官局部缺血或坏死，或者它们可能是化脓性的，形成脓肿。另一种可能是，持续性的菌血症可能导致缓慢的坏死，导致脓肿。最常发生栓塞的部位是大脑、脾、肾、皮肤、肝以及肠系膜动脉和髂骨。一个分支动脉瘤可能会导致任何动脉部位的栓塞 [1,11,21]。中枢神经系统栓子的危险因素包括金黄色葡萄球菌感染、真菌、二尖瓣赘生物、赘生物直径＞10 mm、超声心动图下赘生物移动 [20,22]。

在右心 IE 中，可能会出现肺动脉栓塞，导致化脓性栓子（见图 47-3）、积脓和右心功能障碍。在 IE 的过程中发生器官衰竭最主要是由于瓣膜性心力衰竭导致血流动力学恶化和低灌注所致。唯一的例外是急性肾功能衰竭，可能是由于多因素导致的肾小管坏死或药物性损伤（氨基霉素、万古霉素、四环

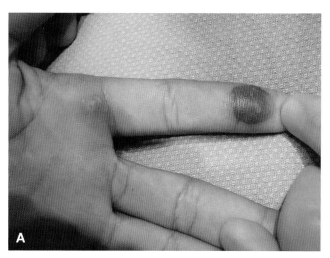
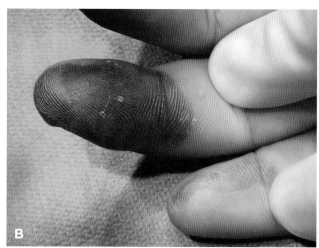

图 47-2 化脓性链球菌心内膜炎的年轻患者的照片：（A）左食指的两个菌血症栓塞（掌骨头和指尖）；拍摄下抽出脓疱病变，并通过革兰氏染色证明致病体。（B）脓毒性栓塞，右中指和无名指的尖端坏死

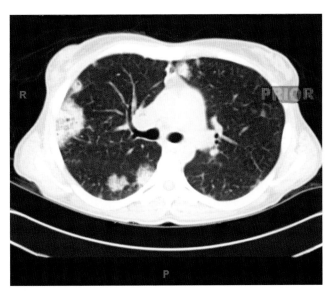

图 47-3　金黄色葡萄球菌引起的三尖瓣心内膜炎的 IVDA 患者的胸部 CT，显示多个肺栓塞，一些具有早期空洞

素）、肾小球肾炎或栓塞导致的肾梗死（见图 47-4）。大的赘生物（直径大于 1 cm），栓塞的风险最高，尤其累及二尖瓣前叶 [2,7]。感染性肺栓塞通常是多发的、结节性的、外周性的，70% 在胸膜下的，并且倾向于空腔。在这些病变，CT 检查比胸部放射线要灵敏得多 [23-24]。

在左心 IE 中，由于严重的瓣膜关闭不全导致的心力衰竭是最常见的严重并发症。与二尖瓣比，主动脉瓣感染更容易发生，因为与左心房相比，左心室对急性瓣膜反流导致突发容量负荷过重的承受力要低很多。在左心 IE 病例中，20%～40% 出现中枢神经系统并发症。它们发生很早，在 47% 的 IE 患者中是首发表现，但随着抗生素的应用，出现进一步并发症的风险大大降低。中枢神经系统并发症是由于栓子导致脑动脉（大脑中动脉＞90%）栓塞，引起局部缺血或梗死（见图 47-5）。由此引起短暂性脑缺血发作（TIA）/脑血管意外（CVA）是 IE 最常见的中枢神经系统并发症，占所有中枢神经系统并发症的 40%～50%。脓性栓塞导致的脑脓肿只占中枢神经系统事件的 5%，而脑膜炎则占 5%～40%。颅内出血占 10%，可能是由一个分支动脉瘤破裂引起的、无动脉瘤血管的化脓性侵蚀（即急性坏死性动脉炎）或近期缺血性卒中的出血性转变 [1,21]。大部分神经系统并发症发生在入院时或最初几天内；一旦应用合适的抗生素，这些事件的发生率就会明显降低 [22]。

ICU 入院

由于感染性休克、心源性休克、呼吸衰竭、肺水肿、急性肾功能衰竭需要肾替代治疗、急性中枢神经系统病变（卒中、颅内出血、脑炎）或需要植入心脏起搏器的心动过缓/传导阻滞（见图 47-6），患者可能需要入 ICU 接受治疗。神经系统事件是最常见的并发症。在 ICU 中的患者，55% 至少有一个神经系统事件 [20]。虽然简单的 IE 病例可以由住院医师治疗，但这些复杂的病例需要多学科的协作，由重症监护者、传染病专家、神经病学家、心脏内科医

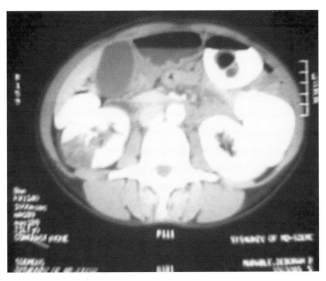

图 47-4　腹部增强 CT：二尖瓣葡萄球菌性心内膜炎患者右肾楔形梗死，脾梗死也存在

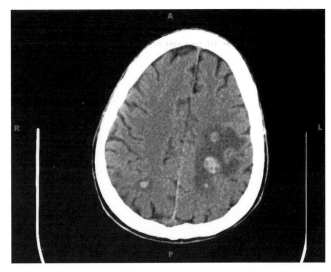

图 47-5　由于 PICC 植入导致上肢 DVT，应用肝素后多发性缺血性栓塞转化为出血性病灶

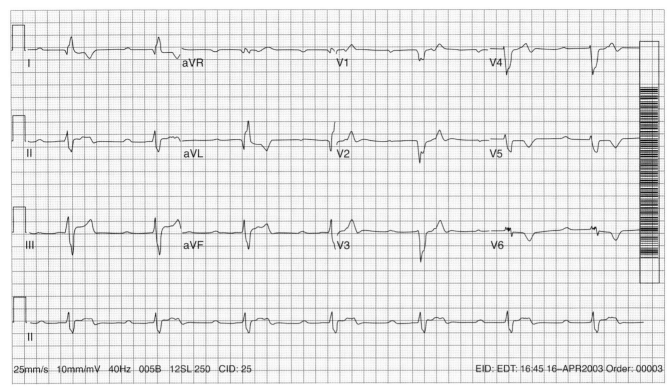

图 47-6　EKG：血液透析患者金黄色葡萄球菌性心内膜炎导致主动脉瓣环状脓肿，导致房室传导延迟形成Ⅱ度房室传导阻滞（2：1传导）；患者进展到Ⅲ度房室传导阻滞，需要临时心脏起搏

师和心脏外科医师协同治疗[25-26]。

吸毒者

在 IVDA 中，IE 的发病率是 1.5/1000～20/1000 个吸毒者。80% 的患者累及右心，而在非 IVDA 患者自发的 IE 累及右心的只有 9%。在吸毒者中，右心受累比例高是由于毒品和杂质的反复注射导致微小心内膜损伤引起的。IVDA 患者潜在的心脏异常易诱发 IE。右心 IE 也与心脏起搏器、植入式心脏除颤器有关，通常局限在腱索，但有 10% 的病例累及三尖瓣瓣膜[7,17,19]。

人工瓣膜

人工瓣膜心内膜炎（prosthetic valve endocarditis，PVE）占 1/4 的 IE 病例，随着瓣膜置换增多，这个比例正在逐渐增加。人工瓣膜患者 IE 患病率第一年在 1%，5 年后为 2%～3%。早期的风险是机械瓣膜要高于生物瓣膜，但后期风险是等同的。机械瓣 PVE 通常累及瓣尖、瓣环，而生物瓣感染主要局限于瓣尖[2,5,7]。

院内感染性心内膜炎

院内感染心内膜炎（nosocomial infectious endocarditis，NIE）是一种相对较新类型的心内膜炎，被定义为入院超过 48 小时或进行侵入性手术后 4～8 周内在医院内发生的感染性心内膜炎，包括早期植入性瓣膜的感染。NIE 的发病率估计是 0.8/10000，在所有 IE 患者中占 14%～25%。NIE 包括 ICU 内获得的 IE，发病率为 5/1000ICU 患者。老年患者（年龄＞65 岁）比年轻患者（年龄＜65 岁）易患 NIE，并且死亡率是年轻患者的两倍。危险因素是糖尿病、胃肠道肿瘤。对于感染源，中心静脉导管占 9%～48%、外周静脉导管占 6%～22%、肺动脉导管占 2%～9% 以及胃肠道手术或置管占 20%～30%。金黄色葡萄球菌是最常见致病菌，导致 52%～57% 的病例（91% 患者的感染源来自于一种血管内的置管）。经历葡萄球菌菌血症的住院患者中有 13%～25% 会发展为 IE。凝固酶阴性葡萄球菌导致 40% 的病例（89% 的人工瓣膜）；肠道球菌引起 5%～30% 的病例；铜绿假单胞菌除血液透析患者中，很少发生病例。虽然真菌性 NIE 仍比较少见（少于 10% 的 IE 病例），但它的发病率却在增加。真菌 IE 的特点是大动脉栓塞形成 [11,14,16]。

诊断

以前的诊断标准，如 Von Reyn 标准，已经被更加敏感和具体的杜克标准所取代，其中包括以前没有包含的超声心动图数据。杜克标准的最新更新表明金黄色葡萄球菌菌血症是一个主要标准。对于疑似 IE 的病例，在报告后的 24 小时内，应在不同静脉穿刺部位至少进行三组血培养；在第一组和最后一组之间应至少间隔 1 小时。该标准旨在减少样本的污染，同时提高检测持续菌血症的能力。近期没有使用抗生素的患者只有 5%～7% 的血液培养结果是阴性。在这些患者中，抗生素结合树脂可用于提高培养阳性率，聚合酶链反应（PCR）可以在赘生物或栓塞样品上进行，因为即使经过数周的抗生素治疗，PCR 也会产生阳性结果 [1-2,27]。

超声心动图

经胸超声心动图（TTE）检测左心赘生物的灵敏度为 46%～65%，经食道超声心动图（TEE）为 90%～93%。检测左心反流的敏感度 TTE 为 58%～63%，TEE 为 88%～98%，但检测右心脏 IE 两者相同。肥胖、COPD、人工瓣膜和赘生物直径 <5 mm，增加 TTE 假阴性的风险。由于患者体外的限制、手术伤口干扰超声探头位置、机械通气导致图像分辨率差，TTE 在 ICU 中通常是有限的。基于这些数据，对于低风险的患者，TTE 作为初步诊断被认为是合理的，但对于高风险或复杂的患者，包括任何怀疑 PVE，应使用 TEE。尽管有病理性超声心动图表现，例如瓣膜穿孔、瓣周或心肌脓肿，或新的假体瓣膜开裂，两种模式都不能可靠地区分 IE 的经典超声表现和其他非感染性病变，如肿瘤、血栓性心内膜炎或黏液瘤性瓣膜变性（参见图 47-7）。在 IE 中被认为有用的其他诊断测试是胸部 X 光片、心电图和尿液分析 [28-30]。

药物治疗

IE 的治疗是基于具有高血清浓度的持续抗菌的原理，以消除赘生物和远端栓子中的休眠微生物。

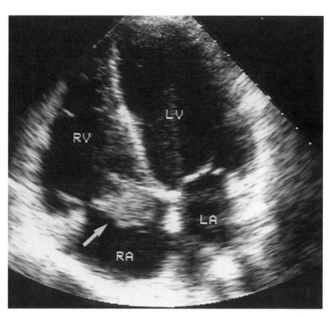

图 47-7　显示四腔图中三尖瓣尖端赘生物（箭头）。LA，左心房；LV，左心室；RA，右心房；RV，右心室。（转载自 Fuster V, O'Rourke RA, Walsh RA, et al: *Hurst's the Heart*, 12th edition. New York: McGraw-Hill Inc; 2008. ）

延长静脉杀菌抗生素方案是标准治疗。血液培养应在开始治疗后 24～48 小时抽取，直到培养为阴性。这一结果标志着下一步治疗方案的开始时间。针对不同患者群体的初始抗生素方案不同，应根据微生物的敏感性和最小抑制浓度进行调整。最初药物应选择一种通过细胞壁活性高的药物（β 内酰胺或万古霉素）再加上氨基糖苷类，将对葡萄球菌、链球菌和肠球菌产生协同作用，这些药物可以用于 80% 以上的 IE 患者。这一策略已被证明可以减少菌血症的持续时间，但不会改变临床预后 [2,4]。

在临床上，葡萄球菌感染的 IE，对抗生素治疗的反应通常会比肠球菌感染的 IE 要更快。对 IE 来说，由毒性较低的致病菌导致的 IE，抗生素治疗 2～5 天后体温将至正常；在治疗一周后仍持续发热往往表明为复杂的疾病，而在治疗 3～4 周后反复出现发热则表明药物超敏反应，特别是高 β 内酰胺，但仍可能出现栓塞。所有的患者都应该入院接受前两周的治疗，在这个风险最高时期观察并发症。没有并发症的稳定患者可以在门诊静脉治疗以完成他们的治疗方案。在完成静脉注射后，口服抗生素并没有额外获益。在抗生素治疗结束后的 2 个月内应继续进行血培养检测，以确保在不复发的情况下治疗成功。复发或治疗失败率，草绿争链球菌 <2%，肠球菌 8%～20%，而金黄色葡萄球菌为 11%。目前

没有证据表明通过服用阿司匹林或肝素预防栓塞是获益的，应用这些药物增加颅内出血的风险，这是应该避免的。抗凝治疗可以用于人工瓣膜的患者，如果有 CNS 栓塞事件发生，应该持续应用 2 周抗凝治疗[2,4,12]。对于 IE 患者，系统性抗凝通常是禁忌，特别是金黄色葡萄球菌感染 IE，因为颅内出血风险高，即使没有中枢神经系统的栓塞也可能出现隐匿出血[31]。对心脏病合并脑血管病患者，如近期冠状动脉支架、缺血性卒中，如果没有颅内出血，治疗IE 期间可以应用抗血小板治疗[22]。

外科治疗

虽然没有任何对照研究，但对于复杂的左心 IE，联合药物和外科治疗效果优于单独药物治疗，特别金黄色葡萄球菌病例。超过 25% 的 IE 患者在急性期接受心脏手术治疗，20%～40% 的患者后续接受手术。尽管我们的目标在手术前对感染组织进行抗炎，但术前应用抗生素的时间长短和预后没有相关性。这可能表示应尽早进行瓣膜手术以避免出现并发症，从而增加手术的风险。手术治疗的强适应证为急性瓣膜功能障碍或者人工瓣膜断裂导致的急性心力衰竭，人工瓣阻塞，瓣周或心肌脓肿，霉菌性动脉瘤，真菌 IE 或者是金黄色葡萄球菌 PVE。联合药物和外科治疗降低合并中重度心力衰竭 NVE 患者的死亡率至 11%～35%，只接受药物治疗的死亡率在 56%～86%。服用适当的抗生素持续菌血症 1 周

或持续的系统性栓塞也被认为是手术治疗的适应证。对于右侧 IE，额外的手术指征是三尖瓣瓣膜赘生物＞20 mm[32]。不稳定的感染性休克或严重未矫正的凝血功能异常是瓣膜手术的禁忌证。如果瓣膜功能障碍已经导致肺水肿或心源性休克，手术死亡率明显升高。如果患者出现缺血性 CNS 栓塞事件，手术可以提早（72 小时内）进行防止进一步栓塞，或由于肝素暴露为减少出血风险手术应延迟 2～3 周。推荐延迟手术在颅内出血后至少 4 周。只有在 CHF 或心源性休克尚未出现，推迟手术的这些建议是有效的。对于 IE 而言三尖瓣切除术而非替换是非常有效的治疗，但总是导致严重和永久的右室功能障碍。术后抗生素方案应完成整个疗程或瓣膜培养物阴性后至少 7～15 天。如果瓣膜培养阳性，那么应该以手术日期开始一个完整的抗生素治疗疗程[33-39]。

死亡率

虽然所有 IE 病例的整体住院死亡率为 16%，但根据不同疾病类型，死亡率有很大差异。复杂的左侧 NVE 死亡率为 26%，PVE 为 44%。45%～54% 的 IE 患者需要入住 ICU，NIE 最高为 68%。在 10% 以下的最低死亡风险的为 IVDA 中孤立性右心病变。表明预后不良的因素包括 CHF、感染性休克、CNS 事件、急性肾功能衰竭、免疫应答、更高的急性生理学和慢性健康评估（APACHE）Ⅱ评分以及金黄色葡萄球菌作为感染因子[2,4-5,26]。

表 47-1　疾病预防：心内膜炎

组织（日期）	人群	建议	注释	来源
AHA（2007）	心内膜炎预后不良的高风险患者[a]	某些牙科[c] 或其他操作[d] 前给予抗生素预防[b]	1. 新的重点是为并发症高风险的心内膜炎患者提供预防，而不是患心内膜炎风险高的人群。 2. 通常共识表明少数感染性心内膜炎患者能够通过应用抗生素预防。	*Circulation.* 2007；116:1736

经授权转载于Gonzales R, Kutner JS: *Current Practice Guidelines in Primary Care. New York: McGraw-Hill Inc;* 2009

[a]有假性心脏瓣膜，先前心内膜炎，先天性心脏病患者（未经治疗的发绀性CHD，应用假体材料或器械完全修复的先天性心脏病手术后6个月内，发绀性CHD心脏修复部位或附近残留缺损）以及发生瓣膜病变的心脏移植受者。

[b]标准预防方案：阿莫西林（成人2.0 g；儿童50mg/kg 操作前1小时前口服）。如果不能服用口服药物，给予氨苄青霉素（成人2.0 g IM或IV；儿童在30分钟内50 mg/kg IM或IV）。如果青霉素过敏，给予克林霉素（成人600 mg；儿童20 mg/kg手术前1小时口服）或阿奇霉素或克拉霉素（成人500 mg；儿童15 mg/kg，手术1小时前口服）。如果青霉素过敏而无法口服药物，给予克林霉素（成年人600 mg；儿童20 mg/kg在手术前30分钟内IV）。如果对青霉素过敏但不是过敏反应，血管性水肿或荨麻疹，非口服治疗的选择还包括头孢唑啉（成人1 g IM或IV，儿童使用50 mg/kg IM或IV），口服青霉素过敏治疗包括成人头孢氨苄2 g PO或儿童50 mg/kg PO

[c]涉及牙龈组织或牙周、根尖区域或口腔黏膜穿孔的牙科手术

[d]对于呼吸道或感染皮肤、皮肤结构或肌肉骨骼组织的手术，抗生素预防可能是合理的。抗生素预防措施预防心内膜炎不推荐用于GU或GI手术

预防

IE 预防的新建议限制最高风险组的治疗（见表47-1）：人工瓣膜，曾患过 IE，心脏移植后的瓣膜病变，复杂的先天性心脏病和外科全身肺分流术。还限制了需要预防的牙龈或根尖牙科治疗或通过感染皮肤或软组织切口的手术[39]。

（葛洪霞　张莉萍　译）

参考文献

1. McDonald JR. Acute infective endocarditis. *Infect Dis Clin North Am.* 2009; 23(3):643–664.

2. Baddour LM, Wilson WR, Bayer AS, et al. Infective endocarditis: diagnosis, antimicrobial therapy, and management of complications: a statement for healthcare professionals from the Committee on Rheumatic Fever, Endocarditis, and Kawasaki Diseases, Council on Cardiovascular Diseases in the Young, and Councils on Clinical Cardiology, Stroke, and Cardiovascular Surgery and Anesthesia, American Heart Association: endorsed by the Infectious Diseases Society of America. *Circulation.* 2005; 111(23):e394–e434.

3. Wolff M, Timsit JF. Infectious endocarditis. In: Fink MP, Abraham E, Vincent JL, et al., eds. *Textbook of Critical Care.* Philadelphia, PA: Elsevier; 2005:871–878.

4. Mylonakis E, Calderwood SB. Infective endocarditis in adults. *N Engl J Med.* 2001; 345:1218–1230.

5. Nishimura RA, Carabello BA, Faxon DP, et al. ACC/AHA 2008 guideline update on valvular heart disease: focused update on infective endocarditis: a report of the American College of Cardiology/American Heart Association Task Force on Practice Guidelines: endorsed by the Society of Cardiovascular Anesthesiologists, Society for Cardiovascular Angiography and Interventions, and Society of Thoracic Surgeons. *Circulation.* 2008; 118(8):887–896.

6. Slesnick TC, Nugent AW, Fraser CD Jr, Cannon BC. Images in cardiovascular medicine. Incomplete endothelialization and late development of acute bacterial endocarditis after implantation of an Amplatzer septal occluder device. *Circulation.* 2008; 117(18):e326–e327.

7. Prendergast BD. The changing face of infective endocarditis. *Heart.* 2006; 92(7):879–885.

8. Habib G, Hoen B, Tornos P, et al. Guidelines on the prevention, diagnosis, and treatment of infective endocarditis (new version 2009): the Task Force on the Prevention, Diagnosis, and Treatment of Infective Endocarditis of the European Society of Cardiology (ESC). Endorsed by the European Society of Clinical Microbiology and Infectious Diseases (ESCMID) and the International Society of Chemotherapy (ISC) for Infection and Cancer. *European Heart J.* 2009; 30(19):2369–2413.

9. Osler W. Gulstonian lectures, on malignant endocarditis. *Br Med J.* 1885; 1(1262):467–470.

10. Levy DM. Centenary of William Osler's 1885 Gulstonian lectures and their place in the history of bacterial endocarditis. *J R Soc Med.* 1985; 78(12):1039–1047.

11. Hill EE, Herijgers P, Herregods MC, Peetermans WE. Evolving trends in infective endocarditis. *Clin Microbiol Infect.* 2006; 12(1):5–12.

12. Moreillon P, Que YA. Infective endocarditis. *Lancet.* 2004; 363(9403):139–149.

13. Devlin RK, Andrews MM, von Reyn CF. Recent trends in infective endocarditis: influence of case definitions. *Curr Opin Cardiol.* 2004; 19(2):134–139.

14. Giamarellou H, Antoniadou A. Infectious endocarditis. In: Fink MP, Abraham E, Vincent JL, et al., eds. *Textbook of Critical Care.* Philadelphia, PA: Elsevier; 2005:1341–1344.

15. Fernández Guerrero ML, González López JJ, Goyenechea A, Fraile J, de Górgolas M. Endocarditis caused by *Staphylococcus aureus*: A reappraisal of the epidemiologic, clinical, and pathologic manifestations with analysis of factors determining outcome. *Medicine (Baltimore).* 2009; 88(1):1–22.

16. Durante-Mangoni E, Bradley S, Selton-Suty C, et al. Current features of infective endocarditis in elderly patients: results of the International Collaboration on Endocarditis Prospective Cohort Study. *Arch Intern Med.* 2008; 168(19):2095–2103.

17. Miró JM, del Río A, Mestres CA. Infective endocarditis in intravenous drug abusers and HIV-1 infected patients. *Infect Dis Clin North Am.* 2002; 16(2):273–295, vii-viii.

18. Reyes MP, Ali A, Mendes RE, Biedenbach DJ. Resurgence of *Pseudomonas endocarditis* in Detroit, 2006–2008. *Medicine (Baltimore).* 2009; 88(5):294–301.

19. Losa JE, Miro JM, Del Rio A, et al. Infective endocarditis not related to intravenous drug abuse in HIV-1 infected patients: report of eight cases and review of the literature. *Clin Microbiol Infect.* 2003; 9(1):45–54.

20. Sonneville R, Mirabel M, Hajage D, et al. Neurologic complications and outcomes of infective endocarditis in critically ill patients: the ENDOcardite en REAnimation prospective multicenter study. *Crit Care Med.* 2011; 39(6):1474–1481.

21. Mocchegiani R, Nataloni M. Complications of infective endocarditis. *Cardiovasc Hematol Disord Drug Targets.* 2009; 9(4):240–248.

22. Sonneville R, Mourvillier B, Bouadma L, Wolff M. Management of neurologic complications of infective endocarditis in ICU patients. *Ann Intensive Care.* 2011; 1(1):10.

23. Cook RJ, Ashton RW, Aughenbaugh GL, Ryu JH. Septic pulmonary embolism: presenting features and clinical course of 14 patients. *Chest.* 2005; 128(1):162–166.

24. Iwasaki Y, Nagata K, Nakanishi M, et al. Spiral CT findings in septic pulmonary emboli. *Eur J Radiol.* 2001; 37(3):190–194.

25. Mourvillier B, Trouillet JL, Timsit JF, et al. Infective endocarditis in the intensive care unit: clinical spectrum and prognostic factors in 228 consecutive patients. *Intensive Care Med.* 2004; 30(11):2046–2052.

26. Karth G, Koreny M, Binder T, et al. Complicated infective endocarditis necessitating ICU admission: clinical course and prognosis. *Crit Care.* 2002; 6(2):149–154.

27. Li JS, Sexton DJ, Mick N, et al. Proposed modifications to the Duke criteria for the diagnosis of infective endocarditis. *Clin Infect Dis.* 2000; 30(4):633–638.

28. Alam M. Transesophageal echocardiography in critical care units: Henry Ford Hospital experience and review of the literature. *Prog Cardiovasc Dis.* 1996; 38(4):315–328.

29. Morguet AJ, Werner GS, Andreas S, Kreuzer H. Diagnostic value of transesophageal compared with transthoracic echocardiography in suspected prosthetic valve endocarditis. *Herz.* 1995; 20(6):390–398.

30. Humpl T, McCrindle BW, Smallhorn JF. The relative roles of transthoracic compared with transesophageal echocardiography in children with suspected infective endocarditis. *J Am Coll Cardiol.* 2003; 41(11):2068–2071.

31. Pruitt AA. Neurologic complications of infective endocarditis. *Curr Treat Options Neurol.* 2013; 15(4):465–476.

32. Weymann A, Schmack B, Rosendal C, et al. Tricuspid valve endocarditis with septic pulmonary emboli in a drug addict. *Ann Thorac Cardiovasc Surg.* 2012; 18(5):481–484.

33. Makota H, Hashimoto K, Mashiko K, et al. Active infective endocarditis: management and risk analysis of hospital death from 24 years' experience. *Circ J.* 2008; 72(12):2062–2068.

34. Grünenfelder J, Akins CW, Hilgenberg AD, et al. Long term results and determinants of mortality after surgery for native and prosthetic valve endocarditis. *J Heart Valve Dis.* 2001; 10(6):694–702.

35. Dreyfus G, Serraf A, Jebara VA, et al. Valve repair in acute endocarditis. *Ann Thorac Surg.* 1990; 49(5):706–711; discussion

712–713.

36. Rubinovitch B, Pittet D. Infective endocarditis: too ill to be operated? *Crit Care*. 2002; 6(2):106–107.

37. Arbulu A, Holmes RJ, Asfaw I. Tricuspid valvulectomy without replacement. Twenty years' experience. *J Thorac Cardiovasc Surg*. 1991; 102(6):917–922.

38. Gammie JS. Invited commentary. An outstanding series of tricuspid valve operations for infective endocarditis. *Ann Thorac Surg*. 2007; 84(6):1949.

39. Wilson W, Taubert KA, Gewitz M, et al. Prevention of infective endocarditis: guidelines from the American Heart Association: a guideline from the American Heart Association Rheumatic Fever, Endocarditis, and Kawasaki Disease Committee, Council on Cardiovascular Disease in the Young, and Council on Clinical Cardiology, Council on Cardiovascular Surgery and Anesthesia, and the Quality Care and Outcomes Research Interdisciplinary Working Group. *Circulation*. 2007; 116(15):1736–1754.

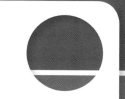

第48章 难辨梭状芽孢杆菌感染

Alexandra Franco • John E. Mazuski • Stephen R. Eaton • Kareem D. Husain • Claudio Tuda

难辨梭状芽孢杆菌感染（clostridium difficile infection，CDI）是发达国家院内感染性腹泻最常见的病因。目前，它被认为是一个重要的传染性院内疾病，经常在医疗机构内爆发。1977年之前，梭菌疾病最常被描述为梭状芽孢菌引起的皮肤和软组织损伤，通常预后不良。自从抗生素应用时代开始，一种由难辨梭菌引起的与抗生素相关的肠炎在动物模型中被报道。不久之后，难辨梭菌相关结肠炎成为住院人群最常见的肠道感染[1-4]。

目前，CDI 在美国并不是一个必须上报的疾病。因为这个原因，美国确切的发病率很难估计。尽管如此，据报道在美国医院和长期护理机构每年至少有 50 万的病例，其中 3 万人死亡。加拿大不同医院 1997 — 2005 年的数据显示，住院患者中 CDI 发病率在 3.4/1000 ~ 8.4/1000[5-6]。美国每年花费在 CDI 患者身上的费用超过 10 亿美元，基于 CDI 是高负担、复发性疾病，预示着未来几年费用会更高[7]。2000 — 2003 年，从医院出院并转至长期护理机构的患者中 CDI 的诊断增加了一倍。

众所周知，绝大多数 CDI 患者诊断前均使用了抗生素，特别是在症状出现前 28 天内，因此又名抗生素相关性肠炎。已被证实限制抗生素滥用，是控制肠道感染的一项重要干预措施。

微生物学和发病机理

难辨梭状芽孢杆菌属包括超过 200 种厌氧菌、革兰氏阳性杆菌，它们能形成孢子并产生毒素介导致病，这可能导致广泛侵袭性疾病。难辨梭状芽孢杆菌的名字来自于希腊词 Kloster，代表着纺锤体样。当难辨梭状芽孢杆菌第一次被报道，它是很难分离出的芽孢杆菌，这就是为什么它最初命名为难辨梭状芽孢杆菌。然而，后期核糖体 DNA 分析证明难辨梭状芽孢杆菌与一些菌株形态学相似，如索氏梭状芽孢杆菌属，所以后来被命名为难辨梭状芽孢杆菌[8]。

难辨梭状芽孢杆菌产生大量生物活性蛋白质，如溶血素、蛋白水解酶以及最重要的毒素相关蛋白。毒素的产生通过转录起始因子在转录水平被控制，包括神经毒素、肠毒素、坏死毒素、胶原酶、蛋白酶和神经氨基酸酶。这些毒素分子在人类大多是致病的，且有致死的可能[1]。

梭状芽孢杆菌属通常存在于土壤中，并且是健康人体内肠道微生物的一部分。20 世纪 90 年代，70% 以上的健康人群中每克粪便难辨梭状芽孢杆菌的浓度是 $10^8 ~ 10^9$。这些菌属可形成芽孢，这些孢子在恶劣环境中能够生存，并可以耐受持续的高热、干燥和消毒剂。孢子也可能形成气溶胶形成尘云的一部分扩散传播。一部分 CDI 患者可能通过直接接触感染患者或受污染的表面、设备和衣物，通过粪 - 口传播路径感染 [1]。

使用抗生素后，肠道微生物菌群被破坏，这是 CDI 发病机理的第一步。不论任何类型抗生素的应用，肠道正常菌群的细菌浓度显著下降。但是难辨梭菌孢子保留，导致新孢子迅速发芽，随后梭菌过度生长。第一个毒性作用是产生两种毒素，一种肠毒素标记的毒素 A 和一种细胞毒素标记的毒素 B。毒素 A 激活巨噬细胞和肥大细胞，导致炎症级联，增加黏膜通透性和腺体分泌，最终表现为腹泻。另一方面，毒素 B 介导肠上皮细胞之间紧密连接的破坏，并导致细胞损伤、细胞死亡和炎性反应的继发性恶化，这是临床上白细胞（WBC）计数高度升高的明显证据 [8]。毒素 B 对胃肠黏膜的影响比毒素 A 高 10 倍 [10]。细胞和黏膜损伤最终导致局灶性溃疡和脓性物质的积聚，坏死碎片形成伪膜性结肠炎 [10]。

最近，发现一种高毒力菌株导致严重 CDI 的爆发。鉴于用于检测其存在方法的复杂性，包括脉冲电场电泳（NAP1）、限制性内切核酸酶分析（BI）和 PCR（027），该菌株被称为 NAP1/BI/027。NAP1/BI/027 难辨梭菌产生不存在于其他难辨梭菌菌株中的第三种毒素，被证明与体外氟喹诺酮类药物耐药有关，在 2001 年之前这在难辨梭菌芽孢杆菌株是罕见的。但是，其确切的作用机制尚不清楚 [9]。与其他菌株相比，由于其在体外有产生更多量的毒素 A 和 B 的能力，这种新型菌株被认为是高毒力菌株。这被认为是由于编码毒素 C 的基因部分缺失，其负责毒素生产的下调，可能有助于增强毒素 A 和 B 的产生及激发高毒力潜力。

与感染非高毒性难辨梭状芽孢杆菌的患者相比，感染这种新型菌株的患者临床治愈率较低和复发率增加 [7,11]，并导致病情加重、预后差（入住重症监护病房、中毒性巨结肠、结肠切除术）和死亡率增加（14 天内死亡）[9]。

流行病学

CDI 的地方发病率和患病率可能因国家不同地区临床医师的抗生素处方而有很大的不同，并且与不同医院抗生素相关性腹泻的定义有直接关系 [11]。在 2001 年，诊断 CDI 出院患者中，65 岁以上人群明显增加，与 45～64 岁患者相比，该年龄组的发病率增加了 5 倍。到 2003 年，与 1991 年报告的发病率相比，普通人群的发病率增加了 4 倍。到 2005 年，医院和护理机构报告的难辨梭状芽孢杆菌性结肠炎发病率为 84/100000 [11-12]。

流行病学基础

难辨梭菌的分子流行病学是多种多样的。一些特定的核型可以在特定的区域特定时间段内占优势，同时在其他区域可能是非常罕见的 [5]。这在临床和流行病学中很重要，因为不同的基因型治疗反应不同，与发病率和死亡率有关 [13]。

从暴露到症状出现的潜伏期并不十分明确，有报道估计在 2～3 天，其他来源示最多 7 天。

病原体以两种不同的方式表现：携带状态（也称为定植）或症状状态（也称为感染）。

难辨梭菌定植发生在患者没有出现临床症状但对病原体和（或）其毒素测试阳性时。另一方面，当患者出现临床症状并对病原体和（或）其毒素测试呈阳性时，会发生难辨梭菌感染。研究表明，无症状携带者可能是医疗保健环境中难辨梭菌的重要储存库。但是，关于它们作用的数据是矛盾的。最近在巴恩斯—犹太（Barnes-Jewish）医院进行的一项研究，纳入 2010 年 6 月至 2011 年 10 月期间入院的没有腹泻的患者，检查他们的粪便。结果显示，入院时产毒性难辨梭菌（toxigenic C. difficile，TCD）定植的发生率高。然而，与过去的研究相比，它与最近应用抗菌药物或医疗保健暴露无关。需要进一步研究来确定无症状 TCD 携带者在医院环境中的作用 [14]。

社区获得性与医院获得性感染

社区获得性难辨梭菌感染（community-acquired C. difficile，CA-CDI）越来越多见。这种情况以前被认为缺乏传统易感因素的人群是低风险的 [5]。

CDI 在社区出现的因素尚不清楚，但可能与新出现的危险因素，流行性高毒性难辨梭菌菌株、食物和水污染以及社区中无症状人群的比例增加有关，这将导致人与人直接传播增加 [9]。

临床表现

已经确定的 CDI 的几个危险因素，并分为三组：

有利于难辨梭菌孢子暴露的环境风险因素

- 高定植率
- 延长住院时间
- 入住重症监护病房
- 与感染患者共享房间
- 入住感染后的房间

有利于消化道定植的危险因素
- 抗生素暴露（症状出现前 6 个月内）
- 化疗
- 质子泵抑制剂（PPI）
- 鼻胃管和经口胃管
- 胃肠道或腹腔内手术
- 抗酸
- 灌肠剂
- 泻药

患者相关危险因素
- 年龄超过 65 岁
- 并发症
- 免疫抑制或宿主免疫反应降低（中和抗体下降）
- 女性多于男性
- 以前患过 CDI

然而，最近报道 CDI 发生在没有传统危险因素的患者中。最近在加拿大多伦多 S unnybrook 医院进行的一项队列研究，选择从 2010 年 6 月 1 日到 2012 年 5 月 31 月入院患者，CA-CDI 发生的人群并不是传统上被认为是高风险（即年轻的、没有潜在疾病的患者，没有暴露在医院环境或抗菌药物）。结果表

明 CA-CDI 和 HA-CDI 的发病率相似[16]。

CDI 的临床表现从轻度腹泻至严重结肠炎不等。影响临床表现不同的因素尚不清楚，认为宿主的免疫反应决定了临床表现和预后。

临床研究的作者已经发表血清和肠道分泌物的抗毒素反应可以预防 CDI，而免疫反应低下或低血清抗体滴度与第一次 CDI 的发病率或复发性难辨梭菌性腹泻有关[8]。

临床定义

临床表现为从无症状到暴发性结肠炎。几乎每种情况都可能存在腹泻，但在一些患者中最初可能没有腹泻。一个非常详细的病史，强调过去 3~6 个月内接触抗生素或入住医疗机构是非常重要的信息。

三个对 CDI 发作进行分类的重要因素：年龄、白细胞增多和血清肌酐（图 48-1）。

高龄与预后不良有关，对难辨梭菌及其毒素免疫反应减弱。白细胞增多可能反映结肠炎的严重程度，白细胞在 15000/ml 以上的患者的并发症高于白细胞正常的患者。白细胞 50000/ml 或更高的患者的病程是灾难性的。另一方面，血清肌酐升高可能代表腹泻严重、随后脱水或肾灌注不足[17-18]。

结肠炎腹泻可能表现为水样便，多至每天 10 或 15 次，腹痛或痉挛较少见。发热（温度>38.5 ℃）是严重难辨梭菌相关性腹泻一个提示，据报道通常与白细胞数计数为 15000 相关联。这些症状可能在抗生素治疗开始或抗生素给药后 5~10 天出现。症状晚于停药后 10~24 周出现不常见。

体格检查通常表现为下腹部压痛[18]。住院患者

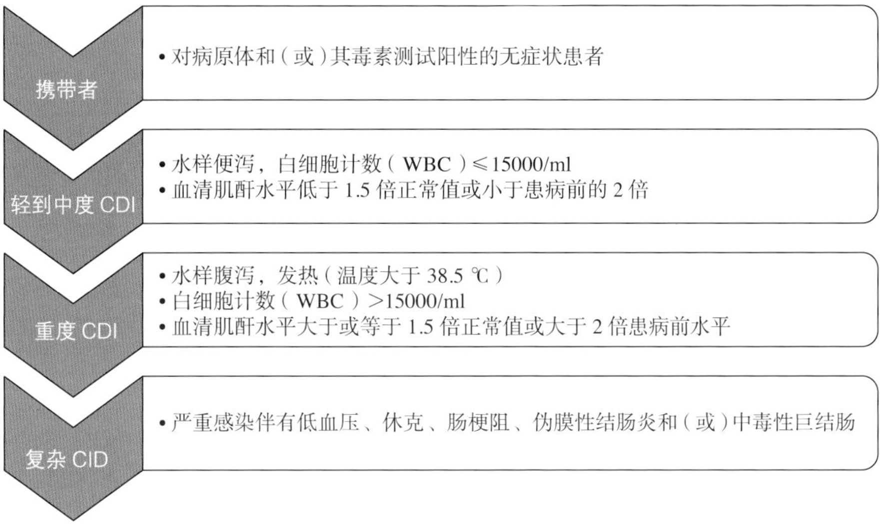

图 48-1 CDI 分类

不明原因的白细胞增多（即使没有腹泻）也可能反映出难辨梭菌感染。并发症包括暴发性结肠炎、中毒性巨结肠、结肠穿孔和感染性休克。

合并其他胃肠道疾病

有时难以区分炎症性肠病（IBD）活动和CDI发作；在某些情况下，它们可能会共存，也可能是另一方的结果。对已知危险因素的患者应提高怀疑CDI。应该注意Aprompt的诊断和治疗，因为IBD患者即使严重感染也不会出现假膜，在这种情况下，CDI的发作会被其非典型表现所掩盖[19]。治疗的延迟可能增加并发症风险和死亡率。

蛋白质缺失性肠病已被描述为黏膜炎症的结果，特别是在复发性病例。阑尾炎也在文献中有所描述，但非常少见[20]。

肠外表现

菌血症、反应性关节炎、胰腺脓肿、蜂窝织炎、坏死性筋膜炎、骨髓炎和假体装置感染也有出现[21]。

复发性疾病

复发性疾病包括感染新的菌株或先前感染相同菌株的复发。如果没有遗传学分析，几乎不可能区分这两种情况。在临床实践中，相互区分的意义不大，因为管理方法不变。然而，重要的是要认识到复发现象，以便实施适当的治疗，第一次发作或第一次复发的治疗是不同的。

成功治疗后针对毒素A和B（抗TcdA和抗TcdB）的低血清抗体浓度与CDI的复发相关。最近的一项研究比较了完成第一次抗生素治疗后没有复发的患者与60天内复发的患者，结果显示高龄、有并发症和抗TcdA和抗TcdB抗体的低血清水平与疾病复发有关[22]。

其他研究表明，复发性CDI的患者Th1/Th17炎症网络的CD3阳性淋巴细胞循环中有大量偏向，存在免疫调节的可能性。

诊断

临床表现高度提示时，足以做出推定诊断并开始实施治疗。2010年，美国传染病学会（IDSA）和美国医疗流行病学会（SHEA）发布了成人难辨梭状芽孢杆菌感染临床实践指南[4]。2013年4月下旬，美国消化学院发表了最新的诊断、治疗和预防

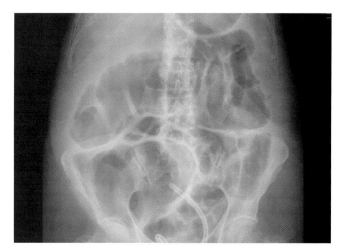

图48-2　显示结肠扩张，存在肠梗阻

难辨梭菌感染的指南，其中涉及CDI的诊断和检测策略[23]。

腹部X线片可能会显示结肠扩张，有时也会显示中毒性巨结肠。然而，对于早期和不复杂的疾病，没有显著的X线检查结果（图48-2）。计算机断层扫描（CT）扫描腹部可能有助于区分全肠炎（图48-3）和通过乙状结肠镜检查诊断假膜性结肠炎，假膜的证据是该疾病的病理学（图48-4～图48-7）。

对于CDI应检查腹泻患者的粪便，但对无症状患者进行粪便测试临床上是没用的。肠梗阻和复杂病例取得粪便是非常困难。直肠拭子PCR可以在这些特殊情况下使用，但不应该常规用于诊断。

过去30年CDI的诊断测试已经大大发展。十

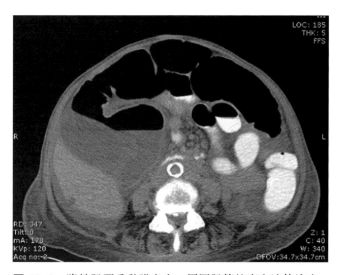

图48-3　降结肠严重黏膜炎症，周围肠管绞窄和液体渗出；横结肠和盲肠积气扩张

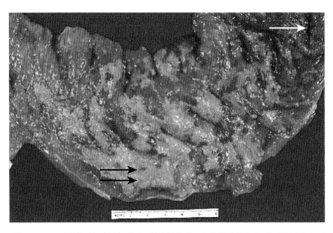

图 48-4 标本检查显示交替的溃疡区（单箭头）和膜状坏死碎片沉积（双箭头）导致结肠黏膜斑片样改变

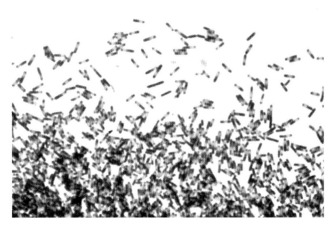

图 48-6 油镜（×10000）革兰氏染色剂，难辨梭菌病原体呈现染色不均匀的特征

多年前，产毒培养和难辨梭菌细胞毒素中和测定（CCNA）是两项主要诊断测试。粪便难辨梭菌培养已经被证明没有诊断作用，因为它不能区分产毒和无毒菌株。由于只有产毒菌株才能导致疾病，特定产毒菌株的培养已发展，成为最敏感的测试，但可用性有限，它仅用于流行病学目的，由于培养周期长不适用于临床应用[23]。

CCNA 是一种用于鉴定粪便中毒素 B 的试验。将实验室细胞暴露于待检测的粪便样品中感染难辨梭菌。反应会触发细胞损伤，当针对毒素 B 的抗体反馈影响这些细胞时，CDI 可被确认。该手段具有高灵敏度和特异性，但其可用性也受到限制。目前，它仅作为一个参考标准应用，诊断价值非常低[23]。

谷氨酸脱氢酶（GDH）是产毒和无毒菌株产生的一种酶产物。GDH 抗体可以在血清中检测到。它

不是特异性，并且抗体可以与其他梭菌菌株的酶产生交叉反应。实际价值更多是作为筛选试验，如果阳性，需要进行核酸确认扩增试验（NAAT）。

难辨梭菌毒素 A 和 B 的酶免疫测定（EIA）是快速的，但不如 CCNA 敏感，被认为是 CDI 的次优诊断方法。不建议作为独立测试。毒素 A 和 B 的 EIA 已被美国 90% 以上的实验室采用，因为与 CCNA 相比，易于使用和劳动成本低[23]。

NAAT 是单独使用较好的诊断测试，具有高灵敏度和特异性。食品和药物管理局（FDA）批准的方法是 PCR 测定和循环介导的等温扩增测试（LAMP）。然而，目前需要更多的 LAMP 测试数据，以推荐它作为准则的一部分[23]

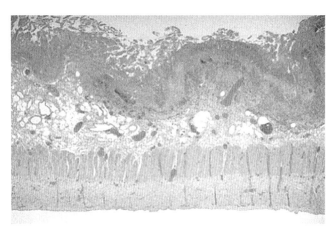

图 48-5 显微镜下显示纤维蛋白渗出导致广泛结肠黏膜剥脱（H&E 染色 ×400）

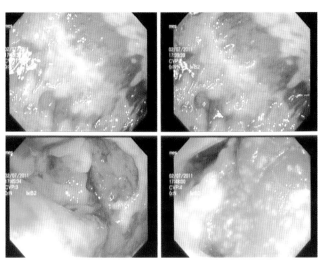

图 48-7 严重难辨梭菌性结肠炎。肠黏膜水肿，颜色加深，可见黏膜红斑，厚假膜

由于假阳性率高，强烈不鼓励使用 NAAT 进行重复测试以及治愈测试。一些方法，如毒素 A 和 B EIA，可在无症状患者和治疗完成后长达 30 天的大便中保持阳性。治愈的检测可能会延长患者抗生素的应用，反而可能会增加复发的风险[23]。

治疗

治疗方式根据疾病的严重程度分层，如临床表现所述（图 48-8）。

无论严重程度如何，如果医师临床强烈怀疑 CDI，则高度鼓励中断任何与 CDI 相关的药物，如果可能，不论检测结果如何均应启动经验性抗生素治疗。

一线治疗药物是甲硝唑和万古霉素。轻度至中度 CDI 可以口服甲硝唑 500 mg，每日 3 次，持续 10 天。严重 CDI 应口服或通过鼻胃管鼻饲万古霉素 125 mg，每日 4 次，共 10 天。复发的 CDI 必须口服或通过鼻胃管鼻饲万古霉素 500 mg、每日 4 次，加静脉注射甲硝唑 500 mg、每日 3 次，共 14 天。合并肠梗阻的情况下，鼓励每天 4 ~ 6 次万古霉素 500mg 灌肠，同时进行早期手术评估。

禁用甲硝唑（即妊娠、母乳喂养、不耐受、过敏）的情况下，应使用万古霉素作为优选的二线药物[23]。

2011 年 5 月，FDA 批准了目前用作轻度至中度 CDI 二线治疗的第三种药物。口服或通过鼻胃管非达霉素 200 mg，每日两次，持续 10 天，被证明不劣于万古霉素。不幸的是，有一些报道已经提示暴露于非达霉素的难辨梭菌菌株发展出增加最小抑制浓度的菌株，但需要更多数据证实[24]。

CDI 患者应避免使用抗腹泻药物和 PPI，因为具有掩盖复杂疾病症状并且是复发性疾病相关的高风险因素。

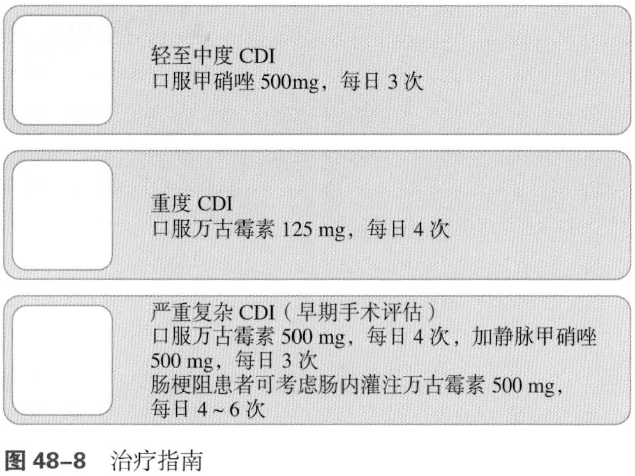

在初次发作接受治疗后的前 8 周内发生复发的风险为 10% ~ 20%。此外，第一次复发后，再次复发的风险上升至 65%。第一次复发，可以使用与初始发作相同的治疗方案。但鼓励临床医师根据新发病的严重程度选择治疗方式。第二次复发时，应给予万古霉素的冲击治疗。

第三次复发是开始粪便微生物移植（fecal microbiota transplant，FMT）的一个预示，这是将粪便细菌从健康供体转移到患有复发性 CDI 的患者中，以恢复正常的肠道菌群[18]。van Nood 等在 2013 年进行了一项开放标签、随机对照试验，比较了三种不同的治疗方案：初始口服万古霉素方案，每 4 小时 500 mg，持续 4 天，然后通过鼻十二指肠管灌洗和 FMT；标准口服万古霉素方案，每 4 小时 500 mg，持续 14 天；肠道灌洗后予相同标准的万古霉素方案。鼻十二指肠管 FMT 对治疗复发性疾病的效果明显高于万古霉素治疗方案[25]。2014 年 4 月发表的一项试点研究以解决复发性发作为主要终点，将鼻胃输注 FMT 与结肠镜下给药相比，8 周内无进一步复发。鼻胃管给药被证明与结肠镜灌注一样有效[26]。2014 年 6 月，Konijeti 等设计了一项成本效益分析，发表在《临床传染病》杂志上，其中比较了四种不同的复发性 CDI 治疗方式：甲硝唑、万古霉素、非达霉素和结肠镜 FMT。分析结论是，联合结肠镜检查进行 FMT 的初始治疗（第一次复发后）是治疗复发性 CDI 的最具成本效益的模式，而在 FMT 不可用的临床情况下，万古霉素被证明是最具成本效益的治疗方案[15]。

加拿大内科医学、家庭医学、胃肠病学和传染病医师调查显示，65% 的临床医师在治疗复发性 CDI 患者时从未给予甚至未考虑 FMT。在不同的原因中，最重要的是医师没有认识到治疗的适应证或认为他们没有足够的经验推荐它。在被调查者中，29% 的人发现了这种方法没有足够的吸引力以致给患者提供治疗[27]。粪便接种物的创新甚至合成包囊的粪便都在发展过程中，可能会改善专业人士和患者的接受程度。

在过去两年中，多种益生菌已经在鼠模型中进行了研究。乳杆菌属通过诱导结肠细胞的白细胞介素 -8，减少上皮损伤抑制难辨梭菌[28]。几种芽孢杆菌菌株孢子形成证明降低 CDI 症状的严重程度[29] 和新型多种益生菌可使宿主防范高毒力菌株如 NAP1/

轻至中度 CDI
口服甲硝唑 500mg，每日 3 次

重度 CDI
口服万古霉素 125 mg，每日 4 次

严重复杂 CDI（早期手术评估）
口服万古霉素 500 mg，每日 4 次，加静脉甲硝唑 500 mg，每日 3 次
肠梗阻患者可考虑肠内灌注万古霉素 500 mg，每日 4 ~ 6 次

图 48-8　治疗指南

BI/027[20]。虽然有希望应用于人类，但目前证据有限，不是常规的推荐。

静脉注射免疫球蛋白（IVIG）已被用于治疗严重的CDI。推测作用机制是结合抗毒素A抗体并中和毒素A[30]。它已被用于治疗严重的CDI，因为与低血清抗毒素抗体具有很强的相关性。当患者的血清免疫球蛋白G（IgG）小于3.00单位时患严重CDI可能性是健康人群的48倍[31]。然而，作为辅助治疗它的作用只是被推测的，证据是有争议的。一些研究表明，IVIG仅限于严重CDI和合并肠外表现的患者，并且可能获益较少[32]。

在体外和临床研究试验的早期阶段人单克隆抗体被证明是有效的。作为辅助治疗分析，与常规单独治疗对照组比较，减少72%的复发[33]。证据表明人类IgG1已证明是最有效的单克隆抗体，未来有希望用于治疗CDI[32]。

基于毒素的疫苗接种和抵抗难辨梭菌的重组肽在美国已经被深入研究。福尔马林解毒毒素A和B，作为类毒素更为人所知，从一种增加两种毒素产生的菌株中获得。在鼠模型中黏膜和胃肠外获得的这些类毒素被测试并被报告是安全和完全免疫原性的。这些目前正在人类进行临床疗效试验阶段[34]。

已经有重组毒素亚结构域或肽靶向作用于主要毒素相关的表位域。这些表位将会增加生产中和抗体，使保护功效最大化。因为不需要净化和解毒的过程，所以重组肽的生产并不复杂。与类毒素相比，具有不完全免疫原性的风险几乎不存在，它们似乎减少了宿主内的细菌持久化[35-36]。也有希望在这个领域开展深入研究。

替加环素作为非一线用药已被用于治疗严重CDI患者。2009年《Clinical Infectious Disease》杂志报道了5例成功案例[37]。但目前的证据是有争议的。2014年《Antimicrobial Agents and Chemotherapy》发表了一项研究，其中10天替加环素治疗足以转移小鼠肠道中微生物组织，并提高对CDI的易感性超过5周[38]。目前不推荐替加环素用于治疗难辨梭菌。

利福昔明400 mg每日两次治疗复发性疾病的成功率为86%。然而，强有力的证据表明利福昔明耐药的阈值较低[39]。

拉莫拉宁是一种糖脂代谢肽抗生素，阿肽加定是一种羊毛硫抗生素，两者均来自于放线菌属。在人类肠道模型中拉莫拉宁-阿肽加定组合被证明治疗复发性疾病尤其有效。这种通过不同抗生素的组合对62%的菌株有协同效应[40]。

奥利万星是一种新型糖肽抗生素，在小鼠和人类肠道模型中被证明将难辨梭菌的总计数减少到不可检测的水平，并且不同于万古霉素，不诱导孢子萌发或毒素产生。奥利万星目前正在进行临床试验以用于治疗严重CDI[41]。

利福拉齐是一种苯并恶嗪利霉素，可阻断细菌基因组中RNA聚合酶的β亚基。它可抑制结核分枝杆菌和其他革兰氏阳性菌的活性。在小鼠中进行的一项研究接种难辨梭菌种后比较利福拉齐和万古霉素。利福拉齐组没有上皮细胞损伤，肠道壁水肿减少，黏膜炎症反应较少，而万古霉素组黏膜损伤和炎症比较明显。没有利福拉齐治疗组，30天后在小鼠粪便中检出毒素，表明在动物模型中，治疗严重的CDI利福拉齐可能优于万古霉素。在人类治疗严重和复发性CDI的研究正在进行中[42]。

蛋氨酸-tRNA合成酶的新型抑制剂是已知的REP3123和第二代羊毛硫抗生素被认定的NVB302在体外研究中已经表现出对难辨梭菌有作用，但在人类模型中需要更多证据支持[43-44]。

手术干预

早期手术治疗通常用于暴发性CDI。3%～10%的CDI患者进展到暴发性结肠炎[45-49]。但是，一个外科医师面临的重要挑战是选择最适合时间进行手术干预。医生希望在患者病情进展至无法挽救的生理状态之前进行手术，但是避免对药物治疗可恢复的患者进行手术治疗[33]。

对于CDI患者初始手术干预有多种手术方式，包括部分结肠切除术和减压手术。与全结肠切除术结肠造口术[10-13,26]相比，这些手术的死亡率高很多，使后一种手术成为治疗暴发性CDI的主要手术选择[50]。然而，在这些危重患者这种手术方法与发病率和死亡率明显有关[44-45]。在各种程度CDI患者的手术死亡率在35%～80%[46-48]。

患者死亡的预测因素包括高龄、乳酸性酸中毒、血小板减少症、使用血管加压素或机械通气支持、穿孔、中毒性巨结肠、急性生理学和慢性健康评估（APACHE Ⅱ）和美国麻醉医师学会（ASA）评分增加和终末器官损伤[48-51]。但这些也是疾病进程患者死亡的危险因素，判断可否手术干预是困难的，因为出现并发症和死亡的风险高，但可能是一种挽救生命的方法。

最近，研究了一种新颖的"中间"手术方案。该过程需要使用微创技术创建一个转向回路——回肠造口术，在手术室术中进行结肠内抗生素灌洗，并在术后进行数日[52]。患者的选择是关键。患者应具有适度严重的疾病（诊断为 CDI，有身体恶化的标志），但不应处于终末状态。在合适的人群中，超过 90% 的患者中，结肠保存治疗的死亡率降低 30%[53]。这种保存结肠的手术方法似乎是非常有希望的，并且可能以较低的并发症和死亡率对暴发性中毒性结肠炎患者进行手术干预[54]。它也可能是矛盾，增加严重 CDI 患者手术治疗的利用率，如果不能降低全结肠切除术的发病率，医师和患者早期外科手术的可能性就会降低。

目前，由于数据有限，没有 I 级证据指导手术决策。研究受到样本量小时、回顾性设计和缺乏一致性以及明确的暴发性 CDI 定义的限制。缺乏关于手术干预适当时机的数据，报告的 CDI 手术死亡率在 38%～80%，导致了医疗/外科团队、患者和患者家属的决策困难。

如前所述，有一些数据支持尽早的诊断和治疗与降低死亡率相关。此外，CDI 紧急手术的预后评估报告了重度患者术后死亡率升高的指标［如血管加压素依赖性休克、术前插管、急性肾衰竭和（或）多系统器官功能衰竭］。因此，当患者临床上早期药物治疗失败的时候，我们建议手术评估，允许与医疗团队结合进行手术监测，并根据患者情况进行可能的早期干预。

（葛洪霞　张莉萍　译）

参考文献

1. Bennett JE, Dolin R, Blaser MJ. *Mandell, Douglas and Bennett's Principles and Practice of Infectious Diseases*. 8th ed. Philadelphia: Elsevier; 2015.

2. Le Monnier A, Zahar JR, Barbut F. Update on *Clostridium difficile* infections. *Med Mal Infect*. 2014; 44(8):354–365.

3. Kuntz JL, Chrischilles EA, Pendergast JF, Herwaldt LA, Polgreen PM. Incidence of and risk factors for community-associated *Clostridium difficile* infection: a nested case-control study. *BMC Infect Dis*. 2011; 11:194.

4. Cohen SH, Gerdin DN, Johnson S, et al. Clinical practice guidelines for *Clostridium difficile Infection* in adults: 2010 update by the society for healthcare epidemiology of America (SHEA) and the infectious diseases society of America (IDSA). *Infect Control Hosp Epidemiol*. 2010; 31(5):431–455.

5. Miller MA, Hyland M, Ofner-Agostini M, et al. Morbidity, mortality, and healthcare burden of nosocomial *Clostridium difficile*-associated diarrhea in Canadian hospitals. *Infect Control Hosp Epidemiol*. 2002; 23(3):137–140.

6. Gravel D, Miller M, Mulvey M, et al. Surveillance for *Clostridium difficile*-associated diarrhea (CDAD) within acute care hospitals in Canada: Results of the 2005 Canadian Nosocomial Infections Surveillance Program (CNISP) study shows escalating mortality. *J Hosp Infect*. 2006; 64(1):S100.

7. Goudarzi M, Seyedjavadi SS, Goudarzi H, Mehdizadeh Aghdam E, Nazeri S. *Clostridium difficile* infection: epidemiology, pathogenesis, risk factors, and therapeutic options. *Scientifica (Cairo)*. 2014; 2014:916826.

8. Yacyshyn MB, Reddy TN, Plageman LR, Wu J, Hollar AR, Yacyshyn BR. *Clostridium difficile* recurrence is characterized by pro-inflammatory peripheral blood mononuclear cell (PBMC) phenotype. *J Med Microbiol*. 2014; 63(Pt 10):1260–1273.

9. Hurley BW, Nguyen CC. The spectrum of pseudomembranous enterocolitis and antibiotic-associated diarrhea. *Arch Intern Med*. 2002; 162(19):2177–2184.

10. Petrella LA, Sambol SP, Cheknis A, et al. Decreased cure and increased recurrence rates for *Clostridium difficile* infection caused by the epidemic *C. difficile* BI strain. *Clin Infect Dis*. 2012; 55(3):351–357.

11. Kazanowski M, Smolarek S, Kinnarney F, Grzebieniak Z. *Clostridium difficile*: epidemiology, diagnostic and therapeutic possibilities–A systematic review. *Tech Coloproctol*. 2013; 18(3): 223–232.

12. Cheknis AK, Sambol SP, Davidson DM, et al. Distribution of *Clostridium difficile* strains from a North American, European and Australian trial of treatment for *C. difficile* infections: 2005–2007. *Anaerobe*. 2009; 15(6):230–233.

13. Cohen LE, McNeill CJ, Wells RF. Clindamycin-associated colitis. *JAMA*. 1973; 223(12):1379–1380.

14. Alasmari F, Seiler SM, Hink T, Burnham CA, Dubberke ER. Prevalence and risk factors for asymptomatic *Clostridium difficile* carriage. *Clin Infect Dis*. 2014; 59(2):216–222.

15. Konijeti GG, Sauk J, Shrime MG, Gupta M, Ananthakrishnan AN. Cost-effectiveness of competing strategies for management of recurrent *Clostridium difficile* infection: a decision analysis. *Clin Infect Dis*. 2014; 58(11):1507–1514.

16. Daneman N, Stukel TA, Ma X, Vermeulen M, Guttmann A. Reduction in Clostridium difficile infection rates after mandatory hospital public reporting: findings from a longitudinal cohort study in Canada. *PLoS Med*. 2012; 9(7):e1001268.

17. Vaishnavi C. Fecal microbiota transplantation for management of *Clostridium difficile* infection. *Indian J Gastroenterol*. 2014; 33(4):301–307.

18. Pathak R, Enuh HA, Patel A, Wickremesinghe P. Treatment of relapsing *Clostridium difficile* infection using fecal microbiota transplantation. *Clin Exp Gastroenterol*. 2013; 27(7):1–6.

19. Kucharzik T, Maaser C. Infections and Chronic Inflammatory Bowel Disease. *Viszeralmedizin*. 2014; 30(5):326–332.

20. Kondepudi KK, Ambalam P, Karagin PH, Nilsson I, Wadström T, Ljungh Å. A novel multi-strain probiotic and symbiotic supplement for prevention of *Clostridium difficile* infection in a murine model. *Microbiol Immunol*. 2014; 58(10):552–558.

21. Jacobs A, Barnard K, Fishel R, Gradon JD. Extracolonic manifestations of Clostridium difficile infections. Presentation of 2 cases and review of the literature. *Medicine (Baltimore)*. 2001; 80(2):88–101.

22. Bauer MP, Nibbering PH, Poxton IR, Kuijper EJ, van Dissel JT. Humoral immune response as predictor of recurrence in *Clostridium difficile* infection. *Clin Microbiol Infect*. 2014; 20(12):1323–1328.

23. Surawicz CM, Brandt LJ, Binion DG, et al. Guidelines for diagnosis, treatment, and prevention of *Clostridium difficile* infections. *Am J Gastroenterol*. 2013; 108(4):478–498; quiz 499.

24. Goldstein EJ, Babakhani F, Citron DM. Antimicrobial activities of fidaxomicin. *Clin Infect Dis*. 2012; 55(Suppl 2):S143–S148.

25. van Nood E, Vrieze A, Nieuwdorp M, et al. Duodenal infusion of donor feces for recurrent *Clostridium difficile*. *N Engl J Med*. 2013; 368(5):407–415.

26. Youngster I, Sauk J, Pindar C, et al. Fecal microbiota transplant for relapsing *Clostridium difficile* infection using a frozen inoculum from unrelated donors: a randomized, open-label, controlled pilot study. *Clin Infect Dis*. 2014; 58(11):1515–1522.

27. Zipursky JS, Sidorsky TI, Freedman CA, Sidorsky MN, Kirkland KB. Physician attitudes toward the use of fecal microbiota transplantation for the treatment of recurrent *Clostridium difficile* infection. *Can J Gastroenterol Hepatol*. 2014; 28(6):319–324.

28. Boonma P, Spinler JK, Venable SF, Versalovic J, Tumwasorn S. *Lactobacillus rhamnosus* L34 and *Lactobacillus casei* L39 suppress *Clostridium difficile*-induced IL-8 production by colonic epithelial cells. *BMC Microbiol*. 2014; (14):177.

29. Colenutt C, Cutting SM. Use of Bacillus subtilis PXN21 spores for suppression of *Clostridium difficile* infection symptoms in a murine model. *FEMS Microbiol Lett*. 2014; 358(2):154–161.

30. Rineh A, Kelso MJ, Vatansever F, Tegos GP, Hamblin MR. *Clostridium difficile* infection: molecular pathogenesis and novel therapeutics. *Expert Rev Anti Infect Ther*. 2014; 12(1):131–150.

31. Aboudola S, Kotloff KL, Kyne L, et al. *Clostridium difficile* vaccine and serum immunoglobulin G antibody response to toxin A. *Infect Immun*. 2003; 71(3):1608–1610.

32. Shah N, Shaaban H, Spira R, Slim J, Boghossian J. Intravenous immunoglobulin in the treatment of severe *Clostridium difficile* colitis. *J Glob Infect Dis*. 2014; 6(2):82–85.

33. Rineh A, Kelso MJ, Vatansever F, Tegos GP, Hamblin MR. *Clostridium difficile* infection: molecular pathogenesis and novel therapeutics. *Expert Rev Anti Infect Ther*. 2014; 12(1):131–150.

34. Karczewski J, Zorman J, Wang S, et al. Development of a recombinant toxin fragment vaccine for *Clostridium difficile* infection. *Vaccine*. 2014; 32(24):2812–2818.

35. Leuzzi R, Adamo R, Scarselli M. Vaccines against *Clostridium difficile*. *Hum Vaccin Immunotherapy*. 2014; 10(6):1466–1477.

36. Baliban SM, Michael A, Shammassian B, et al. An optimized, synthetic DNA vaccine encoding the toxin A and toxin B receptor binding domains of *Clostridium difficile* induces protective antibody responses in vivo. *Infect Immun*. 2014; 82(10):4080–4091.

37. Herpers BL, Vlaminckx B, Burkhardt O, et al. Intravenous tigecycline as adjunctive or alternative therapy for severe refractory *Clostridium difficile* infection. *Clin Infect Dis*. 2009; 48(12):1732–1735.

38. Bassis CM, Theriot CM, Young VB. Alteration of the murine gastro-intestinal microbiota by tigecycline leads to increased susceptibility to *Clostridium difficile* infection. *Antimicrob Agents Chemother*. 2014; 58(5):2767–2774.

39. Rubin DT, Sohi S, Glathar M, Thomas T, Yadron N, Surma BL. Rifaximin Is Effective for the Treatment of *Clostridium difficile*-Associated Diarrhea: Results of an Open-Label Pilot Study. *Gastroenterol Res Pract*. 2011; 2011:106978.

40. Mathur H, O'Connor PM, Hill C, Cotter PD, Ross RP. Analysis of anti-*Clostridium difficile* activity of thuricin CD, vancomycin, metronidazole, ramoplanin, and actagardine, both singly and in paired combinations. *Antimicrob Agents Chemother*. 2013; 57(6):2882–2886.

41. Chilton CH, Freeman J, Baines SD, Crowther GS, Nicholson S, Wilcox MH. Evaluation of the effect of oritavancin on *Clostridium difficile* spore germination, outgrowth and recovery. *J Antimicrob Chemother*. 2013; 68(9):2078–2082.

42. Anton PM, O'Brien M, Kokkotou E, et al. Rifalazil treats and prevents relapse of *Clostridium difficile*-associated diarrhea in hamsters. *Antimicrob Agents Chemother*. 2004; 48(10):3975–3979.

43. Critchley IA, Green LS, Young CL, et al. Spectrum of activity and mode of action of REP3123, a new antibiotic to treat *Clostridium difficile* infections. *J Antimicrob Chemother*. 2009; 63(5):954–963.

44. Crowther GS, Baines SD, Todhunter SL, Freeman J, Chilton CH, Wilcox MH. Evaluation of NVB302 versus vancomycin activity in an in vitro human gut model of *Clostridium difficile* infection. *J Antimicrob Chemother*. 2013; 68(1):168–176.

45. Synnott K, Mealy K, Merry C, Kyne L, Keane C, Quill R. Timing of surgery for fulminating pseudomembranous colitis. *Br J Surg*. 1998; 85(2):229–231.

46. Longo WE, Mazuski JE, Virgo KS, Lee P, Bahadursingh AN, Johnson FE. Outcome after colectomy for *Clostridium difficile* colitis. *Dis Colon Rectum*. 2004; 47(10):1620–1626.

47. Dallal RM, Harbrecht BG, Boujoukas AJ, et al. Fulminant *Clostridium difficile*: an underappreciated and increasing cause of death and complications. *Ann Surg*. 2002; 235(3):363–372.

48. Sailhamer EA, Carson K, Chang Y, et al. Fulminant *Clostridium difficile* colitis: patterns of care and predictors of mortality. *Arch Surg*. 2009; 144(5):433–439; discussion 439–440.

49. Olivas AD, Umanskly K, Zuckerbraun B, Alverdy JC. Avoiding colectomy during surgical management of fulminant *Clostridium difficile* colitis. *Surg Infect (Larchmt)*. 2010; 11(3):299–305.

50. Koss K, Clark MA, Sanders DS, Morton D, Keighley MR, Goh J. The outcome of surgery in fulminant *Clostridium difficile* colitis. *Colorectal Dis*. 2006; 8(2):149–154.

51. Dudukgian H, Sie E, Gonzalez-Ruiz C, Etzioni DA, Kaiser AM. *C. difficile* colitis – predictors of fatal outcome. *J Gastrointest Surg*. 2010; 14(2):315–322.

52. Byrn JC, Maun DC, Gingold DS, Baril DT, Ozao JJ, Divino CM. Predictors of mortality after colectomy for fulminant *Clostridium difficile* colitis. *Arch Surg*. 2008; 143(2):150–154; discussion 155.

53. Neal MD, Alverdy JC, Hall DE, Simmons RL, Zuckerbraun BS. Diverting loop ileostomy and colonic lavage: an alternative to total abdominal colectomy for the treatment of severe, complicated *Clostridium difficile* associated disease. *Ann Surg*. 2011; 254(3):423–427; discussion 427–429.

54. Brown CJ, Boutros M, Morris A, Divino CM, CAGS/ACS Evidence Based Reviews in Surgery Group. CAGS and ACS evidence based reviews in surgery. Is a diverting loop ileostomy and colonic lavage an alternative to colectomy for the treatment of severe *Clostridium difficile*-associated disease? *Can J Surg*. 2014; 57(3):214–216.

第九部分　中　毒

第 49 章　中毒的救治

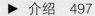

Mohan Punja · Robert J Hoffman

介绍

有毒物暴露史和中毒的患者可能会出现一系列不同的临床症状、体征和各种各样的损伤。大多数都是非常简单和容易识别的，但有一些可能难以预料，而有些患者因为所接触的物质成分不详，给临床医师的判断增加了难度。然而，根据一些一般性的原则可以形成一个治疗流程，主要是针对那些已知或未知毒物的不良反应，对大多数中毒都适用。只有不到 5% 的中毒需要使用特定的解毒剂，而一般对症支持治疗是治疗大多数中毒患者最重要的方法[1]。

中毒患者的初始治疗通常遵循急危重症的治疗原则。与"气道、呼吸、循环"三部曲略微不同的是，毒物暴露和中毒的处理中有一些具体修订。"气道、呼吸、循环、功能障碍、葡萄糖、暴露史、心电图"组成中毒治疗的"A、B、C、D、D、E、E"口诀。这可能不同于其他急诊科（ED）患者的治疗，"功能障碍"和"暴露史"是对创伤患者所必需的评估，而对大多数中毒患者则是不必要的，但是可以提供一些有价值的诊断信息。

病史

搞清楚毒物的暴露情况是选择合适的治疗方法的关键。评估中毒患者的方法是鉴别暴露的原因（蓄意的、无意的、灾难性的），毒物的类型（处方药、非处方药、中草药、违禁药品），剂型（速释、缓释），毒物的剂量，毒物的种类，接触途径（口服、吸入、静脉、经皮吸收），接触的时间（开始接触的时间、急／慢性），同时服用的物质，接触的程度。

向一个中毒患者询问用药史可能会比较困难，因此，可以咨询其他人如家庭成员、朋友、院前接诊人员、患者的主管医师或治疗师，既往的病历资料会为治疗提供重要的参考信息。全面的医学知识、病史、药物治疗史、患者有可能接触到的药物或其他物质都会提供有用的信息。

在完成初始评估、稳定生命体征、体格检查之后，进一步治疗措施应包括①去除毒物，②阻止吸收，③给予解毒剂，④促进毒物排泄。

体格检查

毒物暴露和中毒患者的体格检查较之全面的体格检查，往往着重于某些特定部位以期获得有用的信息（表 49-1）。

对生命体征、神经状态、瞳孔、皮肤、肠道、膀胱的评估构成中毒症候群的主要内容。一种中毒症候群或者中毒综合征是一组症状、体征的集合，提示一类毒物的中毒。识别一组症候群的表现有利于治疗那些不明物质接触史的患者，已知接触某一类毒物的患者，该类物质均可引起某一特定的中毒

⬤ 表 49-1　中毒的一般表现

临床和实验室证据

躁动	抗胆碱能类[a]、乙醇和镇静安眠类戒断、低血糖，苯环己哌啶、拟交感神经药物[b]
脱发	烷化剂（抗肿瘤药）、放射物、硒、锶、铊
共济失调	苯二氮䓬类、卡马西平、一氧化碳、甲醇、低血糖、锂、汞、苯妥英、一氧化二氮
失明或视力下降	腐蚀剂（直接）、可卡因、顺铂、汞、甲醇、奎宁、铊
皮肤变蓝	胺碘酮、FD&C 色料 1 号、高铁血红蛋白、银、硫化血红蛋白
便秘	抗胆碱能类[a]、肉毒中毒、铅、阿片类、重度铊中毒
耳鸣，耳聋	氨基糖苷类、顺铂、重金属、祥利尿剂、奎宁、水杨酸类
出汗	安非他命、胆碱能药物[c]、乙醇和镇静安眠药物戒断、低血糖症、阿片类戒断、水杨酸类，血清素综合征、拟交感神经药[b]
腹泻	砷和其他金属 / 非金属化合物、硼酸（蓝绿色）、有刺激性植物、泻药、胆碱能药物[c]、秋水仙碱、铁、锂、阿片类戒断、放射
感觉迟钝 / 感觉异常	丙烯酰胺、砷、鱼肉毒、可卡因、秋水仙碱、正己烷、铊
牙龈变色	砷、铋、维生素 A 过多症、铅、汞
幻觉	抗胆碱能类、多巴胺受体激动剂、麦角生物碱、乙醇、乙醇和镇静催眠药戒断、LSD（麦角酸二乙酰胺）、苯环己哌啶、拟交感神经药[b]、色胺（如 AMT 三环类抗抑郁药）
头痛	一氧化碳、低血糖、单胺氧化酶抑制剂 / 食物相互作用（高血压危象）、亚硝酸盐、5 - 羟色胺综合征
代谢性酸中毒（阴离子间隙升高）	氰化物、乙二醇、酮症酸中毒（糖尿病、饥饿、酒精）、铁、异烟肼、乳酸酸中毒、二甲双胍、甲醇、三聚乙醛、苯乙双胍、蛋白酶抑制剂、水杨酸盐、甲苯、尿毒症
瞳孔缩小	胆碱能药物[c]、可乐定、阿片类药物、苯环己哌啶、吩噻嗪类
瞳孔散大	抗胆碱能类[a]、肉毒中毒、甲醇、阿片类戒断、拟交感神经药[b]
眼球震颤	巴比妥类、卡马西平、一氧化碳、甲醇、锂、单胺氧化酶抑制剂、苯环己哌啶、苯妥英、奎宁
紫癜	抗凝血灭鼠剂、氯吡格雷、糖皮质激素，蝮蛇蛇毒、奎宁、水杨酸盐、华法林
吞入不透射线的物质	砷、体内包裹（藏毒品）、水合氯醛、肠溶衣片、卤代烃、金属（如：铁、铅）
皮肤发红	抗胆碱能类[a]、硼酸、双硫仑反应、羟钴胺素、鲭鱼毒素、万古霉素
横纹肌溶解	一氧化碳、抗敏安、HMG - CoA 还原酶抑制剂、拟交感神经药[b]、缘毛蘑菇
流涎	砷、腐蚀剂、胆碱能药物[c]、氯胺酮、汞、苯环哌啶、马钱子碱
癫痫	安非他酮、一氧化碳、环类抗抑郁药、乙醇和镇静催眠药戒断、鹿花菌、低血糖、异烟肼、茶碱
震颤	抗精神病药物、砷、一氧化碳、胆碱能药物、甲醇、锂、汞、甲基溴化、拟交感神经药[b]、甲状腺替代
乏力	肉毒中毒、利尿剂、镁、神经肌肉阻滞剂、麻痹性贝类、类固醇、甲苯
皮肤发黄	对乙酰氨基酚（晚发）、伞形蘑菇、β- 胡萝卜素、二硝基酚、吡啶类生物碱

[a]抗胆碱能类药物：例如抗组胺药、阿托品、环类抗抑郁药和莨菪碱
[b]拟交感神经药物：例如安非他明、β-肾上腺素能受体激动剂、可卡因，麻黄碱、甲基黄嘌呤
[c]胆碱能药物：例如毒蕈碱的蘑菇、有机磷化合物、氨基甲酸酯类、包括治疗老年痴呆症的药物和毒扁豆碱、毛果芸香碱和其他直接作用的胆碱能药物

（Reproduced with permission from Hoffman RS, Howland ME, Lewin NA, et al: *Goldfrank's Toxicological Emergencies*, 10th edition. New York: McGraw-Hill Companies Inc; 2014.）

症候群（见表 49-2）。

有四种经典中毒症候群：肾上腺素能 / 拟交感神经、抗胆碱能、胆碱能和阿片类。另外还有一大类是人们熟悉的镇静催眠类药。这几类物质引起的中毒症候群包括：

- 肾上腺素（拟交感神经）：拟交感神经类药物能产生 α- 和（或）β- 肾上腺素能激动作用，例如可卡因、安非他明、茶碱、咖啡因、伪麻黄碱、麻黄碱、肾上腺素、去甲肾上腺素和亚甲基二氧甲基苯丙胺（MDMA，俗称摇头丸）。

- 抗胆碱能：阻断胆碱能受体的物质，例如阿托品、东莨菪碱、抗组胺药、吩噻嗪类、环类抗抑郁药物、环苯扎林。
- 胆碱能：竞争胆碱能受体的物质，例如有机磷杀虫剂和神经毒气、毒扁豆碱、卡巴拉汀和尼古丁。
- 阿片类：竞争阿片受体的物质，例如海洛因、吗啡、氢化吗啡酮、美沙酮、苯乙哌啶、可乐定、曲马多。
- 镇静催眠药：增强 γ - 氨基丁酸（GABA）活性的物质，例如苯二氮䓬类、巴比妥酸盐、醇、γ - 羟丁胺酸（GHB）和唑吡坦。

值得注意的是疑似中毒的患者可能有混合复杂的临床表现，可能不会完全符合某一特定种类的中毒症候群。尤其是一些患者过量服用多种药物，或者服用的药物中混合了能引起另一种中毒症候群的物质。

诊断

调查和化验对中毒患者的诊治非常重要，这是急诊和重症医学的基本常识。尽管有可能要检测上百种可以导致中毒的物质，但最常见的检查是急诊科和重症监护医师所熟悉的那些，并且在急诊和危重病护理的任何环境中都很容易获得。

心电图

心电图检查用于接触了可致心律失常的物质，接触了不明物质，意欲自杀的患者。在急诊室，心电图的应用主要是为了观察是否有心肌缺血性改变。对于接触了毒物和中毒的患者，最需要关注的是心脏传导的改变，传导间期以及节律是否异常。当然，发现缺血也是有意义的，但这不是毒物暴露和中毒患者心电评估的重点。

右束支三联征——由 AVR 导联高的 R 波，I 导联 S 波，AVL 导联 S 波组成——高度提示三环类抑郁药作用导致的钠通道阻滞[2]。如果存在这种表现，QRS 间期延长至 100 ms 可出现癫痫，延长至 160 ms 可出现室性心律失常[3-4]。AVR 导联出现终末R波（振幅 >3 mm 或 R/S 振幅之比 >0.7）比 QRS >100ms 对预测癫痫和心律失常更有意义[5]。

能引起心律失常的毒物太多，无法一一列举。特征性改变——室性缓慢型心律失常见于地高辛及其他强心苷类中毒。所有导联非特异性 ST 改变，偶伴有心动过缓，常提示伴随锂中毒。

中毒所致节律紊乱的治疗方法与其他原因导致的节律紊乱有很大不同。在这些病例中，常规的治疗可能无效，有时应用常规手段还可能会增加发病率和死亡率。其中一些治疗技术在 AHA 中被提及[6]。中毒导致的心律失常需要找精通毒理的医师治疗（见

表 49-2 中毒综合征和中毒的一般表现

类别	生命体征								其他
	BP	P	R	T	精神状态	瞳孔大小	蠕动	出汗	
抗胆碱能类	-/↑	↑	±	↑	谵妄	↑	↓	↓	黏膜干燥、潮红、尿潴留
胆碱能类	±	±	-/↑	-	正常或抑制	±	↑	↑	流涎、流泪、排尿、腹泻、支气管分泌物、肌束震颤、麻痹
乙醇和镇静催眠类	↓	↓	↓	↓	抑制	±	↓	-	反射减退、共济失调
阿片类	↓	↓	↓	↓	抑制	↓	↑	-	反射减退
拟交感神经类	↑	↑	↑	↑	激惹	↑	-/↑	↑	震颤、痉挛
乙醇或镇静催眠药物戒断	↑	↑		↑	易激惹、定向力障碍、幻觉	↑	↑	↑	震颤、痉挛
阿片类戒断	↑	-	-		正常、焦虑	↑	↑	↑	呕吐、流涕、汗毛站立、腹泻、打呵欠

↑，升高；↓，降低；±，可变；-，无变化；BP，血压；P，脉搏；R,呼吸；T,体温。（Reproduced with permission from Hoffman RS, Howland ME, Lewin NA, et al: *Goldfrank's Toxicological Emergencies*, 10th edition. New York: McGraw-Hill Companies Inc; 2014. ）

第 50 章）。

实验室：常规检测

血清葡萄糖和电解质检测是中毒患者最常用的实验室检测。该检查用于发现由多种毒物引起的低血糖症，包括降血糖药物和一些可以引起高血糖但继发低血糖反应的物质。任何意识状态改变的患者，包括抑郁、感觉异常、昏迷或躁动等，应立即检测血糖水平。这个检查能够给临床医师提供有意义的治疗指导，及时给予葡萄糖或是胰高血糖素。血清生化检测可以检出阴离子间隙代谢性酸中毒，钾钠离子、血清碳酸氢盐以及其他指标的改变。

阴离子间隙的算法见下面公式，[Na$^+$]- [Cl$^-$ + HCO$_3$]，正常参考值为 6 ~ 14 mmol/L[7]。

无法解释的阴离子间隙升高应积极寻找原因。这些内源性或外源性的原因归纳为"MUDPILES"帮助记忆。甲醇（methanol），尿毒症（uremia），糖尿病酮症酸中毒（diabetic ketoacidosis），三聚乙醛（paraldehyde）/苯乙双胍（phenformin，铁（iron）/吸入（inhalants）[一氧化碳（carbon monoxide），氰化物（cyanide，硫化氢（hydrogen sulfide）]，异烟肼（isoniazid）/布洛芬（ibuprofen），乳酸酸中毒（lactic acidosis），乙二醇（ethylene glycol）/乙醇酮酸中毒（ethanol ketoacidosis），水杨酸类（salicylates）/溶剂（solvents）[苯（benzene），甲苯（toluene）]/拟交感神经药物（sympathomimetics）/饥饿性酮症（starvation ketoacidosis）。

怀疑酒精中毒的患者测量血浆渗透压差具有一定的临床意义，但是有很多限制。通过对比血浆渗透压的测量值与计算值得出血浆渗透压差，其代表其他渗透活性物质的存在。渗透压的计算公式 =2[Na$^+$]+（BUN/2.8）+（葡萄糖/18）+（乙醇/4.6）。乙醇、乙二醇和其他很多药物、化合物，以及一些疾病状态都会产生这个差值。正常渗透压差是很宽泛不易确定的区间，通常为 -5 ~ +15 mOsm/kg[8-9]。鉴于患者的渗透压基线是未知的，很难确定是否存在不能检测出的渗透活性物质。因此，由于酒精中毒反应代谢因素，与阴离子间隙和乙醇的实验室检测水平协力，所以渗透压差的改变是十分重要的依据；一个"正常"的渗透压间隙不排除酒精中毒。

实验室检测常见的项目包括血清对乙酰氨基酚水平、水杨酸水平、乙醇水平及血气分析。血清对乙酰氨基酚的测定适用于任何有可能服用对乙酰氨基酚的患者，和有服毒自杀倾向的所有患者，无论其是否有对乙酰氨基酚的服用史[10]；而接触不明物质后肝转氨酶升高的患者也需要做对乙酰氨基酚的检测。

血清水杨酸水平的检测用于接触过水杨酸的患者。水杨酸中毒可以通过临床表现发现[11]，但经常被掩盖。如果患者接触了多种药物，合并其他疾病，缺乏临床水杨酸用药史，其临床表现会被掩盖[12]。我们建议对接触不明物质或服毒自杀的患者常规筛查血清水杨酸浓度。

血清乙醇水平与意识状态的抑制呈因果关系。虽然患者对乙醇耐受性的差异较大，使得血清酒精水平不能精准反映其对意识的抑制程度[13]，但在 ED 这种方法是主要的评估手段。

建议医师慎倚重血清乙醇水平，而忽视其他原因引起的意识水平下降和意识状态的改变，如颅内出血、脑炎或败血症等，不恰当地归因于酒精中毒是急诊室一个非常常见的错误，这个错误经常增加其他隐藏疾病的发病率和死亡率，同时也是引起法律案件的一个常见原因。即便血清乙醇浓度达到中毒水平，临床医师也不应停止追查引起患者意识水平下降和意识状态的改变的其他可能的原因。

血气分析用于很多情况，包括说明酸中毒或碱中毒的类型和程度，检测血红蛋白异常（比如检测碳氧血红蛋白和高铁血红蛋白水平），测定氧的吸收和利用（比如一些导致氧化磷酸化的障碍的药物，比如氰化物）。除了心脏停搏，几乎在所有病例中，静脉血血气分析评估 pH 值和 PCO$_2$ 的意义与动脉血样相同。最简单的换算方式即按静脉血 pH 加上 0.03 就得到动脉血的 pH 值[14-15]。大多数情况，静脉血标本已足够[14-15]，动脉血标本只有在必要时才需要获取。一个例外的情况是为了评估氰化物或其他破坏氧化磷酸化的物质，需要同时获得动脉血和静脉血标本做对比，用来评估在毛细血管组织内氧的吸收程度。

如果患者表现出体温调节功能或肌张力的改变，会出现血清素和神经阻滞剂恶性综合征或拟交感神经中毒症候群，则需要检测血清磷酸肌酸激酶。另外很多药物可能会导致横纹肌溶解，最常见的是他汀类药物、类固醇、茶碱和多西拉敏（抗敏安）。任何原因导致的创伤或长期制动，比如滥用速效的镇静剂，会引起肌肉损伤而释放大量钾和磷酸肌酸肌酶，达到危险的水平。

实验室：定量实验

一般情况下，检测中毒物质在血清中的浓度对诊断和治疗都至关重要。有时，这决定了选择某一种特定的治疗方案，比如血液透析、其他增强药物清除的方法或应用解毒剂。

实验室：滥用药物的筛查

药物滥用的实验室筛查——常见的比如安非他明、大麻类（大麻）、可卡因、PCP（苯环己哌啶）以及阿片类——临床意义小，不能解释毒理学机制[16-17]。除非应法院的要求，否则对于没有明确吸毒病史的患者不常规检测血液药物浓度。因为这些检查仅仅是定性的，它们只能确认是否接触了某种物质，而具体是在几天前或几周内发生的，还要取决于物质本身的特性。并且许多化验不能覆盖其所测某种类别的其他药物。筛选安非他明的检测方法可能检测不到甲基苯丙胺或 MDMA（摇头丸），而后两者是比安非他明应用更多的物质。经典的阿片类筛查可以检测天然阿片，而无法检测合成的阿片类，比如美沙酮、芬太尼、丙氧芬、曲马多等。许多常见的滥用药物，如氯胺酮、γ-羟丁酸，不能被任何常规实验室检查检测出。随着合成药物的大量应用如合成大麻素和"浴盐"（苯乙胺衍生物），这些滥用药物的尿检结果差异更明显。另外，已知很多药物会引起毒品检测的假阳性。三环类抗抑郁药筛选实验常会引起假阳性，因为很多药物都有类似的三环结构。现行通用的筛查滥用药物实验中可卡因的筛查是最精确的，尿中可以检测出其代谢产物苯甲酰芽子碱，但 1 次用药后只能在 2 ~ 3 天后检出。

如果不了解滥用药物筛查实验的局限性，将会导致没有经验的医师错误解读这个实验，经常会误判实验的结果。

恶意滥用药物，在没有能力自愿使用药物的儿童身上使用违禁药物，法庭认为有滥用药物的证据的情况下，需要在咨询医师，得到法医和执法人员提供的证据后进行筛查实验。要记住，滥用药物的尿检只是一个筛查实验，阳性发现应该被一个确证实验来确诊，而气相色谱质谱分析检测是法检的金标准。

此外，精神科医师常常利用滥用药物筛查实验给急性药物过量的精神患者制订治疗方案。

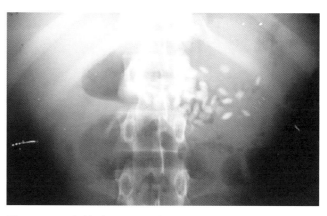

图 49-1　口服铁片过量。X 线下可见大量不透射线的片剂证实患者铁剂过量的诊断。（ Used with permission from Toxicology Fellowship of the New York City Poison Center. ）

影像学

有时，影像学也有重要的评估作用。有些不透射线的物质——如铅 / 重金属 / 肠溶衣片 / 装有毒品（如可卡因和海洛因）的包装——可以被平片识别。一些情况下，腹平片可以发现一些不透射线的物质，如碳氢化合物，可以在胃里引起"双气泡征"的特征性表现。包含两种重金属的物品能够被平片识别，分别是不能咀嚼的铁片和含铅的异物。X 线平片识别吞服毒品包的敏感性很高，这种方法在识别毒品的非法交易中应用广泛。典型的表现是看见封闭包装的订书钉，塑料袋口打结的"玫瑰花形"气体影，两层乳胶套中间的空气的"双套征"（图 49-1 和图 49-2 ）[18]。

CT 同样也能显示吞服物如毒品包和不透射线的物质。如果吞下的毒品包破裂，手术后需要做 CT 扫描以证明胃肠道内的毒品全部被清除[18]。

影像学还能评估中毒的后果。胸片可诊断碳氢化合物和其他吸入物相关的肺炎，腹平片可以显示肠梗阻或穿孔。CT 可以显示服用腐蚀剂导致损伤的范围和严重程度。

内镜提供气道和消化道的直接影像，特别是接触腐蚀剂的诊断、清除以及预后。我们推荐所有故意服用腐蚀物和非强碱性物质的患者接受内镜检查。在儿童出现喘鸣，或同时伴有流涎和呕吐的情况时应该采取内镜检查[19]。如果有适应证，内镜需要在 8 ~ 12 小时，不晚于 24 小时完成。

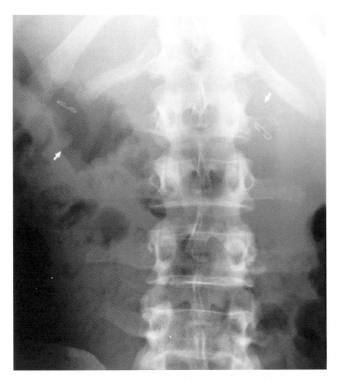

图 49-2　一个患者在警察局拘留声称吞服了毒品包被带到医院急诊室。这个患者承认吞了几包用订书钉固定的塑料包装。（Used with permission from Toxicology Fellowship of the New York City Poison Center.）

净化治疗，阻止毒物吸收，促进排泄

　　净化治疗、预防毒物不良反应长期以来一直被认为是中毒治疗的策略，通用的治疗方法是从机体中清除毒物避免其致病。然而，重复进行胃肠净化和严格测试的方法并未被证实有益，因此胃肠净化在中毒患者治疗中的作用越来越不被人重视。在某些毒物中毒的治疗中还需要注意体表部分的清污，如对皮肤和眼睛的净化仍起着至关重要的作用。

身体和眼部净化

　　当毒物覆盖在患者体表上时，应洗净身体阻止毒物进一步进入患者体内。操作最好在急诊室入口附近指定的淋浴区或集中进行净化去污的区域进行。患者应该完全脱去衣服、首饰、手表等，彻底清洗全身或接触毒物的身体部分。眼睛暴露时，双眼用大量的等渗溶液冲洗（如生理盐水或林格）至少30分钟，或达到一个正常的眼内 pH 值。为了达到最好的疗效，被污染的眼睛应该使用摩根透镜，并在冲洗前使用丁卡因或丙美卡因进行眼部麻醉[20]。

胃肠净化 / 洗胃

　　胃肠净化有多种方法来降低摄入毒素的生物利用度。这些方法大多已经过时，临床意义并不大，但是，在有些情况下可能是最适合的选择。

　　诱导呕吐的吐根糖浆不推荐常规使用[21]，除非遇到下面这种特定的情况，清醒的对抗治疗的患者在一个小时内大量摄入某一有潜在致命性的毒物（不是腐蚀性物质或碳氢化合物），且不能被活性炭吸附。引起呕吐的吐根的持续作用时间是不可预测的，并且可能会限制其他净化手段的应用。胃肠灌洗是通过一种经口插入的大口径胃管，向胃里注入液体然后吸出胃内有毒物质。由于风险大获益小，一般不会常规使用胃灌洗，但对于危重的服毒患者，抑郁状态，以及摄入毒物在1小时之内出现生命体征不稳定的患者洗胃可能是恰当的选择[22-23]。在志愿者身上进行洗胃治疗的多项研究显示最佳的洗胃时间是在30分钟之内，随着时间进展疗效递减，1小时后获益最小。

　　经鼻胃管灌洗吸出液体毒物，较经口插管洗胃风险小，且被证实可以减少毒物吸收[22]。鼻胃管吸出液体毒物用于患者服用了液体毒物并排斥治疗者。而鼻胃管治疗的缺点是常用的鼻胃管内径过小不能清除药丸的碎片。

　　全结肠冲洗（whole bowel irrigation，WBI）也是清空胃肠道阻止毒物进一步吸收的一种方法。通常使用温热的聚乙二醇电解质溶液（PEG-ES），按成人每小时 0.5～1 L 的速度灌入，这往往需要放置经鼻或经口的胃管[24]。洗肠可用于特定情形，例如，吞服大量的、有潜在致命毒性的且不能被碳吸收的物质，如铁或铅、缓释制剂或体内毒品包装。它禁用于存在肠梗阻、穿孔、胃肠道出血、血流动力学不稳定、气道不稳定或气道有潜在恶化风险的患者[24]。

　　胃肠净化的所有方法中，活性炭的应用具有最大获益但仍不推荐中毒患者常规使用[25]。活性炭可以用 1g/kg，最大量到 100g，最好是在摄入毒物后 1 小时给予，其局限性类似于 WBI。它能降低多种毒物的生物利用度，但对酒精、腐蚀剂（酸/碱）、镁、钾、或铁和锂等均无效。活性炭主要的副作用是碳粉被吸入肺内或直接灌进肺内[26]后引起的不良反应。对于精神状态异常或不能保护气道的患者禁忌口服活性炭。洗胃或洗肠前给予气管插管或减少活性炭的用量，可以减少但并不能完全排除误吸的风险。

强化清除

毒物的强化清除用于药物清除率下降（如肾衰竭患者摄入的药物主要通过尿液排出），或该毒物有一个长的消除半衰期的患者。大剂量活性炭可以用于特别危重的患者，包括严重中毒或服用致死剂量的卡马西平、苯巴比妥、奎宁、氨苯砜、苯巴比妥、苯妥英钠、茶碱，或服用长效或肠溶制剂，胃石形成[27]。给予初始剂量后，再继续每 2~6 小时给予 0.25~0.5 g/kg 直到 12 小时。

碱化尿液这种方法可以通过在碱性的尿液环境里与弱酸性毒素结合而增加其排泄。此建议仅为中重度水杨酸中毒的一线治疗，服用氟化物、甲氨蝶呤、苯巴比妥、2，4- 二氯苯氧乙酸和丙酸中毒的二线治疗[28]。对于苯巴比妥中毒，单独给予多剂量活性炭似乎比碱化尿液或两者结合治疗更有效。使尿 pH 值达到 8：给予初始负荷剂量 1~2 安瓿碳酸氢钠后，继续输注 1.5 倍维持量，即将 2~3 安瓿加到

1 L 的 D5W 中，同时积极补钾。

血液透析和血液灌流是侵入性并且是最昂贵的促进毒素清除的方法，同时能够改善酸碱和电解质失衡。水杨酸、甲醇、乙二醇、茶、咖啡因、卡马西平、锂、普鲁卡因胺（见表 49-3）等均可被透析清除。

解毒剂

中毒患者的大多数治疗是对症支持，而正确的使用解毒剂有时是唯一的能够降低发病率或死亡率的方法。比如羟钴胺素（维生素 B_{12}）或氰化物中毒时使用硫代硫酸钠；一氧化碳中毒时给予氧疗；地高辛中毒时使用地高辛 Fab；有毒的甲醇中毒时使用甲吡唑和（或）乙醇；对乙酰氨基酚中毒使用 N-乙酰半胱氨酸；钙通道阻滞剂过量使用钙剂。特殊的解毒疗法在以下章节中更详细讨论，包括重症中毒患者的最新疗法，如高胰岛素 - 正常血糖治疗和脂肪乳剂治疗。

表 49-3　选择常见中毒物实验室检验值和可采取的措施

物质	治疗 / 正常浓度	中毒或需要治疗的水平	措施
对乙酰氨基酚	10~30 μg/ml	>150 μg/ml 或毒性在 Rumack–Matthew 列线图上	N- 乙酰半胱氨酸
咖啡因	1~10 μg/ml	>25 μg/ml 慢性	多次给予活性炭
		>90 μg/ml 急性	透析
碳氧血红蛋白	0~2% 到 10% 在吸烟者	>15%（取决于患者的症状 / 怀孕）	吸氧 + 高压氧舱
氰化物	<1 μg/ml		氰化物解毒剂
地高辛	0.8~2.0 ng/ml	>2.0 ng/l	DigiFab
乙二醇	0 mg/dl	>25 mg/dl	甲吡唑和（或）透析
铁	80~180 μg/dl	>500 μg/dl	去铁胺
铅	<10 μg/dl	>25 μg/dl	去铁胺，乙二胺四乙酸钙，二巯基丙醇，二巯丁二酸
锂	0.6~1.2 mEq/L	>2.5 mEq/L 慢性	血液透析
		>4.0 mEq/L 急性	
甲醇	0 mg/dl	>25 mg/dl	甲吡唑和（或）血液透析
高铁血红蛋白	<1%	>15% ~ 20%	亚甲蓝
苯巴比妥	15~40 mg/l	>100 μg/ml	在婴幼儿血液灌流交换输液
苯妥英	10~20 mg/l	>30 mg/L	多剂量活性炭
水杨酸	15~30 mg/dl	>30 mg/dl 慢性	碱化尿液
		>60 mg/dl 急性	血液透析
茶碱	5~15 μg/ml	>25 μg/ml 慢性	多剂量活性炭
		>90 μg/ml 急性	血液灌流 / 透析

对于有证据疑诊为毒物中毒的危重患者，也可以进行经验性治疗。这方面的例子包括呼吸抑制伴有针尖样瞳孔的患者经验性使用纳洛酮，而对于其家庭成员正在用异烟肼治疗结核病的儿童，使用维生素 B_6 治疗其癫痫持续状态。

抗蛇毒血清用于治疗美国两大类毒蛇（眼镜蛇科和蝮亚科）所导致的血液系统、神经系统功能障碍和细胞毒性作用。另外还可以在美国特定地理区域内获得其他抗毒血清用于治疗蝎子和蜘蛛的毒性作用。也有对罕见的非本地产的进口毒蛇的抗蛇毒血清，比如一些动物园饲养的和供研究用的蛇毒中毒，偶尔用于非法引进的作为宠物饲养的蛇毒中毒。在动物园或专门的医院能够获得这些引进的抗蛇毒血清并救治蛇毒中毒。

（赵静静 译）

参考文献

1. Mowry JB, Spyker DA, Cantilena LR Jr, McMillan N, Ford M. 2013 Annual Report of the American Association of Poison Control Centers' National Poison Data System (NPDS): 31st Annual Report. *Clin Toxicol (Phila)*. 2014; 52(10):1032–1283.

2. Liebelt EL, Francis PD, Woolf AD. ECG lead aVR versus QRS interval in predicting seizures and arrhythmias in acute tricyclic antidepressant toxicity. *Ann Emerg Med*. 1995; 26(2):195–201.

3. Liebelt EL, Ulrich A, Francis PD, Woolf A. Serial electrocardiogram changes in acute tricyclic antidepressant overdoses. *Crit Care Med*. 1997; 25(10):1721–1726.

4. Boehnert MT, Lovejoy FH Jr. Value of the QRS duration versus the serum drug level in predicting seizures and ventricular arrhythmias after an acute overdose of tricyclic antidepressants. *N Engl J Med*. 1985; 313(8):474–479.

5. Liebelt EL, Francis PD, Woolf AD. ECG lead aVR versus QRS interval in predicting seizures and arrhythmias in acute tricyclic antidepressant toxicity. *Ann Emerg Med*. 1995; 26(2):195–201.

6. American Heart Association. American Heart Association Guidelines for Cardiopulmonary Resuscitation and Emergency Cardiovascular Care Science Part 12: Cardiac arrest in special situations: 2010 American Heart Association Guidelines for Cardiopulmonary Resuscitation and Emergency Cardiovascular Care. *Circulation*. 2010; 122(18 Suppl 3):S829–S861.

7. Ishihara K, Szerlip HM. Anion gap acidosis. *Semin Nephrol*. 1998; 18(1):83–97.

8. Glasser L, Sternglanz PD, Combie J, Robinson A. Serum osmolality and its applicability to drug overdose. *Am J Clin Pathol*. 1973; 60(5):695–699.

9. Hoffman RS, Smilkstein MJ, Howland MA, Goldfrank LR. Osmol gaps revisited: normal values and limitations. *J Toxicol Clin Toxicol*. 1993; 31(1):81–93.

10. Sporer KA, Khayam-Bashi H. Acetaminophen and salicylate serum levels in patients with suicidal ingestion or altered mental status. *Am J Emerg Med*. 1996; 14(5):443–446.

11. Mongan E, Kelly P, Nies K, Porter WW, Paulus HE. Tinnitus as an indication of therapeutic serum salicylate levels. *JAMA*. 1973; 226(2):142–145.

12. McGuigan MA. A two-year review of salicylate deaths in Ontario. *Arch Intern Med*. 1987; 147(3):510–512.

13. Sullivan JB Jr, Hauptman M, Bronstein AC. Lack of observable intoxication in humans with high plasma alcohol concentrations. *J Forensic Sci*. 1987; 32(6):1660–1665.

14. Barker SJ, Curry J, Redford D, Morgan S. Measurement of carboxyhemoglobin and methemoglobin by pulse oximetry: a human volunteer study. *Anesthesiology*. 2006; 105(5):892–897.

15. Kelly AM, McAlpine R, Kyle E. Venous pH can safely replace arterial pH in the initial evaluation of patients in the emergency department. *Emerg Med J*. 2001; 18(5):340–342.

16. Hoffman RJ. Testing for drugs of abuse (DOA). UpToDate, Waltham, MA. Available at: http://www.uptodate.com/contents/testing-for-drugs-of-abuse-doa. Accessed July 19, 2016.

17. Tenenbein M. Do you really need that emergency drug screen? *Clin Toxicol (Phila)*. 2009; 47(4):286–291.

18. Traub SJ, Hoffman RS, Nelson LS. Body packing–the internal concealment of illicit drugs. *N Engl J Med*. 2003; 349(26):2519–2526.

19. Crain EF, Gershel JC, Mezey AP. Caustic ingestions. Symptoms as predictors of esophageal injury. *Am J Dis Child*. 1984; 138(9):863–865.

20. Kuckelkorn R, Schrage N, Keller G, Redbrake C. Emergency treatment of chemical and thermal eye burns. *Acta Ophthalmol Scand*. 2002; 80(1):4–10.

21. American Academy of Clinical Toxicology, European Association of Poisons Centres and Clinical Toxicologists. Position paper: ipecac syrup. *J Toxicol Clin Toxicol*. 2004; 42(2):133.

22. American Academy of Clinical Toxicology, European Association of Poisons Centres and Clinical Toxicologists. Position paper: gastric lavage. *J Toxicol Clin Toxicol*. 2004; 42(7):993.

23. Kulig K, Bar-Or D, Cantril SV, Rosen P, Rumack BH. Management of acutely poisoned patients without gastric emptying. *Ann Emerg Med*. 1985; 14(6):562–572.

24. American Academy of Clinical Toxicology, European Association of Poisons Centres and Clinical Toxicologists. Position paper: whole bowel irrigation. *J Toxicol Clin Toxicol*. 2004; 42(6):843.

25. American Academy of Clinical Toxicology, European Association of Poisons Centres and Clinical Toxicologists. Position paper: single dose activated charcoal. *Clin Toxicol*. 2005; 43:61.

26. Sabga E, Dick A, Lertzman M, Tenenbein M. Direct administration of charcoal into the lung and pleural cavity. *Ann Emerg Med*. 1997; 30(5):695–697.

27. American Academy of Clinical Toxicology, European Association of Poisons Centres and Clinical Toxicologists. Position paper and practice guidelines on the use of multi-dose activated charcoal in the treatment of acute poisoning. *J Toxicol Clin Toxicol*. 1999; 37(6):731.

28. Proudfoot AT, Krenzelok EP, Vale JA. Position paper on urine alkalinization. *J Toxicol Clin Toxicol*. 2004; 42(1):1–26.

第50章　危重中毒患者

Robert J. Hoffman

导言

美国心脏病协会 2001 年发布的《TOX-ACLS：毒理学为导向的高级生命支持》[1] 表明以下观点得到广泛认可，即中毒导致的危重症可能需要与那些发生在非中毒患者身上的相同疾病完全不同的处理。该发布对可卡因、钙通道阻滞剂、β- 受体阻滞剂、阿片类药物、三环类抗抑郁药物导致的节律障碍和其他毒性以及药物诱导的心血管休克的治疗提出了具体的建议。2010 年更新的美国心脏病协会 ACLS 指南包含了关于上述毒素和氰化物、地高辛中毒以及使用氟马西尼、脂肪乳解毒治疗的具体评估和推荐 [2]。这个发布是认识到具有相同临床表现的中毒所致临床问题的处理不同于非中毒患者。

本章主要关注中毒患者临床管理中最常遇到的危重问题。我们将介绍一般治疗方法并讨论涉及中毒的特殊治疗事宜。本章不能覆盖需要特殊治疗的所有中毒情况，但涵盖了与重症医师有关的最常见问题。

虽然毒物毒性可导致一系列的临床问题，但大多数中毒所致危重疾病涉及以下问题：①气道或呼吸受累；②心血管抑制，表现为低血压和（或）心动过缓；③心血管刺激，表现为高血压、心动过速和（或）快速性心律失常；④体温过高；⑤痫性发作和癫痫持续状态（表 50-1）。

气道和呼吸受累

和其他临床情况一样，气道管理几乎无一例外是中毒患者治疗中的首要关注点。气道受累、呼吸抑制和（或）呼吸受累必须立即处理，并在可能时纠正或处理其潜在病因。

气管插管及特殊注意事项

对中毒患者进行气管插管的决定是基于不能维持气道通畅性的预期以及令人担忧的预后因素。尽管格拉斯哥昏迷评分（GCS）并非为评估气道和呼吸状态而设计，但对于很多中毒情况，它确实可以预测是否需要气管插管和（或）机械通气。因中毒 GCS≤6 分的患者通常需要气管插管 [3]。

GCS<6 分预测插管需要的原则也有许多例外，如分离性麻醉药的毒性可抑制精神状态或导致昏迷，但通常不累及气道和呼吸 [4]。该类药物包括氯胺酮、苯环己哌啶（PCP）、右美沙芬；产生时轻时重的呼吸抑制的药物，主要是可乐定；γ- 羟丁酸（GHB）及同类药物也可归于此类。后者可导致窒息和（或）呼吸抑制，通过刺激患者可逆转。

一种有必要快速保护气道的例外情况是继发于腐蚀性物质暴露的气道受累。由于随后可能迅速恶化并失去保护气道的能力，建议对腐蚀性物质暴露和喘鸣、失声或发音障碍的患者用类似于气道烧伤时的方法进行气管插管 [5]。

表 50-1　一些毒素和相关疾病的特殊治疗

毒素	影响	病理生理机制	特殊治疗
多种毒素	毒素诱导痫性发作	多种途径	使用苯二氮䓬类、巴比妥类、经验性吡哆醇、丙泊酚；不使用苯妥英
一氧化碳	代谢性酸血症、心血管抑制、心律失常、痫性发作、心脏停搏	结合血红蛋白和肌红蛋白，阻碍氧输送，结合细胞色素氧化酶	氧疗、高压氧疗
腐蚀物质暴露	烧灼所致气道受累	直接的组织损伤和炎症	气管插管紧急保护气道
可乐定	窒息、呼吸抑制、心血管抑制	阿片样效应	窒息时物理刺激大剂量纳洛酮输注
氰化物	代谢性酸血症、心血管抑制、心律失常、痫性发作、心脏停搏	阻断氧化磷酸化	使用羟钴胺解毒或氰化物解毒套装（亚硝酸盐和硫代硫酸钠）
高铁血红蛋白血症	代谢性酸血症、心血管抑制、心律失常、痫性发作、心脏停搏	改变血红蛋白，阻碍氧输送	亚甲基蓝
有机磷酸酯	窒息、支气管黏液溢、支气管痉挛、心血管抑制	毒蕈碱、胆碱能激动	拟胆碱酯酶减少致神经肌肉阻滞可能导致持续麻痹
有机磷酸酯类	胆碱能综合征、心动过缓、支气管黏液溢、支气管痉挛、心血管抑制、心律失常、痫性发作、心脏停搏	抑制乙酰胆碱酯酶、胆碱能过剩	临床治疗区域外去污、继之 ABC 和复苏；让污染患者进入临床治疗区，患者有持续中毒风险，工作人员有潜在中毒风险
水杨酸	过度通气	中枢介导和对代谢性酸血症的代偿	即使短暂中断过度通气也可能导致迅速或立即死亡；初始呼吸频率和通气量设定为正常状态的 150%
兴奋剂、致幻剂	心血管兴奋；继发于精神运动激越的高体温		使用苯二氮䓬类治疗激越和心血管兴奋
茶碱、咖啡因	心血管抑制、心律失常	β- 肾上腺素能激动、腺苷拮抗作用	短效 β- 受体阻滞剂治疗难治性低血压
三环类抗抑郁药	心血管抑制、心律失常	多重作用	使用直接升压药；使用碳酸氢钠减轻钠通道阻滞

　　气管插管时一些特定毒素有特殊的注意事项。有机磷杀虫剂灭活拟胆碱酯酶，导致用于神经肌肉阻滞的肌松药的半衰期显著延长[6]。给予这类药物以及根据半衰期和作用持续时间选择药物时应考虑到这点。

　　水杨酸中毒导致代谢性酸中毒合并呼吸性碱毒，这是因为水杨酸刺激中枢呼吸驱动并代偿性增加呼吸驱动[7]。水杨酸中毒的患者因呼吸急促和（或）过度通气使分钟通气量增加。即便是施行气管插管所需的短时间的中断，也可能导致快速或即刻的痫性发作或心血管崩溃[8]。水杨酸中毒患者应仅在必要时方进行气管插管，并应由最有能力的临床医师迅速完成。插管后立即对患者以常规设置150% 的频率和容量进行通气。监测动脉血气分析调整频率和容量设置。不能维持过度换气可能导致快速或立即死亡。

　　急症和重症医师熟知的"气道、呼吸、循环"模式有个特例，即患者的物理去污。让受污染的患者进入临床区域而不进行适当净化对医护和其他患者是明确的风险，并可使急诊的危重症监护单元不能提供有效治疗。即使患者有最低限度的毒性物质造成可闻见气味，也被公认为有破坏能力，导致不安和恐慌，并导致模糊、不特异的失能症状，一定程度上可描述为癔症[9]。因此，任何被诸如有机磷杀虫剂和某些烃类等能交叉污染工作人员和临床区域的高毒物质污染的患者，绝对必须在提供临床治疗和仅处理清洁患者的"冷"区域以外的"热"或"暖"区域进行去污。将污染患者置于急诊外直到去污完成，即使患者处于不稳定、窒息或心血管崩溃状态也是合理的。

当气道保护需临床医生着个人防护设备进行时，可考虑选择喉罩代替气管内插管，因喉罩数量较少受 PPE 套装载重的影响。

影响呼吸驱动和通气的毒药

许多毒品和药物可通过减弱呼吸中枢驱动而导致低通气，尤其是镇静催眠药，如苯二氮䓬类、巴比妥类、酒精，以及阿片类如吗啡、海洛因和芬太尼。

除了中枢性呼吸驱动的减弱，低通气也可由胸壁运动障碍导致。这可能是由于暴露于肉毒杆菌毒素、杀虫剂和其他有机磷类、神经肌肉阻滞剂或者由于低钾血症、高镁血症而出现无力或麻痹而产生的。胸壁僵硬能导致低通气，这可由破伤风、番木鳖碱或芬太尼暴露引起。芬太尼所致胸壁僵硬，也被称为"胸廓木僵"，可尝试使用标准或大剂量的纳洛酮。神经肌肉阻滞剂可能缓解破伤风或番木鳖碱所致胸壁僵硬（表 50-2）。

到目前为止，如果毒素对呼吸状态有影响的话，最常见的影响是呼吸抑制。然而某些特殊的毒素可增强中枢呼吸驱动。用于新生儿呼吸暂停综合征，治疗性增强呼吸驱动的咖啡因和茶碱，以及水杨酸类和可卡因，可通过刺激中枢呼吸驱动而加快呼吸频率。另外水杨酸类还存在代谢效应，导致外周效应额外增强呼吸驱动。

表 50-2　导致低通气的毒品和药物

巴氯芬	
巴比妥类药物	γ-羟基丁酸酯及类似物
肉毒杆菌毒素	异丙醇
氨基甲酸酯	甲醇
可乐定	神经肌肉阻滞剂
芹叶钩吻（毒芹）	烟碱
秋水仙碱	阿片类药物
环类抗抑郁药	有机磷化合物
眼镜蛇毒	镇静催眠药
电解质异常	番木鳖碱
乙醇	破伤风毒素
乙二醇	河豚毒素

经许可转载自 Nelson LS, Lewin NA, Howland ME, et al: *Goldfrank's Toxicological Emergencies*, 9th edition. New York: McGraw-Hill Companies Inc; 2010

影响细胞呼吸的毒药

某些毒药在细胞或分子水平影响呼吸。这可能通常因转变血红蛋白为高铁血红蛋白或碳氧血红蛋白所致，二者均不能完成正常氧输送。细胞或分子的呼吸障碍也可因氧化磷酸化的干扰产生，如氰化物、一氧化碳或硫化氢中毒。

高铁血红蛋白

高铁血红蛋白血症由血红蛋白的氧化应激产生，这种氧化应激导致铁氧化为三价铁（Fe^{3+}）而非标准的二价铁（Fe^{2+}）状态[12]。血红蛋白的该种衍生物结合 H_2O 而不结合氧，不向组织输送氧。高铁血红蛋白血症以缺氧为临床表现：呼吸急促、呼吸困难和严重发绀。这种情况下脉搏血氧测定仪读数不准确，这是因为标准脉搏血氧测定仪仅为测定氧合血红蛋白和去氧血红蛋白而设计，无法解读高铁血红蛋白的光吸收。高铁血红蛋白血症在标准脉搏血氧仪上的读数通常为 75%~85%。血气分析仪可精确测量氧合血红蛋白、去氧血红蛋白、高铁血红蛋白和碳氧血红蛋白，并能准确测量精确的高铁血红蛋白水平[13]。它们是解读血气标本的实验室设备，不要和运用光吸收原理来评估血红蛋白饱和度的床旁设备脉搏血氧仪相混淆。正常高铁血红蛋白水平为 0.5%~3%。高铁血红蛋白水平 >10% 可能与症状性疾病相关，其水平 >50% 可能导致迅速死亡。高铁血红蛋白血症的治疗包括给予高流量氧气和使用亚甲基蓝将高铁血红蛋白化学还原成血红蛋白。

正常状态下少量的高铁血红蛋白可通过细胞色素 B_5 还原酶催化的 NADH 依赖的反应转化回血红蛋白。这是日常暴露于氧化剂形成无毒量的高铁血红蛋白时纠正高铁血红蛋白血症的机制。严重高铁血红蛋白血症时，该反应不充分，需要应用外源性还原剂辅助，替代代谢通路才可起作用。这种治疗用的还原剂是亚甲基蓝，它通过己糖-磷酸旁路降低高铁血红蛋白，产生正常的、有功能的血红蛋白。

亚甲基蓝的最优剂量不详，存在许多不同的推荐剂量。亚甲基蓝可能导致 G6PD 缺乏者溶血，在该人群应避免或极其谨慎使用。亚甲基蓝的剂量是 5 分钟静脉给药 1~2 mg/kg[14]。起效通常很快，但如果高铁血红蛋白水平在 1 小时后仍高，亚甲基蓝可以以相同但剂量再次给药。亚甲基蓝干扰脉搏血氧测定读数，需要持续使用血气分析仪测量静脉血气标本来监测高铁血红蛋白水平。有症状的患者可能需要重复亚甲基蓝治疗，24小时不超过 5 mg/kg。

一氧化碳

一氧化碳是燃烧的副产物。一氧化碳中毒通常由密闭空间火灾或暴露于内燃机排气导致。一氧化碳以大于氧气约 250 倍的亲和力结合血红蛋白[15]。一氧化碳结合血红蛋白产生碳氧血红蛋白，它是血红蛋白的一种无功能形式，不能运输氧。一氧化碳结合肌红蛋白通过进一步降低肌肉组织利用氧能力而产生额外的低氧应激。这可能促使心肌缺血，因而特别值得关注。

急性一氧化碳中毒导致的临床问题包括头痛、恶心、呕吐、定向力障碍、精神状态改变或昏迷、晕厥、痫性发作和心脏停搏。慢性一氧化碳中毒表现各异，常伴有头痛和不适，可能被误诊为病毒症候群。

标准床旁脉搏血氧测定检测不到碳氧血红蛋白。脉搏血氧仪将碳氧血红蛋白误认为氧合血红蛋白，从而在一氧化碳中毒患者给出错误的正常脉搏血氧读数。需要 CO 血氧测定法测量静脉或动脉血气的碳氧血红蛋白水平以量化一氧化碳结合血红蛋白的程度。没有"正常"的碳氧血红蛋白水平，但一般人的水平 <3%，可能源自暴露于汽车尾气和其他来源。吸烟者基于吸烟严重程度有明显更高的一氧化碳水平[16]，他们的基线碳氧血红蛋白水平可能高达 10%。

任何水平的碳氧血红蛋白血症都可能急剧导致有症状的疾病，但该水平通常 >10%。取决于患者的健康情况，碳氧血红蛋白水平低至 10% 即可发生严重疾病和损伤，尽管健康个体通常可耐受较高水平。碳氧血红蛋白水平 >25% 可导致严重急性一氧化碳中毒，水平 >45% 则直接危及生命[17]。

一氧化碳中毒低治疗包括予以补足氧气。可以是常压氧，如可能可予高压氧。高压氧对患者并没有显著的直接获益，而是用于预防潜在的灾难性的神经系统中毒后遗症[18]。这些后遗症包括帕金森样综合征和极端的神经精神障碍，可导致患者不能工作、学习或进行日常活动。

氰化物

氰化物的毒性来自氰化物与细胞色素 A_3 的结合，妨碍氧化磷酸化。这阻止细胞呼吸，实际上在细胞水平造成组织窒息。氰化物暴露可能源自在密闭空间火灾中吸入烟雾[19-20]。火灾已被确认经常产生大量的氰化物，来自于烧热塑料、聚氨酯、橡胶、丝绸、羊毛以及许多其他家庭和办公室常用材料。氰化物中毒可以是医源性的，来自长时间使用含氰化物的硝普钠以及过时的抗肿瘤药扁桃苷。某些植物是生氰的，如桃、杏、李子、梨、苹果和苦扁桃的果核或种子。氰化物常用于珠宝业和某些领域，例如摄影。利用氰化物杀人或自杀常有报道。

氰化物毒性临床表现为暴露后严重疾病的急性发作，通常是晕厥、昏迷、痫性发作、心律失常或心脏停搏。由于不能在氧化磷酸化中利用氧，白皮肤患者常常呈现潮红、粉色外貌。氰化物毒性可通过比较同时抽取的动脉和静脉血气标本以及注意到毛细血管床缺乏氧摄取而得到实验室证实[21]。代谢性酸血症总是存在而且往往严重。密闭空间火灾情况下，乳酸 >10 mmol/L 具有特异性或氰化物毒性[19]。这似乎是事实，无论是否存在一氧化碳中毒或体表烧伤[19]。

血清氰化物水平临床上很少可得，但如果可以迅速获得则是有用的。氰化物水平 <1.0 mg/L 与心动过速和潮红相关；1.0 ~ 2.5 mg/L 与精神状态改变、痫性发作、低血压相关；水平 >3.0 mg/L 通常迅速致死。

氰化物中毒的治疗包括使用羟钴胺，这是其最佳解毒剂；或者全部或部分使用氰化物解毒剂套装，这是亚硝酸异戊酯粒、亚硝酸钠和硫代硫酸钠的组合[22-23]。

任何已知或可疑暴露于氰化物的患者，或者来自密闭空间火灾的患者，如果有代谢性酸血症、乳酸升高、意识丧失或精神状态改变、休克、心律失常或心脏停搏，都应予以氰化物解毒治疗。由于认识到密闭空间火灾可能导致氰化物中毒，越来越多院前系统，如纽约市，制订了急救人员在适当的情况下在现场给予羟钴胺的流程[24]。这非常适当，因为其他治疗如补充供氧、静脉补液甚至 CPR 都不能解决根本问题，如不予以氰化物解毒剂，这些治疗终将失败。

羟钴胺是一种维生素 B_{12} 前体，直接结合氰化物形成无害的维生素 B_{12}，由尿液排出。如果可得，羟钴胺优于传统的氰化物解毒套装。一些专家推荐使用羟钴胺和氰化物解毒剂套装中的硫代硫酸盐部分。由于羟钴胺和硫代硫酸钠通过不同机制起效，没有药物相互作用，并且都很安全，羟钴胺和硫代硫酸钠的联合治疗被认为是氰化物中毒的最佳选择[25]。

羟钴胺的剂量是 70 mg/kg，最多 5 g，静脉给药30分钟。心脏停搏时可以静脉注射。可重复给药至最大剂量 15 g。使用羟钴胺后可能干扰脉搏血氧测定读数和 CO 血氧测定读数，以致难以或无法知道氧饱和度，只能测量 PO$_2$ 作为指导[26]。这种干扰可能持续数天之久。

氰化物解毒剂套装的使用包括三部分：亚硝酸异戊酯吸入粒、用于静脉给药的亚硝酸钠和用于静脉给药的硫代硫酸钠。硝酸盐用于诱导高铁血红蛋白血症。这些仅用于非密闭空间火灾和烟雾吸入引起的氰化物中毒。密闭空间火灾后可能并发一氧化碳中毒，导致高铁血红蛋白形成而降低携氧能力，此时是禁忌。对可能存在一氧化碳中毒对患者，仅给予该套装中的硫代硫酸钠[22]。这是通过硫氰酸酶增强氰化高铁血红蛋白的生成而起效的。

使用套装的不同部分如下：粉碎亚硝酸异戊酯粒并吸入 1 分钟，直至获得静脉通路。套装所含亚硝酸钠为 3% 溶液 10 ml；儿童剂量为 0.33 ml/kg。亚硝酸盐可导致低血压。亚硝酸盐旨在产生高铁血红蛋白血症；如果亚硝酸钠首剂不能诱导高铁血红蛋白水平至 10%～15% 以上，可在初次给药后 30～60 分钟给予以初次剂量的半量。

硫代硫酸钠可静脉给予 12.5 g，这是包含在套装中的全部 50 ml 瓶的 25% 的硫代硫酸钠溶液。儿童剂量为 1.65 ml/kg 的相同的 25% 的溶液。重复给药可在首剂后 30～60 分钟，给予初始剂量的一半。

心血管抑制

心血管抑制表现为低血压和（或）心动过缓，可能是因为暴露于心脏选择性药物，如地高辛、β- 受体阻滞剂、钙通道阻滞剂和可乐定，也可能是由多种其他毒素所致。作为临终事件，心血管抑制可能继发于任何药物的毒性，包括心血管兴奋剂。某些毒素，尤其是心脏选择性药物，可能需要非常特异的治疗。

无症状性低血压和（或）心动过缓，特别是没有终末器官表现时，并不一定需要治疗。不同医师允许的心率或血压下限不同。通常心率在 45 次 / 分或以上、收缩压 >90 mmHg、舒张压 >40 mmHg 或平均动脉压 >65 mmHg 是生命体征应该维持的下限。

静脉快速补液、阿托品和升压药可以用来治疗心血管抑制，有以下一些情况例外。大多数心脏活性药物导致的心动过缓，很少对阿托品反应，这是因为稳态机制在尝试代偿时已经下调或去除了迷走张力。对于地高辛、β- 受体阻滞剂、钙通道阻滞剂和可乐定等药物，阿托品并非禁忌，但更有效、明确的治疗手段不应该因为给了阿托品而被延误。

升压药同样对中毒患者缺乏它们特有的有效性。和所有的患者一样，小心平衡尝试，维持中心动脉或静脉压和终末器官或肢端毛细血管灌注压，以预防大剂量升压药输注时的器官、指趾、肢体反常性低灌注（表 50-3 和表 50-4）。

三环类抗抑郁药相关低血压

如果使用间接或混效升压药不成功，特别是三环类抗抑郁药导致的低血压情况下，应开始使用去甲肾上腺素。环类抗抑郁药中毒的病理生理可能导致儿茶酚胺耗竭到一定程度，以致间接作用的药物如多巴胺不能起效，可能必须用去甲肾上腺素或肾上腺素。

表 50-3　导致心动过缓的毒品和药物

α$_1$ 肾上腺素能激动剂（反射性心动过缓）
　苯肾上腺素
　苯丙醇胺

α$_2$- 肾上腺素能激动剂（中枢作用）
　可乐定
　甲基多巴

β- 肾上腺素能拮抗剂
　抗心律失常药
　　胺碘酮
　　索他洛尔
　钙通道阻滞剂
　心脏活性类固醇
　胆碱能药
　　氨基甲酸酯或有机磷化合物
　　腾喜龙
　　新斯的明
　　毒扁豆碱

阿片类药物

镇静催眠药

钠通道开放药
　乌头碱
　浸木毒素
　西加毒素
　藜芦碱

经许可转载自 Nelson LS, Lewin NA, Howland ME, et al: *Goldfrank's Toxicological Emergencies*, 9th edition. New York: McGraw-Hill Companies Inc; 2010

| | 特征性心电图异常 | | |
心率	窦性节律	心脏阻滞或间隙延长	节律异常
心动过缓	α₂- 肾上腺素能激动剂 阿片类药物 镇静催眠药	β- 肾上腺素能拮抗剂 钙通道阻滞剂 胆碱能药物 心脏活性类固醇 镁（严重） 美沙酮 普罗帕酮 索他洛尔	地高辛 植物毒素 乌头碱 浸木毒素 藜芦碱 普罗帕酮 丙氯芬 索他洛尔
心动过速	血管紧张素转化酶抑制剂 抗胆碱能药 动脉扩张剂 安非他酮 可卡因 双硫仑 利尿剂 铁 育亨宾	抗胆碱能药 抗心律失常药 抗组胺药 砷剂 安非他酮 可卡因 环类抗抑郁药 吩噻嗪类药 奎宁 / 氯奎	抗胆碱能药 抗心律失常药 抗组胺药 砷剂 水合氯醛 可卡因 环类抗抑郁药 甲基黄嘌呤 非环类抗抑郁药 吩噻嗪类药 拟交感神经药

表 50-4　药物所致低血压的心率和心电图异常

经许可转载自Nelson LS, Lewin NA, Howland ME, et al: *Goldfrank's Toxicological Emergencies*, 9th edition. New York: McGraw-Hill Companies Inc; 2010

地高辛的心血管抑制

心脏活性药物的毒性可能是某些特殊治疗的指征。地高辛、洋地黄毒苷或其他心脏活性类固醇如蟾蜍毒素可以用地高辛特异性 Fab 治疗[27]。虽然该解毒剂是为地高辛而制，但是和洋地黄毒苷、蟾蜍种的蟾蜍毒素、夹竹桃的夹竹桃苷以及其他植物强心苷的交叉反应性通常对地高辛特异性 Fab 有应答。成人或儿童急性地高辛中毒的经验性剂量为 10 ~ 15 小瓶。夹竹桃、蟾蜍或其他相关中毒的情况下，可使用急性地高辛中毒的常规剂量，也可能需要额外剂量。

β- 受体阻滞剂的心血管抑制

β- 受体阻滞剂的毒性通常对静脉补液、阿托品或升压药无明显应答。胰高血糖素往往有效，这是因为它的活性是独立的，不受 β- 肾上腺素能受体的阻滞影响[28]。胰高血糖素经验用量为成人皮下或静脉注射 5 mg，小于 20 kg 的儿童 1 mg，大于 20 kg 的儿童 2 mg。如有效，胰高血糖素可按需再次给药。如证明胰高血糖素治疗无效，不应该超过连续两次

使用此法尝试恢复心血管功能。

钙通道阻滞剂的心血管抑制

钙通道阻滞剂有独特的心脏毒素。即使在极低收缩压和平均动脉压下，钙通道阻滞剂过量的患者往往也能维持正常的精神状态。该现象如此独特而显著，以致极端低血压 / 心动过缓情况的正常精神状态高度提示钙通道阻滞剂中毒。

钙通道阻滞剂的治疗包括给予大剂量的钙。葡萄糖酸钙或葡醛酸钙酸有效，其浓度用于外周静脉也是安全的。氯化钙的钙元素是葡萄糖酸钙的三倍，因此在使用中有一定的优势。但为避免氯化钙外渗，必须格外小心。在过去的十年中，有一种经常使用的解毒方法在治疗钙通道拮抗剂诱发的心血管抑制上非常有效，这就是胰岛素正血糖疗法[29]。

根据病理生理学，健康心肌使用游离脂肪酸供能。不健康、应激或处于休克状态的心肌会利用葡萄糖供能，这被认为是胰岛素 - 葡萄糖输注帮助钙通道阻滞剂诱导的心血管抑制的机制。

高胰岛素正血糖疗法

胰岛素正血糖疗法涉及初始弹丸注射 1U/kg 的普通胰岛素和 0.5 g/kg 的右旋葡萄糖。如果血糖在注射胰岛素前 >400 mg/dl，则不需要注射葡萄糖。初始注射后，应开始 0.5～1.0 U/(kg·h) 的胰岛素输注和以 0.5 g/(kg·h) 起的持续右旋葡萄糖输注。右旋葡萄糖最好以 D25 或 D50 由中心静脉通路给药以限制自由水的给予。右旋葡萄糖的输注可以滴定以按需给予更多或更少葡萄糖，以便维持可接受的血糖水平。

心脏功能应每 20～30 分钟重新评估一次。持续心血管抑制的情况下，胰岛素输注可按需按照每 30 分钟增加 0.5 U/(kg·h) 的增量增加到最大剂量 2.5 U/(kg·h)。增加胰岛素输注剂量将需要增加葡萄糖输注的量。

胰岛素正血糖疗法的初始反应一般不会立即观察到，治疗成功的病例可能需要初始治疗后 20～40 分钟才能出现临床反应。

治疗期间频繁监测血糖至关重要，至少每 30 分钟监测直至血糖稳定，然后在输注胰岛素、葡萄糖及血糖稳定后每 1 小时监测。此外，还有必要监测血清钾，因为可能出现一定程度的低钾血症。稳定的低血钾水平（低至 2.5 mEq/L）不需要给予补钾，但是需要密切监测。

脂肪乳疗法

脂肪乳疗法可用于所有类型的亲脂型心脏毒素的治疗：钙通道阻滞剂、β- 受体阻滞剂、局部麻醉药、三环类抗抑郁药及其他[30]。初始弹丸式给予脂肪乳或其他 20% 浓度的脂肪乳 1.5 ml/kg，继之以 0.25 ml/(kg·min) 或 15 ml/(kg·h) 的速度给药 30～60 分钟。偶尔需要延长输注每天 1～2 g/kg 或 5～10 ml/kg 的剂量。虽然丙泊酚含有脂质，但绝不能用作为解毒治疗提供脂质的药物。按丙泊酚含脂质的量，极大的中毒剂量的丙泊酚才能为脂肪乳疗法递送足量的脂质。

可乐定的心血管抑制

可乐定是一种有类阿片效应的 α- 激动剂，毒性常模拟阿片中毒症状：瞳孔缩小、昏迷、窒息[31]。对于已知或疑似可乐定中毒，如果患者不耐受阿片，则可使用大剂量纳洛酮。对于阿片耐受患者，给予纳洛酮可导致严重阿片戒断症状。如果处于精神抑制状态，这可能会导致严重的呕吐和误吸。如果大剂量纳洛酮能有效改善可乐定引起的呼吸用力或心血管抑制，推荐每小时输注 2/3 的达到临床反应的剂量。这可以根据需要进行滴定。

咖啡因和茶碱相关低血压

茶碱或咖啡因所致低血压是源于 β 受体过度刺激，包括引起低血压的 $β_2$ 受体。这种低血压可能涉及特征性的脉压增大，收缩压和舒张压的差可能是舒张压的 150% 或更大。治疗重度茶碱或咖啡因所致低血压最好是通过静脉补液和使用升压药。如果不成功，可给予艾司洛尔这样的短效 β 肾上腺素能受体阻滞剂，可能会非常有效地减轻或消除低血压[32]。这种情况下阻断 $β_2$ 激动可能快速和彻底解决低血压以及茶碱中毒典型的代谢效应，如高血糖和低钾血症[31]。由于可滴定效应，艾司洛尔是首选；不推荐使用长效 β- 受体阻滞剂。

心血管兴奋

心血管兴奋表现为高血压、心动过速和（或）快速心律失常，通常由多种中毒引起。可卡因中毒最为常见，需要特定的治疗方法控制其引起的心血管兴奋。

可卡因以一种剂量依赖型的方式引起大量儿茶酚胺的释放。因此可卡因中毒（包括心血管兴奋和可卡因胸痛）的主要治疗药物是苯二氮䓬类药物，通常需要非常大的剂量。苯二氮䓬类药物抵消这种效应，常能减轻高血压、心动过速以及精神运动性激越。

如果大剂量苯二氮䓬类药物未能降低可卡因或其他兴奋剂使用相关的血压，则可能需要抗高血压药物。在美国引入毒品可卡因的最初几年里，大量病例报道及继之的大型病例研究显示，使用 β- 受体阻滞剂治疗可卡因中毒患者出现反常性血压升高。其中一些导致灾难性或致命性颅内出血和其他高血压后遗症。β 受体阻滞剂可能引起可卡因中毒者血压升高而不是降低的机制在于去除了 β- 肾上腺素能张力，导致无法对抗 α- 肾上腺素能张力和极度的血管收缩。因此一般应避免用 β- 受体阻滞剂治疗可卡因诱导的心血管兴奋。如果苯二氮䓬类药物不足以控制心血管兴奋，则优先选择酚妥拉明治疗高血压。其他治疗可以是亚硝酸盐，如硝酸甘油和硝普钠；以及钙通道阻滞剂，包括传导调节药物如维拉帕米和地尔硫䓬；二氢吡啶类药物如硝苯地平、尼卡地平等。

有的中心不坚持避免使用 β- 受体阻滞剂的警告。这种情况下常使用拉贝洛尔，因为它具有一定程度的 α 和 β 阻断作用。其他 β- 受体阻滞剂的使用只能跟随或伴随 α- 受体阻滞剂，如酚妥拉明。

杀虫剂等胆碱能药物引起的交感神经系统兴奋是较少遇到的需要特别治疗的情况。乙酰胆碱过量可能引起毒蕈碱过量和继发的心动过缓 / 低血压，或引起烟碱过量和继发的交感神经节兴奋、心动过速 / 高血压。它也可以导致心血管兴奋和抑制交替出现。因此，继发于如有机磷中毒的胆碱能中毒引起的心血管兴奋的治疗应该使用短效、可滴定药物，如艾司洛尔或硝普钠。如果患者由心血管兴奋状态转变为心血管抑制状态，则可以迅速停药（表 50-5）。

表 50-5　导致血压升高的毒品和药物

α- 肾上腺素能受体相互作用介导的升压效应	非 α- 肾上腺素能受体相互作用介导的升压效应
直接 α- 受体激动剂	
可乐定 b	
肾上腺素	
麦角胺	
甲氧胺	
去甲肾上腺素	
苯肾上腺素	
四氢唑啉	β- 肾上腺素能受体激动剂 a
	非选择性
间接激动剂	异丙肾上腺素
安非他命	胆碱能药 b
可卡因	皮质类固醇
右旋芬氟拉明	烟碱 b
单胺氧化酶抑制剂	血栓素 A₂
苯环己哌啶	血管加压素
育亨宾	
直接和间接激动剂	
多巴胺	
麻黄碱	
间羟胺	
萘甲唑啉	
羟甲唑啉	
苯丙醇胺	
伪麻黄碱	

经许可转载自 Nelson LS, Lewin NA, Howland ME, et al: *Goldfrank's Toxicological Emergencies*, 9th edition. New York: McGraw-Hill Companies Inc; 2010
a 这些也可导致低血压
b 这些可能导致短暂的高血压，然后是低血压

体温过高

从病理生理学的角度，毒物暴露和毒性有多种途径可导致体温过高。通过改变正常的精神状态、认识和精神运动性激越，患者可能意识不到自己或者环境的温度。他们可能无法避免在炎热的环境中运动或活动，无法离开环境，或在受到限制的情况下继续用力。例如，在白天密闭的汽车中或在热表面上变得昏迷，诸如沥青的热表面可以非常快速地通过传导获得热量。这一般可发生于毒品滥用，如乙醇、可卡因、阿片类和 PCP。毒品滥用相关精神运动激越也可导致显著的热量产生。

可以理解这种情况在温暖月份更为常见。可卡因高温所致死亡与环境温度的关系明确。例如，纽约市可卡因高温所致死亡在最热的夏季急剧升高达峰，在其他时间则较为罕见 [33]。其他导致精神运动激越和体温过高的药物也可能是这样。

体温过高的其他病理生理机制包括：氧化磷酸化的解偶联，如水杨酸或二硝基苯酚的毒性；代谢增加，如甲状腺激素或甲状腺提取物的毒性；出汗障碍，如抗组胺和抗胆碱能药物的毒性；α- 肾上腺素能激动所致血管收缩，如安非他命、可卡因、伪麻黄碱和其他拟交感神经药物的毒性。本章下文将讨论 ryanodine 受体功能障碍所致恶性高热（malignant hyperthermia，MH）、5- 羟色胺综合征（serotonin syndrome，SS）和神经阻滞剂恶性综合征（neuroleptic malignant syndrome，NMS）。

虽然导致体温过高的方式的病理生理学基础各不相同，但是初始治疗是类似的。不能确定任何患者会发生永久性神经损伤的温度，但是 107°F 或 42°C 的核心温度则需要积极降温，最好是浸入冰或冰浴。只有在无法实现真正冰浴的情况下才能使用温水擦浴、喷雾、风扇或其他效果较差的措施。

一种简单的冰浴方法是将患者放在一个部分封闭的装有冰的身体袋中。也可以用冰覆盖患者，包裹在床单或毯子里，因为随着冰融化，患者周围的地面将很快积水。如果有霍乱病床，可以帮助收集融化的冰水，从护理和看护的角度更为可取。浸入法使心肺监测更加困难。

精神运动激越、高代谢或氧化磷酸化解偶联所致高体温的患者一般在冰袋或冰浴中不会感到不适。经过一段时间温度下降后，他们可能会表示感觉寒冷或不适，这通常与达到 100 ~ 102 °F 的目标

温度有关。应小心监测患者，避免过度降温至低于正常体温。

精神运动性兴奋的治疗应包括苯二氮䓬类的化学保定药。为此目的使用氟哌啶醇是禁忌，因为它降低痫性发作阈值，导致心律失常发生率上升，并阻碍散热。真正的 MH 是丹曲林的适应证。丹曲林经常错误地用于 MH 以外的其他原因高体温，这些情况下无潜在获益，因此使用的低风险是不合理的。传统的退热药如阿司匹林、对乙酰氨基酚、布洛芬、酮咯酸、萘普生或其他药物在毒素诱导的体温过高中无任何作用。

热性综合征：5- 羟色胺综合征、神经阻滞剂恶性综合征和恶性高热

SS、NMS 和 MH 是毒素诱导的特殊疾病，通过不同机制导致体温过高（表 50-6）。这些综合征在临床表现上有显著重叠，但仔细评估仍可以明确鉴别。神经阻断剂恶性综合征信息服务热线号码为 1-888-667-8367 和 1-315-464-4001。帮助处理 MH 的是美国恶性高热协会，号码为 1-800-644-9737 或 1-315-434-7079。这些服务旨在分别为 NMS 和 MH 的诊断和治疗提供建议。它们得到医学毒理学家的支持，能够帮助区分 NMS、MH 和 SS，并提出治疗建议。

SS、NMS 和 MH 疾病的发生和发展是不同的。SS 在 5- 羟色胺激动剂暴露后数小时，普遍在 24 小时内发病，它进展迅速，可以在数小时内从轻度疾病转变为严重不稳定或死亡。这有助于和 NMS 鉴别，后者发病需数天，进展和解决需要更长时间。MH 相比 SS 和 NMS 更加急剧，致病药物暴露后数分钟到数小，几乎在 12 小时内发病。它可以迅速进展和迅速消散。因此 MH 的诊断和治疗很少涉及急诊或重症医师，通常发生在手术室或术后恢复室，并由当时负责患者的麻醉师处理。

5- 羟色胺综合征

SS 由 5- 羟色胺过度激动引起，通常原因是暴露于两种或更多种 5- 羟色胺激动剂，或者是大量暴露于单一的 5- 羟色胺激动剂。SS 发病率日益增加，这是因为 5- 羟色胺能处方药物的增加，也是因为 5- 羟色胺能毒品的广泛滥用，比如 MDMA（Molly, Ecstasy）和类似的相关的安非他命类似物。

SS 特征性地导致精神状态改变、自主神经活动过度和神经肌肉异常。精神状态改变通常不包括昏迷或意识障碍。其典型表现为焦虑、定向力障碍、精神运动激越和过度警觉，患者容易惊愕。神经肌肉检查可发现反射亢进、阵挛、震颤、肌肉强直、肌阵挛和一种特有颤抖形式，这种颤抖有时是节奏性的、沿躯干渐进性的，类似于犬甩掉皮毛上的水。自主神经表现为心动过速和高血压伴随体温升高。

要符合诊断 SS 的 Hunter 标准，患者必须有一种 5- 羟色胺能药物或毒品暴露史，并具备下列情况之一：①自发性阵挛；②诱发性阵挛，伴激越或出汗；③眼阵挛，伴激越或出汗；④震颤和反射亢进；⑤肌张力升高；⑥体温 >38 ℃，伴眼阵挛或诱发性阵挛。

实验室异常包括肌红蛋白尿、肌酸磷酸激酶（CPK）升高和高钾血症。对于疑似病例，获取血气分析以及乳酸浓度、血清电解质、肝功能检查和 CBC。

SS 的治疗包括维持生命体征在可接受范围内，

表 50-6 5- 羟色胺综合征、神经阻滞剂综合征和恶性高热发现比较

疾病	发病	精神状态	肌肉变化	生命体征	问题药物	治疗
5- 羟色胺综合征	数小时	模糊、激越	抽搐、震颤、抖动、反射亢进	严重高体温、高血压、心动过速，恶化时低血压、心动过缓	5- 羟色胺能药物和毒品滥用	赛庚啶、积极降温
神经阻滞剂恶性综合征	数天	紧张、沉默	紧张、铅管强直	轻度高体温 <102.5 ℉	神经阻滞剂、抗精神病药，停用抗帕金森多巴胺激动剂	溴隐亭
恶性高热	数分钟到数小时	不明确，患者通常已镇静或麻醉	强直，如已肌松可不表现	$EtCO_2$ 升高，严重高体温	吸入麻醉药、琥珀酰胆碱	丹曲林、积极降温

包括降温至 <39 ℃（102.2 ℉），使用苯二氮䓬类药物以及可能使用赛庚啶。苯二氮䓬类治疗激越，充当肌肉松弛剂，是有用的，因为苯二氮䓬类的 CNS 副作用和 SS 引起的 CNS 改变不重叠。每 20～30 分钟静脉予劳拉西泮 0.05～0.1 mg/kg 一次，直至达到临床效果，之后 2～6 小时内以适当剂量重复给药。也可使用地西泮 0.1～0.5 mg/kg，每 10～15 分钟重复一次初始剂量，并按需每 1～2 小时重复给药。如果苯二氮䓬类不能彻底镇静，成人可以经验性予 12 mg 初始剂量的赛庚啶，继之每 2 小时予 2 mg 直至症状消失。儿童剂量可根据体重调整。

赛庚啶只有口服制剂可用，但可以碾碎，通过鼻胃管给予精神状态改变的患者。不应使用氯丙嗪和奥氮平等药物，因为它们降低病性发作阈值，并且增加发生 NMS 风险。

神经阻滞剂恶性综合征

NMS 是一种与高体温、肌肉强直、自主神经不稳定以及精神状态改变相关的锥体外系综合征，主要见于使用抗精神病药物时，少见于抗帕金森的多巴胺受体激动剂停用时。

NMS 尤其好发于使用强效抗精神病药物如氟哌啶醇和氟奋乃静，以及长效制剂如长效氟哌啶醇注射剂，但是据报道已发生于所有种类精神药物以及新型非典型抗精神病药物。

流行病学上，NMS 更常见于男性和年轻患者，但可发生于任何性别或年龄患者。NMS 是一种特异性反应，意味着它不是剂量依赖性的。它可能发生在使用第一剂药物时，也可能发生在长年接受该药物而且没有任何副作用的患者。NMS 更常发生在开始抗精神病治疗的前 2 周，在使用长效注射剂型者，以及剂量迅速增加者。NMS 的病理生理学及病因学仍未知，但被广泛认为是由中枢多巴胺拮抗作用介导的。

如前所述，NMS 可以通过发病时间与 SS 区分。NMS 症状一般发展数天，而 SS 则是数小时。由于 NMS 发生在患有精神疾患的患者而且发病较缓慢，因此更有可能延迟诊断或漏诊。NMS 患者普遍存在高体温、精神状态改变、自主神经不稳定以及肌肉强直。

高体温通常不如 SS 或 MH 那样极端，体温一般在 38～39 ℃（100.4～102.2 ℉），大于 40 ℃（104 ℉）少见。NMS 的肌肉强直更紧张为铅管强直，而 SS

和肌束震颤、抽搐、颤抖及反射亢进相关。精神状态改变也更类似紧张状态，患者可能会沉默、呆滞或昏迷。

实验室检查对于 NMS 的治疗至关重要，而且由于病程较慢，有充足的时间进行实验室检查。CPK 可能严重升高。可能导致横纹肌溶解和肌红蛋白尿性肾功能衰竭。预期相关的电解质紊乱可能包括高钾血症和乳酸轻度升高。低血清铁浓度对发现 NMS 的灵敏度 >95%[34]。

NMS 的治疗包括立即停用问题药物以及纠正脱水和电解质紊乱的支持治疗。可以通过本节前述物理方法进行冷却，降低体温到可接受范围。NMS 应该给予药物治疗。NMS 所致高体温往往不如 SS 严重，一般不需要采取 SS 常需要的积极措施降低体温。

NMS 的药物治疗包括溴隐亭，它激动多巴胺受体；溴隐亭只有口服剂型，可以碾碎，经鼻胃管给药；剂量是每 6～8 小时口服 2.5 mg；推荐 NMS 症状缓解后继续服用 10～14 天。也可以使用金刚烷胺代替溴隐亭。苯二氮䓬类药物也可用于松弛肌肉和减轻精神运动激越。每 6 小时静脉或口服劳拉西泮 2 mg 通常有效，但该剂量可根据需要增加。

NMS 通常需要数天到数周缓解，平均需要 5～15 天。这与 SS 相反，SS 发病和缓解通常在数小时以内。

恶性高热

MH 是一种通常在麻醉给药时遇到的高代谢危象，它可见于接受吸入麻醉药和（或）琥珀酰胆碱的基因易感患者。如前所述，MH 很少在急诊科或 ICU 遇到，通常在手术中或术后处理。MH 是毒素介导的高热危象，在数分钟到数小时内发病，很可能导致严重的发病率和死亡率，因此给予琥珀酰胆碱或管理术后患者的临床医师应留意该病及其治疗。

MH 涉及肌细胞肌浆网过度释放钙和随之而来的高代谢，导致高碳酸血症、混合性呼吸和代谢性酸中毒、横纹肌溶解和有时很严重的高体温，体温可迅速升至 113℉。人们普遍错误理解和陈述 MH 患者高体温迅速发病，实际上高体温和横纹肌溶解可能是最后表现出的临床症状，是在肌肉强直、高碳酸血症和混合性呼吸和代谢性酸中毒之后发生的。

MH 最早的临床征象通常是高碳酸血症。没有确定的诊断性的 PCO_2 值，但在没有其他明显原因情况，术后患者 $PaCO_2$>60～65 或呼末 CO_2>55～60

应该考虑为有提示性。这种高碳酸血症可通过增加分钟通气量来控制，尽管机械通气需要的增加量通常高于正常情况下的预期。如果患者尚未进行机械通气，则应通过气管内插管或喉罩气道进行呼吸支持，然后100%FiO₂进行机械通气，以尽可能合理地纠正 PCO₂ 的分钟通气量进行通气。

纠正高碳酸血症是恰当的，但是应该开始调查 MH 的其他证据。这包括体格检查以发现肌张力升高；动脉血气评估；可能与横纹肌溶解相关的尿肌红蛋白、血清 CPK 和血钾；PT/PPT、INR 和纤维蛋白裂解产物以检测弥散性血管内凝血；直肠或核心体温监测。尽管初步怀疑 MH 时通常还未表现出高体温，但当体温开始升高时，上升可能很快，每5分钟体温上升高达 2 ℉。

任何高度怀疑 MH 时，应停用任何可能的刺激药物，开始予丹曲林治疗。无论给予何种其他支持治疗，没有丹曲林患者极有可能无法存活[35]。开发出丹曲林以前，70% 的 MH 是致死的。有了现有的支持治疗和丹曲林治疗，美国大约 10% 的病例是致命的。

支持治疗包括纠正高碳酸血症，提供 100% 氧气以支持高代谢状态，纠正高钾血症，治疗横纹肌溶解，如发生弥散性血管内凝血予以处理，体温管理。

推荐与丹曲林一起使用本节开头所述积极降温方法。

毒素诱导的痫性发作

痫性发作可能是多种病理生理事件的结果，代谢性和神经化学性最常见。中毒导致的痫性发作或癫痫持续状态的治疗与癫痫或创伤相关痫性发作的治疗迥异[36]。毒素诱导的痫性发作的初始治疗应包括快速床旁血糖检测和缺氧评估。

毒素诱导痫性发作的治疗有别于癫痫或创伤性痫性发作，在于苯妥英钠的使用为禁忌[35]。具体而言，苯妥英钠导致严重痫性活动增加，以及心律失常发生率和死亡率增加。虽然苯妥英钠的钠通道阻断活性可有效降低癫痫灶或创伤脑的局部活动，但是毒素诱导痫性发作活动是弥散性和全局性脑功能障碍的顶点，钠通道阻滞无效且可能加重痫性活动。用苯妥英钠治疗毒素诱导的痫性发作是不明智的，因为预计这是无效的，更重要的是增加发病率和病死率。

毒素诱导的痫性发作的治疗流程可概括如下：给予一种苯二氮䓬类药物，如每 10～15 分钟给予劳拉西泮 0.05～0.1 mg/kg 或每 5～10 分钟予地西泮 0.1～0.2 mg/kg，最多三次。进一步给药无害，但是如果三次给药不能成功终止痫性发作，那么应考虑苯二氮䓬类药物是不够的，需要升级到更强化的治疗。

使用苯二氮䓬类药物后应该经验性给予吡哆醇（维生素 B₆），以治疗异烟肼或其他肼屈嗪诱导的痫性发作的潜在效应，如果该问题药物是异烟肼或其他未知药物。每摄入 1 g 异烟肼或其他肼类，吡哆醇的剂量为 1 g。经验剂量为成人 2～4 g、儿童 70 mg/kg。因为所需剂量的吡哆醇通常不能立即获得，可以从药房订购并继续下一步治疗，一旦可得立即给药。

传统的痫性发作或癫痫持续状态的治疗程序是三剂量的苯二氮䓬类，然后开始使用巴比妥类（图 50-1）。由于丙泊酚和丙戊酸钠等高效药物出现，在初始使用苯二氮䓬类失败后，可以用这些较新的药物替代巴比妥类。是使用巴比妥类还是丙泊酚或丙戊酸钠等新药取决于临床医师的偏好和习惯。

丙泊酚

丙泊酚终止痫性活动的能力异常迅速，其作为 γ - 氨基丁酸（GABA）激动剂和 NMDA 拮抗剂的活性使其成为毒素诱导癫痫持续状态的最有用和最佳选择药物。我们推荐在苯二氮䓬类治疗失败后使用丙泊酚治疗，静脉予 1mg/kg，然后重复弹丸式输注 0.1～0.3 mg/(kg·min)，滴定至临床起效。

巴比妥类药物

巴比妥类的负荷量可以是静脉予 5mg/kg 的戊巴比妥或者 10～20 mg 的苯巴比妥，通常负荷给药超过 20 分钟。

丙戊酸或咪达唑仑

丙戊酸通过 GABA 激动作用起效；剂量是输注 25 mg/kg 超过 5～10 分钟。咪达唑仑也是 GABA 激动剂；负荷剂量是静脉 0.15 mg/kg，继之以 1 mcg/(kg·min) 输注。痫性发作时每 5 分钟速度加倍直至最大剂量 16 mg/(kg·min)。如果痫性发作持续，则可能需要 20 分钟达到最大输注剂量速度。

在苯二氮䓬类药物后给予一种巴比妥类药物，或者和任何治疗性丙泊酚联用时，应预期呼吸抑制和气管插管需要。出于这个原因，给予丙泊酚和计

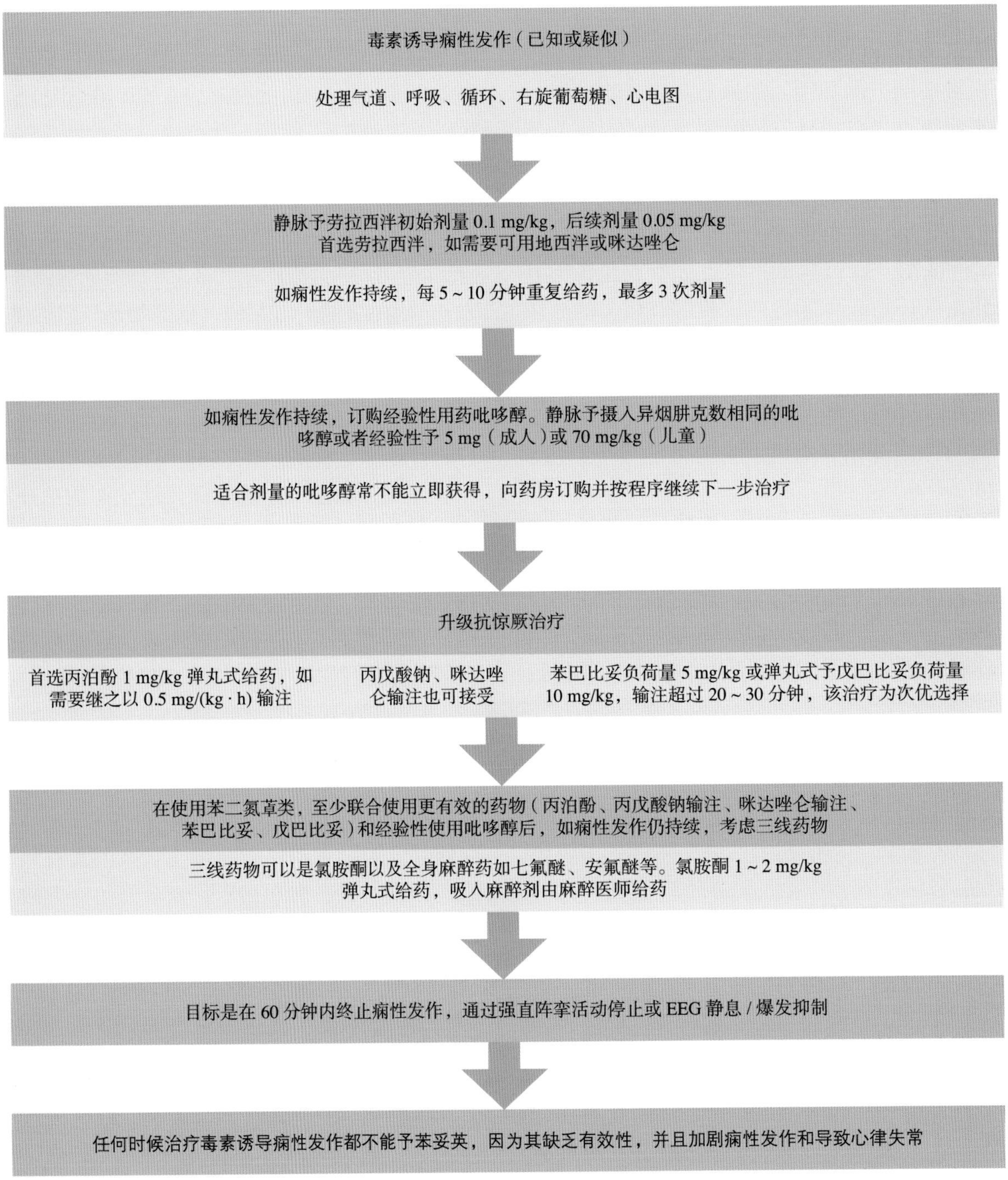

毒素诱导痫性发作（已知或疑似）

处理气道、呼吸、循环、右旋葡萄糖、心电图

静脉予劳拉西泮初始剂量 0.1 mg/kg，后续剂量 0.05 mg/kg
首选劳拉西泮，如需要可用地西泮或咪达唑仑

如痫性发作持续，每 5 ~ 10 分钟重复给药，最多 3 次剂量

如痫性发作持续，订购经验性用药吡哆醇。静脉予摄入异烟肼克数相同的吡
哆醇或者经验性予 5 mg（成人）或 70 mg/kg（儿童）

适合剂量的吡哆醇常不能立即获得，向药房订购并按程序继续下一步治疗

升级抗惊厥治疗

| 首选丙泊酚 1 mg/kg 弹丸式给药，如需要继之以 0.5 mg/(kg·h) 输注 | 丙戊酸钠、咪达唑仑输注也可接受 | 苯巴比妥负荷量 5 mg/kg 或弹丸式予戊巴比妥负荷量 10 mg/kg，输注超过 20 ~ 30 分钟，该治疗为次优选择 |

在使用苯二氮䓬类，至少联合使用更有效的药物（丙泊酚、丙戊酸钠输注、咪达唑仑输注、苯巴比妥、戊巴比妥）和经验性使用吡哆醇后，如痫性发作仍持续，考虑三线药物

三线药物可以是氯胺酮以及全身麻醉药如七氟醚、安氟醚等。氯胺酮 1 ~ 2 mg/kg
弹丸式给药，吸入麻醉剂由麻醉医师给药

目标是在 60 分钟内终止痫性发作，通过强直阵挛活动停止或 EEG 静息 / 爆发抑制

任何时候治疗毒素诱导痫性发作都不能予苯妥英，因为其缺乏有效性，并且加剧痫性发作和导致心律失常

图 50-1　毒素诱导痫性发作的治疗

划的气管插管是合理的。除非可进行持续的 EEG
监测，否则不推荐使用任何长效肌松药，因为如果
痫性发作持续，它可能掩盖痫性活动并妨碍药物治
疗的适当升级。琥珀酰胆碱由于其活性持续短暂，
可在没有显著的高钾血症等禁忌证的情况下用作肌
松药。

三线抗惊厥药

其他可能使用的药物是三线药物左乙拉西坦[37]
和氯胺酮[38]。

左乙拉西坦的作用机制未明，故对毒素诱导的
痫性发作不太理想，因为有可能像苯妥英一样加剧

痫性发作或增加发病率、病死率。左乙拉西坦剂量为静脉 20～40 mg/kg，稀释于 100 ml 盐水中输注超过 15 分钟。

氯胺酮可能通过 NMDA 拮抗作用的机制终止痫性发作，和这里回顾的其他药物不同，它们大多是通过 GABA 激动起效。氯胺酮治疗癫痫持续状态的数据很少。剂量为初始弹丸注射 1 mg/kg，继之按 0.05～0.1 mg/(kg·min) 输注。后续治疗可能涉及麻醉医师给予的全身麻醉药。

其他毒素诱导现象如低钠血症或低钙血症导致的痫性发作，按照标准方式进行处理。

（汪 炀　王 蒙 译　马青变 校）

参考文献

1. Albertson TE, Dawson A, de Latorre F, et al. TOX-ACLS: toxicologic-oriented advanced cardiac life support. *Ann Emerg Med*. 2001; 37(Suppl 4):S78–S90.

2. Lavonas EL, Drennan IR, Gabrielli A, et al. Part 10: Special Circumstances of Resuscitation: 2015 American Heart Association Guidelines Update for Cardiopulmonary Resuscitation and Emergency Cardiovascular Care. *Circulation*. 2015; 132(18 Suppl 2):S501–S518.

3. Kelly CA, Upex A, Bateman DN. Comparison of consciousness level assessment in the poisoned patient using the alert/verbal/painful/unresponsive scale and the Glasgow Coma Scale. *Ann Emerg Med*. 2004; 44(2):108–113.

4. Fulton JA, Greller HA, Hoffman RS. GCS and AVPU: the alphabet soup doesn't spell "C-O-M-A" in toxicology. *Ann Emerg Med*. 2005; 45(2):224–225.

5. Fulton JA. Caustics. In: Hoffman RS, Howland M, Lewin NA, Nelson LS, Goldfrank LR, eds. *Goldfrank's Toxicologic Emergencies*. 10th ed. New York, NY: McGraw-Hill; 2015. http://accessemergencymedicine.mhmedical.com/content.aspx?bookid=1163&Sectionid=65100442. Accessed July 19, 2016.

6. Sener EB, Ustun E, Kocamanoglu S, Tur A. Prolonged apnea following succinylcholine administration in undiagnosed acute organophosphate poisoning. *Acta Anaesthesiolo Scand*. 2002; 46(8):1046–1049.

7. Lugassy DM. Salicylates. In: Hoffman RS, Howland M, Lewin NA, Nelson LS, Goldfrank LR, eds. *Goldfrank's Toxicologic Emergencies*. 10th ed. New York, NY: McGraw-Hill; 2015. http://accessemergencymedicine.mhmedical.com/content.aspx?bookid=1163&Sectionid=65093741. Accessed July 19, 2016.

8. Stolbach AI, Hoffman RS, Nelson LS. Mechanical ventilation was associated with acidemia in a case series of salicylate-poisoned patients. *Acad Emerg Med*. 2008; 15(9):866–869.

9. Amin Y, Hamdi E, Eapen V. Mass hysteria in an Arab culture. *Int J Soc Psychiatry*. 1997; 43(4):303–306.

10. Castle N, Owen R, Hann M, Clark S, Reeves D, Gurney I. Impact of chemical, biological, radiation, and nuclear personal protective equipment on the performance of low- and high-dexterity airway and vascular skills. *Resuscitation*. 2009; 80(11):1290–1295.

11. Eventov-Friedman S, Rozin I, Shinwell ES. Case of chest-wall rigidity in a preterm infant caused by prenatal fentanyl administration. *J Perinatol*. 2010; 30(2):149–150.

12. Price DP. Methemoglobin Inducers. In: Hoffman RS, Howland M, Lewin NA, Nelson LS, Goldfrank LR, eds. *Goldfrank's Toxicologic Emergencies*. 10th ed. New York, NY: McGraw-Hill; 2015. http://accessemergencymedicine.mhmedical.com/content.aspx?bookid=1163

13. Ziljlstra WG, Buursma A, Zwart A. Performance of an automated six-wavelength photometer (Radiometer OSM3) for routine measurement of hemoglobin derivatives. *Clin Chem*. 1988; 34(1):149–152.

14. Howland M. Antidotes in Depth. In: Hoffman RS, Howland M, Lewin NA, Nelson LS, Goldfrank LR, eds. *Goldfrank's Toxicologic Emergencies*. 10th ed. New York, NY: McGraw-Hill; 2015. http://accessemergencymedicine.mhmedical.com/content.aspx?bookid=1163&Sectionid=65088925. Accessed July 19, 2016.

15. Hardy KR, Thom SR. Pathophysiology and treatment of carbon monoxide poisoning. *J Toxicol Clin Toxicol*. 1994; 32(6):613–629.

16. Low EC, Ong MC, Tan M. Breath carbon monoxide as an indication of smoking habit in the military setting. *Singapore Med J*. 2004; 45(12):578–582.

17. Tomaszewski C. Carbon monoxide. In: Hoffman RS, Howland M, Lewin NA, Nelson LS, Goldfrank LR, eds. *Goldfrank's Toxicologic Emergencies*. 10th ed. New York, NY: McGraw Hill; 2015.

18. Weaver LK, Hopkins RO, Chan KJ, et al. Hyperbaric oxygen for acute carbon monoxide poisoning. *N Engl J Med*. 2002; 347(14):1057–1067.

19. Baud FJ, Barriot P, Toffis V, et al. Elevated blood cyanide concentrations in victims of smoke inhalation. *N Engl J Med*. 1991; 325(25):1761–1766.

20. Walsh DW, Eckstein M. Hydrogen cyanide in fire smoke: an underappreciated threat. *Emerg Med Serv*. 2004; 33(10):160–163.

21. Johnson RP, Mellors JW. Arteriolization of venous blood gases: a clue to the diagnosis of cyanide poisoning. *J Emerg Med*. 1988; 6(5):401–404.

22. Howland MA. Sodium thiosulfate. In: Hoffman RS, Howland M, Lewin NA, Nelson LS, Goldfrank LR, eds. *Goldfrank's Toxicologic Emergencies*. 10th ed. New York, NY: McGraw Hill; 2015.

23. Howland MA. Hydroxocobalamin. In: Hoffman RS, Howland M, Lewin NA, Nelson LS, Goldfrank LR, eds. *Goldfrank's Toxicologic Emergencies*. 10th ed. New York, NY: McGraw Hill; 2015.

24. Lugassy D, Nelson LS. Hydroxocobalamin for suspected cyanide poisoning. *Emerg Med*. 2010; 42:15–18.

25. Desai S, Su M. Cyanide poisoning. In: Post TW, ed. *UpToDate*. Waltham, MA. http://www.uptodate.com/contents/cyanide-poisoning. Accessed June 6, 2015.

26. Lee J, Mukai D, Kreuter K, Mahon S, Tromberg B, Brenner M. Potential interference by hydroxocobalamin on cooximetry hemoglobin measurements during cyanide and smoke inhalation treatments. *Ann Emerg Med*. 2007; 49(6):802–805.

27. Howland M. Antidotes in Depth. In: Hoffman RS, Howland M, Lewin NA, Nelson LS, Goldfrank LR, eds. *Goldfrank's Toxicologic Emergencies*. 10th ed. New York, NY: McGraw-Hill; 2015. http://accessemergencymedicine.mhmedical.com/content.aspx?bookid=1163&Sectionid=65087766. Accessed July 19, 2016.

28. Howland M. Antidotes in Depth. In: Hoffman RS, Howland M, Lewin NA, Nelson LS, Goldfrank LR. eds. *Goldfrank's Toxicologic Emergencies*, 10e. New York, NY: McGraw-Hill; 2015. http://accessemergencymedicine.mhmedical.com/content.aspx?bookid=1163&Sectionid=65087723. Accessed July 19, 2016.

29. Stellpflug SJ, Kerns W. High-dose insulin euglycemia. In: Hoffman RS, Howland M, Lewin NA, Nelson LS, Goldfrank LR, eds. *Goldfrank's Toxicologic Emergencies*. 10th ed. New York, NY: McGraw-Hill; 2015.

30. Bania TC. Antidotes in Depth. In: Hoffman RS, Howland M, Lewin NA, Nelson LS, Goldfrank LR, eds. *Goldfrank's Toxicologic Emergencies*. 10th ed. New York, NY: McGraw-Hill; 2015. http://accessemergencymedicine.mhmedical.com/content.aspx?bookid=1163&Sectionid=65087818. Accessed July 19, 2016.

31. Seger DL. Clonidine toxicity revisited. *J Toxicol Clin Toxicol*. 2002; 40(2):145–155.

32. Gaar GG, Banner W Jr, Laddu AR. The effects of esmolol on the hemodynamics of acute theophylline toxicity. *Ann Emerg Med*. 1987; 16(12):1334–1339.

33. Bohnert AS, Prescott MR, Vlahov D, Tardiff KJ, Galea S. Ambient temperature and risk of death from accidental drug overdose in New York City, 1990–2006. *Addiction.* 2010; 105(6):1049–1054.

34. Rosebush P, Stewart T. A prospective analysis of 24 episodes of neuroleptic malignant syndrome. *Am J Psychiatry.* 1989; 146(6):717–725.

35. Larach MG, Brandon BW, Allen GC, Gronert GA, Lehman EB. Cardiac arrests and deaths associated with malignant hyperthermia in North America from 1987 to 2006: a report from the North American Malignant Hyperthermia Registry of the Malignant Hyperthermia Association of the United States. *Anesthesiology.* 2008; 108(4):603–611.

36. Sharma AN, Hoffman RJ. Toxin-related seizures. *Emerg Med Clin North Am.* 2011; 29(1):125–139.

37. Knake S, Gruener J, Hattemer K, et al. Intravenous levetiracetam in the treatment of benzodiazepine refractory status epilepticus. *J Neurol Neurosurg Psychiatry.* 2008; 79(5):588–589.

38. Lowenstein DH. The management of refractory status epilepticus: an update. *Epilepsia.* 2006; 47(Suppl 1):35–40.

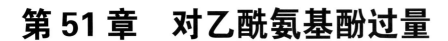

第51章　对乙酰氨基酚过量

Seth R. Podolsky • Matthew J. Campbell

引言和背景

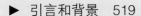

对乙酰氨基酚是最广泛使用的镇痛药和常用的解热药。50 多年来一直作为非处方药使用，根据说明书使用时非常安全[1]。不幸的是，药物过量可以使其成为无声和致命的杀手，因为药物过量可能初发症状很少[2-5]。如果没有及时发现和治疗，对乙酰氨基酚中毒可导致肝衰竭和死亡，除非成功进行肝移植[5-11]。

对乙酰氨基酚有多种药品名称，是多种药品的组成成分。在美国，它通常以商品名泰诺林出售，而在英国，它通常以扑热息痛和 N- 乙酰基对氨基苯酚（APAP）为名出售[12]。

在美国，对乙酰氨基酚有不同的剂量和形式。口服剂型包括 325 mg 和 500 mg 的速效型以及 650 mg 缓释型产品。对于所有制剂，成人剂量不应超过单次剂量 1000 mg 或每天 4000 mg[13]。儿科对乙酰氨基酚产品也可用于多种制剂，包括浓缩滴剂、混悬液、栓剂、咀嚼片和口腔崩解片[12-13]。儿科剂量不应超过每次 15 mg/kg（每剂量最多达 1000 mg）或 75 mg/(kg·d)（每天最多达 4000 mg）[112, 14-15]。

对乙酰氨基酚存在于许多非处方药和处方药物中，例如 Sudafed（对乙酰氨基酚、苯海拉明和去氧肾上腺素），Percocet（对乙酰氨基酚和羟考酮）和 Fioricet（对乙酰氨基酚、butalbital 和咖啡因）。这些复方药可能会发生意外过量，因为公众不知道这些制剂中的具体成分，可能会在同时服用多种复方制剂时超过最大单次或每日对乙酰氨基酚的最大剂量。

为了减少不知情情况下的对乙酰氨基酚过量，美国食品和药物管理局（FDA）要求制造商在 2014 年 1 月 16 日之前将所有处方药产品中对乙酰氨基酚的剂量限制在 325 mg 以内[16]。FDA 随后于 2014 年 3 月宣布，已成功限制美国市场中所有含有对乙酰氨基酚成分的处方药物在每剂量 325 mg 内。这些配方更改不适用于非处方（OTC）对乙酰氨基酚产品。

对乙酰氨基酚过量可以是急性或慢性的（图 51-1）。急性中毒通常定义为在 8 小时内摄入的毒物剂量 > 150 mg/kg 或 >7.5 g。慢性过量也称为"反复超治疗摄入"，通常定义为大于 8 小时服用的毒物剂量[17-18]。药物过量可能是意外的，如儿童过量服用过量；也可能是故意的，如自杀等。

药物过量定义为高于推荐每天 4 g 的任何给药方案。然而，对于体重超过 70 kg 的成人，造成肝毒性所需的对乙酰氨基酚摄入量要高得多，为 150 mg/kg，

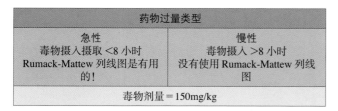

药物过量类型	
急性 毒物摄入摄取 <8 小时 Rumack-Mattew 列线图是有用的!	慢性 毒物摄入 >8 小时 没有使用 Rumack-Mattew 列线图
毒物剂量 = 150mg/kg	

图 51-1　急性与慢性药物过量

或约 10.5 g。因此，对多数患者来说，服用约 20 片加强型药物（500 mg）即可达致死量 [2,19]。由于对乙酰氨基酚容易获得，因此对于自杀企图是一个容易的过量剂。

此外，儿科剂量容易混淆，并且常常导致治疗失误。婴儿配方（100 mg/ml）比儿童配方（32 mg/ml）的浓度高三倍以上，儿童用药量特别有问题 [12]。因此，等体积的对乙酰氨基酚含有剂量不同，潜在药物过量的风险增加。

急性对乙酰氨基酚过量后肝毒性的风险使用 Rumack-Matthew 列线图表示（图 51-2）[2,4,19-23]。该图易于使用，根据血药浓度和摄入后时间来评估风险。如果有可能的肝毒性风险，则应用解毒剂 N- 乙酰半胱氨酸（NAC）[2,4,19-30]。下文将进一步详细讨论。

流行病学

对乙酰氨基酚是世界各地经常使用的镇痛剂，特别是在美国、加拿大和欧洲 [26,31-31]。在美国，它是最常用的处方药和非处方药，单独或与其他药物联合使用，每周有超过 5000 万人使用 [32]。在美国，镇痛药是与中毒有关的最常见的用药类，占过量相关死亡的近 25%，其中一半是由于摄入了含有对乙酰氨基酚的产品 [31]。

2012 年，美国毒药控制中心报告了 309，618 例镇痛药的暴露，其中 64，544 例为与另一种药物联合使用的对乙酰氨基酚暴露，71，766 例为单用对乙酰氨基酚的暴露 [31]。此外，对乙酰氨基酚（单独或联合使用）中毒所致死亡 342 例，占当年美国所有与毒物相关死亡事件的 12% [31]。

对乙酰氨基酚过量对医疗体系造成巨大负担，卫生保健系统 7 万多次访问源于对乙酰氨基酚过量 [31-33]。如果在 24 小时内未经处理，对乙酰氨基酚中毒具有显著的发病率和死亡风险。以肝功能衰竭发病的患者的死亡率为 20%～40% [33]。

目前，对乙酰氨基酚过量成为美国急性肝功能衰竭的首要原因 [34-38]，及时治疗可以有效减小其发病和死亡率 [33,39-40]。发病后 8 小时内给药，解毒剂 NAC 接近 100% 有效，其作用时间可长达 12～24 小时，偶尔甚至可达到 24 小时 [23-30]。

病理生理学

对乙酰氨基酚在胃肠道中迅速被吸收。摄入速释剂型后 90 分钟内达血清峰浓度。药物主要由肝代谢 [2,4,6-11,35,41]。

药物本身不直接损伤肝。而是对乙酰氨基酚代谢产生的 N- 乙酰基对苯醌亚胺（NAPQI）为肝毒性产物，可引起肝损伤（图 51-3）[2,4,6-11,35]。

在正常代谢情况下，5%～15% 的治疗剂量的对乙酰氨基酚由细胞色素 P450 酶系统（主要是 CYP2E1）代谢为 NAPQI 代谢物。少量的 NAPQI 与谷胱甘肽快速结合形成无毒的半胱氨酸和疏基酸代谢物 [2,4,6-11,35,41-42]。然而，在对乙酰氨基酚过量情况下，谷胱甘肽储存已经耗尽，导致 NAPQI 的积累引起肝损伤和细胞死亡。

美国急诊医师学会（ACEP）将对乙酰氨基酚过量导致的肝损伤定义为任何程度的天冬氨酸氨基转移酶（AST）水平升高 [46]。重度肝损伤通常定义为 AST 水平 >1000 IU/L [38]。急性肝衰竭定义为严重的肝损伤合并肝性脑病（图 51-4 和图 51-5）[40]。

如果补充足够的谷胱甘肽，NAPQI 可以代谢成为无毒形式，然后通过肾排出。半胱氨酸是通过半胱氨酸、谷氨酸和甘氨酸的合成形成谷胱甘肽所必需的限速底物 [43]。NAC 是提供可吸收形式的半胱氨酸的物质，然后可以将其水解合成谷胱甘肽。而后，谷胱甘肽用于在对乙酰氨基酚过量时产生的巨大水平 NAPQI 的解毒。

有几个似乎可以减轻肝毒性的因素。在至少一项前瞻性研究中报道急性乙醇摄入可能会降低对乙酰氨基酚的肝毒性作用，这种保护作用的潜在假设机制是乙醇与对乙酰氨基酚对 CYP2E1 代谢途径的竞争 [44-45]。此外尚有阿片类镇痛药的配伍可能在肝性脑病发展中起保护作用（OR 0.26；CI 0.07，0.96）[46]。最初认为苯妥英钠可引起肝毒性，目前有研究显示其可通过增加葡萄糖醛酸化促进对乙酰氨基酚代谢成无毒代谢物的潜在肝保护作用 [47]。这些研究临床有限；因此，为进一步了解其机制及联系，进一步的研究是必要的。

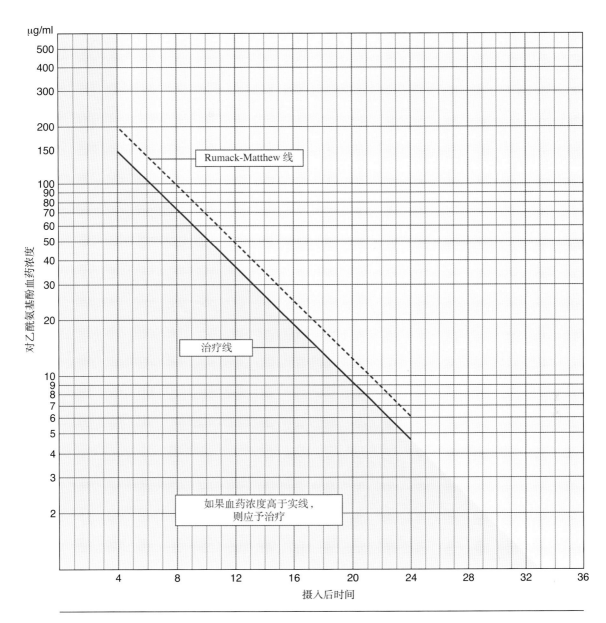

对照组：对乙酰氨基酚血药浓度与对乙酰氨基酚摄入后的时间。以估计对乙酰氨基酚血药浓度导致肝毒性的时间相关性，以及是否应该施用乙酰半胱氨酸治疗。

使用此图表的注意事项：

1. 时间坐标是指时间。

2. 图仅涉及单次急性过量摄入后的血浆浓度。

3. 治疗线被绘制在 Rumack-Mattew 线以下 25%，以允许血浆对乙酰氨基酚测定中的潜在错误以及来自过量摄入量的估计时间。

有关紧急情况的信息，请致电您的区域毒物控制中心。要进行特别咨询请拨打洛矶山毒药中心免费电话 1-800-525-6115，全天 24 小时在线（适用于美国）

图 51-2　Rumack-Matthew 列线图。对乙酰氨基酚过量的管理指南（www.tylenolprofessional. com）。（经授权改编自 Rumack BH，Matthew H: Acetaminophen poisoning and toxicity, Pediatrics 1975 Jun; 55(6): 871-876）

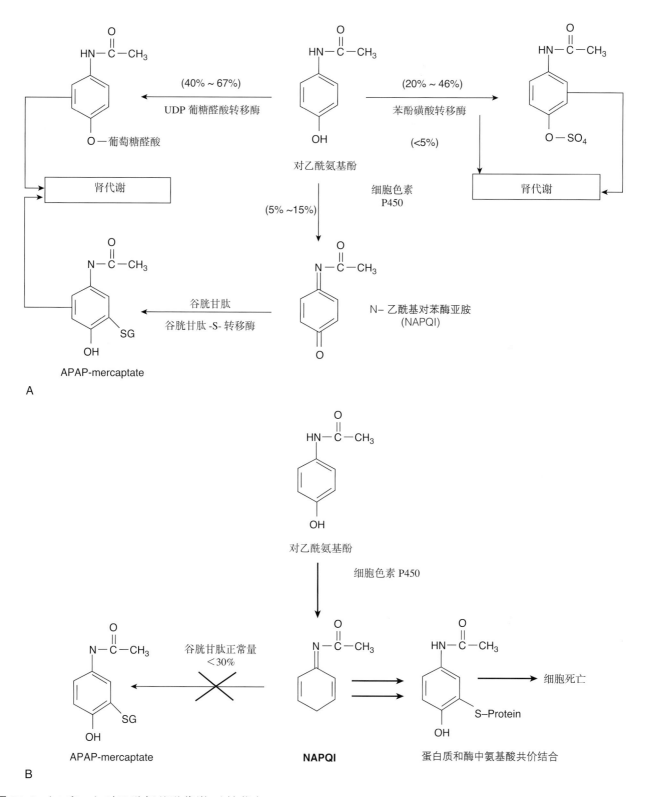

图 51-3（A 和 B）对乙酰氨基酚代谢。（转载自 Tintanelli JE，Kelen GD, Stapczynski JS: *Tintinalli's Emergency Medicine: A Comprehensive Guide*, 6th edition, New York: McGraw-Hill Inc; 2004 ）

　　在对乙酰氨基酚过量时，多种因素可能会加剧肝毒性。这些因素包括肝硬化、慢性酒精滥用、共同摄入、某些可预防情况、其他药物、脱水和（或）营养不良[37-48]。

　　近 1/3 的乙酰氨基酚过量患者同时服用其他物质，通常为酒精或阿片剂。某些共同摄入似乎是发

对乙酰氨基酚毒性的阶段			
阶段	时间	肝效应	症状和体征
1	0～24 小时	临床前期	• 全身不适 • 恶心和呕吐 • 弥漫性腹痛 • 可能无症状 • 轻微体征和症状 • 肝功能可能正常
2	24～72 小时	肝毒性	• 右上腹可能疼痛 • 临床可能无症状 • AST 和 ALT 开始上升，可能包括胆红素 • 如果发生严重的伤害，凝血指标（PT、PTT、INR）可能会升高
3	72～96 小时	肝功能衰竭与脑病	• 肝损害达峰值 • 肝衰竭的临床体征和症状是明显的，包括： • 黄疸 • 呕吐 • 胃肠不适 • 凝血异常 • 脑病 • 代谢性酸中毒 • 可能胰腺炎 • 可能急性肾衰竭
4	>96 小时	生存或死亡	• 完全解除肝毒性，或多器官衰竭和死亡

图 51-4 对乙酰氨基酚毒性阶段

生肝性脑病、肾功能不全、死亡或肝移植的独立危险因素[46]。某些可预防情况似乎也增加了对乙酰氨基酚过量继发的肝毒性死亡率。这些包括企图自杀、药物滥用和创伤[36-37]。

长期重度酒精滥用和对乙酰氨基酚使用之间的关系已经被争议了数十年。慢性酒精滥用可导致 CYP2E1 的上调和谷胱甘肽合成减少，这可能导致肝毒性风险增加[49]。尽管酗酒者在服用对乙酰氨基酚过量后可能存在肝毒性较大的风险，但几乎没有证据表明当服用治疗剂量的对乙酰氨基酚时存在肝毒性[47]。脱水和（或）营养不良可能使急性摄入期间酒精中毒与对乙酰氨基酚毒性之间的关系更为复杂；然而，需要进一步的研究来更好地了解这些潜在的风险因素[37,47]。

病史

任何出现在急诊室的患者都会接受一项主要的调查：气道、呼吸、循环、伤残/葡萄糖和暴露史。医疗团队其他成员同时对患者进行复苏及诊治。必须从紧急医疗服务（EMS）人员以及家人，朋友和（或）旁观者身上获得充分的病史。

病史提供应包括患者和知情者。问题包括摄入时间、具体物质、摄入方式（PO、IV、PR、吸入）

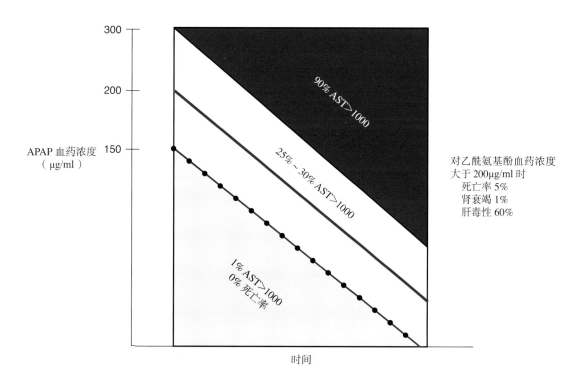

图 51-5 对乙酰氨基酚中毒患者的结果（基于 AST）。定义为 AST > 1000。（改编自 Smilkstein MJ，Knapp GL, Kulig KW, et al.Efficacy of oral N-acetylcysteine in the treatment of acetaminopheN overdose, *N Engl J Med*. 1988 Dec 15; 319(24): 1557-62）

以及确切的量。如果可提供药瓶，就必须计数药片数量。对乙酰氨基酚过量还需关注：

- 是否有共同摄入？
- 是否涉及缓释剂型？
- 自杀还是意外摄入？
- 摄入是急性（即全部一次）还是慢性（一般＞8小时）？

病史和查体必须集中于共同摄入、自杀、杀人企图和精神疾病。任何自杀企图必须考虑对乙酰氨基酚过量的可能的共同摄入。

对乙酰氨基酚毒性阶段

对乙酰氨基酚过量的临床表现和进展通常分为四个阶段（图 51-4）：

- 第 1 阶段（0～24 小时）：临床前期毒性作用，具有轻微的体征和症状，可能无症状，通常肝功能正常。非特异性症状可能包括恶心和呕吐、弥漫性腹痛和全身不适。
- 第 2 阶段（24～72 小时）：肝损伤（肝毒性或"潜伏期"）。患者可能开始出现右上腹疼痛，也可能无临床症状。AST 和 ALT 开始升高，可能胆红素也有升高。如果损伤严重，则凝血指标（PT、PTT、INR）可能延长。
- 第 3 阶段（72～96 小时）：肝功能衰竭肝性脑病。肝功能达峰值，肝功能衰竭的临床体征和症状明显，包括黄疸、呕吐和胃肠道疼痛、凝血异常、脑病、代谢性酸中毒以及可能的急性肾衰竭和（或）胰腺炎。
- 第 4 阶段（＞96 小时）：生存或死亡（"恢复阶段"）完全肝毒性解除或暴发性肝衰竭进展为多器官衰竭和死亡。

体格检查

出现对乙酰氨基酚过量的患者必须完全脱去衣服，并从头到脚检查。安保人员或警察床边值守保证安全和收集患者个人物品是有用的。这包括彻底检查可能在口袋中或隐藏在患者身上的物质或物体。检查者应警惕脏针、锐器和（或）其他污染物。

作为主要调查的一部分，血糖检查以及对口咽的检查是至关重要的。检查任何残留物质（即片剂、药物气囊或其他用具）或胃肠道出血的直肠可能是有用的。

急性对乙酰氨基酚过量通常几乎没有症状。确实存在的症状可能是非特异性的，可能包括轻度腹痛或痉挛、恶心呕吐和全身不适。有时大量急性药物过量也可能以代谢性酸中毒和昏迷为首发症状。通常这种表现是由共同摄入，多为酒精或阿片引起的。

在对乙酰氨基酚过量的身体检查过程中，共同摄入会引起额外的体征和症状。同时摄入其他物质（如阿片样物质、交感兴奋剂、胆碱能、抗胆碱能或其他物质）可引起相应症状表现。

急性对乙酰氨基酚过量的迟发表现可能出现更严重的肝毒性症状，如黄疸、右上腹疼痛与压痛以及可能的精神改变。

实验室数据和相关研究

适用的实验室数据和相关研究见图 51-6 所示。Rumack-Matthew 列线图是用于指导 24 小时内急性对乙酰氨基酚过量临床治疗的最重要的工具。它也可能适用于摄入缓释剂型，如本章后文所述。在以下情况下可能不使用列线图：

- 未知的摄入时间或持续时间
- 慢性摄入（重复超治疗剂量）
- 延迟就诊（摄入后大于 24 小时）

以下为对乙酰氨基酚过量血药浓度水平（图 51-2）：

- 4 小时 >150 mg/ml
- 6 小时 >106 mg/ml
- 8 小时 >75 mg/ml
- 24 小时 >4.6 mg/ml

治疗指南

对乙酰氨基酚过量一般有四种治疗方法：①减少吸收，②增加消除，③使用解毒剂，④进行肝移植。

在急诊部，必须首先完成初步检查，确保气道、呼吸和循环建立。根据需要使用氧气、口咽通道、心脏监护仪和脉氧监测仪。

胃管（NGT）在对乙酰氨基酚过量的治疗中临床获益有限（如果有的话）[26,50-51]。但一些医院仍在使用这种做法，虽然它不被循证指南支持。鉴于诱发呕吐和潜在危害气道的风险，大多数医师已经放弃使用 NGT。如果药物摄入发生在来诊前 1 小时或危险的助剂消耗后，继续使用 NGT 是有限的。在这

实验室数据及相关研究	
实验室测试	预期结果
对乙酰氨基酚水平	检查摄入后 4 小时 如果 > 150 μg/dl，则有毒 如果 4 小时缓释剂型血药水平正常，需 8 小时重复测定，如果 > 75 μg/dl，有毒
电解质、BUN/Cr 和葡萄糖	代谢性酸中毒（大量摄入）
肝功能	AST 通常先升高，然后 ALT 和胆红素升高
凝血	肝损伤及肝功能衰竭时升高
尿液分析和 UhCG	蛋白尿和血尿，肝衰合并急性肾小管坏死
如果存在自杀企图和（或）精神状态改变，那么请考虑： • 阿司匹林水平 • 酒精度 • 全血计数（CBC） • 动脉 / 静脉血气（pH 和乳酸可预测死亡率） • 心电图（延长 QT 或其他变化，共同摄入） • 放射检查	

图 51-6　实验室数据和相关研究

些情况下，认为洗胃可以去除残留在胃中的一些药片，从而防止进一步的吸收。

对乙酰氨基酚过量的治疗药物包括，使用活性炭减少吸收，NAC 解毒增加消除，并起到临床止吐作用。

消化道清除主要通过活性炭来实现。有充分证据表明，在摄入后 1 小时内给予有显著获益[26,51]。摄入后 2~4 小时予以活性炭时，人类受试者的药代动力学研究显示对对乙酰氨基酚清除作用下降。虽然不能除外摄入后 1 小时以上的获益潜力，但多数证据支持仅在对乙酰氨基酚摄入后 1 小时内给予活性炭治疗[52-54]。摄入 3 小时内给予超活性炭存在一定解毒获益，然而多数急诊部并无备药[55]。对于使用吐根糖浆没有临床获益证据，并且其不应再用于对乙酰氨基酚过量[50,56]。止吐药主要用于防止误吸和气道损伤。

对乙酰氨基酚过量最重要的治疗方法是使用解毒剂 NAC[23,26,28,30,39]。其作用机制前面已有讨论（图 51-3）。

在摄入后 8~10 小时内给药时，口服和静脉制剂的疗效差异无统计学意义[24,28]。然而，静脉制剂在 2004 年被 FDA 批准，随后成为主要的制剂[57-59]。许多机构现在使用静脉形式，因为治疗时间减少，继发呕吐并发症的可能性降低，住院时间和相关费用减少[26,60]。如果在摄入后 ≥10 小时进行治疗，或者潜在的条件不允许口服使用，也应使用静脉 NAC[24-25]。在暴发性肝衰竭的情况下，优选静脉 NAC。有一些证据表明哮喘或特应性皮炎患者应该接受口服治疗，因为过敏反应的风险降低；然而，这不一定是目前的标准治疗[24,57,611]。无论给药途径如何，乙酰半胱氨酸在摄入后 8~10 小时内给药时最有效。

在过去十年中，静脉 NAC 的使用减少了治疗的总时间，并且还降低了呕吐吸入的风险（图 51-7~图 51-9）

成人（40 kg 以上）的静脉剂量由以下方案组成：急性摄入（摄入后 8~10 小时）接受 150 mg/kg（体重）的静脉负荷剂量，稀释于 200 ml 5% 葡萄糖溶液（D5W）中，静脉输注大于 1 小时。然后启动两个维持剂量如下：第一次维持剂量（在负荷剂量后立即开始）在 500 ml D5W 中注入 50 mg/kg，在 4 小时内静脉输注。第二次维持剂量 100 mg/kg（在第一次维持剂量后立即开始）在 1000 ml D5W 中稀释，在 16 小时内静脉输注。给药的三个剂量的总量在 21 小时内为 300 mg/kg。

成人的口服负荷剂量为 140 mg/kg，然后在负荷剂量后 4 小时开始维持剂量为 70 mg/kg，每 4 小时重复一次，共计 17 次。在 72 小时内总共给予 18 个

成人和儿童静脉注射（IV）NAC 剂量在 21 小时内共 3 次剂量				
剂量	时间	量	稀释量	输液速度
1	即刻静脉负荷剂量	150 mg/kg	成人： 250 ml of D5W 儿童： （>20 kg 且 <40 kg）：100 ml （≤20 kg）：3 ml/kg	超过 1 小时
2	第一剂后立即	50 mg/kg	成人： 500 ml D5W 儿童： （>20 kg 且 <40 kg）：250 ml （≤20 kg）：7 ml/kg	超过 4 小时
3	第二剂后立即	100 mg/kg	成人： 1L D5W 儿童： （>20 kg 且 <40 kg）：500 ml （≤20 kg）：14 ml/kg	超过 16 小时

口服（PO）NAC 给药成人和儿童总共 18 个剂量超过 72 小时				
剂量	时间	量	途径	注意事项
1	立即口服负荷剂量	140 mg/kg	口服	止吐药可能有帮助
2~18	每 4 个小时加药	70 mg/kg	口服	止吐药可能有帮助

图 51-7　成人和儿童的 NAC 给药（PO 和 IV）

剂量等于 1330 mg/kg[39,62-63]。

成人慢性摄入或就诊晚（服药后 8 小时）的静脉给药是在 1 小时内输注的 500 ml D5W 中稀释的 140 mg/kg 的静脉负荷剂量。然后开始维持剂量如下：70 mg/kg 稀释在 250 ml D5W 中至少静脉输注 1 小时。该维持剂量每 4 小时重复至少 12 次。总维持治疗时间至少为 48 小时[64]。如果存在容量限制，则 D5W 的总体积可以降低。

儿童的静脉剂量（患者 <40 kg）与成人方案相同，但 D5W 的体积减小（图 51-7）。儿童口服给药方案与前述成人方案相同。

一些国外的文献报道描述了急性对乙酰氨基酚摄入的替代性乙酰半胱氨酸方案，其中包括口服治疗（<72 小时）的缩短疗程，以及在选定患者中延长 21 小时以上的静脉内治疗。然而，除了评估患者群体的异质性之外，评估这些替代性乙酰半胱氨酸方案的前瞻性比较试验缺乏替代治疗方案，在鉴定适当的患者时也带来了重大挑战。另外，有专家建议在持续性肝损伤和 / 或急性肝衰竭患者中，延长 FDA 推荐的治疗方案的持续时间。考虑到医疗护理

可能需要针对特定患者个性化，可以与医学毒理学家和（或）毒物控制中心进行协商[63,65]。

所有接受 NAC 治疗的患者必须入住医院进行进一步治疗和评估。任何继发于自杀企图的患者必须通过精神病学评估。

肾功能不全和肝功能衰竭

已经观察到剂量依赖性低钾血症，但它在较高水平的对乙酰氨基酚毒性中倾向于更严重[66-67]。目前尚不清楚这是否与对乙酰氨基酚或其他混杂因素有关。一项研究表明，在摄入后的最初 24 小时内引起的肾损害会导致尿钾排泄增加[67]。无论 NAC 治疗如何，都会发生这种不良反应，并且与呕吐无关。治疗是相应地补钾。

肾功能不全发生在 1%~2% 的患者中，一般在更严重的摄入中[68]。一项研究表明，青少年对乙酰氨基酚过量患者肾毒性发病率高于其他人群，另一项研究表明可高达 9%[69]。

急性肝衰竭可能导致严重的酸中毒、凝血异常、

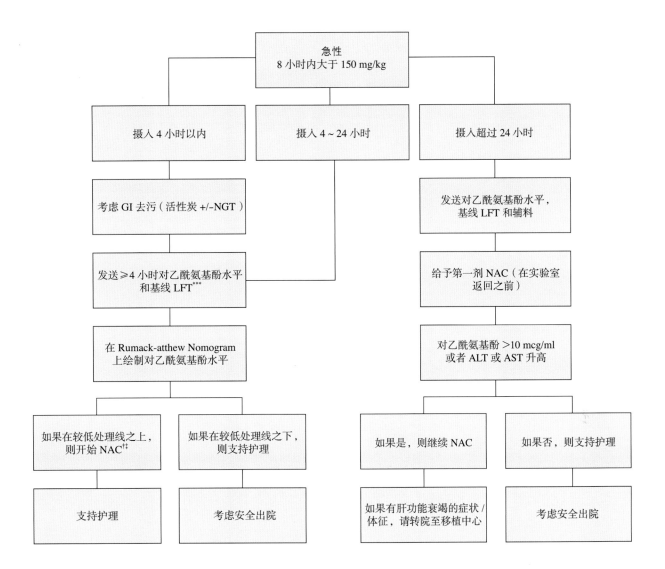

图 51-8　急性对乙酰氨基酚摄入的治疗指南

www.tylenolprofessional.com上关于对乙酰氨基酚过量的管理指南：
*摄入后不到4小时的血浆对乙酰氨基酚水平可能不代表峰值水平。
**对于延长释放制剂，摄入后不到8小时的血浆对乙酰氨基酚水平可能不代表峰值水平。在初始水平绘制后4～6小时绘制第二级。
应开始乙酰半胱氨酸处理，并持续进行，直到对乙酰氨基酚测定结果可用。
†乙酰半胱氨酸可以暂停，直到对乙酰氨基酚测定结果可用，只要开始治疗不延迟超过摄入8小时后。如果摄入后8个小时以上，立即开始乙酰半胱氨酸治疗。
‡使用延长释放制剂，如果任一水平图在较低处理线上方提供乙酰半胱氨酸治疗。

脑水肿和（或）多器官系统衰竭[70]。ICU 患者以上情况发病率更高，需相应处理。需转诊至肝移植中心。

特别考虑

除了 D5W 在静脉 NAC 给药期间减少，儿童患者的治疗方式与成人相似。

怀孕患者的治疗方式与非妊娠患者相似[25-26,71]。除非产生严重的母体毒性，否则不会增加不良怀孕的风险[25]。

缓释片（650 mg/ 片）由半立即释放对乙酰氨基酚（325 mg/ 片）和半缓释对乙酰氨基酚（325 mg/ 片）组成。因此，血清对乙酰氨基酚水平可能会延迟上升[26,72-73]。如果最初的 4 小时血清对乙酰氨基酚水平高于 Rumack-Mattew 列线图上的无毒范围，则应立即开始用 NAC 治疗。然而，如果最初的 4 小时血清对乙酰氨基酚水平低于 Rumack-Matthew 列线图上的无毒范围，则专家建议，第二次血清对乙酰氨基酚水平和 AST/ALT（8～10 h）应在第一次后 4～6 小时重复[26,72-73]。如果血清对乙酰氨基酚水平 >10 mcg/ml

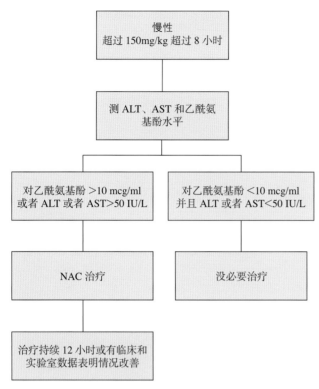

图 51-9 慢性对乙酰氨基酚摄入的治疗指南

或血清 AST 或 ALT 升高，则应启动用 NAC 治疗。

延迟来诊，定义为摄取 > 24 小时来诊，需要立即启动 NAC 治疗。实验室检查应按照上文列出，包括对乙酰氨基酚水平和肝功能检查（图 51-6）。如果血清对乙酰氨基酚水平 > 10mcg/ml 或血清 AST 或 ALT 升高（图 51-8），应继续用 NAC 进行治疗。

慢性摄入或"反复超剂量摄入"定义为超过 >8 小时服用的药物过量，需要如前所述的实验室检查，包括肝功能检查（图 51-6）。在这种情况下，可能不会使用 Rumack-Matthew 列线图。如果血清对乙酰氨基酚水平 >10 mcg/ml 或血清 AST 或 ALT>50 IU/L，应启动 NAC。应持续 12 小时或直到有临床和实验室改善的证据。如果患者有慢性过量病史或与毒性相符的症状和症状，应考虑用 NAC 治疗（图 51-9）[64]。

如果符合以下标准，可安全离开急诊：

- 没有共同摄入
- 没有明显的医疗问题
- 观察 4～6 小时，评估后正常
- 基于 Rumack-Matthew 列线图，安全的对乙酰氨基酚水平
- 精神病学评估建议药物过量

预防

患者常常不知道对乙酰氨基酚通常存在于其他正在服用的处方或非处方药物中 [74]。如前所述，FDA 已采取行动，通过限制对乙酰氨基酚的剂量尽量减少与处方对乙酰氨基酚产品（例如 Percocet®、Vicodin®）无意的过量服药的风险。此外，多项研究表明，限制单一非处方购买中可用的对乙酰氨基酚的量通常会降低急性和慢性毒性的相关发病率和死亡率 [75-76]。目前，美国 FDA 和国会正在考虑采取其他策略来降低意外过量服用的风险。

结论

对乙酰氨基酚是最广泛使用的镇痛药和常用的解热药，这是一种潜在的和致命的杀手。如果不及时发现和治疗，对乙酰氨基酚过量可能导致肝衰竭和死亡。然而，如果早期用解毒剂 NAC 治疗，那么存活率接近 100%。虽然口服和静脉 NAC 似乎具有相似的功效，但更常用静脉给药途径。鉴于对乙酰氨基酚过量相关的高发病率和死亡率，急诊医师对于任何潜在的致命性过量药物都应具有很高的警惕性。

（汪 炀 王 蒙 译 马青变 校）

参考文献

1. FDA background information for September 19–20, 2002, NDAC Meeting. FDA 2002. http://www.fda.gov/ohrms/dockets/ac/02/briefing/3882b1.htm. Accessed December 6, 2014.
2. Rumack BH, Matthew H. Acetaminophen poisoning and toxicity. *Pediatrics.* 1975; 55(6):871–876.
3. Peterson RG, Rumack BH. Toxicity of acetaminophen overdose. *JACEP.* 1978; 7(5):202–205.
4. Rumack BH, Peterson RG. Acetaminophen overdose: incidence, diagnosis, and management in 416 patients. *Pediatrics.* 1978; 62(5 Pt 2 Suppl):898–903.
5. Boyer TD, Rouff SL. Acetaminophen-induced hepatic necrosis and renal failure. *JAMA.* 1971; 218(3):440–441.
6. Jollow DJ, Mitchell JR, Potter WZ, Davis DC, Gillette JR, Brodie BB. Acetaminophen-induced hepatic necrosis. II. Role of covalent binding in vivo. *J Pharmacol Exp Ther.* 1973; 187(1):195–202.
7. Mitchell JR, Jollow DJ, Potter WZ, Davis DC, Gillette JR, Brodie BB. Acetaminophen-induced hepatic necrosis. I. Role of drug metabolism. *J Pharmacol Exp Ther.* 1973; 187(1):185–194.
8. Mitchell JR, Jollow DJ, Potter WZ, Gillette JR, Brodie BB. Acetaminophen-induced hepatic necrosis. IV. Protective role of glutathione. *J Pharmacol Exp Ther.* 1973; 187(1):211–217.
9. Potter WZ, Davis DC, Mitchell JR, Jollow DJ, Gillette JR, Brodie BB. Acetaminophen-induced hepatic necrosis. 3. Cytochrome P-450-

mediated covalent binding in vitro. *J Pharmacol Exp Ther.* 1973; 187(1):203–210.

10. Jollow DJ, Thorgeirsson SS, Potter WZ, Hashimoto M, Mitchell JR. Acetaminophen-induced hepatic necrosis. VI. Metabolic disposition of toxic and nontoxic doses of acetaminophen. *Pharmacology.* 1974; 12(4–5):251–271.

11. Potter WZ, Thorgeirsson SS, Jollow DJ, Mitchell JR. Acetaminophen-induced hepatic necrosis. V. Correlation of hepatic necrosis, covalent binding and glutathione depletion in hamsters. *Pharmacology.* 1974; 12(3):129–143.

12. Acetaminophen. In: *Physicians' Desk Reference.* 63rd ed. Montvale, NJ: Thomson PDR; 2009:1915–1916.

13. Krenzelok EP. The FDA Acetaminophen Advisory Committee meeting—what is the future of acetaminophen in the United States? The perspective of a committee member. *Clin Toxicol (Phila).* 2009; 47(8):784–789.

14. Lexicomp Online®, Lexi-Drugs®, Hudson, OH: Lexi-Comp, Inc.; Accessed December 6, 2014.

15. Lexicomp Online. Pediatric and Neonatal Lexi-Drugs. Hudson, OH: Lexi-Comp, Inc.; 2013.

16. Food and Drug Administration (FDA). Prescription drug products containing acetaminophen; actions to reduce liver injury from unintentional overdose. Notice. *Fed Regist.* 2011; 76(10):2691–2697.

17. Hodgman MJ, Garrad AR. A review of acetaminophen poisoning. *Crit Care Clin.* 2012; 28(4):499–516.

18. Prescott LF. Paracetamol overdosage. Pharmacological considerations and clinical management. *Drugs.* 1983; 25(3):290–314.

19. Rumack BH, Peterson RC, Koch GG, Amara IA. Acetaminophen overdose. 662 cases with evaluation of oral acetylcysteine treatment. *Arch Intern Med.* 1981; 141(3 Spec No):380–385.

20. Rumack BH. Acetaminophen overdose. *Am J Med.* 1983; 75(5A):104–112.

21. Rumack BH. Acetaminophen overdose in young children. Treatment and effects of alcohol and other additional ingestants in 417 cases. *Am J Dis Child.* 1984; 138(5):428–433.

22. Rumack BH. Acetaminophen: acute overdose toxicity in children. *Drug Intell Clin Pharm.* 1985; 19(12):911–912.

23. Rumack BH. Acetaminophen overdose in children and adolescents. *Pediatr Clin North Am.* 1986; 33(3):691–701.

24. Kanter MZ. Comparison of oral and i.v. acetylcysteine in the treatment of acetaminophen poisoning. *Am J Health Syst Pharm.* 2006; 63(19):1821–1827.

25. Kozer E, Koren G. Management of paracetamol overdose: current controversies. *Drug Saf.* 2001; 24(7):503–512.

26. Zed PJ, Krenzelok EP. Treatment of acetaminophen overdose. *Am J Health Syst Pharm.* 1999; 56(11):1081–1091. quiz 1091–1093.

27. Dean BS, Bricker JD, Krenzelok EP. Outpatient *N*-acetylcysteine treatment for acetaminophen poisoning: an ethical dilemma or a new financial mandate? *Vet Hum Toxicol.* 1996; 38(3):222–224.

28. Linden CH, Rumack BH. Acetaminophen overdose. *Emerg Med Clin North Am.* 1984; 2(1):103–119.

29. Lindgren K, Lattrez J, Nguyen C, et al. Intravenous *N*-acetylcysteine (NAC) protocols recommended by North American Poison Centers. *J Toxicol Clin Toxicol.* 2004; 42(5):733.

30. Prescott LF, Park J, Ballantyne A, Adriaenssens P, Proudfoot AT. Treatment of paracetamol (acetaminophen) poisoning with *N*-acetylcysteine. *Lancet.* 1977; 2(8035):432–434.

31. Mowry JB, Spyker DA, Cantilena LR Jr, Bailey JE, Ford M. 2012 Annual Report of the American Association of Poison Control Centers' National Poison Data System (NPDS): 30th Annual Report. *Clin Toxicol (Phila).* 2013; 51(10):949–1229.

32. Kaufman DW, Kelly JP, Rosenberg L, Anderson TE, Mitchell AA. Recent patterns of medication use in the ambulatory adult population of the United States: the Slone survey. *JAMA.* 2002; 287(3):337–344.

33. Heard KJ. Acetylcysteine for acetaminophen poisoning. *N Engl J Med.* 2008; 359(3):285–292.

34. Larson AM. Acetaminophen hepatotoxicity. *Clin Liver Dis.* 2007; 11(3):525–548, vi.

35. Larson AM, Polson J, Fontana RJ, et al. Acetaminophen-induced acute liver failure: results of a United States multicenter, prospective study. *Hepatology.* 2005; 42(6):1364–1372.

36. Myers RP, Li B, Fong A, Shaheen AA, Quan H. Hospitalizations for acetaminophen overdose: a Canadian population-based study from 1995 to 2004. *BMC Public Health.* 2007; 7:143.

37. Myers RP, Shaheen AA, Li B, Dean S, Quan H. Impact of liver disease, alcohol abuse, and unintentional ingestions on the outcomes of acetaminophen overdose. *Clin Gastroenterol Hepatol.* 2008; 6(8):918–925; quiz 837.

38. Simpson KJ, Bates CM, Henderson NC, et al. The utilization of liver transplantation in the management of acute liver failure: comparison between acetaminophen and non-acetaminophen etiologies. *Liver Transpl.* 2009; 15(6):600–609.

39. Smilkstein MJ, Knapp GL, Kulig KW, Rumack BH. Efficacy of oral *N*-acetylcysteine in the treatment of acetaminophen overdose. Analysis of the national multicenter study (1976 to 1985). *N Engl J Med.* 1988; 319(24):1557–1562.

40. Wolf SJ, Heard K, Sloan EP, Jagoda AS; American College of Emergency Physicians. Clinical policy: critical issues in the management of patients presenting to the emergency department with acetaminophen overdose. *Ann Emerg Med.* 2007; 50(3):292–313.

41. Hodgman MJ, Garrad AR. A review of acetaminophen poisoning. *Crit Care Clin.* 2012; 28(4):499–516.

42. Anon, ed. *Tylenol professional product information.* Fort Washington, PA: McNeil Consumer Healthcare; 2014

43. Lu SC. Glutathione synthesis. *Biochim Biophys Acta.* 2013; 1830(5):3143–3153.

44. Waring WS, Stephen AF, Malkowska AM, Robinson OD. Acute ethanol coingestion confers a lower risk of hepatotoxicity after deliberate acetaminophen overdose. *Acad Emerg Med.* 2008; 15(1):54–58.

45. Bunchorntavakul C, Reddy KR. Acetaminophen-related hepatotoxicity. *Clin Liver Dis.* 2013; 17(4):587–607, viii.

46. Schmidt LE, Dalhoff K. Concomitant overdosing of other drugs in patients with paracetamol poisoning. *Br J Clin Pharmacol.* 2002; 53(5):535–541.

47. Rumack BH. Acetaminophen hepatotoxicity: the first 35 years. *J Toxicol Clin Toxicol.* 2002; 40(1):3–20.

48. Sivilotti ML, Good AM, Yarema MC, Juurlink DN, Johnson DW. A new predictor of toxicity following acetaminophen overdose based on pretreatment exposure. *Clin Toxicol (Phila).* 2005; 43(4):229–234.

49. Bunchorntavakul C, Reddy KR. Acetaminophen-related hepatotoxicity. *Clin Liver Dis.* 2013; 17(4):587–607, viii.

50. Brok J, Buckley N, Gluud C. Interventions for paracetamol (acetaminophen) overdose. *Cochrane Database Syst Rev.* 2006; (2):CD003328.

51. Buckley NA, Whyte IM, O'Connell DL, Dawson AH. Activated charcoal reduces the need for *N*-acetylcysteine treatment after acetaminophen (paracetamol) overdose. *J Toxicol Clin Toxicol.* 1999; 37(6):753–757.

52. Green R, Grierson R, Sitar DS, Tenebein M. How long after drug ingestion is activated charcoal still effective? *J Toxicol Clin Toxicol.* 2001; 39(6):601–605.

53. Yeates PJ, Thomas SH. Effectiveness of delayed activated charcoal administration in simulated paracetamol (acetaminophen) overdose. *Br J Clin Pharmacol.* 2000; 49(1):11–14.

54. Chyka PA, Seger D, Krenzelok EP, Vale JA; American Academy of Clinical Toxicology; European Association of Poisons Centres and Clinical Toxicologists. Position paper: Single-dose activated charcoal. *Clin Toxicol (Phila).* 2005; 43(2):61–87.

55. Sato RL, Wong JJ, Sumida SM, Marn RY, Enoki NR, Yamamoto LG. Efficacy of superactivated charcoal administered late (3 hours) after acetaminophen overdose. *Am J Emerg Med.* 2003; 21(3):189–191.

56. Position paper: Ipecac syrup. *J Toxicol Clin Toxicol.* 2004; 42(2):133–

143.

57. Smilkstein MJ, Bronstein AC, Linden C, Augenstein WL, Kulig KW, Rumack BH. Acetaminophen overdose: a 48-hour intravenous *N*-acetylcysteine treatment protocol. *Ann Emerg Med.* 1991; 20(10):1058–1063.

58. Williamson K, Wahl MS, Mycyk MB. Direct comparison of 20-hour IV, 36-hour oral, and 72-hour oral acetylcysteine for treatment of acute acetaminophen poisoning. *Am J Ther.* 2013; 20(1):37–40.

59. Yarema MC, Johnson DW, Berlin RJ, et al. Comparison of the 20-hour intravenous and 72-hour oral acetylcysteine protocols for the treatment of acute acetaminophen poisoning. *Ann Emerg Med.* 2009; 54(4):606–614.

60. Marchetti A, Rossiter R. Managing acute acetaminophen poisoning with oral versus intravenous *N*-acetylcysteine: a provider-perspective cost analysis. *J Med Econ.* 2009; 12(4):384–391.

61. Sandilands EA, Bateman DN. Adverse reactions associated with acetylcysteine. *Clin Toxicol (Phila).* 2009; 47(2):81–88.

62. Woo OF, Mueller PD, Olson KR, Anderson IB, Kim SY. Shorter duration of oral *N*-acetylcysteine therapy for acute acetaminophen overdose. *Ann Emerg Med.* 2000; 35(4):363–368.

63. Betten DP, Cantrell FL, Thomas SC, Williams SR, Clark RF. A prospective evaluation of shortened course oral *N*-acetylcysteine for the treatment of acute acetaminophen poisoning. *Ann Emerg Med.* 2007; 50(3):272–279.

64. Dart RC, Erdman AR, Olson KR, et al. Acetaminophen poisoning: an evidence-based consensus guideline for out-of-hospital management. *Clin Toxicol (Phila).* 2006; 44(1):1–18.

65. Heard K, Rumack BH, Green JL, et al. A single-arm clinical trial of a 48-hour intravenous N-acetylcysteine protocol for treatment of acetaminophen poisoning. *Clin Toxicol (Phila).* 2014; 52(5):512–518.

66. Waring WS, Stephen AF, Malkowska AM, Robinson OD. Acute acetaminophen overdose is associated with dose-dependent hypokalaemia:

a prospective study of 331 patients. *Basic Clin Pharmacol Toxicol.* 2008; 102(3):325–328.

67. Pakravan N, Bateman DN, Goddard J. Effect of acute paracetamol overdose on changes in serum and urine electrolytes. *Br J Clin Pharmacol.* 2007; 64(6):824–832.

68. Mazer M, Perrone J. Acetaminophen-induced nephrotoxicity: pathophysiology, clinical manifestations, and management. *J Med Toxicol.* 2008; 4(1):2–6.

69. Boutis K, Shannon M. Nephrotoxicity after acute severe acetaminophen poisoning in adolescents. *J Toxicol Clin Toxicol.* 2001; 39(5):441–445.

70. Roth B, Woo O, Blanc P. Early metabolic acidosis and coma after acetaminophen ingestion. *Ann Emerg Med.* 1999; 33(4):452–456.

71. Wilkes JM, Clark LE, Herrera JL. Acetaminophen overdose in pregnancy. *South Med J.* 2005; 98(11):1118–1122.

72. Graudins A, Pham HN, Salonikas C, Naidoo D, Chan B. Early presentation following overdose of modified-release paracetamol (Panadol Osteo) with biphasic and prolonged paracetamol absorption. *N Z Med J.* 2009; 122(1300):64–71.

73. Tan C, Graudins A. Comparative pharmacokinetics of Panadol Extend and immediate-release paracetamol in a simulated overdose model. *Emerg Med Australas.* 2006; 18(4):398–403.

74. Fosnocht D, Taylor JR, Caravati EM. Emergency department patient knowledge concerning acetaminophen (paracetamol) in over-the-counter and prescription analgesics. *Emerg Med J.* 2008; 25(4):213–216.

75. Gunnell D, Murray V, Hawton K. Use of paracetamol (acetaminophen) for suicide and nonfatal poisoning: worldwide patterns of use and misuse. *Suicide Life Threat Behav.* 2000; 30(4):313–326.

76. Andrew E, Bøe GH, Haga C, et al. Poisonings from analgesics in Norway with emphasis on paracetamol. An epidemiological study. *J Toxicol Clin Toxicol.* 2004; 42(4):520.

第52章　水杨酸盐过量

(Shawn) Xun Zhong • Andrew Stolbach

水杨酸盐自从 19 世纪开始使用 [1]。如今水杨酸盐在全世界应用。最常用的水杨酸盐是阿司匹林，其他常用的为水杨酸甲酯搽剂（冬青油）以及水杨酸亚铋，后者为碱式水杨酸铋的活性成分。因为水杨酸盐是普遍存在的，有很大可能过量，故意的或者是意外服用的。2012 年，有 19000 例单独服用阿司匹林和 1500 例除了服用阿司匹林还服用其他药物的中毒案例向国家毒物数据系统报告 [2]。

药代动力学

治疗剂量的水杨酸盐口服后迅速吸收入血流，1 小时达峰浓度。当有胃内容物时吸收可能延迟。80%～90% 的血清水杨酸盐与蛋白质结合，尤其是白蛋白。大多数水杨酸盐在肝内质网进行生物转化，10% 在尿中以原形清除。水杨酸盐和它的代谢产物在肾内以 pH 值依赖的方式清除。碱性和酸性尿之间的差异可导致游离排泄从 >30% 到少至 2%[3]。

药物过量时，血清峰浓度可以延长至 35 小时，尤其是缓释片或者肠溶片 [4-5]。可能形成胃石，延长吸收时间，使已知剂量的药物过量的峰浓度难以预测。当水杨酸盐浓度高于正常时，蛋白结合和肝代谢处于饱和状态。由于饱和，水杨酸代谢从一级动力学到零级动力学变化 [6]，而更多没有代谢的水杨酸从尿液中排出（见图 52-1）[3]。

水杨酸盐中毒的病理生理学

在血浆中，水杨酸盐在质子化（不带电）和非质子化（带电）之间处于平衡。水杨酸是弱酸（pKa 3.5），意味着大量药物以质子化（不带电）的形式存在。不带电的形式可以轻松地穿过细胞膜、渗透进组织，尤其是脑组织。在酸性 pH 值时平衡向质子化（不带电）模式偏移，使能够透过细胞膜的水杨酸盐增多。相反，在碱性 pH 值环境中，平衡向非质子化（带电）模式偏移。带电的形式不能通过细胞膜而受限（见图 52-2）[7]。

水杨酸盐可以影响很多器官系统。胃肠道反应是最显著的，尤其是急性中毒时。因为胃黏膜刺激以及水杨酸盐直接作用于延髓化学感受器，患者可能表现为恶心、呕吐。可以发生穿孔，但在急性中毒中不常见。

水杨酸盐可以影响中枢神经系统。在大脑中，水杨酸盐刺激延髓呼吸中枢引起喘息、呼吸急促和呼吸性碱中毒 [8]。严重的毒性反应，脑水肿、癫痫和昏迷也可能发生。

水杨酸盐打乱呼吸和新陈代谢。严重中毒可发生急性肺损伤。然而，最严重的是对线粒体的影响。水杨酸盐影响氧化磷酸化，这意味着电子运输链上产生的能量被耗散为热量，而不是 ATP 形成。热量产生表现为高温，细胞能量缺乏 ATP 导致无氧代谢

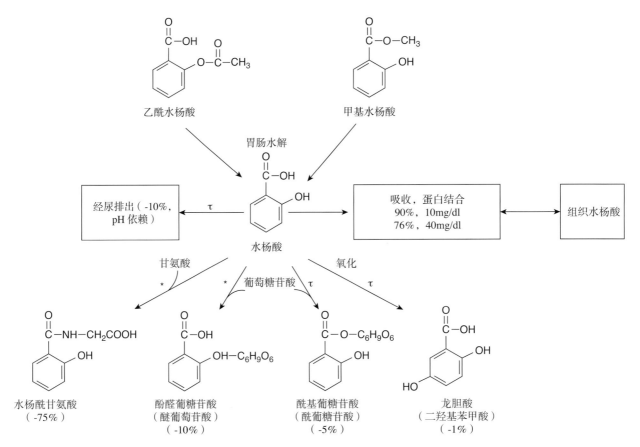

图 52-1 水杨酸代谢。(Reproduced with permission from Goldfrank LR, Nelson LS, Howland MA, et al: *Salicylates in Goldfrank's Toxicological Emergencies*, 8th edition. New York: McGraw-Hill Companies Inc; 2006.)

增多，产生丙酮酸和乳酸[9]。脂质代谢也受到刺激，导致产生酮体和高阴离子间隙酸中毒[10]。水杨酸盐也阻止 ATP 依赖的反应，导致氧消耗增加和二氧化碳产生增多。在那些糖原储存较少的人，如婴儿和

慢性酗酒患者，脂质和糖代谢增加尤其重要。

病史

要对患者摄入水杨酸盐的量和同时摄入的其他药物的量进行详细询问。临床医师应该识别会使治疗复杂化的一些并发症，如肝病史、肾衰竭或充血性心力衰竭。在确定治疗方案时是否是慢性摄入至关重要。急性中毒多发生在年轻人中，多为故意过量服用。摄入 >300 mg/kg 很严重，而 >500 mg/kg 能够致死。慢性中毒多发生在老年人当中，多为并非有意过量服用。急性中毒可以通过询问病史获得，而慢性中毒病史不明显。在有一些病例中，患者住院很久才发现慢性水杨酸盐中毒[11-13]。急性中毒的死亡率是 1%，而慢性中毒是 25%。

图 52-2 碱化使水杨酸盐从组织向血浆和尿液转移。(Reproduced with permission from Goldfrank LR, Nelson LS, Howland MA, et al: *Salicylates in Goldfrank's Toxicological Emergencies*, 8th edition. New York: McGraw-Hill Companies Inc; 2006.)

临床表现

如所料，水杨酸盐中毒可以有多种临床表现（见表 52-1 ）。患者可表现为焦虑、难以集中注意力、幻

觉、昏睡、昏迷和癫痫。体格检查会发现心动过速、呼吸急促、喘息、高热。在急性中毒中恶心和呕吐尤为突出。

诊断方法

通常来说血清水杨酸盐浓度达到 30 mg/dl 是治疗剂量。耳鸣是中毒的早期表现，发生在血清浓度达 35 mg/dl 时。然而水杨酸盐浓度主要在慢性中毒中比较重要。在急性中毒时，大量的水杨酸盐在胃肠道及血液中，在组织中的浓度较低。相反慢性水杨酸盐中毒患者的组织药物负荷很高，可能血清浓度很低，但已存在中毒表现。血清水杨酸盐浓度和 CSF 的水杨酸盐浓度不相关。这就是为什么临床表现比血清浓度更重要。中毒列线图曾经被提议用于水杨酸盐中毒，但是因为不能准确地预测水杨酸盐中毒，没有被推荐应用[14]。

正常阴离子间隙不能除外水杨酸盐中毒。在一些研究中发现，如果水杨酸盐离子使报告的氯离子浓度提高，阴离子间隙可能假性正常[15-17]。水杨酸盐中毒可以引起原发性代谢性酸中毒和原发性呼吸性酸中毒。呼吸性碱中毒在中毒早期占主要地位。随着中毒加重，代谢性酸中毒加重。单纯的代谢性酸中毒在成人中不常见，除非同时服用呼吸抑制剂。血 pH 值≤7.4 是严重中毒的标志。

中毒和治疗过程中可能发生水、电解质紊乱。呕吐和出汗可引起严重的血容量不足。呕吐和治疗时补碱可引起低血钾，补碱还可以引起血钙降低。在严重中毒时血糖浓度因为糖原分解和糖异生会升高，当在后期糖异生受损以及糖利用增多，会出现低血糖。但是需要注意的是虽然血糖正常，中枢神经系统的血糖浓度可能低[18]。

治疗

与大多数危急重症的护理一样，临床医师应该保证气道通畅。然而，轻易给严重水杨酸盐中毒患者插管可能很危险。喘息和呼吸急促不一定要被理解为需要插管的呼吸困难。而那些不能保护自身气道或者氧合差或血 pH 值提示不能维持呼吸性碱中毒的患者需要插管。严重中毒的患者通过呼吸急促和喘息来呼出二氧化碳保持 pH 接近正常。如果通气突然减少，二氧化碳会突然上升，pH 值会下降，促使更多水杨酸盐进入组织加重中毒。在一些病例研究中，机械通气和水杨酸盐中毒患者的 pH 值恶化有关[19]。

如果需要插管，应该让有经验的医师插管。为了减少通气不足，应该应用快速起效的镇静剂和肌松剂，患者应该保持过度通气状态直到开始喉镜检查。一旦插管，患者应该过度通气以保持呼吸性碱中毒以代偿代谢性酸中毒。应该给镇静，防止人机对抗。尽量减少患者的自主呼吸来促进通气。如果患者能够自己呼吸，可以应用 CPAP 模式，因为这种模式下患者可以按照自己的频率进行呼吸。若镇静剂和肌松剂药效消失，患者可能再次出现喘息和呼吸急促，引起呼吸堆积（breath stacking），当强制呼吸在自主吸气的吸气阶段输送时，就会发生呼吸堆积）和人机对抗。应该定期监测血气变化，pH 值保持在 7.5 ~ 7.6。

⬤ 表 52-1 水杨酸盐过量的症状

器官系统	轻度 / 中度症状	严重症状
神经系统	焦虑、不能集中注意力、幻觉、眩晕、嗜睡、震颤、谵妄	癫痫、昏迷、脑水肿
心血管系统	心动过速	低血压、心律失常、心脏停搏
呼吸系统	呼吸急促（来自呼吸中枢的刺激），喘息	非心源性肺水肿、呼吸抑制、窒息
胃肠道	恶心、呕吐（来自化学感受器刺激）、腹痛（多集中在上腹部）、胃排空延迟	消化道出血、肠穿孔
耳鼻喉系统	耳鸣	耳聋
精神系统	基础精神疾病恶化	
血液系统	血小板功能抑制和影响凝血因子	
代谢	高温、低血糖、高血糖	

洗胃和活性炭

当摄入剂量很大而且还在胃中时需要考虑洗胃。通常摄入 60 分钟内才能洗胃，所以洗胃很少用。洗胃时误吸的风险高于清除胃中的药物所带来的益处。如果要洗胃，应该洗胃后接着应用活性炭[20]。

不应该用催吐药物，因为它在降低吸收的水杨酸盐方面不如活性炭[21]。

活性炭应该用于所有没有误吸风险的患者。它可以降低 50% ~ 80% 的阿司匹林的吸收[22]。添加山梨醇到活性炭可以减少水杨酸盐的吸收[23]。目前不清楚加倍使用活性炭是否增加疗效[24-27]。理论上讲，加量使用活性炭可以减少仍在胃肠道中的缓释或者肠溶水杨酸盐的吸收。我们推荐使用添加山梨醇的活性炭，4 小时后应用不含山梨醇的活性炭，直到中毒解决。

口服洗肠（口服聚乙二醇电解质洗肠溶液）不增加水杨酸吸收[27,28]。

碱化

由于 pH 值增加可以使水杨酸盐平衡向离子化状态移动，碱化血液可以限制水杨酸盐进入其他组织（尤其是脑组织）。这种现象被称为"离子俘获"，因为离子水杨酸盐被滞留在血浆中不能进入组织。血液碱化可以导致尿液碱化，可能增加滞留在肾小管内的水杨酸盐的清除。根据这个原理，研究表明水杨酸盐的清除依赖于尿 pH 值[29-30]。在酸性尿中可以清除 2%，而在碱性尿中可以清除到 31%。正如预期的那样，在碱性条件下，水杨酸的半衰期也会减少，水杨酸盐的总清除率增加[30]。

应在血清水杨酸浓度 >35 mg/dl 和可疑水杨酸盐毒性的患者中考虑碱化，直至血液 pH 值可适当指导治疗。碱化应该静脉应用碳酸氢钠。目标是血清 pH 值在 7.45 ~ 7.55，尿 pH 值在 7.5 ~ 8.0（我们推荐加 150 mEq 的碳酸氢钠至 1L 的 5% 葡萄糖溶液中，滴速 150 ~ 200 ml/h，或两倍维持速度）。给严重中毒的患者进行碱化治疗时应随时监测血尿 pH 值以决定碳酸氢钠的剂量。碳酸酐酶抑制剂可以碱化尿液，但是可以引起代谢性酸中毒，所以不能应用。

在水杨酸盐中毒时需要密切监测钾和钙。低钾的原因可以是碱血症、尿钾丢失、泻药引起腹泻、呕吐引起代谢性碱中毒。低钾时碱中毒的治疗可能受阻。低钙是碳酸氢钠治疗的结果，必须迅速纠正。

体外治疗

体外治疗可用于纠正水、电解质、酸碱和尿素失衡，并清除不需要的溶质。在水杨酸过量时，体外治疗通常应用于严重毒性患者或不能耐受常规治疗的患者。建议对具有 CNS 毒性、急性肺损伤或肺水肿、肾功能不全、顽固性酸中毒或临床症状恶化的患者进行治疗体外治疗。如果没有以上这些情况，慢性中毒的患者如果血水杨酸盐浓度 >100 或 >60 mg/dl 也可以考虑体外治疗（见表 52-2）[31]。需体外治疗的水杨酸盐浓度通常设置比较低，因为有很多致死案例的浓度较低，一些设在 50 ~ 70 mg/dl[32]。机械通气的患者也应该考虑，因为单纯机械通气可能不足以维持呼吸性碱中毒。最后，肝功能障碍可能需要体外治疗，因为水杨酸盐经肝代谢。

血液透析是一种体外治疗的选择技术。血液灌流提供更好的清除，但血液透析有额外的好处，如纠正电解质失衡和酸碱失调。血液透析和血液灌流可以串联，但这种方法在现实中很少用到[33]。血流动力学不稳定的患者不能耐受血液透析引起的大量液体交换，可以使用连续的静静脉血液透析滤过[34]。体外治疗应与其他治疗结合使用，不能因为等待体外治疗而延误其他治疗方法。

⬤ 表 52-2　水杨酸盐过量体外治疗指南

- 中枢神经系统紊乱：精神状态改变、癫痫发作、昏迷、脑水肿
- 肾衰竭
- 难以纠正的顽固性代谢性酸中毒
- 尽管进行积极治疗临床状况恶化
- 急性中毒血水杨酸盐浓度 >100 mg/dl（7.2 mmol/L）或慢性中毒 >60 mg/dl（4.3 mmol/L）（一些临床医师设定较低的浓度，尤其是慢性中毒时）
- 需要机械通气同时合并肝功能异常的患者

（葛洪霞　徐定华　译）

参考文献

1. Patrono C, Rocca B. Aspirin, 110 years later. *J Thromb Haemost*. 2009; 7(Suppl 1):258–261.
2. Mowry JB, Spyker DA, Cantilena LR Jr, Bailey JE, Ford M. 2012 Annual report of the American Association of Poison Control Centers' National Poison Data System (NPDS): 30th annual report. *Clin Toxicol (Phila)*. 2013; 51(10):949–1229.
3. Bruton LL, Lazo JS, Parker KL. *Goodman & Gillman's the Pharmacological Basis of Therapeutics*. 11th ed. New York: McGraw-

Hill; 2006.

4. Wortzman DJ, Grunfled A. Delayed absorption following enteric-coated aspirin overdose. *Ann Emerg Med*. 1987; 16(4):434–436.

5. Rivera W, Kleinschmidt KC, Velez LI, Shepherd G, Keyes DC. Delayed salicylate toxicity at 35 hours without early manifestations following a single salicylate ingestion. *Ann Pharmacother*. 2004; 38(7–8):1186–1188.

6. Levy G. Clinical pharmacokinetics of salicylates: a re-assessment. *Br J Clin Pharmacol*. 1980; 10(Suppl 2):285S–290S.

7. Temple AR. Acute and chronic effects of aspirin toxicity and their treatment. *Arch Intern Med*. 1981; 141(3 Spec No):364–369.

8. Tenney SM, Miller RM. The respiratory and circulatory action of salicylate. *Am J Med*. 1955; 19(4):498–508.

9. Krebs HG, Woods HG, Alberti KG. Hyperlactatemia and lactic acidosis. *Essays Med Biochem*. 1975; 1:81–103.

10. Rothschild BM. Hematologic perturbations associated with salicylate. *Clin Pharmacol Ther*. 1979; 26(2):145–152.

11. Anderson RJ, Potts DE, Gabow PA, Rumack BH, Schrier RW. Unrecognized adult salicylate intoxication. *Ann Intern Med*. 1976; 85(6):745–748.

12. Bailey RB, Jones SR. Chronic salicylate intoxication. A common cause of morbidity in the elderly. *J Am Geriatr Soc*. 1989; 37(6):556–561.

13. Chui PT. Anesthesia in a patient with undiagnosed salicylate poisoning presenting as intraabdominal sepsis. *J Clin Anesth*. 1999; 11(3):251–253.

14. Dugandzic RM, Tierney MG, Dicknson GE, Dolan MC, McKnight DR. Evaluation of the validity of the Done nomogram in the management of acute salicylate intoxication. *Ann Emerg Med*. 1989; 18(11):1186–1190.

15. Kaul V, Imam SH, Gambhir HS, Sangha A, Nandavaram S. Negative anion gap metabolic acidosis in salicylate overdose–a zebra! *Am J Emerg Med*. 2013; 31(10):1536.e3–e4.

16. Jacob J, Lavonas EJ. Falsely normal anion gap in severe salicylate poisoning caused by laboratory interference. *Ann Emerg Med*. 2011; 58(3):280–281.

17. Srivali N, Ungprasert P, Edmonds LC. Negative anion gap metabolic acidosis and low level of salicylate cannot ignore salicylate toxicity! *Am J Emerg Med*. 2014; 32(3):279–280.

18. Thurston JH, Pollock PG, Warren SK, Jones EM. Reduced brain glucose with normal plasma glucose in salicylate poisoning. *J Clin Invest*. 1970; 49(11):2139–2145.

19. Stolbach AI, Hoffman RS, Nelson LS. Mechanical ventilation was associated with acidemia in a case series of salicylate-poisoned patients. *Acad Emerg Med*. 2008; 15(9):866–869.

20. Burton BT, Bayer MJ, Barron L, Aitchison JP. Comparison of activated charcoal and gastric lavage in the prevention of aspirin absorption. *J Emerg Med*. 1984; 1(5):411–416.

21. Curtis RA, Barone J, Giacona N. Efficacy of ipecac and activated charcoal/cathartic. Prevention of salicylate absorption in a simulated overdose. *Arch Intern Med*. 1984; 144(1):48–52.

22. Levy G, Tsuchiya T. Effect of activated charcoal on aspirin absorption in man. *Clin Pharmacol Ther*. 1972; 13(3):317–322.

23. Keller RE, Schwab RA, Krenzelok EP. Contribution of sorbitol combined with activated charcoal in prevention of salicylate absorption. *Ann Emerg Med*. 1990; 19(6):654–656.

24. Barone JA, Raia JJ, Huang YC. Evaluation of the effects of multiple-dose activated charcoal on the absorption of orally administered salicylate in a simulated toxic ingestion model. *Ann Emerg Med*. 1988; 17(1):34–37.

25. Hillman RJ, Prescott LF. Treatment of salicylate poisoning with repeated oral charcoal. *Br Med J (Clin Res Ed)*. 1985; 291(6507):1472.

26. Kirshenbaum LA, Mathews SC, Sitar DS, Tenenbein M. Does multiple-dose charcoal therapy enhance salicylate excretion? *Arch Intern Med*. 1990; 150(6):1281–1283.

27. Mayer AL, Sitar DS, Tenebein M. Multiple-dose charcoal and whole-bowel irrigation do not increase clearance of absorbed salicylate. *Arch Intern Med*. 1992; 152(2):393–396.

28. Tenenbein M. Whole-bowel irrigation as a gastrointestinal decontamination procedure after acute poisoning. *Med Toxicol Adverse Drug Exp*. 1988; 3(2):77–84.

29. Prescott LF, Balali-Mood M, Critchley JA, Johnstone AF, Proudfoot AT. Diuresis or urinary alkalinization for salicylate poisoning? *Br Med J (Clin Res Ed)*. 1982; 285(6352):1383–1386.

30. Vree TB, Van Ewijk-Beneken Kolmer EW, Verwey-Van Wissen CP, Hekster YA. Effect of urinary pH on the pharmacokinetics of salicylic acid, with its glycine and glucuronide conjugates in humans. *Int J Clin Pharmacol Ther*. 1994; 32(10):550–558.

31. Fertel BS, Nelson LS, Goldfarb DS. The underutilization of hemodialysis in patients with salicylate poisoning. *Kidney Int*. 2009; 75(12):1349–1353.

32. Watson WA, Litovitz TL, Rodgers GC Jr, et al. 2004 Annual report of the American Association of Poison Control Centers Toxic Exposure Surveillance System. *Am J Emerg Med*. 2005; 23(5):589–666.

33. De Broe ME, Verpooten GA, Christiaens ME, et al. Clinical experience with prolonged combined hemoperfusion–hemodialysis treatment of severe poisoning. *Artif Organs*. 1981; 5(1):59–66.

34. Wrathall G, Sinclair R, Moore A, Pogson D. Three case reports of the use of haemodiafiltration in the treatment of salicylate overdose. *Hum Exp Toxicol*. 2001; 20(9):491–495.

第十部分 超 声

第 53 章　床旁多普勒超声心动图在急诊科的应用

Sasha K. Shillcutt • Daniel W. Johnson • Enyo A. Ablordeppey

概述

床旁多普勒超声心动图是急诊科、ICU、围术相关科室患者理想的检查手段，它高度准确、无创、便携、实施快速、可重复检查以及简单易学。对于危及生命的急症它可以提供实时的重要信息。床旁超声心动图增加患者安全性、提高诊断准确性、减少诊断不确定性、提高效率、挽救生命。

本章节的目的是让大家对床旁超声心动图在急诊科及 ICU 的应用有大致了解。我们对超声心动图在危重症患者中的应用进行概述。本节不是全面的综述，只是对超声物理、图像生成、超声模式、术语和系统操作初步的认识。

执业范围

床旁超声起源于日本和欧洲，在 20 世纪 90 年代进入美国急诊医学范畴。美国急救医学委员会认为床旁多普勒超声心动图急救医学专业的核心内容[1]。美国医学会支持超声在不同领域的应用（通过培训医师）并且提供培训、教育以及监督的专业指南[2]。

床旁超声心动图与传统影像条件下的综合心脏超声或超声检查不同。它的实施、解读在床旁完成，并且实时参与患者诊疗。目标是迅速准确完成一项简单或有目的的检查，回答是或否，快速指导患者的治疗。该检查应致力于危及生命的急症以及评估对治疗措施的反应。在过去的 20 年里，床旁超声心动图已经成为一种床旁诊断工具，一种指导有创操作的方法以及持续复苏过程中评估和监测的手段。目前美国急诊医师急诊超声协会指南提供执业范围、培训及认证指南的综合概述，这些指南对任何想开展床旁超声项目的科室提供了很好的参考[3]。2010年美国急诊医师协会联合美国超声协会出版了关于超声在急诊应用的共识[4]。共识中的相关推荐以及美国超声协会 2013 年聚焦超声建议，证明了超声在急危重医师手中的重要性[5]。

多普勒超声心动图：临床适应证

多普勒超声心动图是急诊医师的一项基本技能，特别适用于危重症患者。通过超声心动图，急诊医师可以迅速准确判断心脏停搏时的心脏活动，评估心包积液及压塞，评估左室收缩功能、前负荷以及右室充盈压，识别急性右心劳损，指导复苏和药物治疗策略，迅速鉴别无脉电活动及休克的可治病因。本节主要讲述图像获得、解读以及如何用于危重症患者的诊疗。

多普勒超声心动图：技术要点

超声心动图是一项具有挑战性的技术，有许多原因。心脏被肋骨、胸骨以及随呼吸周期扩张回缩并且充满气体的肺包绕。这些会通过反射和散射声波来阻碍图像采集。而且患者存在个体差异，尤其是肥胖、胸廓畸形、有慢性疾病如肺气肿者行超声心动图检查有困难。左侧卧位是获得高质量图像的优选体位，但是许多危重症患者并不能摆至最佳体位。尽管存在很多困难，但超声心动图仍然可以快速提供重要的、高度获益的信息，使之成为一项非常有价值的检查工具。

心脏呈斜行位于左侧胸腔内，心脏长轴是右肩与左髋之间的平面。大血管和心脏底部在头侧，心尖部在尾端。右侧心腔位于前下方，左侧心腔位于后上方。了解这些基本的解剖知识及心脏在胸腔内的结构方向有助于图像获得及对结构的解读。

相控线阵探头是心脏超声探头的首选（图53-1）。它体积小、视野宽，便于操作和在肋间之间获得图像。时间分辨率（帧频）在超声心动图动态成像中具有重要意义。

标准的心脏定位向患者的头部或左侧定位图像，这样图像显示在超声屏幕的右上方。将超声探头指向患者的头侧或左侧获得图像。这种左侧定位与腹部超声相反，腹部超声图像指向患者的头侧或右侧。

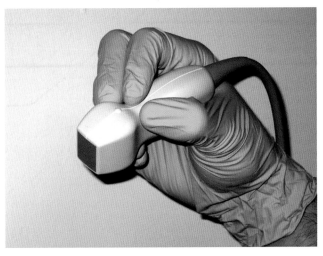

图53-1 相控线阵探头。体积小及帧频高使它成为心脏超声探头的首选

大多数超声机器可以预设心脏或超声成像，以便自动定位图像。本章节讨论的技术和图像均是传统的左侧或心脏定位成像。非常重要的一点大家要记住，经胸多普勒超声心动图是按照从前到后解剖位置成像心脏结构。

超声心动图是动态图像，静态图像提供的信息不如实时成像。目前大多数超声系统支持数字视频剪辑，这是首选的图像存储方式。

超声心动图：成像窗口和视图

超声心动图有许多切面，五个切面足以用于快速综合评估，包括剑突下四腔心切面、剑突下长轴下腔静脉切面、胸骨旁长轴切面、胸骨旁短轴切面（主动脉瓣水平以及左室水平）、心尖部四腔心切面。其他如心尖部五腔心切面，在评估左室收缩功能时再进行讨论。笔者推荐对每位患者尽可能获得较多的切面。每个切面都有优势和劣势，多切面可以提供额外的关键信息。在某些特殊情况下如心脏停搏一个切面足够，但通常需要五个切面提供更准确、更综合的评估。我们将讨论每个切面，每个切面的结构见表53-1。

剑突下四腔心切面

获得剑突下四腔心切面，需要将探头放在剑突下区域，将探头示标朝向患者左侧，探头与身体之间的夹角很小以保证超声束指向患者左肩（图53-2）。识别肝、心脏轮廓、右心室、左心室、右心房、左心房、心包腔（图53-3）。通过倾斜、旋转、滑动探头调整超声束的角度以保证获得全部结构的成像。

这是最容易获得的四腔心切面，提供心脏四腔的信息。可以用于评估心包积液以及心室腔大小。此切面尤其适用于心肺复苏的患者，因为它不影响复苏过程包括胸外按压、起搏器植入等。对于肺气肿及其他胸廓畸形的患者也是最容易获得的切面。

获得该切面最容易发生的错误是超声束与皮肤之间的夹角太大以及深度不够不能看到整个心脏的结构。保证超声束与皮肤之间的夹角较小的要点是从上面握住超声探头，探头和患者皮肤之间没有操作者手的情况下角度就比较小。胃内气体可能会使图像不清晰，可以通过保持探头恒定的压力或者让患者深吸气后屏住呼吸改善图像质量。熟知这些解

		表 53-1　经胸多普勒超声心动图切面		
窗口	图像	评估的解剖结构
剑突下	四腔心	右室、左室、房间隔、室间隔、三尖瓣、二尖瓣
剑突下	RA/IVC 切面	IVC/ 肝静脉充盈程度、吸气实验
胸骨旁	长轴	主动脉瓣、升主动脉、左室流出道、前间隔、下侧壁、二尖瓣
胸骨旁	短轴（AV 水平）	右房、右室、三尖瓣、肺动脉瓣、主动脉瓣、TAPSE
胸骨旁	短轴（LV 水平）	左室 6 个壁的厚度、左室充盈
心尖	四腔心	心房、左右心室、房室间隔、三尖瓣、二尖瓣、肺静脉

RA，右心房；IVC，下腔静脉；AV，主动脉瓣；LV，左心室；TAPSE，三尖瓣收缩期位移

决问题的技巧有助于更加高效获得图像。

剑突下右房 / 下腔静脉切面

获得剑突下右房 / 下腔静脉（RA/IVC）切面，需将超声探头放在剑突下，示标指向患者头侧，在患者的右上腹部进行扫描以便在纵向平面上获得穿过肝的 IVC（图 53-4）。识别肝、在肝穿行的 IVC、肝静脉与下腔静脉的汇合处、下腔静脉与右心房的汇合处、右心房、右心室以及心包腔（图 53-5）。通过倾斜、旋转、滑动探头调整超声束的角度以保证获得全部结构的成像。IVC 也可以在横截面上成像，但笔者认为纵切面是第一选择。

这个切面在正常呼吸情况下可以用下腔静脉直径和呼吸改变测量下腔静脉的压力。M 型超声可以计算呼吸周期内 IVC 最大和最小内径（图 53-6）。

获得剑突下 IVC 切面常见的错误是未能倾斜探头以减小超声波束的角度。测量 IVC 内径，非常重要的一点是获得与超声束相垂直的下腔静脉长轴。除此之外，IVC 和腹主动脉可能混淆。IVC 位于患者右侧，穿过肝，壁薄，随着呼吸而变化，汇入右心房。主动脉位于左侧，在肝后面走行，壁厚，前方有腹腔干脉、肠系膜上动脉血管发出。

胸骨旁长轴切面

获得胸骨旁长轴切面，将超声探头垂直于胸壁放于胸骨旁第 4 到第 6 肋间，示标指向患者右肩（图 53-7）。识别右心室、左心室、左心房、二尖瓣、主动脉瓣、主动脉根部、左心房后侧的降主动脉（图 53-8）。通过倾斜、旋转、滑动探头调整超声束的角度以保证获得全部结构的成像。患者左侧卧位可以

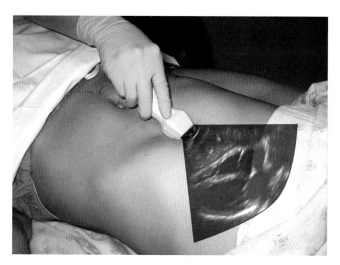

图 53-2　剑突下四腔心探头位置。获得剑突下四腔心切面需要将探头放在剑突下上腹部，示标朝向患者左侧，探头与皮肤之间的角度非常小，探头指向患者左肩

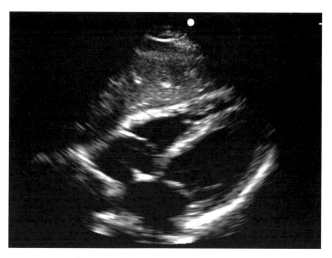

图 53-3　正常心脏的剑突下四腔心切面。近场为右心室和右心房，原场为较大的左心室和左心房。强回声心包包绕右心房绕过心尖直至左心房

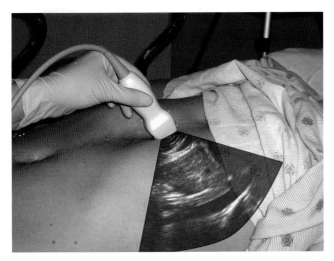

图 53-4 剑突下下腔静脉切面探头位置。将探头置于剑突下，探头尾端稍稍上翘，示标指向患者头端，然后侧向扫描至右上腹直至看到穿过肝进入右心房的 IVC。另外，还可以先获得剑突下四腔心切面，让右心房在屏幕中间，然后将探头旋转 90° 也可以获得该切面

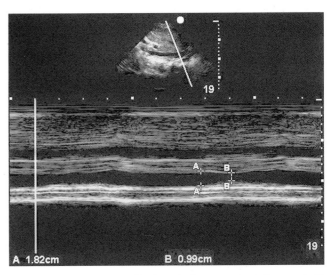

图 53-6 剑突下下腔静脉 M 超切面显示正常 IVC 内径（1.5 ~ 2.5cm）以及正常下腔静脉塌陷率（50%）

获得更好的成像。

这是测量主动脉根部直径的最佳切面，正常值应小于 3.8 cm。为了应用多普勒评估心输出量，左室流出道直径（left ventricular outflow tract diameter, LVOT D）。也是可以通过许多方法评估左室收缩功能的最佳切面。

胸骨旁短轴切面

获得胸骨旁短轴切面需将探头置于第 4 到第 6 肋间垂直于胸壁，示标指向患者左肩（图 53-9）。也可以在胸骨旁长轴的基础上将探头顺时针旋转 90° 获得该切面。识别右心室、左心室以及二尖瓣乳头肌（图 53-10）。二尖瓣乳头肌是确认该切面是穿过左室的标志，并非左心房及主动脉根部。为了获得这一切面，操作者需要沿着心脏长轴稍稍向下、向患者的左髋倾斜探头。患者采取左侧卧位会使图像质量更好。

很重要的一点，短轴有两个不同的切面，即主

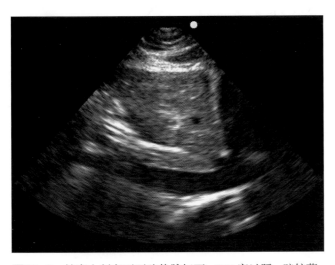

图 53-5 健康人剑突下下腔静脉切面。IVC 穿过肝，壁较薄，汇入右心房。在肝内，肝静脉汇入下腔静脉，测量下腔静脉直径的最佳位置就是在此连接处的远端

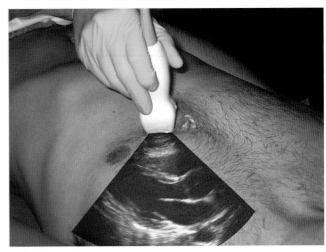

图 53-7 胸骨旁长轴探头位置。获得胸骨旁长轴切面需将探头置于胸骨左侧第 4 到第 6 肋间，示标指向患者右肩

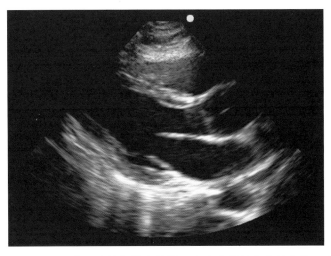
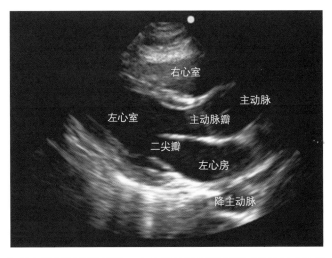

图 53-8　正常心脏的胸骨旁长轴。右心室是最上方的心腔，右心房在该切面不能显示。左心室长轴切面应该同时显示主动脉瓣和二尖瓣。二尖瓣开放，心脏位于舒张中期。注意左心室后方的降主动脉。在主动脉前方，强回声心包以顺时针方向围绕心包

动脉水平和左室水平。两者都可以在同一窗口中获得。主动脉水平扫描平面在左室水平之上。胸骨旁短轴是评估左室收缩功能及确定有无节段运动异常的最佳切面。

心尖四腔心切面

获得心尖四腔心切面，需将探头置于心脏搏动最强处，示标指向患者左腋窝，使超声束以较小的夹角指向患者右肩（图 53-11）。还有一种方法，先在胸骨旁长轴切面找到心尖，然后再实时观测下将探头移向心尖，然后将示标指向左腋窝，调整超声束与皮肤夹角使之变小。该切面是最具有挑战性的，同样左侧卧位有助于获得高质量图像。识别左心室、二尖瓣、左心房、右心室、三尖瓣以及右心房（图53-12）。

这是评估瓣膜病变及左右心比例的最佳切面。在瓣叶水平测量正常右心与左心比例 <0.6~1。该切面也是多普勒评估流入道和流出道速率的最佳切面，让超声心动图提供更多血流动力学信息。

培训

一项前瞻性研究表明，集中 6 小时培训课程显著提高了急诊住院医师对床旁超声心动图的理论与实践知识[6]。该研究包括 21 名急诊医师，他们接受了 5 小时的课程和 1 小时的超声心动图实践指导操作。受试者分别在培训前后接受理论和实践操作的考核。实践操作成绩从 56% 显著上升到 94%，理论成绩从 54% 明显提高到 76%。这项研究表明，熟练的床旁超声心动图所需的技能可以很快地学习和应用。

目前的 ACEP 指南建议在独立操作床旁超声心动图并用于患者治疗决策之前，至少完成 25 次测试[3]。当通过其他手段获得信息会延迟治疗或进一步干预措施并对患者造成不适当伤害的情况下，可以破例。

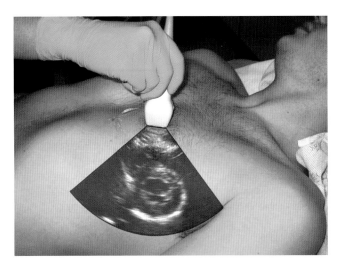

图 53-9　胸骨旁短轴探头位置。获得胸骨旁短轴切面需将探头置于胸骨旁第 4 到第 6 肋间，示标指向患者左肩。也可以在胸骨旁长轴的基础上将探头顺时针旋转 90° 获得该切面

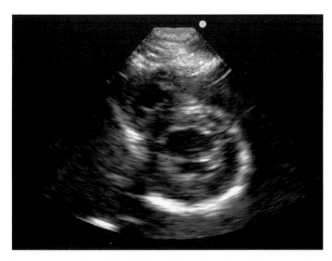
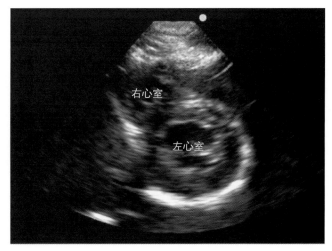

图 53-10   正常心脏乳头肌水平胸骨旁短轴。该切面显示的二尖瓣下方的左心室，用于左室功能的评估。该切面也是识别室壁运动异常的最佳切面

临床应用

超声心动图在心脏停搏患者中的应用

超声心动图是评估心脏停搏的一个有价值工具。它能够将有规律的濒死心脏收缩与心脏停搏区别开来，从而提供预后信息。此外，它可以快速诊断心脏停搏的潜在可逆原因，如严重的血容量不足、心包压塞、心肌梗死以及由于肺栓塞导致的急性右心衰竭。

三项前瞻性观察研究发现心脏停搏患者的死亡

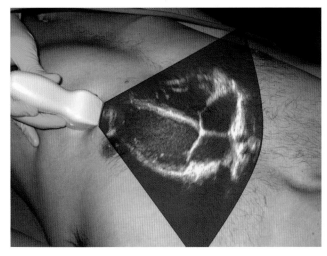

图 53-11   心尖四腔心切面探头位置。获得心尖四腔心切面需将探头置于心脏搏动最明显处，以较小的角度指向右肩，示标指向左腋窝

率为 100% [7-9]。目前正在进行一项大型多中心前瞻性观察性试验，假设在心脏超声心动图发现心脏无活动时预测死亡率为 100%。这些研究的结果有可能防止徒劳的心肺复苏。心脏停搏患者的超声心动图表现除了心脏无活动之外，还表现为心脏内血流缓慢或血凝块形成（图 53-13）。

在心脏复苏过程中任何时间点出现心脏活动都与患者入院生存率密切相关。一项纳入 102 例心脏停搏患者的前瞻性观察研究发现在心脏复苏任何时间点出现心脏活动的患者，其生存率远远高于无心脏活动的患者，分别为 27% 和 3% [10]。一项类似的研究显示，18 例存在心脏收缩的 PEA 患者中有 12 例（67%）存活至入院 [7]。另一个研究也发现 11 例存在心脏收缩的 PEA 患者中有 8 例（73%）存活至入院 [8]。

任何与心脏电活动相对应的心脏运动均应视为心脏活动，应继续积极的心脏复苏。这种心脏活动的存在预示着自主循环的恢复。

心脏停搏期间行床旁心脏超声心动图的另一个益处是可以识别可逆病因，如心包压塞。在一项纳入 20 例心脏停搏患者的前瞻性观察研究中，作者发现存在心脏活动的 12 例患者中有 8 例发现心包积液，其中包括 3 例心包压塞 [9]。寻找可治的心脏停搏病因，如大量心包积液，应立即采取治疗措施。在这种情况下，优先选择超声引导下心包穿刺。心包压塞生理学将在后面的章节中讨论。

有经验的操作者可以在 4 分钟之内完成包括胸骨旁长轴、胸骨旁短轴、心尖和剑突下切面的超声

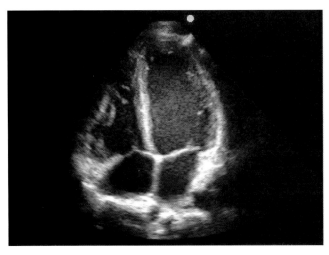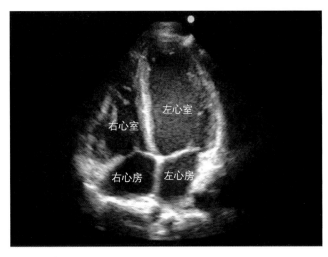

图 53-12 正常心脏心尖四腔心切面。需要注意的是正常右心与左心的比例 <0.6∶1

心动图。在持续心脏停搏的情况下，在判断脉搏中断胸外按压的间隙，可以逐步完成上述四个切面。前面已经提到，剑突下四腔心切面是心脏停搏时的最佳观察切面。该切面不影响胸外按压及其他的复苏措施，并且可以看到心脏的全部结构。在这个切面，可以迅速评估有无心脏收缩、心包积液及压塞、左室功能及右室大小。右心室扩张提示可能为肺栓塞，右心较小提示严重的血容量不足。不应该为了获得心脏图像而中断胸外按压。超声医师应该抓住一切机会完成心脏超声检查。

超声心动图在识别心包积液和心包压塞中的应用

一些研究表明，急诊医师可以准确识别心包积液和心包压塞。一项前瞻性观察研究纳入了 515 例高危心包积液患者中，103 例阳性[11]。所有操作由急诊医师来进行并给予解读，随后由心脏病专家复核。急诊医师应用床旁超声心动图诊断心包积液的敏感性和特异性分别为 96% 和 98%。另一项研究表明，不明原因的新发呼吸困难患者，因急诊医师实施床旁超声心动图排除心包积液，进而从中获益[12]。这项前瞻性观察性试验纳入了 103 例新发呼吸困难的患者，急诊科初步评估后，发现不能用肺疾病、感染、血液、创伤、精神病学，心血管疾病或神经肌肉疾病来解释。103 例患者中有 14 例为心包积液，其中 4 例为大量。

在穿透性胸部创伤中，超声心动图可以缩短诊断时间并降低死亡率。在一项回顾性研究中，作者分析了 49 例穿透性心脏损伤患者的记录[13]，接受超声心动图检查组的生存率为 100%，而未接受组为57%。接受超声心动图检查的患者组平均诊断和外科处置时间（15 分钟）显著短于未行超声心动图组（42 分钟）。一项前瞻性多中心研究纳入 261 名患者，手术明确诊断者 29 例[14]。床旁超声心动图对于心包积血的诊断的敏感性和特异性分别为 100% 和 97%，经手术明确诊断的患者从抵达急诊科至开始手术的平均时间为 12 分钟。因为其优异表现和节省时间，

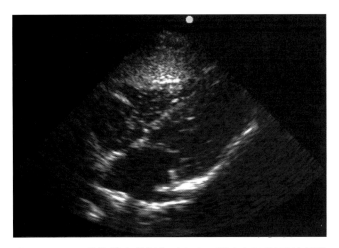

图 53-13 心脏停搏患者剑突下心尖四腔心切面显示特征性涡流、右房右室内红细胞移动缓慢

作者推荐床旁超声心动图作为穿透性胸部创伤的首选检查方式。

心包积液表现为心包腔内无回声液体增多。积液可以广泛存在于心包腔内，但术后以及炎症、心脏出血的早期，心包积液也可局限于某一部位。没有明显的心包积液基本上可排除低血压是由心包压塞所致。

心包积液量多少不一。少量积液仅在心包腔的某一部分可以看到，通常深度 <5 mm；中等量的心包积液包绕整个心脏，深度在 5～10 mm；大量的心包积液包绕整个心脏，深度 >10 mm。可以看到心脏在心包腔中摆动，在心电图上表现为电交替（图53-14～图53-18）。

超声心动图在诊断心包积液方面确实存在不足。最常见错误是将正常的脂肪垫或胸腔积液误认为是心包积液。这些错误可以通过仔细扫描，多切面观察和识别关键解剖标志来避免。

心包脂肪垫通常与心包积液表现相似（图53-19）。一般情况下，脂肪垫仅存在于前方，内部有回声并随心脏搏动而活动。多切面观可以使操作者将正常解剖的心包脂肪垫与异常的心包积液区别开来。

左侧胸腔积液常常被误认为是心包积液。心包积液通常是环周的，而胸腔积液仅在心脏后方看到。区别心包积液和胸腔积液的关键点是胸骨旁长轴切面的左心房和降主动脉。心包积液会出现在左心房和降主动脉之间，而胸腔积液出现在降主动脉的后面（图53-20）。

当明确了心包积液的诊断时，必须考虑心包压塞的可能。心包压塞是大量心包积液的急危重症，

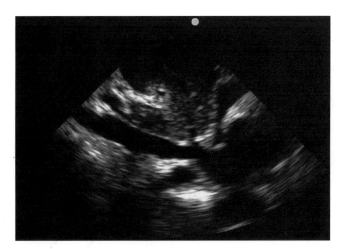

图53-15　剑突下下腔静脉切面，显示肝和右心房之间大量心包积液

需要迅速确诊。心包腔无法扩张，当压力升高时，右室充盈和静脉回流受限，导致循环衰竭。心包压塞很难仅仅根据临床表现进行诊断。最近的一个病例回顾显示，心包压塞通常没有典型 Beck 三联征的表现，而更像普通疾病的过程。

超声心动图能够提供心包压塞的生理学证据。与心包压塞生理学相一致的表现包括收缩期右心房的塌陷，舒张期右心室的塌陷以及 IVC 的正常呼吸变异消失（图53-21～图53-24）。

多普勒超声心动图也有助于诊断心包压塞。正常心脏充盈受呼吸周期影响，吸气时 LV 充盈减少。心包压塞时，LV 吸气充盈受损，可以通过测定二尖瓣血流频谱多普勒来发现。测量的最佳切面为心尖

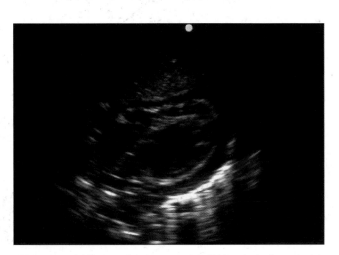

图53-14　剑突下四腔心切面显示中等量心包积液，无回声液性暗区包绕心脏

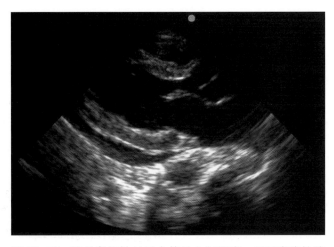

图53-16　胸骨旁长轴显示中等量心包积液，无回声液性暗区位于心脏前方，降主动脉的后方

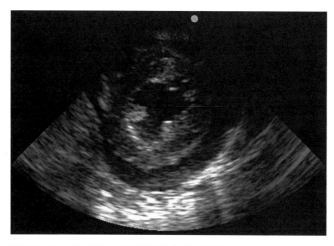

图 53-17　胸骨旁左室乳头肌水平短轴切面显示大量心包积液，无回声液性暗区包绕整个心脏

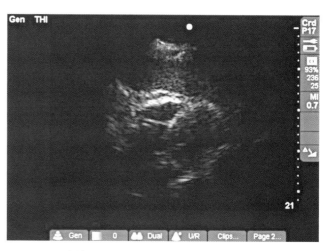

图 53-19　剑突下四腔心切面显示在肝与右室前方的心包脂肪垫

四腔心切面。将脉冲波频谱多普勒定位于二尖瓣瓣叶尖端，以测量二尖瓣血流速度。正常 E 峰（舒张早期）速率随着吸气而减小的幅度小于 10%~15%。心包压塞时，左心室血流进一步受限，导致 E 峰最大速率吸气时降低超过 25%（图 53-25）[16]。

一项前瞻性观察研究连续入组 56 例心包积液患者，将心包压塞的定性诊断和多普勒表现进行比较[17]。16 例患者有心包压塞并进行引流。吸气时二尖瓣血流度峰值下降了 22%，敏感性为 77%，特异性为 80%。右心室塌陷的敏感性和特异性分别为 75% 和 85%。

超声心动图评估左心室收缩功能

医师可以使用床旁心脏超声心动图准确估计 LV 收缩功能。定性和定量评估方法本章都会介绍。简单的定性评估方法快速、易学并与定量方法有良好相关性。

几项研究表明，急诊医师可以准确估计 LV 收缩功能。一项前瞻性观察性研究纳入了 51 例症状性低血压患者[18]，所有患者由急诊医师完成超声心动图，并根据射血分数分为正常、降低、明显降低三组，然后由一名心脏医师对图像进行盲审并作为金标准，

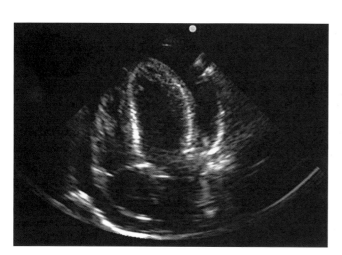

图 53-18　心尖四腔心切面显示大量心包积液，无回声液性暗区包绕心脏，没有右房或右室塌陷

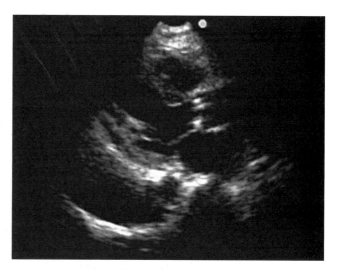

图 53-20　胸骨旁长轴切面显示大量胸腔积液，无回声液性暗区位于左室及降主动脉后方，与图 53-16 相比，可已发现心包积液和胸腔积液的区别

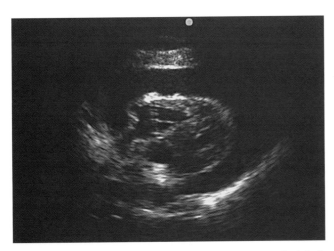

图 53-21　剑突下心脏四腔心切面显示大量心包积液时右房塌陷，心包腔内压力升高导致收缩期右房塌陷，与心包压塞生理学一致

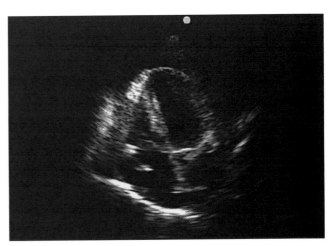

图 53-23　心尖四腔心切面显示心包积液时右房塌陷

由另一名心脏医师复审以观察不同操作者之间的信度。急诊医师与心脏科医师的 Pearson 相关系数为 0.86，两名心脏医师的相关系数为 0.84。另有一项前瞻性观察研究纳入了 115 例由急诊医师行床旁超声心动图检查的患者，并按照射血分数分为差、中和正常三组[19]。心脏医师复查并全面解读超声心动图，作为金标准。结果显示 Pearson 相关系数为 0.71，总体符合率为 86%。符合率最高的是 LVEF 正常组（92.4%），其次是 LVEF 较差组（70.4%）。另一项研究表明，重症监护室的医师可以对重症患者的左心室功能进行恰当评定[20]。这项前瞻性观察研究纳

入了 44 例患者，先由危重症医师完成超声心动图检查，随后由心内医师复查，并作为金标准。危重症医师将 LV 功能按照大致正常或异常分类，结果显示与心内科医师具有良好的一致性，κ 为 0.72。危重症医师还能准确将 44 例患者中的 36 例按射血分数准确分为三类（正常、轻度至中度降低、严重降低），κ 为 0.68。

左心室综合功能的定性评估

　　LV 收缩功能的定性估计可以通过测量 LV 舒张末期内径，收缩期 LV 内径变化，收缩期 LV 壁厚度

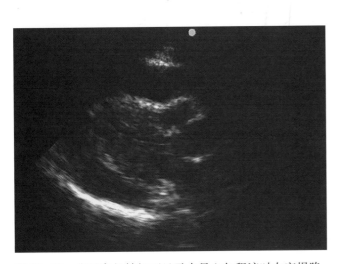

图 53-22　胸骨旁长轴切面显示大量心包积液时右室塌陷，心包腔内压力升高导致舒张期右房塌陷，与心包压塞生理学一致

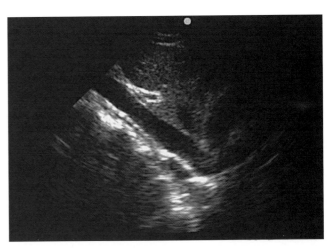

图 53-24　剑突下下腔静脉切面显示心包积液伴有 IVC 扩张。在心包压塞时，右房充盈压升高，IVC 内径增加，呼吸变异率下降

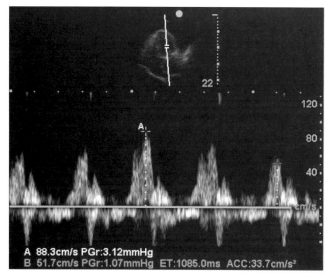

图 53-25 心尖四腔心切面显示心包积液时二尖瓣血流 E 峰速率在吸气时下降 >25%，与心包压塞生理学一致

变化以及瓣膜运动的速率来反应。每个指标会进一步详细介绍。

正常 LV 舒张末期内径通常 <5 cm。LV 舒张末期内径 >6cm 与扩张型心肌病表现一致，而且提示舒张压增高、收缩力降低（图 53-26）。

左心室内径从舒张末期到收缩末期变化的幅度约为 40%（图 53-27）。M 型超声测量这些指标更方便（图 53-28）。收缩期 LV 室壁增厚率约 40%，也可以通过 M 型超声精确地评估和测量（图 53-28 ~ 图 53-31）。

瓣膜运动的速度和力量也可用于估计 LV 收缩功能。显示二尖瓣和主动脉瓣的胸骨旁长轴切面是评估瓣膜开放的速度和力量的理想选择。在舒张早期，LV 压力低，二尖瓣全面快速开放，二尖瓣前叶几乎贴近室间隔（图 53-32）。二尖瓣前叶与间隔最近

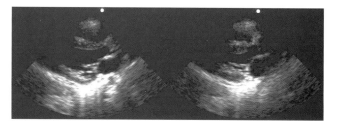

图 53-27 胸骨旁长轴切面显示正常的 LV 和射血分数。收缩期末和舒张期末的胸骨旁长轴切面，提示 LV 收缩功能良好。观察正常心室大小、LV 内径变化以及 LV 室壁心肌增厚

的距离称为 E 点间隔距离（E-point septal separation，EPSS）。当 LV 压力持续升高伴功能减退时，二尖瓣开放缓慢而且开不全（图 53-33）。二尖瓣也可通过 M 超评估，可以更加准确反映二尖瓣开放情况（图 53-34 ~ 图 53-35）。

左室收缩功能定量评价

目前存在多种评估左室收缩功能的方法。这些办法比较费时。同时，由有经验的超声医师完成的定性评估，其准确性可与校正的定量评估相当。

估计的射血分数可以通过测量左室短轴缩短率来计算。通过以下公式确定：短轴缩短率 =（左室舒张末期内径 − 左室收缩末期内径）/ 左室舒张末期内径。其正常范围在 30% ~ 45%。利用 M 型超声在胸

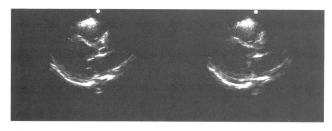

图 53-26 胸骨旁长轴切面显示左室扩张，射血分数值降低。收缩期和舒张期胸骨旁长轴切面显示 LV 收缩功能显著受损。注意观察扩张的 LV、LV 内径舒张期和收缩期的变化幅度很小以及室壁收缩期增厚较差

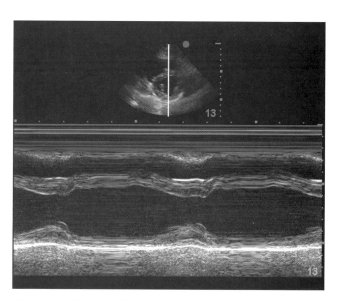

图 53-28 胸骨旁短轴切面，正常射血分数，M 超。胸骨旁短轴乳头肌水平 M 超切面。观察左室内径收缩末期较舒张末期下降 40% 以及收缩期正常室壁增厚率

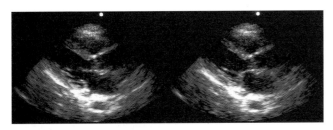

图 53-29　胸骨旁长轴切面，射血分数下降。舒张期末及舒张期末的胸骨旁长轴切面显示心室功能中等程度下降。观察舒张期二尖瓣前叶偏移，左室内径收缩期缩小低于 40%，收缩期室壁增厚率较差

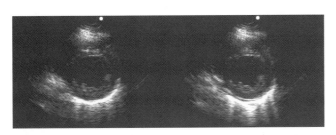

图 53-30　胸骨旁短轴切面，左室扩张，射血分数下降。胸骨旁短轴乳头肌水平切面显示 LV 收缩功能下降。观察舒张期末及收缩期末 LV 室腔大小及室壁厚度几乎无变化

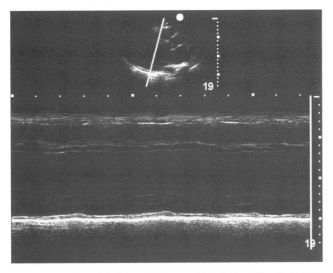

图 53-31　胸骨旁长轴 M 超切面，射血分数下降。胸骨旁长轴乳头肌水平 M 超切面，观察 LV 收缩功能严重下降，表现为 LV 扩张、收缩期 LV 变化幅度小及室壁增厚差

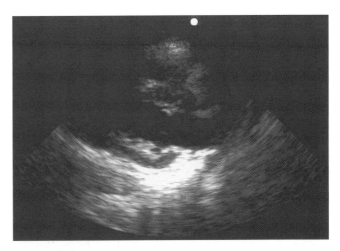

图 53-32　胸骨旁长轴切面，EF 正常。二尖瓣活动正常。在收缩功能正常的心脏，胸骨旁长轴切面在舒张中期可以显示二尖瓣最大的开放程度。注意二尖瓣瓣叶几乎贴近室间隔

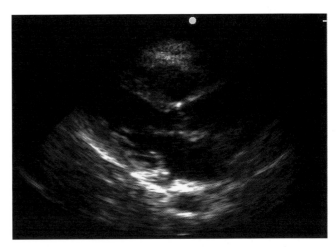

图 53-33　胸骨旁长轴切面，射血分数降低，异常二尖瓣（mitral valve，MV）运动。舒张中期胸骨旁长轴切面显示收缩功能减退的心脏 MV 开放的最大程度。观察 MV 前叶距室间隔的距离 >1 cm，提示左室压力升高功能减退

骨旁长或短轴切面可以准确测量短轴缩短率。大多数超声系统可通过内置的左室测量计算包计算短轴缩短率。短轴缩短率可用于计算测量的射血分数（图 53-36）。射血分数是利用短轴缩短率通过以下公式

计算：EF=（左室舒张末期内径 ^{3} － 左室收缩末期内径 ^{3}）/ 左室舒张末期内径 ^{3}。最佳视角是在胸骨旁长轴或短轴切面。该项操作简单易学和操作，但存在一些不足。这些测量必须完全垂直于心室，操作准确，测量值避免高估或低估，因为测量误差是由数据的立方值计算的。另外，这种测量假设心室收缩为对称性，并且无室壁运动差异。当存在不对称性室壁运动减退时，这种测量方法会高估左室收缩功能。

左室收缩功能的估测还可以通过辛普森圆盘法。操作这种方法需要借助心尖四腔切面。确定左室舒

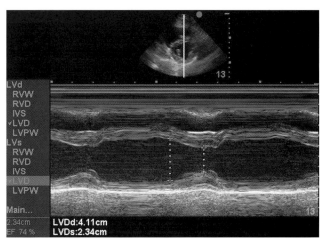

图 53-34 胸骨旁长轴 M 超切面，射血分数正常，正常 EPSS。胸骨旁长轴二尖瓣（mitral valve，MV）前叶 M 超，将光标置于二尖瓣前叶，观察二尖瓣前叶随时间变化的运动情况。出现的第一个高峰是 E 峰，反映心室舒张造成的二尖瓣血流，第二个高峰是 A 峰，反映心房收缩造成的二尖瓣血流。观察 EPSS 正常值 <0.85 cm

图 53-36 胸骨旁短轴 M 型超声显像，正常射血分数（EF）。在乳头肌水平显示 M 型胸骨旁短轴超声显像，在左心室（LV）中正点做标记。利用左室舒张末内径（LVDd）和收缩末内径（LVDs）可以计算短轴缩短率和 EF 值

张末期并固定图像，应用测径器沿心内膜边界描计左室范围。左室舒张末容积可由超声仪器通过左室腔内创建的数个虚拟小圆盘来计算得出（图 53-37）。当计算出左室舒张末容积后，再打出左室收缩末切面。同样，描计此时的左室心内膜边界来获得左室范围。一旦计算出左室舒张末容积和收缩末容积，

就可以通过以下公式计算左室射血分数：EF=（左室舒张末容积－左室收缩末容积）/ 左室舒张末容积。为了提高准确度，可以将超声探头在心尖四腔切面逆时针旋转 90°，即在心尖双腔切面中重复测量。尽管该办法相对于短轴缩短率来说计算更加准确，但仍存在一些缺点。它更加费时，而且操作中很难清楚显示心内膜边界，并且在确定哪些帧代表舒张末期或收缩末期时容易产生误差。

多普勒超声心动图也可以通过左室流出道（LVOT）速度 - 时间积分（VTI）、左室流出道内径（LVOT D）和心率等来定量估算每搏量和心输出量。这种办法优于传统的肺动脉导管热稀释法。通过胸骨长轴切面可以确定主动脉根和主动脉瓣叶。当心脏收缩时，在主动脉瓣叶插入的部位可以测量左室流出道内径（LVOT D）。利用这种测量方法 US 系统可以计算左心室流出道的横截面积（图 53-38）。

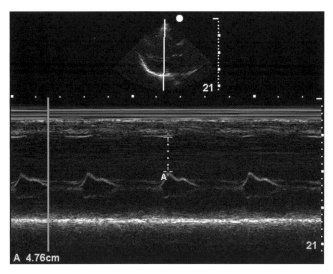

图 53-35 胸骨旁短轴 M 超切面，EF 下降，E 峰至间隔距离（E-point septal separation，EPSS）正常。胸骨旁短轴 M 超，将光标置于二尖瓣前叶。通过 M 超标注二尖瓣前叶随时间变化的活动情况注意观察有无 EPSS 显著增加。这通常继发于左室动能减退，也可见于二尖瓣狭窄及主动脉瓣反流

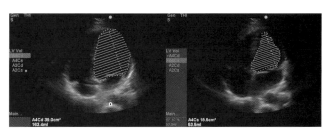

图 53-37 辛普森圆盘法显示心尖四腔心图像，计算左室射血分数。估测左室舒张末期容积为 163 ml，收缩末容积为 53 ml，得出射血分数为 67%

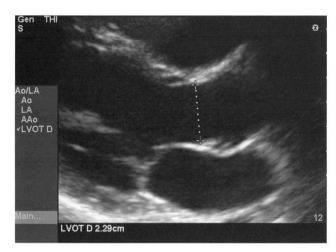

图 53-38 胸骨旁长轴切面，在主动脉瓣附着点处正确测量左心室（LV）流出道直径。US 系统将利用这种测量方法计算左室流出道面积

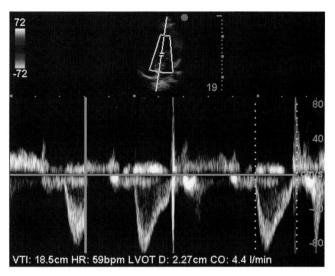

图 53-40 左室流出道（LVOT）脉冲多普勒。在基线水平下绘制 LVOT，此时血流远离超声探头。曲线下面积即是速度—时间积分（VTI）。利用测量的 VTI 和 LVOT 直径，US 系统可以计算出每搏量

然后稍微向前转动探头方向即可获得心尖五腔心切面。在测量 LVOT D 相同的位置采用同样的光谱脉冲波多普勒门可以测量速度随时间的变化（图 53-39）。尽量保持多普勒标记与通过 LVOT 的血流平行，避免测量误差是关键。利用计算包，可以标记速度曲线的外缘，从而确定 VTI。速度曲线下面积即是 VTI，很多系统可以自动计算出这一数值（图 53-40）。每搏量公式为 $SV = \pi r^2 \times LVOT\ VTI$（r 为 LVOT 的半径），计算心输出量用每搏量乘以心率。

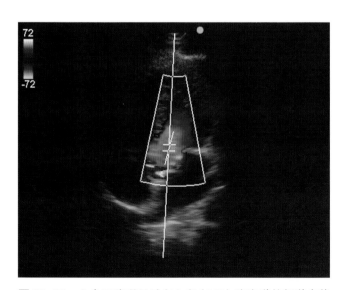

图 53-39 心尖五腔观显示左心室（LV）流出道的频谱多普勒门。注意蓝色表示远离超声探头，而且矢量调整要在 LV 流出道内进行

鉴别低血容量与全身血管阻力降低

当心脏内血容量不足或全身血管阻力降低时，左心室（LV）表现高动力，LVEF 增加。低血容量和血管低张力可以同时存在，例如脓毒症未液体复苏之前，但仅在两者存其一的情况下，才有办法将两者区分开来。有时，当血容量明显不足时，左室腔在收缩期有可能会 100% 塌陷。这种情况被称为"心室亲吻"征，因为在心脏收缩末期，相对的心室内膜壁会互相接触。要注意在血管张力降低时也有可能出现这种"心室亲吻"的现象。区分全身血管低张力和低血容量的关键在于左室舒张期左室内径。

评估低血容量的简单方法是测量左室舒张末期内径（LVIDd），通常在胸骨旁左室长轴切面二尖瓣瓣尖旁边的位置。正常 LVIDd 范围在男性为 4.2～5.9 cm，女性为 3.9～5.3 cm。当低血压或休克时，LVIDd 明显低于正常值提示低血容量。当低血管张力时，心脏收缩内径会缩小，但 LVIDd 正常。

超声心动图可用于评估液体反应性，方法是分析被动直腿抬高对每搏量变化的影响。这需要首先通过 LVOT VTI 的方法测量每搏量，患者采取半卧位姿势（腿平放在床上，躯干呈 45°）。然后在患者平躺，抬高双腿至 45° 后重新测量每搏量。如果试验后患者每搏量增加 ≥15%，那么就认为"液体反应"，临床医师可以预测当快速补液 ≥500 ml 时，每输出量将增加至少 15%。

全身血管阻力（SVR）可以通过超声心动数据和几项附加数据计算得出，它们分别是平均动脉压（MAP）和中心静脉压（CVP）。因为 SVR=（MAP -CVP）/ 每搏量。可以采用 LVOT VTI 方法计算每搏量，MAP 可以通过无创血压测量或动脉导管快速获得。CVP 可通过中心静脉导管测量或通过下腔静脉（IVC）（稍后介绍）成像估算。在单纯低血容量状态下，SVR 会明显升高，因为容量血管收缩，从而保证有效血容量。

超声心动图估测中心静脉压和右心室充盈压

医师可以精确地估计中心静脉压和右心室充盈压。准确估测 CVP 的关键在于评估 IVC 直径和 IVC 塌陷率。这些测量都与 CVP 相关，对于以下疾病的鉴别具有帮助，如低血容量、感染性休克液体复苏有反应、压塞生理学、液体超负荷状态（如心力衰竭）和当怀疑肺栓塞时 RV 压力升高等。

IVC 为薄壁、高容量血管，可携带约 80% 的静脉回流到右心房。其走行主要在腹部，并受腹内压和右心房压力影响，因此其容量和压力动力学与机体容量状况有关。最近几项研究表明，IVC 的大小可能与血管内容量状态有关。Zengin 等人[21]发现低血容量患者 IVC 较小，Yavasi 等人[22]表示 IVC 在液体负荷过重时增大，应用利尿剂治疗时缩小。

下腔静脉的这种容量血管的生理特征使得我们可以评估心脏和呼吸循环中压力和体积的变化。IVC 随呼吸收缩和扩张。在自主呼吸患者中吸气产生负压，静脉回心血量增加，使血管腔暂时塌陷。呼气降低静脉回流，IVC 恢复基线直径。机械通气患者则情况相反。吸气时产生正压，降低静脉回流，使下腔静脉保持在基线直径。呼吸机呼气时，会产生负压，从而增加静脉回流，并使下腔静脉短暂塌陷。

有一些积极的数据表明 IVC 大小与留置中心静脉（后面详细讨论）的患者 CVP 测量数值一致。正常情况下 IVC 直径随呼吸动度存在约 50% 变异。CVP 通过 IVC 直径和呼吸变化来推测。在某些极端情况下，这种估测方法与 CVP 高度一致，临床上非常常见。应用这种技术，急诊医师可以快速、准确而又无创地诊断高、低 CVP。

另外也有一些后续的数据表明血管内血容量的状态与下腔静脉塌陷的百分比有关。例如，在低血容量状态下，下腔静脉塌陷率比血管内容量负荷过重时比例明显升高。这是由下腔静脉塌陷率及下腔

静脉指数计算量化而得：（IVC 最大直径 -IVC 最小直径）/ IVC 最大直径 ×100= 下腔静脉指数（%）。下腔静脉指数为百分数，当数值接近 100% 表示几乎完全塌陷（即血容量不足），而当数值接近 0 表示小幅度塌陷（例如在容量负荷重时）。在某些梗阻状态下，如心包压塞时则会表现出明显的、非塌陷性 IVC。

下腔静脉直径的标准测量位置位于下腔静脉和肝静脉交界处末端，因为下腔静脉固定在膈肌上，因此会限制呼吸动度的评估。评估下腔静脉指数的 IVC 直径应该在纵向平面测量，大约在其进入右心房前 2 cm 的位置。当计算下腔静脉指数时，首先应该用 M 型超声测量腔静脉直径，观察其随呼吸的变化（图 53-41 和图 53-42）。M 型超声波束放置在距离右心房约 2 cm 的 IVC 处（这一部位大约在肝静脉与 IVC 交汇处）。通过 M 型超声成像测量收缩期和舒张期直径。成人正常 IVC 直径 1.5 ~ 2.5 cm。低容量的患者 IVC<1.5 cm，而容量负荷重的患者 IVC 可能 >2.5 cm。当吸气时，胸腔内压为负值，回心血量增加，IVC 直径缩小。可以通过 M 型超声明确显示并准确测量（图 53-41 和图 53-42）。

很多研究显示 IVC 直径可以预测 CVP。最近一项前瞻性观察研究纳入了 102 名患者，他们均接受了右心导管和超声心动图检查[23]。分析最初的曲线下面积决定最佳截点，然后开始前瞻性研究。IVC 直径 2 cm 可以准确反映 RAP（右房压）大于或小于 10，其灵敏度和准确度分别为 73% 和 85%，而 40% 的塌陷率同样具有 73% 的灵敏度和 84% 的准确度。

最近另外一项研究显示吸气相 IVC 塌陷率 >50% 对于 CVP<8 mmHg 具有准确性和特异性[24]。这项前瞻性的研究纳入了 73 名接受中心静脉导管的患者，分别在吸气和呼气时利用超声测量 IVC，然后计算下腔静脉指数。研究发现塌陷率 >50% 与

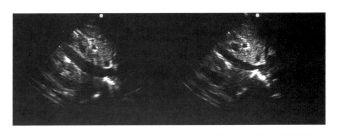

图 53-41　剑突下下腔静脉（IVC）显像，正常下腔静脉直径和随呼吸的变异。在呼气相和吸气相显示剑突下 IVC，正常下腔静脉直径在吸气相约塌陷 50%

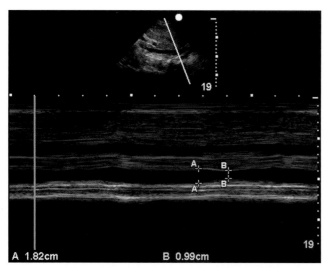

图 53-42　M 型超声显示在呼气相和吸气相剑突下下腔静脉（IVC）显像，正常下腔静脉直径在吸气相约塌陷 50%

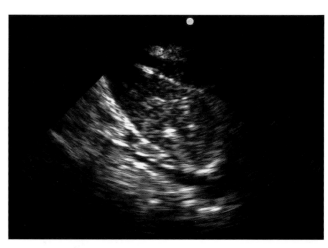

图 53-43　剑突下下腔静脉（IVC）成像显示平直的下腔静脉直径＜1.5 cm，提示低中心静脉压

CVP＜8 mmHg 相关，其灵敏度 91%，特异度 94%，阳性预测值 87%，阴性预测值 96%。

一些研究表明，IVC 平直及塌陷率升高对于反应低血容量具有准确性和灵敏性。但是，这些研究规模较小，存在一些局限性。其中有一项研究表明在外伤患者中 IVC 直径与低血容量相关[25]。这项前瞻性研究共纳入了 35 名创伤患者，其中 10 名存在休克，定义为来诊时或来诊后 12 小时内 SBP＜90 mmHg，对照组是 25 名血流动力学稳定的患者。其中休克组平均 IVC 直径最小约 7.7 mm，而对照组约 13.4 mm。根据 IVC 直径将其分为两组。IVC≤9 mm 的患者通常具有较大血流灌注，约 11.3U vs 0.3U。该作者的另一项研究显示失血性休克患者当进行液体复苏时，其 IVC 直径可以反映休克存在[26]。这项前瞻性研究纳入了 30 名失血性休克的患者，并且在纳入病例后，均进行了液体复苏直至 SBP＞90 mmHg。对所有的患者进行床旁超声检测记录 IVC 直径。然后将患者分为两组：一是初始复苏后循环稳定组（13 人），另一组是低血压复发组（17 人）。这两组在液体复苏后的生命体征方面没有显著差异。然而，经历了休克复发的患者其 IVC 直径明显缩小，约 6.5±0.5 mm vs 10.7±0.7 mm（P＜0.05）。平直的、塌陷的 IVC 提示应立即进行积极液体复苏（图 53-43 和图 53-44），因为这与低 CVP 和可能的低血容量状态相关。

最近一项评估 IVC 直径对机体容量状况影响的 meta 分析，共纳入 5 组研究，其中试验组 86 例和对照组 189 例[27]。其中相对于正常血容量组，低血容量组 IVC 最大直径明显降低，其平均差（95% 置信区间）为 6.3 mm（6.0～6.5 mm）。注意，所有解读者都没有忽略参与者容量水平情况。作者认为这具有中等级别证据支持，即 IVC 直径在血容量不足状态下会持续偏低。

另外，最近一项前瞻性研究[28]分析了 79 例患者共 320 对 IVC-CI/CVP 的测量数值，发现 IVC-CI 和 CVP 呈负相关，即每 1 mmHgCVP 对应约 3.3% 中位 ΔIVC-CI。低 IVC-CI（＜25%）与正常血容量或高血容量相关，而当 IVC-CI＞75% 则表示血容量不足。PEEP 的产生是在 IVC-CI 范围上 CVP 增加

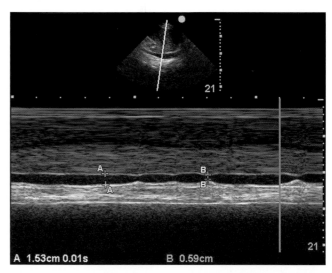

图 53-44　M 型超声显示剑突下下腔静脉（IVC）直径＜1.5 cm，呼吸塌陷＞50%，提示中心静脉压低

2～3.5 mmHg，以及低水平 CVP 时低塌陷率。尽管 IVC-CI 下降伴随 PEEP 值升高，但并没有统计学差异。该项研究在利用 IVC-CI 评估血管内容量方面做出了巨大进步，但其中仍存在一些方法上的不足，使得数据并没有达到目前的共识。

同样，还有其他研究表明，下腔静脉扩张和低塌陷指数是评价容量负荷的准确指标。一项前瞻性观察性研究纳入了 75 名因急性失代偿性 CHF 住院的患者[29]。研究者发现，出院前下腔静脉直径、塌陷性指标和 BNP 可用于预测是否需要再住院。另一项研究显示急诊室下腔静脉腔指数有助于诊断充血性心力衰竭[30]。这项前瞻性观察性研究纳入了急诊 46 例呼吸困难患者。所有的患者均在开始治疗前测量下腔静脉指数，并将最终诊断为 CHF 患者与那些诊断其他疾病的患者进行比较。CHF 患者的呼吸变异小于无 CHF 的患者（9.6% vs 46%）。取 ROC 曲线截点为 15%，其敏感性为 84%、特异性 92%（图 53-45 和图 53-46）。

先前提过，机械通气患者也可测量下腔静脉塌陷率。需要考虑以下因素，如呼气时的 IVC 反向塌陷。在机械通气患者中，相对于那些对血管充盈无反应的患者，如果呼吸变异≥12%，则患者可能具有反应性，表现为心输出量增加，该阳性预测值为 93%，阴性预测值为 92%[31-32]。在两项前瞻性观察性研究中，共纳入 52 例因感染性休克而机械通气的患者，计算其吸气相和呼气相的下腔静脉扩张直径之差，再除以呼气末平均下腔静脉直径 [（Dmax-Dmin]）/Dmin]。分别在液体复苏前后应用多普勒血流计算患者心指数。下腔静脉扩张 > 18% 表示患者

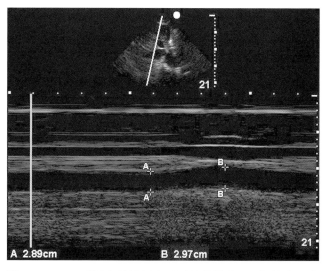

图 53-46　M 型超声显示剑突下下腔静脉（IVC）扩张，直径 > 2.5 cm，不随呼吸变动，提示中心静脉压升高

具有液体反应性，心脏指数可增加至少 15%，其敏感性和特异性约 90%。但是需要牢记的是，这些测量必须在强制性呼吸机呼吸下进行，并且窦性心律的患者其潮气量至少 8 ml/kg。

因此，为了符合患者的容量状况并且评估患者是否具有液体反应性，医师可以准确测量下腔静脉直径和静脉指数。最近的一项研究表明，急诊患者 κ 值为 0.64（95% 心输入量为 0.53～0.73）能够根据可视的下腔静脉充盈度（如大小、形状和塌陷情况），预测患者的容量状态[33]。

评估下腔静脉时常犯的错误包括没有正确识别主动脉，因为主动脉与下腔静脉毗邻。主动脉具有搏动性，壁厚、回声强，将探头向身体左侧倾斜时可见。另外常见的错误是没有考虑到临床实际情况。例如，下腔静脉直径和静脉指数是评估右房压的独立指标。IVC 血容量增多可能会出现在除了血管内容量不足（如压塞、二尖瓣反流或主动脉瓣狭窄）的各种情况中。尽管仍需要更大的样本来证实这些结果，但这意味着下腔静脉直径可能是预测患者临床容量状况的有利辅助手段。

评估急性右心受损

医师可以通过床旁超声心动图的基本定性评估识别急性右心受损。这在大面积或次大面积肺栓塞（pulmonary embolism，PE）时是非常有价值的，可以指导治疗策略。下面列举几项右心受损的特征。尽管有其他更加先进的技术评估右心受损的严重程

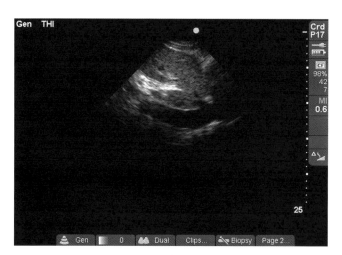

图 53-45　剑突下下腔静脉（IVC）图像显示扩张的下腔静脉直径 > 2.5 cm，提示中心静脉压升高

度，例如二维斑点追踪技术可以量化右室心肌受损情况，但是对急诊医师来说用该技术评估急性右心受损非常耗时。具体而言，本章节我们讨论：①右室扩张；②舒张期室间隔的间隔移位；③右室功能减退；④心脏内血栓形成。

右室受损的超声心动图特征

- 右室扩张，与左室比例 >1：1（正常比例 <0.6：1）
- 右室收缩功能障碍
- McConnell 征：右室壁中段运动异常但心尖部运动正常
- 中到重度三尖瓣反流
- 间隔向左心室的矛盾运动
- 肺动脉扩张
- 心房扩张
- 右心血栓形成
- IVC 缺乏呼吸变异性

对于急性 PE 的患者，利用超声心动图参数（如右心受损评估）预测死亡率的相关数据非常有限。近期一项研究 [34] 回顾分析 211 名入住 ICU 并测定过超声心动图相关参数的急性 PE 患者，主要目标观察 ICU、住院及长期死亡率。作者总结四项从不同方面测定的右室参数（右室与左室舒张末期内径比值、右室收缩压、三尖瓣收缩期位移、IVC 塌陷率）与入住 ICU 的急性 PE 患者的死亡率独立相关。

另外 Dresden 等人 [35] 近期一项前瞻观察性研究纳入 146 例疑诊或确诊 PE 的患者，结果表明急诊医师可以通过床旁超声心动图发现右心扩张的诊断信息。除此之外，该研究还进行了亚组分析，探讨更高级的右心功能障碍指标（右心运动功能减退、间隔矛盾运动以及 McConnell 征）的预测价值。作者得出结论，急诊医师做的超声心动图发现的右室扩张及右心功能障碍对 PE 的特异性很高但敏感性差。右室扩张敏感性 50%，特异性 98%，阳性和阴性预测值都是 88%。阳性和阴性似然比分别是 29 和 0.51。因为敏感性较差，有些情况存在右室扩张、功能障碍及劳损但并不是 PE。需要注意的是该研究纳入的是高度疑诊 PE 的患者。其他情况如肺动脉高压、右心室梗死、右心衰竭及慢性阻塞性肺病超声心动图表现为慢性右心受损。

许多研究也得到类似的结论，即急诊超声有助于 PE 诊断 [36]。在一项前瞻性观察研究中，纳入 124 例疑诊 PE 并行急诊超声心动图检查的患者，如果具

备下列表现之一定义为阳性：右室扩张、异常间隔运动、右室运动功能减退、肺动脉或右室压力升高、中到重度三尖瓣反流或者右心或肺动脉可见血凝块。CT、MRI 及通气灌注扫描确诊 27 例 PE，超声心动图诊断的敏感性 41%，特异性 91%。该研究表明对于高危患者超声心动图阳性发现有助于快速诊断，但阴性结果不能排除 PE。

右心室扩张

近期一项研究 [37] 表明右心室与左心室比例与急性 PE 患者的不良预后强烈相关。作者回顾分析了 161 例诊断 PE 且做过超声心动图的患者，25 例患者发生了不良事件（16%），不良事件定义为住院期间的休克、需要气管插管的呼吸衰竭、反复静脉血栓栓塞、需要更高级别的诊疗及大出血。应用单因素及多因素统计分析，发现右心受损的阳性似然比为4.0，阴性似然比为 0.45。多因素分析发现右心受损及心肺疾病是不良事件的独立预测因素，有统计学差异，OR 值分别为 9.2 和 3.4。

正常右室与左室的比例 <0.6：1，比值最好在心尖四腔心切面测量，标准的测量位置是三尖瓣和二尖瓣平面（图 53-47）。其他切面也会发现右室扩大。也可用剑突下心脏四腔心切面，尽管探头角度可能会高估或低估右室直径。在胸骨旁长轴，右室直径应 <2.5 ~ 3 cm（图 53-48）。简单目测观察的原则为 1/3 右心，2/3 左心。随着压力增加，右室可以增大超过左室。

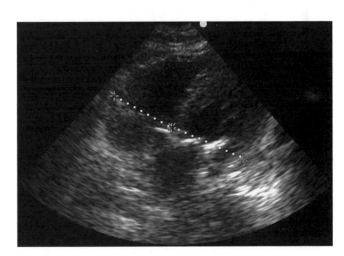

图 53-47 心尖四腔心切面显示右室扩张。右室和左室几乎等大，舒张末内径相同

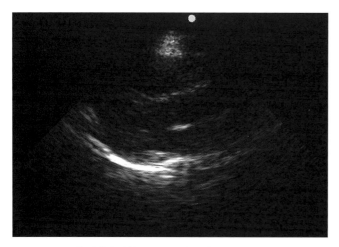

图 53-48　胸骨旁长轴切面显示右室扩张，注意在该切面右室测量 >3 cm

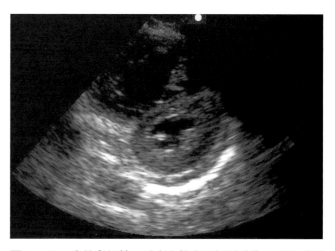

图 53-50　胸骨旁短轴显示右室扩张及间隔移位。可以看到典型 D 征，由于右室压力升高导致舒张期间隔平直，使左室呈 D 形，而非正常 O 形

间隔矛盾运动

由于心包腔内容积有限，右心扩大导致左心至右心的夸间隔压力阶差变小，进而导致左室缩小（心室间相互影响）。当右室充盈压超过左室充盈压，室间隔在舒张期会矛盾性凸向左侧。这种现象称为间隔移位，最佳的观察切面是剑突下或心尖四腔心切面。评估舒张期间隔移位需要在二尖瓣和三尖瓣开放时观察有无矛盾运动（图 53-49）。在胸骨旁短轴切面，间隔移位可以引起室间隔平直甚至凸向左侧。这种现象称为 "D 征"，即左心室呈 D 形而非正常的 O 形（图 53-50）。

通过右室厚度及右室收缩可以区分慢性肺心病

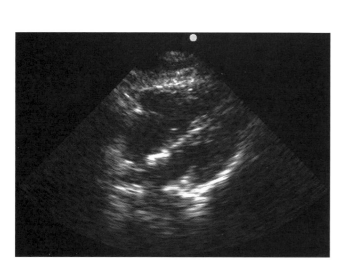

图 53-49　剑突下四腔心切面显示右室扩张及间隔移位。RV：LV 比值大于 0.6：1。三尖瓣和二尖瓣开放提示心脏位于舒张期，舒张期室间隔左室侧平直提示右室压力升高

及急性肺心病。随着时间的推移，RV 发生心室壁肥厚适应压力的升高。正常右室室壁厚度 <0.5 cm，超过此值提示右室肥厚。除此之外，慢性 RV 超负荷时 RV 的收缩能力逐步恢复，所以慢性肺心病患者不会发生 RV 运动功能减退。

RV 运动功能减退

急性 RV 受损的另外一个表现是 RV 运动功能减退，尤其是心室中部。通常情况下 RV 泵血面对的压力较低，急性压力超负荷可以导致泵衰竭。观察该征象的最佳切面是剑突下或心尖四腔心切面。这个征象称之为 McConnell 征，即心尖收缩而侧壁运动功能减退。除此之外，RV 通常不是典型三角形或斜行而呈现椭圆形。

RV 测量参数包括右室流出道直径、时间速度积分、RV EDD（底部、中段以及纵轴长度）、RV 舒张末室壁厚度、RV 收缩压（RVSP）、RV 与 LV 舒张末期比值（RV/LV EDD）、右心房中部直径及收缩末面积。然而，这些测量很耗时。更简单快速评估 RV 功能不全的指标是三尖瓣收缩期位移（tricuspid annular plane systolic excursion，TAPSE）。

TAPSE 是收缩期时三尖瓣环收缩期位移，是评估 RV 功能的良好指标。RV 功能减退时瓣环位移缩小。测量 TAPSE 需在心尖四腔心切面并且看到瓣环侧壁的完整图像。应用 M 超，将光标置于三尖瓣环侧壁获得 M 超轨迹。测定三尖瓣环侧壁垂直位移是反映 RV 功能的指标。TAPSE <1.7 cm 为异常，TAPSE 为 0.5cm 提示严重的右心病变（图 53-51）。

目前，没有既定标准客观评价急性 PE 患者的功能。然而，越来越多的数据表明 TAPSE 可以填补此空白。近期一项研究表明急性 PE 患者三尖瓣环运动可以通过计算 TAPSE 以及三尖瓣收缩期运动速率（tricuspid annular systolic velocity，TASV）来评估[38]。在该研究中，作者通过三尖瓣环运动测定急性 PE 患者的 RV 收缩功能。TAPSE 在不同操作者之间的差异较小，克服了 RV 复杂几何结构的缺陷。作者发现 TAPSE 提示 RV 收缩功能不全的界值是 1.75 cm，敏感性 87%，特异性 91%。TASV 的最佳界值是 13.8 cm/s，敏感性 86%，特异性 78%。TAPSE 和 TASV 在发现 RV 功能不全方面无显著差异（相差 0.07，95%CI=-0.21 ~ 0.17，P=0.13），急诊医师可以测定 TAPSE，相对简单。

该研究得出结论对于急性 PE 患者异常 TAPSE 提示 RV 收缩功能不全，并与长期死亡率相关。因此 TAPSE 不仅是 RV 功能的标志，而且是急性 PE 患者长期存活的预后因素。

血凝块

偶然情况下，超声心动图可以直接看见心内活动血栓。这提示我们会形成肺栓子，需要快速积极的治疗（图 53-52 及图 53-53）。心尖四腔心切面是最容易发现原位血栓的切面。

特征性超声表现有助于 PE 早期诊断及提供预后信息[4]。这些表现需要结合临床考虑，因为 COPD、阻塞性睡眠暂停、肺动脉高压以右室心肌梗死也会有类似的表现。超声检查敏感性相对较差，对于危重症患者需要联合其他手段排除 PTE。

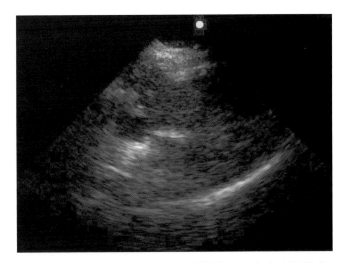

图 53-52　剑突下四腔心显示右室扩张，右室内血栓形成。血凝块可以自由移动，提示会形成肺动脉栓子。该患者表现为无脉电活动，给予组织酶原激活物治疗，恢复了自主循环

鉴别是否为休克

应用本章节介绍的技术，医师可以应用超声心动图鉴别是否为休克状态。这在一项前瞻性研究中得到了很好的证明，该研究表明对于低血压原因不明的患者床旁超声可以提高诊断准确性[39]。作者进行了一项随机对照研究，纳入 184 非创伤性低血压合并至少一项休克表现的患者。随机分为即刻行超声检查组及延迟 15 ~ 30 分钟再行超声检查组，超声检查包括五个切面（胸骨旁长 / 短轴、心尖四腔心、剑突下四腔心及 IVC 切面）以及肝肾隐窝评估是否存在游离腹腔积液以及腹主动脉切面评估是否存在 AAA。操作在 5 分钟之内完成，结果显示在 15 分钟时，即刻超声检查组医师可能诊断的数目更少（平均 4 vs. 9，P<0.0001），将正确的最终诊断列为最

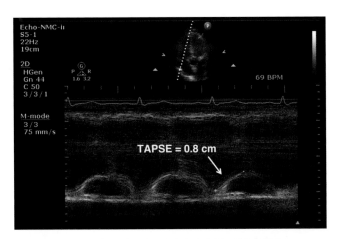

图 53-51　在心尖四腔心切面通过右室瓣环侧壁测定 TAPSE。该患者的 TAPSE 为 0.8 cm，提示明显的右室功能障碍

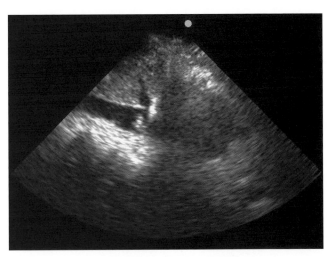

图 53-53　剑突下下腔静脉切面显示肝静脉汇入水平的 IVC 有血凝块回声。血凝块在 IVC 及右心房之间自由移动

有可能诊断的概率更大（80% vs. 50%，相差30%）。该研究是医师在危重症患者中如何应用超声心动图的很好例证，结果表明对于不明原因低血压患者超声心动图有助于快速的鉴别诊断以及最大可能的确定诊断。

2010 年。RUSH（Rapid Ultrasound in Shock）检查被推荐为评估休克系统检查流程[40]。该流程将超声检查简化为三步，第一步为泵功能的评估；第二步为"储水池"的评估；第三步为"管道"的评估（表 53-2）。既关注了解剖又关注了生理学，对于不稳定的低血压患者，急诊医师可以通过床旁超声鉴别病因。

结论

通过简单培训，医师可以完成并解读超声心动图。通过此项技术，医师可以快速准确评估心脏停搏时的心脏活动，快速区分 PEA 及休克的可治病因，评估心包积液及压塞，评估左室收缩功能，识别急性右心劳损，评估前负荷及右室充盈压以及指导复苏和药物治疗决策，提高预后评估的准确性。

（杜兰芳 译）

表 53-2 RUSH 流程：不同类型休克的超声表现

RUSH 评估		心源性休克	低血容量性休克	梗阻性休克	分布性休克
泵	超声检查	收缩功能减退伴心室腔扩大	高动力型心脏伴心室腔缩小	左心室高动力状态，右心扩张（PE、肺心病）	高动力型心脏（脓毒症）心室腔正常或缩小
	心脏			高动力状态伴右室塌陷及心包积液（心包压塞）	
储水池	IVC	IVC 扩张塌陷率下降	IVC 较小塌陷	IVC 扩张塌陷率下降	IVC 较小或正常
	FAST 检查	[a] 腹腔积液 +/-	[a] 腹腔积液 +/-	[a] 腹腔积液 +/-	[a] 腹腔积液 +/-
	肺检查	[a] 胸腔积液 +/- B 线（肺水肿）	[a] 胸腔积液 +/-	[a] 胸腔积液 +/- 未见肺征象（PTX）	[a] 胸腔积液 +/-
管道	主动脉	正常	[a]AAA/ 主动脉夹层 +/-	正常	正常
	近端 DVT	无	无	DVT	无

[a]取决于休克病因
US，超声；PE，肺栓塞；IVC，下腔静脉；PTX，气胸；FAST，创伤超声评估；DVT，深静脉血栓

参考文献

1. ABEM. 2009 model of the clinical practice of emergency medicine. Available at: http://www.abem.org/public/portal/alias__Rainbow/lang__en-US/tabID__3590/DesktopDefault.aspx. Accessed April 16, 2010.
2. AMA Policy H-230.960. Privileging for ultrasound imaging. Available at: www.ama-assn.org&uri=/ama1/pub/upload/mm/PolicyFinder/policyfiles/HnE/H-230.960.HTM. Accessed April 16, 2010.
3. ACEP Emergency Ultrasound Guidelines. October 2008. Available at: http://www.acep.org/acepmembership.aspx?id=30276. Accessed April 16, 2010.
4. Labovitz AJ, Noble VE, Bierig M, et al. Focused cardiac ultrasound in the emergent setting: a consensus statement of the American Society of echocardiography and the American College of Emergency Physicians. J Am Soc Echocardiogr. 2010; 23(12):1225–1230.
5. Spencer KT, Kimura BJ, Korcarz CE, Pellikka PA, Rahko PS, Siegel RJ. Focused cardiac ultrasound: recommendations from the American society of echocardiography. J Am Soc Echocardiogr. 2013; 26(6):567–581.
6. Jones AE, Tayal VS, Kline JA. Focused training of emergency medicine residents in goal-directed echocardiography: a prospective study. Acad Emerg Med. 2003; 10(10):1054–1058.
7. Blaivas M, Fox JC. Outcome in cardiac arrest patients found to have cardiac standstill on the bedside emergency department echocardiogram. Acad Emerg Med. 2001; 8(6):616–621.
8. Salen P, Melniker L, Chooljian C, et al. Does the presence or absence of sonographically identified cardiac activity predict resuscitation outcomes of cardiac arrest patients? Am J Emerg Med. 2005; 23(4):459–462.
9. Tayal VS, Kline JA. Emergency echocardiography to detect pericardial effusion in patients in PEA and near-PEA states. Resuscitation. 2003; 59(3):315–318.
10. Salen P, O'Connor R, Sierzenski P, et al. Can cardiac sonography and capnography be used independently and in combination to predict

resuscitation outcomes? *Acad Emerg Med.* 2001; 8(6):610–615.

11. Mandavia DP, Hoffner RJ, Mahaney K, Henderson SO. Bedside echocardiography by emergency physicians. *Ann Emerg Med.* 2001; 38(4):377–382.

12. Blaivas M. Incidence of pericardial effusion in patients presenting to the emergency department with unexplained dyspnea. *Acad Emerg Med.* 2001; 8(12):1143–1146.

13. Plummer D, Brunette D, Asinger R, Ruiz E. Emergency department echocardiography improves outcome in penetrating cardiac injury. *Ann Emerg Med.* 1992; 21(6):709–712.

14. Rozycki GS, Feliciano DV, Ochsner MG, et al. The role of ultrasound in patients with possible penetrating cardiac wounds: a prospective multicenter study. *J Trauma.* 1999; 46(4):543–551; discussion 551–552.

15. Jacob S, Sebastian JC, Cherian PK, Abraham A, John SK. Pericardial effusion impending tamponade: a look beyond Beck's triad. *Am J Emerg Med.* 2009; 27(2):216–219.

16. Burstow DJ, Oh JK, Bailey KR, Seward JB, Tajik AJ. Cardiac tamponade: characteristic Doppler observations. *Mayo Clin Proc.* 1989; 64(3):312–324.

17. Materazzo C, Piotti P, Meazza R, Pellegrini MP, Viggiano V, Biasi S. Respiratory changes in transvalvular flow velocities versus two-dimensional echocardiographic findings in the diagnosis of cardiac tamponade. *Ital Heart J.* 2003; 4(3):186–192.

18. Moore CL, Rose GA, Tayal VS, Sullivan DM, Arrowood JA, Kline JA. Determination of left ventricular function by emergency physician echocardiography of hypotensive patients. *Acad Emerg Med.* 2002; 9(3):186–193.

19. Randazzo MR, Snoey ER, Levitt MA, Binder K. Accuracy of emergency physician assessment of left ventricular ejection fraction and central venous pressure using echocardiography. *Acad Emerg Med.* 2003; 10(9):973–977.

20. Melamed R, Sprenkle MD, Ulstad VK, Herzog CA, Leatherman JW. Assessment of left ventricular function by intensivists using hand-held echocardiography. *Chest.* 2009; 135(6):1416–1420.

21. Zengin S, Al B, Genc S, et al. Role of inferior vena cava and right ventricular diameter in assessment of volume status: a comparative study: ultrasound and hypovolemia. *Am J Emerg Med.* 2013; 31(5):763–767.

22. Yavaşi Ö, Ünlüer EE, Kayayurt K, et al. Monitoring the response to treatment of acute heart failure patients by ultrasonographic inferior vena cava collapsibility index. *Am J Emerg Med.* 2014; 32(5):403–407.

23. Brennan JM, Blair JE, Goonewardena S, et al. Reappraisal of the use of inferior vena cava for estimating right atrial pressure. *J Am Soc Echocardiogr.* 2007; 20(7):857–861.

24. Nagdev AD, Merchant RC, Tirado-Gonzalez A, Sisson CA, Murphy MC. Emergency department bedside ultrasonographic measurement of the caval index for noninvasive determination of low central venous pressure. *Ann Emerg Med.* 2010; 55(3):290–295.

25. Yanagawa Y, Nishi K, Sakamoto T, Okada Y. Early diagnosis of hypovolemic shock by sonographic measurement of inferior vena cava in trauma patients. *J Trauma.* 2005; 58(4):825–829.

26. Yanagawa Y, Sakamoto T, Okada Y. Hypovolemic shock evaluated by sonographic measurement of the inferior vena cava during resuscitation in trauma patients. *J Trauma.* 2007; 63(6):1245–1248; discussion 1248.

27. Dipti A, Soucy Z, Surana A, Chandra S. Role of inferior vena cava diameter in assessment of volume status: a meta-analysis. *Am J Emerg Med.* 2012; 30(8):1414–1419.e1.

28. Stawicki SP, Adkins EJ, Eiferman DS, et al. Prospective evaluation of intravascular volume status in critically ill patients: does inferior vena cava collapsibility correlate with central venous pressure? *J Trauma Acute Care Surg.* 2014; 76(4):956–963; discussion 963–964.

29. Goonewardena SN, Gemignani A, Ronan A, et al. Comparison of hand-carried ultrasound assessment of the inferior vena cava and N-terminal pro-brain natriuretic peptide for predicting readmission after hospitalization for acute decompensated heart failure. *JACC Cardiovasc Imaging.* 2008; 1(5):595–601.

30. Blehar DJ, Dickman E, Gaspari R. Identification of congestive heart failure via respiratory variation of inferior vena cava diameter. *Am J Emerg Med.* 2009; 27(1):71–75.

31. Barbier C, Loubières Y, Schmit C, et al. Respiratory changes in inferior vena cava diameter are helpful in predicting fluid responsiveness in ventilated septic patients. *Intensive Care Med.* 2004; 30(9):1740–1746.

32. Feissel M, Michard F, Faller JP, Teboul JL. The respiratory variation in inferior vena cava diameter as a guide to fluid therapy. *Intensive Care Med.* 2004; 30(9):1834–1837.

33. Fields JM, Lee PA, Jenq KY, Mark DG, Panebianco NL, Dean AJ. The interrater reliability of inferior vena cava ultrasound by bedside clinician sonographers in emergency department patients. *Acad Emerg Med.* 2011; 18(1):98–101.

34. Khemasuwan D, Yingchoncharoen T, Tunsupon P, et al. Right ventricular echocardiographic parameters are associated with mortality after acute pulmonary embolism. *J Am Soc Echocardiogr.* 2015; 28(3):355–362.

35. Dresden S, Mitchell P, Rahimi L, et al. Right ventricular dilatation on bedside echocardiography performed by emergency physicians aids in the diagnosis of pulmonary embolism. *Ann Emerg Med.* 2014; 63(1):16–24.

36. Jackson RE, Rudoni RR, Hauser AM, Pascual RG, Hussey ME. Prospective evaluation of two-dimensional transthoracic echocardiography in emergency department patients with suspected pulmonary embolism. *Acad Emerg Med.* 2000; 7(9):994–998.

37. Taylor RA, Davis J, Liu R, Gupta V, Dziura J, Moore CL. Point-of-care focused cardiac ultrasound for prediction of pulmonary embolism adverse outcomes. *J Emerg Med.* 2013; 45(3):392–399.

38. Park JH, Kim JH, Lee JH, Choi SW, Jeong JO, Seong IW. Evaluation of right ventricular systolic function by the analysis of tricuspid annular motion in patients with acute pulmonary embolism. *J Cardiovasc Ultrasound.* 2012; 20(4):181–188.

39. Jones AE, Tayal VS, Sullivan DM, Kline JA. Randomized, controlled trial of immediate versus delayed goal-directed ultrasound to identify the cause of nontraumatic hypotension in emergency department patients. *Crit Care Med.* 2004; 32(8):1703–1708.

40. Perera P, Mailhot T, Riley D, Mandavia D. The RUSH exam: Rapid Ultrasound in SHock in the evaluation of the critically ill. *Emerg Med Clin North Am.* 2010; 28(1):29–56, vii.

第 54 章　超声引导下的重症操作技术

Ashika Jain • Lawrence E.Haines • Eitan Dickman

介绍

超声已经成为管理和评估危重患者的必要工具。机器图像质量和便携性的改善增加了超声在急诊和ICU床边的使用。它不仅帮助临床医师进行诊断，还可以引导一些传统依靠体表标志物或者"盲法"进行的介入性操作，给原来的"黑暗操作"带来光明。开始应用超声引导时，由于医师操作技术并不熟练，可能会花费较多的时间。但这项技术最终的优点包括减少并发症，缩短操作时间，减少完成操作尝试的次数，使得这项技术值得我们去掌握[1-2]。

在危重症领域，床旁超声临床应用的增加使得该领域内出现大量相关研究，从而带来很多操作方式发生变更，转移到床旁进行。研究和健康护理质量管理处发布的文件——"促使健康护理更安全：患者安全操作的批判性分析"，就是这种变更的象征。这个文件阐明已有证据支持超声引导中心静脉置管（CVC）更安全[3]。

加入超声引导可能改善很多重症护理操作。本章主要讲述超声如何应用于以下介入性操作：中心静脉置管、动脉导管置入、心包穿刺、胸腔穿刺、腹腔穿刺、腰椎穿刺、确认气管插管的位置、确认胸腔引流管的位置。

探头选择

进行超声检查时有多种探头可供选择。选择正确的探头可以带来图像的显著不同：或者得到有助于诊断的优质图像，或者得到质量较差甚至误导诊断的图像。一般来说，探头频率越高图像分辨率越高，但高频声波不能如低频超声波那样穿透深部组织，因此需要综合考虑。高频线阵探头一般用于浅表组织成像和引导，例如血管穿刺、腰椎穿刺以及确认胸腔引流管或气管插管的位置。凸阵探头常用于评估腹、盆腔内的深部结构。由于该探头频率较低，能够传播到更深的区域进行成像，但会相对损失图像分辨率。相控阵探头适用于肋间成像，因为它的探头扫查面较小，通过狭窄的表浅视野可以获得较大的深方图像（图 54-1）。

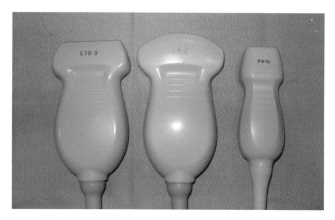

图 54-1　图中所示为三种最常用的探头，左侧为高频线阵探头，中间是凸阵探头，右侧是相控阵探头

仪器设置

在进行超声引导介入操作时，操作者应把超声机器放在便于观看到超声屏幕的位置。超声机器应该处于患者的床边、操作者视线的正前方，这样可以最大程度减少操作和观看屏幕时眼睛的移动。超声机器放置时还应该确认探头连线充分松弛，保证介入操作过程中探头足够的移动（图 54-2 和图 54-3）。

无菌要求

任何介入性操作都应该遵守无菌操作原则。超声引导介入操作时需要穿戴无菌服、手套、帽子和口罩。探头进入无菌区域可能会对无菌环境造成威胁，因此无菌的探头罩是必要的。非无菌的导声介

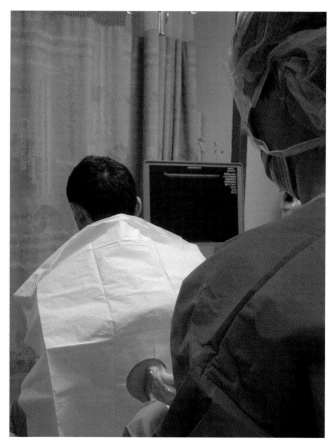

图 54-3　注意图中患者和机器的位置关系

质（耦合剂）可以放置在探头与无菌罩之间，而无菌导声介质，如无菌耦合剂或无菌外科润滑胶冻放在探头罩与皮肤之间使用（图 54-4）。

动态或静态引导

超声引导介入操作可以是动态的或静态的。动态的超声引导，即操作过程中连续进行超声观察，这种方法强烈推荐用于血管穿刺，以确认在操作过程中正确的穿刺针轨迹。静态引导就是利用超声观察解剖结构并在皮肤上标记进针点，然后拿开探头，清洁穿刺部位后用传统方法进行操作。静态引导操作，探头无需使用无菌套。静态引导中重要的一点就是超声定位后患者的体位不能发生改变，因为可能带来穿刺点和穿刺路径的变化。

单人或双人操作技术

初次学习如何进行超声引导下介入穿刺时，如果使用动态法，那么两名操作者可能更加容易，由

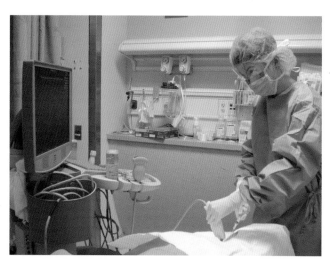

图 54-2　操作者、患者和超声机器间的理想相对位置关系。注意机器和患者都处在操作者的视线上

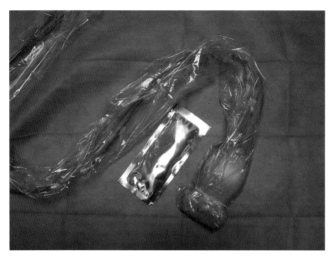

图 54-4 商用无菌探头罩，同时也覆盖探头的连线

一个人握持探头并指导进行操作的另一个人。一旦熟练掌握该技术，可开始单人操作，此时惯用手操作穿刺针，另一只手握持探头。

中心静脉置管

中心静脉置管（CVC）常用于危重患者的管理，每年临床医师要进行 500 万以上的 CVC[4-5]。CVC 可以监测非侵袭性手段无法准确评估的血流动力学变化；允许输入各种无法经外周静脉置管安全应用的药物和营养剂。中心静脉置管的其他应用指征包括缺乏周围血管通路和需要进行积极的液体复苏。有很多因素都会增加中心静脉置管的难度，包括体型、低血容量、解剖结构异常、糖尿病复杂并发症或镰状细胞贫血合并多次血管插管历史、静脉药物的使用以及导管留置[6]。中心静脉管置管的典型位置有颈内静脉、通过锁骨上及锁骨下途径至锁骨下静脉和股静脉。

据报道，5%～19% 的中心静脉置管患者发生了穿刺机械性并发症（例如动脉破裂、血肿、气胸和血胸等），而感染性并发症（导管内细菌集落形成并导致血行感染）出现在 5%～26% 的患者身上，血栓性并发症（深静脉血栓）为 2%～26%[7-10]。而且，凝血功能障碍、解剖结构的变异，创伤引起的解剖结构改变和操作者的经验不足都可能导致插管失败。与传统的体表标志定位的方法相比，超声引导可以明显减少机械性并发症的发生[11-13]，同时感染风险并未升高[14]。在一篇回顾性分析的文献中，超声引导下的中心静脉置管使穿刺失败的风险降低了 64%，

减少了 78% 的并发症和 40% 尝试的次数[15]。这种效果，在缺乏相关经验的操作者身上更加明显[16]。有研究数据显示，无操作经验者采用超声引导比采用传统解剖标志方法引导，明显降低穿刺机械性并发症（7.8% vs. 24%）[17]。急诊住院医培训项目内加入超声培训后，某医院发现中心静脉插管的机械性并发症发生率明显低于培训前[18]。一项最近发表的循证综述表明，超声引导减少了所有常用于中心静脉穿刺部位的并发症[19-20]。在儿科急诊的患者中，超声引导也能够增加中心静脉置管的成功率[21]。上述压倒性的证据支持在中心静脉置管时通过超声引导进行。

与前面所述的内容相似，患者与机器的适宜位置是成功的关键因素。进行颈内静脉或锁骨下静脉穿刺时，将患者处于头低脚高位可以使静脉充血便于超声显示，并且静脉穿刺成功后血液回流更佳。对于股静脉，基于同样的考虑，则应该采用相反的姿势。嘱患者发出"嗡嗡"声动作和 Valsalva 动作、头低脚高位对于超声观察颈内静脉和股总静脉一样有效[22]。

在操作前应使用高频线阵探头对感兴趣区内的结构进行扫查，确认所有穿刺相关的结构以及任何需要避免误穿刺的结构。此外，确认靶静脉易于压缩，以证明其内没有隐匿性血栓形成。区分动脉和静脉是极其重要的步骤，以避免误穿动脉。静脉较动脉更容易压缩，管壁更薄。如果仍存有疑问可使用多普勒超声进行确认。动脉具有搏动的特征，而静脉为呼吸期相性血流。

对于短轴（横断面）法，应该测量血管横断面中心至皮肤表面的距离，一旦距离确认之后，自皮肤表面探头中点测量同样的距离，颈内静脉穿刺时，针尖由探头头侧刺入，股静脉穿刺时针尖则由探头尾侧刺入。皮肤测量同样的距离之后，即为穿刺针以 45° 角刺入的穿刺点，通过三角几何计算，穿刺针尖即应穿过血管壁直至管腔中央。穿刺针沿探头接触面的中央刺入，声像图上表现为点状高回声。短轴法，穿刺针的真正深度位置可能难以评估，需要向穿刺针头侧或尾侧方向摆动探头来确认针尖。有很多种方法可以用来监测穿刺针的位置和移动。操作过程中，操作者自始至终必须明确针尖的位置，否则，就会有穿刺针损伤周围重要结构的风险（图 54-5～图 54-8）[2, 11]。

长轴法，穿刺针沿探头显示的同一平面刺入。使用该方法可以显示穿刺针的整个长度和进针深度。

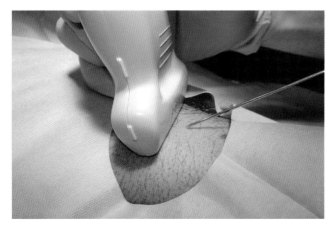

图 54-5 短轴法时，探头与穿刺针的相互位置关系

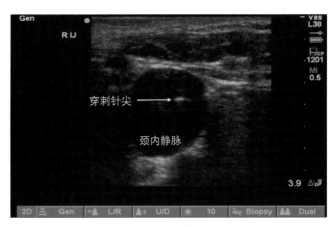

图 54-7 短轴切面显示右侧颈内静脉内的穿刺针尖

穿刺过程中穿刺针必须始终保持在超声平面的正下方，否则无论是穿刺针或探头偏移平面，就可能完全失去对穿刺针的显示[23]。这是由于探头声束非常窄。始终保持穿刺针在同一平面是一项非常具有挑战性的技术。然而有证据显示在颈内静脉穿刺时，使用长轴法而不是短轴法可以减小损伤血管后壁的概率[24]（图 54-9～图 54-11），还可以减少穿刺的时间和重新定位的次数[25]。

一旦静脉通路建立，确认导管是否放置在正确位置及深度，对于保证安全滴注某些可能具有血管壁腐蚀作用的药物至关重要。目前，胸片是确认导管位置和气胸的常用检查。不过，拍摄胸片会延迟

导管的使用。床旁超声观察肺的滑动判断有无气胸，据报道其敏感性已经高于床旁胸片[26-27]。

除可以发现气胸外，超声也可以通过气泡试验确认导管的位置[28]。中心静脉置管后，可以使用 10 ml 的生理盐水快速注入中心静脉导管，在剑突下观察右心房，在 2s 内可以看到湍流涌入右心房，又称为"暴雪征"。由此可判断中心静脉管被放置在右房或接近右房的位置[29-31]。已有研究发现结合上述超声征象，可以判断中心静脉管的位置及是否合并气胸，其时间明显少于床旁胸片[32]。

颈内静脉

颈内静脉位于胸锁乳突肌的深方，颈动脉的浅侧方。颈内静脉置管可以检测中心静脉压，与锁骨下静脉置管相比还可以降低气胸的发生率[5]。此外，

超声引导入路—短轴

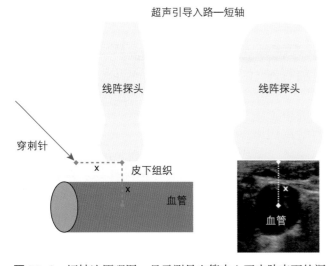

图 54-6 短轴法原理图，显示测量血管中心至皮肤表面的深度；自探头中心点向外在皮肤表面测量同样的距离，该点即穿刺针以 45° 刺入皮肤的穿刺点

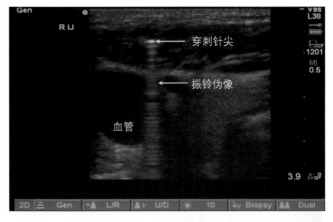

图 54-8 横断面图像显示穿刺针后方的振铃伪像，临近右侧颈内静脉

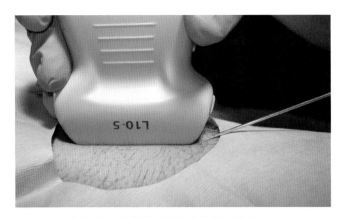

图 54-9　长轴法显示穿刺针与探头之间的关系

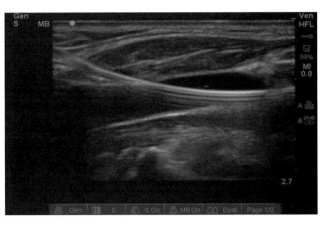

图 54-11　长轴法显示导丝进入到血管腔。注意导丝带来的振铃伪像

文献报道颈内静脉置管的感染率也低于股静脉[33]。

操作时，患者处于头低脚高卧位，超声仪器摆在患者的床旁，屏幕朝向床头。使用探头扫查，寻找并最好选择颈内静脉不与颈动脉处在同一前后垂直平面内的位置，这样可以降低穿刺针穿过血管后壁进一步损伤颈动脉的可能性[12,15,34-35]。一旦明确血管位置及周围组织结构后，按照前述步骤进行血管穿刺。尽管颈内静脉位于颈动脉前方时，一般避免尝试进行颈内静脉穿刺（图 54-12）。但在大多数情况下，向上或向下移动探头扫查即可发现这两条血管存在最大间隔的区域。有证据支持，进行静脉穿刺时，应采用穿刺针尖斜面朝向下方的方式进针。因为，与穿刺针尖斜面朝向上方的方式相比，朝向下方的方式血肿的发生率更低[36]。

锁骨下静脉

与中心静脉置管的其他部位相比，锁骨下静脉是感染率最低但气胸发生率最高的部位[5,37]。穿刺时超声仪器位于床边，置于准备穿刺的锁骨下静脉对侧。这样可以在置管的过程中更容易观察屏幕。与传统的体表标志引导相比，超声引导下穿刺锁骨下静脉的成功率显著提高，时间花费及尝试穿刺的次数则明显减少[38]。此外，超声引导下的锁骨下静脉穿刺置管明显降低穿刺管"夹闭综合征"，即穿刺管被锁骨及第一肋压迫。超声引导下这种并发症降低的现象可能是因为超声引导时穿刺置管位置更偏外侧[39]。

锁骨下静脉穿行锁骨深方的位置恰好位于锁骨

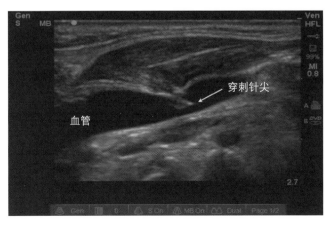

血管

穿刺针尖

图 54-10　长轴法显示穿刺针刺入血管

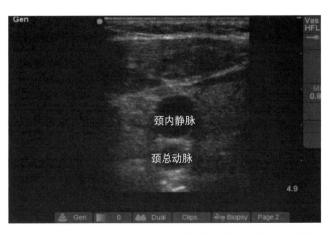

颈内静脉

颈总动脉

图 54-12　本图为超声引导下颈内静脉置管的不佳位置示例。颈内静脉位于颈总动脉的正上方，增加了穿刺过程中刺破颈动脉的潜在风险

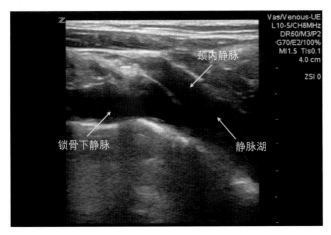

图 54-13　在锁骨上窝扫查锁骨下静脉长轴切面，颈内静脉和锁骨下静脉汇合处静脉增宽，呈"静脉湖"样

中点的内侧，在这个位置受锁骨强回声和后方声影的影响，很难在这个位置观察锁骨下静脉。为了避免这种情况，超声扫查应该在距离锁骨近端或者更远端的地方进行。在锁骨上窝扫查时，可能观察到颈内静脉汇入锁骨下静脉处的"静脉湖"征象。同样，在第一肋的外侧、下方可以观察到锁骨下静脉，此段静脉也称作近端腋静脉（图 54-13 和图 54-14）。锁骨下静脉置管操作可以在以上任何部位进行穿刺。由于近端锁骨下静脉邻近肺胸膜，因此在整个穿刺过程中推荐长轴法，以便显示穿刺针全程。

股静脉

经股静脉穿刺中心静脉置管在成人应避免常规使用，这种路径与其他穿刺路径比较，感染和深静脉血栓发生率高[5, 8, 40]。然而在紧急情况下，经股静

脉穿刺容易操作，而且在凝血障碍的情况下，穿刺局部可以通过压迫防止出血[5]。近来研究表明，在超声引导下可以提高经股静脉穿刺中心静脉置管的成功率[41]。

为了获得更好的穿刺位置，患者应采用头高脚低，髋关节外旋来增加股静脉直径[42]。超声机器在床边，与患者肩关节持平，屏幕朝向患者足侧。在腹股沟韧带的偏下方开始进行横断面扫查，能够同时显示股动脉和股静脉（图 54-15）。大隐静脉汇入股总静脉处，静脉径线较大，可选作穿刺点。一般情况，静脉位于动脉的内侧。在股骨近端，动脉和静脉位于同一水平面，但在远端，静脉将走行于动脉的深方。寻找动、静脉彼此相邻的位置作为穿刺点可以减少动脉穿刺损伤的概率（图 54-15）[43]。

外周静脉通路

外周静脉通道常规是用来获取血液进行检验和输入液体、药物的途径。有很多因素可以增加静脉通道建立的难度，例如肥胖、静脉药物的使用和多

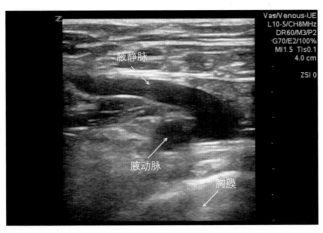

图 54-14　外侧区域锁骨下静脉／腋静脉长轴切面

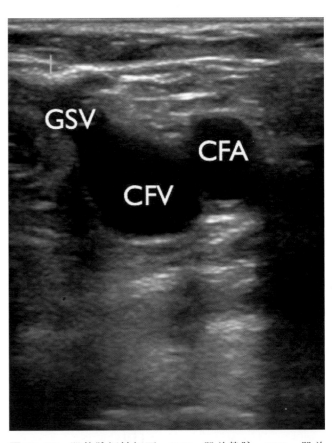

图 54-15　股静脉短轴切面。CFV，股总静脉，CVA，股动脉，GSV，大隐静脉

次的先前周围静脉穿刺史[44-45]。超声引导下外周静脉穿刺安全、迅速，成为了中心静脉置管和传统周围静脉"盲穿"之外的另一项选择[46-47]。此外，在超声引导下建立外周静脉通路并没有增加感染的风险[48]。已有研究表明超声引导下周围静脉置管能够减少对于中心静脉管的需求[49-50]。这种操作护理人员就能够成功实施[51]，与中心静脉置管比较，可以减少患者潜在的并发症、不适感和花费。

浅表静脉超声检查使用高频线阵探头。静脉呈圆形或椭圆形的无回声，探头在皮肤表面轻微加压即可压闭。使用彩色多普勒可以帮助鉴别动脉和静脉。在穿刺位置的近端使用标准的止血带，皮肤适当消毒，一旦找到适合的静脉后，就可以采用平面内法或平面外法进行动态或静态引导穿刺。通常，在床边应用超声引导穿刺之前，患者已经接受多次试穿。颈外静脉和前臂静脉经常用于建立静脉通道。如果使用肱静脉或头臂静脉进行穿刺，应使用较长的导管（如 5.715cm），因为这些静脉位置超出了标准静脉插管的长度范围（图 54-16 和图 54-17）。这样可以降低药液浸润到周围组织的风险[51-52]。

中线导管

重症监护病房间断或长期静脉通路的需求逐渐增加。如果需要中、长期经静脉给药，可以选择中线导管。中线导管可以降低中心静脉置管相关性血循环感染（central line associated blood stream infections，CLABSI）[53]，通常采用头静脉或贵要静脉进行穿刺。在超声引导下，穿刺的时间和并发症都明显减少。此外，中线导管更加经济，通过培训的医师和 ICU 的护理人员即可放置中线导管，它的

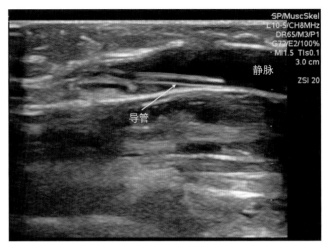

图 54-17　周围静脉长轴切面显示导管回声

价格仅为中心静脉导管的一小部分[53]。

动脉置管

经外周动脉置管是一项比较具有挑战性的操作，尤其是在脉弱或无法触及脉搏的低血压患者身上。在重症监护病房，需要连续监测血压以及经常进行动脉血气分析的患者，经外周动脉置管就非常必要。传统的动脉置管主要通过触及动脉搏动指导穿刺。动脉定位及插管困难使得患者要承受多次试穿刺的疼痛。使用超声指导动脉置管可以增加动脉置管的一次成功率，减少穿刺的时间和尝试的次数[54-46]。已有呼吸治疗师可以成功掌握这项技术的报道[57]。

高频线阵超声探头可用于识别厚壁、搏动的外周动脉，其不易被压缩。而临近的外周静脉薄壁，容易被压缩。脉冲和彩色多普勒超声可用于识别特征性的动脉搏动。桡动脉穿刺时，患者的腕关节呈45° 伸展位[58]。平面内法优于平面外法[59]。一旦动脉确认后，在动态超声引导下依次插入穿刺针、导丝，然后置入导管。桡动脉穿刺置管无法进行时，可以选择超声引导下肱动脉、股动脉、足背动脉或腋动脉穿刺置管[60-61]。

心包穿刺术

心包压塞可危及生命，通过心包穿刺可缓解或者达到治愈。传统上，心包积液或压塞通过贝克三联征（Beck's triad，即低血压、心音遥远以及颈静脉扩张）、奇脉和心包摩擦音诊断。然而，这些征象

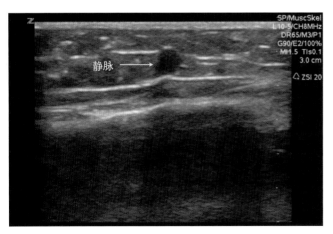

图 54-16　周围静脉的短轴切面声像图

要么出现过晚，要么难以察觉。超声心动图检查已经成为诊断心包积液和压塞的标准方法，能够在心包穿刺前确认液体积聚最多的位置[62]。大量心包积液，当患者发生心脏停搏或者血流动力学紊乱时应行紧急心包穿刺术。心包穿刺术的主要并发症包括心室破裂、肋间动脉损伤、气胸、持续心动过速和死亡[63-64]。超声引导可以使这种潜在危险，但能够拯救生命的操作更加安全[63]。

首先使用相控阵探头，经标准的心脏声窗进行扫查。这样还可以评估心脏的整体功能。超声通过大量心包积液、舒张早期右心室塌陷或者舒张晚期右房游离壁内陷可以诊断心包压塞。此时还可以观察到胸腔内下腔静脉内径和跨瓣流速随呼吸运动几乎无改变（图 54-18）[65]。

心包穿刺最常使用剑突下和胸骨旁路径。具体穿刺位置的选择主要由操作者的经验和心包内积液量最多的部位决定（图 54-19）。

胸骨旁穿刺时患者取仰卧位，上半身抬高30°~45°或者左侧卧位。应使用标准的无菌技术进行穿刺术前的准备和铺巾。超声探头置于左侧胸骨旁 3、4 肋间，心脏长轴切面观察液体最多的部位，一般位于探头和心脏前壁之间。测量皮肤至心包的距离，判断穿刺针穿刺路径的长度，以确保穿刺针刺入心包腔[66]。应避免损伤位于胸骨缘 3~5 cm 处的左侧胸廓内动脉。确定好理想穿刺路径后，使用局麻药物充分浸润穿刺位置后沿预设路径穿刺进针。推荐使用平面内法进行穿刺引导，这样可以在整个穿刺过程中确认针尖的位置[67]。穿刺针一般选择18G 或者更粗者，推荐使用包被着特氟龙（Teflon）的导管进行连续积液引流。穿刺针刺入后，针尖应

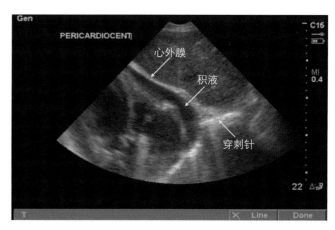

图 54-19　心包穿刺，显示穿刺针进入积液最多的位置

始终在超声监测下。一旦液体自针尖涌出，就可以开始抽吸。如果使用套管针，针尖可以向深方多刺入几毫米，撤出穿刺针，推进特氟龙外鞘进行持续引流[68]。可以经穿刺针注入少量生理盐水，利用超声观察到生理盐水在心包腔流动形成的气泡，确认穿刺针尖的位置是否合适[69]。

经剑突下穿刺时，静态或动态超声引导均可采用。静态法，探头置于剑突下，可以在屏幕上观察到积液量最大的位置，标记穿刺点、穿刺进针方向以及到达液体的进针深度。移开探头后，按照计划进行穿刺[66,70]。

胸腔穿刺术

胸腔积液在危重患者中相对常见，胸腔穿刺也是最常见的胸部介入操作[71]。在病因难以判断时，可以进行胸腔积液病理学检查帮助诊断。胸腔穿刺的潜在并发症包括疼痛、气胸、血管迷走反应、再膨胀性肺水肿、不经意的肝脾外伤以及感染和血胸[71-72]。超声不仅能发现积液，还可以在紧急情况下例如胸水引起呼吸困难时指导穿刺引流。超声对胸腔积液诊断的敏感性远高于胸片，还可以增加胸腔穿刺的成功率，减少并发症[71-72]，例如气胸和肝脾损伤等[73]。

胸腔积液超声检查时，患者仰卧位，床头抬高45°。使用腹部低频凸阵探头，于乳头平面远端沿腋中线或腋后线行长轴方向扫查，这样可以观察到肝或脾上方弧形高回声的膈面。胸腔积液表现为膈面上方的无回声。此外，如果没有观察到积液，腹部脊柱椎体形成的波纹样强回声终止于膈肌水平，胸椎体因声波被肺气体折射无法显示。然而，出现胸

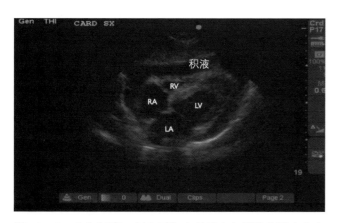

图 54-18　心包压塞，剑突下扫查显示心包积液伴随右心室壁塌陷。RA，右心房；RV，右心室；LA，左心房；LV，左心室

腔积液时，通过积液可以观察到膈面上方的胸椎（图54-20）。一旦发现胸腔积液，应该对胸腔进行更完整的评估。胸腔穿刺时，应观察肺随呼吸的活动、横膈及腹部脏器的位置，以避免穿刺时损伤这些结构。

清醒、配合的患者进行穿刺时，患者可坐在床沿双臂折叠放在面前的托架上。使用小的相控阵探头或者微凸阵探头扫查后方胸腔，检查范围自肩胛下缘至上腰部，自脊柱旁至腋后线，确定液体的范围及最多的位置[73]。胸膜表现为肋间可见的高回声线样结构。记录胸膜的位置深度可以确认穿刺针刺入胸腔，成功抽吸积液的距离[74]。确定积液范围后，确认横膈和肺等重要结构的位置，明确并标记穿刺点。采用静止引导的穿刺方法，操作步骤同前面所述的正常方式。穿刺时需注意确保穿刺针位于横膈的上方。应该清晰显示高回声的横膈声像图，在横膈上方至少两个肋间的位置穿刺进针，以确保针尖不会进入腹腔。穿刺也可在动态超声引导下进行，超声全程监测穿刺针刺入胸膜腔。如果需要在胸腔内留置导管，应取在腋中线的位置，这样可以使仰卧位的患者更加舒适。

镇静或插管的患者需要胸腔穿刺时，采取仰卧位，外展上臂，将病床调整为头高脚低。在侧胸壁腋中线与胸腔内置管相似的位置确定穿刺点，超声可以帮助确定液体量最多的部位并避开重要的结构。如果患者正在进行机械通气，暂时降低潮气量可以减少气胸发生的概率。虽然气胸是机械通气患者进行胸腔穿刺的主要并发症，但超声引导下其发生率降低[75]。

腹腔穿刺术

腹腔穿刺术用于危重患者腹水的诊断或治疗，或者二者同时兼顾。已有研究证明体格检查并不能准确判断腹水[76]。使用超声评估腹部明显膨隆怀疑腹水的患者，可能发现腹腔内只有少量或没有游离积液。这种发现可以改变患者的临床处理，使患者免于腹腔穿刺。如果进行腹腔穿刺，超声引导的成功率比传统解剖标志引导的方法明显升高（95% vs. 61%）[77]。除此之外，大量研究已经表明在超声引导下腹腔穿刺的患者中，并发症比例、住院花费、住院时间相比于使用传统的解剖标志定位方法的患者均有降低[77-78]。

应使用低频凸阵探头在两个相互垂直的平面内扫查患者下腹部，患者采用仰卧位或者轻度左侧斜卧位，床头轻微抬高。传统上选择左下腹进行穿刺，因为右下腹可能有充满气体的盲肠或者阑尾手术的瘢痕，限制腹腔积液的自由流动。超声可以甄别并避开腹腔内重要的器官，因此不论左下腹或者右下腹都可以进行穿刺。标记液体量最大的部位以及穿刺点。引流导管直径至少3 mm才可以保证足够的引流。尽管可以选择动态法引导穿刺针进入腹腔的过程，但静态法仍是最常用的方式（图54-21）。

在腹部扫查时，应注意并需在穿刺时避开腹壁下动脉、膀胱和小肠等重要结构，同时记录腹壁的厚度和液体的深度。同时注意，不要把充满液体的肠管误认为腹腔积液。充满液体的肠管表现为液体周围有高回声的壁包绕，并存在蠕动，而腹腔积液

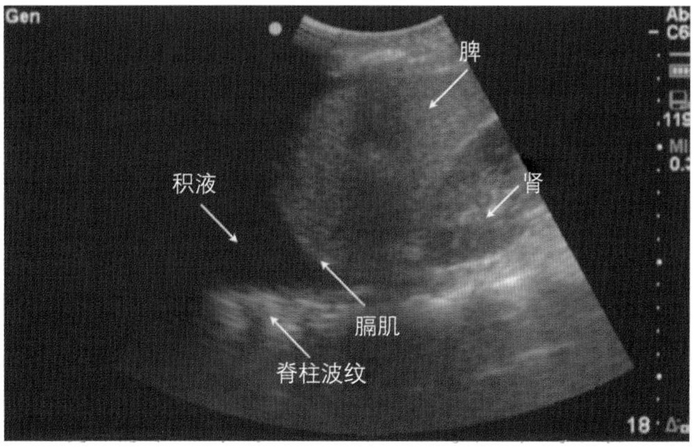

图 54-20　胸腔积液，积液深方显示脊柱带状的强回声结构，分布位于膈肌之上，提示积液出现

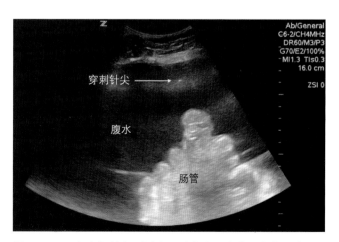

图 54-21　腹腔穿刺术。图中显示腹腔积液中的穿刺针尖

则位于肠壁之外。

气管插管的确认

　　未发现的气管插管误入食管内相对少见，但在这些罕见病例中发病率和死亡率都显著上升[79]。床边气管插管时，有很多种方法可以确认气管插管是否成功，包括直接观察到导管通过声带、插管后胸廓抬高、肺部听诊以及呼气末二氧化碳检测。然而，任意一种方法都不能完全可靠。二氧化碳图一般被认为是确认气管插管成功的标准方法，然而在一些临床情况下该方法并不准确，包括心脏停搏、大面积肺栓塞以及心脏输出功能降低[80]。

　　近来，有研究表明床旁超声是辅助判断气管插管是否成功的有用工具。使用高频线阵探头可以动态观察导管插入的过程。气管插管前，声带呈三角形的结构。探头在环甲膜水平横断面扫查。当气管插管通过时，可以观察到短暂的"暴雪征"声像图[79,81]。正常情况下，食管表现为塌陷闭合的软组织结构，邻近气管。然而气管导管误入食管的情况下，就可能观察到食管被导管撑开，由于导管内存在气体，食管局部表现为振铃伪像。此时，食管与正常气管的声像图表现相似。近来一项 meta 分析显示，超声对于发现食道内气管插管具有 93% 的敏感性和 97% 的特异性[82]。此外，气管插管后，还应使用线阵探头在两侧前胸壁长轴切面观察胸膜滑动，以确认双侧肺存在滑动。双侧肺叶滑动不仅验证气管内插管成功，还帮助鉴别插管是否为右侧主支气管插管或气管插管。肺滑现象的消失可能意味着食管插管、右侧主支气管插管或其他肺部病变（图 54-22 和图 54-23 ）[79,81-85]。

胸腔引流管的置入

　　胸腔引流管放置在皮下是胸腔闭式引流的已知并发症。尽管胸片常规应用，但在后前位胸片上鉴别导管位于胸腔内还是胸腔外是一项具有挑战性的工作。胸部 CT 辨别导管位置的敏感性和特异性更高，然而这种成像方式需要移动患者至放射科，对于情况不稳定的患者并不可取。此外 CT 价格昂贵、耗费时间，还将患者暴露在射线中。超声能用于证实导管位于胸廓内还是胸廓外[86]。

　　在胸导管短轴方向使用高频线阵探头扫查，导管表现为高回声的弓状结构，后方可见振铃混响伪

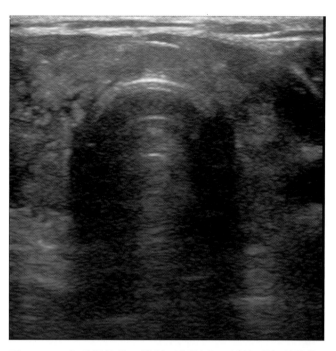

图 54-22　气管插管前，横断面声像图显示局部的振铃伪像

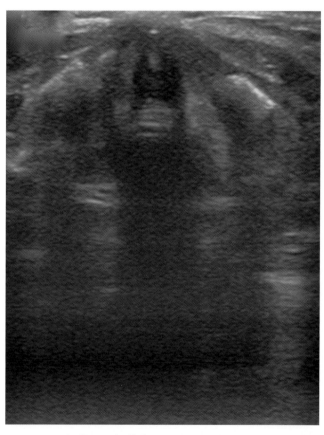

图 54-23　插管后的气管内可以看到导管及后方声影，振铃伪像消失

像。自皮肤入口的位置沿导管追踪扫查，高回声弓状结构消失提示导管进入胸腔[86]。超声自穿刺点追踪扫查整条导管，显示高回声弓状结构一直很清晰明显，说明这段导管位于皮下组织内[87]。

腰椎管穿刺

腰椎管穿刺一般帮助诊断脑膜炎、蛛网膜下腔出血和其他神经系统的急症，也用于治疗特发性颅内高压。传统方法中主要依靠骨性标志进行穿刺。然而，触摸或者辨别这些标志受很多因素的影响，包括患者的体型、身体蜷缩状态或者无法摆出合适位置。而且，使用髂棘间连线定位安全的腰椎间隙不够准确[88]。超声引导可以降低腰椎穿刺失败率、试穿次数、损伤发生率和穿刺针重新定位的次数[88-89]。体重指数较高的患者进行超声引导下穿刺可能更加有帮助[91]。

穿刺的理想位置是患者处于坐位，髋关节屈曲，脚可以放在脚凳或椅子上，患者身体向前倾斜[92-93]。这个姿势不适用于每一种临床情况下，因此也可以使用侧卧位。一般推荐使用高频线阵探头，在肥胖的患者中如果需要观察深方骨结构，也可使用低频探头。探头采用横断面扫查，探及高回声的棘突及其后方的声影是中线的标志。然后，探头旋转90°进行纵断面扫查。首先于臀裂顶端扫查，此时可以观察到骶骨强回声；探头向上移动，强回声线第一次中断的地方为L5~S1椎间隙。L5棘突表现为明显凸起的强回声线后方伴声影；继续向上移动探头，下三个棘突和椎间隙均可以被显示。当棘突从视野中消失的时候，可以向侧方移动探头，寻找棘突的侧缘。也可以直接旋转探头90°，以更好观察棘突侧缘（图54-24）[94-95]。用非水洗标记笔在皮肤上标记脊柱的中线位置和每个棘突，使用这些非触诊得到的骨性标志确定腰穿时最佳的穿刺针进入位置。

小结

越来越多的文献表明超声在危重患者管理中的价值。超声是一种应用广泛、便于携带、可重复性高、相对便宜、无痛而且安全的检查手段。它不仅可以用于诊断，还可以引导介入性操作。与传统解剖标志为基础的方法相比，超声引导下，这些介入操作更加有效，成功率提高且并发症降低。

（王　润　付　鹏　崔立刚　译）

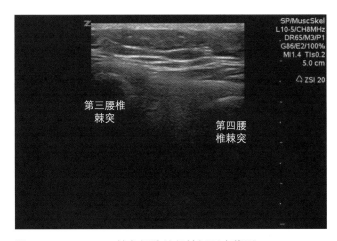

图 54-24　L3~L4 棘突间隙的长轴切面声像图

参考文献

1. Mandavia DP, Aragona J, Chan L, Chan D, Henderson SO. Ultrasound training for emergency physicians–a prospective study. *Acad Emerg Med*. 2000; 7(9):1008–1014.

2. Palepu GB, Deven J, Subrahmanyam M, Mohan S. Impact of ultrasonography on central venous catheter insertion in intensive care. *Indian J Radiol Imaging*. 2009; 19(3):191–198.

3. Shojania KG, Duncan BW, McDonald KM, Wachter RM, Markowitz AJ. Making health care safer: a critical analysis of patient safety practices. *Evid Rep Technol Assess (Summ)*. 2001; (43):i–x, 1–668.

4. DeFrances CJ, Hall MJ. 2002 National Hospital Disaster Survey. *Adv Data*. 2004; 342:1–30.

5. McGee DC, Gould MK. Preventing complications of central venous catheterization. *N Engl J Med*. 2003; 348(12):1123–1133.

6. Fields JM, Piela NE, Au AK, Ku BS. Risk factors associated with difficult venous access in adult ED patients. *Am J Emerg Med*. 2014; 32(10):1179–1182.

7. Merrer J, De Jonghe B, Golliot F, et al. Complications of femoral and subclavian venous catheterization in critically ill patients: a randomized controlled trial. *JAMA*. 2001; 286(6):700–707.

8. Sznajder JI, Zveibil FR, Bitterman H, Weiner P, Bursztein S. Central vein catheterization. Failure and complication rates by three percutaneous approaches. *Arch Intern Med*. 1986; 146(2):259–261.

9. Mansfield PF, Hohn DC, Fornage BD, Gregurich MA, Ota DM. Complications and failures of subclavian-vein catheterization. *N Engl J Med*. 1994; 331(26):1735–1738.

10. Leung J, Duffy M, Finckh A. Real-time ultrasonographically-guided internal jugular vein catheterization in the emergency department increases success rates and reduces complications: a randomized, prospective study. *Ann Emerg Med*. 2006; 48(5):540–547.

11. Theodoro D, Bausano B, Lewis L, Evanoff B, Kollef M. A descriptive comparison of ultrasound-guided central venous cannulation of the internal jugular vein to landmark-based subclavian vein cannulation. *Acad Emerg Med*. 2010; 17(4):416–422.

12. Miller AH, Roth BA, Mills TJ, Woody JR, Longmoor CE, Foster B. Ultrasound guidance versus the landmark technique for the placement of central venous catheters in the emergency department. *Acad Emerg Med*. 2002; 9(8):800–805.

13. Randolph AG, Cook DJ, Gonzales CA, Pribble CG. Ultrasound guidance for placement of central venous catheters: a meta-analysis of the literature. *Crit Care Med*. 1996; 24(12):2053–2058.

14. Cartier V, Haenny A, Inan C, Walder B, Zingg W. No association between ultrasound-guided insertion of central venous catheters and

bloodstream infection: a prospective observational study. *J Hosp Infect.* 2014; 87(2):103–108.

15. Slama M, Novara A, Safavian S, Ossart M, Safar M, Fagon JY. Improvement of internal jugular vein cannulation using an ultrasound-guided technique. *Intensive Care Med.* 1997; 23(8):916–919.

16. Dodge KL, Lynch CA, Moore CL, Biroscak BJ, Evans LV. Use of ultrasound guidance improves central venous catheter insertion success rates among junior residents. *J Ultrasound Med.* 2012; 31(10):1519–1526.

17. Rando K, Castello J, Pratt JP, et al. Ultrasound-guided internal jugular vein catheterization: a randomized controlled trial. *Heart Lung Vessel.* 2014; 6(1):13–23.

18. Tolbert TN, Haines LE, Terentiev V, et al. An ultrasound training program's effect on central venous catheter locations and complications. *Am J Emerg Med.* 2014; 32(10):1290–1293.

19. Brass P, Hellmich M, Kolodziej L, Schick G, Smith AF. Ultrasound guidance versus anatomical landmarks for internal jugular vein catheterization. *Cochrane Database Syst Rev.* 2015; 1:CD006962.

20. Brass P, Hellmich M, Kolodziej L, Schick G, Smith AF. Ultrasound guidance versus anatomical landmarks for subclavian or femoral vein catheterization. *Cochrane Database Syst Rev.* 2015; 1:CD011447.

21. Gallagher RA, Levy J, Vieira RL, Monuteaux MC, Stack AM. Ultrasound assistance for central venous catheter placement in a pediatric emergency department improves placement success rates. *Acad Emerg Med.* 2014; 21(9):981–986.

22. Lewin MR, Stein J, Wang R, et al, Humming is as effective as Valsalva's maneuver and Trendelenburg's position for ultrasonographic visualization of the jugular venous system and common femoral veins. *Ann Emerg Med.* 2007; 50(1):73–77.

23. Stone MB, Moon C, Sutijono D, Blaivas M. Needle tip visualization during ultrasound-guided vascular access: short-axis vs long-axis approach. *Am J Emerg Med.* 2010; 28(3):343–347.

24. Blaivas M. Video analysis of accidental arterial cannulation with dynamic ultrasound guidance for central venous access. *J Ultrasound Med.* 2009; 28(9):1239–1244.

25. Vogel JA, Haukoos JS, Erickson CL, et al. Is long-axis view superior to short-axis view in ultrasound-guided central venous catheterization? *Crit Care Med.* 2015; 43(4):832–839.

26. Nagarsheth K, Kurek S. Ultrasound detection of pneumothorax compared with chest X-ray and computed tomography scan. *Am Surg.* 2011; 77(4):480–484.

27. Alrajhi K, Woo MY, Vaillancourt C. Test characteristics of ultrasonography for the detection of pneumothorax: a systematic review and meta-analysis. *Chest.* 2012; 141(3):703–708.

28. Prekker ME, Chang R, Cole JB, Reardon R. Rapid confirmation of central venous catheter placement using an ultrasonographic "Bubble Test". *Acad Emerg Med.* 2010; 17(7):e85–e86.

29. Meggiolaro M, Scatto A, Zorzi A, et al. Confirmation of correct central venous catheter position in the pre-operative setting by echocardiographic "Bubble-Test". *Minerva Anestesiol.* 2015; 81(9):989–1000.

30. Horowitz R, Gossett JG, Bailitz J, Wax D, Pierce MC. The FLUSH study—flush the line and ultrasound the heart: ultrasonographic confirmation of central femoral venous line placement. *Ann Emerg Med.* 2014; 63(6):678–683.

31. Weekes AJ, Johnson DA, Keller SM, et al. Central vascular catheter placement evaluation using saline flush and bedside echocardiography. *Acad Emerg Med.* 2014; 21(1):65–72.

32. Duran-Gehring PE, Guirgis FW, McKee KC, et al. The bubble study: ultrasound confirmation of central venous catheter placement. *Am J Emerg Med.* 2015; 33(3):315–319.

33. Timsit JF. What is the best site for central venous catheter insertion in critically ill patients? *Crit Care.* 2003; 7(6):397–399.

34. Denys BG, Uretsky BF, Reddy PS. Ultrasound-assisted cannulation of the internal jugular vein. A prospective comparison to the external landmark-guided technique. *Circulation.* 1993; 87(5):1557–1562.

35. Hrics P, Wilber S, Blanda MP, Gallo U. Ultrasound-assisted internal jugular vein catheterization in the ED. *Am J Emerg Med.* 1998; 16(4):401–403.

36. Lim T, Ryu HG, Jung CW, Jeon Y, Bahk JH. Effect of the bevel direction of puncture needle on success rate and complications during internal jugular vein catheterization. *Crit Care Med.* 2012; 40(2):491–494.

37. Lorente L, Henry C, Martín MM, Jiménez A, Mora ML. Central venous catheter-related infection in a prospective and observational study of 2,595 catheters. *Crit Care.* 2005; 9(6):R631–R635.

38. Fragou M, Gravvanis A, Dimitriou V, et al. Real-time ultrasound-guided subclavian vein cannulation versus the landmark method in critical care patients: a prospective randomized study. *Crit Care Med.* 2011; 39(7):1607–1612.

39. Tamura A, Sone M, Ehara S, et al. Is ultrasound-guided central venous port placement effective to avoid pinch-off syndrome? *J Vasc Access.* 2014; 15(4):311–316.

40. McKinley S, Mackenzie A, Finfer S, Ward R, Penfold J. Incidence and predictors of central venous catheter related infection in intensive care patients. *Anaesth Intensive Care.* 1999; 27(2):164–169.

41. Powell JT, Mink JT, Nomura JT, et al. Ultrasound-guidance can reduce adverse events during femoral central venous cannulation. *J Emerg Med.* 2014; 46(4):519–524.

42. Werner SL, Jones RA, Emerman CL. Effect of hip abduction and external rotation on femoral vein exposure for possible cannulation. *J Emerg Med.* 2008; 35(1):73–75.

43. Hilty WM, Hudson PA, Levitt MA, Hall JB. Real-time ultrasound-guided femoral vein catheterization during cardiopulmonary resuscitation. *Ann Emerg Med.* 1997; 29(3):331–336.

44. Constantino TG, Parikh AK, Satz WA, Fojtik JP. Ultrasonography-guided peripheral intravenous access versus traditional approaches in patients with difficult intravenous access. *Ann Emerg Med.* 2005; 46(5):456–461.

45. Juvin P, Blarel A, Bruno F, Desmonts JM. Is peripheral line placement more difficult in obese than in lean patients? *Anesth Analg.* 2003; 96(4):1218.

46. Dargin JM, Rebholz CM, Lowenstein RA, Mitchell PM, Feldman JA. Ultrasonography-guided peripheral intravenous catheter survival in ED patients with difficult access. *Am J Emerg Med.* 2010; 28(1):1–7.

47. Ismailoğlu EG, Zaybak A, Akarca FK, Kıyan S. The effect of the use of ultrasound in the success of peripheral venous catheterisation. *Int Emerg Nurs.* 2015; 23(2):89–93.

48. Adhikari S, Blaivas M, Morrison D, Lander L. Comparison of infection rates among ultrasound-guided versus traditionally placed peripheral intravenous lines. *J Ultrasound Med.* 2010; 29(5):741–747.

49. Shokoohi H, Boniface K, McCarthy M, et al. Ultrasound-guided peripheral intravenous access program is associated with a marked reduction in central venous catheter use in noncritically ill emergency department patients. *Ann Emerg Med.* 2013; 61(2):198–203.

50. Au AK, Rotte MJ, Grzybowski RJ, Ku BS, Fields JM. Decrease in central venous catheter placement due to use of ultrasound guidance for peripheral intravenous catheters. *Am J Emerg Med.* 2012; 30(9):1950–1954.

51. Miles G, Salcedo A, Spear D. Implementation of a successful registered nurse peripheral ultrasound-guided intravenous catheter program in an emergency department. *J Emerg Nurs.* 2012; 38(4):353–356.

52. Gregg SC, Murthi SB, Sisley AC, Stein DM, Scalea TM. Ultrasound-guided peripheral intravenous access in the intensive care unit. *J Crit Care.* 2010; 25(3):514–519.

53. Deutsch GB, Sathyanarayana SA, Singh N, Nicastro J. Ultrasound-guided placement of midline catheters in the surgical intensive care unit: a cost-effective proposal for timely central line removal. *J Surg Res.* 2014; 191(1):1–5.

54. Levin PD, Sheinin O, Gozal Y. Use of the ultrasound in the insertion of radial artery catheters. *Crit Care Med.* 2003; 31(2):481–484.

55. Zochios VA, Wilkinson J, Dasgupta K. The role of ultrasound as an

adjunct to arterial catheterization in critically ill surgical and intensive care unit patients. *J Vasc Access*. 2014; 15(1):1–4.

56. Gedikoglu M, Oguzkurt L, Gur S, Andic C, Sariturk C, Ozkan U. Comparison of ultrasound guidance with the traditional palpation and fluoroscopy method for the common femoral artery puncture. *Catheter Cardiovasc Interv*. 2013; 82(7):1187–1192.

57. Miller AG, Cappiello JL, Gentile MA, Almond AM, Thalman JJ, MacIntyre NR. Analysis of radial artery catheter placement by respiratory therapists using ultrasound guidance. *Respir Care*. 2014; 59(12):1813–1816.

58. Kucuk A, Yuce HH, Yalcin F, Boyacı FN, Yıldız S, Yalcin S. Forty-five degree wrist angulation is optimal for ultrasound guided long axis radial artery cannulation in patients over 60 years old: a randomized study. *J Clin Monit Comput*. 2014; 28(6):567–572.

59. Berk D, Gurkan Y, Kus A, Ulugol H, Solak M, Toker K. Ultrasound-guided radial arterial cannulation: long axis/in-plane versus short axis/out-of-plane approaches? *J Clin Monit Comput*. 2013; 27(3):319–324.

60. Maher JJ, Dougherty JM. Radial artery cannulation guided by Doppler ultrasound. *Am J Emerg Med*. 1989; 7(3):260–262.

61. Sandhu NS. The use of ultrasound for axillary artery catheterization through the pectoral muscles: a new anterior approach. *Anesth Analg*. 2004; 99(2):562–565.

62. American College of Emergency Physicians. American College of Emergency Physicians. ACEP emergency ultrasound guidelines–2001. *Ann Emerg Med*. 2001; 38(4):470–481.

63. Tsang TS, Enriquez-Sarano M, Freeman WK, et al. Consecutive 1127 therapeutic echocardiographically guided pericardiocenteses: clinical profile, practice patterns, and outcomes spanning 21 years. *Mayo Clin Proc*. 2002; 77(5):429–436.

64. Wong B, Murphy J, Chang CJ, Hassenein K, Dunn M. The risk of pericardiocentesis. *Am J Cardiol*. 1979; 44(6):1110–1114.

65. Dewitz A, Jones R, Goldstein J. Additional ultrasound guided procedure. In: Ma OJ, Mateer JR, Blaivas M, eds. *Emergency Ultrasound*. New York: McGraw Hill; 2008; 35:507–551.

66. Salem K, Mulji A, Lonn E. Echocardiographically guided pericardiocentesis–the gold standard for the management of pericardial effusion and cardiac tamponade. *Can J Cardiol*. 1999; 15(11):1251–1255.

67. Nagdev A, Mantuani D. A novel in-plane technique for ultrasound-guided pericardiocentesis. *Am J Emerg Med*. 2013; 31(9):1424.e5–9.

68. Fagan SM, Chan KL. Pericardiocentesis: blind no more! *Chest*. 1999; 116(2):275–276.

69. Chiang HT, Lin M. Pericardiocentesis guided by two-dimensional contrast echocardiography. *Echocardiography*. 1993; 10(5):465–469.

70. Lindenberger M, Kjellberg M, Karlsson E, Wranne B. Pericardiocentesis guided by 2-D echocardiography: the method of choice for treatment of pericardial effusion. *J Int Med*. 2003; 253(4):411–417.

71. Mynarek G, Brabrand K, Jakobsen JA, Kolbenstvedt A. Complications following ultrasound-guided thoracocentesis. *Acta Radiol*. 2004; (5):519–522.

72. Jones PW, Moyers JP, Rogers JT, Rodriguez RM, Lee YC, Light RW. Ultrasound-guided thoracentesis: is it a safer method? *Chest*. 2003; 123(2):418–423.

73. Diacon AH, Brutsche MH, Solèr M. Accuracy of pleural puncture sites: a prospective comparison of clinical examination with ultrasound. *Chest*. 2003; 123(2):436–441.

74. Nazeer SR, Dewbre H, Miller AH. Ultrasound-assisted paracentesis performed by emergency physicians vs the traditional technique: a prospective, randomized study. *Am J Emerg Med*. 2005; 23(3):363–367.

75. Mayo PH, Goltz HR, Tafreshi M, Doelken P. Safety of ultrasound-guided thoracentesis in patients receiving mechanical ventilation. *Chest*. 2004; 125(3):1059–1062.

76. Cattau EL Jr, Benjamin SB, Knuff TE, Castell DO. The accuracy of the physical examination in the diagnosis of suspected ascites. *JAMA*. 1982; 247(8):1164–1166.

77. Mercaldi CJ, Lanes SF. Ultrasound guidance decreases complications and improves the cost of care among patients undergoing thoracentesis and paracentesis. *Chest*. 2013; 143(2):532–538.

78. Patel PA, Ernst FR, Gunnarsson CL. Evaluation of hospital complications and costs associated with using ultrasound guidance during abdominal paracentesis procedures. *J Med Econ*. 2012; 15(1):1–7.

79. Park SC, Ryu JH, Yeom SR, Jeong JW, Cho SJ. Confirmation of endotracheal intubation by combined ultrasonographic methods in the Emergency Department. *Emerg Med Australas*. 2009; 21(4):293–297.

80. Zechner PM, Breitkreutz R. Ultrasound instead of capnometry for confirming tracheal tube placement in an emergency? *Resuscitation*. 2011; 82(10):1259–1261.

81. Drescher MJ, Conard FU, Schamban NE. Identification and description of esophageal intubation using ultrasound. *Acad Emerg Med*. 2000; 7(6):722–725.

82. Chou EH, Dickman E, Tsou PY, et al. Ultrasonography for confirmation of endotracheal tube placement: a systematic review and meta-analysis. *Resuscitation*. 2015; 90:97–103.

83. Sustić A. Role of ultrasound in the airway management of critically ill patients. *Crit Care Med*. 2007; 35(5 Suppl):S173–S177.

84. Ma G, Davis DP, Schmitt J, Vilke GM, Chan TC, Hayden SR. The sensitivity and specificity of transcricothyroid ultrasonography to confirm endotracheal tube placement in a cadaver model. *J Emerg Med*. 2007; 32(4):405–407.

85. Weaver B, Lyon M, Blaivas M. Confirmation of endotracheal tube placement after intubation using the ultrasound sliding lung sign. *Acad Emerg Med*. 2006; 13(3):239–244.

86. Jenkins JA, Gharahbaghian L, Doniger SJ, et al. Sonographic Identification of Tube Thoracostomy Study (SITTS): Confirmation of Intrathoracic Placement. *West J Emerg Med*. 2012; 13(4):305–311.

87. Salz TO, Wilson SR, Leibmann O, Price DD. An initial description of a sonographic sign that verifies intrathoracic chest tube placement. *Am J Emerg Med*. 2010; 28(5):626–630.

88. Broadbent CR, Maxwell WB, Ferrie R, Wilson DJ, Gawne-Cain M, Russell R. Ability of anesthetists to identify a marked lumbar interspace. *Anaesthesia*. 2000; 55(11):1122–1126.

89. Shaikh F, Brzezinski J, Alexander S, et al. Ultrasound imaging for lumbar punctures and epidural catheterisations: systematic review and meta-analysis. *BMJ*. 2013; 346:f1720.

90. Swaminathan A, Hom J. Does ultrasonographic imaging reduce the risk of failed lumbar puncture? *Ann Emerg Med*. 2014; 63(1):33–34.

91. Nomura JT, Leech SJ, Shenbagamurthi S, et al. A randomized controlled trial of ultrasound-assisted lumbar puncture. *J Ultrasound Med*. 2007; 26(10):1341–1348.

92. Sandoval M, Shestak W, Stürmann K, Hsu C. Optimal patient position for lumbar puncture, measure by ultrasonography. *Emerg Radiol*. 2004; 10(4):179–181.

93. Abo A, Chen L, Johnston P, Santucci K. Positioning for lumbar puncture in children evaluated by bedside ultrasound. *Pediatrics*. 2010; 125(5):e1149–e1153.

94. Watson MJ, Evans S, Thorp JM. Could ultrasonography be used by an anaesthetist to identify a specified lumbar interspace before spinal anaesthesia? *Br J Anaesth*. 2003; 90(4):509–511.

95. Sandoval M, Shestak W, Stürmann K, Hsu C. Optimal patient position for lumbar puncture, measured by ultrasonography. *Emerg Radiol*. 2004; 10(4):179–181.

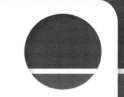

第 55 章　容量状态的超声评估

Ashika Jain • Deborah Shipley Kane

介绍

评价重症疾病或创伤患者的容量状态对于医师及患者都非常重要。然而，容量状态很难评估而且往往动态变化。相关研究，如 River 等人的研究显示，早期积极的液体复苏直接影响败血症的预后[1]。甚至 SOAP 试验发现，积极的液体平衡是与死亡率相关的最有力的预后因素之一[2]。评估液体状态有多种方法。由于床旁超声无创，且最重要的是可重复评估，它已成为临床医师评价容量状态的一个重要工具。使用肺动脉导管测量肺动脉契压在患者的治疗中并没有提供更多的获益，却增加了费用负担[3-6]。而将中心静脉压（CVP）作为一个独立的指标也有待商榷，因为 Marik 等人于 2008 年及 2012 年进行系统性回顾发现，CVP 与血容量之间的相关性很差[7-8]。本章将对床旁超声的评价方法进行综述，包括下腔静脉（inferior vena cava，IVC）超声、心脏超声、上腔静脉超声及胸膜超声。

关于 CVP、肺动脉闭塞压（pulmonary artery occlusion pressure，PAOP）及其他监测血流动力学的方法，请参考第 15 章。

血流动力学评价

低灌注及容量负荷过重与重症患者的发病率及死亡率升高相关。容量状态对于复苏非常重要。评价容量状态的适应证包括容量衰竭（评价是否出现出血性休克或脱水及其程度），容量负荷过重（如失代偿性心力衰竭）及对于败血症的液体治疗或直接复苏的反应监测（液体或正性肌力治疗）。对于血管内容量状态的传统评估方法是有创的，并且伴发明显的并发症。超声是一种无痛、无辐射、无创的影像学检查，它可以在床旁反复进行，能够避免有创监测的并发症，如动脉穿刺、静脉血栓及感染。

一种快捷、安全建立液体应答的床旁策略是被动下肢抬高（passive leg raise，PLR）。PLR 作为一种内源性大剂量液体输注被广泛应用。患者于平车上取仰卧位，脚被动抬高 45°。该方法可导致约 150 ~ 500 ml 液体的回流，这取决于患者的容量状态。Duus 等人认为这种方法比输液更加可靠[9]。许多研究显示，PLR 能够增加 PAOP、舒张末期左室体积及 CVP。一旦下肢回到平卧位，内源性输液就会停止并可逆，所以该方法导致不良反应的可能性很小[10]。这种方法可以应用于重症患者的直接复苏。

循环体液的超声评估

探头及设备的选择

进行这些检查的一般工具包括床旁超声机器、超声探头、超声耦合剂及个人保护装置。不同情况下需要应用不同的探头和设备，并各自用保护套隔离。两种主要的超声探头是相控阵探头及线阵探头（图 55-1）。相控阵探头是一种低频探头，多应用于心脏及腹部的检查。线阵探头是一种高频探头，通

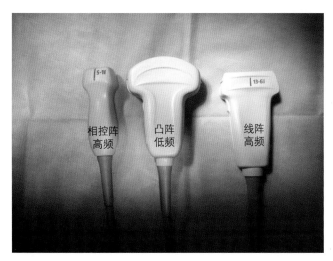

图 55-1 探头。相控阵探头多用于心脏检查；凸阵探头用于深部结构；线阵探头用于浅表结构及血管

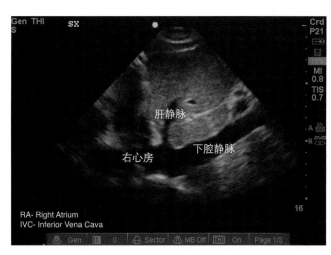

图 55-2 下腔静脉（IVC）剑突下切面，可见肝静脉于膈下汇入

常应用于血管及浅表部位的检查。探头的选择也取决于患者的特征（如肥胖）、探头的可获得性、所需的预设置及时间因素等。

检查准备

患者取平卧位。检查床头侧的抬高角度对于超声测量没有明显影响。应该选择一个低频探头，如相控阵或凸阵探头。如检查者是右利手，通常应该站在患者的右侧。

下腔静脉超声

早在 1979 年，IVC 的测量就作为一种评估容量状态的方法[11]。很多文献和讨论从那时起就描述了这种无创的手段，确立了它在床旁的应用价值。这一部分主要介绍 IVC 测量的基础及大部分近期文献的结果。

IVC 的测量

IVC 的测量位置及方向选择很多，包括剑突下长轴、剑突下短轴、右上腹/腋中线及经幽门长、短轴（图 55-2 及图 55-3）。尽管任何单一切面都不能完全有效，但大多数专家及文献都推荐剑突下长轴切面。为获得该切面，首先获得标准剑突下四腔心切面并确认右心房及右心室。然后，探头向后方旋转指向脊柱，保持探头示标指向患者右侧，来确定并追踪 IVC 短轴切面。IVC 位于患者中线的右侧，壁薄，彩色多普勒检查中可见血流随呼吸变化；IVC 应该与厚壁的主动脉相鉴别。将探头示标向患者头

侧旋转探头 90°，即可获得 IVC 长轴切面。在该切面观察 IVC 的长度，应包括它在膈上进入右心房处及肝静脉引流汇入 IVC 处（图 55-2 及图 55-3）。IVC 的直径应在肝静脉以下约 2cm 处或距离汇入右心房 2～3 cm 处测量[12-14]。

一旦确定了合适的位置，操作者应该评估 IVC 测值随呼吸的变化。在自主呼吸患者中，IVC 应该呈现一种正常的随吸气塌陷的模式。这是因为吸气产生的胸腔内负压所致。在机械通气患者中，IVC 随呼气塌陷。IVC 的直径可在 B 型超声模式下于吸气和呼气时测量。此外，IVC 还可以在 M 型超声模

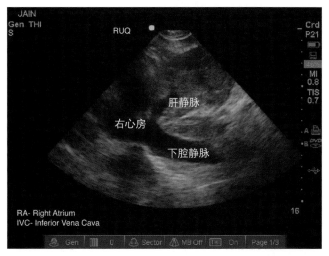

图 55-3 右上腹切面显示下腔静脉（IVC）及肝静脉于膈下汇入。注意肝静脉的显示确定了测量的血管是 IVC 而不是主动脉

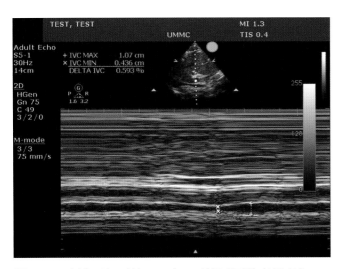

图 55-4　剑突下切面的 IVC 在 M 型超声下的直径变化。M 型取样线放置于膈下 2～3 cm，避免了心脏搏动的影响。最大及最小直径被测量。IVC 塌陷指数、腔静脉指数及膨胀指数可根据这些测量来计算

式下观察及测量（图 55-4）。在 M 型模式下测量时，应获得 IVC 的长轴切面。将 M 型取样线放置于待测量区域并再次按下 M 型按钮，即可获得描计曲线，该曲线可显示 IVC 直径的变化。只要冻结图像，就可轻松进行测量。

标准测量及意义

基于既往的文献，许多原始资料引用了不同的 IVC 的测量方法以及与 CVP 和右房压的关系。我们将引用最常见的 IVC 测量方法。

IVC 最大值：IVC 的最大径线，即长轴或短轴切面上测得的 IVC 两侧壁之间的最大直径

IVC 最小值：IVC 的最小直径，可在长轴或短轴切面测量

这些是下腔静脉最常用的测量值。早期的研究使用了绝对阈值并将它们与 CVP 的测量关联。

IVC 塌陷指数（IVC collapsibility index，IVC-CI）：最大与最小直径的差值除以最大直径 [（ Dmax - Dmin/Dmax ）× 100]。通常用于非机械通气，自主呼吸的患者。研究显示该指数 >40% 提示血容量不足，<15% 提示血容量过高[15-16]。

腔静脉指数：（ IVC 呼气直径 -IVC 吸气直径) / IVC 呼气直径 × 100。通常，当该数值接近 100% 时提示 IVC 几乎完全塌陷（因此提示容量耗竭），而接近 0 时提示最少的塌陷（如容量负荷过重）。Kircher 等人最先于 1990 年定义了腔静脉指数，提出该指

数 >50% 与右房压 <10 mmHg 相关[17]。Magdev 等人于 2010 年继续研究腔静脉指数与 CVP 之间的关系。在入组的 73 名患者中，32% 的患者 CVP<8 mmHg。腔静脉指数 >50% 与 CVP<8 具有很强的相关性，其敏感性为 91%，特异性为 94%[18]。

膨胀指数（ distensibility index，dIVC ）：在机械通气患者中测量，此时 IVC 最小直径出现在呼气末，而最大直径出现在吸气末。IVC 的膨胀指数（ dIVC ）是最大与最小直径差值与最小直径的比值，以百分率表示。以 18% 作为阈值，预测液体治疗的反应性具有 90% 的敏感性和特异性[19]。

自主呼吸与机械通气

尽管在自主呼吸与机械通气的患者中对于 IVC 测量的应用具有争议，但对于两者均有相关研究。有研究在具有自主呼吸的血液透析患者中应用 IVC 预测液体状态[20-21]。IVC 也应用于具有自主呼吸的休克患者来指导复苏[22-23]。在机械通气的患者中，呼吸对于 IVC 的影响恰恰相反。由于吸气时胸腔内进入正压，IVC 最大直径出现于吸气时而最小直径出现在呼气时。近期的大部分研究使用 ICVCI，而不进行正压校正。其敏感性和特异性分别为 71%～90% 及 90%～100%[19, 24]。大部分气管插管的患者 IVC 增宽且顺应性下降[25]。一项研究给予患者短暂的高潮气量（ 10ml/kg ）通气并评价 IVC 直径的变化，如 IVC 变化达 15%～18% 则认为该患者对液体治疗有反应。

使用超声进行 IVC 测量的另一个缺陷是测量者依赖性，M 型超声及 B 型超声的测量位置及测量平面的倾斜均影响测量。如果在倾斜的平面上进行测量，将获得错误的测量值，从而导致不准确计算。另外，呼吸周期中血管与探头的相对运动也会影响测量，导致呼气及吸气末时比较的并非 IVC 的同一位置，从而可能受正常解剖变异影响得出错误的结果[26]。最后，对于肉眼视觉估计 IVC 塌陷，有经验超声工作者（经过专门训练）的操作者间差异是 0.6，一致性为 0.36～0.76（ 95% 置信区间 ）[27]。

通常，反复测量具有液体负荷的 IVC 可能优于静态单次测量，因为患者的容量反应性与 IVC 随时间的逐渐充盈相关[25]。

锁骨下静脉测量

许多因素给 IVC 的测量在技术上带来困难，包括体型、肠道内气体、术后包扎敷料等。测量锁骨

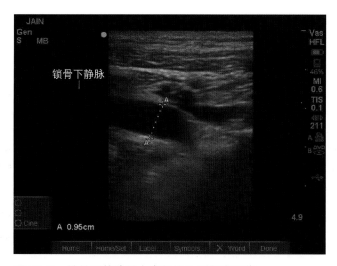

图 55-5　锁骨下静脉最大直径的 B 型超声图像

下静脉的塌陷性（subclavian vein collapsibility，SCV-CI）可作为一种替代选择。Kent 等人提出用高频线阵探头在三角肌 - 胸大肌三角处的矢状断面测量。与 IVC 的测量相似，SCV-CI 通过 M 型超声测量静脉直径的变化获得。其塌陷指数计算方法与 IVC-CI 相同：靶静脉最大与最小直径的差值除以最大直径，SCV-CI =[（Dmax - Dmin）/Dmax]× 100（图 55-5 和图 55-6）[28]。

颈动脉测量

另一种评估液体状态及液体治疗反应性的方法是测量颈总动脉速度时间积分（velocity time integral，VTI）。许多研究发现 VTI 在临床实践中具有可靠的应用价值[29-32]。与测量锁骨下静脉的优点相似，颈动脉位置浅表，相对容易检查。Blehar 和 Stolz 使用高频线阵探头，纵断面扫查，在距离颈总动脉膨大约 0.5 cm 处测量颈总动脉收缩期前后径。多普勒取样门放置在动脉（与测量动脉径线的位置一样）管腔中央，取样角度为 45°～60°，之后通过多普勒频谱包络线数据就可获得 VTI 数值[30-31]。Mackenzie 等人对献血前后的人群，采用类似的技术进行了测量。该研究发现，校正颈动脉血流时间可以反映出急性失血后下肢抬高的影响并计算出恢复至献血前所需的容量[32]。颈动脉血流时间不能在明显心脏瓣膜功能不全、主动脉或颈动脉疾病及心律失常患者中测定（图 55-7 和图 55-8）。

其他静脉

由于 IVC 显像的局限性，颈内静脉（internal jugular vein，IJV）及股静脉也可用于评价液体反应性。IJV 的应用证据存在不一致。IJV 膨胀性定义为吸气时 IJV 最大前后径与呼气时最小前后径的差值与最小前后径的比值 ×100。Guarracino 等人发现 IJV 膨胀性为 18% 时预测液体反应性的敏感性是 80%，特异性是 85%[33]。Kent 等人比较了 IJV 塌陷指数（IJV collapsibility index，IJV-CI）及股静脉塌陷指数（femoral vein collapsibility index，FV-CI），并与 IVC-CI 相比较。它们与 IVC-CI 的相关性较差，IJV-CI 会高估塌陷性而 FV-CI 会低估[34]。

心脏评估

评价重症患者的容量状态应该对患者整体综合

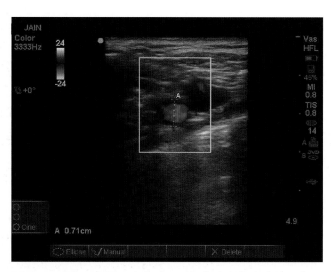

图 55-6　图 55-5 同一患者，B 型超声及彩色多普勒图像明确锁骨下动脉与静脉，并测量静脉最小直径

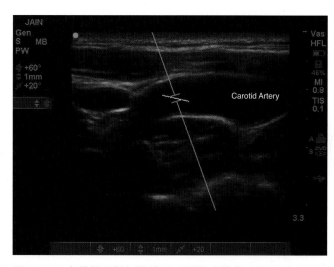

图 55-7　多普勒取样门恰放置于颈总动脉分叉处以下

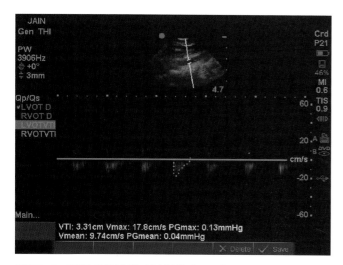

图 55-8　颈总动脉速度时间积分（VTI）

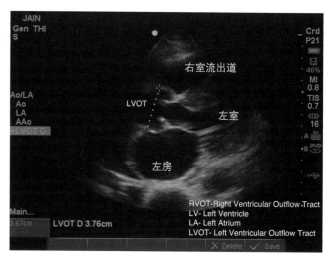

图 55-9　B 型超声心动图，胸骨旁长轴切面测量左室流出道直径（LVOT D）。该测量可用于计算心输出量

评估。无论 CVP 还是 IVC，抑或附属静脉血流增多，均代表了前负荷状态。但它们与后负荷并不相关。心脏指数（cardiac index，CI）被认为是休克时靶器官灌注及供氧的参考标准参数[35]。

床旁超声可用于测量 CI、左室流出道（left ventricular outflow tract，LVOT）直径、VTI 及每搏量变异（stroke volume variation，SVV）。为计算 CI，需要测量 LVOT 直径及 VTI。LVOT 直径是指胸骨旁长轴切面主动脉流出道主动脉瓣远端临近主动脉瓣处的直径。VTI 是对一段柱状血流在一次心脏收缩中移动的距离的估计，也称每搏距离。在心尖五腔心切面将取样门放置于主动脉瓣环附近进行测定。描记多普勒信号并应用心脏软件来计算 VTI[36-38]。

CI = SV × 心率（HR）

SV = LVOT 面积 × LVOT VTI 或

π × （LVOT 直径 /2）² × VTI

这些计算受房颤等心律失常的限制，然而，在这种情况下，可以用多个心动周期的平均值作为替代。另外，LVOT 的不准确测量会带来较大的心输出量测值误差，因为公式内是半径的平方。不管怎样，在同一患者中，使用相同的 LVOT 直径可以获得心输出量变化的有用信息（图 55-9 ~ 图 55-11）。

SVV 被认为是评估液体反应性的有效工具；然而，传统上，它是通过 PAOP 使用热稀释法测得的[39-40]。在心尖四腔心切面，SV 速度的呼吸变异在多普勒模式下可根据以下公式计算 SVV =［（SVVmax — SVVmin）/SVVmax］× 100%。在一项系统回顾和 meta 分析中，Zhang 等人发现 SVV 预测液体反

应性的诊断比值比是 18.4[41]。通气患者的正常 SVV 是 10% ~ 13%；SVV>13% 提示存在液体反应性[42]。使用 SVV 的限制因素包括心律失常及高 PEEP 通气患者，因为这会增加 SCC 及血管紧张度，从而增加 SVV（图 55-12）。

液体耐受性

过量的液体复苏引起的正性液体平衡可导致较差的临床结局[2, 43]。液体耐受性是指患者对液体复苏的耐受能力。对医源性肺水肿的患者进行气管插管并非总是好的选择，也可能带来不良的后果（如延长住院时间、增加致病率和死亡率等）。

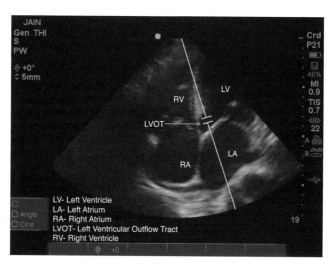

图 55-10　心尖五腔心切面，将多普勒取样门放置在左室流出道（LVOT）测量速度时间积分（VTI）

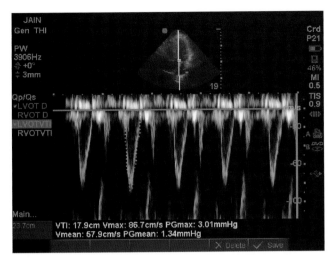

图 55-11　用左室流出道速度时间积分计算心输出量

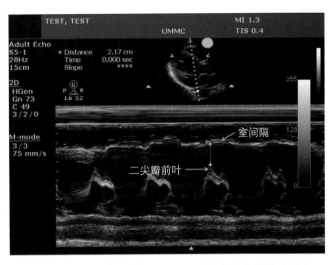

图 55-13　在胸骨旁长轴切面，M 型超声的取样线放置在二尖瓣前叶的尖部。室间隔到前叶的最短距离或 E 点至室间隔距离（EPSS）被用来计算射血分数（EF）

复苏期间应多次评估液体耐受性以尽量避免气管插管或应用其他干预措施，如正性肌力药物。

可通过观察及随访射血分数（ejection fraction，EF）来评价耐受性。大部分心脏病学家通过肉眼估计来计算 EF，而超声心动图新手则使用 E 点至室间隔距离（EPSS）。在胸骨旁长轴切面，M 型超声取样线放置在二尖瓣前叶的尖端，最小的测量距离是毫米。使用公式：75.5-2.5（EPSS），EF 可以被计算出来[44-45]。这种计算方法对于超声心动图工作者十分有用，直到他们熟悉了 EF 的肉眼估算（图 55-13）。

肺部超声检查

尽管休克患者的复苏十分必要，但是可能发生肺水肿。进行床旁的肺部超声检查可帮助避免肺水肿的发生。使用高频线阵探头，可见起自胸膜直至超声屏幕边缘的垂直窄线，有时称为彗星尾征，这是一种产生于气液界面的伪像[46]。超声 B 线与放射学的 Kerley B 线及胸片的肺液评分相关，而且也与热稀释法测定的肺血管外液体相关[47-48]。过多出现 B 线提示肺水肿。行该检查时应该对全肺进行系统

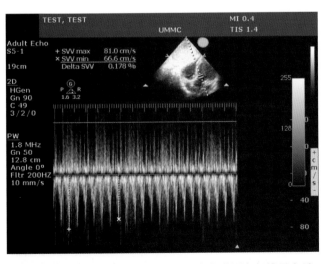

图 55-12　多普勒取样门放置在左室流出道测定每搏量变异。速度的最大与最小值用于计算差值

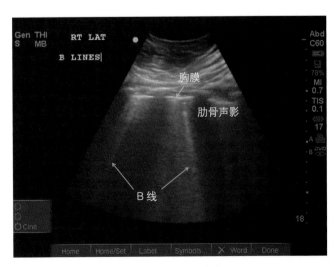

图 55-14　B 型超声显示肺内的 B 线（Used with permission from Michael Secko.）

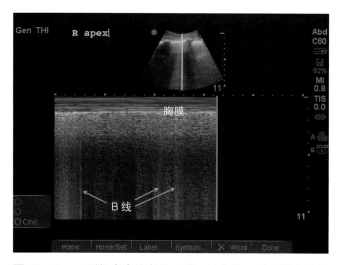

图55-15 M型超声中肺窗的 B 线。过多的 B 线与肺水肿相关（ Used with permission from Michael Secko. ）

性扫查，每侧胸腔至少进行四个声窗的检查以获得准确的诊断（图55-14和图55-15）。

应用价值

尽管超声检查具有操作者依赖性[27]，但也有大量证据表明其在床旁的应用具有较好的准确性及可重复性。另外，床旁超声可在干预治疗后或者患者状况发生变化后重复进行。与其他有创技术相比，超声能更迅速地评估并确定液体状态。对于所有急症患者，床旁超声都应该被考虑，它不仅能确定低血压的原因，还能指导治疗及复苏。

（张 帆 崔立刚 译）

参考文献

1. Rivers E, Nguyen B, Havstad S, et al. Early goal-directed therapy in the treatment of severe sepsis and septic shock. *N Engl J Med.* 2001; 345(19):1368–1377.
2. Vincent JL, Sakr Y, Sprung CL, et al. Sepsis in European intensive care units: results of the SOAP study. *Crit Care Med.* 2006; 34(2):344–353.
3. Sandham JD, Hull RD, Brant RF, et al. A randomized, controlled trial of the use of pulmonary-artery catheters in high-risk surgical patients. *N Engl J Med.* 2003; 348(1):5–14.
4. Richard C, Warszawski J, Anguel N, et al. Early use of the pulmonary artery catheter and outcomes in patients with shock and acute respiratory distress syndrome: a randomized controlled trial. *JAMA.* 2003; 290(20): 2713–2720.
5. Shah MR, Hasselblad V, Stevenson LW, et al. Impact of the pulmonary artery catheter in critically ill patients: meta-analysis of randomized clini-cal trials. *JAMA.* 2005; 294(13):1664–1670.
6. Clermont G, Kong L, Weissfeld LA, et al. The effect of pulmonary artery catheter use on costs and long-term outcomes of acute lung injury. *PLoS One.* 2011; 6(7):e22512.
7. Marik PE, Baram M, Vahid B. Does central venous pressure predict

8. Marik PE, Cavallazzi R. Does the central venous pressure predict fluid responsiveness? An updated meta-analysis and a plea for some common sense. *Crit Care Med.* 2013; 41(7):1774–1781.
9. Duus N, Shogilev DJ, Skibsted S, et al. The reliability and validity of pas-sive leg raise and fluid bolus to assess fluid responsiveness in spontaneously breathing emergency department patients. *J Crit Care.* 2015; 30(1):217 e1–e5.
10. Monnet X, Teboul JL. Passive leg raising. *Intensive Care Med.* 2008; 34(4):659–663.
11. Natori H, Tamaki S, Kira S. Ultrasonographic evaluation of ventilatory effect on inferior vena caval configuration. *Am Rev Respir Dis.* 1979; 120(2):421–427.
12. Wallace DJ, Allison M, Stone MB. Inferior vena cava percentage collapse during respiration is affected by the sampling location: an ultrasound study in healthy volunteers. *Acad Emerg Med.* 2010; 17(1):96–99.
13. Rudski LG, Lai WW, Afilalo J, et al. Guidelines for the echocardiographic assessment of the right heart in adults: a report from the American Society of Echocardiography endorsed by the European Association of Echocar-diography, a registered branch of the European Society of Cardiology, and the Canadian Society of Echocardiography. *J Am Soc Echocardiogr.* 2010; 23(7):685–713; quiz 786–788.
14. Seif D, Mailhot T, Perera P, Mandavia D. Caval sonography in shock: a noninvasive method for evaluating intravascular volume in critically ill patients. *J Ultrasound Med.* 2012; 31(12):1885–1890.
15. Lanspa MJ, Grissom CK, Hirshberg EL, Jones JP, Brown SM. Applying dynamic parameters to predict hemodynamic response to volume expan-sion in spontaneously breathing patients with septic shock: reply. *Shock.* 2013; 39(5):462.
16. Muller L, Bobbia X, Toumi M, et al. Respiratory variations of inferior vena cava diameter to predict fluid responsiveness in spontaneously breathing patients with acute circulatory failure: need for a cautious use. *Crit Care.* 2012; 16(5):R188.
17. Kircher BJ, Himelman RB, Schiller NB. Noninvasive estimation of right atrial pressure from the inspiratory collapse of the inferior vena cava. *Am J Cardiol.* 1990; 66(4):493–496.
18. Nagdev AD, Merchant RC, Tirado-Gonzalez A, Sisson CA, Murphy MC. Emergency department bedside ultrasonographic measurement of the caval index for noninvasive determination of low central venous pressure. *Ann Emerg Med.* 2010; 55(3):290–295.
19. Barbier C, Loubières Y, Schmit C, et al. Respiratory changes in inferior vena cava diameter are helpful in predicting fluid responsiveness in venti-lated septic patients. *Intensive Care Med.* 2004; 30(9):1740–1746.
20. Brennan JM, Ronan A, Goonewardena S, et al. Handcarried ultrasound measurement of the inferior vena cava for assessment of intravascular vol-ume status in the outpatient hemodialysis clinic. *Clin J Am Soc Nephrol.* 2006; 1(4):749–753.
21. Cheriex EC, Leunissen KM, Janssen JH, Mooy JM, van Hooff JP. Echog-raphy of the inferior vena cava is a simple and reliable tool for estimation of 'dry weight' in haemodialysis patients. *Nephrol Dial Transplant.* 1989; 4(6):563–568.
22. Yanagawa Y, Sakamoto T, Okada Y. Hypovolemic shock evaluated by sonographic measurement of the inferior vena cava during resuscitation in trauma patients. *J Trauma.* 2007; 63(6):1245–1248; discussion 1248.
23. Sefidbakht S, Assadsangabi R, Abbasi HR, Nabavizadeh A. Sonographic measurement of the inferior vena cava as a predictor of shock in trauma patients. *Emerg Radiol.* 2007; 14(3):181–185.
24. Moretti R, Pizzi B. Inferior vena cava distensibility as a predictor of fluid responsiveness in patients with subarachnoid hemorrhage. *Neurocrit Care.* 2010; 13(1):3–9.
25. Seif D, Perera P, Mailhot T, Riley D, Mandavia D. Bedside ultrasound in resuscitation and the rapid ultrasound in shock protocol. *Crit Care Res Pract.* 2012; 2012:503254. doi: 10.1155/2012/503254.

26. Blehar DJ, Resop D, Chin B, Dayno M, Gaspari R. Inferior vena cava displacement during respirophasic ultrasound imaging. *Crit Ultrasound J.* 2012; 4(1):18. doi: 10.1186/2036-7902-4-18.

27. Fields JM, Lee PA, Jenq KY, Mark DG, Panebianco NL, Dean AJ. The interrater reliability of inferior vena cava ultrasound by bedside clinician sonographers in emergency department patients. *Acad Emerg Med.* 2011; 18(1):98–101.

28. Kent A, Bahner DP, Boulger CT, et al. Sonographic evaluation of intravascular volume status in the surgical intensive care unit: a prospective comparison of subclavian vein and inferior vena cava collapsibility index. *J Surg Res.* 2013; 184(1):561–566.

29. Hossein-Nejad H, Mohammadinejad P, Lessan-Pezeshki M, Davarani SS, Banaie M. Carotid artery corrected flow time measurement via bedside ultrasonography in monitoring volume status. *J Crit Care.* 2015; 30(6):1199–1203.

30. Blehar DJ, Glazier S, Gaspari RJ. Correlation of corrected flow time in the carotid artery with changes in intravascular volume status. *J Crit Care.* 2014; 29(4):486–488.

31. Stolz LA, Mosier JM, Gross AM, Douglas MJ, Blaivas M, Adhikari S. Can emergency physicians perform common carotid Doppler flow measurements to assess volume responsiveness? *West J Emerg Med.* 2015; 16(2):255–259.

32. Mackenzie DC, Khan NA, Blehar D, et al. Carotid flow time changes with volume status in acute blood loss. *Ann Emerg Med.* 2015; 66(3):277–282. e1.

33. Guarracino F, Ferro B, Forfori F, Bertini P, Magliacano L, Pinsky MR. Jugular vein distensibility predicts fluid responsiveness in septic patients. *Crit Care.* 2014; 18(6):647.

34. Kent A, Patil P, Davila V, et al. Sonographic evaluation of intravascular volume status: Can internal jugular or femoral vein collapsibility be used in the absence of IVC visualization? *Ann Thorac Med.* 2015; 10(1):44–49.

35. Antonelli M, Levy M, Andrews PJ, et al. Hemodynamic monitoring in shock and implications for management. International Consensus Conference, Paris, France, 27–28 April 2006. *Intensive Care Med.* 2007; 33(4):575–590.

36. Dinh VA, Ko HS, Rao R, et al. Measuring cardiac index with a focused cardiac ultrasound examination in the ED. *Am J Emerg Med.* 2012; 30(9):1845–1851.

37. Ferrada P, Murthi S, Anand RJ, Bochicchio GV, Scalea T. Transthoracic focused rapid echocardiographic examination: real-time evaluation of fluid status in critically ill trauma patients. *J Trauma.* 2011; 70(1):56–62; discussion 62–64.

38. Desouza KA, Desouza NA, Pinto RM, et al. Transthoracic echocardiogram is a useful tool in the hemodynamic assessment of patients with chest trauma. *Am J Med Sci.* 2011; 341(5):340–343.

39. Marx G, Cope T, McCrossan L, et al. Assessing fluid responsiveness by stroke volume variation in mechanically ventilated patients with severe sepsis. *Eur J Anaesthesiol.* 2004; 21(2):132–138.

40. Reuter DA, Kirchner A, Felbinger TW, et al. Usefulness of left ventricular stroke volume variation to assess fluid responsiveness in patients with reduced cardiac function. *Crit Care Med.* 2003; 31(5):1399–1404.

41. Zhang Z, Lu B, Sheng X, Jin N. Accuracy of stroke volume variation in predicting fluid responsiveness: a systematic review and meta-analysis. *J Anesth.* 2011; 25(6):904–916.

42. Marik PE, Cavallazzi R, Vasu T, Hirani A. Dynamic changes in arterial waveform derived variables and fluid responsiveness in mechanically ventilated patients: a systematic review of the literature. *Crit Care Med.* 2009; 37(9):2642–2647.

43. National Heart, Lung, and Blood Institute Acute Respiratory Distress Syndrome (ARDS) Clinical Trials Network, Wiedemann HP, Wheeler AP, Bernard GR, et al. Comparison of two fluid-management strategies in acute lung injury. *N Engl J Med.* 2006; 354(24):2564–2575.

44. Hope MD, de la Pena E, Yang PC, Liang DH, McConnell MV, Rosenthal DN. A visual approach for the accurate determination of echocardiographic left ventricular ejection fraction by medical students. *J Am Soc Echocardiogr.* 2003; 16(8):824–831.

45. Silverstein JR, Laffely NH, Rifkin RD. Quantitative estimation of left ventricular ejection fraction from mitral valve E-point to septal separation and comparison to magnetic resonance imaging. *Am J Cardiol.* 2006; 97(1):137–140.

46. Lichtenstein D, Mezière G, Biderman P, Gepner A, Barré O. The comet-tail artifact. An ultrasound sign of alveolar-interstitial syndrome. *Am J Respir Crit Care Med.* 1997; 156(5):1640–1646.

47. Jambrik Z, Monti S, Coppola V, et al. Usefulness of ultrasound lung comets as a nonradiologic sign of extravascular lung water. *Am J Cardiol.* 2004; 93(10):1265–1270.

48. Agricola E, Bove T, Oppizzi M, et al. "Ultrasound comet-tail images": a marker of pulmonary edema: a comparative study with wedge pressure and extravascular lung water. *Chest.* 2005; 127(5):1690–1695.

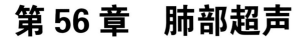

第 56 章　肺部超声

Diego Casali · Ashika Jain · Christopher Bryczkowski

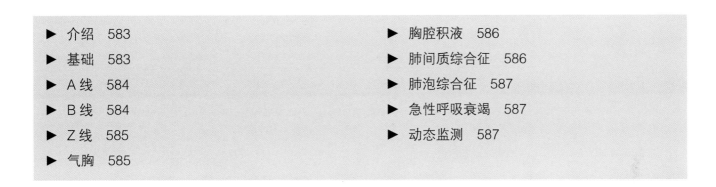

介绍

1986 年，超声首次用于诊断马匹气胸，随即便在人类中应用[1]。肺部超声的先驱是法国重症监护医师 Daniel A. Lichtenstein，他在 1993 年就开始临床应用[2]。在一系列的革新性文章中，他定义了肺部超声的检查范围、临床应用和专业术语并沿用至今[3]。

肺部超声的需求源于胸部 X 线片的内在局限性，在过去几十年中后者一直是肺部病变的标准初始影像学检查方法。作为一种静态影像学检查，胸部 X 线片的发现通常迟滞于患者的临床表现（有时可能长达 24 小时）。同时，对于仰卧位患者，胸部 X 线片常因无特异性表现而不具有诊断价值。另外，床旁胸片费时费力。

与此相反，肺部超声能够在床旁快速进行，也能够在治疗过程中多次应用以评估治疗效果，而无需增加患者不必要的放射线暴露。肺部超声可快速地进行目标引导扫描，事半功倍。

通气状态评估、气胸、胸腔积液、肺间质综合征及肺泡综合征的诊断方面，肺部超声已被证实优于仰卧位床旁胸片，与胸部 CT 相当[4]。

基础

大部分肺部超声检查倾向于使用 3.5 ~ 5 MHz 的凸阵探头，例如评估间质性疾病和胸腔积液。不过，5 ~ 10 MHz 的高频线阵探头有利于关注肺部的浅表结构，如胸膜线，这在评估气胸中更有帮助。

重症监护病房的患者，肺部超声检查时的常用体位是 45° 半卧位，上肢外展。如果进行完整肺部检查还需结合侧卧位。扫查开始时，明确探头的方向标记位于超声屏幕的左侧。探头纵切，方向标记位于头侧，调整探头位置使肋骨声影位于屏幕的任一边缘。此时，可以在胸壁表面沿序列扫描线自由移动探头完成扫查，每完成一个扫查区域称为一个阶段。第 1 阶段扫查限于前胸壁；第 2 阶段扫查包含从腋前线至腋后线范围的侧胸壁；第 3 阶段扫查包括后胸壁的外侧；第 4 阶段扫查则进一步包括后胸壁的内侧以及肺尖区域[3]。

肋骨含有钙质，声束无法穿透含钙骨质，后方出现无回声声影。唯一的例外位于肋软骨关节处，此处肋骨骨质转变为软骨，允许声束穿透。

由于壁、脏层胸膜相对紧邻，典型胸膜线表现为相邻肋骨声影之间的一条明亮白线（图 56-1）。不

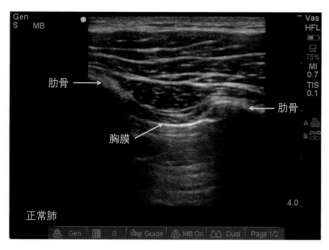

图 56-1　正常肺部超声表现（Used with permission from Ashika Jain.）

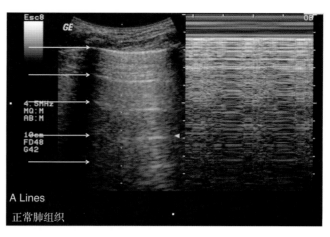

图 56-2　平行的强回声 A 线（Used with permission from Ashika Jain.）

过，大量或前胸部的胸腔积液可导致壁层与脏层胸膜分离，在二者之间形成条带状无回声。

肺滑动征指呼吸时脏层胸膜与壁层胸膜间的相对运动，脏层胸膜在吸气时位置下移，呼气时反之。超声上表现为胸膜线强回声与呼吸周期同步闪动。肺滑动征在肺底部最明显，在肺尖处减弱。这种现象通常被描述称为"蚂蚁行军"。

大部分肺部超声诊断基于超声伪像的存在或缺失，这些伪像由 Lichtenstein 医师首先提出。因为现代超声心动图检查需要复杂的图像平滑滤波算法，新一代的超声仪器可能由于试图克服或者消除伪像而产生低质量的肺部图像。如果可能的话，在现代超声仪器中使用凸阵探头在预设的"肺部"条件下扫查，或者关闭所有的图像滤波设置而直接进行超声检查，有可能获得理想的肺部图像。

A 线

A 线是指正常含气肺组织条件下，由于声束在皮肤表面与胸膜线之间多次往返而产生的水平方向上的多重反射伪像（图 56-2）。A 线和肺滑动征同时存在是正常含气肺组织的声像图特点，而 A 线存在、肺滑动征消失则提示气胸的可能。

B 线

肺泡积液或间质增厚（液体积聚或纤维化）导致局部肺组织呈类实性脏器改变，声束在局部传播引起反射和折射形成 B 线（有时被称为彗星尾征或肺火箭征）。它表现为垂直分布的、明亮的强回声线，起自胸膜，延伸至屏幕底部（图 56-3）。B 线与肺泡综合征或间质综合征（胸部 CT 上表现为磨玻璃影或网格状结构）强烈相关。

B 线起自胸膜线，在与 A 线交汇处遮盖 A 线的显示，向深方延伸可达至少 18 cm。另外，B 线还会呈现经典的随呼吸的往复运动。不过，B 线并非必须可移动，例如肺炎时可存在 B 线而不伴肺滑动征。此外，B 线的形状随着间质内液体量的变化而改变，既可以纤细、单发、呈垂直线型，也可以彼此融合、楔形分布[3]。

单个肋间隙中 B 线的数量可以有很大差异，从无（仅存在 A 线或少于 3 条 B 线）到少量（至少 3 条 B 线到若干条，间断存在），中量（多条或部分散在，

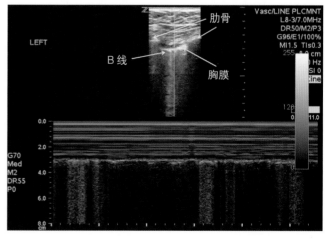

图 56-3　B 线起自胸膜并延伸至全屏幕深度（Used with permission from Ashika Jain.）

部分融合 B 线，持续存在），甚至为大量（B 线完全融合，难以计数，持续存在）。

Z 线

Z 线同样是壁层与脏层胸膜相接触而产生的一种胸膜处的伪像，与 B 线的鉴别在于其显示深度只有几厘米，并不延伸至屏幕底部，也不会掩盖 A 线[3]。Z 线无特殊病理意义，可存在于正常人。

气胸

脏层与壁层胸膜之间肺滑动征的存在可以排除探头正下方肋间隙的气胸。这个检查动作应该在胸部多个部位重复进行。肺滑动征消失时，存在 B 线、Z 线以及肺搏动都是提示无气胸存在的线索[3]。肺搏动定义为心脏的搏动通过含气肺组织传导至胸膜表面，通常在左半胸腔更明显。肺搏动在健康人中常被肺滑动征所掩盖，但是在一侧主支气管堵塞的患者中可以很明显，并可用于排除气胸。

M 型超声通常非常有助于判断是否存在气胸。正常情况下，将 M 型超声取样线置于滑动的胸膜线上，随呼吸周期来回运动的肺组织与固定的胸壁不同，产生颗粒样图像，这种征象被称为海岸沙滩征。存在气胸时，胸壁和胸膜都表现为静止的直线。这种 M 型超声的表现称为条形码征或者平流层征（图 56-4）。

值得指出，条形码征的出现代表肺滑动征的消失，它还可以出现在任何导致进入肺组织内含气量减少或因瘢痕导致胸膜固定的情况，因为在这些时候肺滑动征总是减弱或消失。这样的临床情况见于窒息、主支气管插管、主支气管堵塞（黏液栓子、肿瘤、异物、血凝块）、肺炎、严重的急性呼吸窘迫综合征以及胸膜粘连（炎性、肿瘤性、瘢痕性）。

对于气胸而言，肺点征是唯一具有确诊价值的超声表现。肺点征定义为超声屏幕上一半区域出现肺滑动征，而另一半区域肺滑动征消失，此时探头恰位于脏层胸膜于吸气时再次膨胀接触到胸壁的位置。声像图可以表现为胸膜光滑轮廓的中断，或者在 M 型超声上表现为海岸沙滩征与条形码征的交替出现（图 56-5A，B）。肺点征出现在胸壁上的位置可以估算气胸量[12]。

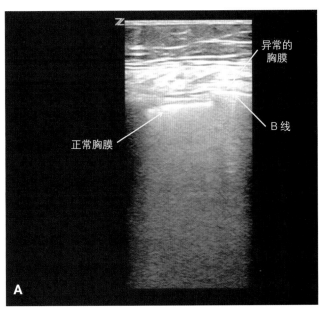

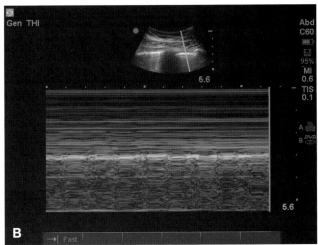

图 56-5 （A）肺点表现为平滑胸膜线的"中断"；（B）肺点在 M 超上表现为条形码征与沙滩征的交替（Used with permission from Ashika Jain. ）

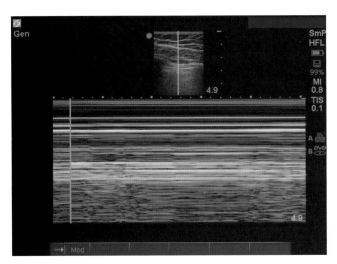

图 56-4 气胸以及平流层征或条形码征（Used with permission from Ashika Jain. ）

由于气胸时气体上升，位于密度相对大的肺组织之上，因此超声检查应该从胸腔逆重力区域开始。仰卧位患者，通常从锁骨中线第三肋间隙开始检查。扫查范围越全面，超声诊断除外气胸的灵敏度越高；因此胸部扫查的所有阶段均应进行。不过，新近的一项研究表明，对前胸壁进行有限区域的超声检查仅会遗漏孤立性的肺尖部气胸[5]。将扫查范围向上扩大，或至锁骨上区以更好地检查肺尖区域，对于那些高度怀疑气胸，但是前胸壁可见肺滑动征的患者来说是合理的选择。

胸腔积液

胸腔积液表现为脏层胸膜和壁层胸膜之间的无回声区。

经前胸壁扫查时，胸腔积液位于浅层的壁层胸膜线与深层的脏层胸膜线之间（图 56-6）。积液深方可见肺实质随呼吸移动（水母征），M 型超声表现为肺组织有节律地随呼吸运动向胸壁漂浮（正弦征）。

经侧胸壁扫查时，胸腔积液与后外侧肺泡和（或）胸膜综合征（PLAPS）相关。

充气良好的正常肺组织，声束在肺 - 横膈交界处发生反射，反射声波经过肝或者脾传播回探头后被再次反射回至横膈。超声仪器假定声束仅以直线传播；横膈反射增加声波传播的额外时间，通过时间与速度的乘积以深度的形式呈现。从而导致超声屏幕上，肝或脾的回声出现在横膈的上、下两侧。这种现象被称为镜面伪像（图 56-7）。镜面伪像的存在可以排除下垂分布的胸腔积液（译者注：不一定正

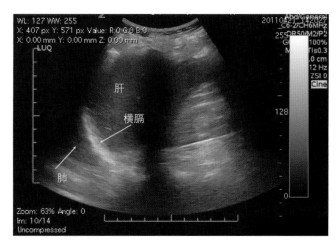

图 56-7 正常肺组织成为肝的镜面伪像（Used with permission from Ashika Jain.）

确，胸腔积液时，含气的压缩肺组织也可以通过镜面伪像显示到肝、脾实质内）。

胸腔积液也可以通过识别"脊柱征"确诊（图 56-8）。正常情况下，脊柱的超声显示在横膈水平中断，因为横膈上方肺实质中的气体使大部分声波发生折射，从而使深方结构难以显示。胸腔积液存在时，液体做声窗可以显示深方结构，使得脊柱节段的可视范围向上扩大。探头置于腋中线扫查，声束从胸壁经胸腔积液传播到椎体，表现为肝或脾深方贝壳状强回声线。

肺间质综合征

间质综合征定义为肺水肿（由于心源性或者液

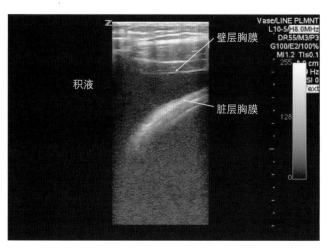

图 56-6 前胸壁的胸腔积液（Used with permission from Ashika Jain.）

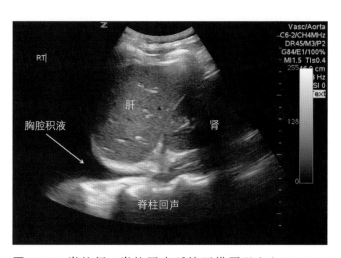

图 56-8 脊柱征：脊柱回声延续至横膈以上（Used with permission from Ashika Jain.）

体负荷过重引起的血流动力学改变；急性呼吸窘迫综合征以及任何感染综合征引起的通透性改变）或者慢性疾病所致（常见为特发性肺间质纤维化）[3]。B线是肺间质综合征的特征，每个肋间隙 B 线的数量与病变的严重程度相关。

超声能够帮助区分肺间质综合征的不同病因。血流动力学原因引起的肺水肿通常源于体液易位；因此，胸膜线仍然保持为菲薄规整。

相反，通透性原因引起的肺水肿也可以累及胸膜线，使其变得不规则、块状隆起，胸膜下可有液体积聚[3]。

肺泡综合征

肺泡综合征指肺间质逐渐实变，肺泡及肺内含气组织被液体或者脓液充满时的肺部超声表现。在这种情况下，声束经实变肺组织的传播方式与经其他实质脏器（比如肝）相同。这种现象也被称为超声肝样变。

与胸部 X 线片相比，肺部超声的一个优势是能够区分肺实变和肺不张。

肺实变时，支气管通常通畅，由于组织密度的不同，支气管内气体随呼吸运动表现为明亮、闪烁的柱状强回声，被称为动态支气管气相。碎片征指被壁层胸膜、脏层胸膜线以及深方的不规则边界所包绕形成的类组织碎片样结构（图 56-9）。

相反，肺不张是支气管堵塞的结果；因此，实变肺组织中的气体不能动态移动，称为静态支气管气相。肺滑动征通常消失，并可见肺搏动。

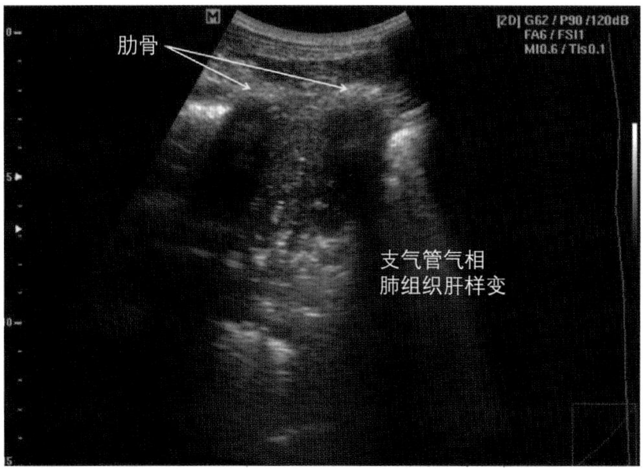

肺泡综合征的超声表现不能得出特异性诊断，例如肺炎，但可发生于任何引起肺泡实变的疾病及肺不张（胸腔积液压迫所致或者支气管堵塞所致）。

急性呼吸衰竭

2008 年，Daniel A. Lichtenstein 医师强调了肺部超声在急性呼吸衰竭诊断中的重要作用，并且建立了一条简单的诊断流程，称作"BLUE"流程（Bedside Lung Ultrasound in Emergency，即急诊床旁肺脏超声，每个单词的首字母）[6]。A 线、B 线、肺滑动征、前胸部肺泡实变、后外侧胸部肺泡和（或）胸膜综合征的不同组合表现被称为不同的影像模式。表 56-1 总结了不同的影像模式，图 56-10 总结了推荐的扫查流程。

动态监测

肺部超声的表现是动态的，并且随着患者的病情实时变化[7-9]。正如一项在透析患者中进行的研究，患者的 B 线经过透析后在数小时内消失[8]。在机械通气的患者中，呼气末正压的变化伴随着肺实变和 B 线的快速出现及消失[9]。因此，越来越多的证据表明超声有望成为肺部首要的影像学检查手段，甚至替代胸部 X 线片[10-11]。

（刘　畅　崔立刚　译）

图 56-9 肝样变或肺泡综合征伴实变（Used with permission from Ashika Jain.）

肋骨

支气管气相
肺组织肝样变

表 56-1 肺部超声的特征

模式	意义
A 型	以 A 线为主
B 型	以前胸部弥漫多发的 B 线为主
A/B 型	一侧以 A 线为主，另一侧以 B 线为主
C 型	前胸部肺泡实变
PLAPS 型	后外侧胸部肺泡和（或）胸膜综合征

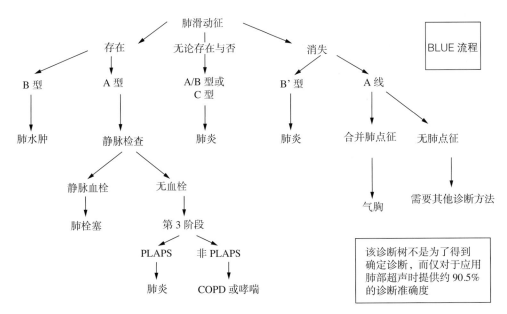

图 56-10　BLUE 流程（Reproduced with permission from Lichtenstein D, Mézière G: Relevance of lung ultrasound in the diagnosis of acute respiratory failure: the BLUE protocol, *Chest* 2008 Jul; 134(1):117–125.）

参考文献

1. Rantanen NW. Diseases of the thorax. *Vet Clin North Am Equine Pract*. 1986; 2(1):49–66.

2. Lichtenstein D, Axler O. Intensive use of general ultrasound in the intensive care unit. Prospective study of 150 patients. *Intensive Care Med*. 1993; 19(6):353–355.

3. Lichtenstein D. *Whole Body Ultrasonography in the Critically Ill*. Berlin: Springer-Verlag; 2010.

4. Lichtenstein D, Goldstein I, Mourgeon E, Cluzel P, Grenier P, Rouby JJ. Comparative diagnostic performances of auscultation, chest radiography, and lung ultrasonography in acute respiratory distress syndrome. *Anesthesiology*. 2004; 100(1):9–15.

5. Ball GC, Kirkpatrick AW, Laupland BK, et al. Factors related to the failure of radiographic recognition of occult posttraumatic pneumothoraces. *Am J Surg*. 2005; 189(5):541–546; discussion 546.

6. Lichtenstein DA, Mezière GA. Relevance of luug ultrasound in the diagnosis of acute respiratory failure: the BLUE protocol. *Chest*. 2008; 134(1):117–125.

7. Liteplo AS, Murray AF, Kimberly HH, Noble VE. Real-time resolution of sonographic B-lines in a patient with pulmonary edema on continuous positive airway pressure. *Am J Emerg Med*. 2010; 28(4):541.e5–e8.

8. Noble VE, Murray AF, Capp R, Sylvia-Reardon MH, Steele DJ, Liteplo A. Ultrasound assessment of extravascular lung water in patients undergoing hemodialysis. Time course for resolution. *Chest*. 2009; 135(6):1433–1439.

9. Bouhemad B, Brisson H, Le-Guen M, Arbelot C, Lu Q, Rouby JJ. Bedside ultrasound assessment of positive end-expiratory pressure-induced lung recruitment. *Am J Respir Crit Care Med*. 2011; 183(3):341–347.

10. Zanobetti M, Poggioni C, Pini R. Can chest ultrasonography replace standard chest radiography for evaluation of acute dyspnea in the ED? *Chest*. 2011; 139(5):1140–1147.

11. Peris A, Tutino L, Zagli G, et al. The use of point-of-care bedside lung ultrasound significantly reduces the number of radiographs and computed tomography scans in critically ill patients. *Anesth Analg*. 2010; 111(3):687–692.

12. Blaivas M, Lyon M, Duggal S. A prospective comparison of supine chest radiography and bedside ultrasound for the diagnosis of traumatic pneumothorax. *Acad Emerg Med*. 2005; 12(9):844–849.

第十一部分 特殊考虑

第 57 章　液体管理

Matthew T. Robinson • Alan C. Heffner

引言

很多临床原因会引起绝对和相对的血容量不足，液体管理是急危重症救治的基石。临床医师不断评估患者的入量，明确是否需要液体复苏，进而选择合适的液体和剂量进行治疗。及时的液体管理有助于保证大循环和微循环灌注以及减少死亡率[1-2]。相反，液体管理不当会适得其反。液体复苏不足导致患者休克，而液体量过大会引起患者液体负荷过重，进而导致缺氧，预后不良[3-4]。充分理解液体管理的选择、时机和目标对优化治疗至关重要。

一般原则
液体分布和流动

人体富含大量水分，占体重的 50% ~ 70%。因为脂肪和组织中富含少量的水分，全身含水量（total body water，TBW）主要取决于去脂体重（表 57-1）。身体的水分分布在细胞内液（intracellular fluid，ICF）和细胞外液（extracellular fluid，ECF）中，成人男性的平均水分分布见表 57-2。细胞内液占全身含水量的 2/3。其余分布在细胞外液，存

在于细胞外液的水分在细胞间隙和血管内的比例是 3 : 1。这些液体成分虽然相互独立，但有相似的组成和作用。

全身含水量（TBW）占成人去脂体重的 50% ~ 60%。女性、老年人和肥胖者的低 TBW 与骨骼肌正相关。

水可自由通过细胞膜。身体的水分布取决于渗透压。细胞内液和细胞外液是等渗液，但因两者对可溶性溶质和蛋白严格的调节作用，两者有不同的生理作用。Na-K-ATP 酶泵位于细胞膜上，Na 和 K 离子分别位于细胞外和细胞内。将 Na 离子限制在细胞外是维持钠离子等渗液的基础。

血管内液体以及血浆与其他所有液体成分都不同，因为当血管内液的浓度高于周围组织液时，血管内液有独特连续的液体转移和捕获蛋白质成分的方式。血浆蛋白和血管内皮细胞糖萼形成胶体膨胀压（colloid oncotic pressure，COP），来帮助液体流向血管内。血管内皮细胞膜的液体转移量可由 Starling 公式计算出来（表 57-3）。在健康人中，毛细血管静水压大致与胶体膨胀压（COP）相反。血管内液体的净损失量通过淋巴系统回到循环系统中。白蛋白占胶体膨胀压（COP）的 80%，然而如红细

表 57-1　全身含水量百分比	
	TBW（%）
成人	
男	60
女 [a]	50
老人 [a]	50
肥胖者 [a]	50
儿童	70

全身含水量占成人去脂体重的50%～60%。[a]女性、老年人和肥胖者的低TBW与骨骼肌正相关

表 57-3　Starling 定律计算通过血管内皮的流量

$$V = K_f [(P_{毛细血管} - P_{细胞间隙}) - \sigma (COP_{毛细血管} - COP_{细胞间隙})]$$

P，静水压力；σ，反映膜渗透率的系数（范围0～1）。炎症介导的内皮通透性降低σ；COP，胶体膨胀压

胞和血小板等大分子量物质对胶体膨胀压的作用很小。静水压的升高、低白蛋白血症以及病理性内皮通透性增大都会使液体外渗到血管外，导致患者出现常见的临床症状。持续液体复苏会加重组织水肿，导致器官功能障碍，临床预后不佳。改变胶体膨胀压（COP）和维持血管充盈是胶体液的理论优势。

有效循环量

有效循环量（effective circulating volume，ECV）是指保证器官有效灌注的那部分血量。有效循环量（ECV）降低见于低血容量，但因为器官灌注也取决于心输出量（CO）、血管张力和循环分布，所以有效循环量（ECV）不与血容量直接相关。例如，尽管及时充分补液，患者的有效循环量（ECV）因心输出量（CO）下降而降低。

病理生理学

低血容量的直接后果是组织缺氧，同时触发快速代偿机制。心输出量（CO）在组织供氧中起决定作用，它能够有效弥补氧输送能力减低和（或）代偿组织需氧量增多等情况。在低血容量状态下，身

体通过有效调节来维持灌注压和氧输送能力（表57-4）。

在微循环水平，低血容量导致静脉回流减少，从而导致心输出量（CO）减少。通过减少牵拉颈动脉窦和主动脉弓压力感受器会引起交感神经儿茶酚胺的快速释放，导致外周血管收缩、心动过速和心脏收缩力增强。此种方法可在患者出现血容量骤减的情况下维持CO。静脉收缩使血液分流，以维持胸腔内血容量和心脏前负荷。在大多数血管中，器官血流量与灌注压呈正比，血管收缩维持患者灌注压。血管收缩会使相对不重要脏器（如肝、肾和皮肤）的血容量减少，血液分流和CO能保证重要脏器得到优先灌注。因此，尽管在血容量不足和器官灌注不足的情况下，机体依旧能维持正常的平均动脉压（MAP）。

临床表现
症状与体征

低血容量主要表现为循环系统衰竭。其症状体征表现为器官功能不全以及相应的调节机制来应对机体的血容量不足状态。一般而言，机体容量不足逐渐加剧而出现临床症状体征。在临床上，由于原发病、敏感性以及个体生理储备的不同，低血容量的症状体征千差万别。儿童和健康成人有强大的身体代偿机制，当他们机体出现大量液体丢失时不会出现严重的临床症状。相反，对于心脏功能受损的

表 57-2　身体水分分布的组成和量（以 70kg 成年男性为准）

组成	体重比（%）	体积（L）	H2O（L）	Na（mmol/L）	K（mmol/L）	Cl（mmol/L）	HCO3（mmol/L）
全身	60	45	42				
ICF	40	30	28（60%）	16	150	4	10
ECF	20	15	14（40%）	140	4	103	26
细胞间隙	16	12					
血浆	4	3					
血液	7	5					

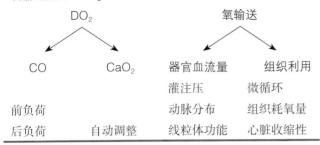

表 57-4　全身氧输送能力的影响因素

氧输送能力（DO₂）＝心输出量（CO）× 携氧能力（CaO₂）

DO₂		氧输送	
CO	CaO₂	器官血流量	组织利用
		灌注压	微循环
前负荷		动脉分布	组织耗氧量
后负荷	自动调整	线粒体功能	心脏收缩性

患者，很少的液体丢失也会使机体产生严重后果。与大量失血不同，在脓毒症时，机体出现病理性血管扩张和迅速进展的器官衰竭，导致机体绝对液体容量不足，从而引起一系列复杂的低血容量状态。

毛细血管充盈时间延长，腋窝和黏膜干燥，皮肤异常肿胀以及眼球内陷等是低血容量的典型症状。心输出量（CO）减少的相应症状也是低血容量常见的症状，如疲劳、呼吸困难、体位性头晕甚至晕厥。这些症状的敏感性和特异性均不强。病理性精神错乱、兴奋和乏力是老年人低血容量的主要表现[5]。在机体出现全身低灌注和血流动力学不稳定之前，器官功能不全提示低血容量预后不良。低血容量会引起多尿、浓缩尿以及血清肌酐水平逐渐升高，同时，低血容量还会引起电解质和酸碱平衡紊乱，从而引起一系列临床症状。

血压

休克是指组织缺氧无法满足机体代谢需要的组织灌注不足状态。与普遍想法不同的是，这个解释没有指出灌注压的作用，休克可以发生在低灌注压、正常灌注压甚至高灌注压的情况下。血压正常的情况下出现的组织灌注不足叫做代偿性休克。通过代偿性血管收缩来维持动脉压。看似正常的血压往往掩盖组织低灌注的现象，导致临床医师很难辨别，影响严重程度的评估。因此，隐匿性低灌注和隐匿性休克应运而生，来解释血流动力学稳定的患者存在微血管衰竭的现象。高泌乳症成为发现此类患者的重要依据。血清乳酸浓度高于 2 mmol/L 的患者出现不良事件的风险增加[6]。血清乳酸浓度 >4 mmol/L 预示患者存在高危生命风险，需要综合复苏治疗。大部分危重患者在代偿性休克状态时血压处于正常或偏低水平。如果未及时液体复苏，这些患者很快出现低血压。一过性低血压提示心血管系统代偿功能减退，是失代偿性休克的首要表现，不容忽视[7-8]。失代偿性休克以低血压为主要特征，是机体难以维持正常血压时的晚期表现。因此，我们一般认为低血压属于疾病状态，MAP<65 mmHg，收缩压 <90 mmHg，和（或）MAP差值 >20 mmHg 都应引起我们注意[9-10]。

了解危重患者血压测量的局限性也是很重要的。自动血压袖带应用示波法来测量血压，在低血流的状态下，测量值可能高于真实血压水平[11]。在低血流状态下，应用 Korotkoff 音直接听诊的方法测量血压可能比实际收缩压低 30 mmHg 左右。因无创血压测量存在较大误差，针对血流动力学不稳定的患者，我们可应用有创性动脉压力监测装置。

心率

窦性心动过速不具有临床特异性，但应考虑到患者是否有代谢消耗、出血以及脓毒症。在血容量减少早期，每搏输出量减少，心率加快以维持心输出量（CO）。然而，心率对于急性血容量下降的变化很大。健康人中，容量减少 20% 不会引起心动过速[5]。这种代偿机制可能在患者有合并某些疾病和服药（如 β- 受体阻滞剂等）的情况下受到抑制。在高达 30% 的创伤性和非创伤性腹膜炎患者中，血容量降低会发生心率减慢和相对性心动过缓的情况[12-13]。

体位性血压

对体位性生命体征的判断需要正确的测量并需要结合专业临床经验。患者站立至少 2 分钟后应重新评估仰卧位血压和脉搏，因为所有的患者站立时都有短暂的体位性变化。血压正常的患者体位性心率变化 >30 次 / 分则视为不正常[5]。严重的体位性头晕是因为机体站立时大脑血容量不足所致，这与主观的头晕症状不同，后者不仅仅在站立时出现。体位性低血压指的是收缩压下降 >20 mmHg，可出现在 10% ~ 30% 的血流动力学正常的患者中。这种体位性血流动力学变化也可能因年龄和药物而改变。高达 30% 的老年患者在机体没有出现血容量降低的情况下同样会出现体位性低血压[13]。

休克指数

休克指数（shock index，SI）是指心率与收缩压的比值，正常范围是 0.5 ~ 0.7。SI>0.9 说明患者发生不良事件的风险很高，需要加强治疗。通过这种方式，SI 能够帮助识别代偿性血压正常的急危重患者[14]。SI

识别急性失血的能力优于单独应用 HR 或 SBP[15]。

液体复苏

介绍

循环衰竭是很多疾病的终末阶段，循环衰竭有很多病因（表 57-5）。循环系统血容量不足是休克最常见的病因。在很多临床情况中，免疫介导下病理性血管扩张导致液体缺乏。急性心衰和肺栓塞是两个特殊的情况，治疗时需限制液体复苏，应首先通过机械通气和儿茶酚胺等血管活性药物进行治疗。

血容量不足反映细胞外液（ECF）减少的状态，在临床上由有效循环量（ECV）、组织灌注和功能三者反映出来。这与脱水不同，脱水是细胞内液失水，它以血浆高钠血症和高渗透压为主要特点。低血容量可能是血液、电解质和（或）水分丢失的结果（表57-6）。

快速治疗潜在容量不足是纠正灌注不足的首要措施，以避免机体出现明显的容量消耗和失代偿性休克。通过液体复苏来恢复充足的氧供最初依赖于每搏输出量。初步复苏后机体处于稳定期，此时根据不同患者的临床症状及时调整液体复苏方案。

表 57-5   休克和、或低血压的鉴别诊断

血容量减少
  失血
  失液
    胃肠道
    肾
    隐性失液
  第三间隙
血管扩张剂
  脓毒症
  过敏反应
  肾上腺危象
  神经源性休克
  毒物、药物介导
阻塞性或心源性原因
  心包压塞
  肺栓塞
  张力性气胸

表 57-6   非出血性低血容量的解剖学部位

胃肠道	呕吐
	腹泻
	失水（如造口术、瘘、鼻胃、伤口 VAC）
肾	利尿（如利尿剂和高渗液）
	盐耗
	尿崩症
皮肤	烧伤
	创伤
	剥脱性皮疹
	出汗
进入第三间隙	肠梗阻
	腹膜炎
	挤压伤
	胰腺炎
	腹水
	胸腔积液
	毛细血管渗漏
隐性失水	呼吸
	发热

静脉注射

适当的静脉注射对液体复苏至关重要。导管内的液体流动定律见表 57-7。容量灌注速率由静脉导管的尺寸决定，而非血管的尺寸。流速与导管半径的 4 次方成正比，与导管的长度成反比。因此，将导管的半径加倍，流速增快 16 倍，然而，将导管的长度加倍后流速减半。

中心静脉置管（CVC）能进行血流动力学监测，为容量管理、血管活性药物的输注以及多次采血提供可靠保证。由于导管的长度不同，通过成人 CVC 的灌注速率比同等直径的外周导管降低 75%。在某种情况下，大量输液需要应用直径大的导管（8.5 ~ 9.5 French），以保证流速接近静脉内导管的流速（1 L/min）[16]（表 57-8）。另外，与体外压力套装相比，手动压力套装在改善流速方面效果不佳[17]。

复苏终点

在急危重症治疗过程中，复苏终点以及标志物

表 57-7   导管内液体流速的决定因素

Hagen–Poiseuille 公式：$Q = (P_{in} - P_{out}) \times (\pi r^4 / 8\mu L)$

Q，流速；$P_{in} - P_{out}$，压力差；μ，流体黏度；L，导管长度；r，导管半径

表 57-8　通过静脉导管和中心静脉导管的血流速			
导管尺寸	长度（mm）	内径（mm）	流速（ml/min）
20 gauge Ⅳ	32	0.7	54
18 gauge Ⅳ	32	0.9	104
18 gauge Ⅳ	45	0.9	90
16 gauge Ⅳ	32	1.2	220
16 gauge Ⅳ	45	1.2	186
14 gauge Ⅳ	32	1.6	302
14 gauge Ⅳ	45	1.6	288
9 Fr Perc. sheath	100	2.5	838
3 mm IV tubing		3	1030

是指导治疗的必要条件（表 57-9）。首先任务是快速恢复灌注压。MAP 至少恢复到 65 mmHg 才能保证器官的血流灌注 [18]。在复苏期间，我们经常监测血压、心率和尿量情况，但单个的指标不能有效提示充足的氧供和器官灌注 [1, 9-10]。在复苏期间仅关注这些指标有可能使患者长期处于代偿性休克状态。

复苏旨在保证充足氧供来满足全身和局部代谢需要。血清乳酸和中心静脉血氧饱和度（ScvO$_2$）成为生理应激和全身灌注的快速可靠的标志物。

乳酸升高和碱缺失（base deficit，BD）能预测发病率和死亡率，这与血流动力学无关 [6, 19]。反过来讲，疾病严重程度的标志物对复苏终点有帮助作用。经过一个小时的复苏治疗后，乳酸的快速清除与危重疾病预后的改善相关，此应被纳入到复苏目标中 [20-22]。初始 BD 通常与血清乳酸相关，但连续多次的测量结果易受潜在疾病（例如肾功能不全，营养不良）、复苏液体（例如生理盐水会引起酸中毒）和其他治疗（例如碳酸氢盐、血液制品）影响。

表 57-9　液体复苏最佳目标
1. 充足的静脉输注
2. MAP>65 mmHg
3. 优化氧输送和器官灌注
a. 综合性指标
• 血清乳酸清除率（>5%/h）和恢复正常
b. 局部指标
• 皮肤温度和灌注
• 尿量>0.5 ml/（kg·h）

ScvO$_2$ 反映氧输送和利用之间的平衡。氧输送减少使组织代偿性氧摄取增加，导致 ScvO$_2$ 低于正常值的 70%。ScvO$_2$ 是一个实用的床旁检测方式，可在上腔静脉的 CVC 或 PICC 导管处取血检测。虽然 ScvO$_2$ 下降提示预后不良，但脓毒症研究中对于这一说法存在争议 [23-25]。因此，虽然 ScvO$_2$ 测量简单，方法可靠，但在没有参照其他指标的情况下，系统性中心静脉导管测量出的这个指标没有受到业界认可。与乳酸的动力学变化不同，ScvO$_2$ 变化快速且持续，严密监测便于得到复苏治疗（或病情恶化）的快速反馈。

复苏的最佳终点存在争议。我们不能指望仅仅一个复苏终点能适用于所有的临床情况。因此，尽快找到一个多参数模型方法，将全身与局部灌注指标相结合是万全之策（表 57-9）。

容量管理

液体复苏的目的是血管扩张以提高每搏量。经验性的容量管理是早期液体复苏的标准方法。通过输注等渗溶液完成扩容，使用晶体液（10~20 ml/kg）或胶体（5~10 ml/kg）在 15~20 分钟内快速输注，之后持续静点至达到临床目标，在此期间监测不良反应。对扩容有良好的临床反应证明容量反应性好，但这不能估计进一步的疗效。这种方法易引起容量负荷过重。

在复苏初期很难预测总入量，它常常被低估。急性出血或失水所致的典型的血容量不足经适当的扩容后会迅速得到稳定。失血复苏的 3∶1 原则是指 3 个体积单位的晶体液来补充 1 个单位的血液对应的细胞外液（ECF）丢失量。然而，相关实验证实在严重创伤的患者中，其液体需要量超过 3∶1 [26]。病理性血管扩张和毛细血管渗漏有助于持续容量补充和交换。感染性休克患者第一个小时的晶体量要求平均为 40~60 ml/kg，但可能在 200 ml/kg 这个水平上才能满足机体正常灌注 [27]。

容量反应

容量或前负荷反应是指通过液体复苏增加每搏输出量的能力。与经验性容量管理相反，在输注液体之前，我们获取有用信息测量容量反应性，以便于提示液体管理是否能改善低灌注情况。对于容量反应性不佳的患者，应避免液体复苏治疗。因为这会延误有效治疗，导致机体容量负荷加重和器官功能不全，包括Ⅰ型呼吸衰竭和腹腔高压综合征。

预测容量反应性

容量管理最主要的目的是增加每搏输出量和氧供。虽然在临床实践中经常应用经验性容量管理，但是在早期容量管理治疗中，高达50%的危重患者的心输出量没有得到改善[28]。

容量或前负荷反应是指通过液体复苏增加每搏输出量的能力。与经验性容量管理相反，在输注液体之前，我们获取有用信息测量容量反应性，以便于提示液体管理是否能改善低灌注情况。

对于容量反应性不佳的患者，应避免液体复苏治疗。因为这会延误有效治疗，导致机体容量负荷加重和器官功能不全，包括Ⅰ型呼吸衰竭和腹腔高压综合征。在不存在持续临床低血容量的情况下，对于经过初始经验性容量管理>60 ml/kg的治疗后仍处于低灌注的患者，在客观心血管监测指标的指导下选择和制订后续治疗更具合理性。

临床检查和生命体征不是容量反应性可靠的预测指标。因此，有创的血流动力学检测经常用作前负荷以及容量反应性的预测因子。在危重病患者中监测CVP是常规的临床做法，它作为前负荷的替代品得到广泛应用。CVP的绝对和相对变化（ΔCVP）用于预测容量反应性。大量数据表明，在血管升压药物应用之前，通常根据CVP的目标值（8～12 mm Hg）来优化容量管理治疗。

不幸的是，心脏压力前负荷量受血管内容积、静脉压、心功能和胸腔压力影响。这些因素影响它反映患者的血管内容量和前负荷能力[29-31]。现在没有统一的CVP阈值来评估液体管理的效果[32-33]。对液体复苏反应良好的患者会测出过高、正常或过低的CVP结果。在容量反应性好的患者中，阻塞性肺疾病、正压通气、心功能不全、反射性静脉收缩和错误测量等都会导致CVP过高。容量反应性好可通过CVP升高和扩容后临床症状得到改善得以证实，但进一步的疗效难以估计。

前负荷量的测量包括每搏量、右室和全心舒张末期容积和左室舒张末期面积，多种监测技术能获得这些参数结果。这些前负荷量参数是能够方便获得的理想指标，但它们在预测方面有局限性。因为参数的阈值不够精确，在临床实践中不经常应用[31]。治疗后出现一系列容量参数可能有助于个体化管理，但危重病患者的心功能动态变化会导致参数解读存

在差异。

容量反应性的动态监测指标

容量反应性的预测指标是前负荷量的动态监测指标。在正压通气过程中，每搏输出量时的呼吸参数变化是前负荷反应性最可靠的指标[29,31]。正压通气会导致前负荷循环改变。收缩压、脉压和每搏量改变>13%提示患者经液体管理后能够增加每搏输出量。心律规整（尤其是窦性心律），正压通气>8 ml/kg的潮气量以及不受呼吸机影响是准确测量参数和避免解读误差的关键。

被动抬高腿试验（PLR）用于评估补液后能否增加心输出量的有效方法[34]。因为它提供了直接有效的信息来指导治疗，以免输注潜在不必要的液体。PLR使静脉血由下肢转移到胸部。前负荷量的骤然增加会在数分钟内增加每搏输出量。我们需要快速反映心输出量的检测工具来判断PLR诱发的短暂反应。在大部分患者中，PLR预测容量反应性的敏感性和特异性>95%，这些患者包括机械通气和自主呼吸以及心律不齐的患者[35]。小剂量静脉推注（100～250 ml）同时评估输液前和输液后的心脏指数可能会提供与PLR相似的信息[36]。

应用床边超声观察全心功能和腔静脉呼吸变化，以评估心脏功能和容量反应性。自主呼吸时IVC下降>50%经常用于评估容量反应性，但是判断患者容量反应性的具体阈值仍然无法明确[37-39]。

液体选择

液体不足的早期复苏治疗有很多液体选择。每种选择都有优缺点，因此了解液体组成成分对危重病治疗至关重要（表57-10和表57-11）。越来越多的证据表明复苏液体的选择可能会影响患者预后。限制性液体管理也会为目标导向液体管理提供证据，以免不必要的液体输注和避免过度液体治疗的不良后果[30,40-42]。

晶体液

等渗氯化钠溶液优化分配到包括血管在内的细胞外液中。输注1L的等渗液大约有1/4进入到血管内。治疗急性出血性休克患者的液体复苏原则晶胶比是3∶1。由于COP下降继发严重出血、毛细血管渗漏和晶体替代治疗的液体复苏比例是7∶1或10∶1。间质性组织水肿是以大量输注晶体液为代价

表 57-10 静脉液体组成和分布

| 溶液 | 电解质（mEq/L） | | | | | | | | 分布 | | |
	Na	K	Ca	Mg	Cl	HCO$_3$	乳酸	mOsm/L	pH	ECF	ICF
晶体液											
0.9% NaCl	154				154			308	5	100%	
林格液	130	4	3		109		28	273	6.5		
150 mEq NaHCO$_3$ 水溶液（3 安瓿）溶于在 1 L 水中	130					130		260			
3% NaCl	513				513			1027	5		
7.5% NaCl								2400			
0.45% NaCl	77				77			154	5	67%	33%
0.2% NaCl	34				34			77	5		
D$_5$W								278	4	33%	67%
Normosol-R	140	5		3	98	27 乙酸盐 23 葡萄糖酸盐		294	7.4		
Plasmalyte	140	5		3	98	27 乙酸盐 23 葡萄糖酸盐		294	7.4		

进行液体管理治疗。

恰当选择容量剂量似乎比液体选择更重要。0.9%生理盐水（NS）和乳酸林格溶液（LR）是等渗溶液复苏治疗的常用液体。两者的临床优势无明确依据。血容量不足的原因、电解质紊乱以及容量要求是液体选择重要决定因素。大量应用 NS 液体复苏会导致氯化钠超标，导致高氯性代谢性酸中毒。由于胃分泌物丧失（例如，呕吐、胃幽门梗阻以及 NG 抽吸）导致机体处于代谢性碱中毒，这种情况 NS 可能有利于纠正容量和电解质紊乱。然而，与平衡盐溶液相比，氯化物超标具有促炎作用，能诱发急性肾损伤、凝血相关的肾血管收缩，且影响预后[43-47]。

平衡盐溶液是含有某种化学成分的晶体液，更接近机体的细胞外液（ECF）。最近平衡盐溶液备受关注并成为广泛应用的一线复苏液体[40]。林格液（LR）或哈特曼液（Hartmann's solution）是在 20 世纪 30 年代引入到临床，通过将乳酸钠作为缓冲液制成乳酸林格液，它用于治疗代谢性酸中毒。它含有接近血浆水平的钾离子和钙离子，是更接近生理需要的液体。由于其 pH 值更接近生理水平，它成为大量复苏治疗的

表 57-11 胶体液的组成

溶液	Na	Cl	K	Ca	乳酸	胶体液	平均 MW（Da）	pH	mOsm/L	OP（mm Hg）
5% 白蛋白	130～160	130～160				人血白蛋白（50 g/l）	70000	6.6	290	20
25% 白蛋白	130～160	130～160				人血白蛋白（250 g/l）	70000	6.6	310	100
羟乙基淀粉										
Hespan®	154	154	4			HES 60	600000	5.9	310	30
Hextend®	143	124			28	HES 60	670000	5.9	307	30
Voluven®	154	154				HES 60	130000	4.0～5.5	308	36～37
Volulyte	137	110	4		34	HES	600000	5.7～6.5	286	

电解质浓度单位为mEq/L；MW，分子量；OP，胶体膨胀压

优选。值得注意的是，该溶液的钙离子会和某些药物和枸橼酸抗凝剂结合影响输注治疗。

胶体液

胶体液是含有大分子量物质（MW>30000）的电解质制剂。这些大分子物质有助于维持静水压，有助于液体保留在血管内。理想的胶体渗透压与血浆类似，这种液体能有效补充血浆容量而不会流向其他组织中。输注胶体液的好处和理论效果是使血管扩张而不引起间质扩张。

不同的胶体液对血管扩张的作用不同。COP越高，对血浆容量的扩张能力越大。白蛋白、葡聚糖和血液都是天然存在的胶体液，合成胶体包括改性明胶、羟乙基淀粉（HES）和血红蛋白溶液。白蛋白是唯一的由重量均匀的分子组成的胶体。其他胶体溶液是由不同分子大小的聚合物组成。胶体溶液的平均分子量不能保证血管持续扩张，其分子量分布曲线才是血管内效应的最佳指标。

胶体液具有维持血管充盈的作用，因此胶体液成为高效的扩容剂。虽然晶体液可以达到相同的复苏效果，但晶体液复苏方案需要2~4倍的液体量。因此，若治疗方法有限，胶体液能更快恢复血管容量和组织灌注，但胶体液对于稀释性低白蛋白血症、毛细血管液体转移以及间质性肺水肿的治疗有限。

以前，合成胶体的应用有很多并发症，包括肾衰竭、凝血功能异常以及过敏反应。新型的HES可以改善这些问题。不幸的是，最近大规模试验已经证实剂量依赖性的肾毒性和预后不良与HES应用有关[48-49]。目前需要进一步研究证明合成胶体用于液体复苏的安全剂量和适应证。

白蛋白

人血白蛋白是从人血清白蛋白中提取出来的单一多肽溶液，一般为5%和25%两种浓度。5%白蛋白与血浆等渗，>70%的输注容量保留在血管内。高张白蛋白（25%白蛋白）最初在20世纪40年代出现并用于液体复苏治疗。输注高张白蛋白引起血管扩张是复苏液体体积的两倍[50]。除了白蛋白可用于小剂量液体复苏之外，便于携带、快速稳定血流动力学的高张白蛋白也有其他优势。例如失代偿的终末期肝病患者出现低白蛋白血症，应用高张白蛋白可降低其发病率和死亡率，可能原因是应用的药物和白蛋白强效抗氧化作用相互协同的结果[51-52]。高张白蛋白通过增加COP治疗间质性水肿，其作用相

对持久，输注后作用可持续12小时。因此，高张白蛋白经常与利尿剂相配合，共同治疗液体负荷量过重的患者[53]。

白蛋白治疗危重病似乎是安全的，但是与晶体液相比无明显优势[54-55]。然而，在特定人群中白蛋白具有重要意义。早期应用白蛋白治疗严重脓毒症有很大益处[56]。在血液透析期间血管扩容治疗、大量抽腹水后以及自发性细菌性腹膜炎的抗生素治疗后，应用白蛋白也能改善器官功能障碍并降低死亡率，作用优于晶体液[57-58]。但创伤性脑损伤是个例外，因为与晶体液复苏治疗相比，等渗白蛋白会引起预后不良，增加死亡率[59]。

高渗盐水

高渗盐水是指浓度范围在3%~7.5%的盐溶液。高渗盐水能通过将水分从细胞间隙转移到血管内达到快速扩容的作用。小剂量高渗盐水能使血浆扩容好几倍，而不会导致像晶体液所致的细胞间隙水肿等情况[60]。其他的优点是改善心功能，以及正性肌力、扩张微血管、改善微循环血量和抗炎作用。高渗盐水是安全的，但没有证据证明高渗盐水在烧伤、创伤和脓毒症患者的液体复苏方面优于等渗盐水。多发性创伤患者出现脑损伤是应用HS（高渗盐水）的指征，但其对预后的影响需要进一步研究[61-62]。

特殊情况

失血性休克的小剂量液体复苏

失血性休克的治疗有一定难度，需要临床医师权衡液体复苏的类型和止血治疗的时机。一方面，低血压患者需要快速液体复苏保证和维持重要脏器的灌注。然而，止血之前进行积极的液体复苏可能导致失血加重，死亡率升高[63]。液体复苏会出现血容量增加、血压升高、血液黏稠度降低以及凝血因子稀释等情况，这些都是阻止血栓形成的因素。

20世纪80年代时，应用战略性、小剂量液体复苏治疗穿透性创伤在早期院前液体复苏的效果得到质疑。一个前瞻性的研究比较立即和延时液体复苏治疗穿透性多发伤后低血容量的患者，结果证实延时液体复苏会改善死亡率、减少并发症以及缩短住院时间[64-65]。准确选择合适的液体进行小剂量院前液体复苏，以及在手术止血后应用常规液体复苏方案可能是一个可行的方法[66]。虽然建议治疗期间收缩压维持目标是70mmHg以上，但是允许低血压

的程度和持续时间尚未明确。此策略不适用于脑损伤患者（表 57-12）。

烧伤复苏

Ⅱ度和Ⅲ度烧伤的患者皮肤会出现明显的液体渗出、组织损伤以及全身炎症反应。积极液体复苏是血管内扩容和维持终末期器官灌注的必不可少的措施。大量液体的早期输注保证液体复苏效果。通过 Parkland 公式计算患者初始液体复苏量（表 57-13）。

公式中的计算时间是受伤时间，而非入院时间，并应考虑院前液体复苏时间。LR 是晶体液的首选。液体复苏有很多方法，但没有一种有明显优势[67]。所有的方法旨在提供最初的液体复苏指南。实际的液体需要量可能千差万别，需要根据不同个体进行调整[68]。严格按照计算出的结果进行治疗可能导致复苏过量或不足。

液体复苏过量是经常出现的情况，会增加肺部并发症的发生。液体复苏除了补充烧伤导致的液体流失以外还需要满足基础液体的需要。尿量 >1 ml/(kg·h) 是急性烧伤液体复苏的终点，灌注终点提前会使这个指标升高。

维持液体治疗

与复苏治疗相反，维持液体的治疗目标是保证常规体液组成和容量。液体输注治疗补充患者每天液体需求。虽然补液经常同时进行，但日常生理需要的液体（维持液）与缓慢替代缺失的液体复苏治疗应区别对待。

常规维持治疗维持水和电解质平衡应考虑机体正常消耗、尿液和粪便的排出以及呼吸道和皮肤的失水量。表 57-14 可估算患者的液体维持量并通过体重进行调整。儿童的每千克液体需求量更高，与 TBW 和新陈代谢成正比。所有的液体维持方治疗个体化。能量消耗、液体流失和电解质情况根据不同的疾病、治疗情况以及电解质改变而不同，例如，剥脱性疾病、呼吸功能增强以及发热会加剧隐性失水。鼻、胃、瘘、造口术以及排尿都能明确测算出具体液体流失量。肾衰的患者应控制液体和钾的输注，液体维持量需因疾病的特殊性而调整。

含有或不含有葡萄糖和钾的低渗溶液是常见的液体维持方案。住院患者因非渗透性抗利尿激素（ADH）的释放导致排泄功能受损，从而导致患者出现低钠血症。血清钠浓度是患者水合状态最简单和快速的标志。患者（包括儿童）需要应用等渗溶液进行液体维持治疗，特别是血钠 >138 mEq/L 的患者[69-71]。输注葡萄糖最好将葡萄糖加入电解质溶液中（例如 LR、NS、0.45 NS），不宜应用 5% 右旋糖（D_5W），因为其在糖代谢中表现不佳。

⬤ 表 57-13　Parkland 烧伤复苏公式指导急性液体复苏治疗

Parkland 公式：

24 小时液体需要量 = 4 ml× 重量（kg）× 体表面积燃烧（%）

创伤后第一个 8 h 输注 1/2 液体量，在之后的 16 h 输注剩余的 1/2 液体量

基础液体需求量应加入到烧伤复苏液体计算中

烧伤液体复苏计算公式计算最初的 24 h 的液体需求量

实际的液体需求量可能大于计算值

⬤ 表 57-12　手术止血后需要小剂量液体复苏的威胁生命的出血原因

穿透伤
主动脉瘤破裂
大量血胸
大量腹腔积液
创伤性主动脉损伤
严重骨盆骨折
消化道出血
异位妊娠
产后大出血

⬤ 表 57-14　液体维持量测定

体重（kg）	每日维持量（ml/kg）	每小时维持量（ml/h）
1～10	100 ml/kg	5 ml/（kg·h）
10～20	1000 ml + 50 ml/kg	40 ml/h+2 ml/（kg·h）
20～80	1500 ml + 20 ml/kg[a]	60 ml/h+1 ml/（kg·h）[a]

钠和氯：每100 ml水2～3 mEq。钾：每100 mL水1～2 mEq。D5:1/4生理盐水+20 mEq KCl是大多数欧洲儿科患者的常见维护方案，以提供每日所需的20%的能量。电解质异常患者需要调整剂量。[a]最大剂量是2400 ml/d或100 ml/h

主要的教学要点：

1. 逆转器官灌注不足的关键时间窗是以小时为单位进行计算的。因此强调临床医师应快速识别和积极纠正休克。

2. 大多数需要复苏的 ED 患者一般存在血压正常的代偿性休克。

3. 循环衰竭的早期识别必须与及时复苏同步来治疗患者。

4. 生命体征的正常不能保证足够的全身灌注或证明复苏完成。

5. 用于指导液体复苏剂量的临床终点比单独药物（即晶体或胶体）的选择更重要。

6. 过度积极的液体复苏和积极的液体平衡治疗对患者预后有负面影响。

7. 容量反映指标的动态变化对液体复苏治疗起到重要指导作用。

（葛洪霞　方莹莹　译）

参考文献

1. Rivers E, Nguyen B, Havstad S, et al. Early goal-directed therapy in the treatment of severe sepsis and septic shock. *N Engl J Med*. 2001; 345(19):1368–1377.

2. Jones AE, Brown MD, Trzeciak S, et al. The effect of a quantitative resuscitation strategy on mortality in patients with sepsis: a meta-analysis. *Crit Care Med*. 2008; 36(10):2734–2739.

3. National Heart, Lung, and Blood Institute Acute Respiratory Distress Syndrome (ARDS) Clinical Trials Network; Wiedemann HP, Wheeler AP, Bernard GR, et al. Comparison of two fluid-management strategies in acute lung injury. *N Engl J Med*. 2006; 354(24):2564–2575.

4. Balogh Z, McKinley BA, Cocanour CS, et al. Supranormal trauma resuscitation causes more cases of abdominal compartment syndrome. *Arch Surg*. 2003; 138(6):637–642; discussion 642-643.

5. McGee S, Abernethy WB III, Simel DL. The rational clinical examination. Is this patient hypovolemic? *JAMA*. 1999; 281(11):1022–1029.

6. Howell MD, Donnino M, Clardy P, Talmor D, Shapiro NI. Occult hypoperfusion and mortality in patients with suspected infection. *Intensive Care Med*. 2007; 33(11):1892–1899.

7. Jones AE, Aborn LS, Kline JA. Severity of emergency department hypotension predicts adverse hospital outcome. *Shock*. 2004; 22(5):410–414.

8. Jones AE, Yiannibas V, Johnson C, Kline JA. Emergency department hypotension predicts sudden unexpected in-hospital mortality: a prospective cohort study. *Chest*. 2006; 130(4):941–946.

9. Rady MY, Rivers EP, Nowak RM. Resuscitation of the critically ill in the ED: responses of blood pressure, heart rate, shock index, central venous oxygen saturation, and lactate. *Am J Emerg Med*. 1996; 14(2):218–225.

10. Wo CC, Shoemaker WC, Appel PL, Bishop MH, Kram HB, Hardin E. Unreliability of blood pressure and heart rate to evaluate cardiac output in emergency resuscitation and critical illness. *Crit Care Med*. 1993; 21(2):218–223.

11. Gravlee GP, Brockschmidt JK. Accuracy of four indirect methods of blood pressure measurement, with hemodynamic correlations. *J Clin Monit*. 1990; 6(4):284–298.

12. Demetriades D, Chan LS, Bhasin P, et al. Relative bradycardia in patients with traumatic hypotension. *J Trauma*. 1998; 45(3):534–539.

13. Carlson JE. Assessment of orthostatic blood pressure: measurement technique and clinical applications. *South Med J*. 1999; 92(2):167–173.

14. Rady MY, Smithline HA, Blake H, Nowak R, Rivers E. A comparison of the shock index and conventional vital signs to identify acute, critical illness in the emergency department. *Ann Emerg Med*. 1994; 24(4):685–690.

15. Birkhahn RH, Gaeta TJ, Terry D, Bove JJ, Tloczkowski J. Shock index in diagnosing early acute hypovolemia. *Am J Emerg Med*. 2005; 23(3):323–326.

16. Jayanthi NV, Dabke HV. The effect of IV cannula length on the rate of infusion. *Injury*. 2006; 37(1):41–45.

17. Stoneham MD. An evaluation of methods of increasing the flow rate of i.v. fluid administration. *Br J Anaesth*. 1995; 75(3):361–365.

18. LeDoux D, Astiz ME, Carpati CM, Rackow EC. Effects of perfusion pressure on tissue perfusion in septic shock. *Crit Care Med*. 2000; 28(8):2729–2732.

19. Husain FA, Martin MJ, Mullenix PS, Steele SR, Elliott DC. Serum lactate and base deficit as predictors of mortality and morbidity. *Am J Surg*. 2003; 185(5):485–491.

20. Nguyen HB, Rivers EP, Knoblich BP, et al. Early lactate clearance is associated with improved outcome in severe sepsis and septic shock. *Crit Care Med*. 2004; 32(8):1637–1642.

21. Jones AE, Shapiro NI, Trzeciak S, et al. Lactate clearance vs central venous oxygen saturation as goals of early sepsis therapy: a randomized clinical trial. *JAMA*. 2010; 303(8):739–746.

22. Jansen TC, van Bommel J, Schoonderbeek FJ, et al. Early lactate-guided therapy in intensive care unit patients: a multicenter, open-label, randomized controlled trial. *Am J Respir Crit Care Med*. 2010; 182(6):752–761.

23. ARISE investigators; ANZICS Clinical Trials Group; Peake SL, Delaney A, Bailey M, et al. Goal-directed resuscitation for patients with early septic shock. *N Engl J Med*. 2014; 371(16):1496–1506.

24. ProCESS Investigators; Yealy DM, Kellum JA, Huang DT, et al. A randomized trial of protocol-based care for early septic shock. *N Engl J Med*. 2014; 370(18):1683–1693.

25. Mouncey PR, Osborn TM, Power GS, et al. Trial of early, goal-directed resuscitation for septic shock. *N Engl J Med*. 2015; 372(14):1301–1311.

26. Moore FA, McKinley BA, Moore EE. The next generation in shock resuscitation. *Lancet*. 2004; 363(9425):1988–1996.

27. Dellinger RP, Levy MM, Carlet JM, et al. Surviving Sepsis Campaign: international guidelines for management of severe sepsis and septic shock: 2008. *Crit Care Med*. 2008; 36(1):296–327.

28. Marik PE, Cavallazzi R. Does the central venous pressure predict fluid responsiveness? An update meta-analysis and a plea for some common sense. *Crit Care Med*. 2013; 41(7):1774–1781.

29. Marik PE, Baram M, Vahid B. Does central venous pressure predict fluid responsiveness? A systematic review of the literature and the tale of the seven mares. *Chest*. 2008; 134(1):172–178.

30. Cordemans C, De Laet I, Van Regenmortel N, et al. Fluid management in critically ill patients: the role of extravascular lung water, abdominal hypertension, capillary leak, and fluid balance. *Ann Intensive Care*. 2012; 2(Suppl 1):S1.

31. Michard F, Teboul JL. Predicting fluid responsiveness in ICU patients: a critical analysis of the evidence. *Chest*. 2002; 121(6):2000–2008.

32. Osman D, Ridel C, Ray P, et al. Cardiac filling pressures are not appropriate to predict hemodynamic response to volume challenge. *Crit Care Med*. 2007; 35(1):64–68.

33. Kumar A, Anel R, Bunnell E, et al. Pulmonary artery occlusion pressure and central venous pressure fail to predict ventricular filling volume, cardiac performance, or the response to volume infusion in normal subjects. *Crit Care Med*. 2004; 32(3):691–699.

34. Monnet X, Rienzo M, Osman D, et al. Passive leg raising predicts fluid responsiveness in the critically ill. *Crit Care Med*. 2006; 34(5):1402–1407.

35. Coudray A, Romand JA, Treggiari M, Bendjelid K. Fluid responsiveness in spontaneously breathing patients: a review of indexes used in intensive care. *Crit Care Med.* 2005; 33(12):2757–2762.

36. Wu Y, Zhou S, Zhou Z, Liu B. A 10 second fluid challenge guided by transthoracic echocardiography can predict fluid responsiveness. *Crit Care.* 2014; 18(3):R108.

37. Prekker ME, Scott NL, Hart D, Sprenkle MD, Leatherman JW. Point-of-care ultrasound to estimate central venous pressure: a comparison of three techniques. *Critic Care Med.* 2013; 41(3):833–841.

38. Nagdev AD, Merchant RC, Tirado-Gonzalez A, Sisson CA, Murphy MC. Emergency department bedside ultrasonographic measurement of the caval index for noninvasive determinations of low central venous pressure. *Ann Emerg Med.* 2010; 55(3):290–295.

39. Lamia B, Ochagavia A, Monnet X, Chemla D, Richard C, Teboul JL. Echocardiographic prediction of volume responsiveness in critically ill patients with spontaneously breathing activity. *Intensive Care Med.* 2007; 33(7):1125–1133.

40. Myburgh JA, Mythem MG. Resuscitation fluids. *N Engl J Med.* 2013; 369(13):1243–1251.

41. Corcoran T, Rhodes JE, Clarkes S, Myles PS, Ho KM. Perioperative fluid management strategies in major surgery: a stratified meta-analysis. *Anesth Analg.* 2012; 114(3):640–651.

42. Murphy CV, Schramm GE, Doherty JA, et al. The importance of fluid management in acute lung injury secondary to septic shock. *Chest.* 2009; 136(1):102–109.

43. Boyd JH, Forbes J, Nakada TA, Walley KR, Russell JA. Fluid resuscitation in septic shock: a positive fluid balance and elevated central venous pressure are associated with increased mortality. *Crit Care Med.* 2011; 39(2):259–265.

44. Yunos NM, Bellomo R, Hegarty C, Story D, Ho L, Bailey M. Association between a chloride-liberal vs chloride-restrictive intravenous fluid administration strategy and kidney injury in critically ill adults. *JAMA.* 2012; 308(15):1566–1572.

45. Yunos NM, Kim IB, Bellomo R, et al. The biochemical effects of restricting chloride-rich fluids in intensive care. *Crit Care Med.* 2011; 39(11):2419–2424.

46. Smith RJ, Reid DA, Delaney EF, Sanatamaria JD. Fluid therapy using a balanced crystalloid solution and acid-base stability after cardiac surgery. *Crit Care Resusc.* 2010; 12(4):235–241.

47. Yunos NM, Bellomo R, Story D, Kellum J. Bench-to-bedside review: Chloride in critical illness. *Crit Care.* 2010; 14(4):226.

48. Myburgh JA, Finfer S, Bellomo R, et al. Hydroxyethyl starch or saline for fluid resuscitation in intensive care. *N Engl J Med.* 2012; 367(20):1901–1911.

49. Perner A, Haase N, Guttormsen AB, et al. Hydroxyethyl starch 130/0.42 versus Ringer's acetate in severe sepsis. *N Engl J Med.* 2012; 367(2):124–134.

50. Lamke LO, Liljedahl SO. Plasma volume expansion after infusion of 5%, 20% and 25% albumin solutions in patients. *Resuscitation.* 1976; 5(2):85–92.

51. Jacob M, Chappell D, Conzen P, Wilkes MM, Becker BF, Rehm M. Small-volume resuscitation with hyperoncotic albumin: a systematic review of randomized clinical trials. *Crit Care.* 2008; 12(2):R34.

52. Sort P, Navasa M, Arroyo V, et al. Effect of intravenous albumin on renal impairment and mortality in patients with cirrhosis and spontaneous bacterial peritonitis. *N Engl J Med.* 1999; 341(6):403–409.

53. Martin GS, Moss M, Wheeler AP, Mealer M, Morris JA, Bernard GR. A randomized, controlled trial of furosemide with or without albumin in hypoproteinemic patients with acute lung injury. *Crit Care Med.* 2005; 33(8):1681–1687.

54. Finfer S, Bellomo R, Boyce N, French J, Myburgh J, Norton R; SAFE Study Investigators. A comparison of albumin and saline for fluid resuscitation in the intensive care unit. *N Engl J Med.* 2004; 350(22):2247–2256.

55. Perel P, Roberts I. Colloids versus crystalloids for fluid resuscitation in critically ill patients. *Cochrane Database Syst Rev.* 2011; (3):CD000567.

56. Myburgh JA. Fluid resuscitation in acute medicine: what is the current situation? *J Intern Med.* 2015; 277(1):58–68.

57. Vincent JL, Navickis RJ, Wilkes MM. Morbidity in hospitalized patients receiving human albumin: a meta-analysis of randomized, controlled trials. *Crit Care Med.* 2004; 32(10):2029–2038.

58. Runyon BA; Practice Guidelines Committee, American Association for the Study of Liver Diseases (AASLD). Management of adult patients with ascites due to cirrhosis. *Hepatology.* 2004; 39(3):841–856.

59. SAFE Study Investigators; Australian and New Zealand Intensive Care Society Clinical Trials Group; Australian Red Cross Blood Service; George Institute for International Health; Myburgh J, Cooper DJ, Finfer S, et al. Saline or albumin for fluid resuscitation in patients with traumatic brain injury. *N Engl J Med.* 2007; 357(9):874–884.

60. Bunn F, Roberts I, Tasker R, Akpa E. Hypertonic versus near isotonic crystalloid for fluid resuscitation in critically ill patients. *Cochrane Database Syst Rev.* 2004; (3):CD002045.

61. Bulger EM, May S, Brasel KJ, et al. Out-of-hospital hypertonic resuscitation following severe traumatic brain injury: a randomized controlled trial. *JAMA.* 2010; 304(13):1455–1464.

62. Simma B, Burger R, Falk M, Sacher P, Fanconi S. A prospective, randomized, and controlled study of fluid management in children with severe head injury: lactated Ringer's solution versus hypertonic saline. *Crit Care Med.* 1998; 26(7):1265–1270.

63. Solomonov E, Hirsh M, Yahiya A, Krausz MM. The effect of vigorous fluid resuscitation in uncontrolled hemorrhagic shock after massive splenic injury. *Crit Care Med.* 2000; 28(3):749–754.

64. Bickell WH, Wall MJ Jr, Pepe PE, et al. Immediate versus delayed fluid resuscitation for hypotensive patients with penetrating torso injuries. *N Engl J Med.* 1994; 331(17):1105–1109.

65. Dutton RP, Mackenzie CF, Scalea TM. Hypotensive resuscitation during active hemorrhage: impact on in-hospital mortality. *J Trauma.* 2002; 52(6):1141–1146.

66. Stern SA. Low-volume fluid resuscitation for presumed hemorrhagic shock: helpful or harmful? *Curr Opin Crit Care.* 2001; 7(6):422–430.

67. Ipaktchi K, Arbabi S. Advances in burn critical care. *Crit Care Med.* 2006; 34(Suppl 9):S239–S244.

68. Blumetti J, Hunt JL, Arnoldo BD, Parks JK, Purdue GF. The Parkland formula under fire: is the criticism justified? *J Burn Care Res.* 2008; 29(1):180–186.

69. Moritz ML, Ayus JC. Water water everywhere: standardizing postoperative fluid therapy with 0.9% normal saline. *Anesth Analg.* 2010; 110(2):293–295.

70. Choong K, Kho ME, Menon K, Bohn D. Hypotonic versus isotonic saline in hospitalised children: a systematic review. *Arch Dis Child.* 2006; 91(10):828–835.

71. Hoorn EJ, Geary D, Robb M, Halperin ML, Bohn D. Acute hyponatremia related to intravenous fluid administration in hospitalized children: an observational study. *Pediatrics.* 2004; 113(5):1279–1284.

第58章 危重患者的营养支持

Colleen Casey

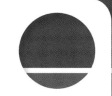

营养支持是住院患者，特别是危重患者治疗的重要组成部分。危重疾病常处于高代谢及全身炎症反应阶段，感染的发病率增加，住院时间延长，多器官功能衰竭和死亡率增加。以前，营养支持是重症患者治疗的次要或辅助部分，其目的是维持净体重，维持免疫功能，逆转重症疾病的代谢并发症（削弱重症患者的分解代谢）。近些年来，营养逐渐成为危重患者重要的治疗手段，现在的目标是减轻应激对代谢的影响，预防细胞的氧化损伤，调节免疫反应[1-2]。随着循证医学的进步，营养支持作为治疗的重要性日益凸显。然而，在对每个重症患者制订个性化营养治疗方案时，很多因素需要考虑。

为了最大限度提高营养支持治疗对重症患者的相关效益，咨询注册营养师或营养支持治疗团队是非常重要的。对重症患者应早期进行专业的营养治疗，能够最大化满足各种营养素的宏观需求（身体恢复所必需的热量和蛋白质）及微观需要（包括微量元素、维生素和矿物质）。营养师需要在重症患者复杂多变的病情变化过程中随时调整营养支持治疗方案。通过反复的营养评估和方案修订，满足每个患者不同时期的营养需求，以帮助患者度过危重时期。

营养状态评估

营养状态评估涉及以下几个部分：
- 个体信息
- 人体测量
- 物理检查
- 实验室数值
- 为了确立营养不良诊断，所采用的病因学方法
- 计算能量和蛋白质的需求量

个体信息包括饮食和体重，与营养素摄入相关的社会背景，可能改变营养摄入、吸收及利用的慢性疾病，相关药物的使用。体格检查包括对患者的全面评估。

人体测量通过身高和体重，不仅可以帮助计算理想体重（IBW）和体质指数（BMI），还可以帮助我们了解患者是否超重、肥胖或营养不良（见表58-1）。测定IBW和BMI值在制订营养治疗目标中非常重要，它们通常用来计算患者所需的能量和蛋白质。

Hamwi方法是计算IBW的常用且实用的方法[3]：
- 男性：106磅＋（身高－60）×6磅
- 女性：100磅＋（身高－60）×5磅

身高单位是英寸，计算重症患者的IBW值时需要考虑其他一些因素，包括截肢（图58-1）和脊髓损伤史[4-7]：
- 截肢：IBW＝身高和体重列表参考值减去5%～10%
- 四肢瘫痪：IBW＝身高和体重列表参考值减去10%～15%

BMI由以下公式确定：体重（kg）/身高^2（m^2）

营养状况分级	IBW 预测值（%）	BMI 预测值
严重营养不良	<69	<16
中度营养不良	70~79	16~17
轻度营养不良	80~90	17~18.5
正常体重	91~110	18.5~24.9
超重	111~129	25~29.9
肥胖	≥130	≥30
Ⅰ级肥胖/轻度肥胖		30~34.9
Ⅱ级肥胖/中度肥胖		35~39.9
Ⅲ级肥胖/重度肥胖		≥40

表 58-1 营养状况分级

实验室评估

在对危重症患者进行整体评估时，实验室评估有助于明确患者是否存在器官系统功能障碍、整体体液失衡、微量营养素或常规营养素不足。在关键的治疗过程中，通常可以检测到一些血清蛋白指标，如急性期前反应物白蛋白和前白蛋白减少，急性期反应蛋白 C 反应蛋白阳性。在健康的个体中，内脏蛋白白蛋白和前白蛋白是营养状态的标志。然而，在代谢过程中，白蛋白和前白蛋白主要是在肝合成的，因此，在危重病中的营养状况中更主要的是代表炎症和严重疾病的标志。

此外，由于白蛋白相对较长的半衰期，约为 20 天，所以它在急性护理环境中并不是一个理想的营养状态标志。白蛋白可能因脱水而增加。它可能因肝病、蛋白丢失肠病、肾病、三间隔（腹水、全身水肿、溢液、烧伤）、血液稀释、急性代谢性状态（压力、创伤、感染、烧伤、手术）或恶性肿瘤而减少。

前白蛋白的半衰期为 2~3 天。在适当的营养支持下，它可以在 8 天内增加 4 mg/dl[8]。然而，由于肾功能衰竭、皮质激素使用、妊娠和酒精中毒（与嗜酒相关），前白蛋白也受到了影响和增加。肝病（肝硬化）、蛋白质流失的肠病、肾病、肾病综合征、出血、急性代谢性疾病（压力、创伤、感染、烧伤、手术）和（或）恶性肿瘤等因素可使其减少。

C 反应蛋白可因炎症而升高。因此，在没有已知诱因且前白蛋白和（或）白蛋白还没有正常时，C 反应蛋白可以用来评估一个病危患者的整体状况，前提是已经提供了适当的营养支持。升高的 C 反应蛋白值表明，前白蛋白和白蛋白仍然是炎症状态的指标，

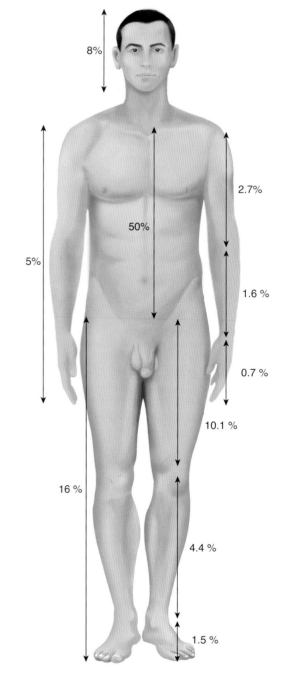

图 58-1 截肢患者 IBW 调整比率

而不是营养状态。

当传统的血清蛋白标志物（如白蛋白和前白蛋白）没有临床相关性时，氮平衡的研究可以用来评估蛋白质的需求量。通过评估 24 小时尿丢失量来评估维持氮平衡所需的氮量。尿素氮反映肌肉分解代谢，因此使体重减轻。但在危急护理人群中，由于整体应激反应，氮平衡通常在 3 周后才会打破。

精确计算的要求包括：

- 肌酐清除率需 >50 ml/min

- 24 小时尿尿素氮量（UUN）
- 将尿液标本中测量出的肌酐清除率与计算出的肌酐清除量进行比较，以矫正尿液标本，并评估尿素氮结果

影响结果的因素包括：
- 高估摄入（如果营养摄入不准确记录）
- 低估损失（无法量化的胃肠道或因胸部引流管或伤口流失而造成的损失）
- 没有考虑必需氨基酸来源（l- 精氨酸可以为 1 g 氮提供 5.1 g 蛋白质）
- 肾功能不全
- 尿液收集不足
- 可能血尿

氮平衡的目标包括：
- 平衡在正负 1 以内
- 合成代谢在 +2 到 + 4 之间
- 减少负氮平衡（当对危重患者不能合成代谢时）：

氮平衡 = 氮吸收 – 氮损失

氮平衡 =[蛋白质（g/d）/6.25]-[UUN（g/d）+4*]

以下的假设应该适用于前面的公式：
- UUN（g/d）=[UNN（mg/dl）/100]× 尿液（L/d）
- Non-UUN 1～2 g
- 粪便氮 1～2 g
- 皮肤的脱皮、表皮的表面、汗等的各种各样的损失约为 1 g
- UUN＞30（g/d）使用 +6 不合理损失的因素（有特别损失的患者）

- * 典型的因素 =+4（常规的无知觉损失）

通过对氮平衡的计算，一个人在理想的平衡状态下，每 6.25 g 蛋白质代谢后会产生 1 g 氮。然而，临床状态可能会阻止蛋白质的增加，以达到器官功能或限制入量的患者需要的平衡[9-10]。

以病因为基础的方法来建立营养不良的诊断

美国营养与饮食学会（AND）和美国肠道营养学会（ASPEN）共同努力，并制订了在临床护理中定义成人营养不良的共识。最近的研究方法描述了两种营养不良水平：

- 严重蛋白质热量营养不良

- 中等程度的营养不良（不严重）

这包括三种典型的病因：
- 急性疾病 / 损伤：严重急性炎症（小于 1 个月）
- 慢性疾病：轻度到中度慢性炎症（超过 1 个月）
- 社会 / 环境：没有炎症疾病

六个主要特点：
- 能量摄入不足
- 减肥
- 皮下脂肪吸收减少
- 肌肉摄取量减少
- 局部或广泛积液
- 功能状态的降低（用手握力来衡量）

对严重或中度营养不良的诊断，至少有两种及以上相应的特征。在表 58-2 中详细描述了特征[11]。

能量和蛋白质需求的计算

能量需求量的计算通常涉及间接的卡路里计算、预测公式或者按照每千克体重千卡量计算。在本章中，为了便于理解，认为卡路里和千卡的热量是相等的。

间接热量测定是测定危重病患者热量需求的"黄金标准"，是评判预测公式准确性的标准。在复杂的患者群体中，如创伤、烧伤、肥胖、败血症、癌症、长期机械通气、截肢、难以获取准确数据的人体测量、COPD、大型外科手术、急性胰腺炎、高代谢 / 低代谢症、瘫痪 / 四肢瘫痪，营养支持治疗失败的患者，该测定方法尤其适用。

间接热量测定耗氧量（V_{O_2}）和二氧化碳生产量（V_{CO_2}）：
- 呼吸商（RQ）可以通过耗氧量除以二氧化碳产生量来计算
- 静息能量消耗（REE）是由 Weir 方程式计算的：REE=$3.9 V_{O_2}$ + $1.1 V_{CO_2}$，V_{O_2} 和 V_{CO_2} 的单位是 L/d

影响间接热量测定方法准确性的因素包括：
- 吸入氧气（吸入氧浓度＞60%）
- 空气泄漏（气管内管袖、胸管、支气管肺瘘）
- 血液透析（通过透析线圈产生的二氧化碳）
- 代谢性酸中毒（增加二氧化碳并改变呼吸商）
- 与呼吸机的分离会导致低氧血症、心动过缓或其他不良反应

表 58-2	注册营养师诊断成人营养不良的学术 /ASPEN 临床特征

食品和营养摄入量。(Kondrup, 2001)。营养不良是食物和营养摄入或吸收不足的结果，因此，近期营养摄入量与预估营养需求量之间的对比是定义营养不良的主要标准。随着时间的推移，注册营养师通过获得或评价食物营养史，估计最佳的能量需求，将能量需求与能量消耗的估计相比较，报告出摄入不足量的百分比。

急性疾病或损伤的营养不良		慢性疾病中的营养不良		社交或环境背景下的营养不良	
不严重的（中等）营养不良	严重的营养不良	不严重的（中等）营养不良	严重的营养不良	不严重的（中等）营养不良	严重的营养不良
＜75% 的预估能量需求且＞7 天	≤50% 的预估能量需求且≥5 天	＜75% 的预估能量需求且≥1 月	≤75% 的预估能量需求且≥1 月	＜75% 的预估能量需求且≥3 月	≤50% 的预估能量需求且≥3 月

体重减轻的解释（ Blackburn, 1977 ; Klein,1997 ; 1997 ; Rosenbaum, 2000 ; Keys, 1948)。注册营养师根据一些其他的临床特点评估体重，包括失水量和水过多的百分比。通过与体重基线相比，体重减轻的百分比来评估一段时间内的体重变化。

% 时间	% 时间	% 时间	% 时间	% 时间	% 时间
1%～2% : 1 周	＞2% : 1 周	5% : 1 月	＞5% : 1 月	5% : 1 月	＞5% : 1 月
5% : 1 月	＞5% : 1 月	7.5% : 3 月	＞7.5% : 3 月	7.5% : 3 月	＞7.5% : 3 月
7.5% : 3 月	＞7.5% : 3 月	10% : 6 月	＞10% : 6 月	10% : 6 月	＞10% : 6 月
		20% : 1 年	＞20% : 1 年	20% : 1 年	＞20% : 1 年

物理检查发现（ Keys, 1948 ; Detsky, 1987)。营养不良通常会导致物理检查的变化。注册营养师可以检测这些物理检查并记录下检验结果，作为营养不良的指标。

体脂，皮下脂肪的丢失（ 如：眼眶、三头肌、覆盖在肋骨上的脂肪)。

轻度	中度	轻度	重度	轻度	重度

肌肉量，肌肉丢失，例如，太阳穴（颞肌）、锁骨（胸肌和三角肌）、肩膀（三角肌）、骨间肌、肩胛骨（背阔肌、斜方肌、三角肌）、大腿（四头肌）、小腿（腓肠肌）的肌肉损失。

轻度	中度	轻度	重度	轻度	重度

体液积聚，注册营养师在检测中会评估广泛性或局部的体液积累（四肢、阴 / 阴囊水肿或腹水)。体重的减少通常被广泛的体液潴留（水肿）所掩盖，反而表现为体重的增加。

轻度	中度	轻度	重度	轻度	重度

握力减弱（ Norman, 2011)，评价标准由测量设备的制造商提供。

无	在 ICU 中不推荐使用	无	与同龄同性别人相比明显减弱	无	与同龄同性别人相比明显减弱

©Academy of Nutrition and Dietetics/A.S.P.E.N. 经授权转载

- 精神疾病患者（例如：幽闭恐惧症）
- 存在非稳定的状态（表 58-3)

　　呼吸商为 0.8～0.95 时表示患者使用混合燃料或接受适当的热量供应即可维持当前状态。然而，值得注意是对于营养不良或不稳定的患者，整体状况可能会阻碍增加热量的摄入。维持目前状态可能是唯一可行且理想的目标 [12-15]。

　　对于不能应用间接量热法的患者或机构，预测方程是一个较为实用且广泛使用的替代方案。一共有超过 200 个预测方程 [1-2]。Frankenfield 等人通过有效性研究和 Fick 方法对 7 个常用的公式进行了一项系统的概括总结 [16]。这篇综述包含了一些常用的等

表 58-3	经典的呼吸商	
底物		呼吸商
脂肪		1.0～1.2
碳水化合物		0.9
蛋白质		0.82
混合底物		0.85
脂类分解作用		0.7
酮体		＜0.7
非均衡状态换气过度		＞1.0
非均衡状态下肺换气不足		0.7
酒精		0.67
饥饿状态		0.65～0.67

式：Harris-Benefict 方程，Harris-Benefict 方程（伤害和活动因素），Ireton-Jones 方程（1992 版），Ireton-Jones 方程（1997 版），宾夕法尼亚州立方程（1998 版），宾夕法尼亚州立方程（2003 版），Swinamer 方程。所有预测方程的准确性均受到患者个体及群体的影响，并且没有一个单一的方程式可以应用到所有的关键护理的患者身上。对于有严重疾病的肥胖患者，且年龄≤60 岁时，高度推荐使用宾夕法尼亚州立大学 2010 年的方程来计算其卡路里所需量[17]。

也许通过每千克体重所需千卡来计算所需能量是最简单的方法。在 2009 年，由美国重症监护协会（SCCM）和美国胃肠和肠内营养（ASPEN）联合建立的指南中，对这一方法进行了回顾，并建议在非肥胖的重症患者中提供 25～30 kcal/kg 的建议，并获得了 E 级推荐[1-2, 18]。在患有严重疾病的肥胖患者中，建议摄入低热量的肠内喂养（在保证足够的蛋白质供应的同时，提供的热量低于测量所得的热量），目标是达到 60%～70% 的测量热量。另外，在没有间接量热法的情况下，对于Ⅰ度和Ⅱ度肥胖患者（BMI 30～40），推荐摄入能量为 11～14 kcal/kg（实际体重），或者 22～25 kal/kg（标准体重），以及 2.0 g/kg（标准体重）的蛋白质。对于Ⅲ度肥胖的患者（BM40），推荐 2.5 g/kg（标准体重）的蛋白质。这一建议得到了 D 级推荐，其原理或目标是在保持氮平衡的同时降低体重（表 58-4）[1-2]。最近的一些文献综述中，关于肥胖住院患者的一些临床数据表明，缺乏推荐使用低热量、高蛋白（摄入测量能量需求 50%～70% 的热量，或小于 14 kcal/kg 的实际体重）的证据，仍需要继续进行大量的随机对照研究[17]。

蛋白质是治疗伤口愈合、维持身体质量和免疫功能最重要的宏观营养物质。在非肥胖患者中（BMI<30），建议是每天摄入蛋白质 1.2～2 g/kg，当出现烧伤和创伤时，摄入量应适当增加。这个建议得到了 E 级推荐[1-2]。

营养支持途径
肠内营养

肠内营养与肠外营养相比，是营养支持的首选途径。很少有研究揭示，肠内营养对死亡率的影响；对比肠外营养，其最有利的是降低传染性疾病的发病率，此外还可以减少住院时间，节省了营养支持的费用[1-2, 19]，并促进对脑损伤认知功能的恢复[1-2, 20]。

肠内营养应该在入院后的 24～48 小时内开

表 58-4 SCCM /ASPEN 指南使用的分级系统

推荐的分级
A：至少有两个Ⅰ级证据
B：有一个Ⅰ级证据
C：只有Ⅱ级证据
D：至少有两个Ⅲ级证据
E：有Ⅳ级或Ⅴ型证据支持

证据级别
Ⅰ：有明确结果的大样本随机试验；较低的假阳性（α）率或假阴性（β）率
Ⅱ：结果不确定的小样本随机试验；中度至较高的假阳性（α）率或假阴性（β）率
Ⅲ：空白对照的非随机试验
Ⅳ：前后对照的非随机试验
Ⅴ：一系列病例、无对照的研究和专家意见

大量的研究证明Ⅰ级证据被定义为大于或等于100个患者或那些满足终点标准的患者动力分析。meta分析是用来总结并绘制针对某一特定项目的各种研究结果。然而，推荐的等级划分是根据单个研究的证据水平而得出的

始，并在接下来的 48～72 小时内尽快达到所需营养目标[1-2, 21]。其基本原理是，尽早的进行肠内营养可以减少肠道渗出，抑制身体免疫和炎症反应。此外，作为 C 级推荐使用方法，肠内营养可以增加患者能量吸收率。因为细流喂养可以防止身体萎缩，如果在住院的第一周摄入能量达到总体所需能量的 50%～65%，可以为达到其他 ICU 指标（如保持身体质量等）提供营养支持。SCCM 和 ASPEN 将此指南确定为 C 级推荐[1-2]。

在血流动力学不稳定的患者中，应将肠内营养推迟到稳定或复苏以后，这是由于潜在的亚临床肠缺血或再灌注损伤，否则有 1% 的概率可能会导致缺血性肠病。在稳定或逐渐减少的升压药下并对胃肠道和腹部评估后可考虑胃或小肠营养[1-2, 22]。

在重症监护病房中，除了少部分已明确不耐受经胃喂养或有高误吸风险的患者，都应选择常规的肠内营养。三个 meta 分析发现，在重症监护病房进行胃和幽门后喂养时，死亡率并无明显差异。其中一项 meta 分析显示幽门后的喂养可能与降低呼吸机相关肺炎的发生相关。这一差异是由于该 meta 分析中的一篇文章，而其余两个 meta 分析中则没有[1-2]。

真正的或高度胃残留物可能是继续采用导管进行幽门后营养的原因。当胃内残留物小于 500 ml 时继续进行肠内营养基本不会出现胃肠道不耐受的症

状及因食物长时间积累导致的肠梗阻。胃剩余容积与腹胀、胃反流或整体胃排空的发病率之间没有相关性[1-2, 23-27]。

对下胃管的患者，可以将头部抬高至30°～45°，并使用促胃肠动力或麻醉拮抗剂可以减少上述副作用发生的风险[1-2, 28-29]。红霉素和胃复安已经被证明可以改善胃排空且对患者的整体预后影响不大。有研究表明纳洛酮可以减少胃内剩余量，增加肠内营养总量并减少吸入性肺炎的发生率[30]。

蓝色的食物色素和葡萄糖氧化酶不应该在重症护理环境中用以评估营养需求。蓝色的食物色素是一种不敏感的标志物，与线粒体毒性和患者在重症护理环境中的死亡有关。美国食品和药物管理局在2003年9月发布了一项命令，反对使用蓝色食用色素作为一种标志物。由于气管分泌物中的葡萄糖完全来源于误吸的肠内营养液，这是一个不准确的概念，所以葡萄糖氧化酶试纸条测试方法缺乏灵敏性/特异性[1-2, 31]。

是否存在肠鸣音并不是评判是否进行肠内营养的标志。肠鸣音只是提示了肠道的收缩，与黏膜的完整性、屏障功能或消化/吸收能力没有关系。能否感知到肠鸣音护理人员因人而异，也可能因为监护设备或者周边其他人的噪音而忽略。有证据显示70%～85%的重症监护病房患者可以达到和接受72小时的肠道营养并吸收利用（不考虑是否存在肠音、肛门排气或粪便）[1-2]。

对烧伤、创伤、头颈癌、大型手术，危重病机械通气及有严重的败血症的患者计算肠内营养配比时，应考虑使用免疫调节配方[1-2]。免疫调节配方包含各种各样的复合欧米伽—3脂肪酸、精氨酸、谷氨酰胺、抗氧化剂和核苷酸。所有的meta分析结果显示，该方法可以缩短住院时间，缩短机械通气持续时间，减少感染的发病率[1-2, 32-33]。最初的配方中增加了精氨酸的含量，但因为一氧化氮的增多反而使患者患有严重脓毒症的风险增加，故已不推荐使用。精氨酸在轻度到中度的败血症中被认为是安全的，在严重的败血症中要小心[1-2, 34]。由于该配方较为昂贵，且除了上述疾病患者，对其余疾病的患者作用不大，故不建议使用免疫调节配方。有抗炎脂质谱（欧米茄-3鱼肝油和紫草油）和急性呼吸窘迫综合征（ARDS）及急性肺损伤（ALI）的抗氧化剂的配方因可以显著缩短ICU住院时长，减少机械通气时间，延缓器官衰竭和死亡而被推荐使用。为了能够达到上述目标，至少50%～65%所需的能量应

该从免疫调节配方中获得[1-2, 19-20, 35-37]。

持续性腹泻在排除了感染性及高渗性药物原因后，应考虑使用含有可溶性纤维或小分子的肠内营养配方（表58-5）[1-2, 38]。

肠外营养

当患者不能进行肠内营养时才会考虑进行肠外营养。当评估整个重症监护病房的人群时，SCCM/ASPEN指南指出在入院后的前7天不建议使用肠外营养（C级）。在既往营养良好的患者中，只有在前7天无肠内营养后才推荐使用肠外营养（E级）。当患者有蛋白质营养不良并且不能进行肠内营养时，在患者入院后或进行适当复苏后应尽快使用肠外营养。蛋白质热量营养不良是指蛋白质损失10%～15%的近期体重，或所含蛋白质小于90%的IBW（C级）。前面的建议的前提是将重症监护患者群作为一个整体，有两项meta分析显示，当患者失去营养供给时将合理的营养支持作为重症监护患者治疗的一部分，可以总体上减少发生感染及相关并发症的风险，而在入院前7天即给予肠外营养会显著增加死亡率。当患者持续7天以上得不到营养支持或未进行肠外营养，可能会出现其他的不好的临床预后。该meta分析中，对蛋白质能量营养不良组在入院前7天给予营养支持或肠外营养出现了相反的结果（增加并发症和死亡率的风险）。

SCCM/ASPEN的指导方针继续陈述了一个共识，即如果患者要接受大的上消化道手术，不适合进行肠内营养时，应在以下情况进行肠外营养：

- 营养不良的患者应在手术前进行5～7天的肠外营养，并在术后继续进行肠外营养。
- 在营养良好的患者中，可在术后5～7天内进行肠外营养。
- 在整个治疗过程的前7天内不推荐使用肠外营养。

最后，指南指出建议在进行了7～10天的肠内营养后仍不能达到100%的营养目标时进行肠外营养，因为在入院前7～10天即给予肠外营养并不能提高预后反而有许多不利之处（C级）。这是基于前面讨论的两个meta分析的结果所得出的[1-2]。

2013年加拿大重症护理实践指南（CCPG）提出启动肠外营养的条件要少得多。它建议除非所有的肠内营养方式（例如获得小肠喂养的途径及使用促胃动力药）都不可行时才启动肠外营养。建议对轻度的营养不良患者或预期住院时间较短的重症监护患者

表 58-5　液体药物的渗透压 (mOsm/kg)	
可用的商业化产品	平均渗透压
对乙酰氨基酚，65 mg/ml	5400
对乙酰氨基酚 / 可待因	4700
盐酸金刚胺溶液，10 mg/ml	3900
氨水的液体，21 mg/ml	450
氨苄西林，25 mg/ml	1541
阿莫西林，50 mg/ml	2250
氨苄青霉素，50 mg/ml	2250
头孢氨苄，50 mg/ml	1950
西咪替丁溶液，60 mg/ml	5550
复方磺胺甲硝唑悬液	2200
地塞米松溶液，1 mg/ml	3100
地高辛，50 ug/ml	1350
盐酸苯海拉明，2.5 mg/ml	850
苯乙哌啶 / 阿托品悬液	8800
多钠糖浆，3.3 mg/ml	3900
红霉素乙基琥珀酸悬液，40 mg/ml	1750
硫酸亚铁液，60 mg/ml	4700
呋罗斯胺溶液，10 mg/ml	2050
氟哌丁苯，2 mg/ml	500
盐酸羟嗪糖浆，2 mg/ml	4450
高岭土果胶悬液	900
乳糖糖浆，0.67 g/ml	3600
柠檬酸镁溶液	1000
氧化镁乳	1250
复合维生素液	5700
他汀抑制素，10 万 /ml	3300
苯妥钠悬浮钠，25 mg/ml	1500
盐酸丙二嗪糖浆，1.25 mg/ml	3500
枸橼酸钠液	2050
磷酸钠液，0.5 mg/ml	7250
茶碱溶液，5.33 mg/ml	700

禁止早期的进行肠外营养。另外，它没有充分的证据来明确启动肠外营养的时间窗，也没有充分的证据给护理者如何评估个体化治疗时的成本效益比提供建议[21]。

为了最大限度地提高接受肠外营养治疗的患者的预后，建议同时参考 SCCM/ASPEN 指南和 2013年的 CCPG：

- 避免使用大豆类脂质
- 在重症监护中使用肠内谷氨酰胺

SCCM/ASPEN 指南给出了一个等级 D 的建议，在入住 ICU 进行治疗的第一周避免使用大豆类脂质。2013 年的 CCPG 推荐对营养充足的患者或有意向进行肠外营养的患者在入院 10 天内，不考虑给予大豆为基础的脂质，但针对营养不良的患者，建议护理者根据个体的具体情况进行酌情处理。避免使用大豆为基础的脂质是为了避免欧米伽 -6 的脂质对炎症的影响，然而在美国需要完全避免静脉应用脂类，因为基于大豆的脂质是唯一可用的且经过了 FDA 批准。我们还应该考虑对使用丙泊酚类镇静药物的患者，回避静脉应用脂类治疗，丙泊酚治疗也可能会受到限制（目前丙泊酚类药物含有 10% 的大豆油类脂质）。

目前已经证实肠外给予谷氨酰胺可减少感染并发症，缩短重症监护住院时间，并降低重症患者的死亡率。因此，SCCM/ASPEN 指南给出了 C 级建议，推荐在进行肠外营养时给予谷氨酰胺治疗。2013年，CCPG 从强烈推荐静脉谷氨酰胺应用于接受肠外营养的重症患者，降级到"应该被认真考虑"。但是，它强烈建议谷氨酰胺不用于休克和多器官功能衰竭的患者，虽然 REDOXS 的研究联合使用肠内及肠外营养的谷氨酰胺，但是不能完全忽视该研究结果[1-2, 21]。REDOXS 的研究非常广泛，是对多器官功能衰竭和机械通气的成年重症监护患者的多中心研究。该研究的患者从第一天起就接受谷氨酰胺或谷氨酰胺和抗氧化剂或抗氧化剂治疗，并被随机的分配到这三组中。给予谷氨酰胺的患者除了每天30 g 肠内谷氨酰胺，还给予静脉 0.35g 谷氨酰胺每千克标准体重（IBW）。接受谷氨酰胺或谷氨酰胺和抗氧化剂的患者，第 28 天和 6 个月时的死亡率明显升高，但器官衰竭和感染性并发症的发生率没有改变。2014 年的 REDOXS 事后分析重新评估了最初的研究结果，同时制订了相关标准以确定各组的临床效应。研究结果大部分没有改变，但是同时接受谷氨酰胺和抗氧化剂的患者中出现明显的多器官衰竭和肾功能障碍[39-40]。应该注意的是前一种研究主要基于的是二肽静脉谷氨酰胺，该物质还没有能够在美国商业获取或 FDA 批准。由于谷氨酰胺获取有限及稳定性问题，L- 谷氨酰胺是联合国唯一批准的肠外营养源。

辅助治疗

益生菌已被证实可以减少重症患者感染的发生率，从而改善预后[1-2,21]。

需要特殊营养治疗的重症患者应给予抗氧化维生素和矿物质（复合维生素C、维生素E，微量元素锌、铜，特别是硒元素），特别是对烧伤、创伤和机械通气的患者。一项meta分析结果显示该方法可显著降低死亡率[1-2,21,41]。富含硒的肠内营养可以减少败血症及感染性休克的发生率和死亡率[1-2,42-43]。

SCCM/ASPEN指南建议烧伤、创伤和复杂重症的患者在给与肠内营养治疗之前，添加谷氨酰胺补充物。因有研究表明添加谷氨酰胺后可以缩短烧伤患者和重症患者ICU和普通病房的住院日，降低烧伤患者的死亡率。建议每天给予谷氨酰胺0.3~0.5 g/kg，分2~3次给予（B级）[1,2,44-46]。2013年的CCPG只推荐对烧伤和创伤患者补充肠道谷氨酰胺，没有具体剂量的建议。它强烈建议肠外营养和高剂量的谷氨酰胺不可用于休克或多器官衰竭的患者[21]。

优化葡萄糖控制对于降低死亡率非常重要。早期的葡萄糖控制目标是80~110 mg/dl，然而这一目标增加了低血糖的发生率。一个更宽泛的目标是小于180 mg/dl，可以降低死亡率。

针对特殊疾病状态的各种指南

对急性呼吸衰竭的患者应改变RQ状态并尽量较少二氧化碳产量，但不推荐使用高脂肪、低碳水化合物的营养配方来达到此目标。目前，对于脂肪供给的方法、种类及含量没有一致的意见。现有的证据表明，脂肪与碳水化合物的比例可能只对过量饮食的患者有帮助[1-2]。

急性肾衰竭的患者应该给予同重症患者相同标准的蛋白质、热量及肠内营养。如果肾衰患者伴有明显的电解质异常，可以给予少量特定的电解质营养液。在重症患者中很少出现单独的肾功能衰竭，当给予多种营养素治疗时应考虑患者的整体疾病和病情。重症监护患者饮食中含有小于1 g/（kg·d）的蛋白质可能会导致肌肉组织的丢失。接受HD或连续肾替代疗法（CRRT）的患者可能需要高达2.5 g/（kg·d）的蛋白质以维持正氮平衡[1-2,49]。

对患有肝硬化或肝功能衰竭的重症患者，应慎用传统的标志物评判其营养状态。腹水、血管内液体不足等并发症及肝合成各种蛋白质的水平会影响体重的变化，从而影响营养需求量及实验室评估结果。间接量热法是确定能量需求的理想选择。急慢性肝疾病的患者首选肠内营养，与肠外营养相比，肠内营养可以减少感染和代谢紊乱等并发症。应该避免对蛋白质含量的限制，蛋白质的供给量应该与一般重症患者相一致。避免对有脑部疾病的患者给予特殊肠内营养配方（含支链氨基酸），可能会降低抗生素及乳果糖类药物的疗效[1-2,50]。

严重急性胰腺炎患者（根据亚特兰大分类定义，急性生理和慢性健康评估，Ranson标准）通过鼻导管肠内喂养后，一旦容量复苏完成就可以开始进行肠内营养。三篇meta分析结果显示与肠外营养相比，尽早采用肠内营养可以降低感染的发生率，缩短住院时间，减少手术治疗和降低多器官功能衰竭的发生率，降低死亡率[1-2,51-52]。患者可通过胃或幽门后的通路来进食[1-2,53]。SCCM/ASPEN指南给出了如下建议以加强对肠内营养的适应性：

- 尽早给予肠内营养来缩短肠梗阻的持续时间（D级）。
- 肠内营养的注入位置尽量在胃肠道远端（C级）。
- 将肠内营养的大分子物质改为小分子肽链和中分子甘油三酯或者低脂肪酸物质（E级）。
- 将单次静脉注射改为连续输注（C级）[1-2]。

与幽后门相比鼻胃管喂养相对简单易行，有利于尽早解除肠内营养并提高肠内营养的耐受度。虽然有证据显示在严重急性胰腺炎中对胃喂养的总体耐受性好，但是近端食物对胰腺外分泌刺激更重要（而在Treitz韧带下40cm的喂养几乎没有刺激性）。一个小的随机试验证明当单次静脉注射喂养转变为连续输注时，可以减少胰腺分泌的碳酸氢盐、分泌范围及酶的产量，但目前尚不清楚胃内肠内营养是否也会出现相同的作用。

总之，重症急性胰腺炎的患者只有在入院5天后且不适合进行肠内营养时才会考虑进行肠外营养治疗。该建议的提出基于一项研究：当肠外营养推迟到完全液体复苏后的24~48小时之后才可以缩短整体住院时间，减少并发症和降低死亡率，而这一结论也被专家组认可并推荐使用[1-2,54]。

（田兆兴 杨 易 译）

参考文献

1. McClave SA, Martindale RG, Vanek VW, et al. Guidelines for the provision and assessment of nutrition support therapy in the adult critically ill patient: Society of Critical Care Medicine (SCCM) and

American Society for Parenteral and Enteral Nutrition (A.S.P.E.N.). *JPEN J Parenter Enteral Nutr.* 2009; 33(3):277–316.

2. McClave SA, Martindale RG, Vanek VW, et al. Guidelines for the provision and assessment of nutrition support therapy in the adult critically ill patient: Society of Critical Care Medicine (SCCM) and American Society for Parenteral and Enteral Nutrition (A.S.P.E.N.). *Crit Care Med.* 2009; 37:1–30.

3. Hamwi GJ. Changing dietary concepts. In: Danowski TS, ed. *Diabetes Mellitus: Diagnosis and Treatment.* Vol. 1. New York: American Diabetes Association; 1964:73–78.

4. Kearns PJ, Thompson JD, Werner PC, Pipp TL, Wilmot CB. Nutritional and metabolic response to acute spinal cord injury. *JPEN J Parenter Enteral Nutr.* 1992; 16(1):11–15.

5. Shigal HM, Roza A, Leduc B, Drouin G, Villemure JG, Yaffe C. Body composition in quadriplegic patients. *JPEN J Parenter Enteral Nutr.* 1986; 10(4):364–368.

6. Peiffer SC, Blust P, Leyson JF. Nutritional assessment of the spinal cord injured patient. *J Am Diet Assoc.* 1981; 78(5):501–505.

7. Varella L, Jastremski CA. Neurological impairment. In: Gottschlich MM, ed. *The Science and Practice of Nutrition Support: A Case-Based Core Curriculum.* Dubuque, IA: Kendall/Hunt Publishing Company; 2001; 421–444.

8. Beck FK, Rosenthal TC. Prealbumin: a marker for nutritional evaluation. *Am Fam Physician.* 2002; 65(8):1575–1578.

9. Mandt Shopbell J, Hopkins B, Politzer Shronts E. Nutrition screening and assessment. In: Gottschlich MM, ed. *The Science and Practice of Nutrition Support: A Case-Based Core Curriculum.* Dubuque, IA: Kendall/Hunt Publishing Company; 2001:107–140.

10. Wooley JA, Frankenfield D. Energy. In: Gottschlich MM, ed. *The A.S.P.E.N. Nutrition Support Core Curriculum: A Case-Based Approach—The Adult Patient.* Silver Spring, MD: ASPEN; 2007:22.

11. White JV, Guenter P, Jensen G, et al. Consensus statement: academy of Nutrition and Dietetics and American Society for Parenteral and Enteral Nutrition: characteristics recommended for the identification and documentation of adult malnutrition (undernutrition). *JPEN J Parenter Enteral Nutr.* 2012; 36(3):275–283.

12. McClave SA, Spain DA, Skolnick JL, et al. Achievement of steady state optimizes results when performing indirect calorimetry. *JPEN J Parenter Enteral Nutr.* 2003; 27(1):16–20.

13. McClave SA, Lowen CC, Kleber MJ, McConnell JW, Jung LY, Goldsmith LJ. Clinical use of the respiratory quotient obtained from indirect calorimetry. *JPEN J Parenter Enteral Nutr.* 2003; 27(1):21–26.

14. AARC clinical practice guideline. Metabolic measurement using indirect calorimetry during mechanical ventilation. American Association for Respiratory Care. *Respir Care.* 1994; 39(12):1170–1175.

15. Wooley JA, Sax HC. Indirect calorimetry: applications to practice. *Nutr Clin Pract.* 2003; 18(5):434–439.

16. Frankenfield D, Hise M, Malone A, Russell M, Gradwell E, Compher C; Evidence Analysis Working Group. Prediction of resting metabolic rate in critically ill adult patients: results of a systematic review of the evidence. *J Am Diet Assoc.* 2007; 107(9):1552–1561.

17. Choban P, Dickerson R, Malone A, Worthington P, Compher C; American Society for Parenteral and Enteral Nutrition. A.S.P.E.N. Clinical Guidelines: nutrition support of hospitalized adult patients with obesity. *JPEN J Parenter Enteral Nutr.* 2013; 37(6):714–744.

18. Dellinger RP, Carlet JM, Masur H, Herwig G. Surviving Sepsis Campaign Management Guidelines Committee: Surviving Sepsis Campaign guidelines for management of severe sepsis and septic shock. *Crit Care Med.* 2004; 32(11):S445–S447.

19. Heyland DK, Dhaliwal R, Drover JW, Gramlich L, Dodek P; Canadian Critical Care Clinical Practice Guidelines Committee. Canadian clinical practice guidelines for nutrition support in mechanically ventilated, critically ill adult patients. *JPEN J Parenter Enteral Nutr.* 2003; 27(5):355–373.

20. Taylor SJ, Fettes SB, Jewkes C, Nelson RJ. Prospective, randomized, controlled trial to determine the effect of early enhanced enteral nutrition on clinical outcome in mechanically ventilated patients suffering head injury. *Crit Care Med.* 1999; 27(11):2525–2531.

21. Dhaliwal R, Cahill N, Lemieux M, Heyland DK. The Canadian critical care nutrition guidelines in 2013: an update on current recommendations and implementation strategies. *Nutr Clin Pract.* 2014; 29(1):29–43.

22. Zaloga GP, Roberts PR, Marik P. Feeding the hemodynamically unstable patient: a critical evaluation of the evidence. *Nutr Clin Pract.* 2003; 18(4):285–293.

23. Burd RS, Lentz CW. The limitations of using gastric residual volumes to monitor enteral feedings: a mathematical model. *Nutr Clin Pract.* 2001; 16(6):349–354.

24. McClave SA, Snider HL, Lowen CC, et al. Use of residual volume as a marker for enteral feeding intolerance: prospective blinded comparison with physical examination and radiographic findings. *JPEN J Parenter Enteral Nutr.* 1992; 16(2):99–105.

25. Pinilla JC, Samphire J, Arnold C, Liu L, Thiessen B. Comparison of gastrointestinal tolerance to two enteral feeding protocols in critically ill patients: a prospective, randomized controlled trial. *JPEN J Parenter Enteral Nutr.* 2001; 25(2):81–86.

26. Lin HC, Van Citters GW. Stopping enteral feeding for arbitrary gastric residual volume may not be physiologically sound: results of a computer simulation model. *JPEN J Parenter Enteral Nutr.* 1997; 21(5):286–289.

27. Montejo JC, Miñabres E, Bordejé L, et al. Gastric residual volume during enteral nutrition in ICU patients: the REGANE study. *Intensive Care Med.* 2010; 36(8):1386–1393.

28. Ibáñez J, Peñafiel A, Raurich JM, Marse P, Jordá R, Mata F. Gastroesophageal reflux in intubated patients receiving enteral nutrition: effect of supine and semirecumbent positions. *JPEN J Parenter Enteral Nutr.* 1992; 16(5):419–422.

29. Torres A, Serra-Batlles J, Ros E, et al. Pulmonary aspiration of gastric contents in patients receiving mechanical ventilation: the effect of body position. *Ann Intern Med.* 1992; 116(7):540–543.

30. Meissner W, Dohrn B, Reinhart K. Enteral naloxone reduces gastric tube reflux and frequency of pneumonia in critical care patients during opioid analgesia. *Crit Care Med.* 2003; 31(3):776–780.

31. Maloney JP, Ryan TA. Detection of aspiration in enterally fed patients: a requiem for bedside monitors of aspiration. *JPEN J Parenter Enteral Nutr.* 2002; 26(Suppl 6):S34–S41; discussion S41-S42.

32. Consensus recommendations from the US summit on immune-enhancing enteral therapy. *JPEN J Parenter Enteral Nutr.* 2001; 25(Suppl 2):S61–S63.

33. Heyland DK, Novak F, Drover JW, Jain M, Su X, Suchner U. Should immunonutrition become routine in critically ill patients? A systematic review of the evidence. *JAMA.* 2001; 286(8):944–953.

34. Caparrós T, Lopez J, Grau T. Early enteral nutrition in critically ill patients with a high-protein diet enriched with arginine, fiber, and antioxidants compared with a standard high-protein diet. The effect on nosocomial infections and outcome. *JPEN J Parenter Enteral Nutr.* 2001; 25(6):299–308; discussion 308-309.

35. Gadek JE, DeMichele SJ, Karlstad MD, et al. Effect of enteral feeding with eicosapentaenoic acid, gamma-linolenic acid, and antioxidants in patients with acute respiratory distress syndrome. Enteral Nutrition in ARDS Study Group. *Crit Care Med.* 1999; 27(8):1409–1420.

36. Singer P, Theilla M, Fisher H, Gibstein L, Grozovski E, Cohen J. Benefit of an enteral diet enriched with eicosapentaenoic acid and gamma-linolenic acid in ventilated patients with acute lung injury. *Crit Care Med.* 2006; 34(4):1033–1038.

37. Pontes-Arruda A, Aragão AM, Albuquerque JD. Effects of enteral feeding with eicosapentaenoic acid, gamma-linolenic acid, and antioxidants in mechanically ventilated patients with severe sepsis and septic shock. *Crit Care Med.* 2006; 34(9):2325–2333.

38. Beckwith MC, Feddema SS, Barton RG, Graves C. A guide to drug therapy in patients with enteral feeding tubes: dosage form selection

and administration methods. *Hosp Pharm.* 2004; 39(3):225–237.

39. Heyland D, Muscedere J, Wischmeyer PE, et al. A randomized trial of glutamine and antioxidants in critically ill patients. *N Engl J Med.* 2013; 368(16):1489–1497.

40. Heyland DK, Elke G, Cook D, et al. Glutamine and antioxidants in the critically ill patient: a post hoc analysis of a large-scale randomized trial. *JPEN J Parenter Enteral Nutr.* 2015; 39(4):401–409.

41. Heyland DK, Dhaliwal R, Suchner U, Berger MM. Antioxidant nutrients: a systematic review of trace elements and vitamins in the critically ill patient. *Intensive Care Med.* 2005; 31(3):327–337.

42. Crimi E, Liguori A, Condorelli M, et al. The beneficial effects of antioxidant supplementation in enteral feeding in critically ill patients: a prospective, randomized, double-blind, placebo-controlled trial. *Anesth Analg.* 2004; 99(3):857–863.

43. Angstwurm MW, Engelmann L, Zimmermann T, et al. Selenium in intensive care (SIC): results of a prospective randomized, placebo-controlled, multiple-center study in patients with severe systematic inflammatory response syndrome, sepsis, and septic, shock. *Crit Care Med.* 2007; 35(1):118–126.

44. Jones C, Palmer TE, Griffiths RD. Randomized clinical outcome study of critically ill patients given glutamine-supplemented enteral nutrition. *Nutrition.* 1999; 15(2):108–115.

45. Houdijk AP, Rijnsburger ER, Jansen J, et al. Randomised trial of glutamine-enriched enteral nutrition on infectious morbidity in patients with multiple trauma. *Lancet.* 1998; 352(9130):772–776.

46. Garrel D, Patenaude J, Nedelec B, et al. Decreased mortality and infectious morbidity in adult burn patients given enteral glutamine supplements: a prospective, controlled, randomized clinical trial. *Crit Care Med.* 2003; 31(10):2444–2449.

47. Van den Berghe G, Wouters P, Weekers F, et al. Intensive insulin therapy in the critically ill patients. *N Engl J Med.* 2006; 354(5):449–461.

48. NICE-SUGAR Study Investigators; Finfer S, Chittock DR, Su SY, et al. Intensive versus conventional glucose control in critically ill patients. *N Engl J Med.* 2009; 360(13):1283–1297.

49. Wooley JA, Btaiche IF, Good KL. Metabolic and nutritional aspects of acute renal failure in critically ill patients requiring continuous renal replacement therapy. *Nutr Clin Pract.* 2005; 20(2):176–191.

50. Plauth M, Cabré E, Riggio O, et al. ESPEN guidelines on enteral nutrition: liver disease. *Clin Nutr.* 2006; 25(2):285–294.

51. McClave SA, Chang WK, Dhaliwal R, Heyland DK. Nutrition support in acute pancreatitis: a systematic review of the literature. *JPEN J Parenter Enteral Nutr.* 2006; 30(2):143–156.

52. Gupta R, Patel K, Calder PC, Yaqoob P, Primrose JN, Johnson CD. A randomised clinical trial to assess the effect of total enteral and total parenteral nutritional support on metabolic, inflammatory and oxidative markers in patients with predicted severe acute pancreatitis (APACHE II > or = 6). *Pancreatology.* 2003; 3(5):406–413.

53. Eatock FC, Chong P, Menezes N, et al. A randomized study of early nasogastric versus nasojejunal feeding in severe acute pancreatitis. *Am J Gastroenterol.* 2005; 100(2):432–439.

54. Xian-Li H, Qing-Jui M, Kian-Guo L, Yan-kui C, Xi-lin D. Effect of total parenteral nutrition (TPN) with and without glutamine dipeptide supplementation on outcome in severe acute pancreatitis (SAP). *Clin Nutr Suppl.* 2004; 1(1):43–47.

第59章 治疗性低温目标温度管理：历史、数据、转化、急诊的应用

David F. Gaieski • Munish Goyal

介绍

目标温度管理（targeted temperature management，TTM），也称之为低温治疗（therapeutic hypothermia，TH），已经成为心脏停搏后自主循环恢复（return of spontaneous circulation，ROSC）的昏迷患者的一种标准的治疗手段。2010年美国心脏病学会（American Heart Association，AHA）的指南推荐，对于由室颤所致的院外心脏停搏后自主循环恢复的昏迷成年患者（比如无法对指令发出有意义动作），推荐对其进行 32～34 ℃（89.6～93.2 ℉）达 12～24 小时的低温治疗（Ⅰ类推荐，证据等级 B）。对于院内未知心律或院外无脉电活动的心脏停搏后自主循环恢复的成年昏迷患者可考虑诱导性低温治疗（Ⅱb类推荐，证据等级 B）[1]。

在 AHA 的指南中，很少会将推荐类别归为 Ⅰ类。而急诊科医师作为大部分心脏停搏患者入院时的首诊医师，需要对此治疗熟悉并且知道为什么目标温度管理能得到这个级别的推荐，且能够快速确定合适的患者并且开始该治疗。

为什么目标温度管理可以改善心脏停搏患者的预后？当心脏停搏发生后，心脏出现无效收缩，导致全身的低灌注和缺血。心脏停搏期间的胸外按压可产生一定程度的血液循环，高质量的胸外按压产生的心输出量可达心脏自主搏动时的 40%。在心脏停搏期间发生的缺血可触发很多的病理过程，包括氧自由基的产生、启动失控的级联炎症反应、伴有乳酸升高的代谢性酸中毒、内皮和线粒体的功能失常，接下来发生一系列功能失调。自主循环恢复后，缺血组织得到血液再灌注，而再灌注过程又有其自身的损伤机制。早期的缺血再灌注在自主循环恢复后即发生，且持续时间大约 30 分钟，延迟的缺血再灌注在数小时后发生，且持续数天[2]。缺血和再灌注共同作用导致出现心脏停搏后综合征（post-cardiac arrest syndrome，PCAS），这是一种需要专科治疗的特殊疾病状态。1972 年 Negovsky 第一次提出，心脏停搏后综合征是一种独特的疾病，如果想要正确治疗它就必须了解其特殊的病理生理过程[3]。

目前目标温度管理是被研究最多而且被认为是对于治疗 PCAS 最有效的治疗手段[4]。在这一章节，我们将讨论心脏停搏的流行病学、目标温度管理的原理、相应的支持资料、具体操作过程及该治疗未来的发展方向。

流行病学

虽然美国尚无标准的、强制的病例上报系统，但据估计在美国每年约有 40 万例心脏停搏发生，75% 为院外心脏停搏（out-of-hospital cardiac arrests，OHCA），25% 为院内心脏停搏[5]。换另一个角度来看，在美国，每 2 分钟就有 1 例心脏停搏患者到达急诊。而欧洲每年大约也有 40 万例心脏停搏患者[6]。在有统一的心脏停搏病例上报系统的日本，我们可以得到更准确的数据：2007 年日本全国大约有 78000 例院外心脏停搏[7]。心脏停搏生存率很低——在美国仅有约 7% 的院外心脏停搏患者存活出院[5]。但是生存率很大程度上取决于院前、停搏时、停搏后的多种因素，包括心脏停搏前心律、是否有目击者、目击者是否施行了心肺复苏、救护车响应时间、是否有自动除颤仪和停搏后的治疗。此外，文献报道的生存率也受到患者入选标准的影响，包括急诊医疗服务体系（Emergency Medical Service System，EMS）的转运政策。一些 EMS 系统对于复苏流程的终止有严格的要求，因而不便于对其进行对比阐释。在美国，心脏停搏患者的存活率从底特律的 0.2% 到西雅图地区的 8.3% 不等[8-9]。一个影响预后的重要因素是心脏停搏后的治疗，其中目标温度管理是治疗的核心。2003 年美国心肺复苏登记处（National Registry of Cardiopulmonary Resuscitation，NRCPR）发表的刊物强调了高质量心脏停搏后治疗的必要性，该机构登记了 14792 例院内心脏停搏患者，其中 39% 的是自主循环恢复的患者，但其死亡率为 68%，而平均治疗终止时间只有为 1.5 天[10]。

历史

近千年来，医师们一直对将诱导性低温应用于临床十分感兴趣。希波克拉底曾记录过将受伤的患者放在冰上，并想探究为什么这样一项简单的技术可以改善患者预后。在 1814 年，当拿破仑的军队在俄法战争后撤退，拿破仑军队的首席外科医师 Baron Larrey 观察了降温对于受伤士兵的影响：军队中执行着这样一项政策，将受伤军官靠火安置，而将受伤的步兵安置在冰冷处。Larrey 注意到与伤情相似的军官相比，受伤的步兵恢复更好。他说："存活的组织受到冷作用，使它们窒息的同时仍保持存活"。这种说法总结了早期诱导性低温背后机制的想法：低温降低代谢，减少氧耗和葡萄糖消耗，使得受损的细胞得以恢复。

Temple Fay 是宾夕法尼亚州费城的 Temple 大学医院的神经外科医师，他第一个发表了诱导性低温应用于临床的研究。在 1940 年，他报道了用诱导性低温治疗癌症患者[11-12]。在 1959 年在麻醉和镇痛杂志上，来自马里兰州巴尔的摩约翰霍普金斯大学医院的 Benson 等发表了 27 例围术期心脏停搏患者的报道，其中有些患者接受了低温治疗[13]。他声称运用低温的原理与 Baron Larrey 在 150 年之前的观察相似："低温可以保护大脑从而对抗缺氧；身体降温后，脑部的血流和氧耗会减低。"19 例心脏停搏的患者复苏后恢复了持续的自主循环，其中 12 例接受了低温治疗。50%（6/12）接受了低温治疗的患者存活下来并且神经功能完好。而未接受低温治疗的患者中只有 14%（1/7）的幸存。他们总结道：应用低温治疗后存活率从 14% 到 50% 的上升是有临床意义的，有必要在所有心脏停搏且伴有神经损伤的患者中应用低温治疗[13]。

1964 年，Peter Safar 在《爱荷华州医学协会》杂志上发表了一篇文章，提倡在心脏停搏后的患者中应用以诱导性低温为中心的综合管理策略，其中包括了确定心脏停搏的病因、通气支持和循环支持、预防癫痫和密切监测[14]。他建议早期开始低温，并表示"应在神经功能没有恢复迹象后的 30 分钟内开始"。然而，在 20 世纪 60 年代，并没有病例报道记录下 Safar 和他同事在匹兹堡大学关于低温方面的临床经验。大家普遍认为将患者用冰块降温至 30℃，而且将心脏停搏患者作为像创伤性脑损伤、缺血性卒中、肝性脑病、昏迷的脑膜炎等其他原因的脑损伤一样进行治疗。在治疗很多患者之后，他们放弃了低温治疗，而将其应用于心脏停搏的动物身上。而停止临床应用低温治疗的原因是其会产生包括凝血障碍、心律失常、低血压等潜在的副作用。这些低温治疗的副作用将在本章的后面提及。

初步研究

动物实验引发了一些思考：33 ℃ 和更低温度的效果比较、缺血再灌注损伤的复杂性、低温对多种生理过程的影响、合适的平均动脉压来保证脑部循环的需要、对院内心脏停搏 ROSC 后仍昏迷的患者的关注，而这些使我们重新考察低温治疗的人体的应用[15-17]。1997 年，澳大利亚的 Stephen Bernard 和他的同事们在《急诊医学年鉴》上发表了人体应用低温治疗的第一个前瞻性研究[18]。这项试验研究了：在急诊科开始对心脏停搏后缺氧性脑损伤患者进行 33 ℃ 的诱导性低温，并在急诊或重症监护病房维持了 12 小时低温，对比其患者的预后。22 位室颤所致的院内心脏停搏患者进行了低温治疗，与 22 位从图表回顾中匹配的历史对照进行比较。初始终点是存活的神经功能预后好的患者。低温组的存活率是 55%，而历史对照组的存活率是 23%（P<0.05），而神经功能良好的患者分别占到 50% 和 14%（P<0.05）[18]。

在 2000 年，来自日本的 Nagao 等人在《美国心脏病学会》杂志发表了他们的研究成果。他们将 50 名急诊收治的初始心律为室颤的心脏停搏后昏迷并接受低温治疗的患者分为进行急诊体外循环手术（emergency cardiopulmonary bypass，ECPB）组或非手术组[19]。一开始所有患者都接受了标准的 CPR，如果患者达到了 ROSC 且收缩压保持在 90 mmHg 以上，就开始低温治疗；如果没有达到 ROSC，患者就接受 ECPB 治疗，如果血压条件满足的话，接下来继续低温治疗。23 名接受低温治疗的患者中，12 名（53%）患者神经功能预后良好，这些试验研究促使研究者们去开始对院内心脏停搏昏迷患者展开随机对照研究。

随机试验和里程碑式的研究

在 2001 年，Hachimi-Idrissi 等人发表了一项随机研究，他们使用头盔样装置来控制目标体温为 34 ℃[20]。将 30 名在停搏或无脉电活动（PEA）的心脏停搏后达到 ROSC 但仍处于昏迷状态的患者随机分为正常温度组（14 名患者）和低温组（16 名患者），该研究探究了头盔诱导低温的可行性，而不是在该人群中低温治疗的效力。低温治疗患者在开始治疗后平均 180 分钟达到目标核心（膀胱）温度。两组的存活率都很低：低温组存活率为 18.8%（3/16），

正常体温组存活率为 7.1%（1/14）。低温组中 12.5%（2/16）的患者神经功能预后良好，而没有进行低温治疗的患者的神经功能都没有得到好的恢复。

Bernard 等人接着用了假随机对照试验对比了低温治疗和常温治疗，其研究结果在 2002 的《新英格兰》杂志上发表[21]。77 名因室颤所致的院内心脏停搏复苏后仍处于昏迷的患者被随机分到低温组或常温组，随机方式取决于日期的奇偶，奇数日期的患者接受低温治疗，偶数日期的患者接受常温治疗。低温治疗开始于院前急救人员，他们将患者衣物脱去，予冰袋降温。目标温度为 33 ℃，持续时间为 12 小时。常温组的目标温度为 37 ℃，且用镇静药物和解痉药治疗防止寒战。主要研究终点为神经功能良好存活出院。正常体温组中 26%（9/34）的患者神经功能良好，而低温组达 49% 患者神经功能良好（21/43）（P=0.046）。当根据年龄和 ROSC 时间等混杂因子调整后，低温组的优势仍然存在（OR=5.25；95% CI 1.47 ~ 18.76；P=0.011；见图 59-1）。

在同一期的《新英格兰》杂志上，心脏停搏后低温治疗（Hypothermia After Cardiac Arrest，HACA）研究组发表了更大型的随机、前瞻性试验，他们对比了常温和低温对室颤复苏后仍昏迷的心脏停搏患者的影响[22]。目标温度为 32 ~ 34 ℃，持续时间为 24 小时。主要研究终点是 6 个月以后神经功能良好。次要研究终点为 6 个月之内死亡或开始 7 天内出现并发症的比例。55%（75/136）的低温组患者预

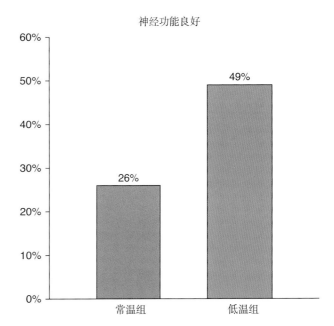

图 59-1　Bernard 试验结果

后良好，而常温组为预后良好的为39%（54/137）（RR=1.40；95% CI 1.08～1.81）。死亡率由常温组的55%降低至低温组的41%，该差异有统计学意义。尽管出现了对于感染、出血、心律失常的担心，但在两组之间并发症的发生率并没有统计学差异（见图59-2）。值得注意的是，常温组的平均温度为37.8℃，这提示了事实上对照组中有相当一部分患者是发热的。

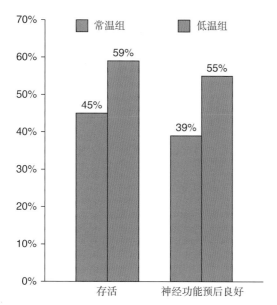

图 59-2 HACA 试验结果

倡导应用低温治疗

在2003年，国际复苏联合委员会评估了这些随机试验的结果，并总结出：应对室颤复苏后昏迷的院内心脏停搏患者应用低温治疗[23]。在2005年，AHA对复苏后支持的指南建议：初始心律为室颤的院外心脏停搏后恢复自主循环的无意识患者应进行32～34℃（89.6～93.2°F）并维持12～24小时的低温治疗（Ⅱa类推荐）[24]对于非室颤所致的院内或院外心脏停搏患者来说，类似的治疗或将获益（Ⅱb）。伴随此类推荐的主要问题是：当在不同的医疗机构实施低温治疗时，这些从随机试验中观察到的获益是否还存在？

实施中的研究和数据库

自从2002年目标温度管理的随机对照试验研

究发表后，许多项实施研究相继发表[25-30]。这些实施研究有着包括年龄、是否有目击者、初始心律、心脏停搏时间等不同的入选标准，还运用各种不同的技术维持低温，并且维持低温的时间也不同。Sagalyn等人在2009年《危重症医学》杂志上使用meta分析的方法总结了这些研究[31]，他们调查了2002年Bernard和HACA发表的研究之后，所有针对复苏后的心脏停搏患者进行的非随机对照试验研究，无论是否有历史对照。13篇研究被纳入其中，共计924个低温治疗患者，336个常温的历史对照。分析得出：在将这些不同的研究放在一起比较后，可以说从低温治疗中可获得肯定的神经功能改善和存活率上升。低温治疗生存率的OR为2.5（95% CI 1.8～3.3），神经功能预后的OR为2.5（95% CI 1.9～3.4）[31]。

此后又有两项大型、多中心研究被发表。第一项是HACA试验的研究的进一步发展，由Arrich和欧洲心脏停搏后低温复苏委员会研究组在2007年发表。该研究共有587名患者入选，其中462名患者接受低温治疗，123名接受常温治疗[32]。低温治疗的生存率为57%，而常温组为32%（P<0.001）。而低温组神经功能良好的比例为45%，常温组为32%（P=0.02）。第二项研究是由Nielsen总结了4年来进入低温网络中的病例数据，收集了来自7个国家34个中心的注册研究，包含了进行低温治疗的复苏后昏迷的OHCA患者[33]。986名患者被纳入该研究，在停搏和ROSC达到之间的中位时间为20分钟（IQR 14～30），从停搏到开始低温的中位时间为90分钟（IQR 60～165），从停搏到达到目标温度的中位时间为260分钟（IQR 178～400），684名患者初始心律表现为室颤/室速，其中412名（61%）在6个月随访后仍存活，380名（56%）神经功能良好。217名心律表现为停搏的患者中，54名（25%）随访6个月后仍存活，15名（23%）预后良好。这些数据结果强有力地支持了低温在不同的人群和复杂的临床状况下的实施效果。

一系列心脏停搏后治疗

这些非随机研究结果为证明治疗性低温应用于心脏停搏后的昏迷患者提供了支持。这些随机试验、应用研究和数据库的发现促成了2010年AHA指南对于心脏停搏的推荐意见的更改[1]。正如作者们在介绍中所述[1]："我们不断认识到，心脏停搏自主循环恢复后系统的治疗……ROSC 可以增加患者存活并且有一个好的生活质量的可能性。"他们推荐应用低温治疗和其他干预措施一起治疗 PCAS 的患者，并改善其预后。这些干预包括了保证心肺功能和重要脏器的灌注、早期行冠状动脉介入治疗、以目标为导向的重症治疗和神经功能支持等。

目标温度管理试验：完善心脏停搏后治疗

由于对 Bernard 和 HACA 的试验仍留有一些疑虑，因而又出现了一些其他的检测目标温度管理的随机试验。这些疑虑包括：①在 HACA 试验中平均温度为 37.8 ℃，在 Bernard 的试验中为 37.4 ℃，而且对照组的体温没有得到严格的调节；②试验仅仅包括了可电击复律心律的患者，但不能得出可以应用于非可电击心律的患者的结论；③试验都无严格的神经预后或停止治疗的方案[21-22]。为了解决这些疑虑，Niklas Nielsen 和 Hans Friberg 等人设计了目标温度管理试验。在此试验中，推测的心源性 OHCA 后无意识的 950 名患者在欧洲或澳大利亚的 36 家医院中进行随机分组，进行长达 27 个月目标为 33 ℃ 或 36 ℃ 的目标温度管理治疗[34]。对纳入的患者随机的平均时间为 2 个小时。

纳入的人群标准严格：80% 为可电击复律心律，89% 患者心脏停搏时有目击者，73% 患者接受了目击者的心肺复苏。生命支持开始的中位时间为 1 分钟（IQR 0～2 分钟）。开始高级生命支持的中位时间为 10 分钟，达到 ROSC 的中位时间为 25 分钟（IQR 17～40 分钟）。在 33 ℃ 和 36 ℃ 两组中没有显著差异。

两组都接受了长达 36 小时的准确的温度管理干预，从随机分组后即开始。研究者们严格遵循研究方案，尽可能快达到目标温度。在第 28 小时，开始了以 0.5 ℃/h，目标温度为 37℃ 的复温期。除此之外，参与中心应使用各自的方案，把患者体温维持于 37.5 ℃ 以下，直到心脏停搏后 72 小时。最后，有相应严格的神经预后评估框架来防止早期结束治疗，大部分患者在重症监护治疗后至少 108 小时后评估神经功能预后。

主要终点是到试验结束所有原因的死亡率。次要终点包括严重神经功能受损或 180 天内的死亡。33 ℃ 患者中有 50%（237/473）的死亡率，而 36 ℃ 患者为 48%（225/466）。（33℃ 的风险比为 1.06；95% CI 0.89～1.28；P=0.51）。在 180 天时，33 ℃ 患者中 54% 达到次要研究终点而 36 ℃ 的患者有 52% 达到。两组间感染、出血、心律失常、电解质代谢紊乱方面的并发症并没有显著差异，高钾血症例外（33 ℃ 组发生率 19%，36 ℃ 组发生率 13%；P=0.018）。先前的 6 个包括年龄、性别、ROSC 达到时间、初始心律、休克与否、各研究点纳入人数的亚组分析也未见 33 ℃ 和 36 ℃ 组的显著差异。

目标温度管理试验后的形势变化

目标温度管理试验引发了关于目标温度应为 33℃ 还是上升至 36℃ 或是灵活考虑的讨论。虽然该试验数据很有说服力，但尚不能明确它是否普适。该项试验队列主要为可电击复律心律，其缺血时间短，并不能代表大部分急诊科收治的患者群体。现有的数据并不能决定哪种目标温度更好。不幸的是，该项试验还被误解为：该试验表明目标温度无效和不必要。研究中两分组都施行了积极的目标温度管理。应由当地机构同意后指导目标温度。这些自主循环恢复后神经功能、心脏功能不同的患者是否能从不同目标温度管理策略中获益需要进一步的研究。这些不同策略包括个体化的诱导策略、温度的时间深度管理、干预时间和多模式神经功能预后工具来评估是否继续 TTM。

低温治疗的细节

低温治疗可以被分为 3 个不同阶段：诱导期、维持期、复温期[35]。诱导期包括将患者从目前体温降至目标温度。可以通过很多方法达到：静脉冰盐水输液、使用冰袋、使用表面降温设备、置入血管内低温导管和其他新型设备。在低温协作网络的注册中，最常用的诱导低温方式是冰盐水，80% 患者应用冰盐水，43% 的患者应用了冰袋（见图 59-3）[33]。在 ROSC 后应尽快开始诱导低温。寒战在 TTM 的诱导期是最为主要的并发症，可使用多种药物控制，比如哌替啶、镁、丁螺环酮或解痉药。在 Bernard 和 HACA 的试验中，所有的患者使用了苯二氮䓬类药物和神经肌肉阻断剂来控制寒战，诱导镇静。在 TTM 试验中，所有研究点需要使用镇静方案，虽然其中的细节没有强制要求。除此之外，当患者的核

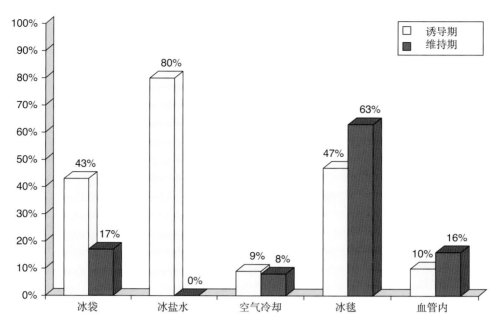

图 59-3　Nielsen 试验的降温方法

心温度下降，代谢随之下降（大概 8%/1°C），氧耗和葡萄糖需求减低。呼吸通气也需作相应调整，来补偿二氧化碳产生的下降[35]。在诱导期应进行持续的核心温度测量，尤其在使用可以负反馈自动调节温度的仪器时，应考虑置入食管或膀胱探针。

在维持期，患者在目标温度上维持特定一段时间。低温维持的最佳时间尚不能确定，在 Bernard 的试验中，目标温度维持时间为 12 小时；而 HACA 和 TTM 试验为 24 小时。低温协作网络注册中，93% 的患者接受了 24 小时的低温治疗[21-22]。缺血再灌注的损伤时间可达 7 天，TTM 时间更长的话可能预后更好[35]。在维持期也需要解决很多临床问题，很多患者出现心脏停搏后的心肌顿抑，伴随着射血分数的下降；TTM 可导致寒冷诱导性利尿，因而很多患者需要额外的输液量去维持足够的血容量。而低钾血症、低镁血症、高血糖等也会发生[35]。

复温期的目标是通过可控的方式安全回到正常体温，这可以用带有负反馈的自动复温的机器实现。复温期患者血管扩张，可能会导致相对低容量，需要静脉输入额外的液体。钾离子从组织内进入血管内，患者可出现高钾血症。同样，胰岛素抵抗也下降，依靠胰岛素持续泵入的患者可能低血糖。代谢增加后，呼吸通气也需作相应调整，来应对二氧化碳产生的增多[35]。

急诊科的具体问题

急诊医师在 PCAS 患者的管理中的角色因机构的不同而改变。这取决于医院的资源、人流量和急诊科的能力。很多 OHCA 的患者在到达急诊之前即达到 ROSC，另外一些患者可能在急诊接受了心肺复苏从而达到 ROSC。急诊科医师可以通过提供除颤[36]、有质量的胸外按压[37]、发现纠正可逆病因[38] 等高质量的心肺复苏来最大化 ROSC。急诊医师的主要任务是快速识别符合 TTM 指征的患者和判断其他心脏停搏后治疗措施[14, 21-22]。急诊医师需要评估 ROSC 后患者的昏迷情况，这在临床情景中可能包括：获取凝血功能的实验室检查和颅脑影像学检查，保证无颅内出血。除此之外，在大部分病例中，院内心脏停搏复苏后仍昏迷的患者一般是在急诊医师的治疗下开始低温。简单来说，急诊医师需要确定符合标准的患者，置入监测核心温度的装置，应用冰袋，通过外周静脉输冰盐水，迅速转入 ICU 进行明确的治疗。另外一方面，包括 TTM 在内是一系列综合性的心脏停搏治疗，包括置入动静脉导管、稳定血流动力学、机械通气、维持电解质平衡、开始神经功能监测和床旁超声。综合的 PCAS 治疗项目需要由包括 EMS、急诊科、重症科、神经科，可能的话还有康复医学科来一起制订治疗方案并决

定目标温度 [4, 30]。考虑到患者病情危重且时刻有变化，在短时间内需要多种干预措施，划分各个专业的职责是非常有必要的。

未来方向

在美国各个医院收治的适合 TTM 的 PCAS 或其他心脏停搏的患者数量从一年数个到一月数个不等。研究显示心脏停搏的预后很多取决于医院的类型，在偏远的小型非教学医院，生存率更低 [39-40]。因此，可以通过将患者从小医院转送至能救治 PCAS 的大医院来优化心脏停搏的治疗。在美国亚利桑那州，该州的 EMS 系统发起了一项综合的心脑复苏项目。包括在救治心脏停搏的医院进行 TTM，用这种方法，他们将生存率从 3.8% 提升到了 9.1% [38]。

当心脏停搏患者未达到 ROSC 时，试图尝试对患者进行复苏的医师的选择很少。在进行复苏后一段时间仍未成功者，急诊科医师可以停止进一步复苏，宣布患者死亡。在患者心功能恢复前，这时候唯一的选择就是使用胸外按压、药物抢救、除颤和急诊体外循环等传统方法来给患者提供循环和通气支持。当患者进行急诊体外循环（ECPB）时，可以纠正心脏停搏的可逆病因，东京、中国台北、首尔、洛杉矶等地的可行性研究展示了该方法的希望，但是到目前还没有此类方法的随机前瞻性研究，存活者可能存在选择偏倚、Hawthorne 效应或是干预带来的负效应。

总结

TTM 是心脏停搏复苏后昏迷患者的标准治疗方法（见图 59-4）。现有的数据表明目标温度为 36°C

2010 年美国心脏病学会对低温治疗的推荐意见	
心律	推荐意见
院外室颤	Ⅰ类推荐意见，证据等级 B
院内心脏停搏	Ⅱb 类推荐意见，证据等级 B
无脉电活动、心脏停搏	Ⅱb 类推荐意见，证据等级 B

图 59-4　2010 年美国心脏病学会对低温治疗的推荐意见

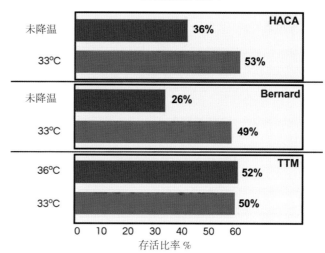

三项试验的存活率

图 59-5　Bernard、HACA 和 TTM 结果比较（Used with permission from Ben Abella, MD.）

和 33°C 一样有效。TTM 的进行需要与 PCAS 患者综合治疗计划整合到一起。急诊医师必须与 EMS、神经科、心脏科、重症科、康复科的同事们一起通力合作发展该项目。有关进行低温的人选、方式、治疗人员的分工等明确的定义对于成功的目标体温管理是至关重要的。

（马青变　翟楠榕　译）

参考文献

1. Peberdy MA, Callaway CW, Neumar RW, et al. Part 9: Post-cardiac arrest care: 2010 American Heart Association Guidelines for Cardiopulmonary Resuscitation and Emergency Cardiovascular Care. *Circulation.* 2010; 122(18 Suppl 3):S768–S786.

2. Perman SM, Goyal M, Neumar RW, Topjian AA, Gaieski DF. Clinical applications of targeted temperature management. *Chest.* 2014; 145(2):386–393.

3. Negovsky VA. The second step in resuscitation–the treatment of the "post-resuscitation disease." *Resuscitation.* 1972; 1(1):1–7.

4. Neumar RW, Nolan JP, Adrie C, et al. Post cardiac arrest syndrome: epidemiology, pathophysiology, treatment, and prognostication. A consensus statement from the International Liaison Committee on Resuscitation (American Heart Association, Australian and New Zealand Council on Resuscitation, European Resuscitation Council, Heart and Stroke Foundation of Canada, InterAmerican Heart Foundation, Resuscitation Council of Asia, and the Resuscitation Council of Southern Africa); the American Heart Association Emergency Cardiovascular Care Committee; the Council on Cardiovascular Surgery and Anesthesia; the Council on Cardiopulmonary, Perioperative, and Critical Care; the Council on Clinical Cardiology; and the Stroke Council. *Circulation.* 2008; 118(23):2452–2483.

5. Lloyd-Jones D, Adams R, Carnethon M, et al. Heart disease and stroke statistics–2009 Update: a report from the American Heart Association

Statistics Committee and Stroke Statistics Subcommittee. *Circulation*. 2009; 119(3):e21–e181.

6. de Vreede-Swagemakers JJ, Gorgels AP, Dubois-Arbouw WI, et al. Out-of-hospital cardiac arrest in the 1990's: a population-based study in the Maastricht area on incidence, characteristics and survival. *J Am Coll Cardiol*. 1997; 30(6):1500–1505.

7. Kitamura T, Iwami T, Kawamura T, et al. Nationwide public-access defibrillation in Japan. *N Engl J Med*. 2010; 362(11):994–1004.

8. Dunne RB, Compton S, Zalenski RJ, Swor R, Welch R, Bock BF. Outcomes from out-of-hospital cardiac arrest in Detroit. *Resuscitation*. 2007; 72(1):59–65.

9. Nichol G, Thomas E, Callawya CW, et al. Regional variation in out-of-hospital cardiac arrest incidence and outcome. *JAMA*. 2008; 300(12):1423–1431.

10. Peberdy MA, Kaye W, Ornato JP, et al. Cardiopulmonary resuscitation of adults in the hospital: a report of 14720 cardiac arrests from the National Registry of Cardiopulmonary resuscitation. *Resuscitation*. 2003; 58(3):297–308.

11. Fay T. Clinical report and evaluation of low temperature in treatment of cancer. *Proc Interstate Postgrad Med Assoc North Am*. 1940; 292–297.

12. Smith L, Fay T. Observations on human beings with cancer maintained at reduced temperatures of 75–90° Fahrenheit (24–32° C). *Am J Clin Pathol*. 1940; 10:1–11.

13. Benson DW, Williams GR Jr, Spencer FC, Yates AJ. The use of hypothermia after cardiac arrest. *Anesth Analg*. 1959; 38:423–428.

14. Safar P. Community-wide cardiopulmonary resuscitation. *J Iowa Med Soc*. 1964; 54:629–635.

15. Safar P. Effects of the postresuscitation syndrome on cerebral recovery from cardiac arrest. *Crit Care Med*. 1985; 13(11):932–935.

16. Sterz F, Safar P, Tisherman S, Radovsky A, Kuboyama K, Oku K. Mild hypothermic cardiopulmonary resuscitation improves outcome after prolonged cardiac arrest in dogs. *Crit Care Med*. 1991; 19(3):379–389.

17. Illievich UM, Zornow MH, Choi KT, Scheller MS, Strnat MA. Effects of hypothermic metabolic suppression on hippocampal glutamate concentrations after transient global cerebral ischemia. *Anesth Analg*. 1994; 78(5):905–911.

18. Bernard SA, Jones BM, Horne MK. Clinical trial of induced hypothermia in comatose survivors of out-of-hospital cardiac arrest. *Ann Emerg Med*. 1997; 30(2):146–153.

19. Nagao K, Hayashi N, Kanmatsuse K, et al. Cardiopulmonary cerebral resuscitation using emergency cardiopulmonary bypass, coronary reperfusion therapy and mild hypothermia in patients with cardiac arrest outside the hospital. *J Am Coll Cardiol*. 2000; 36(3):776–783.

20. Hachimi-Idrissi S, Corne L, Ebinger G, Michotte Y, Huyghens L. Mild hypothermia induced by a helmet device: a clinical feasibility study. *Resuscitation*. 2001; 51(3):275–281.

21. Bernard SA, Gray TW, Buist MD, et al. Treatment of comatose survivors of out-of-hospital cardiac arrest with induced hypothermia. *N Engl J Med*. 2002; 346(8):557–563.

22. Hypothermia after Cardiac Arrest Study Group. Mild therapeutic hypothermia to improve the neurologic outcome after cardiac arrest. *N Engl J Med*. 2002; 346(8):549–556.

23. Nolan JP, Morley PT, Vanden Hoek TL, et al. Therapeutic hypothermia after cardiac arrest: an advisory statement by the advanced life support task force of the International Liaison Committee on resuscitation. *Circulation*. 2003; 108(1):118–121.

24. 2005 American Heart Association Guidelines for Cardiopulmonary Resuscitation and Emergency Cardiovascular Care: Part 7.5. Post resuscitation. support. *Circulation*. 2005; 112(Suppl 24):IV–84–88.

25. Al-Senani FM, Graffagnino C, Grotta JC, et al. A prospective, multi-center pilot study to evaluate the feasibility and safety of using the CoolGard System and Icy catheter following cardiac arrest. *Resuscitation*. 2004; 62(2):143–150.

26. Busch M, Soreide E, Lossius HM, Lexow K, Dickstein K. Rapid implementation of therapeutic hypothermia in comatose out-of-hospital cardiac arrest survivors. *Acta Anaesthesiol Scand*. 2006; 50(10):1277–1283.

27. Oddo M, Schaller MD, Feihl F, Ribordy V, Liaudet L. From evidence to clinical practice: effective implementation of therapeutic hypothermia to improve patient outcome after cardiac arrest. *Crit Care Med*. 2006; 34(7):1865–1873.

28. Hovdenes J, Laake JH, Aaberge L, Haugaa H, Bugge JF. Therapeutic hypothermia after out-of-hospital cardiac arrest: experiences with patients treated with percutaneous coronary intervention and cardiogenic shock. *Acta Anaesthesiol Scand*. 2007; 51(2):137–142.

29. Gaieski DF, Band RA, Abella BS, et al. Early goal-directed hemodynamic optimization combined with therapeutic hypothermia in comatose survivors of out-of-hospital cardiac arrest. *Resuscitation*. 2009; 80(4):418–424.

30. Sunde K, Pytte M, Jacobsen D, et al. Implementation of a standardised treatment protocol for post resuscitation care after out-of-hospital cardiac arrest. *Resuscitation*. 2007; 73(1):29–39.

31. Sagalyn E, Band RA, Gaieski DF, Abella BS. Therapeutic hypothermia after cardiac arrest in clinical practice: review and compilation of recent experiences. *Crit Care Med*. 2009; 37(Suppl 7):S223–S226.

32. Arrich J; European Resuscitation Council Hypothermia After Cardiac Arrest Registry Study Group. Clinical application of mild therapeutic hypothermia after cardiac arrest. *Crit Care Med*. 2007; 35(4):1041–1047.

33. Nielsen N, Hovdenes J, Nilsson F, et al. Outcome, timing and adverse events in therapeutic hypothermia after out-of-hospital cardiac arrest. *Acta Anaesthesiol Scand*. 2009; 53(7):926–934.

34. Nielsen N, Wetterslev J, Cronberg T, et al. Targeted temperature management at 33° C versus 36° C after cardiac arrest. *N Engl J Med*. 2013; 369(23):2197–2206.

35. Polderman KH, Herold I. Therapeutic hypothermia and controlled normothermia in the intensive care unit: practical considerations, side effects, and cooling methods. *Crit Care Med*. 2009; 37(3):1101–1120.

36. Caffrey SL, Willoughby PJ, Pepe PE, Becker LB. Public use of automated external defibrillators. *N Engl J Med*. 2002; 347(16):1242–1247.

37. Abella BS, Alvarado JP, Myklebust H, et al. Quality of cardiopulmonary resuscitation during in-hospital cardiac arrest. *JAMA*. 2005; 293(3):305–310.

38. Bobrow BJ, Clark LL, Ewy GA, et al. Minimally interrupted cardiac resuscitation by emergency medical services for out-of-hospital cardiac arrest. *JAMA*. 2008; 299(10):1158–1165.

39. Lurie KG, Idris A, Holcomb JB. Level 1 cardiac arrest centers: learning from the trauma surgeons. *Acad Emerg Med*. 2005; 12(1):79–80.

40. Carr BG, Schwab CW, Branas CC, Killen M, Wiebe DJ. Outcomes related to the number and anatomic placement of gunshot wounds. *J Trauma*. 2008; 64(1):197–202; discussion 202–203.

第 60 章　多系统创伤患者

Sara A. Buckman • Douglas Schuerer

严重创伤的患者的病情通常包含了大量复杂的问题。对他们的救治工作，通常从他们到达医院之前就已经开始，持续到他们到达急诊室后，可能还会包括后续在医院康复治疗的日子。这些工作常常需要多领域的专家协作来完成，包括急诊医学、创伤外科、骨科、神经外科、麻醉科、颌面外科。本章将重点讨论在急诊室对多系统创伤的重症患者进行的治疗。

送往医院之前的救治

对多系统创伤患者的救治通常在送往医院之前就已开始，急救人员为接受医院提供治疗方案，并与接收医院的医师保持联系，以协调护理工作，并在急诊室的抢救设备和人员方面做好充分的准备。对于患者最初的管理目标是防止进一步的损伤，开始复苏，并转运到最近最适当的医疗机构，最好是一个创伤中心。治疗包括复苏的基本组成部分，包括维持气道、控制出血、固定颈椎和稳定骨折。此外，院前急救人员应获得包括受伤过程相关联的事件、既往病史以便进行快速的诊断和治疗。院前急救护理质量已被证明将影响患者的预后。

检伤分类

对多发创伤患者的准确分类的必要性是可以提供及时适当的救治，降低发病率、死亡以及避免医疗资源的过度利用。许多创伤检伤部门都会出现对患者过高、过低或错误的分诊。检伤时如对患者伤情评价不足后果非常严重，可能会延迟甚至会错过伤情以及对伤情的治疗措施。而对患者的伤情评价过度，可能导致医院中医疗资源和人员方面的重大负担[3]。美国外科医师学会委员会在创伤治疗指南中指出，应优先减少对患者伤情评价不足的状况，这样可以降低后期治疗发病率和死亡率[4]。5%~10%的伤情评价不足率一般被认为是可以接受的[5]。

创伤复苏小组由内科医师，护士、呼吸治疗师、放射技师、实验室技术人员和其他相关卫生人员组成。

大多数创伤中心都有一个多级别的激活系统（不同级别的医院具体情况不同），将根据受伤患者的严重程度决定启动哪一个级别的激活系统。在 Ⅰ 级和 Ⅱ 级创伤中心，整个创伤团队需要在 15 分钟内做出最高级别的激活，第 Ⅲ 级或 Ⅳ 级创伤中心则需要 30 分钟内做出反应。整个创伤团队激活最低标准包括以下任何状况：确认的血压＜90 mm Hg；颈部、胸部、腹部、肘或膝关节近端的枪伤；机械性创伤的患者格拉斯哥昏迷评分（GCS）＜9分；从其他医院转运来的而需要通过输血来维持生命体征患者；在现场已经进行气管插管的患者，或存在呼吸道疾患需要建立人工气道的患者；还有就是现场急救医师的判断[4]。

东方的创伤协会已经发布了关于院前和到院后的创伤患者进行检伤评级指南的Ⅱ级证据。对于院前的创伤患者分级来说，他们认为，生理和解剖学参数的结合以及损伤机制（MOI）、并发症和人口统计学比任何更小的组合提供更好的检伤分流。如果作为单一的判断标准使用的话，生理参数会比解剖参数更加准确。对于已经到院进行治疗的创伤患者，他们认为，二次检伤分流在优化整个团队和资源利用方面是安全、准确、有益的。把生理和解剖参数与受伤机制相结合对比任何单一因素来说，可以为创伤患者的检伤分级提供更好的依据。然而如果只是单一因素来说，可能并没有参考意义，也不应该作为最高水平创伤小组启动的独立标准。GCS 的运动评分对于钝性创伤的治疗是有效的[6]。

到达医院

当接收医院被告知多系统创伤患者正在到来时，应开始启动激活系统。创伤中心通常根据各医院预先确定的启动标准，包括生理、解剖、损伤机制和并发症等方面，所需的相应医护人员根据创伤激活程度的不同而有所不同。最严重的创伤患者需要一套完整的急救人员，包括一名创伤外科医师、急诊科医师、外科和急诊科住院医师、急诊科护士、实验室技术员、放射技师、危重医学护士、麻醉师或注册麻醉护师、手术室护士、安保人员、牧师或社会工作者、一个记录员[4]。沟通也是非常重要的，需要所有人理解并且能够履行他们的责任。除了已经在场的人员外，创伤小组的所有成员应采取常规的预防措施。最后，所有必要的设备都应该进行测试并随时可用。这包括气道建立设备、床边诊断设备和所有侵入性操作设备，比如中心静脉导管或胸腔导管包。

初步检伤

初步检伤是到达急诊室后对创伤患者进行的第一次评估。确定治疗的时间是至关重要的，已经被证明这将影响患者的预后。为了简化这一初步评估，我们开发了一系列快速的步骤，并采取先进的创伤生命支持（ATLS）原则。这是一种快速有效地评估患者的重要功能和确定治疗优先次序的方法[7]。初步检伤目的在于识别危及生命的创伤，由创伤治疗的 ABCDE 组成，它遵循一种一致的重复序列：A，气道维护和颈椎保护；B，呼吸和通气；C，维持血液循环稳定与控制出血；D，肢体活动和神经系统状态评估；E，暴露伤情 / 环境控制（将患者衣物完全去除，但需预防体温降低）。这些信息必须与创伤小组的所有成员进行清楚沟通，如果没有遵循系统的检伤方法，复苏小组在检伤过程中可能会犯错，并有导致患者伤情加重的潜在风险[8]。如果患者的病情发生任何变化，都需要再次开始重新评估患者的伤情。

气道

气道管理是护理创伤患者最重要的优先事项。如果不能建立气道，不能充分通气和氧合交换，对于患者来说可能是走在生死边缘。缺氧和换气不足与创伤患者的发病率和死亡率增加有关，这是潜在的可以预防的死亡原因。缺氧会导致继发性脑损伤，低通气会增加颅内压力[9]。所有的患者都应该接受吸氧作为最初的治疗，作为建立一个明确的气道。气道应进行评估，并避免因出血和分泌物导致气道不畅。还应对口咽、鼻、上颌骨、下颌骨和颈部进行快速评估[10]。对创伤患者插管的适应证包括：气道阻塞、肺换气不足、经吸氧后不能纠正的严重低氧血症、严重的认知障碍（GCS≤8）、大面积皮肤烧伤（＞40%）、需长时间转运和随时可能发生的气道阻塞[11]。创伤患者在行插管时应进行颈椎固定，通常采用内固定。在进行快速插管时，应顺序使用诱导剂和麻痹剂，以达到插管的最佳条件，其目标是镇静、神经肌肉阻滞和维持血流动力学稳定性。用于诱导的常用药物包括咪达唑仑、依托咪酯、氯胺酮和异丙酚，短效的去极化剂如琥珀胆碱可以减少肌肉麻痹的持续时间[12]。非去极化剂也可以使用，尤其是患者存在胆碱禁忌证，如有过敏史、恶性高热、大面积烧伤、受挤压伤患者[13]。当气管导管被放置后，通过双侧胸腔的呼吸音和潮气末 CO_2 存在的比色变化和图变化就能得到确认，此外还应进行胸部 X 光检查以确保气管插管位置是否合适[14]。气管内插管应得到固定保护。

对于那些存在困难气道的患者来说，气管切开是一种常规选择。环状软骨切开术是一种建立气道很有效的方法，在处理以下困难气道时可以考虑：经口气管插管失败，口咽部被血液或呕吐物堵塞，患者通过球瓣面罩通气无法得到有效氧合交换和通气，患者有严重的颈部或喉部创伤和气道严重阻塞[11]。

多发创伤的患者通常有面部或喉部创伤，这对建立气道有独特的挑战。对软组织、骨骼、舌头和喉部的损伤导致水肿、出血和分泌物增多，导致气道内在阻塞和外在压缩。喉部气管创伤的患者可能表现为嘶哑、哮鸣音或皮下气肿[15]。尽管许多患者可能需要紧急手术来建立气道，但如果患者能够清除干净血液及分泌物，他也可能会被转送到手术室中进行纤维支气管镜检查，在清醒的状况下行气管切开术，或在可控的条件下行经口气管插管。

呼吸

患者的气道一旦建立起来，注意力就要转向呼吸上。这包括患者的氧合以及通气。患者需要连接上脉搏血氧计——一种非侵入的方式来测量患者的血氧饱和度。在一氧化碳中毒或者末梢血管收缩、低体温等灌注不足的状态下，这种测量方式可能会不准确[16]。这种患者就需要做动脉血气来测量血氧饱和度。尽管呼吸是初步评估的第二步，然而呼吸问题是会危及生命的，一个通常的气道并不能保证充足的通气。在评估呼吸中物理查体是非常重要的。视诊胸壁，应观察胸壁运动是否对称，是否有贯穿伤或者开放性气胸，是否有畸形以及相关肌肉是否有问题。可以根据不同的呼吸音或者某些呼吸音的缺失来诊断血胸或者血气胸。胸壁的触诊可以诊断出畸形、捻发音或者胸壁的不稳定。

存在危及生命的呼吸问题的患者需要立即介入。张力性气胸是由于气体通过气管、支气管或者胸壁进入胸膜腔压迫肺导致肺萎缩。此类情况可以进行胸腔穿刺术后进行胸部针刺减压治疗。呼吸窘迫也可能由大量的血胸引起。血胸是指血液进入了胸膜腔，这种情况也需要胸腔穿刺以及进一步的手术干预[17]。

循环

出血是钝挫伤后主要的死亡原因之一。出血最重要的治疗方式就是止血。成年外伤患者失血主要发生五个地方：胸腔、腹腔、骨盆、长骨骨折以及外出血。对于外出血，直接压迫出血血管或者使用止血带就可以达到止血目的，对于头皮伤则需要缝合包扎来止血。胸腔内出血需要胸腔穿刺以及进一步的手术来治疗。如果患者存在腹腔内出血，可以进行剖腹探查术进行手术治疗，或者进行血管造影来栓塞来源于实体器官的出血。骨盆骨折的患者需要在保证骨盆稳定的情况下进行血管造影来栓塞出血血管。长骨骨折的患者需要放置牵引。

患者在需要在监护设备的监护下送到创伤急救室。心率和血压可以用来评估患者的血流动力学。另外，皮肤颜色、温度和精神状态也可以作为末梢器官灌注的标志。血容量不足的患者往往脉搏细弱、皮肤苍白、温度低、意识改变，也可以表现为心动过速，但是对于服用β受体阻滞剂、钙离子通道阻滞剂的低血容量患者，会不表现出心动过速。患者在失去总血容量的30%时才会表现出低血压。同样需要注意的是患者年龄越大，其收缩压的基线越高，在100～110 mmHg收缩压的情况下，其灌注越不足。

低血容量休克是外伤患者中最常见的休克原因。其治疗方法是确定出血原因并止血。建立静脉通路，最好两条大号外周导管通路（最小16号）。如果不能尽快建立静脉通路，也可以用大号中心静脉导管或者骨髓腔导管。初始的输液量是1L的静脉内输液，随后继续液体或者血制品液体复苏来改善灌注不足的症状和体征，包括精神状态的改变、心动过速、低血压和少尿。其目标是在出血控制前保证足够的灌注而不会过分复苏。之后的目标是进行充分止血如果有需要的话。

急性复合外伤的患者的其他休克类型还包括心源性休克和神经源性休克。心包压塞、心脏钝挫伤或者张力性气胸的患者会有心源性休克的表现。心包压塞的患者需要在进行心包穿刺术后进行手术治疗。心脏钝挫伤的患者的治疗方式为在ICU中进行密切监护并对低血压进行合适的治疗。张力性气胸的患者针刺胸膜腔进行减压并进行胸腔穿刺。

神经源性休克是脊髓损伤后的结果。单独的颅内损伤并不会导致神经源性休克。在颈段或上胸段的脊髓损伤损伤的患者中，其交感神经兴奋后不能引起外周血管收缩，从而导致低血压。神经源性休克的患者表现出低血压而没有心动过速或者血管收缩，可能由于迷走神经对于心脏的作用不受抑制而出现心动过缓[18]。这些患者需要进行液体复苏治疗并处理他们的脊髓损伤。

感染性休克是很少见于刚发生外伤的患者。但如果患者在最初的损伤中存活下来，就有可能出现感染性休克。腹部穿透伤会导致腹腔感染并导致感染性休克。这些患者的临床表现与失血性休克的患者相似，一开始很难鉴别，但是实验室检查和超声心动在诊断中有很大帮助。

意识障碍

在发现危及生命的外伤患者并对他进行 ABC 救治时，应该进行简单神经系统评估。这包括意识水平、眼球运动、瞳孔大小、对称性、对光反射、运动、感觉功能。GCS 评分是一个客观的临床工具用来评估脑损伤的严重程度。它包括睁眼反应、语言反应和运动反应。13～15 分表示轻度损伤，9～12 分表示中度损伤，8 分以下表示重度损伤。需要注意的是，患者可能没有脑损伤的证据而是由于低血压引起的大脑灌注降低而出现意识改变。GCS 评分改变意味着颅内压增大以及脑损伤加重。对怀疑颅内损伤的患者要进行 CT 检查[19]。

暴露

初步评估的最后一部分是暴露。患者需要从头到脚一丝不挂进行检查。一定要注意避免低体温，可以通过使用液体暖化器，提高室内温度，被动或主动的升温技术。

团队工作方法

创伤团队需要具备以下的特征：有明确的领导、行为互相监督、备份行为、适应性以及合适的团队导向以使行动高效，为患者提供最好的医疗[20]。团队的领导应该在 ATLS 接受训练，在评估中进行监督和指导。沟通同样重要，以确保团队成员清楚自己的角色，来保证合作和高质量的任务表现。在评估中，将获得的信息传递给所有的团队成员同样重要[21]。为了提高急救室的团队精神和对患者治疗的有效性，应该组织进行模拟训练活动，这被证明是成功的[22-25]。

影像在外伤患者中作用

初步调查完成后，第二步调查开始。胸部和骨盆的平片扫描可以快速地确定是否有纵隔增宽、不稳定的骨盆骨折等危及生命的外伤。之后可以决定是否需要再做进一步的影像学检查，通常包括对血流动力学稳定的患者进行 CT 平扫，头部及颈椎的非增强扫描，胸、腹、骨盆的增强扫描[26]。多排 CT 扫描能够减少扫描时间同时提高影像分辨率。这是由于准直器更薄，减小了部分容积和运动伪影。这些图像可用于胸和腹主动脉、颈椎和胸腰椎、颌面骨骼、骨盆和髋臼的三维可视化[26-27]。

头部影像

对于怀疑颅内损伤的患者要进行头部的影像学检查，这些包括对大脑的客观损伤，如意识状态变差、颅面部的畸形、脑脊液漏、鼓室积血和存在凝血障碍的患者（包括使用血液稀释药品）[28]。对于损伤轻微却存在高风险的患者，可以考虑进行断面成像。尽管 CT 扫描对于硬膜外及硬膜下出血敏感，但对于弥漫性轴索损伤却难以发现。它必须通过弥漫性脑肿胀、点状脑出血等间接征象诊断[29]。对于临床及神经系统改变或恶化，特别是外伤后 72 小时以内的患者，重复的 CT 检查是必要的[30]。

面部影像

遭受面部外伤的患者除了需要头部 CT 扫描还要接受特定的面部 CT 扫描[31]。其他适应证包括畸形，物理查体发现的颌面部结构不稳定，晶状体浑浊，头部 CT 扫描显示的眶周或鼻旁窦的骨折，有临床证据的脑脊液漏[32-33]特定的面部软组织损伤与面部骨折有关系，存在这种损伤的患者要高度怀疑潜在的面部骨折。这些面部损伤包括唇撕裂伤、口腔内撕裂伤、眶周挫伤、结膜下出血、鼻挫裂伤[34]。CT 是一种检测隐匿性骨折的极好的方法，在手术前发现骨折移位[35]。然而它会给晶状体和颈部的软组织特别是甲状腺造成极大的辐射。这一点在给儿童拍片时更要慎重考虑[36-37]。

颈部影像

颈部的钝挫伤会导致上消化道的损伤，包括食管、喉管、气管。临床表现有喀血、声音嘶哑、捻发音、颈部疼痛、皮肤擦伤和血肿。对于这些损伤，CT 是最好的影像学方法。然而一些特定的 X 线片也会提示外伤，比如软组织肿胀、咽旁气肿、喉部、舌骨骨折。另外，怀疑外伤的患者需要增强的食管镜检查或者胃镜检查，或者两者均需要。患者需要接受钡餐检查来评估隆突以上食管的受损情况。对于食管末端或胃部则需要使用水溶性的对比剂。吸入性的水溶性对比食道检查对气道有腐蚀性。然而腹腔内的钡剂会导致腹膜炎。

颈动脉钝伤和颈椎损伤，尽管相对少见，但由于对外伤患者的重视以及无症状患者的检查越来越多，这些也在变得常见。颈部的过伸、旋转、屈曲过度与损伤相关[38]。对于有颈椎骨折（特别是C1~C3和横突孔的骨折），头部影像学不能解释的神经查体，霍纳综合征，LeFort Ⅱ或者Ⅲ型面部骨折，颈部软组织挫伤，进展的颈椎血肿，以鼻出血为变现的头部钝挫伤这些情况的患者需要进行影像学检查[39-41]。脑血管造影是诊断这些损伤的金标准，然而，这是一项侵入性操作，并有导管插入，血肿，潜在的动脉假性动脉瘤、肾功能障碍、卒中等风险。因此，对于那些没有明显血管损伤表现的患者，使用多排CT进行CT血管成像检查是很好的选择，缘于它快速无创伤性，而且这些患者可以随时接受其他的CT检查[42]。

脊柱成像

颈椎影像学检查

对于所有有中轴部位疼痛、触痛、神经功能损伤、意识状态改变、醉酒和分散性损伤的创伤患者均应进行颈椎影像学检查。对于那些GCS评分为15分的清醒患者，以及那些无颈部疼痛、颈部中线部位压痛，颈部完全活动范围内无压痛，无分散性损伤，无醉酒的患者，不需要对他们进行放射性成像检查，并且可以摘除他们的颈托[43]。对于可疑颈椎损伤的患者，颈椎的横截面成像已经在很大程度上取代了平片成像。这些图像应包括从枕部及T1开始的矢状及冠状位的重建图形。对于韧带损伤的评估，虽然MRI和屈伸位X线不是初步创伤评估的一部分，但仍是首选影像方式[44]。

胸腰椎影像学检查

与颈部损伤的患者相同，所有具有后背痛、胸腰椎痛、神经系统损伤、意识水平改变（包括醉酒）、分散性创伤以及受高能量机制创伤的患者均应进行颈腰椎的多排螺旋CT断层成像检查[45]。另外，明确颈腰椎损伤的患者也应该行影像学检查。如果患者处于警觉状态，且无后背痛、触痛、畸形以及神经功能受损的体征，且创伤方式属于胸腰椎损伤的低风险方式，年龄≤60岁，他们可以不予影像学检查而通过临床表现排除胸腰椎损伤，因为他们胸腰椎损伤的风险低[46]。

胸部影像学检查

所有怀疑有胸部创伤包括迟发性创伤性主动脉损伤的患者均应行胸部增强CT检查。除主动脉外，增强CT还可以评估其他大血管、纵隔、肺、胸膜腔以及胸壁的情况[47]。对于无法行增强CT的患者，平扫CT可以帮助诊断纵隔血肿。为指导是否需要行胸部CT检查，Blackmore等人提议了一个方法来判断患者是否处于主动脉损伤高危险组。有以下两项及以上的患者属于高危组：>50岁，自由行走过程中遭遇车祸伤，低血压，明确胸部损伤，明确盆腹腔损伤，骨折，脑损伤[48]。

盆腹腔影像学检查

遭受高能量创伤同时具有腹痛、腹部压痛的患者，以及有腹部钝挫伤或安全带伤症状体征的患者，如果血流动力学稳定，同时没有急诊剖腹探查的指征，均应该行盆腹腔断层影像学检查。查体有可疑体征，同时存在神经功能损伤，或者腹部以外多发伤的患者也应该行盆腹腔断层影像学检查[49]。怀疑膀胱损伤的患者，应行膀胱造影及膀胱X线检查。CT扫描的一个缺点是会遗漏肠道、胰腺及膈肌损伤。

扩展的针对创伤的超声快速评估法（EFAST）

在过去的20年，及时超声检查已经用于创伤患者，同时，针对创伤的超声快速评估法已成为治疗的基本组成部分[50]。它可以快速诊断遭受钝挫伤的患者是否有潜在的躯体损伤以及判断是否有心包积液、腹腔积液。可以探查4个部位：心包腔；右上腹的肝肾隐窝，在脾和肾之间；左上腹脾后方；膀胱后方的盆腔。依次快速地对这些部位进行探查，因为这些部位是液体容易积聚的部位。有证据表明，在血流动力学不稳定的钝挫伤患者中，针对创伤的超声快速评估法（FAST检查）发现的腹腔积血可以作为立即进行手术的充分证据。使用超声进行胸部损伤评估也是有效的，具有快速获得、无创伤性、敏感性高的特点。因此FAST检查就扩展到了包含评估气胸的EFAST检查（图60-1和图60-2）[51]。与顿挫伤相比，超声在穿透性创伤诊断方面的应用研究较少，但是已有研究证明在怀疑穿透性心脏创伤的

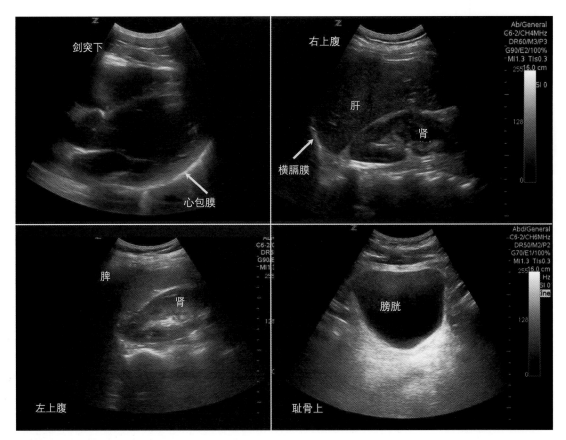

图 60-1　正常的 FAST 检查图像（Used with permission from Ashika Jain, MD）

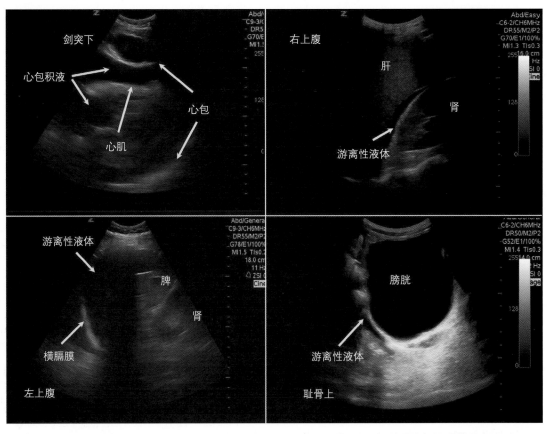

图 60-2　通过在剑突下、右上腹、左上腹、耻骨上进行 FAST 检查，可看到游离性液体的提示（Used with permission from Ashika Jain, MD）

患者中，超声是有效的 [53]。推荐一个正常的 FAST 检查报告并不能作为穿透性创伤的患者可以转出急诊的证据 [54-55]。

结论

多系统创伤患者的病情是复杂的，从他们受伤直到住院的整个过程中，需要专门的照顾。应该遵循 ATLS 的首要原则，当创伤小组准备充分，有条理，容易沟通时，患者才会得到最好的治疗。

（怀　伟　王黛黛　译）

参考文献

1. Kupas DF, Schenk E, Sholl JM, Kamin R. Characteristics of statewide protocols for emergency medical services in the United States. *Prehosp Emerg Care*. 2015; 19(2):292–301.

2. Hannan EL, Farrel LS, Cooper A, Henry M, Simon B, Simon R. Physiologic trauma triage criteria in adult trauma patients: are they effective in saving lives by transporting patients to trauma centers? *J Am Coll Surg*. 2005; 200(4):584–592.

3. Lehmann RK, Arthurs ZM, Cuadrado DG, Casey LE, Beekley AC, Martin MJ. Trauma team activation: simplified criteria safely reduces overtriage. *Am J Surg*. 2007; 193(5):630–634.

4. American College of Surgeons Committee on Trauma. *Resources for Optimal Care of the Injured Patient*. Chicago, IL: American College of Surgeons; 2014.

5. Coimbra R, Hoyt DB, Bansal V. Chapter 4. Trauma systems, triage, and transport. In: Mattox KL, Moore EE, Feliciano DV, eds. *Trauma*, 7e. New York: McGraw-Hill; 2013. Available at: http://accesssurgery.mhmedical.com/content.aspx?bookid=529&Sectionid=41077242. Accessed August 23, 2016.

6. The EAST Practice Management Guidelines Work Group. Practice Management Guidelines for the Appropriate Triage of the Victim of Trauma. Published 2010. Available at: http://www.east.org/education/practice-management-guidelines/triage-of-the-trauma-patient. Accessed march 1, 2015.

7. American College of Surgeons Committee on Trauma. *Advanced Trauma Life Support Program for Doctors*. 9th ed. Chicago, IL: American College of Surgeons; 2012.

8. Lubbert PH, Kaasschieter EG, Hoorntje LE, Leenen LP. Video registration of trauma team performance in the emergency department: the results of a 2-year analysis in a Level 1 trauma center. *J Trauma*. 2009; 67(6):1412–1420.

9. Davis DP, Dunford JV, Poste JC, et al. The impact of hypoxia and hyperventilation on outcome after paramedic rapid sequence intubation of severely head-injured patients. *J Trauma*. 2004; 57(1):1–8; discussion 8–10.

10. Levitan RM, Everett WW, Ochroch EA. Limitations of difficult airway prediction in patients intubated in the emergency department. *Ann Emerg Med*. 2004; 44(4):307–313.

11. Dunham CM, Barraco RD, Clark DE, et al. Guidelines for emergency tracheal intubation immediately after traumatic injury. *J Trauma*. 2003; 55(1):162–179.

12. Ballow SL, Kaups KL, Anderson S, Chang M. A standardized rapid sequence intubation protocol facilitates airway management in critically injured patients. *J Trauma Acute Care Surg*. 2012; 73(6):1401–1405.

13. Mallon WK, Keim SM, Shoenberger JM, Walls RM. Rocuronium vs. succinylcholine in the emergency department: a critical appraisal. *J Emerg Med*. 2009; 37(2):183–188.

14. DeBoer S, Seaver M, Arndt K. Verification of endotracheal tube placement: a comparison of confirmation techniques and devices. *J Emerg Nurs*. 2003; 29(5):444–450.

15. Goudy SL, Miller FB, Bumpous JM. Neck crepitance: evaluation and management of suspected upper aerodigestive tract injury. *Laryngoscope*. 2002; 112(5):791–795.

16. Jubran A. Advances in respiratory monitoring during mechanical ventilation. *Chest*. 1999; 116(5):1416–1425.

17. Mattox KL, Allen MK. Systematic approach to pneumothorax, haemothorax, pneumomediastinum and subcutaneous emphysema. *Injury*. 1986; 17(5):309–312.

18. Krassioukov AV, Karlsson AK, Wecht JM, Wuermser LA, Mathias CJ, Marino RJ; Joint Committee of American Spinal Injury Association and International Spinal Cord Society. Assessment of autonomic dysfunction following spinal cord injury: rationale for additions to International Standards for Neurological Assessment. *J Rehabil Res Dev*. 2007; 44(1):103–112.

19. Smits M, Dippel DW, de Haan GG, et al. Minor head injury: guidelines for the use of CT–a multicenter validation study. *Radiology*. 2007; 245(3):831–838.

20. Civil I. Teamwork in trauma: simply being part of a team is not enough! *Injury*. 2015; 46(5):773–774.

21. Bergs EA, Rutten FL, Tadros T, Krijnen P, Schipper IB. Communication during trauma resuscitation: do we know what is happening? *Injury*. 2005; 36(8):905–911.

22. Capella J, Smith S, Philip A, et al. Teamwork training improves the clinical care of trauma patients. *J Surg Educ*. 2010; 67(6):439–443.

23. Roberts NK, Williams RG, Schwind CJ, et al. The impact of brief team communication, leadership and team behavior training on ad hoc team performance in trauma care settings. *Am J Surg*. 2014; 207(2):170–178.

24. Steinemann S, Berg B, Skinne A, et al. In situ, multidisciplinary, simulation-based teamwork training improves early trauma care. *J Surg Educ*. 2011; 68(6):472–477.

25. Miller D, Crandall C, Washington C III, McLaughlin S. Improving teamwork and communication in trauma care through in situ simulations. *Acad Emerg Med*. 2012; 19(5):608–612.

26. Geyer LL, Koerner M, Wirth S, Mueck FG, Reiser MF, Linsenmaier U. Polytrauma: optimal imaging and evaluation algorithm. *Semin Musculoskelet Radiol*. 2013; 17(4):371–379.

27. Miller LA, Shanmuganathan K. Multidetector CT evaluation of abdominal trauma. *Radiol Clin North Am*. 2005; 43(6):1079–1095, viii.

28. Parizel PM, Van Goethem JW, Ozsarlak O, Maes M, Phillips CD. New developments in the neuroradiological diagnosis of craniocerebral trauma. *Eur Radiol*. 2005; 15(3):569–581.

29. Broder JS. Head computed tomography interpretation in trauma: a primer. *Psychiatr Clin North Am*. 2010; 33(4):821–854.

30. Stein SC, Spettell C, Young G, Ross SE. Delayed and progressive brain injury in closed-head trauma: radiological demonstration. *Neurosurgery*. 1993; 32(1):25–30; discussion 30–1

31. Salvolini U. Traumatic injuries: imaging of facial injuries. *Eur Radiol*. 2002; 12(6):1253–1261.

32. Sitzman TJ, Hanson SE, Alsheik NH, Gentry LR, Doyle JF, Gutowski KA. Clinical criteria for obtaining maxillofacial computed tomographic scans in trauma patients. *Plast Reconstr Surg*. 2011; 127(3):1270–1278.

33. Patel A, Groppo E. Management of temporal bone trauma. *Craniomaxillofac Trauma Reconstr*. 2010; 3(2):105–113.

34. Holmgren EP, Dierks EJ, Assael LA, Bell RB, Potter BE. Facial soft tissue injuries as an aid to ordering a combination head and facial computed tomography in trauma patients. *J Oral Maxillofac Surg*. 2005; 63(5):651–654.

35. Boeddinghaus R, Whyte A. Current concepts in maxillofacial imaging. *Eur J Radiol*. 2008; 66(3):396–418.

36. Linnau KF, Stanley RJ Jr, Hallam DK, Gross JA, Mann FA. Imaging of high-energy midfacial trauma: what the surgeon needs to know. *Eur J Radiol*. 2003; 48(1):17–32.

37. Brenner D, Elliston C, Hall E, Berdon WE. Estimated risks of radiation-induced fatal cancer from pediatric CT. *AJR Am J Roentgenol*. 2001; 176(2):289–296.

38. Biffl WL, Moore EE, Offner PJ, et al. Optimizing screening for blunt cerebrovascular injuries. *Am J Surg*. 1999; 178(6):517–522.

39. Biffl WL. Diagnosis of blunt cerebrovascular injuries. *Curr Opin Crit Care*. 2003; 9(6):530–534.

40. Miller PR, Fabian TC, Croce MA, et al. Prospective screening for blunt cerebrovascular injuries: analysis of diagnostic modalities and outcomes. *Ann Surg*. 2002; 236(3):386–393; discussion 393–395.

41. Bromberg WJ, Collier BC, Diebel LN, et al. Blunt cerebrovascular injury practice management guidelines: the Eastern Association for the Surgery of Trauma. *J Trauma*. 2010; 68(2):471–477.

42. Bub LD, Hollingworth W, Jarvik JG, Hallam DK. Screening for blunt cerebrovascular injury: evaluating the accuracy of multidetector computed tomographic angiography. *J Trauma*. 2005; 59(3):691–697.

43. Como JJ, Diaz JJ, Dunham CM, et al. Practice management guidelines for identification of cervical spine injuries following trauma: update from the Eastern association for the surgery of trauma practice management guidelines committee. *J Trauma*. 2009; 67(3):651–659.

44. Sciubba DM, Petteys RJ. Evaluation of blunt cervical spine injury. *South Med J*. 2009; 102(8):823–828.

45. Sixta S, Moore FO, Ditillo MF, et al. Screening for thoracolumbar spinal injuries in blunt trauma: an Eastern Association for the Surgery of Trauma Practice management guideline. *J Trauma Acute Care Surg*. 2012; 73(5 Suppl 4):S326–S332.

46. Inaba K, Nosanov L, Menaker J, et al. Prospective derivation of a clinical decision rule for thoracolumbar spine evaluation after blunt trauma: an American Association for the Surgery of Trauma Multi-Institutional Trials Group Study. *J Trauma Acute Care Surg*. 2015; 78(3):459–465; discussion 465–467.

47. Fox N, Schwartz D, Salazar JH, et al. Evaluation and management of blunt traumatic aortic injury: a practice management guideline from the Eastern Association for the Surgery of Trauma. *J Trauma Acute Care Surg*. 2015; 78(1):136–146.

48. Blackmore CC, Zweibel A, Mann FA. Determining risk of traumatic aortic injury: how to optimize imaging strategy. *AJR Am J Roentgenol*. 2000; 174(2):343–347.

49. Hoff WS, Holevar M, Nagy KK, et al. Practice management guidelines for the evaluation of blunt abdominal trauma: the East practice management guidelines work group. *J Trauma*. 2002; 53(3):602–615.

50. Scalea TM, Rodriguez A, Chiu WC, et al. Focused Assessment with Sonography for Trauma (FAST): results from an international consensus conference. *J Trauma*. 1999; 46(3):466–472.

51. Rozycki GS, Ochsner MG, Feliciano DV, et al. Early detection of hemoperitoneum by ultrasound examination of the right upper quadrant: a multicenter study. *J Trauma*. 1998; 45(5):878–893.

52. Nandipati KC, Allamaneni S, Kakarla R, et al. Extended focused assessment with sonography for trauma (EFAST) in the diagnosis of pneumothorax: experience at a community based level 1 trauma center. *Injury*. 2011; 42(5):511–514.

53. Rozycki GS, Feliciano DV, Ochsner MG, et al. The role of ultrasound in patients with possible penetrating cardiac wounds: a prospective multicenter study. *J Trauma*. 1999; 46(4):543–551; discussion 551–552.

54. Udobi KF, Rodriguez A, Chiu WC, Scalea TM. Role of ultrasonography in penetrating abdominal trauma: a prospective clinical study. *J Trauma*. 2001; 50(3):475–479.

55. Biffl WL, Kaups KL, Cothren CC, et al. Management of patients with anterior abdominal stab wounds: a Western Trauma Association multicenter trial. *J Trauma*. 2009; 66(5):1294–1301.

第61章 休克的分类

Christopher V. Holthaus • Kareem D. Husain • David A. Farcy • Tiffany M. Osborn

这里讲述了由细胞本身所决定的全身器官耗氧量的重要调节机制……动脉含氧量，主动脉压，血流速和呼吸模式都是相互影响的（are all incidental and subordinate），它们共同作用以维持细胞正常活动。

——Pfluger 1872[1]

引言

休克临床表现为组织低灌注状态，但从根本上讲是细胞氧供和氧利用不足。在临床表现上讲，这种"不足"的程度会因人而异，甚至同一患者在不同时期的表现程度也不同。低灌注的临床表现也存在差异，它可以是短暂性的（例如血管迷走神经性晕厥），持续代偿性的（例如血压正常伴有少量液体丢失引起心率偏快）或者持续失代偿性的，这种持续失代偿状态会导致心血管衰竭、多脏器功能衰竭，甚至死亡。

临床上，当患者出现低血压或"看起来不好"时，医护人员应对此有警觉并进行紧急治疗干预。因为休克是一个与时间相关性强的诊断，及早发现和干预早期低灌注状态能有效改善患者预后[2-8]。一般而言，明确休克的病因和治疗比对休克进行回顾性分类更容易，因此，大量时间和调查用于研究休克的分类。然而，在急性发病时，当休克的病因可能是多因素或难以分辨时，医护人员只能根据不完整的信息进行治疗干预。无论如何，我们需要做出

高风险的决策以稳定病情、优化复苏方案、改善和预防器官功能障碍和预后。本章的目的是为医务人员构建一个框架，有助于我们更好理解、诊断和治疗各类复杂的休克状态。

流行病学

休克死亡率很高，但死亡率根据休克类型、患者年龄和并发症的不同从10%～87%不等[9-12]。尽管临床研究经常使用0.5 mcg/(kg·min)的去甲肾上腺素或肾上腺素作为阈值[13]，但对于难治性休克没有一致的定义。约有6%的危重患者会出现难治性休克，占重症监护病房死亡人数的18%[13]。最近有试验研究了这部分患者。一项研究证明，那些需要大剂量[≥1 mcg/(kg·min)去甲肾上腺素]血管升压药物（high dose vasopressor，HDV）的患者（n=443）的90天死亡率为83%，这比放弃治疗的患者死亡率（58%）要高[14]。在那些少数存活超过90天的患者（n=76）中，其中有82%的患者生存时间达3年，同时此类患者比3年内死亡的人更年轻（53.1 vs. 64.8）[15]。与其他ICU疾病相比，HDV后存活的患者（n=36）出现抑郁（19%）、焦虑（39%）、残疾（36%）和继续全职工作（17%）的比例相似，创伤后应激障碍的发病率较低（8%）[15]。从分类上讲，HDV后存活患者和死亡患者在休克的病因上基本相似。HDV后存活患者的休克病因和比例分别是感染性（62%）、心源性疾病（13%）、心脏停搏（7%）、

用药过量（5%）、出血性疾病（3%）、神经源性疾病（1%）、肺栓塞（1%）；HDV 后死亡患者的休克病因和比例分别是感染性（54%）、心源性疾病（11%）、心脏停搏（17%）、用药过量（3%）、出血性疾病（8%）、神经源性疾病（1%）、肺栓塞（3%）[15]。

急诊医师（emergency physician，EP）和重症监护病房医师经常遇到并接受过专门训练来治疗急危重症。就全美国来讲，15.8% 的急诊患者应需要立即或紧急接受治疗和护理（在 15 分钟之内），然而有 11.5% 的急诊患者入 ICU 接受治疗和护理[16]。将近 2/3 的脓毒症患者（每年 571000 例）要经过急诊室的治疗，他们的平均急诊留观时间（length of stay，LOS）为 4.7 小时，20.4% 留观时间 >6 小时[17]。由于年龄≥65 岁的老年人口不断增加，脓毒症的老年患者所占比例过半（58%）[10, 18-19]。流行病学上描述的来自急诊的休克类型具有推测性，需要进一步研究证实[20]。一个大型的关于使用血管升压剂的患者（n=1679）的 ICU 研究明确了休克的类型，即分布型 66%[62% 感染性；4% 非感染性（神经源性疾病、过敏反应、用药过量）]、心源性疾病 16%、低血容量性疾病 16%、阻塞性疾病 2%）[21-22]。

休克来诊前和在急诊室

一个大型多中心美国和加拿大紧急医疗服务（Emergency Medical Service，EMS）研究表明，一个或多个来诊前的收缩压（systolic blood pressure，SBP）< 100 mmHg 的患者，其院内死亡率（美国 26%；加拿大 32%）比 SBP > 100 mmHg 的患者的院内死亡率更高（美国 8%；加拿大 11%）[23]。另一项 EMS 研究调查了一批成人样本（n=673），这一人群来诊前进行静脉治疗并在治疗前完善乳酸检查，结果显示，有 46% 的患者乳酸水平≥2 mmol/L，与院内死亡率显著相关（矫正 OR= 3.57；95%CI，1.1 ~ 11.6）[24]。这 673 名患者中，有 11% 收入 ICU，3.1% 在院内死亡。一个较小的 EMS 研究结果表明，乳酸浓度≥4 mmol/L（n=61）的患者院内死亡率为 44.3%，而血乳酸浓度 <4 mmol/L 者（n=74）为 12.2%[25]。此外，亚组分析显示了正常血压 [平均动脉压（MAP）60 ~ 90 mmHg] 同时乳酸含量≥4 mmol/L 的患者（n=27）的死亡率是 35%，而血压正常乳酸水平低于 4 mmol/L 的患者死亡率为 7%[25]。

在 ED 中，低血压（任何 ED SBP＜100 mmHg）的发生率可以非常高（19%），在随机抽取的非创伤性患者（n=4，790）中可证实此结论[26]。这一类人群的院内死亡率为 8%，而其他血压正常（SBP≥100）的患者院内死亡率为 3%（P<0.001）。逻辑回归分析表明低血压是院内死亡率的独立预测因素（OR=2.0，95% 置信区间为 1.3 ~ 2.8）。同时，持续的低血压（SBP<100 mmHg 持续 60 分钟）院内死亡率中有 14%，而一过性的低血压（仅有一次 SBP<100 mmHg，其他时间血压 >100 mmHg）院内死亡率只 5%。此外，低血压的程度也使院内死亡率升高，SBP<80 mmHg 使院内死亡率升高至 18%，如果 SBP 为 90 ~ 99 mmHg 则升至 5%。同一类样本的另一项研究证明患有脓毒症和非持续性低血压的患者（≥1 次出现 SBP<100 mmHg 但是持续时间<60 分钟）院内死亡率为 10%，而未出现低血压的患者为 3.6%[27]。

病理生理学

休克的诊断是基于临床、血流动力学和生物化学机制而得到的[22]。传统上，临床症状包括濒死面容；皮肤苍白；呼吸或心率异常；脉搏微弱；毛细血管充盈时间延长；皮温凉；皮肤湿冷或过于温暖；尿量减少；精神状态改变。血流动力学的变化通常表现为低血压（收缩压小于 90 ~ 100 mmHg，平均动脉压小于 65 mmHg，或收缩压较基线水平下降 40 mmHg），但也可能包括严重的心律不齐、心脏收缩力降低、充盈压锐减和血管阻力增加。生化异常包括反映器官功能障碍的实验室指标（即乳酸、血气、肌酐、肝功能、凝血、血小板减少症或炎性标志物）出现异常。

临床

"濒死面容，鼻子塌陷，眼窝凹陷，太阳穴凹陷，耳郭冷缩，皮肤发青冰冷，脉搏微弱，代表了失血性休克的临床特征。"[28] 然而因为基础疾病不同，以上症状不完全一样甚至不出现，所以不能依靠上述症状来诊断休克和进行严重程度评估。此外，休克的病因不同往往会导致不同程度的症状和体征。例如，由于血管病理性扩张和严重器官功能障碍，感染性休克将导致比出血性休克更多的症状和体征。同时，在表现出明显的表现和症状之前，健康个体有能力承受大量液体量损失，而一个不太健康的个体，或者一个有严重并发症的患者，哪怕是很小的液体量损失也会表现出严重症状和体征。总之，根据患者的年龄、并发症和临床情况，休克可能在机体出现明显症状之前就已经存在。

生化反应

无论病因是什么，我们用细胞缺氧来定义休克，表示休克状态是一个低于无氧阈值的一种状态，即中间代谢因 Krebs 循环受阻，而激活了紧急代谢途径[28-29]。丙酮酸不是为了产生足够的能量（腺苷三磷酸）在线粒体中进行有氧代谢，而是通过乳酸脱氢酶在细胞质中代谢产生乳酸和多余的氢离子。此外，磷酸盐被消耗并产生多余的氢离子[28]。与有氧代谢相比，无氧代谢的净值是减少的潜在能量（ATP）、代谢性酸中毒以及在组织和血液中产生的乳酸。

在血浆儿茶酚胺浓度显著增加和肾素血管紧张素系统被激活的情况下，血管扩张性休克主要功能障碍是血管平滑肌的收缩功能障碍[30]。在此期间，血管升压药物的耐药性可归因于三种机制：血管平滑肌浆膜面上 ATP 敏感的钾通道（K_{ATP} 通道）的激活，一氧化氮合酶诱导形式的激活，以及血管加压素的缺乏[30]。

从机制上说，K_{ATP} 通道在生理上是激活状态的，通过 ATP 减少、氢离子增加和乳酸增加导致膜超极化而引起血管扩张，从而将细胞的新陈代谢与血管的张力和血流联系起来[30]。一氧化氮是一种有效的内源性血管扩张剂，在感染性休克和失代偿出血性休克时，通过诱导一氧化氮合酶的合成产生一氧化氮。对敲除一氧化氮合酶基因的小鼠来说，在其摄入内毒素后几乎没有出现血压下降，因此细胞因子的释放在某种程度上可能会诱导一氧化氮合酶产生[30]。血管加压素被储存在脑垂体后叶，通过控制水潴留的渗透压感受器或通过控制血管平滑肌收缩的压力反射来释放。血管加压素水平在休克时显著上升，但寿命短（小于 1 小时），它很快恢复到基线水平，导致一个相对不足的状态[30-32]。

血流动力学

我们要充分理解携氧和全身组织缺氧的概念才能很好理解休克[33]。

氧气转运

氧输送量（oxygen delivery，DO_2）是指氧结合到血红蛋白（hemoglobin，Hg）上并且每分钟转运到外周组织的总量[34-35]。它的计算如下（如图 61-1）：

$$DO_2 = CO \times CaO_2 \times 10$$

虽然动脉氧含量（atrial oxygen content，CaO_2）

- DO_2= 氧输送量（DO_2）= 动脉氧含量（CaO_2）× 心脏输出量（CO）× 10
- $DO_2 = CaO_2 \times CO \times 10$
- $CO = HR \times SV$
- CaO_2= 动脉氧含量（CaO_2）= 动脉血中可以结合氧的 Hb 量，氧饱和的 Hb 数量（SaO_2）和溶解氧量（PaO_2）。PaO_2 经常忽略不计，因为它的量非常少。
- $CaO_2 = (Hb \times SaO_2 \times 1.38) + (0.0031 \times PaO_2)$
- $DO_2 = CO \times (Hb \times SaO_2 \times 1.38) + (0.0031 \times PaO_2)$

图 61-1　计算式 1

至关重要，但心脏输出量（cardiac output，CO）是氧输送量最重要的决定因素。如图 61-2 和 61-3 显示，CO 对代谢增加和 O_2 转运能力下降有代偿作用。然而 CO 是心率和每搏量（stroke volume，SV）的乘积，SV 受多种因素影响。因此我们难以预测和操控 CO。

Hg 是氧输送量的另一个重要贡献者。由于 Hg 很容易通过输血达到，因此它成为调节氧输送量的一个重要因素。这个类似火车的示意图代表了这部分对 DO_2 系统的影响。通过微血管系统向组织输送多少氧取决于有多少含氧量（Hg），有多少 Hg 能有效氧输送量，以及心脏有效运氧量。氧一旦输送到毛细血管中，它就从 Hg 中卸下，无氧的血液返回心脏。

全身组织缺氧

从左心室流出血液的动脉氧饱和度（SaO_2）大约是 100%。当氧合血流经微循环时，各个器官有不同程度的耗氧量（VO_2），因此根据机体各个器官处于休眠状态、代偿或病理状态等提取的含氧量不同

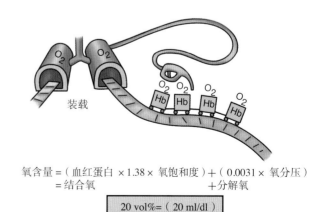

氧含量 =（血红蛋白 × 1.38 × 氧饱和度）+（0.0031 × 氧分压）
　　　　=结合氧　　　　　　　　　　　+分解氧

20 vol%=（20 ml/dl）

图 61-2　氧输送量。氧含量是氧结合（血红蛋白）和非结合或溶解氧的和。（经 Jeffery S. Vender，MD 允许使用。）

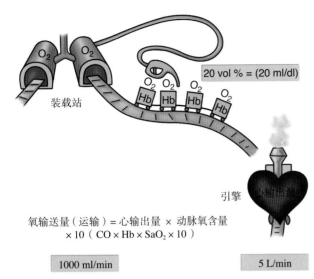

氧输送量（运输）= 心输出量 × 动脉氧含量
× 10（CO × Hb × SaO₂ × 10）

| 1000 ml/min | 5 L/min |

图 61-3　氧输送过程。氧输送量代表心脏输出量（CO）、动脉氧饱和度（SaO₂）和血红蛋白（Hb）的功能。这部分中的任意一个环节都会受到感染的影响，从而导致氧输送量减少（经 Jeffery S. Vender 医生允许使用）。

（即 5% ~ 60%）（图 61-4）[35-36]。

　　总体上讲，在一个平衡的转运 - 需求过程中，外周组织的净平均摄氧率为 25%，血氧饱和度 75% 的血液回流到右心（图 61-5）。通过肺动脉导管我们能有效评估混合静脉氧饱和度（mixed venous oxygen saturation，SvO₂）。然而，考虑到肺动脉导管的有效性和安全性问题[37]，有学者证实 ScvO₂ 可以作为功能性测量的替代指标[33]，从理论上讲，ScvO₂ 在 ED 甚至是 ICU 中应用更加实用，效果更好。

　　在 DO₂ 减少和组织缺氧的情况下，通过增加氧的提取（SaO₂-SvO₂）来代偿以维持有氧呼吸[34]。当氧提取耗竭后，血乳酸增加[34]。这个临界阈值，即氧消耗变成氧传递或"氧供给 - 依赖"，即为临界 DO₂[34, 38-39]。在患者疾病状态和生理代偿状态的异质性使临界 DO₂ 产生不同的阈值（图 61-6）[40]。

　　在临床上，当面对一个供给依赖的休克状态时，我们的管理策略应考虑到个体化的需要程度，并针对在氧转运中各成分之间的平衡（DO₂=CO × CaO₂ × 10）来酌情调整治疗方案。

　　1. 有足够的氧供吗？

　　2. 是否有足够的前负荷，患者需要进一步的液体复苏？

　　3. 是否有足够的后负荷或血压以满足终末器官灌注？

　　4. 是否有足够的时间变应性和收缩力变应性？

　　5. 是否为最佳携氧浓度？

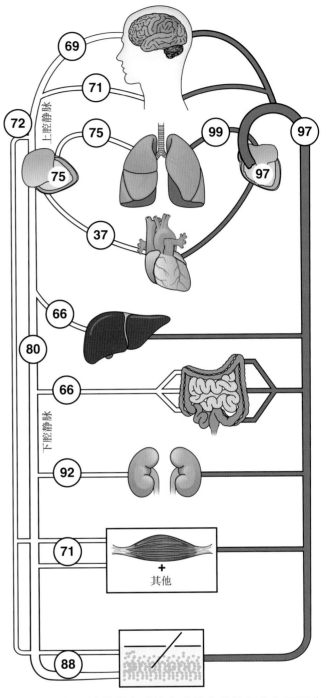

图 61-4　在不同的器官系统中动脉和静脉氧饱和度百分比。（Reproduced with permission from Reinhart K, Eyrich K: Clinical Aspects of O₂ transport and tissue oxygenation. Berlin: Springer-Verlag; 1989.[36]）

　　这一指标（携氧浓度）可通过复苏后 Hg 准确获得，因为复苏前和复苏中测量此指标可能会受到血液浓缩的影响。

　　一旦保证了足够的氧供，就应将注意力转向评估氧转运与氧利用 - 提取之间作用系统是否平衡[34]。我们可以将乳酸盐 ScvO₂ 作为 SvO₂ 的替代指标，通

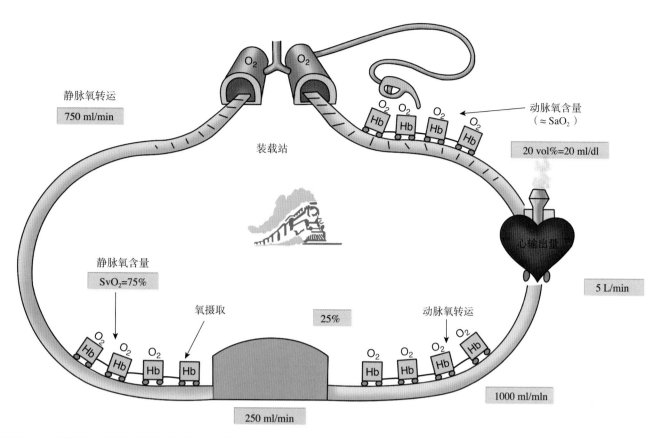

图 61-5 氧转运。在微血管水平，氧气是从血红蛋白中获取，在组织中消耗。正常情况下 25% 被提取因此心脏水平（肺动脉，SvO_2；上腔静脉，$ScvO_2$）的氧饱和度为 75%。当 SvO_2 或 $ScvO_2$ 为 70% 时，氧债就发生了。（经过 Jeffery S. Vender 医生允许使用）

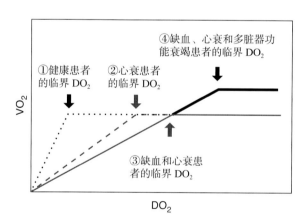

图 61-6 在不同的生理条件下的临界氧转运（DO_2）。DO_2，氧转运；VO_2，氧消耗；临界氧转运即在此水平下 DO_2 不能满足氧消耗（氧供应依赖）。①在健康个体，随着 DO_2 减少，VO_2 由于代偿机制仍是稳定的（氧输出量和细胞氧提取升高；点状虚实线）。②心力衰竭限制心脏输出量的代偿性升高（蓝色划线）。③缺血和心衰更进一步限制因为低血红蛋白降低动脉氧含量（CaO_2）（红色实线）。④严重心力衰竭可能和全身炎症反应综合征（SIRS）和多器官功能障碍（MODS）相关，这两者可以增加全身氧消（VO_2），因此临界氧转运（DO_2）增加（黑色实线）。（Reproduced with permission from Du Pont-Thibodeau G, Harrington K, Lacroix J: Anemia and red blood cell transfusion in critically ill cardiac patients, *Ann Intensive Care*. 2014 Jun 2;4:16.[40]）

过监测乳酸盐 $ScvO_2$，能及时发现早期氧转运和需求系统的不平衡状态[22]。实际上，$ScvO_2$ 是通过位于上腔静脉（SVC）的中心静脉导管来测量的。它由一个颈内静脉（IJ）或锁骨下静脉（SC）中心静脉导管的静脉血气值或由一个接有适当传感器的中心静脉导管的读取器获得的连续电子数据转化而来。$ScvO_2$ 能反映全身组织缺氧状态。对于休克患者，$ScvO_2$ 通常比 SvO_2 高 5%~7%。因此，$ScvO_2$ 小于 70% 可能代表着致命的难以纠正的缺氧状态[33]。

尽管存在个体差异，但 SvO_2 与组织功能的一般关系如下：

1. SvO_2＞75%，正常提取
2. 75%＞SvO_2＞50%，代偿性提取（O_2 需求的增加或 O_2 供应的减少）
3. 50%＞SvO_2＞30%，提取衰竭（由于 O_2 供应不能满足 O_2 的需求导致乳酸酸中毒）
4. 30%＞SvO_2＞25%，严重的乳酸酸中毒
5. SvO_2＜25%，细胞坏死[34]

导致静脉氧饱和度低的原因包括氧转运减少（例如：贫血、出血、缺氧、低血容量、心力衰竭）或

耗氧量增加（例如：激动、疼痛、发热、寒战、呼吸衰竭、代谢需求增加）[41]。导致静脉氧饱和度升高的原因包括氧转运增加（例如：氧、血、液或肌醇的管理，增加心脏输出）或耗氧量减少（即：镇静、镇痛、低体温、机械通气、分流或死亡细胞摄取减少）[41]。

休克病理生理学的临床意义

病理生理学一般将 SBP 或 MAP（SBP< 90 或 MAP< 65 mmHg）用于表示休克，这是因为大家误认为外周血压能反映终末器官灌注情况。当患者出现生命体征不稳定时，我们考虑为休克。然而，休克并不会在血压骤降时才开始，血压降低是患者机体无法在生理上对氧债进行代偿时发生的情况。隐性休克，也被称为"血压正常型休克"，指的是由于微血管系统持续缺氧所导致的病理状态。隐性休克会带来很高的发病率和（或）死亡率[2, 42, 44]。结合患者生命体征和查体，生物标志物能帮助我们及时识别早期休克。如果能在机体失代偿之前及时识别进展性休克，那么患者死亡率会明显降低。这一概念已经适用于出血/创伤性休克[45-48]、心源性休克[49-51]、感染性休克[2, 4, 52]和在 ED 普遍出现的严重休克[53-54]。

体格检查、体征和症状

在这篇文章的其他地方会涉及特殊类型休克的症状和体征。对待每一位危重患者，无论是在 ED、ICU，还是留观室病情恶化的患者，都要及时保护气道，评估呼吸和循环水平，并及时干预治疗。

严密监测生命体征，此为重中之重。当患者病情不稳定时，生命体征的变化难以预测。在这种情况下，反复监测生命体征有助于我们评估患者是否逐渐恢复或走向死亡。

生命体征基本上包括血压、体温、心率、呼吸频率、血氧饱和度、指尖血糖、心电图（ECG）。患者应连接心电监护并随时监测评估。应注意到所有患者的直肠温。我们应重视任何异常的生命体征，及时做出进一步的决策。

任何确诊为休克或者高度怀疑为休克的患者应进行全面查体，包括经常遗漏的皮肤、后背、泌尿生殖系统和所有的孔道。在每个系统的体格检查中都应积极寻找休克的潜在病因。其他章节会讲查体的具体内容。以下列表只是对需要包含或考虑内容的一般提醒：

1. 总体表现。"我走进房间时患者的表情如何？"患者的一般外观将提示即刻的行动计划。

2. 精神状态和全面神经学检查。精神状态改变是指从嗜睡到昏迷。轻度、新的嗜睡可能是不良过程的早期征兆，尤其是老年人。应进行完整的神经系统检查。当神经学检查有限时可能需要影像学评估。

3. 头、耳、眼、鼻、喉、口腔。口腔是一个经常被忽视的潜在感染源。

4. 颈部。低血压合并颈静脉充盈需要考虑心脏病因，低血压合并颈静脉塌陷可能表明系统性原因。此外，应考虑到传染性或创伤性原因对临床表现的影响。引起气管移位的水肿可能是由于咽部脓肿引起的。在创伤中，气管移位可能是由于出血引起。捻发音可能由于喉骨折引起的。此外，颈椎骨折可能导致神经源性休克。

5. 胸部/心脏/肺。潜在的病因可能表现为急性休克，包括但不限于急性心肌梗死、肺栓塞、心包压塞、心肌炎、张力性气胸和（或）肺炎。

6. 腹部检查。结合多种疾病的临床表现进行广泛评估是至关重要的。注意考虑的疾病包括但不限于血管功能不全、肠穿孔、胆管炎、出血和穿透性消化性溃疡。影像学检查通常是必要的。值得注意的是，一个不典型的腹部检查并不能排除严重疾患；众所周知，老年患者可能在病理生理学上出现重要变化而在查体上表现并不突出。

7. 泌尿生殖系统检查。一个完整的泌尿生殖系统检查会避免遗漏引起感染性休克的重要原因，例如宫内节育器、卫生棉或糖尿病患者的 Fournier 坏疽会引起脓毒症。

8. 背部。如果没有进行背部查体，那么只有一半的患者能查出疾病原因。在使用静脉药物的患者中，要考虑硬膜外脓肿。

9. 直肠检查。评估可能包括但不限于直肠周围脓肿、出血和异物。

10. 皮肤。蜂窝织炎或无法识别的感染关节、褥疮或心内膜炎都会引起感染性休克。特别是在肥胖患者，心脏听诊难以听到心音，重要的是要检查手、脚和甲床。

分类和管理

在临床上，休克的鉴别诊断是基于对有效组织灌注的不同理解。休克可分为四类：低血容量性、分布性、心源性和阻塞性休克。静脉回流少是低血容量性休克（绝对血容量减少）和分布性（无效的血管张力，相对血容量减少）休克的基础病因。心源性休克是由于泵衰竭，虽然机体有足够的血容量，但没有足够的循环血量维持血压。另外，阻塞性休克是由血液回流心脏过程中存在结构性障碍。此外还有以上休克类型相互重叠的混合形式[22, 28, 55]。

治疗休克时可以采用四种治疗策略：抢救、优化、稳定和降级[22]。抢救阶段的重点是达到可接受的最低血压（MAP>65 mmHg）和针对不同疾病做出不同紧急抢救干预措施（即吸氧和气道通畅、胸腔穿刺、心包穿刺、溶栓、血容量管理、升压药、抗生素、病因处理和手术）。优化阶段着眼于病情变化趋势和维持氧输送和利用。改善生命体征和临床检查是最小的目标，但它们可能不能反映正在进行的隐匿性器官功能障碍。因此，其他的复苏终点包括但不限于监测乳酸清除率、尿量［大于 0.5 ml/(kg·h)］、血氧饱和度和心输出量。第三阶段是稳定阶段，其重点是继续进行器官支持，尽量减少并发症。最后，第四阶段是降级阶段，目标是通过滴定支持治疗以实现液体负平衡[22]。

休克状态的系统治疗途径

所有的休克状态都需要确认氧输送能够满足需求。治疗方案和步骤的选择是基于疑似的休克类型。然而，并不是所有的设备都能利用起来处理休克患者。因此，转移到 ICU 或有更完备资源的 ED 可能是必要的。一般来说，当遭遇急性恶化的休克患者时静脉通路、连接氧气、监测、气道管理和床旁超声设备的 ED 方法都应用起来。这些基本原则在 1969 年通过 Weil 医师在他的值得纪念的"VIP-PS"中得到认可：通风（氧气转运）（V），静脉注射（血容量）（I），泵（血管活性药物）（P），药理学（药物）（P），特异性 / 外科手术（病因的药物和外科手术管理）（S）[25-26]。对于严重恶化或未能辨别病因的休克患者，一个现代的相对于"VIP-PS"原则的 ED 方法是复苏或初级检查的"ABCDEF"［气道，呼吸，循环，失能，暴露，频率（Ultrasound-FAST，eFAST，RUSH）］[57-58]。

- 气道。考虑到插管的风险非常高，除了血流动力学警告确保插管前后足够的血压，如果有任何疑问，那就确保气道通畅，目标不变（校正低氧血症和 / 或高碳酸血症）[59-60]。

- 呼吸。一旦气道通畅得以保证，这通过比色法或二氧化碳波形图来确认气管导管的放置正确。使用肺保护策略（即在 ARDS 或有高风险的实质情况下采取较低的潮气量 6ml/kg 理想体重，峰 / 平台压小于 30 cmH$_2$O），以避免缺氧、高氧或高碳酸血症[61-62]。

- 循环。考虑短期死亡率没有明显差异，液体管理可以是晶体或胶体（避免脓毒症使用淀粉，避免脑损伤患者使用胶体）[31, 63-64]。在可能的情况下，容量管理应该通过客观指标的动态反应来指导（即每搏量、心输出量、脉压变化、收缩压变化、每搏量变化、心率、血压、休克指数、腔静脉塌陷度、心室腔大小、尿量、临床改善）[31,65-69]。像脓毒症这样的分布性休克患者通常可以耐受 20~30 ml/kg 的初始负荷量液体。然而，心源性休克参与后应对液体负荷量进行调整（例如：床边超声和 ECG），需要反复谨慎评估患者输注 500 ml 液体后的表现或被动腿抬高情况[2,5,70]。对于非出血性休克患者，如果保证容量的情况下血压目标（MAP>65 mmHg，SBP>90 mmHg）无法满足，最初的血管升压药物选择通常是去甲肾上腺素，因为多巴胺对心源性和感染性休克的死亡率增加有关[21,71]。允许性低血压和血液制品替代治疗是创伤性出血休克的主要治疗方法[72]。如果在适氧合、前负荷、后负荷和血红蛋白目标满足的情况下，非阻塞性休克患者出现持续心脏收缩性下降，应考虑到肌力支持治疗（即多巴酚丁胺）。

根据休克的类型完善非侵入性检查。大多数病例需要心电图、X 光、脉搏血氧仪和持续的生命体征监测。超声对创伤患者评估是敏感而可靠的，它不仅仅用于标准化创伤重点评估（eFAST），还可以有更多应用，如评估心室的大小、射血分数和下腔静脉充盈度等，它在评估休克患者上很准确[58, 73-79]。如果患者生命体征稳定能外出做检查，可进一步完善非侵入性诊断检查以明确休克的病因，如钝外伤或肺栓塞 CT 检查。

根据休克类型完善实验室检验，但一般包括生化、全血计数（CBC）、凝血功能、肌钙蛋白、乳酸、动脉血气、中心静脉血气（如不能持续监测 ScvO$_2$）、尿常规以及血和尿培养。其他实验室可包括肝功能检查、甲状腺功能检查、碱缺失、毒物或药物滥用的毒理学检查以及乙醇水平。所有休克的一般处理流程都包括中心静脉导管及动脉导管置入术。中心静脉通路是用于静点升压药物、测量中心静脉压力（CVP）[80]，测量 $ScvO_2$（首选锁骨下静脉或颈内外静脉），多通路输液或无法建立足够的外周静脉通路等。动脉导管通路用于连续监测动脉血压，应用于所有需要血管升压药物的低血压患者。

低血容量性休克

低血容量性休克是由于血容量减少，导致前负荷和心输出量下降，导致氧转运减少。潜在病因包括脱水、出血、呕吐、严重烧伤和医源性原因（如利尿剂和血管扩张剂）。CRISTAL 研究检测 ICU（$n=2857$）的低血容量性休克原因和死亡率如下：脓毒症 54%（死亡率 29%）、创伤 6%（死亡率 15%）、非脓毒症性 / 非创伤 40%（死亡率 25%）[64]。

低血容量性休克临床上可以通过心动过速、呼吸急促、低血压、脉压小、精神状态改变、静脉压降低、尿量减少和毛细血管再灌注等进行评估。这些体征和症状是由压力感受器激活抑制导致，这易引起心率增加和心肌收缩力加强，同时心房牵拉感受器激活受到抑制导致心房钠尿肽释放减少。其他发生的急性变化包括由肾介导的肾素 - 血管紧张素 - 醛固酮系统激活。血管紧张素引起两个主要反应：小动脉血管平滑肌收缩和醛固酮分泌，促进钠再吸收和水潴留，从而导致极度饥渴。通常全血量丢失达 10% ~ 20% 时，这些临床症状才被表现出来。重要的是，儿童对血容量减少的代偿时间较成人长（虽然血容量减少但血压代偿性得到维持）。但是，一旦儿童低血容量性休克出现失代偿，临床进展极快，通常预后不佳。

成人循环血容量估计为 70 ml/kg；儿童是 80 ~ 90 ml/ kg[81]。2012 先进创伤生命支持（ATLS）学生手册第九版提供了一个结构化的失血分类方案，概述了大量失血的临床和生命体征进展程度分级：1 级≤15%；2 级为 15%～30%；3 级为 30%～40%；4 级≥40%[81]。值得注意的是心动过速（HR＞100 次 / 分）开始于 2 级（≈20% 失血量），而低血压可从 3 级（30%≈失血量）开始。此外，该方案在一定的局限性，因为患者的生理状态不同，一些研究证明 ATLS 失血分类分级系统与心率、呼吸频率、收缩压和格拉斯哥昏迷量表（GCS）的预测无明显相关性[82-83]。

在急性期，在低血容量性休克中，晶体液或胶体液可用于起始的液体替代治疗[64]。拯救脓毒症运动建议，当患者需要大量晶体液时，白蛋白（无淀粉）可用于严重脓毒症或感染性休克的液体复苏（ⅡC 级推荐）[31]。ATLS 对初始液体量的建议是输注 1 ~ 2 L 常温的晶体液，当持续低血压的情况下，可考虑输注血制品进行替代治疗，同时继续寻找出血病因和积极控制持续性出血。

心源性休克

1999 年发表的一个 23 年回顾性研究表明，急性心肌梗死（AMI）患者平均住院死亡率为 72% 和心源性休克发生率为 7.1%[84]。心源性休克是由于瓣膜病变、心肌损伤或心包病理改变而导致的显著的"泵衰竭"[84]。根据患者心肌基础不同，当 40% 心肌受累时可能会出现心源性休克，原因通常是毒素、缺血、免疫或炎症过程等[55]。CO 的显著减少导致 DO_2 的减少。临床表现可出现类似低血容量表现（见前面的讨论），但患者可有颈静脉怒张（由于颈静脉压增高所致）以及与肺部查体一致的肺水肿表现（由于心脏泵衰竭导致的液体潴留）。此外，还可能有决定复苏治疗的心音改变，如新的心脏杂音或心电图动态改变。心源性休克可通过上述临床表现和提示心室功能差或室间隔破裂的超声心动图、影像学表现以及提示心律失常或心肌缺血心电图等表现来诊断。

心源性休克的最初治疗通常由谨慎选择的血管活性药物和正性肌力药物搭配组成。血管活性药物引起血管收缩，而正性肌力药物则增加了心脏收缩力，这取决于这些药物刺激哪些受体。治疗目标是增加缺血心肌的血液灌注。然而，在心源性休克的特殊情况下，由于心肌耗氧量的增加，必须避免心率过快，因为这可能进一步损害心脏功能，并使心源性休克恶化，甚至有可能对心脏造成永久性损伤（梗死面积增加或导致瓣膜功能障碍）。应该考虑短效的正性肌力药物，如多巴胺、多巴酚丁胺或去甲肾上腺素，而像米力农这样的长效药物应该谨慎使用。值得注意的是，多巴胺已被证明能增加心源性休克患者的死亡率[21]。研究者对心源性休克的 ICU 患者（$n=30$）进行一项小型随机对照（RCT）临床试验，结果表明肾上腺素和去甲肾上腺素、多巴酚丁胺的整体血流动力学效果是相似的。然而，肾上腺素会导致短暂的乳酸酸中毒、心率增快和心律失常以及胃黏膜灌注不全等。这项研究得出的结论是，去甲肾上腺素 - 多巴胺的组合似乎是一种更可靠、更安全的治疗策略[85]。严格的液体管理可能是维持前负荷和心输出量的必要条件，因此我们必须仔细监控。在心肌梗死的病例中，应寻找实现冠状动脉再灌注的快速有效的治疗方法。当患者无法快速转运至心导管室时，就应该考虑进行药物溶栓和（或）机械设备支持治疗，如主动脉球囊反搏（IABP）。此外，在适当的情况下，左心室辅助设备（LVAD）可能是心脏移植手术的重要桥梁。

阻塞性休克

阻塞性休克是一种心外梗阻导致舒张充盈减低或射血分数降低的疾病。通常会发生舒张期充盈减少和射血量减少，两者其一为主要表现。如在限制性心包炎和心包压塞中，心输出量减少是由舒张期充盈减少发展而来。心音低沉和（或）颈静脉怒张可提示心包压塞，心包摩擦音是心包炎的特征性标志。心输出量低也可在肺栓塞患者中很快表现出来。一个巨大的肺血管栓子（或多个较小的栓子）减少了右心室到左心房血流的横截面积，导致右心室超负荷和右心室衰竭，这与存在低血压和颈静脉怒张但无肺水肿的心源性休克的临床表现相似。单侧小腿红肿可能提示深静脉血栓（DVT）形成，这可能是肺部血栓的来源。呼吸音减低和（或）气管偏移可提示张力性血胸/气胸。

虽然大多数类型的阻塞性休克需要快速的临床诊断和干预治疗，但仍有一些辅助检查帮助诊断和评估。条件允许的话床边的心脏和肺超声可快速评估心包情况，右心室参与肺栓塞（也就是左心室不对称扩大，活动度下降，室间隔偏曲），血/气胸（在肺超声检查中显示的液体或气体信号）。胸部X光片也可能提示血/气胸、气管偏移、纵隔增宽。心电图可以显示心包炎（ST段抬高、T波倒置）或肺栓塞（快速心室率，S1Q3）的低电压或电活动改变。胸部增强造影检查（CTA）或肺部通风/灌注（V/Q）扫描可提示肺栓塞。

阻塞性休克需要病因治疗和护理支持治疗。血胸/气胸是用胸腔闭式引流管进行胸腔降压治疗；心包压塞需要心包穿刺或心包开窗术减压。肺栓塞需要全身抗凝或特定情况下手术干预进行直接溶栓或切除大血栓治疗。呼吸衰竭的患者需要呼吸机支持，必要时应用血管活性药物。

分布性休克

分布性休克是由于血管扩张导致前负荷和后负荷下降所致。在动脉血管床的表现为动脉阻力降低引起低血压。分布性休克可能由于脓毒症（最常见的）、过敏反应、肾上腺功能不全、神经源性休克等

情况引起。分布性休克的其他原因包括任何长期严重低血压、中毒（一氧化碳、二甲双胍、氮、氰化物）和一些线粒体疾病[30]。

最初，感染性休克的典型表现为低血容量，这是由于血管扩张（分布性休克）和毛细血管渗漏（低血容量性休克）导致的。然而，一个显著的临床特点是更加需要及时液体复苏治疗。分布性休克患者存在液体缺失为6~10 L，液体复苏的同时一般还需要升压药才能维持平均动脉压（MAP≥65 mmHg）[86]。一旦液体缺失情况得到缓解，分布性休克的典型表现，如高心输出量、低全身血管阻力（SVR）和低血压就会出现。有趣的是，虽然分布性休克患者表现出较高的心输出量，但它同时可能发生与之矛盾的心肌抑制，炎症介质导致心肌抑制从而使心功能减低，心肌抑制导致双心室射血分数减少，患者容量负荷减少，休克指数进一步减低。同时，心室扩张，心室率增快，心脏指数（CI）增加。实际上这是一种保护性变化，因为左心室未扩张的死亡患者死于感染性休克的心源性并发症[87]。在几项研究中，脓毒症心肌病在6小时的发病率是18%~29%，12小时是46%，第一天是60%[88]。虽然超声没有明确提示升压药的部分正性肌力作用，ED研究证明多巴酚丁胺的这种间接作用，其使用范围在1%~14%波动[2, 4-5]。进一步讲，一些研究证明应用多巴酚丁胺有效（即氧提取提高）的患者左室功能改善和死亡率降低[88-89]。

最后，虽然分布性休克患者的心输出量正常或增加，但在心脏功能上是无效的，这是因为从器官表面或器官内部血液分流导致血流分布不均匀，致使器官部分或全部受损。一个常见的例子是脓毒症患者虽然有正常或增加的心输出量，但是会出现急性肾功能衰竭。临床上，分布性休克可表现为高动力、高流量状态且心音亢进，显著而快速的脉搏，毛细血管再充盈时间短，脉压大。

混合型休克

所有患者都是单一类型的休克是一种理想状态。实际上，大多数情况下患者出现的休克属于多种类型重叠的表现，需要我们扎实的临床知识和经验去识别。有时候患者会表现出多器官创伤，合并出血性、阻塞性和神经性休克的病因。另外，原发或继发的内分泌病变（例如垂体、甲状腺、肾上腺和加压素等）或维生素异常（B、C、D）可以影响血流动力学和内环境的稳态[31, 90-92]。但是最常见的引起混

合型休克的疾病状态是脓毒症。一项回顾性 ED 研究证明了一个初始血乳酸浓度≥4 mmol/L 的患者群体（n=571）中有 50% 出现脓毒症[93]。CRISTAL 研究证明低血容量性休克患者中有 54% 为脓毒症[64]。一项关于成人院外心脏停搏（OHCA）的 ED 回顾性研究（n=173）发现 38% 为细菌导致的，心脏停搏和 PEA 是最常见的心律失常。在 ED，与非细菌性 OHCA 死亡率（60.2%，P<0.05）相比，细菌性 OHCA 死亡率（75.4%）显著升高[94]。脓毒症患者的混合型休克表现包括以下内容：

- 低血容量性休克：脓毒症患者存在血乳酸浓度≥4 mmol/L，并存在 6~10 L 的液体缺失。积极的液体管理和连续的反复评估是最初治疗的主要手段。

- 分布性休克：脓毒症患者的细菌源性介质，例如内毒素，伴随的炎症瀑布反应，引起早期低外周循环阻力和晚期正常 - 高的心输出量的分布性休克。

- 心源性休克：虽然感染性休克的典型表现是低外周循环阻力的高心输出量，早期的感染性休克经常表现为低心输出量 / 心脏指数伴有低血压、心源性休克。在早期目标指导的治疗（EGDT）的 Rivers 等研究中，平均纳入研究时间是 1 小时，伴有低心脏指数 1.7~2.9[2]。即使是在液体复苏后，心肌抑制仍然存在，这意味着心肌功能障碍，但不能作为前负荷降低、心指数降低的原因。如前一节"分布性休克"所述的心室代偿性扩张，后心输出量增加[87]。任何形式的休克，尤其是分布性休克，引起的炎症反应可能会导致多种器官功能障碍综合征（MODS）。通常在这个时候，唯一的选择是支持治疗，许多患者对这种支持治疗难以耐受。

隐匿性休克：早期识别和支持治疗

治疗之前应明确休克诊断。有低血压表现的休克或休克晚期并不难识别。在生理情况恶化前诊断休克是一个很大的挑战。然而，在血压等参数稳定的情况下，早期识别微血管水平发生病理变化的隐匿性休克，可以显著减少发病率和死亡率。

- 严重脓毒症和感染性休克：EGDT 试验表明，当在负荷量液体复苏后仍出现低血压和（或）血乳酸水平≥4 mmol/dl 脓毒症患者，根据常规的 CVP、血压、ScvO$_2$ 和乳酸的标准化治疗时，他们的死亡率能降低 16%。另外研究证明大量液体复苏治疗使严重脓毒症患者（乳酸≥4 mmol/L）的死亡率降低[4-5,7]。一项研究表明，血压正常且在 6 小时内血乳酸无法恢复正常的患者死亡率最高可达 55%[52]。在 ED 中，乳酸无法清除可能相对罕见（9%），但此种患者与乳酸清除的人（19%）相比有很高的死亡率（60%）（P<0.001）[95]。乳酸与死亡率存在一种曲线关系，即乳酸水平<1.0 mmol/L 时死亡率为 6%，当血乳酸水平升至 19~20 mmol/L 时，死亡率为 39%[96]。另一方面，血乳酸减少 10%时伴随死亡率下降 11%[52]。乳酸清除率增大可能提示死亡率降低。一项研究显示，血乳酸清除>36% 的患者 30 天死亡率为 10.7%，而<36%的患者的死亡率为 61.1%[97]。

血压正常并不代表患者不会死亡。血压正常且血乳酸水平≥4 mmol/L 的隐匿性休克患者，采用定量液体复苏治疗的死亡率是 20%（95% 可信区间为 11~34），而低血压患者的死亡率是 19%（95%可信区间为 15~25），两者死亡率基本相同[98]。中度血乳酸升高（2.0~3.9 mmol/L）且血压正常的患者也会增加死亡率，如系统回顾分析得出死亡率为 14.9%，数值波动范围为 3.2%~16.4%[99]。

在对血乳酸水平正常或清除之间的预后评估中，一项 RCT 研究接受定量液体复苏的患者，证明血乳酸正常（<2 mmol/L）是生存率有效预测因子（调整 OR=5.2；95% 可信区间为 1.7~1.8），其次是乳酸清除率 50%（OR=4.0；95%CI 1.6~10.0）[100]。从血流动力学的角度来看，ED 的一项研究表明，分布性休克患者（SBP<90 mmHg 和乳酸<2 mmol/L，n=90）的院内死亡率为 9%，相对于那些组织缺氧型休克（SBP<90 mmHg 和乳酸>2 mmol/L，n=157）院内死亡率（26%）更低[101]。

- 充血性心力衰竭（CHF）：一项研究表明，终末期心力衰竭患者存在射血分数≤30% 的失代偿性心力衰竭，通过乳酸水平可进行分层。他们用 ScvO$_2$ 进行实时监测指导标准化治疗，而不是应用传统的生命体征监测仪。研究分为对照组、稳定期心力衰竭组与终末期心力衰竭（EF<30%）组进行为期 3 个月的对照试验，结果这三个组在生命体征、Killip 分级和 NYHA 分级中无统计学差异。研究发现生命体征正常（与对照组对应）的 50% 的休克患者有较低的 ScvO$_2$ 和更高的乳酸水平。根据 ScvO$_2$ 和乳酸水平而不是单个生命体征能指导和优化治疗[50-51]。

- 一般休克患者中的隐匿性休克：Rady 和 River 研究评估在 ED 出现的休克患者。患者通过复苏治疗后达到 MAP＞70 mmHg 和 CVP＞70 mmHg。当 MAP 和 CVP 达标后检测患者 ScvO$_2$ 和乳酸水平指标。他们发现 MAP＞70 mmHg 和 SBP＞100 mmHg 的 50% 患者 ScvO$_2$＜65% 和乳酸水平＞2 mmol/L。在看似"正常"血压的情况下，实际是无氧代谢维持休克的持续过程。其他的复苏治疗使 ScvO$_2$ 显著增加（52%～65%；P＜0.05）和乳酸减少（4～2.6；P＜0.005），而 MAP 和 SBP 保持不变[53]。

- 创伤患者中的隐匿性休克："金钟银日（The Golden Hour and Silver Day）"[45] 对创伤患者的隐匿性休克进行了广泛的研究。Scalea 等阐述了看似生命体征正常的创伤患者缺氧时的生化指标变化。39% 的生命体征正常的患者存在组织缺氧（ScvO$_2$＜65%，乳酸＞2.5 mmol/dl）。隐匿性的缺氧组织会导致更广泛的损伤和更大的失血，它们需要更有效的血液灌注[43]。另一项研究评估了在严重创伤患者中乳酸的清除情况，这些患者的乳酸含量升高，SBP＞100 mmHg，脉搏＜120，尿量＞1 ml/(kg·h)。在最初的 24 小时内，这些患者的 68% 有隐匿性低灌注现象（乳酸升高但血压正常）。在隐匿性低血压的患者中，如果在 24 小时内清除乳酸，多器官功能衰竭、呼吸系统损害和死亡率显著降低（P＜0.05）。作者指出，在严重损伤的患者中，根据生物标志物正常化进行早期识别和积极复苏治疗，能改善生存率和降低发病率[45]。其他研究已经明确了在创伤患者中实施生物指标正常化复苏治疗[102-105]。

处置

一旦确诊休克患者，应该通知并收入 ICU 或启动转移患者程序。然而，由于 ICU 资源压力大，严重疾病或损伤的患者可能在 ED 治疗时间比目标时间长。急诊医师需要对治疗和护理有明确清晰的认识，利用良好的资源优化护理和配置。

（方莹莹　乜　丽　译）

参考文献

1. Pfluger E. Uber die Diffusion des Sauerstoffs, den Ort und die Gesetze der Oxydationsprozesse im tierischen Organismus. *Arch Gesamte Physiol.* 1872:6(43).
2. Rivers E, Nguyen B, Havstad S, et al. Early goal-directed therapy in the treatment of severe sepsis and septic shock. *N Engl J Med.* 2001; 345(19):1368–1377.
3. Jones AE, Brown MD, Trzeciak S, et al. The effect of a quantitative resuscitation strategy on mortality in patients with sepsis: a meta-analysis. *Crit Care Med.* 2008; 36(10):2734–2739.
4. Jones AE, Shapiro NI, Trzeciak S, Arnold RC, Claremont HA, Kline JA; Emergency Medicine Shock Research Network (EMShockNet) Investigators. Lactate clearance vs central venous oxygen saturation as goals of early sepsis therapy: a randomized clinical trial. *JAMA.* 2010; 303(8):739–746.
5. ProCESS Investigators; Yealy DM, Kellum JA, Huang DT, et al. A randomized trial of protocol-based care for early septic shock. *N Engl J Med.* 2014; 370(18):1683–1693.
6. Gu WJ, Wang F, Bakker J, Tang L, Liu JC. The effect of goal-directed therapy on mortality in patients with sepsis–earlier is better: a meta-analysis of randomized controlled trials. *Crit Care.* 2014; 18(5):570.
7. ARISE Investigators; ANZICS Clinical Trials Group; Peake SL, Delaney A, Bailey M, et al. Goal-directed resuscitation for patients with early septic shock. *N Engl J Med.* 2014; 371(16):1496–1506.
8. Guerra WF, Mayfield TR, Meyers MS, Clouatre AE, Riccio JC. Early detection and treatment of patients with severe sepsis by prehospital personnel. *J Emerg Med.* 2013; 44(6):1116–1125.
9. Dellinger RP. Cardiovascular management of septic shock. *Crit Care Med.* 2003; 31(3):946–955.
10. Angus DC, Linde-Zwirble WT, Lidicker J, Clermont G, Carcillo J, Pinsky MR. Epidemiology of severe sepsis in the United States: analysis of incidence, outcome, and associated costs of care. *Crit Care Med.* 2001; 29(7):1303–1310.
11. Osborn TM, Tracy JK, Dunne JR, Pasquale M, Napolitano LM. Epidemiology of sepsis in patients with traumatic injury. *Crit Care Med.* 2004; 32(11):2234–2240.
12. Prasad A, Lennon RJ, Rihal CS, Berger PB, Holmes DR Jr. Outcomes of elderly patients with cardiogenic shock treated with early percutaneous revascularization. *Am Heart J.* 2004; 147(6):1066–1070.
13. Bassi E, Park M, Azevedo LC. Therapeutic strategies for high-dose vasopressor-dependent shock. *Crit Care Res Pract.* 2013; 2013:654708.
14. Brown SM, Lanspa MJ, Jones JP, et al. Survival after shock requiring high-dose vasopressor therapy. *Chest.* 2013; 143(3):664–671.
15. Pratt CM, Hirshberg EL, Jones JP, et al. Long-term outcomes after severe shock. *Shock.* 2015; 43(2):128–132.
16. Niska R, Bhuiya F, Xu J. National Hospital Ambulatory Medical Care Survey: 2007 emergency department summary. *Natl Health Stat Report.* 2010; 6(26):1–31.
17. Wang HE, Shapiro NI, Angus DC, Yealy DM. National estimates of severe sepsis in United States emergency departments. *Crit Care Med.* 2007; 35(8):1928–1936.
18. Pines JM, Mullins PM, Cooper JK, Feng LB, Roth KE. National trends in emergency department use, care patterns, and quality of care of older adults in the United States. *J Am Geriatr Soc.* 2013; 61(1):12–17.
19. American College of Emergency Physicians; American Geriatrics Society; Emergency Nurses Association; Society for Academic Emergency Medicine; Geriatric Emergency Department Guidelines Task Force. Geriatric emergency department guidelines. *Ann Emerg Med.* 2014; 63(5):e7–e25.
20. Henning D. The epidemiology and approach to differentiating etiologies of shock in the emergency department. *ClinicalTrials.gov.* 2014.
21. De Backer D, Biston P, Devriendt J, et al. Comparison of dopamine and norepinephrine in the treatment of shock. *N Engl J Med.* 2010; 362(9):779–789.
22. Vincent JL, De Backer D. Circulatory shock. *N Engl J Med.* 2013; 369(18):1726–1734.
23. Jones AE, Stiell IG, Nesbitt LP, et al. Nontraumatic out-of-hospital hypotension predicts inhospital mortality. *Ann Emerg Med.* 2004;

43(1):106–113.

24. Tobias AZ, Guyette FX, Seymour CW, et al. Pre-resuscitation lactate and hospital mortality in prehospital patients. *Prehosp Emerg Care*. 2014; 18(3):321–327.

25. van Beest PA, Mulder PJ, Oetomo SB, van den Broek B, Kuiper MA, Spronk PE. Measurement of lactate in a prehospital setting is related to outcome. *Eur J Emerg Med*. 2009; 16(6):318–322.

26. Jones AE, Yiannibas V, Johnson C, Kline JA. Emergency department hypotension predicts sudden unexpected in-hospital mortality: a prospective cohort study. *Chest*. 2006; 130(4):941–946.

27. Marchick MR, Kline JA, Jones AE. The significance of non-sustained hypotension in emergency department patients with sepsis. *Intensive Care Med*. 2009; 35(7):1261–1264.

28. Weil MH. Personal commentary on the diagnosis and treatment of circulatory shock states. *Curr Opin Crit Care*. 2004; 10(4):246–249.

29. Philp A, Macdonald AL, Watt PW. Lactate–a signal coordinating cell and systemic function. *J Exp Biol*. 2005; 208(Pt 24):4561–4575.

30. Landry DW, Oliver JA. The pathogenesis of vasodilatory shock. *N Engl J Med*. 2001; 345(8):588–595.

31. Dellinger RP, Levy MM, Rhodes A, et al. Surviving sepsis campaign: international guidelines for management of severe sepsis and septic shock: 2012. *Crit Care Med*. 2013; 41(2):580–637.

32. Russell JA, Walley KR, Singer J, et al. Vasopressin versus norepinephrine infusion in patients with septic shock. *N Engl J Med*. 2008; 358(9):877–887.

33. Rivers EP, Ander DS, Powell D. Central venous oxygen saturation monitoring in the critically ill patient. *Curr Opin Crit Care*. 2001; 7(3):204–211.

34. Bloos F, Reinhart K. Venous oximetry. *Intensive Care Med*. 2005; 31(7):911–913.

35. Bauer P, Reinhart K, Bauer M. Significance of venous oximetry in the critically ill. *Med Intensiva*. 2008; 32(3):134–142.

36. Reinhart K. Monitoring O2 transport and tissue oxygenation in critically ill patients. In: Reinhart K, Eyrich K (eds), *Clinical Aspects of O2 Transport and Tissue Oxygenation*. New York: Springer; 1989; 195–211.

37. Harvey S, Harrison DA, Singer M, et al. Assessment of the clinical effectiveness of pulmonary artery catheters in management of patients in intensive care (PAC-Man): a randomised controlled trial. *Lancet*. 2005; 366(9484):472–477.

38. Otero RM, Nguyen HB, Huang DT, et al. Early goal-directed therapy in severe sepsis and septic shock revisited: concepts, controversies, and contemporary findings. *Chest*. 2006; 130(5):1579–1595.

39. Bakker J, Nijsten MW, Jansen TC. Clinical use of lactate monitoring in critically ill patients. *Ann Intensive Care*. 2013; 3(1):12.

40. Du Pont-Thibodeau G, Harrington K, Lacroix J. Anemia and red blood cell transfusion in critically ill cardiac patients. *Ann Intensive Care*. 2014; 4:16.

41. van Beest P, Wietasch G, Scheeren T, Spronk P, Kuiper M. Clinical review: use of venous oxygen saturations as a goal-a yet unfinished puzzle. *Crit Care*. 2011; 15(5):232.

42. Nguyen HB, Corbett SW, Steele R, et al. Implementation of a bundle of quality indicators for the early management of severe sepsis and septic shock is associated with decreased mortality. *Crit Care Med*. 2007; 35(4):1105–1112.

43. Scalea TM, Hartnett RW, Duncan AO, et al. Central venous oxygen saturation: a useful clinical tool in trauma patients. *J Trauma*. 1990; 30(12):1539–1543.

44. Scalea TM, Simon HM, Duncan AO, et al. Geriatric blunt multiple trauma: improved survival with early invasive monitoring. *J Trauma*. 1990; 30(2):129–134; discussion 134–136.

45. Blow O, Magliore L, Claridge JA, Butler K, Young JS. The golden hour and the silver day: detection and correction of occult hypoperfusion within 24 hours improves outcome from major trauma. *J Trauma*. 1999; 47(5):964–969.

46. Scalea TM, Maltz S, Yelon J, Trooskin SZ, Duncan AO, Sclafani SJ.

47. Abou-Khalil B, Scalea TM, Trooskin SZ, Henry SM, Hitchcock R. Hemodynamic responses to shock in young trauma patients: need for invasive monitoring. *Crit Care Med*. 1994; 22(4):633–639.

48. Abramson D, Scalea TM, Hitchcock R, Trooskin SZ, Henry SM, Greenspan J. Lactate clearance and survival following injury. *J Trauma*. 1993; 35(4):584–588; discussion 588–589.

49. Rady MY, Edwards JD, Rivers EP, Alexander M. Measurement of oxygen consumption after uncomplicated acute myocardial infarction. *Chest*. 1993; 104(3):930–934.

50. Rady M, Jafry S, Rivers E, Alexander M. Characterization of systemic oxygen transport in end-stage chronic congestive heart failure. *Am Heart J*. 1994; 128(4):774–781.

51. Ander DS, Jaggi M, Rivers E, et al. Undetected cardiogenic shock in patients with congestive heart failure presenting to the emergency department. *Am J Cardiol*. 1998; 82(7):888–891.

52. Nguyen HB, Rivers EP, Knoblich BP, et al. Early lactate clearance is associated with improved outcome in severe sepsis and septic shock. *Crit Care Med*. 2004; 32(8):1637–1642.

53. Rady MY, Rivers EP, Nowak RM. Resuscitation of the critically ill in the ED: responses of blood pressure, heart rate, shock index, central venous oxygen saturation, and lactate. *Am J Emerg Med*. 1996; 14(2):218–225.

54. Zhang Z, Xu X. Lactate clearance is a useful biomarker for the prediction of all-cause mortality in critically ill patients: a systematic review and meta-analysis. *Crit Care Med*. 2014; 42(9):2118–2125.

55. Jones AE. Shock. In: JA Marx (ed), *Rosen's Emergency Medicine: Concepts and Clinical Practice*, 8th ed. Philadelphia, PA Elsevier Saunders; 2013; 67–74.

56. Weil MH, Shubin H. The "VIP" approach to the bedside management of shock. *JAMA*. 1969; 207(2):337–340.

57. Kirkpatrick AW, Sirois M, Laupland KB, et al. Hand-held thoracic sonography for detecting post-traumatic pneumothoraces: the Extended Focused Assessment with Sonography for Trauma (EFAST). *J Trauma*. 2004; 57(2):288–295.

58. Perera P, Mailhot T, Riley D, Mandavia D. The RUSH exam: Rapid Ultrasound in SHock in the evaluation of the critically Ill. *Emerg Med Clin North Am*. 2010; 28(1):29–56, vii.

59. Schwartz DE, Matthay MA, Cohen NH. Death and other complications of emergency airway management in critically ill adults. A prospective investigation of 297 tracheal intubations. *Anesthesiology*. 1995; 82(2):367–376.

60. Heffner AC, Swords DS, Neale MN, Jones AE. Incidence and factors associated with cardiac arrest complicating emergency airway management. *Resuscitation*. 2013; 84(11):1500–1504.

61. Fuller BM, Mohr NM, Dettmer M, et al. Mechanical ventilation and acute lung injury in emergency department patients with severe sepsis and septic shock: an observational study. *Acad Emerg Med*. 2013; 20(7):659–669.

62. Ventilation with lower tidal volumes as compared with traditional tidal volumes for acute lung injury and the acute respiratory distress syndrome. The Acute Respiratory Distress Syndrome Network. *N Engl J Med*. 2000; 342(18):1301–1308.

63. Finfer S, Bellomo R, Boyce N, French J, Myburgh J, Norton R; SAFE Study Investigators. A comparison of albumin and saline for fluid resuscitation in the intensive care unit. *N Engl J Med*. 2004; 350(22):2247–2256.

64. Annane D, Siami S, Jaber S, et al. Effects of fluid resuscitation with colloids vs crystalloids on mortality in critically ill patients presenting with hypovolemic shock: the CRISTAL randomized trial. *JAMA*. 2013; 310(17):1809–1817.

65. Charbonneau H, Riu B, Faron M, et al. Predicting preload responsiveness using simultaneous recordings of inferior and superior vena cava diameters. *Crit Care*. 2014; 18(5):473.

66. Zhang Z, Xu X, Ye S, Xu L. Ultrasonographic measurement of the

Resuscitation of multiple trauma and head injury: role of crystalloid fluids and inotropes. *Crit Care Med*. 1994; 22(10):1610–1615.

respiratory variation in the inferior vena cava diameter is predictive of fluid responsiveness in critically ill patients: systematic review and meta-analysis. *Ultrasound Med Biol*. 2014; 40(5):845–853.

67. Marik PE, Levitov A, Young A, Andrews L. The use of bioreactance and carotid Doppler to determine volume responsiveness and blood flow redistribution following passive leg raising in hemodynamically unstable patients. *Chest*. 2013; 143(2):364–370.

68. Marik PE, Cavallazzi R, Vasu T, Hirani A. Dynamic changes in arterial waveform derived variables and fluid responsiveness in mechanically ventilated patients: a systematic review of the literature. *Crit Care Med*. 2009; 37(9):2642–2647.

69. Cavallaro F, Sandroni C, Marano C, et al. Diagnostic accuracy of passive leg raising for prediction of fluid responsiveness in adults: systematic review and meta-analysis of clinical studies. *Intensive Care Med*. 2010; 36(9):1475–1483.

70. Guerin L, Monnet X, Teboul JL. Monitoring volume and fluid responsiveness: from static to dynamic indicators. *Best Pract Res Clin Anaesthesiol*. 2013; 27(2):177–185.

71. De Backer D, Aldecoa C, Njimi H, Vincent JL. Dopamine versus norepinephrine in the treatment of septic shock: a meta-analysis. *Crit Care Med*. 2012; 40(3):725–730.

72. Bickell WH, Wall MJ Jr, Pepe PE, et al. Immediate versus delayed fluid resuscitation for hypotensive patients with penetrating torso injuries. *N Engl J Med*. 1994; 331(17):1105–1109.

73. Jones AE, Tayal VS, Sullivan DM, Kline JA. Randomized, controlled trial of immediate versus delayed goal-directed ultrasound to identify the cause of nontraumatic hypotension in emergency department patients. *Crit Care Med*. 2004; 32(8):1703–1708.

74. Brooks A, Davies B, Smethhurst M, Connolly J. Prospective evaluation of non-radiologist performed emergency abdominal ultrasound for haemoperitoneum. *Emerg Med J*. 2004; 21(5):e5.

75. Ong AW, McKenney MG, McKenney KA, et al. Predicting the need for laparotomy in pediatric trauma patients on the basis of the ultrasound score. *J Trauma*. 2003; 54(3):503–508.

76. Blaivas M. Triage in the trauma bay with the focused abdominal sonography for trauma (FAST) examination. *J Emerg Med*. 2001; 21(1):41–44.

77. Dulchavsky SA, Schwarz KL, Kirkpatrick AW, et al. Prospective evaluation of thoracic ultrasound in the detection of pneumothorax. *J Trauma*. 2001; 50(2):201–205.

78. Tumbarello C. Ultrasound evaluation of abdominal trauma in the emergency department. *J Trauma Nurs*. 1998; 5(3):67–72; quiz 79–80.

79. Moore CL, Rose GA, Tayal VS, Sullivan DM, Arrowood JA, Kline JA. Determination of left ventricular function by emergency physician echocardiography of hypotensive patients. *Acad Emerg Med*. 2002; 9(3):186–193.

80. Marik PE, Baram M, Vahid B. Does central venous pressure predict fluid responsiveness? A systematic review of the literature and the tale of seven mares. *Chest*. 2008; 134(1):172–178.

81. Peterson N (ed). *Shock in Advanced Trauma Life Support Student Course Manual*, 9th edition. American College of Surgeons; 2012; 62–81.

82. Guly HR, Bouamra O, Little R, et al. Testing the validity of the ATLS classification of hypovolaemic shock. *Resuscitation*. 2010; 81(9):1142–1147.

83. Mutschler M, Nienaber U, Brockamp T, et al. A critical reappraisal of the ATLS classification of hypovolaemic shock: does it really reflect clinical reality? *Resuscitation*. 2013; 84(3):309–313.

84. Goldberg RJ, Samad NA, Yarzebski J, Gurwitz J, Bigelow C, Gore JM. Temporal trends in cardiogenic shock complicating acute myocardial infarction. *N Engl J Med*. 1999; 340(15):1162–1168.

85. Levy B, Perez P, Perny J, Thivilier C, Gerard A. Comparison of norepinephrine-dobutamine to epinephrine for hemodynamics, lactate metabolism, and organ function variables in cardiogenic shock. A prospective, randomized pilot study. *Crit Care Med*. 2011; 39(3):450–455.

86. Hollenberg SM, Ahrens TS, Annane D, et al. Practice parameters for hemodynamic support of sepsis in adult patients: 2004 update. *Crit Care Med*. 2004;32(9):1928–1948.

87. Court O, Kumar A, Parrillo JE, Kumar A. Clinical review: Myocardial depression in sepsis and septic shock. *Crit Care*. 2002; 6(6):500–508.

88. Vieillard-Baron A. Septic cardiomyopathy. *Ann Intensive Care*. 2011; 1(1):6.

89. Rhodes A, Lamb FJ, Malagon I, Newman PJ, Grounds RM, Bennett ED. A prospective study of the use of a dobutamine stress test to identify outcome in patients with sepsis, severe sepsis, or septic shock. *Crit Care Med*. 1999; 27(11):2361–2366.

90. Rech MA, Hunsaker T, Rodriguez J. Deficiency in 25-hydroxyvitamin D and 30-day mortality in patients with severe sepsis and septic shock. *Am J Crit Care*. 2014; 23(5):e72–e79.

91. Wilson JX, Wu F. Vitamin C in sepsis. *Subcell Biochem*. 2012; 56:67–83.

92. Klein M, Weksler N, Gurman GM. Fatal metabolic acidosis caused by thiamine deficiency. *J Emerg Med*. 2004; 26(3):301–303.

93. Dettmer M, Holthaus CV, Fuller BM. The impact of serial lactate monitoring on emergency department resuscitation interventions and clinical outcomes in severe sepsis and septic shock: an observational cohort study. *Shock*. 2015; 43(1):55–61.

94. Coba V, Jaehne AK, Suarez A, et al. The incidence and significance of bacteremia in out of hospital cardiac arrest. *Resuscitation*. 2014; 85(2):196–202.

95. Arnold RC, Shapiro NI, Jones AE, et al. Multicenter study of early lactate clearance as a determinant of survival in patients with presumed sepsis. *Shock*. 2009; 32(1):35–39.

96. Puskarich MA, Kline JA, Summers RL, Jones AE. Prognostic value of incremental lactate elevations in emergency department patients with suspected infection. *Acad Emerg Med*. 2012; 19(8):983–985.

97. Walker CA, Griffith DM, Gray AJ, Datta D, Hay AW. Early lactate clearance in septic patients with elevated lactate levels admitted from the emergency department to intensive care: time to aim higher? *J Crit Care*. 2013; 28(5):832–837.

98. Puskarich MA, Trzeciak S, Shapiro NI, Heffner AC, Kline JA, Jones AE; Emergency Medicine Shock Research Network (EMSHOCKNET). Outcomes of patients undergoing early sepsis resuscitation for cryptic shock compared with overt shock. *Resuscitation*. 2011; 82(10):1289–1293.

99. Puskarich MA, Illich BM, Jones AE. Prognosis of emergency department patients with suspected infection and intermediate lactate levels: a systematic review. *J Crit Care*. 2014; 29(3):334–339.

100. Puskarich MA, Trzeciak S, Shapiro NI, et al. Whole blood lactate kinetics in patients undergoing quantitative resuscitation for severe sepsis and septic shock. *Chest*. 2013; 143(6):1548–1553.

101. Sterling SA, Puskarich MA, Shapiro NI, et al. Characteristics and outcomes of patients with vasoplegic versus tissue dysoxic septic shock. *Shock*. 2013; 40(1):11–14.

102. Kincaid EH, Miller PR, Meredith JW, Rahman N, Chang MC. Elevated arterial base deficit in trauma patients: a marker of impaired oxygen utilization. *J Am Coll Surg*. 1998; 187(4):384–392.

103. Kremzar B, Spec-Marn A, Kompan L, Cerović O. Normal values of SvO$_2$ as therapeutic goal in patients with multiple injuries. *Intensive Care Med*. 1997; 23(1):65–70.

104. Porter JM, Ivatury RR. In search of the optimal end points of resuscitation in trauma patients: a review. *J Trauma*. 1998; 44(5):908–914.

105. Botha AJ, Moore FA, Moore EE, Peterson VM, Goode AW. Base deficit after major trauma directly relates to neutrophil CD11b expression: a proposed mechanism of shock-induced organ injury. *Intensive Care Med*. 1997; 23(5):504–509.

第62章 儿童注意事项

Fernando L. Soto • Ariel E. Vera

引言

在美国急诊就诊的患者中 20%~25% 来自于儿童患儿。由于这些患儿大部分在急诊科就诊，限制了提高照顾危重症患儿的能力[1-3]。处理和评估儿童患儿的优先顺序与成人相似，气道、呼吸、循环的 ABC 原则仍然适用，在救治婴儿和小年龄儿童时是首先且最为重要的原则。然而，由于儿童患儿存在解剖、生理、发育和社会因素等特殊性，在救治和评估时需要考虑他们的这些特点。这一章重点介绍危重患儿的救治，不讨论儿童患儿每一种危重状态救治的完全流程。表 62-1 列出了儿童急救的常用药物。

气道管理

识别呼吸窘迫

与成人相比，婴儿和儿童患儿由于解剖和生理上的特点，更容易发生呼吸系统的急症。在生后的 6 周内，他们必须依赖鼻子呼吸，由于他们的鼻腔狭窄，使得气流阻力增加，简单的上呼吸道感染就会把鼻腔阻塞。按照 Poiseuille 定律，阻力与半径的

表 62-1 儿童急救的常用药物

药物名称	用量及用法
肾上腺素	静脉、1∶10000 浓度、0.01 mg/kg（0.1 ml/kg）、每隔 3~5 分钟可以重复使用
阿托品	静脉、0.02 mg/kg，每隔 5 分钟（最小量 0.1 mg，最大量 1.0mg）
腺苷	静脉、0.1 mg/kg（最大量 6 mg）、可以加倍至 0.2 mg/kg（最大量 12 mg）
胺碘酮	5 mg/kg，无脉室性心动过速时静脉冲入，灌注性心律失常时给药时间要超过 20~60 分钟，建议咨询专家
纳洛酮	每次 0.1 mg/kg，肌肉气管内/静脉/骨髓内（IO）给药均可，每隔 2~3 分钟可以重复，最大量每次 2mg
葡萄糖	新生儿和婴儿：10% 葡萄糖 5~10 ml/kg 年幼儿童：25% 葡萄糖 2~4 ml/kg 年长儿和成人：50% 葡萄糖 1~2 ml/kg
钙剂	10% 葡萄糖酸钙 100 mg/kg 或 10% 氯化钙 20 mg/kg
利多卡因	1 mg/kg 静脉注入，然后持续静点
碳酸氢钠	1 mEq/kg，每隔 10 分钟可以重复
前列腺素 E1	静脉，从 0.5 μg/(kg·min) 起步，直到最低有效剂量

4 次方成反比，鼻部黏膜水肿、少许分泌物等引起鼻腔半径的微小改变就会使阻力显著增加。婴儿和儿童的腹肌和膈肌薄弱，容易产生疲劳；而且他们的代谢率高，对氧的需求增加，与成人相比，高的氧需和降低的功能残气量使得其氧含量容易降低[4]。儿童即使在安静状态下呼吸频率亦增快，这也是造成上述生理特征的原因。

我们必须熟悉不同年龄儿童的生命体征（见表62-2），呼吸困难的体征很不明显，例如新生儿拒绝吃奶或吃奶减少就可能是呼吸困难的表现，发现这些情况时需要寻找新生儿拒绝吃奶的原因。容易疲乏、吃奶费力、皮肤发绀和体重不增提示可能存在先天性心脏病、心律失常或囊性纤维化等遗传性疾病[5-7]。

要根据儿童的一般状况判断呼吸困难的情况，患儿如果有轻微的呼吸急促，笑和哭都不费力，与检查者能有眼神交流，提示并不是危险状态。要密切注意那些看起来生病的、容易烦躁或反应差的患儿。表62-3列出了提示呼吸困难的临床表现和体征。

不能充分管理好气道是造成儿童患儿死亡的一个主要原因，而这个死亡是可以阻止其发生的。心脏衰竭是导致成人心跳呼吸骤停的主要原因，而儿童患者心跳呼吸骤停的主要原因是急性呼吸衰竭。绝大多数严重呼吸停止的患者都会有呼吸急促的表现，呼吸停止指的是没有呼吸运动的呼吸暂停。许

表 62-3　儿童呼吸困难的症状和体征

临床表现	诊疗建议
呻吟	增加 PEEP，维持功能残气量
三脚架位	改善气道阻塞
三凹征	锁骨上或腹部
喘鸣	考虑上气道阻塞
窒息发作	提示婴儿将发生呼吸暂停
咳嗽	提示支气管痉挛或梗阻等呼气困难
点头	应用颈部肌肉来增加吸气压力
鼻翼煽动	降低气道阻力

PEEP，呼气末正压
Data from Santillanes G, Gausche-Hill M. Pediatric airway management, Emerg Med Clin North Am 2008 Nov; 26(4):961–75

多疾病最初都会表现为呼吸急促，例如败血症、糖尿病酮症酸中毒（diabetic ketoacidosis，DKA）和腹痛等[4-7]。表62-4显示了儿童气道的解剖和生理特点以及推荐的治疗策略。

氧气管理

儿童对于缺氧的耐受性差，将手罩在口鼻外连接小型鼻导管的低流量吸氧即可让小婴儿受益。导管一方面可以提供吸氧，而且可以提供少许呼吸末正压（positive end-expiratory pressure，PEEP）；这些方法均可刺激婴儿，阻止窒息发作。吸入接近 100% 纯氧的最好办法是采用带有储氧囊的面罩给氧，这种面罩不是正压复苏气囊。这可能会让小年龄儿童感觉不舒服，因此可以考虑采用其他更好的办法[5, 8-9]。加温加湿高流量吸氧装置（heated, humidified high-flow nasal cannula，HFNC）在重症监护病房使用较多，它可以在 CPAP 基础上提供氧气。虽然相关研究有限，但近来的文献显示使用 HFNC 减低了急诊室呼吸窘迫患儿气管插管的比例[10]。

药物治疗

除氧气外，肾上腺素是呼吸衰竭是最重要的一个药物。低剂量肾上腺素发挥 β 受体激动剂的作用，可以舒张支气管、减轻黏液水肿、快速提高心血管功能状态，肾上腺素可以通过肌肉注射或静脉注射来治疗急性严重过敏反应、哮喘、重症喉炎或其他情况下的上气道水肿。雾化吸入肾上腺素可用于治疗呼吸窘迫、上气道梗阻或水肿，雾化吸入时的标准剂量是外消旋肾上腺素 0.5 ml（浓度为 2.25%），

表 62-2　不同年龄儿童患儿的生命体征正常值

年龄	呼吸频率（次 / 分）	心率（次 / 分）	收缩压（mmHg）
<1 月	30 ~ 60	90 ~ 160	60 ± 10
1 ~ 12 月	24 ~ 30	110 ~ 180	89 ± 25
1 ~ 2 岁	20 ~ 24	90 ~ 150	96 ± 30
2 ~ 4 岁	20 ~ 24	75 ~ 135	99 ± 25
4 ~ 6 岁	20 ~ 24	60 ~ 130	100 ± 20
6 ~ 8 岁	12 ~ 20	60 ~ 120	105 ± 13
8 ~ 10 岁	12 ~ 20	60 ~ 120	110 ± 15
10 ~ 12 岁	12 ~ 20	60 ~ 120	112 ± 15
12 ~ 14 岁	12 ~ 20	60 ~ 120	115 ± 20
14 岁 ~ 成人	10 ~ 16	60 ~ 120	120 ± 20

有助于治疗婴儿和年幼儿的公式：
血压公式（mmHg）：70 + 2 × 年龄 = 收缩压的第50百分位数
90 + 2 × 年龄 = 收缩压的第90百分位数
体重公式（kg）：2 × 年龄 + 8 或者（9 + 月龄）/2
生后6月体重应该是出生体重的2倍，1岁时是出生体重的3倍，1岁时的体重大约是10 kg

表 62-4	儿童气道与成人气道结构差异	
解剖特点	**作用特点**	**干预策略**
相对于体重而言头枕部偏大	导致颈椎过度屈曲，容易发生气道阻塞	保持鼻吸气位，避免颈部过伸，肩部垫肩垫有助于通气和插管
气道狭窄	水肿、黏液栓或异物更容易导致气道狭窄	口鼻检查和吸引
喉部位置高而且更靠前方	在气道插管时不易看到声带	压迫环状软骨位置更易于气管插管
气管最狭窄处是环形软骨的位置	气管插管导管直径固定	8 岁以上患儿使用带套囊的气管导管；小年龄患儿可使用带套囊的气管插管或比带套囊气管导管大 05.~1.0 型号的小型未带套囊的气管导管
气管短	插管时更容易进入右侧主支气管	标记气管插管深度（插管深度计算公式：3× 导管直径）
舌体相对大，会厌松软	失声、深度镇静或中枢神经系统感染时容易发生舌后坠	抬起下颌；对于意识丧失患儿采用口腔气道；在有意识的患儿使用鼻腔气道但要避免颅底骨折、脑脊液渗漏或凝血障碍

1：1000 肾上腺素 3～5 ml 也可用于雾化吸入[11]。

呼吸管理

通气

当目前的干预措施不足以维持足够的通气时，就可能需要进行辅助通气。呼吸衰竭定义为低氧血症（动脉血 PO_2 <60 mmHg）和伴有呼吸性酸中毒的高碳酸血症（PCO_2 >55 mmHg）。然而，气管插管根据临床情况而决定，不应该因等待任何实验室检查时被延误[4]。即将发生呼吸衰竭的迹象包括感知觉异常、意识障碍、进行性加重的低氧血症、呼吸费力、沉默肺或呼吸暂停。气管插管指征参见表 62-5。最近新的无创工具的使用也可以帮助评估通气状态。二氧化碳（$ETCO_2$）监测仪容易买到，但未被充分利用[12]。对于中至重度呼吸窘迫儿童患儿 $ETCO_2$ 水平与血气中的 PCO_2 值相关联[13]。

表 62-5	气管插管指征
	气管插管指征
1	心脏停搏（或心跳即将停止）
2	严重呼吸窘迫，表现为辅助呼吸肌辅助呼吸、辅助呼吸肌疲劳、意识障碍、呻吟、沉默肺、呼吸减慢
3	面罩通气辅助呼吸失败
4	低氧血症（PO_2 <55 mmHg）、高碳酸血症（PCO_2 > 55 mmHg）
5	昏迷或咽反射消失
6	严重创伤或休克

提供正确的带有阀门的复苏囊辅助通气在成人和儿童患者的气道管理中都是一项至关重要的技能。研究显示，在院前急救中，复苏囊通气和气管插管同样有效[5, 14-15]。较长时间进行正压通气时要达到胸廓起伏的目的，同时要尽量避免胃过度膨胀。胃内压力增加会导致呕吐的概率增加，从而会增加误吸的可能，而且腹压增加也会影响通气效率。预计复苏囊正压通气时间较长时下胃管可以降低这些并发症的发生。

无创正压通气（NIPPV）

NIPPV 是治疗低氧血症时优选的通气模式，在逆转疾病加重的过程中能避免气管插管（具体见第 7 章）。在儿童患者，有多种不同的选择来改善通气和降低气管插管的风险。前面讲到，HFNC 可以提供一些 PEEP 同时改善通气。针对 NIPPV 在儿童的适应证研究多在新生儿进行[16-17]。在这些研究中，患儿通常使用持续 NIPPV、HFNC 或 CPAP 模式[10, 16-19]。最近研究显示双水平持续气道正压通气模式（BiPAP）能更快改善症状，更容易耐受，而且副作用更少。"泡沫式 CPAP"可以把呼吸循环中的呼气相置于水中，除了 CPAP 外，这种呼吸模式可以产生高频通气效应，在婴儿胸壁产生很小的振动（频率为 15～30 Hz），在新生儿使用这种模式可能有助于气体交换，降低呼吸做功[20]。上述呼吸模式均可以在多种呼吸系统疾病状况下使用，如哮喘、毛细支气管炎、肺炎和其他类似疾病[21-22]。在婴儿和大年龄儿童很少使用气泡 CPAP，其在儿童与成人的适应证和禁忌证基本相似，受益于这种通气模式的患者必须意识清楚，存在完整的咽反射且能自主呼吸。这种模式的禁忌证是面部损伤、将要发生呼吸衰竭、意识状态改变或不能维持正常通气[17-20]。

一些患者需要镇静来达到最佳的管理，氯胺酮常被用于镇静，它不影响气道功能，能维持完整的气道，具有支气管扩张作用，被认为是最好的镇静选择[19, 23]。已发生呼吸衰竭的患者不推荐应用苯二氮䓬类药物镇静，因其有呼吸抑制的副作用[19, 23]。

HFNC 和泡沫式 CPAP 的最初设置流量分别是 2～3 L/min（l pm）和 5l pm。在大年龄儿童，CPAP 最初压力设置为 10～14 cmH$_2$O。BiPAP 的初设吸气压为 12～15 cmH$_2$O，呼气压为 6～7 cmH$_2$O。

有创正压通气

气管管理的最终模式为气管插管和机械通气，当存在严重创伤、能导致昏迷的异常意识状态、器官衰竭或呼吸抑制时，应该考虑建立人工气道。儿童和成人的通气存在一些关键性的差异，即使您熟悉通气技术，当碰到儿童患者时高度建议咨询儿童重症监护室的专家。

气管插管

成功气管插管最重要的考虑因素是评估气道、预测并发症、拥有必要的设备。如果时间允许，所需设备或工作人员尚未到位时，可以使用复苏囊辅助通气直到设备准备到位（在第 1 章和第 2 章进行了详细讨论）。

快速气管插管（rapid sequence intubation，RSI）是急诊气道管理的核心，RSI 的存在使得儿童和成人的急诊气管内插管效果得到很大改善。对于存在潜在插管困难气道的患者需要格外小心。儿童患儿由于解剖和病生理的不同要求适当调整 RSI 的准备和实施事宜。给成人患者进行 RSI 时使用的药物也常在儿童患儿使用，但一些药物更常在儿童患者中使用。儿童患儿在插管前使用阿托品可以减低喉镜检查时容易发生的血管迷走性低血压和心律失常[24]。对儿童患者使用氯胺酮进行镇静进行了广泛的研究，对于低血压和休克的患儿更为安全，由于氯胺酮可以诱导支气管扩张，因此当患者存在呼吸道疾病（如哮喘）时常被推荐使用（表 62-6 列出了进行 RSI 的相关用药）[23]。在第 1 章困难气道部分和第 2 章围插管期进行了更为详细的讨论。

给儿童进行气管插管时优选米勒叶片（是一种直的叶片），它可以压住会厌，到达儿童声门（儿童声门位置更高且更靠前）。操作者会根据其经验和舒适度使用麦金塔叶片（是一种弯曲叶片）[4, 9]。

表 62-6 快速气管插管（RSI）用药	
药物	剂量、用量及用法
阿托品	0.02 mg/kg（最小量 0.1 mg，最大量 1.0 mg），静脉或肌注
利多卡因	1 mg/kg（最大量 100 mg），静脉
硫喷妥钠	3～5 mg/kg（最大量 25～75 mg），静脉
氯胺酮	静脉：1～2 mg/kg；肌注：3～4 mg/kg
依托咪酯	0.3 mg/kg，静脉
咪达唑仑	0.1～0.2 mg/kg，静脉或肌注
异丙酚	2.5 mg/kg（最大量每次 20 mg），静脉
琥珀酰胆碱	1～2 mg/kg（最大量 100 mg），静脉或肌注
罗库溴铵	0.6～1 mg/kg，静脉
维库溴铵	0.1～0.2 mg/kg，静脉

气管插管导管（ETT）具有不同的形状和尺寸，有很多种计算气管插管尺寸的方法，其中根据患者小指尺寸是最快的计算方法，一个小指的宽度基本接近气管的直径，仅差别几毫米。此外，可以应用（患儿年龄 +4）/4 的公式计算导管的大概直径。气管导管直径乘以 3 后得数约相当于导管插管深度（至唇边距离），例如，一个直径 4cm 的气管导管插入深度大约为距离唇边 12 cm。最近推荐对 8 岁以上的患儿使用带套囊的气管导管，除新生儿外，带有套囊或不带套囊的导管对于小年龄儿童和婴儿都是合适的。要控制导管内压力在 20 cmH$_2$O 以下从而避免声门下区域黏膜缺血。在肺内阻力增加等特定情况下，带套囊的导管更为推荐[4]。

在儿科急诊最可靠的办法是使用长度依赖的复苏系统，例如带有彩色编码车架的商业化系统（Broselow-Luten™ tape），这个系统可以在 12 岁以下儿童使用，可以提供患儿标准体重所对应的导管直径、叶片型号、内置导管以及药物剂量等信息。虽然对于这一系统是否能准确测量患儿体重存在一些争议，但是使用这个系统和相应的指南仍然是很有效且最安全[25]。需要注意的是这个系统提供的信息仅仅是指导建议，还需要准备比计算的气管直径大半号或小半号的导管以备发生一些并发症或不能顺利插管。

就像成人患者一样，建立儿童气道的其他方法也需要考虑。这些辅助治疗措施已经被发表，操作者还应准备视频喉镜系统和声门上设备，在插管失败时需要外科建立气道，在可能的条件下这些设备和方法都应该备齐[26-27]。

机械通气

机械通气涉及的很多内容超过了本章的范围，将在本书的其他章节专门介绍。通常来说，对于新生儿和小于 1 岁或体重小于 10 kg 的婴儿，由于大多数呼吸机不能提供 40 ~ 60 ml 的小潮气量，所以压力控制的通气模式最常被使用。压力控制模式降低了气压伤和通气诱导的肺损伤（VILI）。这种通气模式的缺点是潮气量是可变的且不能被保证恒定，还具有发生低氧血症的风险。当肺顺应性降低时，进入肺内的潮气量减少，而当肺顺应性增加时，潮气量就会超过预期需要的容量。当使用这种模式进行初始辅助通气时，可以选择同步间歇指令通气模式（SIMV）或辅助控制通气模式（AC）。这种模式为压力触发，吸气正压（positive inspiratory pressure，PIP）设定在 15 ~ 20 cmH_2O，逐步调整以达到良好的胸廓起伏，PEEP 设置在 3 ~ 5 cmH_2O。维持血氧饱和度在 92% 以上即可保证恰当的氧合。在大年龄儿童和成人，优选容量控制模式，在这种模式下，不管气体传送需要多大的压力，呼吸机均设定一个固定的潮气量。表 62-7 列出了儿童患者呼吸机的初设参数。需要注意的是针对特定呼吸机模式的证据和研究是有限的。选择何种通气模式与操作者有很大关系，他们应该使用自己最熟悉且能给患儿带来最大益处的模式。要避免通过提高吸入氧气浓度（FiO_2）来保证高水平的氧合，从而避免氧中毒，由于 FiO_2>70% 与氧中毒有高的关联度，因此需要根据氧饱和度或动脉血气（ABG）来调整 FiO_2。通气的目标是在最小肺损伤情况下保证通气和氧合。发生急性呼吸窘迫综合征时，或为了避免发生这种情况，推荐使用肺保护策略，使用 4 ~ 6 ml/kg 的潮气量配合高呼吸频率来达到恰当的每分通气量，限制平台压在 30 cmH_2O 以下。在预计发生高碳酸血症时，只要 pH 值在 7.20 以上，允许性高碳酸血症是可以接受的。一个包括成人和儿童的研究显示保护性通气策略显著降低了病死率[28]。进行性加重的低氧血症儿童患儿应该尽早使用体外膜肺氧合（ECMO）（关于 ECMO 详见第 9 章）。

循环管理

休克是一种组织氧合和营养供应不足所导致的细胞功能障碍的状态。儿童患者对休克的反应不同于成人。儿童患者对休克最初和最敏感的反应是心动过速，心肌发育不完善使得他们不能按照需求调整每搏量（SV）。根据公式心输出量（CO）＝每搏量（SV）× 心率（HR），儿童患者增加 CO 的唯一办法是增加心率。如果一个成人需要增加血流量，把心率从安静状态的 70 次 / 分增加到 140 次 / 分即可使心输出量加倍；而婴儿或儿童，由于其安静状态时的心率即偏高，当把心率从 150 次 / 分增加至 300 次 / 分时，由于舒张期缩短导致冠脉灌注降低和心脏前负荷降低，并不能有效增加心输出量。需要注意到儿童血压并不能反应疾病的严重度以及对治疗的反应[29]。年幼患者对有效循环血量降低具有非常强的反应，由于他们的基础血压低，会通过增加系统血管阻力来进行补偿，而这种补偿带给检查者一种错觉，当患儿处于失代偿状态时才表现出低血压。必须及时识别和纠正休克才能避免休克发生和死亡（详见第 61 章）[29-33]。

检测急性时相物质是评估休克患儿的一个重要部分，然而，详细的体格检查会提供更多关于休克的严重度以及脱水状态的信息，应该避免在治疗前

表 62-7　儿童患者机械通气的初设参数

参数	压力控制通气模式	容量控制通气模式
适用情况	体重小于 10 kg 的婴儿或低顺应性情况	大年龄儿童和成人
基本参数	PIP 15 ~ 20 cmH_2O，保证足够的胸廓起伏	潮气量 5 ~ 8 ml/kg
呼吸频率	30 ~ 40 次 / 分	12 ~ 20 次 / 分（足够大年龄）
吸入氧气浓度（FiO_2）	初设值为 100%，然后逐渐降低到维持氧饱和度接近 99%	
吸呼比 / 吸气时间（I：E/IT）	吸呼比 1：2 或吸气时间 0.5 s，在特定情况下可以调整（例如过度通气）	
呼气末正压（PEEP）	3 ~ 5 cmH_2O，肺顺应性差时（如 ARDS）可以提高，当过度通气时可以完全没有 PEEP（如哮喘）	

等待实验室结果。脱水量超过 5% 的最有效表现是毛细血管再充盈时间延长，其他有用的检查包括血尿素氮（BUN）>45 mg/dl［LR 46.1（2.9～73.3）］、碳酸氢盐水平>17 mEq/L［LR 3.5（2.1～5.8）］[34]。超声在评估脱水和休克的严重程度时作用不明显。虽然存在一定的争议，但近来研究显示评价下腔静脉指数可以用来评价和监测脱水的程度，同时可以给医师提供患者血管内状态的大概情况[35]。

休克治疗

对于病情较轻的患儿，无论是否服用止吐药，均可以考虑口服补液治疗（oral rehydration therapy, ORT）。研究显示 25 个 ORT 治疗的患儿中存在 1 个治疗失败，要求静脉补液治疗[36]。另外，还可以通过鼻胃管进行水化治疗，也可通过使用透明质酸酶进行皮下水化治疗[37-38]。

对于病情危重患儿，避免过于激进的干预措施。静脉或骨髓内（intraosseous, IO）通路对于任何类型的休克都是至关重要的。通常需要建立两条外周静脉，但对于严重休克和脱水的患儿，建立两条静脉通路很困难。经典的教科书指出在三次建立外周静脉通路失败或 90 秒内仍未建立静脉通路时需要立刻建立 IO 通路。新系统使这一过程变得顺利，需要提前预测静脉通路建立的困难程度[5, 9]。通过 IO 通路，液体和急救药物能被容易用到患儿[39]。还可以通过 Seldinger 技术插入中心导管获得血样。在儿童和小婴儿，最佳的静脉通路是股静脉和颈外静脉，但是当能在急诊顺利建立 IO 通路时，这两条静脉通路对于最初稳定儿童患儿来说并不是必要的[5, 9, 38-40]。

休克分类

导致休克的原因可以根据功能障碍的类型进行分类。休克可以是心源性、失血性、神经源性、阻塞性或分布异常所致。表 62-8 列出休克病因和相应的治疗措施。

在世界范围内，休克最常见的病因是继发于呕吐和（或）腹泻的低血容量，出血或伴有电解质紊乱所致的脱水也可引起低血容量，其他引起低血容量的原因包括烧伤、创伤、糖尿病酮症酸中毒（DKA）等因素所导致的代谢异常；治疗包括扩容，创伤因素所致者紧接着需要输血。与成人相比，儿童需要更多的液体，但是密切监测非常重要。休克发生时，最初的输液为 5～10 分钟内输注 20ml/kg 液量，然后重新评估生命体征和意识状态。研究显示只要复苏及时

或充足，晶体液和胶体液的效果是一致的[40-42]。发生创伤时在最初给予 40 ml/kg 的生理盐水或林格液扩容后紧接着按照 10 ml/kg 进行输血。存在心肾疾病的婴儿和儿童按照 10 ml/kg 进行扩容，需要密切监测以免发生容量负荷过多（详见 38 章）。

感染性休克

在引起儿童休克的原因中感染性休克应该引起更多的关注。儿科急诊最主要的就诊原因是发热，儿童也容易表现为心动过速和血管扩张。需要强调的是绝大部分发热儿童是自限性疾病，疾病过程和预后良好。然而，在严重脓毒症和感染性休克中，其他表现包括高热或低体温、精神差、意识障碍、少尿，冷休克时毛细血管再充盈时间（capillary refill, CR）大于 2 秒，暖休克时外周血管扩张。伴有洪脉的低血压需要考虑暖休克，伴有 CR 延长的外周灌注不足需考虑为冷休克，而且伴有 CR 延长的低血压需要考虑休克失代偿期。如前所述，低血压对于诊断感染性休克不是必要，因为儿童患者尽管病情恶化血压尚可维持有效血压。

儿童感染性休克与成人相比另一个重要的不同之处是复苏时需要更多的液体，因为他们在脓毒症时通常表现为低血容量，而且由于儿童功能残气量低需要更早进行气管插管[27, 30, 32]。

有研究显示尽早采用危重病医学学会所推荐的复苏方案可以降低病死率，在经过治疗心脏指数达到 3.3 的目标下平常健康的患儿可以降低 2%，在慢性病患儿可以降低 10%[32]。Han 等进行的研究显示转到儿童重症监护室的患儿中大约 3% 最终诊断感染性休克，其病死率可达到 25%[31]。

治疗

儿童感染性休克治疗的主要目的是早期识别，尽早使用抗生素以及快速复苏，同时需要管理气道、建立静脉通路。大约 40% 的心输出量用于呼吸做功，气管插管和镇静患儿有助于将心输出量用于维持生命体征。初始液体复苏方案为 5～10 分钟内给予 20 ml/kg 输注生理盐水或 5% 的白蛋白，如果无效可以重复使用，在某些特定环境中可能需要 60 ml/kg 进行液体复苏。每扩容一次就需要进行重新评估，液体过多时可以表现为肝大或肺部出现啰音，如果出现液体过多的表现时，每次扩容量按照 10 ml/kg，而且需要密切监测。在病情稳定患儿，液体过多不能处理时可以使用利尿剂、腹膜透析和持续肾替代

表 62-8 儿童休克病因和相应的治疗

临床类型	病理生理	症状和体征	治疗
低血容量性 最常见的原因是呕吐和腹泻，各种原因引起的出血或液体留滞在 TS 间隙（例如肾病综合征、胰腺炎、烧伤等）	CO 下降 SVR 升高 IV 和 Int 损失	HR 升高 BP 下降 RR 增加 CR 延长 皮肤干燥 少尿 AMS	最初 20 ml/kg 静脉输注，1～2 次 如果出血因素引起，在快速扩容后输注红细胞（10 ml/kg）； 寻找出血部位（腹腔、开放性伤口、大型骨折等） DKA、脑水肿或液体过多时（例如肾衰、CHF 等）给予 10 ml/kg NSS
感染性休克 存在或怀疑存在感染时的急性表现 三种主要机制	CO 升高，SVR 降低（20%）	HR 升高、BP 下降、RR、AMS、洪脉、潮红、TS、水肿	静脉推注生理盐水 20ml/kg，可以反复使用，第 1 小时可以超过 60 ml/kg（某些情况可以达到 200 ml/kg）[18]，可以考虑使用胶体液；
	CO 下降，SVR 升高（60%）	HR 升高、BP 正常或下降、RR 升高、AMS、脉搏下降、CR 延长、TS、水肿	可以按照方案使用正性肌力药，多巴胺是第一选择，冷休克时考虑使用肾上腺素，暖休克时使用去甲肾上腺素；
	CO 下降，SVR 下降（20%）	HR 升高、血压下降、RR 升高、AMS、脉搏下降、CR 延长、TS、水肿	治疗低血糖、高血糖和低血钙、低温保护儿茶酚胺抵抗休克可以考虑应用激素
分布异常所致的休克 全身严重过敏反应：过敏史，暴露到过敏原，表现为呕吐、皮疹、皮肤潮红等	CO 正常，SVR 降低	血管神经性水肿，快速 TS，低血压，呼吸窘迫	肾上腺素为一线治疗，同时可以使用激素和抗组胺药物；肾上腺素可以持续静脉输注
脊髓损伤：颈髓挫伤/横断（T6 以上）患者表现为交感神经功能丧失、迷失神经功能亢进	CO 降低，SVR 正常或升高	BP 下降，HR 正常或减慢，血管张力丧失所导致的麻痹	积极的液体治疗；应用升压药（去甲肾上腺素或苯肾上腺素）维持 SVR；评估和治疗相关损伤
心源性 先天性心脏病、心肌炎、心律失常等病史	CO 下降，SVR 正常或升高	HR 正常或升高，脉搏减慢，CR 延长，少尿，JVD，肝大，疾病后期血压仍然正常	应用多巴酚丁胺、米力农和多巴胺维持 CO，根据临床症状正确应用液体替代治疗，动脉导管依赖性先心病使用前列腺素维持导管开放

CO，心输出量；SVR，系统血管压力；HR，心率；RR，呼吸频率；BP，血压；AMS，改变的意识状态；TS，第三间隙；Hx，病史；NSS，等张生理盐水；IV and Int loss，血管内液或间质液丢失；JVD，颈静脉扩张；CHF，充血性心力衰竭。注意：症状和体征并不是都按顺序出现，一些症状根本不出现（如低血压）。儿童患者在疾病晚期血压仍可以保持正常

表 62-9 升压药物治疗

正性肌力药物	效应	剂量 [ug/(kg·min)]	治疗推荐
多巴胺	多巴胺能	1～5	感染性休克最初救治对液体治疗无效时的初始治疗；当 CO 和 SVR 下降时尤其需要使用
	β- 肾上腺素能	5～15	
	α- 肾上腺素能	>15	
去甲肾上腺素	α、β	0.01～0.3	对多巴胺治疗无反应，暖休克使用去甲肾上腺素，冷休克使用肾上腺素
肾上腺素	β、α（高剂量）	0.01～0.3	
多巴酚丁胺	β	5～15	在最初的高循环动力状态或冷休克时与多巴胺联合使用（SVR 升高、CO 降低）

SVR，系统血管阻力；CO，心输出量

治疗[29]。

在表现容量抵抗性休克的患儿可以使用正性肌力药物（详见表62-9）。液体难治性休克表现为按照60 ml/kg进行扩容后仍然存在休克的临床症状。虽然一些研究显示6月以下婴儿由于交感神经支配不成熟而表现为去甲肾上腺素储备不足，但是对于大部分患儿多巴胺仍是液体难治性休克时的一线治疗药物。在初始治疗即使用多巴胺是有效的，对于多巴胺抵抗性休克，持续输注肾上腺素（冷休克）或去甲肾上腺素（暖休克）在绝大多数患儿是有效的。对于无法建立中心静脉通路的患儿，正性肌力药物可以通过外周静脉输注，但需要密切监测输注局部皮肤坏死的表现。当存在儿茶酚胺抵抗时，应该给予地塞米松（1～2 mg/kg），以防发生肾上腺素危象（详见图62-1）[29-30, 32-33]。

与其余年龄段儿童比，婴儿具有很多独特之处，小婴儿糖原储备低，体温调节中枢发育不完善，需要密切监测低氧血症以及低血糖、高血糖和低血钙

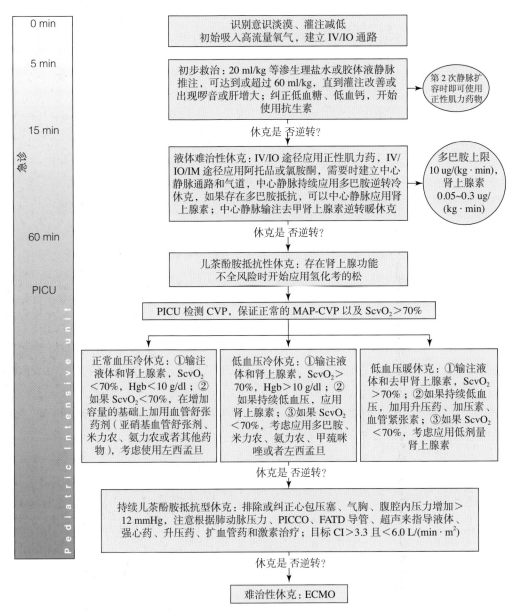

图62-1 儿童感染性休克的管理和治疗策略（Reproduced with permission from Brierley J, Carcillo JA, Choong K, et al: Clinical practice parameters for hemodynamic support of pediatric and neonatal septic shock: 2007 update from the American College of Critical Care Medicine, *Crit Care Med*. 2009 Feb; 37(2):666–688.）

Hgb，血红蛋白；PICCO，脉搏指示；CI，心脏指数连续心排出量；IV，静脉途径；IO，骨髓内给药途径；PICV，儿童重症监护病房；CVP，中心静脉压；MAP，平均动脉压；ScvO2，中心静脉氧饱和度

等电解质紊乱情况。

在急诊儿童感染性休克的治疗目的包括在到达急诊后的 1 小时内达到毛细血管再充盈时间小于 2 秒、意识状态正常、脉搏和血压正常、尿量充足［ > 1 ml/(kg · h)］[29, 32-33]。即使患儿在第一个小时内病情有显著改善，仍需要入住儿童重症监护病房。

其余注意事项
中毒

在每年中毒的患者人群中儿童患者约占到 62%[43]，儿童最常见误服药物、化妆品和家常用品，幸运的是，这些东西很少致死，仅仅需要观察即可。在怀疑中毒时，不建议进行催吐和洗胃治疗。在服用毒物后的 1 小时内在气道完整的情况下，应该反复多次使用活性炭[44]，如果服用了缓释或肠溶药物需要进行全肠道灌洗。在初始评估中必须处理低血糖，婴儿、儿童和成人分别静脉输注 10% 葡萄糖液体（10 ml/kg）、25% 葡萄糖液体（4 ml/kg）和 50% 葡萄糖液体（2 ml/kg）。进一步治疗包括支持治疗以及对特殊毒物的解毒治疗，建议早期请教毒物控制或毒理学专家。

输血

危重儿童患者发生贫血的风险很高，需要进行输血治疗[45]。虽然在重症监护病房经常见到贫血，但这些患儿在急诊就诊时即可表现为贫血。小于 4 月龄的婴儿存在显著不同的代谢需求，其心脏和血液系统仍处于发育阶段，这些患儿需要特殊的输血方案（具体方案不在本章进行阐述）。在大于 4 月龄的危重但病情稳定的患儿，推荐采取限制性输血策略（血红蛋白 Hb ≤ 7.0 g/dl），在病情不稳定患儿，推荐采取积极输血策略，血红蛋白 Hb 要求达到 10 g/dl[30, 32, 46]。具有症状的贫血患儿按照 10 ml/kg 进行输血，预计可提高 2 ~ 3 g/dl 的血红蛋白。由于存在血容量增多的风险，需要注意儿童患儿的输血速度，按照 2.5 ~ 5 ml/(kg · h) 的速度进行输注，或者在 2 ~ 4 小时内输注 1 个单位的红细胞。

救治过程中家庭态度

救治儿童患者对于家庭和医疗团队都有很大的压力。抢救过程中让家长在现场并不是常规，当家长在抢救现场时多数医护团队会感觉不舒服，需要具体情况具体对待[47-48]。需要考虑伦理问题以及家

庭成员出现在抢救现场的作用。然而，研究显示当抢救方案确定后不建议干扰抢救措施，父母表示由于考虑到情感问题他们愿意像其他相似的场景一样出现在抢救现场[49-50]。由于这些原因，近来的指南支持家庭成员出现在抢救现场[5]。

低温治疗

在美国每年约有 16000 例儿童心脏停搏病例[1-3]。心脏停搏后的成人患者采取低温治疗后可以提高神经系统预后，但相似的研究在儿童患儿有限。由于儿童和成人在心脏停搏后的病理生理情况不同，直接把成人的研究结果应用到儿童患儿存在困难，一些研究显示在心脏停搏患儿或创伤性脑损伤患儿使用低温处理并未影响病死率[2, 51-53]。

低温治疗推荐用于目击发生心脏停搏的青春期儿童以及围产期窒息的新生儿，在其余儿童患儿使用仍存在一定的争议。尽管如此，在能得到更多的结论性的儿童数据之前，在如下儿童可以考虑使用 32 ~ 34 ℃的低温治疗：心脏停搏后昏迷持续存在的儿童、院外目击发生的室颤所致的心脏停搏青春期儿童、围产期缺氧的脑损伤新生儿[2, 5]。

结语

在成人患者有效的措施并不都在儿童患儿起效。儿童和成人危重症管理的不同在于社会、发育和生理机制不同交互作用的结果。儿童患儿每千克体重需要更多的液体、容易发生气管衰竭而需要更积极的气管插管、心脏停搏发生后不同的病生理机制这些都是在儿童患者中需要考虑的问题。了解这些不同且做好积极的准备对于提高儿童患者救治水平非常关键。

关键点

- 体格检查对于处理和治疗婴儿和儿童患者将提供更多的信息。发现异常生命体征、意识障碍、尿量减少、精神萎靡、毛细血管再充盈时间延长等情况时，提示需要即刻且积极的处理。
- 在存在呼吸问题时需要考虑早期使用 HFNC 和 CPAP 等无创通气策略。
- 年幼儿童存在较强的维持系统血管阻力的能力，因此在休克发生时低血压往往发生较晚，不要因此耽误治疗。
- 在休克患儿早期识别休克且配合积极的液体管

理、抗生素使用、正性肌力药物使用（亦可使用外周静脉），并能在 1 小时内维持病情稳定，可以显著降低病死率。

（邢　燕　盛　凯　译）

参考文献

1. Gausche-Hill M, Schmitz C, Lewis RJ. Pediatric preparedness of US emergency departments: a 2003 survey. *Pediatrics*. 2007; 120(6):1229–1237.

2. Schappert SM, Bhuiya F. Availability of pediatric services and equipment in emergency departments: United States, 2006. *Natl Health Stat Report*. 2012; (47):1–21.

3. Center for Disease Control and Prevention, Ambulatory and Hospital Care Statistics Branch. (a.n.d.). National Ambulatory Medical Care Survey: 2010 Summary Tables. Available at: https://www.cdc.gov/nchs/data/ahcd/namcs_summary/2010_namcs_web_tables.pdf. Accessed August 24, 2016.

4. Santillanes G, Gausche-Hill M. Pediatric airway management. *Emerg Med Clin North Am*. 2008; 26(4):961–975.

5. Kleinman ME, Chameides L, Schexnayder SM, et al. Part 14: pediatric advanced life support: 2010 American Heart Association Guidelines for Cardiopulmonary Resuscitation and Emergency Cardiovascular Care. *Circulation*. 2010; 122(18 Suppl 3):S876–S908.

6. Lee JK, Newborn resuscitation. *Pediatr Rev*. 2006; 27(7):e52–e53.

7. Perlman JM, Wyllie J, Kattwinkel J, et al. Part 11: Neonatal resuscitation: 2010 International Consensus on Cardiopulmonary Resuscitation and Emergency Cardiovascular Care Science With Treatment Recommendations. *Circulation*. 2010; 122(16 Suppl 2):S516–S538.

8. Chieftez IM. Invasive and noninvasive pediatric mechanical ventilation. *Respir Care*. 2003; 48(4):442–453; discussion 453–458.

9. Soto F, Murphy A, Heaton H. Critical procedures in pediatric emergency medicine. *Emerg Med Clin North Am*. 2013; 31(1):335–376.

10. Wing R, James C, Maranda LS, Armsby CC. Use of high-flow nasal cannula support in the emergency department reduces the need for intubation in pediatric acute respiratory insufficiency. *Pediatr Emerg Care*. 2012; 28(11):1117–1123.

11. Zhang L, Sanguebsche LS. The safety of nebulization with 3 to 5 ml of adrenaline (1:1000) in children: an evidence based review. *J Pediatr (Rio J)*. 2005; 81(3):193–197.

12. Langhan ML, Chen L. Current utilization of continuous end-tidal carbon dioxide monitoring in pediatric emergency departments. *Pediatr Emerg Care*. 2008; 24(4):211–213.

13. Moses, JM, Alexander JL, Agus, MS. The correlation and level of agreement between end-tidal and blood gas pCO_2 in children with respiratory distress: a retrospective analysis. *BMC Pediatr*. 2009; 9:20. doi: 10.1186/1471-2431-9-20.

14. Gausche M, Lewis RJ, Stratton SJ, et al. Effect of out-of-hospital pediatric endotracheal intubation on survival and neurological outcome: a controlled clinical trial. *JAMA*. 2000; 283(6):783–790.

15. Gerritse BM, Draaisma JM, Schalkwijk A, van Grunsven PM, Scheffer GJ. Should EMS-paramedics perform paediatric tracheal intubation in the field? *Resuscitation*. 2008; 79(2):225–229.

16. Lemyre B, Davis PG, de Paoli AG. Nasal intermittent positive pressure ventilation (NIPPV) versus nasal continuous positive airway pressure (NCPAP) for apnea of prematurity. *Cochrane Database Syst Rev*. 2002; (1):CD002272.

17. Yoder BA, Stoddard RA, Li M, King J, Dirnberger DR, Abbasi S. Heated, humidified high-flow nasal cannula versus nasal CPAP for respiratory support in neonates. *Pediatrics*. 2013; 131(5):e1482–e1490.

18. Nørregaard O. Noninvasive ventilation in children. *Eur Respir J*. 2002;

20 (5):1332–1342.

19. Deis JN, Abramo TJ, Crawley L. Noninvasive respiratory support. *Pediatr Emerg Care*. 2008; 24(5):331–338; quiz 339.

20. Martin S, Duke T, Davis P. Efficacy and safety of bubble CPAP in neonatal care in low and middle income countries: a systematic review. *Arch Dis Child Fetal Neonatal Ed*. 2014; 99(6):F495–F504.

21. Bueno Campaña M, Olivares Ortiz J, Notario Muñoz C, et al. High flow therapy versus hypertonic saline in bronchiolitis: randomised controlled trial. *Arch Dis Child*. 2014; 99(6):511–515.

22. Carroll CL, Schramm CM. Noninvasive positive pressure ventilation for the treatment of status asthmaticus in children. *Ann Allergy Asthma Immunol*. 2006; 96(3):454–459.

23. Alletag MJ, Auerbach MA, Baum CR. Ketamine, propofol, and ketofol use for pediatric sedation. *Pediatr Emer Care*. 2012; 28(12):1391–1395; quiz 1396–1398.

24. Jones P, Dauger S, Denjoy I, et al. The effect of atropine on rhythm and conduction disturbances during 322 critical care intubations. *Pediatr Crit Care Med*. 2013; 14(6):e289–e297.

25. Luten R, Wears RL, Broselow J, Croskerry P, Joseph MM, Frush K. Managing the unique size-related issues of pediatric resuscitation: reducing cognitive load with resuscitation aids. *Acad Emerg Med*. 2002; 9(8):840–847.

26. Lee-Jayaram JJ, Yamamoto LG. Alternative airways for the pediatric emergency department. *Pediatr Emerg Care*. 2014; 30(3):191–199; quiz 200–202.

27. Ramesh S, Jayanthi R, Archana SR. Paediatric airway management: What is new? *Indian J Anaesth*. 2012; 56(5):448–453.

28. Rotta AT, Steinhorn DM. Is permissive hypercapnia a beneficial strategy for pediatric acute lung injury? *Respir Care Clin N Am*. 2006; 12(3):371–387.

29. Kissoon N, Orr RA, Carcillo JA. Updated American College of Critical Care Medicine–pediatric advanced life support guidelines for management of pediatric and neonatal septic shock: relevance to the emergency care clinician. *Pediatr Emerg Care*. 2010; 26(11):867–869.

30. Mtaweh H, Trakas EV, Su E, Carcillo JA, Aneja RK. Advances in monitoring and management of shock. *Pediatr Clin North Am*. 2013; 60(3):641–654.

31. Han YY, Carcillo JA, Dragotta MA, et al. Early reversal of pediatric–neonatal septic shock by community physicians is associated with improved outcome. *Pediatrics*. 2003; 112(4):793–799.

32. Dellinger RP, Levy MM, Rhodes A, et al. Surviving sepsis campaign: international guidelines for management of severe sepsis and septic shock: 2012. *Crit Care Med*. 2013; 41(2):580–637.

33. Brierley J, Carcillo JA, Choong K, et al. Clinical parameters for hemodynamic support of pediatric and neonatal septic shock: 2007 update from the American College of Critical Care Medicine. *Crit Care Med*. 2009; 37(2):666–688.

34. Edmond S. Evidence-based emergency medicine/rational clinical examination abstract. Dehydration in infants and young children. *Ann Emerg Med*. 2009; 53(3):395–397.

35. Nagdev AD, Merchant RC, Tirado-Gonzalez A, Sisson CA, Murphy MC. Emergency department bedside ultrasonographic measurement of the caval index for noninvasive determination of low central venous pressure. *Ann Emerg Med*. 2010; 55(3):290–295.

36. Hartling L, Bellemare S, Wiebe N, Russell K, Klassen TP, Craig W. Oral versus intravenous rehydration for treating dehydration due to gastroenteritis in children. *Cochrane Database Syst Rev*. 2006; (3):CD004390.

37. Haas NA. Clinical review: vascular access for fluid infusion in children. *Crit Care*. 2004; 8(6):478–484.

38. Carcillo JA. Intravenous fluid choices in critically ill children. *Curr Opin Crit Care*. 2014; 20(4):396–401.

39. Blumberg SM, Gorn M, Crain EF. Intraosseous infusion: a review of methods and novel devices. *Pediatr Emerg Care*. 2008; 24(1):50–56; quiz 57–58.

40. Cavari Y, Pitfield AF, Kissoon N. Intravenous maintenance fluids

revisited. *Pediatr Emerg Care*. 2013; 29(11):1225–1228; quiz 1229–1231.

41. Ngo NT, Cao XT, Kneen R, et al. Acute management of dengue shock syndrome: a randomized double-blind comparison of 4 intravenous fluid regimens in the first hour. *Clin Infect Dis*. 2001; 32(2):204–213.

42. Wills B, Tran VN, Nguyen TH, et al. Hemostatic changes in Vietnamese children with mild dengue correlate with the severity of vascular leakage rather than bleeding. *Am J Trop Med Hyg*. 2009; 81(4):638–644.

43. Mowry JB, Spyker DA, Cantilena LR Jr, Bailey JE, Ford M. 2012 Annual Report of the American Association of Poison Control Centers' National Poison Data System (NPDS): 30th Annual Report. *Clin Toxicol (Phila)*. 2013; 51(10):949–1229.

44. Lapus RM. Activated charcoal for pediatric poisonings: the universal antidote? *Curr Opin Pediatr.* 2007 19(2):216–222.

45. Bateman ST, Lacroix J, Boven K, et al. Anemia, blood loss, and blood transfusions in North American children in the intensive care unit. *Am J Respir Crit Care Med*. 2008; 178(1):26–33.

46. Lacroix J, Hébert PC, Hutchison JS, et al. Transfusion strategies for patients in pediatric intensive care units. *N Engl J Med.* 2007; 356(16):1609–1619.

47. Sacchetti A, Carraccio C, Leva E, Harris RH, Lichenstein R. Acceptance of family member presence during pediatric resuscitations in the emergency department: effects of personal experience. *Pediatr Emerg Care*. 2000; 16(2):85–87.

48. Jones BL, Parker-Raley J, Maxson T, Brown C. Understanding health care professionals' views of family presence during pediatric resuscitation. *Am J Crit Care*. 2011; 20(3):199–207; quiz 208.

49. Dudley NC, Hansen KW, Furnival RA, Donaldson AE, Van Wagenen KL, Scaife ER. The effect of family presence on the efficiency of pediatric trauma resuscitations. *Ann Emerg Med*. 2009; 53(6):777–784.e3.

50. Mangurten J, Scott SH, Guzzetta CE, et al. Effects of family presence during resuscitation and invasive procedures in a pediatric emergency department. *J Emerg Nurs*. 2006; 32(3):225–233.

51. Fink EL, Clark RS, Kochanek PM, Bell MJ, Watson RS. A tertiary care center's experience with therapeutic hypothermia after pediatric cardiac arrest. *Pediatr Crit Care Med*. 2010; 11(1):66–74.

52. Adelson PD, Wisniewski SR, Beca J, et al. Comparison of hypothermia and normothermia after severe traumatic brain injury in children (Cool Kids): a phase 3, randomised controlled trial. *Lancet Neurol*. 2013; 12(6):546–553.

53. Topjian AA, Berg RA, Nadkarni VM. Pediatric cardiopulmonary resuscitation: advances in science, techniques, and outcomes. *Pediatrics*. 2008; 122(5):1086–1098.

第 63 章　危重患者的转运

Ira Nemeth • Julio R. Lairet

简介

危重患者的转运和任何医疗行为一样，都有风险和获益。随着转运团队和设备日趋专业化，风险也随之降低。转运的获益体现在患者转运后可接受更专业的诊断和治疗，而并非所有的机构都能满足需要[1]。最近的文献显示转运时机是一个重要的考虑因素。医师需要考虑到所有因素来决定何时以及如何转运危重患者。

危重患者的转运是一件棘手的事情，需要同时兼顾很多方面。当患者转入或者转出医疗机构时，需要将患者"打包"以便进行独立搬运。所有管路（尿管、胃管、静脉置管和引流管）、电子设备（监护仪和输液泵）、氧气设备必须固定在患者身上或转运车上[2]。转运途中，急救设备和药物以及生命支持设备必须随身携带以处理突发事件。在医疗机构内转运时，只需要携带少量的设备，转运时间及距离越长，所携带的设备越多。

在医疗机构间转运患者时，必须要有一个专业团队和设备，这些资源被用于提供现场应急反应、医院转院或医疗遣返。转运车辆、转运人员和携带设备根据不同的任务而选择，转运前需充分了解转运类型以选择最恰当的资源[3]。另外，基于紧急医疗服务和积极行动法（EMTALA）的法律问题，需要在转运之前进行沟通。

创伤是第一个明确转运获益的疾病，将创伤患者转运到专业的医疗机构可获得更好的治疗。最近的研究显示，心脏病、卒中和脓毒症患者转运后得到有效治疗，获益明显。所有这些疾病的病程都需要长期高度专业化的监护，在很多地区，紧急医疗服务（EMS）已经形成体系可把患者送到最恰当的医疗机构，但无法实现时就需要将患者转运至另一医疗机构。

历史

危重患者的转运有着悠久的历史传统。在拿破仑时代，就出现有组织的将患有疾病或受伤的人转运至更高水平机构的行为[4]。与许多医疗技术的进步一样，军事冲突也促进了转运水平的提高。在美国内战期间，在约瑟夫·巴恩斯和乔纳森·莱特曼的领导下，开始了战地初步处理，然后转运至更高水平的医疗场所这一模式。这一内战的经验被纽约市民采用，建立了美国第一个危重患者转运体系。第一次世界大战和第二次世界大战在患者转运方面取得了许多进步，但某些方面也有所退步。

另一个大的进步，是在朝鲜战争期间，开始使用直升机转运伤员。在越南战争中直升机被正式使用。在 20 世纪 70 年代初，第一架民用直升机服务于危重患者转运，并且是医院使用[5]。这些服务提供的人员是一位医师和一位护士。他们开始把先进的医疗带到了院前救助的舞台。

1966 年，国家科学院院士研究会发布了题为《意外死亡与残疾：现代社会被忽视的疾病》报告。这份报告促使国会在 1966 年通过了"公路安全法"，创建了内阁交通部（Department of Transportation，DOT），交通部被赋予改善 EMS 的责任。自此，在医疗方面出现了很多进展，包括地面和直升机 EMS 的出现。

近 10 年，医学研究所报告了题为《紧急医疗服务的十字路口》，提出了很多建议改善整个 EMS 系统，包括运输机构和直升机服务的完善[6]。其中一些建议已经被采纳，最大的改进是对所有已经获得奖学金的急诊医师和初级保健医师都进行重症监护资格的认证。此外，美国急诊医学委员会也在 2010 年 9 月 23 日创立，并在 EMS 中进行亚专业认证。

风险与获益

决定转运患者时，必须权衡相关的风险和获益。有些医疗机构有能力、有设备处理某些疾病[7]。常见的需要转往更高水平医疗机构的疾病包括创伤、心脏外伤、烧伤、急性卒中、脊髓创伤、产科和儿科/新生儿相关问题。风险有两方面：患者病情恶化以及潜在的转运相关损伤。

转运前确保患者病情基本稳定以及配备专业的转运团队，这可有效减少患者病情恶化。但转运前病情完全稳定是不可能的，这也是患者需要转运的原因。专业团队资源有限，且不易获得。恶劣的天气也可能会阻碍专业团队到达并减慢转运速度。

转运的危害并不常见，但需要警惕。空中和地面的医疗转运，其中包括一些风险很高的转运方式，对风险控制不足导致的后果已经被诸多报道，甚至包括儿科患者的转运。最近的直升机坠毁事件使医疗直升机的安全问题引起了国家交通安全委员会（NTSB）和国会的重视[8]。急救直升机机组人员的死亡率比所有其他专业都高（图 63-1）。包括天气情况和时间在内的许多变数都会造成转运风险。

区域系统

在美国，已经建立了某些系统以简化转运。这些包括创伤中心、烧伤中心和儿科中心。儿科中心需要高度专业化的转运资源，所以对运输服务进行了控制，而创伤和烧伤中心通常将转运资源交给转运机构。重症监护中心、心脏监护中心和卒中中心等正在考虑兴建。

创伤系统自 20 世纪 70 年代后期开始建立，以提供区域化的管理来照顾创伤的患者。这些系统是基于有限的但高度专业化的设施建立起来，通过增加创伤系统的容量接纳更多的患者，从而改善患者的预后。有更多的设施可以提供有效的治疗和必要时的转运。创伤系统已存在超过 30 年，关于直升机转运存在的必要性和的获益一直争论不休[5, 9-13]。许

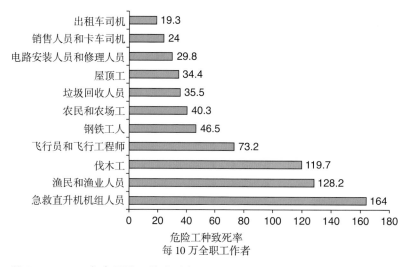

图 63-1　2008 年高风险工种致死率

多研究表明使用直升机转运可取得生存获益，但很难除外转运人员的技术水平对运输服务的影响。

创伤中心转运的初衷是为了尽量使用最少的时间将患者转运到最恰当的医疗机构。创伤导致死亡的最常见原因仍然是失血。采用损伤控制性手术和改善凝血功能来减少出血已经成为民用和军事创伤中心的常规做法。因此，手术时间是一项重要因素，应该把需要手术的患者快速转运到能够执行手术的机构。这也同样适用于新建的卒中中心和心脏中心。心脏中心的数据显示心脏事件发生后越早行经皮冠状动脉介入（PCI），患者生存获益越大。然而，有研究显示使用直升机转运心脏病患者出现更多的并发症[14]，延误的时间更多[15]。卒中中心显示在某些时间范围内采用药物治疗或动脉内手术都可获益[16]。在某些情况下，转运途中诸如主动脉内球囊反搏（IABP）和体外膜肺氧合（ECMO）等机械装置需要使用，相关培训计划已经启动，确保转运队伍能够操作这些复杂的设备。

儿科转运系统已经建立，可以提供比创伤、心脏或卒中系统更广泛的重症监护。最近的一项研究表明，拥有更专业化的转运团队比转运时间更重要[17]。该研究发现，非专业转运团队在转运期间的计划外事件发生率和患者死亡率较高。转运团队所需的知识水平一直存在重大争议。研究发现增加一名医生到儿科转运团队没有任何获益[18-19]。

在目前的成本控制时代，有些机构使用转运患者获得的收益来控制外部系统成本。Kaiser Permanente 执行了一项计划，即把主诉胸痛的患者从社区急诊部门转运到他们的机构之一[20]。他们表示提供的诊疗不打折扣，但也没有分析这个过程中的实际成本。

正在讨论的成人重症监护区域化的概念需要对设施进行认证和分类[21]。区域化有可能在标准化和成本控制两方面获益。明确设施的体量对患者预后的益处尚未得到证实。由于转运系统是依照这一新概念开发的，因此考虑要创建的系统类型将非常重要。它会像儿科转运模式一样，由接收机构提供转运服务，还是像创伤中心模式，选择转运机构进行转运？ 1985 年通过的"综合预算调解法案"的 EMTALA 规定由转运提供者负责确保转运安全。

空中转运注意事项

Boyle 定律描述了气体中压力和体积的反比关系。基本上，随着压力下降，气体会膨胀。这可能会导致空中转运患者时出现重大安全问题。随着飞机飞行高度增加，周围气压降低，这导致封闭空间中气体充满组织并通过肺泡毛细血管膜扩散的问题。加压舱可以维持舱内压力为海平面的大气压。但加压是有限度的，因此，在某些情况下，必须保持较低的飞行高度，从而导致更长的飞行时间。

封闭空间中气体充满组织可能会引起严重的并发症，但飞行前通过一些简单的准备，可以避免这些并发症。通常保守治疗的小量气胸需要在空中转运前放置胸引管。需要通过单向阀或连续抽吸装置将气体从胸引管排出，以便能够在低压下飞行。即便是消化系统的气体也可能会引起问题，需要在转运前考虑应用鼻胃管或胃肠管。任何管子中的气囊（气管内，Foley 等）需保持在适当的位置，需要密切监测或用盐水填充。

对于大多数患者，简单的容量控制呼吸机足以达到转运的要求。但是，找到一个可以在不同气压下都能准确执行这一功能的呼吸机十分不易。最常用的呼吸机是 Uni-Vent Eagle 754 型（Impact Instrumentation, Inc., West Caldwell, New Jersey）[22]。该呼吸机可进行高达 20 cm 水柱的呼气末正压（PEEP），其最大吸气峰流速为 60 L/min。如果患者需要更专业的呼吸管理，则转运仅限于高度专业化的团队。这些团队大部分都来源于军队。

人员的组成和培训

在美国，重症监护转运平台的人员配置不仅在资格人员的组成上有所不同，而且每个团队的人员数量也有所不同。一些系统使用两名成员，而大部分系统则倾向于使用三名成员。在美国的双人配置团队中，团队成员可以由急救医师 / 急诊重症监护护士、急救护士 / 注册护士、注册护士 / 注册医师、注册护士 / 注册护士和注册护士 / 医学博士组成。美国的大多数双人配置团队都采用急救医师 / 注册护士的配置[23]。另一项与重症患者转运相关的问题是美国缺乏国家标准化的培训和认证。由于转运危重患者或受伤患者的需求增加，所以必须规范化培训相关人员的技能。有研究显示，患者转运过程中报告的不良事件发生率的比例从 5% 到 12% 不等[24-26]。我们的重点是对医务人员标准化的培训和教育，以及与医疗主任一起推进持续质量改进计划。

军队系统

多年来，军医已取得很大进步。一个重大的进步是军队可将严重受伤或服役不良的人员运送回美国本土。军队内部对重症患者的转运已经形成一个成熟的体系，能够长距离转运病情严重的患者。这些团队是目前军事医疗系统的重要组成部分。在美军，有三个主要的平台用于执行转运伤员的任务。这些团队的目标是对患者进行 ICU 级别的监护，在将患者转移到更高水平的医疗机构时进行无缝连接。

重症监护空中转运团队

重症监护空中转运团队（critical care air transport teams，CCATT）的概念诞生于 1994 年[27]。CCATT 不是一个独立的平台；它们增加了美国空军航空医疗疏散能力，为系统增加了重症监护转运能力。它们的转运对象是经过初始治疗后仍然病情危重，需转运到更高水平医疗机构的伤员[27]。医师领导这个团队，以确保患者能够持续获得正确医疗决策，并根据患者的病情调整治疗方案和设置呼吸机参数，必要时可开始新的治疗，甚至执行手术。最终的目的是保证患者不间断、稳定、安全地进行转运[27]。

CCATT 由重症监护医师组成，他们可能是外科医师，呼吸/重症监护医师、麻醉师、急诊医师或心脏科医师。另外团队还包括重症监护护士和呼吸治疗师。CCATT 有能力照看多达 3 名呼吸机患者或 6 名非急症患者[28-29]。通过增加 CCATT 团队成员，如增加两名重症监护护士可以使团队照看多达 5 名呼吸机患者[24]。

目前，CCATT 团队在管理重症患者或多发伤、开放/闭合头颅损伤、休克、烧伤、呼吸衰竭、多器官衰竭和其他危及生命的疾病方面经验很丰富[27]。该团队在"伊拉克自由军事行动"和"持久自由军事行动"中的表现非常成功。

Lairet 等最近进行了一项名为"美国空军 CCATT 撤离伤员的短期成果"的研究，结果证明 CCATT 团队转运患者的效率很高[30]。本研究回顾性分析 656 例患者的转运，转运的疾病包括 425 例（64.8%）创伤患者，231 例（35.2%）医疗投诉。创伤患者平均创伤严重度评分为 22 分（范围 1 ~ 75）。受伤类型也令人印象深刻，269 人遭受多发伤（多系统）伤害，80 人截肢，90 人头痛，73 人烧伤，121 人有腹腔内损伤，98 例胸腔损伤。转运过程中的监护强度反映了受伤人员的严重程度：318 例（48.5%）患者需要机械通气，68 例（10.4%）接受血管活性药物，43 例（6.6%）在飞行过程中需要血液制品[30]。

烧伤伤员的转运有其本身的挑战，因为烧伤的程度可能比较重，尤其是吸入性烧伤。与其他受伤一样，烧伤的转运包括两个阶段。在中东冲突地区，首先是从伊拉克或阿富汗转运到德国，这由空军 AE 系统和 CCATT 执行。抵达德国后，下一步转运可以根据患者要求由 CCATT 或美国陆军外科研究所烧伤飞行队（US Army Institute of Surgical Research Burn Flight Team，USAISR BFT）执行。

美国陆军外科研究所烧伤飞行队

USAISR BFT 到现在已转运过数以千计的烧伤患者。该团队成立于 1951 年，总部设在德克萨斯州休斯敦堡布鲁克陆军医疗中心（BAMC）[31-32]。团队成员包括一名在烧伤、创伤和外科重症监护方面经验丰富的外科医师（团队领导）以及两名护士。其中一名担任主管护士，主管护士是一名注册护士，具有丰富的烧伤和重症监护经验。该团队的另一名护士是已经完成陆军重症监护护理计划的执业护士。该团队的第四名成员是一名认证的呼吸治疗师，在使用各种呼吸机以及治疗肺部疾病和吸入性损伤方面拥有丰富的经验。完成组队的是一名非执勤官员，也是一名医疗技术人员，充当每项任务的执行官员，并根据飞行队的需要提供协助[31]。与 CCATT 一样，BFT 可以根据任务需要增加额外的人员[31]。BFT 与其他重症转运平台的区别之处就在于监护连续性。在德国的烧伤中心，评估过患者病情的 BFT 外科医师，常常在住院期间成为该患者的主治医师[31]。

当决定由哪个平台将烧伤伤员从德国转运到美国时，考虑到的关键因素是患者的病情、肺部情况和通气支持情况[31]。BFT 工作人员对吸入性损伤或肺部损伤，尤其超出传统通气支持能力的转运更有经验[31]。如果需要，BFT 医师可以在伤员转运途中进行纤维支气管镜检查。在转运途中，BFT 可使用体积扩散呼吸器（VDR-4）和 TXP 压力控制呼吸机（Percussionaire Corp，Sand Point，Idaho）监护伤员[31,33]。

在决定启动 BFT 之后，该团队从圣安东尼奥（BAMC）飞往德国，而 CCATT 从伊拉克或阿富汗转运伤员。抵达现场后，BFT 外科医师会对伤员进行伤情评估和照护。

急性肺损伤救援队

CCATT 一直非常高效地将患者从冲突地区迅速转运，有时甚至可以在受伤后几个小时内进行手术。有时患者病情进展至急性呼吸窘迫综合征（ARDS），需要先进的呼吸机通气支持。2005 年 11 月，急性肺损伤救援队（acute lung rescue team，ALRT）成立，将这部分患者从伊拉克和阿富汗转运到德国的 Landstuhl 区域医疗中心（LRMC）。ALRT 基于 LRMC，他们精通使用 VDR-4（Percussionaire Corp）高频喷射通气和其他先进的呼吸机模式，如 I/E 反比通气。团队成员包括创伤外科或重症监护医师、呼吸或重症监护医师、危重护理护士和使用 VDR-4（Percussionaire Corp）有经验的呼吸治疗师[34]。

2005 年 11 月至 2007 年 3 月期间，ALRT 成功转运了 5 名严重 ARDS 患者，其 PaO_2/FiO_2 平均值为 71[34]。在这同一研究中，ALRT 将 1% 的机械通气患者带到 LRMC。虽然 CCATT 仍然是冲突中转运严重伤员 / 患者的主要平台，但在必要时可以使用 ALRT，对于任务成功至关重要。

用于进行航空医疗撤离的飞机，包括执行重症患者转运任务，都不是它们的主要任务。这些飞机有各种任务，从部队转移到货物运输都可以见到它们的身影。因此，所有需要照护患者的设备必须由 CCATT、USAISR BFT 和 ALRT 提供。实际上，最终的结果是将飞机的尾部改装成飞行的 ICU。根据目的地的距离，高空飞行时间可以长达 4.5～13 小时。运输过程中的患者护理级别与创伤 ICU 中进行的护理级别相同，无论哪个团队执行任务，最终目标是持续保持相同的护理标准。

转运重症患者有特有的环境挑战，例如照明、振动、噪音以及湿度和温度调节的不足，更不用说团队的资源受限。在运输过程中，团队的重点是通过呼吸机进行气道保护和维护，并持续监测脉搏血氧饱和度和呼气末 CO_2。在飞行过程中进行动脉血气分析，并根据需要调整呼吸机设置。通过侵入性手段（动脉压和中心静脉压）监测血流动力学状态。当照护头部受伤的伤员时，颅内压（ICP）用脑室造口术或 ICP 监测器监测。这些信息对于团队进行及时干预至关重要。团队会携带血液制品随飞机一起，必要时输血。如果需要，这些团队成员有能力在转运过程中完成胸腔置管、中心静脉置管和气管插管。对伤员的照护水平是超凡的，也是军医进步的证明。

转运中心

从一个机构转运到另一个机构需要许多转运设备。我们已经谈到转运机构和转运的患者。目前的市场压力使许多机构没有能力转运，找到接收的机构可能很困难，需要花大量时间一个一个电话接触。大多数医院都试图简化转运流程并整合资源，通过集中转运中心进行交流。在一个大型医疗机构中，可以同时接收来自不同地区的转运。另外有机构发现转运患者极其复杂，外包这一服务更为经济[35]。

除了寻找合适的接收机构极其复杂外，还需要满足 EMTALA 的要求。EMTALA 有监督转出机构和接收机构的义务。转出机构需要在转运前最大限度的稳定患者的病情。另外，转出机构负责复印患者完整病历，包括图像，并选择最合适的转运途径，包括选择合格人员。接收机构如果有空间，且可以提供所需服务的合格人员，则有义务接受来自其他医疗机构的患者。患者还需要提供转运的书面请求或转运医师的书面声明，即患者转运的医疗获益超过所涉及的风险[36]。转运备忘录有助于记录转运所需的物品。通过中央转运中心以及精简流程将加快

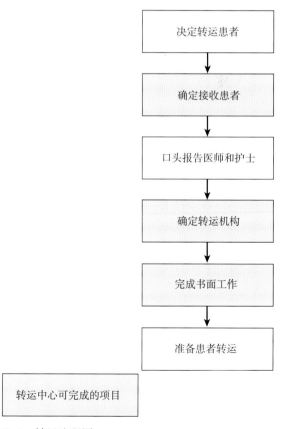

图 63-2 转运流程图

转运速度。图 63-2 显示了简化的传输流程图，并标识了可以分配给转运中心完成的部分。

总结

做出重症患者转运的决定是非常困难的，因此在启动转运之前需要高度重视。考虑到这些复杂的问题，转运系统的创建很重要。在特定团队中有很多不同的设备和具备各种技能的人员可供选择。作为患者转运接收方或转出方的医疗保健者，了解您所在地区可用的团队和资源非常重要。随着转运量的增加，创建转运路径时必须考虑主要和备用选项。

出于资金和专业化的考虑，未来更有可能形成区域化转运，重要的是要了解重症患者转运的不足和成功，并进行质量改进，这将有助于指导转运体系的形成。在对建立专门监护系统的获益和风险进行了有限的研究后发现，毫无疑问，重症患者转运在未来几十年将成为日益重要的领域。

（葛洪霞　付源伟　译　郑亚安　校）

参考文献

1. Crippen D. Critical care transportation medicine: new concepts in pre-transport stabilization of the critically ill patient. *Am J Emerg Med.* 1990; 8(6):551–554.
2. Warren J, Fromm RE Jr, Orr RA, Rotello LC, Horst HM; American College of Critical Care Medicine. Guidelines for the inter- and intrahospital transport of critically ill patients. *Crit Care Med.* 2004; 32(1):256–262.
3. Fromm RE Jr, Varon J. Critical care transport. *Crit Care Clin.* 2000; 16(4):695–705.
4. Blackwell TH. Emergency medical service: overview and ground transport. In: Marx JA, Hockberger RS, Walls RM, Adams J, Rosen P, eds. *Rosen's Emergency Medicine: Concepts and Clinical Practice.* 8th ed. Philadelphia: Saunders/Elsevier; 2008:2984–2993.
5. Baxt WG, Moody P. The impact of a rotorcraft aeromedical emergency care service on trauma mortality. *JAMA.* 1983; 249(22):3047–3051.
6. Institute of Medicine (U.S.). Committee on the Future of Emergency Care in the United States Health System. *Emergency Medical Services at the Crossroads.* Washington, DC: National Academies Press; 2007.
7. van Lieshout EJ, de Vos R, Binnekade JM, de Haan R, Schultz MJ, Vroom MB. Decision making in interhospital transport of critically ill patients: national questionnaire survey among critical care physicians. *Intensive Care Med.* 2008; 34(7):1269–1273.
8. *Helicopter Emergency Medical Services.* Washington, DC: National Transportation Safety Board; 2009.
9. Baxt WG, Moody P. The impact of a physician as part of the aeromedical prehospital team in patients with blunt trauma. *JAMA.* 1987; 257(23):3246–3250.
10. Baxt WG, Moody P, Cleveland HC, et al. Hospital-based rotorcraft aeromedical emergency care services and trauma mortality: a multicenter study. *Ann Emerg Med.* 1985; 14(9):859–864.
11. Thomas SH, Harrison TH, Buras WR, Ahmed W, Cheema F, Wedel SK. Helicopter transport and blunt trauma mortality: a multicenter trial. *J Trauma.* 2002; 52(1):136–145.
12. Cunningham P, Rutledge R, Baker CC, Clancy TV. A comparison of the association of helicopter and ground ambulance transport with the outcome of injury in trauma patients transported from the scene. *J Trauma.* 1997; 43(6):940–946.
13. Brathwaite CE, Rosko M, McDowell R, Gallagher J, Proenca J, Spott MA. A critical analysis of on-scene helicopter transport on survival in a statewide trauma system. *J Trauma.* 1998; 45(1):140–144; discussion 144–146.
14. Schneider S, Borok Z, Heller M, Paris P, Stewart R. Critical cardiac transport: air versus ground? *Am J Emerg Med.* 1988; 6(5):449–452.
15. Svenson JE, O'Connor JE, Lindsay MB. Is air transport faster? A comparison of air versus ground transport times for interfacility transfers in a regional referral system. *Air Med J.* 2006; 25(4):170–172.
16. Thomas SH, Kociszewski C, Schwamm LH, Wedel SK. The evolving role of helicopter emergency medical services in the transfer of stroke patients to specialized centers. *Prehosp Emerg Care.* 2002; 6(2):210–214.
17. Orr RA, Felmet KA, Han Y, et al. Pediatric specialized transport teams are associated with improved outcomes. *Pediatrics.* 2009; 124(1):40–48.
18. McCloskey KA, King WD, Byron L. Pediatric critical care transport: is a physician always needed on the team? *Ann Emerg Med.* 1989; 18(3):247–249.
19. King BR, King TM, Foster RL, McCans KM. Pediatric and neonatal transport teams with and without a physician: a comparison of outcomes and interventions. *Pediatr Emerg Care.* 2007; 23(2):77–82.
20. Selevan JS, Fields WW, Chen W, Petitti DB, Wolde-Tsadik G. Critical care transport: outcome evaluation after interfacility transfer and hospitalization. *Ann Emerg Med.* 1999; 33(1):33–43.
21. Singh JM, MacDonald RD. Pro/con debate: do the benefits of regionalized critical care delivery outweigh the risks of interfacility patient transport? *Crit Care.* 2009; 13(4):219.
22. Kashani KB, Farmer JC. The support of severe respiratory failure beyond the hospital and during transportation. *Curr Opin Crit Care.* 2006; 12(1):43–49.
23. Greene MJ. 2010 Critical Care Transport Workplace and Salary Survey. *Air Medical J.* 2010; 29(5):222–235.
24. Singh JM, MacDonald RD, Bronskill SE, Schull MJ. Incidence and predictors of critical events during urgent air-medical transport. *CMAJ.* 2009; 181(9):579–584.
25. Dewhurst AT, Farrar D, Walker C, Mason P, Beven P, Goldstone JC. Medical repatriation via fixed-wing air ambulance: a review of patient characteristics and adverse events. *Anaesthesia.* 2001; 56(9):882–887.
26. Singh JM, MacDonald RD, Ahghari M. Critical events during land-based interfacility transport. *Ann Emerg Med.* 2014; 64(1):9–15. e2.
27. Beninati W, Meyer MT, Carter TE. The critical care air transport program. *Crit Care Med.* 2008; 36(Suppl 7):S370–S376.
28. Air Force tactics, techniques, and procedures 3-42.51. Tactical Doctrine: Critical Care Air Transport Team (CCATT). Air Force Medical Service, Department of the Air Force, 2015. Available at: http://static.e-publishing.af.mil/production/1/af_sg/publication/afttp3-42.51/afttp3-42.51.pdf. Accessed July 15, 2016.
29. Blackbourne LH, Baer DG, Eastridge BJ, et al. Military medical revolution: deployed hospital and en route care. *J Trauma Acute Care Surg.* 2012; 73(6 Suppl 5):S378–S387.
30. Lairet J, King J, Vojta L, Beninati W. Short-term outcomes of US Air Force Critical Care Air Transport Team (CCATT) patients evacuated from a combat setting. *Prehosp Emerg Care.* 2013; 17(4):486–490.
31. Renz EM, Cancio LC, Barillo DJ, et al. Long range transport of war-related burn casualties. *J Trauma.* 2008; 64(Suppl 2):S136–S144; discussion S144–S145.
32. Hurd WW, Jernigan JG. *Aeromedical Evacuation: Management of Acute and Stabilized Patients.* New York: Springer; 2003.
33. Barillo DJ, Dickerson EE, Cioffi WG, Mozingo DW, Pruitt BA Jr. Pressure-controlled ventilation for the long-range aeromedical transport of patients with burns. *J Burn Care Rehabil.* 1997; 18(3):200–205.

34. Dorlac GR, Fang R, Pruitt VM, et al. Air transport of patients with severe lung injury: development and utilization of the Acute Lung Rescue Team. *J Trauma.* 2009; 66(Suppl 4):S164–S171.

35. Strickler J, Amor J, McLellan M. Untangling the lines: using a transfer center to assist with interfacility transfers. *Nurs Econ.* 2003; 21(2):94–96.

36. *Guide for Interfacility Patient Transfer.* Washington DC: Department of Transportation, National Highway Traffic Safety Administration; 2006.

第 64 章　急诊重症患者的临终关怀

Sangeeta Lamba

前言

大多数患者首诊于急诊科（ED），然后转入其他科室或外科重症监护室（ICU）继续治疗。急诊科医师在接诊后为了挽救患者生命，通常会采取有创的治疗或复苏措施，为患者未来的治疗策略奠定了基调[1-2]。生老病死是自然规律，但由于科技的进步，大多数危重患者的生命得益于生命支持设备而延长[3]。由于绝大多数危重患者生命的最后几天都住在医院，这导致了重症监护任务的扩大，包括为临终患者及其家属提供最好的护理服务[4]。2003年，召开了一次国际共识会议，讨论了关于患者临终所面临的挑战，以及为临终重症患者提供最理想的护理等相关问题[5]。我们强调的是患者所期望的生活质量，而不仅仅是强调生命时间的延长而不管疾病给患者带来的痛苦。在护理方面，无论是何疾病，我们需要关注患者的价值观、信仰和舒适感[2, 4-5]。

提供良好的临终护理关键需要了解一些基本概念：①死亡不是治疗的失败；②保证无痛死亡；③与家人和被委托人之间的交流沟通是非常必要的；④更重要的是，护理的目标将从治愈患者转变为使患者舒适；⑤在整个死亡的过程中，多学科医护团队对患者及其家庭的关怀是必不可少的。这个多学科团队应该包括护士、主治医师，社会工作者、家庭支持人员、牧师，必要时可以加上专科医师姑息治疗咨询小组[6]。我们进一步讨论临终关怀时经常遇到以下问题：①预先警示；②治疗和护理目标的讨论和沟通；③与死亡有关的问题，包括告知坏消息，死亡通知和家属见证下的复苏（family-witnessed resuscitation，FWR）；④放弃生命支持；⑤在生命的最后时期选择姑息治疗。

预先警示

患者临终关怀管理取决于患者的需求和价值观、决策以及对患者自主权的尊重。目前，重症监护的患者决策变化很大，原因可能是患者不能参与共同决策，或并不总是取决于患者自主权[5, 7-8]。例如，一项研究报道了医师并未严格执行一位不希望心肺复苏（CPR）的患者不复苏（DNR）的遗嘱[7]。而另一项研究显示，即使生前有不复苏的愿望，这些患者的意愿被遵行的只有58%[8]。患者的治疗和护理计划需与患者和家属共同讨论决定，这需要患者能够表达自己的想法或有家人能够代表不能表达的患者利益做决定。这涉及患者的决策能力，并为患者的被委托人做决定提供帮助。

确定决策者

　　确定患者是否具备决策能力是一项必要的步骤，必须依据患者的需求和价值观来确定。决策往往需要在具体医疗背景下考虑并做出，并且具有决定性[9]。这意味着患者可能有能力做出一个特定的决定（通常是直接而简单的），但不具备做出另一个决定的能力（通常更复杂）。医师有责任判断患者是否具有医疗决策相关的能力，而患者的身后事宜应当由法官评估。以下几个问题帮助评估患者决策能力：①患者能否理解和处理信息？这要求他或她以言语方式回复给你。②患者能否分析和理解后果？这实质上意味着他或她能够衡量风险或利益，并告知做出决定背后的理由。③患者能否交流他或她的选择？依赖呼吸机的患者可能无法传达知情同意或决定，所以这对无法言语的患者尤其困难。他或她的意图可能受被委托人价值观的影响而出现偏差[9]。对于任何问题的答案均为"否"的患者本质上缺乏决策能力。因此，临床医师必须从患者的利益出发，选择能够代表患者利益被委托人。

无法做出医疗决定的患者的被委托人决定

　　只有当一个人缺乏决策能力时，之前指定的被委托人才能发挥作用。在出现紧急情况时，很少会有患者有生前遗嘱，即使有，通常也不足以适用于所有例行的日常医疗中[10]。这种文件的主要价值可能是在患者即将死亡时未选择机械通气和心肺复苏（CPR）时所需要的。在紧急情况下，患者指定的合法授权代表、被委托人、代理人或一直以来签署的医疗委托书对于日常决策更有帮助。然而，被委托人有其自身的局限性；一些研究发现，被委托人往往无法准确地代表患者的意愿[11]，而其他研究表明，家人的高度焦虑和抑郁可能会损害其代表患者做出有效决定的能力[12]。临床医师很早就指导被委托人，以确保他们了解病情并正确为患者做出决定。许多人总结说，被委托人的作用是根据患者的病情和以前患者的陈述，为无行为能力的患者提供"替代判断"，决策不应主要依赖于被委托人的价值观[11-12]。如果没有预先确定合适的被委托者，家人经常可以参与决策。在许多州，决策顺序可能如下：配偶，成年子女，父母，成年兄弟，成年亲戚，然后是亲密的朋友。在互相冲突的情况下，必要时可能需要伦理委员会和法院指导。尽管有代表权，但主要决定也经

常涉及最亲密的家人的批准，因此有效的沟通成为临床医师的重要工具[13]。

治疗目标的讨论和有效的沟通

　　在危重症患者家属的调查中，据报道，家属认为交流沟通一直是他们最关注的，并经常对被告知病情的诊断、预后和治疗的态度不满，以及危重症患者的护理人员对家属的沟通质量的不满[7, 10, 14-15]。在危重症患者护理文献中报道了越来越多的沟通模式，并强调一个主动解决冲突并达成共识的方法（图64-1）[5, 13,16-19]。指南建议，在进行家庭会议时，临床医师应考虑之前研究中所提及的家庭的特殊需求，例如确保患者症状得到改善；向患者介绍其病情状况和治疗方面的明确信息；倾听和回应家庭成员的意见并解决他们的情绪问题；重视患者选择；关于决策被委托者的明确解释；并保证连续的、同情和医疗技术

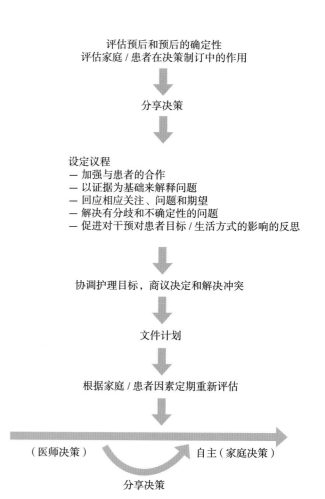

图64-1　以患者为中心和家庭为中心的决策方法，可以根据病情预后和家庭倾向进行修改。Modfied with permission from Curtis JR, White DB: Practical guidance for evidence-based ICU family conferences, *Chest.* 2008 Oct; 134(4):835–843

上的精心照顾，直到死亡[17]。决策的制订一般应由临床医师与患者家属协作完成。治疗上的选择应该具体来满足并实现特殊的目的[20]。这个过程需要经过谈判，最终结果将由患者个人和参与者的信仰决定。最终，医师有责任决定计划执行的合理性。如果冲突不容易解决，可以咨询道德帮助。家庭成员之间的沟通与危重症患者护理方面没有区别，需要有训练的、跨学科的团队合作，并履行有效和灵活的协议，以达到最佳的效果（表 64-1）[13, 18, 21]。

关注死亡或濒临死亡的患者
传达不良预后或死亡的消息非常困难

告知坏消息，特别是死亡通知，也许是医师执行的最困难、最充满情感的任务[22-23]。医师经常报告医疗事实，却忽略了最有压力的问题，并被披露

表 64-1 家庭协商流程

1. 为什么要参加会议：明确你参加会议所希望完成的目标

2. 地点：在一个舒适、私密和有圆桌的房间

3. 人员：患者（如果可以）；法律决策者 / 保健委托书；家庭成员；社会支持；关键医护人员

4. 开场白与人物关系建立
   - 介绍自己 / 他人；回顾会议目标和需要做出哪些决定。
   - 制订基本规则：每个人都有机会提出问题和表达意见；没有干扰。
   - 识别法律决策者；描述了支持性决策的重要性。
   - 如果你是患者 / 家庭的新人，花时间去了解"关键人"，询问其兴趣、家庭、他或她生命中重要的是什么等。

5. 确定患者 / 家人目前已了解多少。告诉我你对目前的医疗状况的了解？让屋子里的每个人都回答。也可以问一下过去 1~6 个月内发生了什么变化，如功能衰退、体重下降等方面。

6. 回顾目前医疗状况
   - 回顾目前的状况、预后和治疗方案。
   - 可以依次询问他们的家人对当前的状况、计划和预后是否有任何疑问。
   - 对决策制订推迟讨论直到下一步。
   - 对情绪的反应（见 Fast Facts #29, 59, 224 ）

7. 与决策患者进行家庭讨论
   - 询问患者：你的决定是什么？
   - 询问每一个家庭成员：你对治疗计划有问题或者疑虑吗？你怎样支持患者？

8. 与非决策患者进行家庭讨论
   - 轮流询问每一位家庭成员：如果患者能够自己说话，你觉得他会选择什么？
   - 询问每一位家庭成员：你觉得应该怎样做？
   - 如果家庭成员想要你离开房间，那让他单独讨论。
   - 如果达成一致，跳到第 10 题；如果不一致，跳到第 9 题。

9. 当意见不一致时：
   - 重申：如果患者能说话，他们会说什么？问：你曾经与患者讨论过如果他遇到现在的情形，他会怎么做吗？
   - 如果你作为一名医师，坚信有最好的治疗计划，请简要、明确说出来，并且解释这样做的原因。
   - 制订时间表，第二天再继续讨论。
   - 试着更深入讨论：你的决定依据什么价值观？你的决定将会怎样影响你和其他家庭成员？
   - 向其他资源确认：牧师 / 神父；其他医师；伦理委员会。

10. 小结
    - 总结共识、分歧、决定和计划。
    - 警惕意外的结局。
    - 与家庭发言人保持持续沟通。
    - 图表中记录做出的决定、接下来的计划。
    - 不要草草停止治疗护理。
    - 连续性——与家庭和医疗团队保持联系。根据需要安排后续会议。

Reproduced with permission from Ambuel B, Weissman DE. *Moderating an End-of-Life Family Conference, 3rd ed. Fast Facts and Concepts* #16. August 2015

缺乏同情[23]。压力来自医师对被指责的恐惧，处理幸存家庭成员情绪的困难，医师自己对死亡的恐惧[24]。急诊死亡通知对医师来说可能特别困难，因为①急诊死亡经常是突然和（或）意外的，死亡原因可能是一个急性创伤性事件，或者可能涉及健康的年轻人；②医师与患者或家属之间通常没有预先存在的关系；③急诊本身的混乱，公共环境可能不适合家庭成员私下哀悼；④神职人员或社会志愿者可能不会随时可用，特别是在休息时间[22, 25]。不管通过何种途径通知家属亲人死亡的事实，一定要记住，临床医师需对幸存者负责，因为你所说的话会一直留在他们的记忆中，影响他们情绪[22-23, 26]。GRIEV_ING 助记符已被证明可以改善医师传达急诊死亡通知的信心和能力。该方法在表 64-2 中进行概述。对于每个临床医师来说，在特定的情形下使用特定的语言很重要，事先演练逐步减轻自己的压力，提前使用翻译工具检查术语是否恰当。随着快速发展的通信工具，最好将手机和寻呼机切换到振动模式，在向家属传达坏消息时不要被打断。我们还建议临床医师坐下来耐心回答家属的问题，而不要仓促完成谈话，此外还考虑引入一个跨学科团队（如社会志愿者，牧师，护士）来支持家庭。以同情的方式传达坏消息，将缓解家属悲伤的情绪，让亡者亲人重新开始生活[26]。

家属见证下的复苏

最近的文献倡导家庭成员见证 CPR 的过程[27-30]。家属见证下的复苏（FWR）获益如下：①大多数家庭成员倾向于在亲人死亡时与之在一起；②虽然这些经历会导致身心憔悴，但也可能有助于减轻丧亲之痛；③ FWR 可能减少整体恐惧或焦虑；④增进与患者的联系；⑤消除对亲人一切可能的怀疑；⑥提供一种亲近感[27-30]。医务人员的态度仍然是 FWR 的障碍，由于担心家属参与抢救可能对幸存者造成伤害，干扰复苏，恐吓以及使急救团队分心，这会带来更大的压力，导致宣布死亡时家属出现焦虑情绪，并可能导致越来越多的医疗诉讼。事实上，如果家属觉得医生已经竭尽所能治疗了，就不太可能去寻求医疗诉讼[29-30]。与郊区相比，市区似乎有更多的顾虑，可能由于缺乏足够的辅助支持[30]。引用关于 FWR 的观点包括①人的尊严；②个人隐私的问题；③提供训练有素的工作人员，帮助亲属目击亲人过世经历的情感创伤。FWR 应与指定的人员（通常是指定的护士）进行，其角色是与家人一起见证，支持和解释复苏过程。大多数人都同意，FWR 需要采取多学科联合，精心策划和实践，并制订相关制度，解决员工问题，并培训家庭服务人员[30]。

终止非获益性干预

仔细分析就会发现，几乎所有重症监护室患者都是依靠生命支持设备在延续生命[3]。有时，决定在患者终末期时不进行复苏，其他时候是因为反复多次复苏未能阻止患者病情恶化，不能无限期地进行复苏[3]。禁止或终止生命支持设备的措施因国家和机构而异[31-32]。对于急诊科重症患者来说，早期终止非获益性生命支持措施有时是必要的：例如，如果患者最初采取机械通气，但家属希望根据患者以往表达的愿望终止呼吸机，或者在某些灾难性打击后患者预后非常差，如颅内出血。

从伦理上来讲，决定终止治疗或干预和决定一开始就不干预之间并无区别[31]。有时，在积极治疗的同时采取"限时医疗原则"实际上可能更有益于家庭和看护人，为了使他们能够接受重症患者的病情；这项原则允许临床医师对所有可用的治疗方案进行充分评估[31]。与其他任何治疗方法一样，如果该原

● 表 64-2　向家属传达死亡通知的指南

死亡通知的 GRIEV_ING 记忆法

G- 聚集；确保所有家庭成员都在场

R- 资源；私人场所，求助可用的资源帮助家人减轻悲痛，如牧师、丧亲顾问和朋友

I- 识别；识别自己，通过姓名识别死亡或受伤的患者，识别家属对事件和患者病情的认知水平

E- 宣教；简单对已发生的事以及急诊当前状态进行宣教

V- 核实；核实他们的家庭成员已经死去。注意！使用"死了"或"死去"

—空间；给家庭成员私人空间和时间表达情感；给他们时间承受这一消息

I- 询问；询问家属是否有其他问题，并尽可能回答

N- 具体细节；询问关于气管捐献、葬礼和个人遗产问题。提供家属瞻仰遗体的机会

G- 给予；给予他们接触信息的渠道。回复他们的问题和电话

Reproduced with permission from Hobgood C, Harward D, Newton K, Davis W. The educational intervention "GRIEV_ING" improves the death notification skills of residents, *Acad Emerg Med* 2005 Apr; 12(4):296–301.26

则没有改善现况，并且未能对患者表现出任何益处，则有理由将其终止。心肺复苏（CPR）是最常使用的治疗方法，但表达不接受心肺复苏的患者占所有死亡患者的60％[3, 7, 33]。机械通气、血管活性药物、血液透析和抗感染治疗也是常用的治疗方法。

急诊科中存在许多关于终止机械通气支持的医疗规定[36-39]。如果明确对患者没有益处，就应决定终止或禁止延长生命的干预措施，例如呼吸机，最好由重症监护团队和家属之间达成共识来实现。我们应与患者的被委托人进行坦率讨论，应明确建议终止生命支持措施，而不仅仅是将其作为选项列出。推荐的理由包括患者预后和疾病的具体数据，应向患者家属清晰告知病情，而不要用医学术语[13, 19, 21]。通常来说，在提出初步建议之后可能需要多次会议才能达成共识[33]。也有观点建议不将CPR作为讨论的重点，而是专注于治疗，这也有助于确定治疗是否保留或终止。

一旦决定终止机械通气和无意义的治疗，那么通常应停止所有的干预措施，包括血管活性药物、机械通气和抗生素[36, 38-39]。家属和看护人员应该意识到并不是终止治疗后就会立即死亡，事实上，一些患者可以在撤离呼吸机后生存多个小时[33]。无论何时，全过程都应确保人道、无痛，并鼓励家属在床边陪同。应用镇静剂和镇痛药不会加速死亡，在一项研究中，接受此类药物的患者撤离生命维持设备后的中位死亡时间为3.5小时，而未接受此类药物的患者为1.3小时[37]。拔管和逐渐撤离呼吸机两种方法已被使用，无论使用哪种方法，患者应预先用药，并在床旁有工作人员在过程中和之后解答家属疑虑[38-39]。建议采取以下方案：①首先，停止所有麻痹神经药物，允许神经肌肉功能的完全恢复；②禁用所有报警；③滴定镇静直到患者病痛缓和，持续输注效果最显著；④将FiO_2降至室内空气水平，PEEP在≤5分钟内降至零；⑤逐渐减少容量和压力支持超过20~30分钟；⑥一旦患者出于镇静状态，就可以拔管或换成T型管。

家庭成员之间以及看护人和临床医师之间可能会出现终止治疗方面的分歧，特别是有些人可能因为文化或宗教信仰而不惜一切代价坚持维持生命。这种分歧可能会导致家属和临床医师之间关系紧张和陷入道德困境。一个接受专门培训的工作人员可以通过多种途径，促使家属做出终止生命的决定，并对家庭提供必要的支持。

和缓医疗和理想的症状管理

2001年重症监护医学学会伦理委员会和2003年共识会议根据患者、家属和医疗人员对临终的需求发布了指南[4, 5, 31]。以往明确的患者临终时的需求是接受充分的疼痛管理，避免不恰当的延长死亡过程，减轻他们的负担，增进他们与亲人的联系[7, 40-41]。家属的需求是在爱人死亡过程中能够陪伴他们，尽力帮助他们，随时了解病情变化，了解治疗过程以及治疗的目的，确保患者舒适，以得到内心的安慰。家属需要表达自己的情感，确保他们关于患者的决定是正确的，并在他们爱人的死亡中找到生活的意义[5, 17]。医务人员和家属的目标一致，尽力掌握姑息治疗知识和技能，为家属提供姑息治疗策略，减轻患者痛苦，并在患者死亡后表达共情[5, 31]。

医务人员要密切关注患者疼痛管理是否达标，与患者和家属及时沟通，不仅要为临终患者制订治疗目标，也要为所有危重患者制订恰当的治疗方案，无论其预后如何。在这个框架下，"重症监护"包括姑息治疗和疗效治疗[2, 42]。随着姑息治疗领域的发展，许多医院可能有该专业亚专科、专家和正规的咨询团队，协助重症监护和急诊医师处理前面讨论的许多临终问题[1-2]。然而，大多数机构仍然缺乏这种姑息治疗团队支持，则采取多学科途径，把护理人员、社会工作者、丧亲人员和家庭支援团队团结起来，最大限度地利用机构资源。

无论是疗效治疗还是姑息治疗，临终时最理想的症状管理仍然是临床医师工作的重点[4-5, 42-43]。

基于以往错误的观念，对剧烈疼痛的管理是必要的，同时也要避免感觉缺失。谨慎使用阿片类药物持续静点镇痛是安全、有效的，很少成瘾，临床上也未见显著的呼吸抑制、快速耐受或产生欣快感[42, 44]。使用疼痛评估工具反复评估患者疼痛水平，特别是在非语言患者中，根据客观和主观指标确定治疗方案，以达到理想的疼痛管理。

必须给予患者足够的镇痛以缓解疼痛和痛苦；如果这种止痛方式会加速死亡，这种"双重效应"不应该成为降低患者舒适度的理由[5, 31]。双重效应的概念被用来在患者临终状态时指导做出决策，例如终末或姑息性镇静，在终末期使用大剂量镇静剂使患者处于无意识状态，以作为减轻痛苦的最后手段，可缓解由于呼吸困难或疼痛导致的痛苦[45-47]。这种做法应与安乐死或医师协助自杀明确区分，后者意图是造成死亡。最近，最高法院一致裁定，医师协助自杀是非法的，但是，大多数人要求所有州确保其法律不妨碍医师提供姑息治疗，特别是减轻临终患者的疼痛和其他身体症状[47]。一位最高法院法官甚至表示："患有终末期疾病，正在经历痛苦的患者，从有资质的医师那里获得药物，缓解这种痛苦，甚至导致意识丧失的程度，都没有法律障碍。"不同于安乐死，大多数镇静药物要求以固定间隔时间静点，以重新评估潜在症状和需要量，目的是在最低治疗剂量下最大程度缓解症状。和往常一样，在进行任何主要的治疗干预之前，必须和家属和看护者进行坦率、详细交谈[45-47]。

资源

急诊姑息治疗和临终关怀的整合与实践同姑息治疗和重症监护病房的整合有相似之处[48-49]。重症监护整合方法具有丰富的同行评议文献，关于整合策略的结局和急诊姑息治疗的文献正在增加[48-55]。文献中描述了多种途径和资源，以改善患者临终时的治疗[48-50]。其中一些包括提供简明扼要的"快速事实和概念"，对临床医师关心的关键话题进行简明、实用、同行评审和循证总结，例如如何进行目标治疗对话或如何照顾临终患者[18, 48-50, 56]。另一个资源是将姑息治疗纳入重症监护室（IPAL-ICU），将姑息治疗纳入急诊医学（IPAL-EM）项目，推进姑息治疗[48-49, 57]。这些提供了一个在线门户，以获得最佳的证据、工具和实际资源来协助临床医师。该网站不断更新，最佳的新型同行评议工具正在由国家认证的多学科领头人监督下进行开发，涉及重症监护、新生儿和姑息治疗领域[48-49, 57]。

结论

为了向重症患者提供最佳的临终治疗，建议临床医师①尊重患者自主权，遵循善良和不伤害的基本伦理原则；②识别需要从积极治疗转移至安抚为主的患者，考虑临床状况明显无望时，限制无意义的延长生命，减少无益的干预；③确定决策过程，充分评估患者病情，确定临床状况的无望；④与家属/被委托人进行有效沟通，共同决策；⑤文件的讨论和决定；⑥多学科联合处理临终治疗情况；⑦一旦决定拒绝或撤离生命支持设备，就实施彻底的姑息治疗和症状管理策略[5]。

（葛洪霞　付源伟　译　郑亚安　校）

参考文献

1. Meier DE, Beresford L. Fast response is key to partnering with the emergency department. *J Palliat Med.* 2007; 10(3):641–645.
2. Lamba S, Mosenthal AC. Introduction to hospice and palliative medicine: a novel sub-specialty of emergency medicine. *J Emerg Med.* 2010 May 22. [Epub ahead of print].
3. Prendergast TJ, Claessens MT, Luce JM. A national survey of end-of-life care for critically ill patients. *Am J Respir Crit Care Med.* 1998; 158(4):1163–1167.
4. Thompson BT, Cox PN, Antonelli M, et al. Challenges in end-of-life care in the ICU: statement of the 5th international consensus conference in critical care: Brussels, Belgium, April 2003: executive summary. *Crit Care Med.* 2004; 32(8):1781–1784.
5. Carlet J, Thijs LG, Antonelli M, et al. Challenges in end-of-life care in the ICU. Statement of the 5th international consensus conference in critical care: Brussels, Belgium, April 2003. *Intensive Care Med.* 2004; 30(5):770–784.
6. Clarke EB, Curtis JR, Luce JM, et al. Quality indicators for end-of-life care in the intensive care unit. *Crit Care Med.* 2003; 31(9):2255–2262.
7. A controlled trial to improve care for seriously ill hospitalized patients. The study to understand prognoses and preferences for outcomes and risks of treatments (SUPPORT). The SUPPORT Principal Investigators. *JAMA.* 1995; 274(20):1591–1598.
8. Vincent JL. Forgoing life support in western European intensive care units: the results of an ethical questionnaire. *Crit Care Med.* 1999; 27(8):1626–1633.
9. Appelbaum PS, Grisso T. Assessing patients' capacities to consent to treatment. *N Engl J Med.* 1988; 319(25):1635–1638.
10. Hofmann JC, Wenger NS, Davis RB, et al. Patient preferences for communication with physicians about end-of-life decisions. SUPPORT Investigators. Study to Understand Prognoses and Preference for Outcomes and Risks of Treatment. *Ann Intern Med.* 1997; 127(1):1–12.
11. Seckler AB, Meier DE, Mulvihill M, Paris BE. Substituted judgment: how accurate are proxy predictions? *Ann Intern Med.* 1991; 115(2):92–98.
12. Pochard F, Azoulay E, Chevret S, et al. Symptoms of anxiety and depression in family members of intensive care unit patients: ethical hypothesis regarding decision-making capacity. *Crit Care Med.* 2001; 29(10):1893–1897.
13. Curtis JR, White DB. Practical guidance for evidence-based ICU family conferences. *Chest.* 2008; 134(4):835–843.
14. Johnson D, Wilson M, Cavanaugh B, Bryden C, Gudmundson D, Moodley O. Measuring the ability to meet family needs in an intensive care unit. *Crit Care Med.* 1998; 26(2):266–271.
15. Levy MM, McBride DL. End-of-life care in the intensive care unit: state of the art in 2006. *Crit Care Med.* 2006; 34(11 Suppl): S306–S308.
16. Fumis RR, Nishimoto IN, Deheinzelin D. Families' interactions with physicians in the intensive care unit: the impact on family's satisfaction. *J Crit Care.* 2008; 23(3):281–286.
17. Lautrette A, Ciroldi M, Ksibi H, Azoulay E. End-of-life family conferences: rooted in the evidence. *Crit Care Med.* 2006; 34(11 Suppl):S364–S372.
18. Ambuel B, Weissman DE. *Moderating an End-of-Life Family Conference, 2nd ed. Fast Facts and Concepts #16.* August 2005. Available at: http://www.mypcnow.org/blank-qy84d. Accessed Aug 23, 2016.
19. Quill TE. Perspectives on care at the close of life. Initiating end-of-life discussions with seriously ill patients: addressing the "elephant in the

room". *JAMA*. 2000; 284(19):2502–2507.

20. Siegel MD. End-of-life decision making in the ICU. *Clin Chest Med*. 2009; 30(1):181–194, x.

21. Weissman DE. Decision making at a time of crisis near the end of life. *JAMA*. 2004; 292(14):1738–1743.

22. Olsen JC, Buenefe ML, Falco WD. Death in the emergency department. *Ann Emerg Med*. 1998; 31(6):758–765.

23. Iserson K. *Grave Words: Notifying Survivors About Sudden Unexpected Deaths*. Tucson, AZ: Galen Press; 1999.

24. Buckman R. Breaking bad news: why is it so difficult? *Br Med J (Clin Res Ed)*. 1984; 288(6430):1597–1599.

25. Walters DT, Tupin JP. Family grief in the emergency department. *Emerg Med Clin North Am*. 1991; 9(1):189–207.

26. Hobgood C, Harward D, Newton K, Davis W. The educational intervention "GRIEV_ING" improves the death notification skills of residents. *Acad Emerg Med*. 2005; 12(4):296–301.

27. Tsai E. Should family members be present during cardiopulmonary resuscitation? *N Engl J Med*. 2002; 346(13):1019–1021.

28. Doyle CJ, Post H, Burney RE, Maino J, Keefe M, Rhee KJ. Family participation during resuscitation: an option. *Ann Emerg Med*. 1987; 16(6):673–675.

29. Redley B, Hood K. Staff attitudes towards family presence during resuscitation. *Accid Emerg Nurs*. 1996; 4(3):145–151.

30. Macy C, Lampe E, O'Neil B, Swor R, Zalenski R, Compton S. The relationship between the hospital setting and perceptions of family-witnessed resuscitation in the emergency department. *Resuscitation*. 2006; 70(1):74–79.

31. Truog RD, Cist AF, Brackett SE, et al. Recommendations for end-of-life care in the intensive care unit: the Ethics Committee of the Society of Critical Care Medicine. *Crit Care Med*. 2001; 29(12):2332–2348.

32. Cook DJ, Guyatt GH, Jaeschke R, et al. Determinants in Canadian health care workers of the decision to withdraw life support from the critically ill. Canadian Critical Care Trials Group. *JAMA*. 1995; 273(9):703–708.

33. Miller W, Levy P, Lamba S, Zalenski RJ, Compton S. Descriptive analysis of the in-hospital course of patients who initially survive out-of-hospital cardiac arrest but die in-hospital. *J Palliat Med*. 2010; 13(1):19–22.

34. Prendergast TJ, Luce JM. Increasing incidence of withholding and withdrawal of life support from the critically ill. *Am J Respir Crit Care Med*. 1997; 155(1):15–20.

35. Smedira NG, Evans BH, Grais LS, et al. Withholding and withdrawal of life support from the critically ill. *N Engl J Med*. 1990; 322(5):309–315.

36. Truog RD, Burns JP, Mitchell C, Johnson J, Robinson W. Pharmacologic paralysis and withdrawal of mechanical ventilation at the end of life. *N Engl J Med*. 2000; 342(7):508–511.

37. Wilson WC, Smedira NG, Fink C, McDowell JA, Luce JM. Ordering and administration of sedatives and analgesics during the withholding and withdrawal of life support from critically ill patients. *JAMA*. 1992; 267(7):949–953.

38. Bookman K, Abbott J. Ethics seminars: withdrawal of treatment in the emergency department–when and how? *Acad Emerg Med*. 2006; 13(12):1328–1332.

39. Sedillot N, Holzapfel L, Jacquet-Francillon T, et al. A five-step protocol for withholding and withdrawing of life support in an emergency department: an observational study. *Eur J Emerg Med*. 2008; 15(3):145–149.

40. Emanuel LL, Alpert HR, Baldwin DC, Emanuel EJ. What terminally ill patients care about: toward a validated construct of patients' perspectives. *J Palliat Med*. 2000; 3(4):419–431.

41. Steinhauser KE, Clipp EC, McNeilly M, Christakis NA, McIntyre LM, Tulsky JA. In search of a good death: observations of patients, families, and providers. *Ann Intern Med*. 2000; 132(10):825–832.

42. Mosenthal AC. Palliative care in the surgical ICU. *Surg Clin North Am*. 2005; 85(2):303–313.

43. Nelson JE. Identifying and overcoming the barriers to high-quality palliative care in the intensive care unit. *Crit Care Med*. 2006; 34(11 Suppl):S324–S331.

44. Pain PDQ. Health Professional version. Overview, highlights of patient management; current clinical trials. Available at http://www.cancer.gov/cancertopics/pdq/supportivecare/pain/HealthProfessional. Accessed July 5, 2014.

45. Brender E, Burke A, Glass RM. JAMA patient page. Palliative sedation. *JAMA*. 2005; 294(14):1850.

46. Lo B, Rubenfeld G. Palliative sedation in dying patients: "we turn to it when everything else hasn't worked". *JAMA*. 2005; 294(14):1810–1816.

47. Burt RA. The Supreme Court speaks–not assisted suicide but a constitutional right to palliative care. *N Engl J Med*. 1997; 337(17):1234–1236.

48. Improving Palliative Care in Emergency Medicine; IPAL-EM project. Center to Advance Palliative Care. Available at http://www.capc.org/ipal/ipal-em. Accessed July 5, 2014.

49. Improving Palliative Care in ICU; IPAL-ICU project. Center to Advance Palliative Care. Available at https://www.capc.org/ipal/ipal-icu/. Accessed July 5, 2014.

50. Reference library. Improving Palliative Care in Emergency Medicine; IPAL-EM project. Center to Advance Palliative Care. Available at http://www.capc.org/ipal/ipal-em/reference-library. Accessed July 5, 2014.

51. Grudzen CR, Richardson LD, Morrison M, Cho E, Morrison RS. Palliative care needs of seriously ill, older adults presenting to the emergency department. *Acad Emerg Med*. 2010; 17(11):1253–1257.

52. Smith AK, Schonberg MA, Fisher J, et al. Emergency Department experiences of acutely symptomatic patients with terminal illness and their family caregivers. *J Pain Symptom Manage*. 2010; 39(6):972–981.

53. Lamba S, Nagurka R, Walther S, Murphy P. Emergency-department-initiated palliative care consults: a descriptive analysis. *J Palliat Med*. 2012; 15(6):633–636.

54. Quest T, Herr S, Lamba S, Weissman D; IPAL-EM Advisory Board. Demonstrations of clinical initiatives to improve palliative care in the emergency department: a report from the IPAL-EM Initiative. *Ann Emerg Med*. 2013; 61(6):661–667.

55. Smith AK, Fisher J, Schonberg MA, et al. Am I doing the right thing? Provider perspectives on improving palliative care in the emergency department. *Ann Emerg Med*. 2009; 54(1):86–93, 93.e1.

56. Lamba S, Quest TE, Weissman DE. Emergency department management of hospice patients. Fast facts and concepts #246. *J Palliative Med*. 2011; 14(12):1345–1346.

57. Lamba S, DeSandre PL, Todd KH, et al. Integration of palliative care into emergency medicine: the Improving Palliative Care in Emergency Medicine (IPAL-EM) collaboration. *J Emerg Med*. 2014; 46(2):264–270.

索引

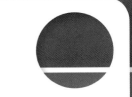